中华医学会医师培训工程（高级系列）
CME TEXTBOOKS NATIONAL PROJECT 国家级继续医学教育项目教材
国家级继续医学教育项目教材

精神病学
高级教程

主编 / 施慎逊
中华医学会组织编著

中華醫學電子音像出版社
CHINESE MEDICAL MULTIMEDIA PRESS
北 京

图书在版编目（CIP）数据

精神病学高级教程 / 施慎逊主编．—北京：中华医学电子音像出版社，2019.4
ISBN 978-7-83005-181-5

Ⅰ．①精… Ⅱ．①施… Ⅲ．①精神病学—教材 Ⅳ．① R749

中国版本图书馆 CIP 数据核字（2018）第 294824 号

精神病学高级教程
JINGSHENBINGXUE GAOJI JIAOCHENG

主　　编：施慎逊
策划编辑：史仲静　孙葵葵　宫宇婷
责任编辑：王翠棉　宫宇婷
校　　对：龚利霞
责任印刷：李振坤
出版发行：中華醫學電子音像出版社
通信地址：北京市西城区东河沿街 69 号中华医学会 629 室
邮　　编：100052
E - mail：cma-cmc@cma.org.cn
购书热线：010-51322675
经　　销：新华书店
印　　刷：北京虎彩文化传播有限公司
开　　本：889 mm × 1194 mm　1/16
印　　张：24.75
字　　数：810 千字
版　　次：2019 年 4 月第 1 版　　2022 年 9 月第 3 次印刷
定　　价：220.00 元

内容提要

本书为《中华医学会医师培训工程（高级系列）》丛书之一，由中华医学会精神医学分会组织国内权威专家编写。本书按照国家对高级卫生专业技术资格人员的专业素质要求，准确地介绍了精神病学的基本理论和基本技术，重点阐述了常见精神障碍防治的新技术和新方法、国内外发展现状和发展趋势，力求反映目前精神医学专业发展的国际规范和前沿动态，巩固和提高精神科医师诊治、会诊、综合分析疑难病例及开展医疗先进技术的能力，同时还增加了测试题，作为考查医师对精神医学专业知识掌握情况的依据。本书实用性、指导性强，既可作为精神科专科医师规范化培养的重要参考用书，也可作为拟晋升高级职称应试者的复习指导用书。

本书配有习题卡，题型分为单选题、多选题、共用题干单选题和病例分析题，可帮助读者深入理解相关理论，检测专业知识掌握程度，提高临床诊疗思维能力。试题全部由本书撰写专家亲自拟定。

标注释义：正高级职称知识掌握程度　★★★（掌握）　★★（熟悉）　★（了解）

副高级职称知识掌握程度　△△△（掌握）　△△（熟悉）　△（了解）

《精神病学高级教程》

编委会

顾　　问　江开达

主　　编　施慎逊

副 主 编　方贻儒　陆　林　李　涛

编　　委　（以姓氏笔画为序）

于　欣　王传跃　王高华　王继军　方贻儒
司天梅　刘铁榜　许秀峰　杜亚松　李　涛
李占江　李晓驷　李凌江　杨甫德　肖世富
张　宁　陆　林　陆　峥　陈　珏　郑　毅
赵靖平　郝　伟　胡　建　施慎逊　贾福军
徐一峰　彭代辉　谢　斌　谭庆荣

秘　　书　陈　俊　邵春红

参编人员　（以姓氏笔画为序）

于　欣　王传跃　王怀志　王高华　王继军
王绪轶　方贻儒　司天梅　刘　娜　刘铁榜
江开达　许秀峰　孙学礼　苏　亮　杜亚松
李　娜　李　涛　李　娟　李占江　李忻蓉
李晓白　李晓驷　李凌江　杨　华　杨甫德
杨彦春　肖世富　张　宁　张克让　张瑞国
陆　林　陆　峥　陈　珏　陈　俊　范滕滕
岳　玲　周云飞　周东丰　郑　毅　赵靖平
郝　伟　胡　建　胡莺燕　侯彩兰　施慎逊
贾福军　徐一峰　郭　茜　郭万军　崔　勇
彭代辉　谢　斌　谭庆荣　薄奇静

序

我国现有的医师培养过程分为医学院校教育、毕业后医学教育和继续医学教育三个阶段。专科医师规范化培训是毕业后医学教育的重要组成部分，是在住院医师规范化培训的基础上，继续培养能够独立、规范地从事专科疾病诊疗工作临床医师的必经途径。2017 年 7 月，国务院办公厅印发《关于深化医教协同进一步推进医学教育改革与发展的意见》(国办发〔2017〕63 号)，文件中提出把医学教育和人才培养摆在卫生与健康事业优先发展的战略地位，为建设健康中国提供坚实的人才保障……支持行业学(协)会参与学科专业设置、人才培养规划、标准制(修)订和考核评估等工作，相关公共服务逐步交由社会组织承担。2015 年发布的《关于开展专科医师规范化培训制度试点的指导意见》(国卫科教发〔2015〕97 号)中明确提出：探索建立有关行业协(学)会协助政府部门做好专科医师规范化培训制度试点的业务指导、组织实施与日常管理监督的工作机制。根据需要，可组建由有关专家和医疗卫生机构、高等医学院校、相关事业单位、行业组织和政府相关部门等多方面代表组成的专科医师规范化培训专家委员会，协助开展有关工作。

中华医学会成立于 1915 年，经过百年的励精图治，已经成为党和政府联系医学科技工作者的桥梁和纽带、中国科协学会的翘楚、全国医学科技工作者的家园，其宗旨是团结医务工作者，传播医学科学知识，弘扬医学道德，崇尚社会正义。由中华医学会第二十五届理事会第四次会议审议通过的《中华医学会章程》中明确将“参与开展毕业后医学教育及专科医师培训、考核等工作”作为学会的业务范围之一。鉴于我国适用于专科医师规范化培训的教材存在系统性较差，内容、质量参差不齐，学科覆盖不全面等诸多不足，中华医学会所属中华医学电子音像出版社依托学会 88 个专科分会的千余名专家力量，配合出版社三十余年传统出版和数字出版相结合的出版经验，策划了《中华医学会医师培训工程(高级系列)》丛书，旨在通过本丛书引导医学教育健康发展和卫生行业人才的规范化培养。本套丛书的内容不仅包括专科医师应该掌握的知识，更力求与时俱进，反映目前本学科发展的国际规范指南和前沿动态，巩固和提高专科医师的临床诊治、临床会诊、综合分析疑难病例及开展医疗先进技术的能力，同时还增加了测试题，作为考查专科医师对专业知识掌握情况的依据。除此之外，本丛书还充分利用新兴媒体技术，就部分内容配备了相应的多媒体视频，以加强医务人员对理论知识和实际操作技术的理解。

在2016年举办的“全国卫生与健康大会”上，习近平总书记发表重要讲话，强调“没有全民健康，就没有全面小康”；在第十八届中共中央政治局常委会同中外记者首次见面会上，习近平总书记表达出对人民健康福祉的密切关注：我们的人民热爱生活，期盼有更可靠的社会保障、更高水平的医疗卫生服务、更优美的环境……。实现全民健康离不开高水平医疗卫生服务的保障，开展高水平的医疗卫生服务离不开一支高素质、高水平的医疗队伍，这也是中华医学会组织国内各学科学术带头人、知名专家编写本丛书的目的所在。

本丛书在编写过程中多次召开组稿会和定稿会，各位参编的专家、教授群策群力，在繁忙的临床和教学工作之余高效率、高质量地完成了编写工作，在此，我表示衷心的感谢和敬佩！

二〇一九年一月

前 言

为了适应我国继续医学教育发展的需要，较好地体现精神病与精神卫生学专业高级技术人员应达到的专业技术水平，我们编写了本教材。本教材聚焦于临床实践，兼顾最新基础研究发展成就，注重科学性、先进性、实用性和指导性。本教材中的疾病诊断和鉴别诊断按照 ICD-10 标准撰写，同时兼顾 DSM-5 的内容，并参考最新发布的指南和学科进展，内容主要包括精神病学的基本理论和基本技术、常见疾病防治的新技术和新方法、国内外发展现状和发展趋势等。其中，对于常见病和近年重视的疾病进行了重点编写，如精神分裂症、抑郁障碍、双相障碍、焦虑障碍、强迫障碍、创伤后应激障碍、痴呆、物质滥用所致精神障碍、孤独症等。病种范围适当放宽，发病率低的病种适当调整。

本教材有很高的学术价值，不仅是《中华医学会医师培训工程（高级系列）》套系用书，也可以作为拟晋升高级职称应试者的复习指导用书，以及临床医师的工具书和参考书，有助于各级医师在临床会诊、综合分析疑难病例时把握诊断要点及诊断思路，对于提高临床教学水平将发挥重要作用。

本书编者团队均为行业内知名专家。由于参加编写的人员较多，各章体例不一定完全一致，某些观点也不免有见仁见智之处，希望使用本教材的各级医师能够理解。在编写过程中难免有疏漏之处，望各位读者不吝赐教，提出宝贵意见。

最后，感谢各位编者在百忙之中参与撰写，感谢陈俊和邵春红两位秘书协助完成了大量资料整理工作，感谢中华医学电子音像出版社给予的大力支持，以及编辑老师付出的心血。

施慎逊

2018 年 3 月 22 日于上海

出版说明

为引导我国医学教育的健康发展，加强卫生人才培养工作，助力健康中国战略的实施，在中华医学会及所属88个专科分会的支持下，我们精心策划出版了《中华医学会医师培训工程（高级系列）丛书》暨《国家级继续医学教育项目教材》。

本套丛书的内容不仅包括医学各专业高年资从业者应该掌握的基本知识，更力求与时俱进，反映本学科发展的前沿动态，侧重医务人员临床诊治技能、疑难病例处理以及开展医疗先进技术能力的培养，具有专业性、权威性和实用性，因此既可作为正在试点推动的专科医师规范化培训的工具用书，又可作为医务人员或医疗行政管理部门开展继续医学教育的必备教材。同时，本套丛书在系统梳理专业知识的基础上均配备练习题库和模拟考试情境，有助于检验专业知识的掌握情况，亦可作为拟晋升高级职称应试者的考前复习参考用书。

限于编写时间紧迫、经验不足，本套教材会有很多不足之处，真诚希望广大读者谅解并提出宝贵意见，我们将于再版时加以改正。

目　录

第1章 绪 论

第1节 精神病学的概念及发展

一、精神病学相关概念 ★★★△△△

（一）精神病学

精神病学（psychiatry）是研究精神障碍的病因、发病机制、临床特征、病程转归、防治措施及康复的二级学科。精神活动或称心理活动，是人脑在反映客观事物时所进行的一系列复杂的功能活动，主要包括认知、情感、意识等过程。精神病学的生理基础是神经科学，心理基础是心理学、社会学、人类学等。精神病学最初与神经病学合在一起，20世纪中期随着学科发展与医学需求变化，精神病学逐渐与神经病学分离。精神病学在学科发展过程中又分出许多分支，如老年精神病学、儿童精神病学、妇女精神病学、司法精神病学、跨文化精神病学、生物精神病学、社会精神病学等。

（二）精神医学

随着社会的发展，现代精神病学的概念已远远超出传统精神病学的范畴，其服务及研究对象大大拓宽，不仅包括传统重性精神障碍（如精神分裂症），还包括神经症性障碍、适应不良等轻性精神障碍。现代精神病学的服务模式也从封闭式管理，转为开放或半开放式管理。随着新型精神药物的出现，以及人们对精神障碍的康复和预防的重视，精神障碍患者的预后已大为改观。我国学者认为应该将“精神病学”改为“精神医学”，更贴近现状。精神医学（psychological medicine）的任务有2个方面：一是研究各类精神障碍的病因、发病机制、临床表现、治疗和预防；二是研究心理社会因素对人体健康的影响和罹患疾病的作用。

（三）精神障碍

精神障碍（mental disorder）可理解为精神障碍的同义词。不同的教科书和诊断标准中精神障碍的定义描述基本相同。2013年颁布的《中华人民共和国精神卫生法》中的定义：“精神障碍指由各种原因引起的感知、情感和思维等精神活动的紊乱或者异常，导致患者明显的心理痛苦或者社会适应等功能损害。”美国2013年发布的《精神障碍分类与诊断标准》（第5版）中的定义为“精神障碍是以临床显著的个体认知、情感调节或行为紊乱为特征的一种综合征，它反映了个体心理、生理、发育过程中相关的精神功能障碍。精神障碍与社会、工作或其他重要活动中的心理痛苦或功能损害相关”。《国际疾病及有关健康问题的分类》（第10版）中的定义：“精神障碍是一种有临床意义的行为、综合征或类型，其发生与当事人目前的痛苦、烦恼（如令人痛苦的症状或功能不良，有一个或多个主要领域的功能损害）相关；或明显增加病死、引起痛苦、功能不良和丧失自由的风险。同时，这种综合征或类型必须不仅仅是对于某一特殊事件的可预期反应（如心爱的人的死亡等）。”

精神障碍（mental illness）是指在各种生物学、心理学及社会环境因素影响下，大脑功能失调或紊乱，导致认知、情感、意志和行为等活动出现不同程度障碍为临床表现的一组疾病。由于社会对精神障碍的偏见，有学者提出以精神障碍或心理障碍取代精神障碍。但在临床实践中，常使用精神障碍这一概念。

精神病（psychosis）是一组由不同原因引起的大脑功能的严重紊乱，患者的认知、情感、意志和行为等方面出现持久的、显著的异常，有幻觉、妄想、思维障碍等精神病性症状，现实生活中检验能力丧失，学习、工作及社会适应能力严重受损。严重者出现危害自身或他人的行为，对疾病缺乏认识，拒绝就医。通常把严重影响患者功能的一组精神障碍称为严重精神障碍，指疾病症状严重，导致患者社会适应等功能严重损害、对自身健康状况或客观现实不能完整认识，或不能处理自身事务的精神障碍。严重的精神病包括精神分裂症、偏执性精神障碍、双相障碍、痴呆、精神发育迟缓等。根据我国以往流行病学调查资料估算，全国约有1600万例严重精神病患者。

（四）精神卫生

精神卫生（mental health），又称心理卫生。有学者称之为心理健康、精神健康，分别用于不同的场合。精神卫生有狭义和广义2个层面，狭义的精神卫生主要是预防和治疗精神障碍，提高对精神障碍患者的服务质量，减少复发，营造有利于患者康复的环境，促进患者康复。这是世界各国目前精神卫生工作主要服务的范畴。近来，早期发现、早期治疗和促使慢性精神病患者康复、重归社会受到重视。广义的精神卫生主要研究心理和社会因素对健康和疾病的影响，以期预防和减少精神障碍（疾病）的发生，保持并提高人民精神健康水平，更好地生活和适应社会。

（五）健康与精神健康

1948年，世界卫生组织（World Health Organization，WHO）在其《宪章》中提出的健康定义："健康不仅是没有疾病和衰弱，而是保持体格方面、精神方面和社会方面的完美状态。"1978年，国际初级卫生保健大会在《阿拉木图宣言》中又重申"健康不仅是疾病与体弱的匿迹，而且是身心健康和社会幸福的完美状态"。这个概念不仅阐明了生物学因素与健康的关系，还强调了心理、社会因素对健康的影响。生理完美状态是指身体各系统无疾病；心理社会的完美状态是指一种持续的、积极的内心体验，良好的社会适应能力，能有效地发挥个人的身心潜能和社会功能。1990年，WHO把道德修养纳入了健康的范畴。健康不仅涉及体能方面，也涉及精神方面。道德修养作为精神健康的内涵，其内容为健康者不以损害他人的利益来满足自己的需要，具有辨别真与伪、善与恶、美与丑、荣与辱等是非观念，能按照社会行为的规范、准则来约束自己的思想和行为。新的健康概念告诉人们，这是一个整体的、积极向上的健康观。健康的概念包括躯体、心理、社会及道德4个方面。精神健康不仅仅是指无精神障碍，还指一种健康状态，在这种状态中，每个人能够认识到自己的潜力，能够应付正常的生活压力，能够有成效地从事工作，并能够对其社区做贡献。

精神卫生自20世纪70年代以来在国际和国内广泛开展，包括精神障碍的治疗、预防和精神卫生的知识普及。2006年，我国卫生部疾病控制局成立精神卫生管理处，主要负责对精神卫生的管理和对精神障碍的预防与控制。

二、精神病学发展概况★★△△

精神病学的发展过程反映了人们对精神障碍及其规律的认识过程，反映了人们对精神活动现象的认识影响及其对精神障碍的态度与处理方法。

不同民族、不同时代对精神障碍的临床表现及诊治方法均有记载。在文化较落后的时代和地区，精神障碍被视为古怪现象，精神病患者被视为魔鬼缠身，受到虐待或残害。随着文明与科技的发展，人们对精神障碍的认识发生改变。

公元前5至前4世纪，古希腊医学家Hippocrates（公元前460至前377年）认为脑是思维器官，提出了精神病的体液病理学说。

18世纪法国大革命后，Pinel（1754—1826年）提出解除精神病患者的枷锁和以人道主义态度对待患者，从而改善了对精神病患者的管理。19世纪精神病学进入大发展。19世纪中叶，现代精神病学的创始人德国的Griesinger（1817—1868年）提出精神障碍的病理在神经系统，人们开始关注精神症状与脑的关系。19世纪末，德国精神病学家Kraepelin（1856—1926年）总结了前人观察研究的成果，提出了早发性痴呆及躁狂抑郁症与脑器质性痴呆的区别，从临床和病理解剖的观点对精神障碍进行分类，为今天的生物精神病学奠定了基础。同期，Freud（1856—1939年）创立了精神分析理论，拓展了从病理心理领域探讨精神障碍的病因，寻求新的治疗途径。此后，美国的Adolf Meyer（1866—1950年）提出精神生物学学说。

20世纪，精神病学的一个重大进步是治疗学，1950年Charpentier合成了氯丙嗪，1959年Kline报道了异丙肼治疗抑郁症的效果，推动了精神药物的发展，精神药理学成为精神病学发展中的一个重要方面。1938年Cerletti和Bini报道了电休克治疗。20世纪，精神病学的另一个重大进步是精神障碍的神经生化和神经生物学研究。科学家对DNA、5-羟色胺、肾上腺素、去甲肾上腺素、多巴胺、γ-氨基丁酸等神经递质的研究，使精神病学的研究进入分子病理学时代。

随着科学技术和管理方法的进步，今天精神病院的封闭式看守管理变成开放式管理，解除了对患者人身的约束，有利于患者的康复。

我国现代精神病学的发展，随着国门开放而发展。最初由国外教会在我国建立精神病院或收容所，第一所在广州（1898年），以后在北京（1906年）、大连（1932年）、长沙（1934年）、上海（1935年）、成都（1944年）、南京（1947年）等地相继建立精神病医院及教学机构，西方精神病学理论传入中国。中华人民共和国成立后，20世纪50年代建立了一批新的精神病防治院、部队复员精神病人康复院（荣军医院）。20世纪60—70年代开展了精神病防治工作，创造了如"上海三级防治模式"的成绩。20世纪80年代，随着改革开放我国精神病学有了长足发展，医、教、研发展迅速，对外交流不断增加。1994年中华医学会精神医学分会正式成立，之前与神经内、外科合在一起为中华医学会神经精神医学分会。《中华精神科杂志》也单独发行。2013年5月1日《中华人民共和国精神卫生法》正式颁布，我国精神卫生工作走上法律保障的轨道。

随着医学发展和医疗仪器的技术进步，精神障碍的诊断技术也有了快速发展，如脑电生理检测、脑影像学检测有助于人们认识某些精神障碍的病因和发病机制；许多心理测验有助于心理诊断技术的开展；流行病学研究有助于了解不同精神障碍在人群中的分布，有利于做好防治工作；社区精神病学的普及，促进了精神障碍的社会性治疗和康复措施。当前，精神病学的理论研究已从生物－心理－社会医学模式走向多学科综合研究，而临床实践则趋向于联合应用不同的治疗措施，采取整合治疗模式。

三、精神病学分支★△

（一）临床精神病学

探讨精神障碍的病因、临床表现和分类、诊断和鉴别诊断、治疗和预防。

（二）儿童精神病学

探讨儿童期不同年龄组别的精神障碍和有关心理卫生问题及心理发育障碍问题。

（三）老年精神病学

研究老年期的器质性与非器质性精神障碍的病因、临床表现、诊断和治疗、预防和康复及相关理论。

（四）妇女精神病学

研究女性不同生理期变化与精神障碍的关系，不同精神障碍的性别差异，探讨女性精神障碍的病因、临床表现、诊断和治疗、预防和康复及相关理论。

（五）军事精神病学

研究军队内精神障碍的特征及其保护措施。

（六）职业精神病学

研究与职业有关的精神障碍的诊治和预防，并提出康复措施。

（七）社区精神病学

在社会精神病学的理论指导下，对社区精神障碍患者进行诊断、治疗，以及预防和康复的工作与研究。

（八）社会精神病学

研究精神障碍与社会文化有关的病因，探讨社会因素对患病率、临床表现、病程转归的影响，并提出防治措施。

（九）成瘾精神病学

研究药物或物质依赖的病因、形成机制、治疗方案、康复措施，以及伴随药物依赖产生的各种精神障碍的规律。

（十）联络－会诊精神病学

研究在综合性医院中，针对其他科疾病引起的精神障碍进行会诊，提出诊治和康复措施。

（十一）精神病流行病学

研究精神障碍在人群中的分布及患病与环境中多种变量因素的关系，目的在于从宏观上进行病因调查研究，提出防治方案。为政府制定精神卫生工作政策和确定计划提供参考。

（十二）司法精神病学

研究涉及法律与精神障碍之间的问题，重点是犯罪责任能力问题和民事纠纷中的行为能力问题。

四、精神病学相关学科★★△△

（一）医学心理学

医学心理学（medical psychology）研究心理因素在人体健康和疾病发生、发展过程中所起的作用。

医学心理学强调整体医学模式，即生物－心理－社会医学模式，其主要任务是研究心理因素在各类疾病发生、发展和变化中的作用，研究心理因素对身体各器官生理功能影响及在康复中的地位。

医学心理学是心理学的一个分支，它是把心理学的理论、方法与技术应用到医疗实践中的产物，是医学与心理学结合的边缘学科。医学心理学研究的对象是医学领域中的心理学问题，即心理因素在病因、诊断、治疗和预防中的作用。

人是有思想、有感情的社会成员。人的健康不仅与自身的躯体因素有关，也与人的心理活动和社会因素有关。临床实践和心理学研究证明，有害的物质因素能够引起躯体疾病与心理疾病，有害的心理因素也能引起躯体疾病与心理疾病。反之，物质因素（如药物）能够治疗躯体疾病与心理疾病，而良好的心理因素与积极的心理状态能够促进躯体与心理健康，或作为躯体与心理疾病的治疗手段。因此，健康人的心理生理活动必须与外界环境保持和谐、统一。

（二）行为医学

行为医学（behavior medicine）是把与健康和疾病有关的行为科学技术及生物医学技术整合起来，并将这些技术应用于疾病的诊断、治疗、预防和康复的交叉学科。行为医学是一门从医学角度来研究人类行为与健康和疾病的相关学科，通过研究发病的机制、损害健康的途径，以及防治这些有害健康行为的方法，从而更好地为人类健康服务。

行为医学一词最早由美国生物反馈专家 Birk L 于 1973 年提出。1977 年在美国耶鲁大学召开了第一次行为医学大会。1978 年创刊《行为医学》（*Journal of Behavior Medicine*）。

行为医学涉及医学、心理学、社会科学等多个领域。行为医学整合的学科包括人类学、社会学、流行病学、心理学、临床医学、预防医学、健康教育学、精神医学、神经生物学等，是一门新兴交叉学科。行为医学交叉于自然科学、社会科学和行为科学三大科学体系中。

行为医学关注的重点是与人类健康和疾病有关的、外显的行为。研究的重点是那些出现各种行为问题的人。研究的问题行为，主要是临床医疗过程中的各种问题行为，确定这些问题行为的原因、性质、程度等，以及改变这些问题行为的方法、措施。通过治疗手段，帮助患者培养健康行为、矫正问题行为，改变不合理的生活方式和不良习惯，消除行为障碍，促进疾病的痊愈和身体康复。

（三）心身医学

心身医学（psychosomatic medicine），又称心理生理医学，是一门研究精神和躯体两者相互关系及有关疾病的学科。广义的概念，心身医学是研究生物学、心理学和社会因素在人类健康和疾病过程中相互关系的学科；狭义的概念，心身医学是研究心身疾病的发病因素、发病机制、诊断、治疗、预防，以及阐述心理因素在疾病的发生、发展和防治过程中所起作用的学科。应激引起自主神经和内脏功能的一系列变化，称为心理生理反应，又称心身反应。反之，由躯体疾病所致的心理反应称为身心反应。这种变化在初期是生理性的、可逆的。当这些心理生理反应发生在某些易患个体上，可以持续发展，形成病理改变，促发心身疾病。

“心身医学”一词由 Freud 的学生 Felix Deutsch 在 1922 年创造。《心身医学》（*Psychosomatic Medicine*）于 1939 年创刊。1942 年成立了美国心身医学学会。心身医学研究心理应激、应对、中介机制、生活事件对疾病的易患性（人格特征、行为模式）和社会支持的作用。心身疾病的诊断原则务必考虑心理因素在疾病发生和转归中的作用。心身疾病的治疗策略是对所有患者务必考虑心理、生理兼顾的综合治疗。

心身医学在我国具有悠久的历史。自古以来我国中医学就重视心理因素与人体健康和疾病的相互作用。中国古代医学经典《黄帝内经》中早已提到“喜伤心、怒伤肝、思伤脾、忧伤肺、恐伤肾”。中医学认为，人患病是“外感六淫（风、寒、暑、湿、燥、火）和内伤七情（喜、怒、忧、思、悲、恐、惊）”2 个方面的原因。在古希腊的柏拉图、亚里士多德、希波克拉底等的著作中，也有不少有关精神与躯体相互作用及强调心理治疗和医患关系等问题的论述。

心身疾病是指心理社会因素在疾病发生、发展过程中起重要作用的躯体器质性疾病，是一组与心理社会因素密切相关的躯体疾病，它们具有器质性病变的表现或确定的病理生理改变。心理社会因素与躯体疾病的关系在精神科与内科医师之间的看法并不一致，一些经典的“心身疾病”在疾病分类学上并不归入精神障碍，如原发性高血压、冠状动脉粥样硬化性心脏病、胃十二指肠溃疡、支气管哮喘、神经性咳嗽、糖尿病、肥胖症、偏头痛、痉挛性斜颈、月经紊乱、荨麻疹等。由于观点不一，心身疾病的范围差异很大。目前，公认的心身疾病涉及消化系统、心血管系统、呼吸系统、内分泌系统、神经系统、泌尿系统、骨骼肌肉系统、皮肤等。

（四）神经科学

神经科学（neuroscience）是研究人类神经系统、大脑和知觉、感觉、记忆、学习等心理活动的生理基础的学科。神经科学包括神经解剖、神经生理、神经生化、神经药理、神经影像和神经心理等学科。神经科学与精神病学联系最为紧密，神经科学的发展水平直接关系到人们对精神活动和精神障碍的认识水平。

神经科学和精神病学研究者一起研究了中枢神经系统中递质的功能及其传导途径和通路，探讨了多巴胺、去甲肾上腺素、5-羟色胺和γ-氨基丁酸对精神分裂症、心境障碍和焦虑障碍的关系；阐明了海马和乳头体等在学习记忆方面所起的作用，脑干网状结构与意识的关系。神经电生理的研究揭开了睡眠和梦的奥秘。精神药理的研究有助于探讨精神障碍的发病机制，为精神障碍的治疗提供了更多有效的药物。神经影像学技术的发展，发现精神分裂症患者有灰质的萎缩，抑郁症患者有海马体积减小。特别是前额叶皮质、海马、颞上回皮质的萎缩及侧脑室的扩大随着病程而发展，促进了人们对精神分裂症的认识。尽管人们还不清楚神经发育减少、海马体积改变与抑郁症的关系，但动物研究已证实应激可减少这些区域的神经发育，研究显示几种抗抑郁药可以增加海马神经发育的速率。选择性阻滞一种药物对神经发育的作用也可以减少抗抑郁药对行为的影响。随着神经科学研究的进步，大大丰富了精神病学的知识。

当前，随着国内外"脑计划"的启动，精神病学将再次成为最令人瞩目的、最具智力挑战的医学专业之一。"脑计划"的系列研究成果必将促进人们对精神活动和精神障碍的新的认知，从而为精神障碍的诊断、治疗、康复和预防带来新的变革。

（五）医学人类学与社会文化科学

医学人类学与社会文化科学是用人类学的理论和方法在健康、患病、医学和治疗等方面的应用，以及从生物学和社会文化的角度研究人类的疾病和保健问题，及其与生物学因素和社会文化因素的相互关系的一门学科。

医学人类学兴起于20世纪50年代末至60年代初，其渊源可以追溯到20世纪体质人类学对进化、适应、比较解剖学和人种等的探讨。著名的英国医师兼人类学家里弗斯就曾发表过题为《医药，魔术和宗教》（1924年）一书。20世纪30—40年代，人类学家也曾和心理学家及精神病学家共同探讨社会文化环境和生物因素对人的性格及精神健康的影响。

医学社会学是应用社会学的理论和方法（如流行病学调查），从群体的角度研究与社会结构或社会过程有关的健康和疾病问题，研究与疾病有关的心理社会因素；人们的行为和观念均与特定的文化背景密切相关。

社会经济地位与精神障碍关系的建立完全得力于Hollingshead和Redlich对芝加哥的研究。20世纪50—60年代著名的"三个医院研究"发现，精神病院环境的贫乏使住院的慢性病患者残障加重，直接推动了此后的精神病患者脱离精神病院回归社区的运动。社会精神病学还形成了治疗性社区的概念，并使其在实践中发展，目前社区精神卫生服务的日间中心即由此而来。与治疗本身相比，社会精神病学家更强调社会背景下的康复；此外，还进行了重大生活事件如丧失亲人、参军、搬家、养育子女对于精神障碍的促进作用研究。1980年，创伤后应激障碍（post-traumatic stress disorder，PTSD）指"通常在人类正常体验范围之外的心理创伤事件后出现的某些精神症状"。这里的创伤包括强奸、战争、天灾（如洪水和地震）、人为灾害和恐怖袭击事件的体验。

对精神病患者的歧视与偏见并不能完全由传达正确信息和宣传教育所消除。研究表明，对于环境和生物学因素在精神病发病中的作用、不同方法治疗精神病的有效性等方面，一般民众的理解与专业知识基本一致，但是对于精神病患者的负面评价和对精神病的偏见依然存在。人们"相信"精神病患者愚蠢、无知、不可预测、冷酷、肮脏、危险、变态、毫无价值等。可见，即使人们对精神病的病因和治疗具有相当准确的了解，但对于精神病这样一个标记的评价仍然是极为消极的。

有许多社区调查收集以社会阶级和地位为基础的精神障碍发生率差异。有学者分析了在1972—1989年的60个有关社会地位和精神障碍关系的研究，其中46个肯定低社会地位的人精神障碍的发生率较高；低社会地位与精神分裂症、人格障碍和器质性精神障碍之间有强的、一致的关系。对抑郁和痛苦的研究也都证明社会地位低者这些心理后果发生率高。研究也发现，社会地位和某些情感障碍如躁狂抑郁症之间呈正相关（如地位等级上升，则该病的发生率上升）。总的来说，绝大多数研究者同意，以收入、教育程度或就业指标衡量的低社会地位与较高的疾病和痛苦发生率有关。

有学者认为，医学人文学可以从2条路径来改变医学：一是"修饰"路径，即通过倡导人文关爱来软化技术导向的医学实践，但本质上并未改变生物医学的性质；另一种是"综合"路径，即将医学人文精神整合到医学之中。医学人文学通过提高临床医师与患者的交流能力，更深入地洞察患者的叙述，寻找更多样的促进健康和减少疾病与残疾影响的方法。特别是慢性病，生物医学只提供部分的解决方案，若将治疗与个体经历的评价相结合，临床医学就可以为患者提供更好的服务。临床知识也是文化知识，医患之间需要共享关于症状的意义、行为和病原学的知识与理解，在患者与医师具有不同文化背景的情况下尤为重要。对于临床医务人员来说，他们面临的挑战不仅是如何建立良好和信任的医患关系，掌握与患者沟通的技巧，而且还需要他们能理解与之相对应的患者的文化与语言，后者却在医疗活动中往往被忽视了。

第2节　精神病学的展望

21世纪是"脑"的世纪。脑科学研究应包括"认识脑""保护脑"及"创造脑" 3个层次。"认识脑"就是要揭示脑功能的本质；"保护脑"就是要预防和治疗脑疾病；"创造脑"就是要发挥人脑的潜在能力，开发具备人脑特点的高度智能化的计算机。认识脑是基础，贯彻于所有研究领域之中。

一、精神障碍遗传学研究 ★★△△

遗传学研究目标是明确疾病病因中的遗传因素及非遗传因素，找到疾病的易感基因，阐明遗传变异对罹患疾病的风险，为疾病的诊断、分型、治疗提供科学依据。研究发现，精神障碍的遗传模式不符合孟德尔遗传规律，属于复杂多因素遗传疾病。目前，人们普遍认为精神障碍是多基因遗传病，是基因易患性和环境因素共同作用的结果。遗传分析技术和统计学方法的进步，大大推动了精神障碍的分子遗传学的进展。整合神经认知、脑影像学、临床分型及分子遗传的研究是行为遗传学的一个新兴领域，正逐步应用到精神障碍的研究中。

遗传流行病学（群体遗传学）通过家系、双生子、寄养子的研究证实，精神障碍具有很高的遗传倾向，如自闭症的遗传度高达90%，精神分裂症和双相障碍的遗传度高达80%，酒精依赖遗传度为60%，抑郁症和惊恐障碍的遗传度为40%。遗传度指群体中某一疾病可以由遗传效应来解释的部分。

分子遗传学经历了传统的连锁分析、候选基因关联分析，到现在的全基因组关联分析（genome-wide association study，GWAS）、全外显子测序（whole-exome sequencing，WES）和全基因测序（whole-genome sequencing，WGS）。根据候选基因的关联分析、全基因扫描仪及基因芯片技术，已发现主要精神障碍的许多染色体易感位点和易感基因。如2个大型遗传GWAS研究发现，精神分裂症、双相障碍、抑郁症、自闭症与注意缺陷多动障碍之间具有共享的遗传易感基因。连锁分析结果显示，至少有17个染色体区域上的遗传标记与精神分裂症的传递有关；其中，6p22-24、1q21-22、13q32-34是获得最多证据支持的区域。其他证据充分的区域是8p12-21、6q21-25、22q11-12、5q21-33、10p11-15、1q42，而8p和22q是2个独立荟萃分析中被一致确立的区域。双相障碍的研究提示，6号、16号、18号、21号、22号染色体和X染色体可能蕴藏易感基因位点，而*SERT*基因被认为是热点候选基因。阿尔茨海默病（Alzheimer's disease，AD）的研究初步确定，早发家族型AD与位于21号染色体的淀粉样前体蛋白（amyloid precursor protein，APP）基因、14号染色体的早老素基因1（presenilin 1，PS-1）、1号染色体的早老素基因2（presenilin 2，PS-2）有关，晚发家族型AD和散发型AD与位于19号染色体上的载脂蛋白E4（apolipoprotein E4，APOE4）基因、12号染色体上的α_2巨球蛋白（alpha 2-macroglobulin，A2M）基因有关。抑郁症获得一致性相对较好的候选基因有5-羟色胺转运体（5-hydroxytryptamine transporter，5-HTT）、色氨酸羟化酶-2（tryptophan hydroxylase 2，TPH2）、脑源性神经营养因子（brain-derived neurotrophic factor，BDNF）、儿茶酚-O-甲基转移酶（catechol-O-methyl transferase，COMT）、亚甲基四氢叶酸还原酶（methylenetetrahydrofolate reductase，MTHFR）等。最新GWAS研究发现，去乙酰化酶Sirtuin 1（SIRT1）及无机焦磷酸酶（inorganic pyrophosphatase，IPPase）多态性在GWAS水平与抑郁症显著关联。

最新研究结果提示，既往研究发现的易感基因多为常见变异，其致病风险可能广泛存在，但具有较小的个体风险。而等位基因频率为1%～5%的少见变异及等位基因频率<1%的罕见非同异突变位点或拷贝数变异（copy number variants，CNVs）在患者中的比例远高于对照，应用WES方法对精神障碍的少见变

异进行检测，可全面阐述精神障碍的分子遗传机制，这是目前精神障碍遗传研究的发展趋势。如病例－对照或核心家系的研究发现，*AUTS2*、*CHD8*、*MECP2*、*HUWE1*、*TRAPPC9*、*FMRP*、*LAMA2*、*DPYD*、*TRRAP*、*VPS39*、*DGCR2*、*SETD1A* 等基因与钙离子通道、细胞相关骨架蛋白发生有关，部分基因还参与神经元的迁移和突触信号的传递、转录调节及运输。

表观遗传是不涉及 DNA 碱基序列改变的核酸遗传，通过对染色体局部结构的改变对基因活性状态变化进行记录、传递和保存。表观遗传是基因的选择性转录，包括 DNA 甲基化、组蛋白修饰和染色质重组等形式。其中，DNA 甲基化是研究最清楚、最重要的表观遗传修饰，故表观修饰使得环境危险因素得以实现致病。如研究发现，精神分裂症患者左额叶膜结合的 COMT 启动子区域甲基化水平降低而基因转录水平升高；脑组织中少突胶质细胞相关基因 *SOXIO* 启动子 CpG 岛甲基化表达下调，中间神经元的 DNA 甲基转移酶 1 表达增加。表观修饰是对环境的一种记忆，这些记忆痕迹可以来自祖先经受环境作用后在基因组形成的甲基化、组蛋白修饰等，经过传递后影响后代的遗传表达，称为基因组印迹。

随着药物遗传学的发展，人们发现患者临床治疗效应与患者体内的药物代谢酶有关。目前，已经获得文献支持较多的抗抑郁药物如选择性 5- 羟色胺再摄取抑制药（selective serotonin reuptake inhibitors，SSRIs）治疗效应的易感基因有 *5-HTT*、*HTR2A*、*MAOA*、*BDNF*、*GNB3*、*TPH2*、*CYP2D6*、*CYP2C9* 和 *ABCB1* 等。*5-HTT* 基因 LPR 多态性 L 等位基因携带者对 SSRIs 的疗效好。通过检测代谢药物的酶基因，指导临床治疗，体现精准医疗和个体化治疗。另外，蛋白组学和代谢组学等方法，试图检测所有可获得的蛋白质或代谢途径，以发现可能与主要精神障碍相关的生物标志。在浩如烟海的 RNAs 或蛋白质中，可能会有某些 RNA 或蛋白质与特定的精神障碍相关，并提供相关特征或状态的标志物，从而使医师做出比临床观察更为精确的诊断。

二、精神障碍的神经发育研究 ★★△△

神经发育受到遗传调控和环境因素的双重影响。研究发现，在发育敏感期环境暴露对大脑的神经连接和网络形成至关重要。遗传基因调控特定类型的神经细胞和神经网络的形成，环境因素参与和影响这些过程。自 20 世纪 80 年代开始，研究者认为精神分裂症患者存在早期神经发育异常，提出了“精神分裂症的神经发育假说”。该假说认为精神分裂症的发病机制可能是在个体正常发育的某些关键时期（如胚胎期、围生期），大脑发育受到干扰，或个体在青春期间由于遗传或环境因素作用导致大脑皮质的受损，造成患者的大脑结构或功能发生异常，进而导致精神分裂症。精神分裂症的首次发作和长期随访的脑影像学研究显示，脑异常出现在精神病发作的开始，这个发现支持精神分裂症是神经发育的假说。

研究发现，发育敏感期反复暴露于危险的环境因素如产前感染、产前应激、产前营养不良，生命早期的负性事件如忽视、侮辱、虐待、社交隔离等，可能增加日后发生精神障碍的风险。动物研究证实，暴露于危险因素中可以导致中脑边缘系统的多巴胺释放增加、超敏化，导致精神病表型表达增强。还有研究发现，在患者听力损害的非精神病年轻成年人中，苯丙胺诱导纹状体多巴胺释放明显增加。几项研究发现，前扣带回膝部周围在社交应激中扮演重要角色，调节纹状体的活性。有研究发现，前扣带回膝部（pregenual anterior cingulate cortex，pACC）调节杏仁核活动与负性情绪和应激有关联。也有研究发现，童年创伤如性虐待、躯体虐待、情感虐待或忽视等，可能增加成人成年期抑郁症、人格障碍、自杀、创伤后应激障碍、物质依赖和酒精滥用等发病风险，其机制可能通过下丘脑－垂体－肾上腺轴（hypothalamic-pituitary-adrenal，HPA）发挥持久的病理作用所致，确切的机制需要进一步研究验证。

神经行为学研究表明，额叶与颞叶的功能异常导致认知功能、执行功能及学习记忆方面的损害。凋亡机制在精神分裂症的病理生理学中也有重要作用，有学者对精神分裂症患者的尸体脑组织进行研究，发现与凋亡相关的一些标记及调控蛋白的水平有异常改变，表明精神分裂症某些皮质区域的凋亡过程失调，凋亡易患性增加。

抑郁症存在神经可塑性的异常，主要包括：①抑郁症存在神经发生的减少，在实验动物体内表现为脑神经细胞增殖的不足，海马体积的缩小。②神经细胞凋亡增加。③神经细胞的萎缩，表现为抑郁症患者尸检发现带状皮质前部神经元体积缩小 23%，齿状回、杏仁核、前额叶等胶质细胞缺失；抑郁症动物模型 CA3 区锥体细胞顶树突萎缩，树突数目及长度减少；齿状回区域神经细胞增殖（神经发生）减少。目前认为，抑郁症常伴有神经系统可塑性的破坏；恢复已经遭到破坏的神经系统可塑性可能是治疗抑郁症的根本方法。但目前仍不清楚，神经系统可塑性的破坏是抑郁症的原因还是结果。

有研究者认为，青少年抑郁症的神经发育假说需要综合现有的几种理论，如心理社会的加速、异质性慢性脑发育、双重过程模式、与早年生活应激有关的糖皮质激素易感性假说、表观遗传和遗传易感性。

临床影像学研究表明，抑郁症患者的海马体积减小。动物研究证实，应激可减少海马区域的神经元发育。另有研究显示，几种抗抑郁药可以增加海马神经元发育的速率。有一项研究显示，选择性阻滞一种药物对神经发育的作用也可减少抗抑郁药对行为的影响。这一结果可以假设：慢性应激降低前脑神经元关键池中神经发育的速率，从而导致遗传易感个体的抑郁发作。这一假说的重要性在于，在已知的神经发育分子机制中，有许多环节可以成为开发新型药物的靶标和发展新的行为治疗的方向。

三、神经影像技术的进展 ★★△△

脑影像学研究起始于20世纪70年代，早期是脑结构研究，如计算机断层成像（computed tomography，CT）检测脑萎缩的研究。随着脑影像技术的发展，如磁共振成像（magnetic resonance imaging，MRI）、功能磁共振成像（functional MRI，fMRI）、单电子发射计算机断层成像（single photon emission computed tomography，SPECT）、正电子发射计算机断层成像（positron emission computed tomography，PET）等，脑结构和脑功能的研究更为精密，促进了精神障碍的病因和诊断的研究。

脑结构影像学CT、MRI的研究发现，精神分裂症患者脑室扩大以左颞角为明显，精神分裂症的大脑结构异常与认知功能减退有关。近期一项202例首发精神分裂症定期长期随访（平均7年）MRI研究显示，复发的发作期与患者大脑体积和额叶体积显著相关，与发作次数无关。功能影像学研究发现，以阳性症状为主的精神分裂症，病理基础是纹状体D_2功能亢进，对抗精神病药物的治疗反应好；以阴性症状为主的精神分裂症，以脑结构改变为基础，对抗精神病药物治疗反应差。一项包括41项影像学研究的Meta分析显示，精神分裂症患者左背外侧前额叶皮质（left dorsolateral prefrontal cortex，lDLPFC）、前扣带回喙部/背部皮质（rostral/dorsal anterior cingulate cortex，ACC）、左侧丘脑和下/后皮质区域的激活降低。

抑郁症脑影像学研究很多，相对一致的发现为2个神经环路的改变：①杏仁核和内侧前额叶皮质为中心的内隐情绪调节环路，包括海马、腹内侧前额叶皮质、喙下前扣带皮质、喙前前扣带皮质等，该环路主要受5-羟色胺神经递质调节。②腹侧纹状体和伏隔核、内侧前额叶皮质为中心的奖赏环路，该环路主要受多巴胺（dopamine，DA）神经递质调节。一篇包括11项128例患者的葡萄糖代谢PET（^{18}F-FDG-PET）研究的系统综述显示，抑郁症患者的几个脑区葡萄糖摄取明显变化，尤其是前扣带回；并且治疗后代谢降低。这种变化可以预测治疗反应。

SPECT、PET对受体分布的研究日益深入，有利于功能性影像学向神经生化的方向发展，从而对精神病学的发展将有极大的推动作用。对AD的研究发现，颞叶、顶叶、枕叶血流及代谢均有减低。

世界上70个研究单位共同合作的大型脑影像学和遗传资料研究相结合的国际联合（the enhancing neuroimaging genetics through meta-analysis consortium，ENIGMA consortium）已经分析了12 826个影像学资料。ENIGMA的第一个计划是全基因相关研究，目的是识别海马体积或颅内体积相关基因组的常见变异。ENIGMA的第二个计划是探索基因相关的皮质下体积和白质微结构。从而理解精神分裂症、双相障碍、抑郁症和注意缺陷多动障碍如何影响大脑。

功能影像学技术在精神障碍研究中，尚未明确的是如何解释大脑有关脑区激活的增强与减弱。因此，在研究方法中应探讨试验任务的难度，若是降低任务的难度，可能使患者与对照组的脑区激活差异难于显露。为了更好地显示差异，有必要使用难度较高的任务，以便检测出疾病群体与健康对照之间的差异。

fMRI和PET能够测量由认知任务引起的大脑局部血流的变化，这种测量具有很高的空间分辨率（1～3 mm），但时间分辨率低（约1 s）。而脑电图（electroencephalogram，EEG）和脑磁图（magnetoencephalography，MEG）能够很快地记录脑内神经元活动产生的电信号，时间分辨率为毫秒级，但空间分辨率为厘米级。当前认知神经科学领域的一个焦点问题就是促使以上2类技术的结合，以获得对脑活动判断的高时间分辨率和高空间分辨率。

PET和SPECT技术对疾病病因机制的探讨起了非常重要的作用，对于疾病的诊断、治疗效果的预测均有重要的参考价值。由于功能影像学技术借助精神活动时脑血流、葡萄糖代谢、脑血氧变化特征，还不能充分解释精神障碍的神经生物学特点，如果将功能影像技术与神经生化、药理及遗传等研究相结合，进一步发展分子影像技术并应用到精神科研究领域，对精神障碍病理机制、诊断与鉴别诊断及治疗的探讨，可提供更有价值的依据。分子影像技术所研究的领域包括代谢图像、重组单克隆抗体片段放射免疫显像、神经受体显像、多肽类药物显像、反义核酸基因显像与基因探针，其重要的理论依据为分子识别。

四、精神药物治疗学研究 ★★△△

精神药物是治疗各种精神障碍的重要手段。20世纪50年代第一个抗精神病药——氯丙嗪的发现，开创了精神障碍药物治疗的第一个里程碑。随后对精神药物的研究和开发不断深入，相继发现或发明了抗抑郁药、抗焦虑药、心境稳定药和改善认知药。精神药物的推陈出新，为精神障碍的治疗学开辟了一个新的境地，使大多数患者的精神症状得到不同程度的控制和缓解。

20世纪80年代非典型抗精神病药氯氮平的问世，代表了精神病治疗的第二个里程碑，继而带动了许多精神病药理学专家专注于研发具有良好治疗作用，同时又可避免严重不良反应的新一代抗精神病药。20余年来，新一代非典型抗精神病药不断问世，逐渐替代传统抗精神病药，广泛用于临床，成为各国指南推荐治疗精神分裂症的一线药物。

20世纪90年代，随着第一个选择性5-羟色胺再摄取抑制药——氟西汀的问世，开创了新一代抗抑郁药的开发。抗抑郁药是精神药理学领域发展最迅速的部分，目前可用的抗抑郁药均能影响5-羟色胺和（或）去甲肾上腺素的神经传递。抗抑郁药具有良好的抗抑郁作用和抗焦虑作用，基础研究和临床研究发现，抑郁和焦虑在神经解剖、神经生化和临床表现诸方面均有重叠或共存现象，故新一代抗抑郁药成为抑郁障碍和焦虑障碍治疗的一线药物。所有抗抑郁药的功效基本相似，只是每位患者对某个药物的反应有差异。抗抑郁药的临床效应通常出现在治疗的数周后。

精神药物不仅是一种有效的治疗手段，也是一种有用的研究工具。如精神分裂症的DA受体增敏假说及抑郁障碍的单胺假说，均从精神药物的作用机制中得到启示。第二代抗精神病药氯氮平能有效控制精神分裂症的症状，几乎无锥体外系不良反应，它和传统的作用于D_2受体的抗精神病药不同，而是与D_4受体有高度亲和力。这一发现对开发第二代抗精神病药有很大的促进作用，对精神分裂症生化、病理生理的研究带来新的线索。

个体化用药是临床合理用药的核心和未来发展方向。药物基因组学的发展给遗传变异对药物在体内代谢和药物治疗效应的影响研究提供了前提条件，为制订个体化药物治疗方案提供了可行性，尤其对药物选择的“精准治疗”的意义更大。

群体药动学/药效学研究方法日趋成熟，为个体化药物治疗的精确定量分析提供了帮助，尤其在个体化药物剂量滴定上意义重大。将分子分型技术与群体药动学/药效学研究相结合是解决精神药物个体化治疗的发展方向。探讨遗传多态性与精神药物治疗效应的关系，建立相应药物的群体药动学/药效学模型，开发分子分型试剂和模型软件，可以帮助医师预测患者接受药物治疗的效应，为患者选择安全有效的药物和确定最佳剂量成为可能。最终提高治疗效果、降低不良反应，实现精神药物的个体化的“精准治疗”目的。

五、神经生化和神经免疫学研究 ★★△△

人类大脑包含几百亿个神经元，神经元与神经元之间通过突触连接，形成成千上万个网络，通过神经递质传递信息，发挥生理效应。根据神经元的递质不同，分为胆碱能神经元、肾上腺素能神经元、去甲肾上腺素能神经元、多巴胺能神经元、谷氨酸能神经元、γ-氨基丁酸能神经元等。目前认为，与精神障碍病理机制或药物治疗机制有关的神经递质包括5-羟色胺（5-hydroxytryptamine，5-HT）、去甲肾上腺素（norepinephrine，NE）、肾上腺素（adrenaline，A）、DA、乙酰胆碱（acetylcholine，ACh）、谷氨酸（glutamic acid，Glu）、γ-氨基丁酸等（gamma-aminobutyric acid，GABA）。

自20世纪50年代发现氯丙嗪后，人们一直在研究精神障碍的病理机制和发明新的药物。经过几十年的研究，认为与精神分裂症有关的神经递质涉及DA、Glu、GABA、5-HT等。DA功能异常假说认为，中脑边缘系统通路中的DA过度活跃导致精神分裂症的阳性症状，该通路的功能缺陷产生阴性症状；中脑皮质通路的DA活动缺陷，产生精神分裂症的认知症状和部分阴性症状。而黑质纹状体DA通路、结节漏斗DA通路和丘脑DA通路则与抗精神病药的不良反应相关。其他假说有谷氨酸功能异常假说、N-甲基-D天冬氨酸受体（N-methyl-D-aspartic acid receptor，NMDA）功能低下假说。

心境障碍（抑郁障碍、双相障碍）的神经机制假说主要是单胺递质异常，涉及5-HT、NE和DA。其他假说有HPA轴调节异常假说和Glu功能异常假说。焦虑障碍的神经生化涉及多个神经递质，包括GABA、5-HT、NE、部分DA和HPA轴。提出了

GABA 异常假说、5-HT 异常假说、NE 异常假说。

大脑是人体的免疫隔离器官，血－脑脊液屏障不仅保护大脑免受外界病原体直接侵害，也阻止部分炎症因子进入大脑造成炎症反应损害。当前，神经免疫与精神障碍相关性研究主要集中在：①细胞因子对大脑的影响。②免疫系统与神经内分泌系统之间的相关性。③免疫系统对神经递质的影响。④抗体对大脑的影响。神经递质参与精神障碍的发生和发展，免疫系统可调节多种神经递质的功能，参与精神障碍的发生和发展。有研究表明，神经免疫通过影响 5-HT 的生成、转运及受体功能变化参与抑郁症的发生，研究较多的有白介素（interleukin，IL）（如 IL-1β、IL-6）、肿瘤坏死因子（tumor necrosis factor，TNF）（如 TNF-α）、C 反应蛋白等。目前发现炎性介质影响抑郁症的机制为多方面，包括对神经递质、神经内分泌功能、神经可塑性功能的影响。同时，许多与抑郁症相关的易感因素也与炎性反应有关联，如心理社会应激、肥胖、肠道菌群紊乱等。

免疫异常与精神分裂症的关系在数十年前就得到重视。流行病学资料显示，母妊娠期巨细胞病毒、衣原体等感染，其后代精神分裂症发病率增高。动物模型证实，导致该现象的原因是免疫系统的异常激活。尽管神经免疫异常与精神分裂症发病关系尚未阐明，但基于免疫的抗精神病药加上抗感染治疗的探索已经开始，是治疗难治性精神分裂症的新的探索。

AD 的研究发现，脑组织中淀粉样蛋白（Aβ）沉积诱导的炎症反应可能是导致 AD 发病的机制之一。Aβ 与神经胶质细胞受体结合，激活小胶质细胞，产生大量炎性因子，导致脑内发生自身免疫反应，加重神经元损伤和退变。基于 AD 炎症假说，AD 相关疫苗研究得到极大重视。

六、社区精神卫生服务的进展 ★★△△

社区精神病学是 20 世纪 50 年代后发展起来的一个新领域，一些发达国家进行了一场革新——使精神病患者尽可能在普通条件下生活，减少封闭式住院治疗，扩大社区精神卫生服务。加大社区精神卫生服务发展的力度，已成为世界各国普遍重视的任务，尤其是发达国家和地区对此任务的关注已逐步取得共识。

精神病患者的构成主体是慢性精神分裂症患者、精神发育迟缓患者、痴呆患者。大多数患者医疗效果不佳、预后不良。精神发育迟缓与精神分裂症多在青少年时期发病，大多数患者终身不愈。因此，全面解决他们的生活与医疗问题对任何社会都是一个沉重的经济负担。20 世纪 70 年代，精神病患者回归社区的运动席卷欧美，80% 的长期住院患者可以回到社区。政府重建了许多精神病患者寄宿舍、工疗站、疗养村，使患者回家与亲属同住。精神科护理人员与工作人员照顾患者的日常生活，社区精神科医师定期巡诊并给予患者药物治疗。社区精神卫生服务的发展使政府对精神病患者的生活与医疗保障的经济开支大大减少，个人住在社区的每年费用仅为住在慢性疗养院的 20%～25%。同时，患者在社区中进行康复治疗，促进了其社会功能的恢复，有利于患者重归社会。社区精神病学的发展得益于抗精神病药的发展，使患者的急性症状能在短期内得到控制，并在社区中继续服药，进行维持、巩固治疗和心理康复。

我国政府也重视社区精神卫生服务工作。应用预防、医疗、保健、康复和健康教育等服务为一体，呼吁全社会关心精神卫生工作，为实现“人人享有精神卫生保健”行动起来；积极推广精神卫生社区防治康复经验，如“三级防治模式”等。随着通信技术的发展，社区精神卫生服务网络进一步得到巩固和发展。遵循尽可能使精神病患者就近接受治疗、康复的原则，采取药物治疗、心理疏导、工疗、农疗、娱疗、体疗和生活自理、职业技能、社会适应能力训练、社会服务等综合防治康复措施。对精神病患者实行开放式管理，解除关锁与禁锢，促进康复，减少精神残疾的发生，帮助其回归社会正常生活。为此，我国政府从 2004 年 12 月开展了“中央补助地方严重精神障碍管理治疗项目”（简称“686”项目）。2009 年，严重精神障碍患者的随访管理被正式纳入国家基本公共卫生服务。2014 年发展为《严重精神障碍管理治疗项目》，进一步完善全国精神障碍的防治网络，加强严重精神障碍患者救治救助工作。截至 2015 年底，“686”项目总投入经费 22.4 亿元，其中中央累计投入 14.2 亿元，地方配套 8.2 亿元，已覆盖全国 31 个省（市、区）的 328 个市、州及 2774 个区、县，医院社区一体化的精神卫生服务模式在全国范围内已具规模。

随着以功能训练、全面康复、重返社会和提高生活质量为宗旨的精神障碍的康复与社区服务得到进一步充分的发展，逐步建立起适合我国国情的社区康复模式和心理社会干预机制，造就一批从事精神康复和社区服务的专业工作者及社会工作者，让所有具有心理危机的人都能得到及时疏导和有效干预，以促进精神病患者的心理社会康复。

（施慎逊　江开达）

参 考 文 献

[1] 江开达. 精神病学. 北京：人民卫生出版社，2005.

[2] 沈渔屯. 精神病学. 5版. 北京：人民卫生出版社，2009.

[3] 徐韬园. 现代精神病学. 上海：上海医科大学出版社，2000.

[4] 湖南医学院，四川医学院，重庆医学院，等. 精神病学（修订重版）. 长沙：湖南人民出版社，1974.

[5] Michael Gelder，Richard Mayou，Philip Cowen. 牛津精神病学（中文版）. 刘协和，袁德基，译. 4版. 成都：四川大学出版社，2004.

[6] 杨德森. 本世纪初我国社区精神卫生工作发展展望. 上海精神医学，2002，2（14）：104-106.

[7] 吴文源. 心身医学. 上海：同济大学出版社，2013.

[8] 李凌江. 行为医学. 2版. 长沙：湖南科学技术出版社，2008.

[9] 张明园. 精神卫生政策与实践. 北京：人民卫生出版社，2012.

[10] 李凌江，陆林. 精神病学. 3版. 北京：人民卫生出版社，2015.

[11] 马辛. 精神病学. 2版. 北京：人民卫生出版社，2014.

[12] CONVERGE consortium. Sparse whole-genome sequencing identifies two loci for major depressive disorder. Nature, 2015, 523 (7562): 588-591.

[13] 岳伟华. 抑郁症分子遗传研究的困境与机遇. 中华精神科杂志，2016,49（4）：197-201.

[14] Selten JP, Booij J, Buwalda B, et al. Biological mechanisms whereby social exclusion may contribute to the etiology of psychosis: a narrative review. Schizophr Bull. 2017, 43（2）:287-292.

[15] Frangou S, Murray RM. Imaging as a tool in exploring the neurodevelopment and genetics of schizophrenia. Br Med Bull，1996，52(3):587-596.

[16] Hagan CC, Graham JM, Wilkinson PO, et al. Neurodevelopment and ages of onset in depressive disorders. Lancet Psychiatry，2015, 2(12):1112-1116.

[17] Andreasen NC, Liu D, Ziebell S, et al.Relapse duration, treatment intensity, and brain tissue loss in schizophrenia: a prospective longitudinal MRI study. Am J Psychiatry，2013，170(6):609-615.

[18] Minzenberg MJ, Laird AR, Thelen S, et al. Meta-analysis of 41 functional neuroimaging studies of executive function in schizophrenia. Arch Gen Psychiatry, 2009, 66(8):811-822.

[19] 刘邦杉，李凌江. 抑郁症生物学标志物研究的现状与前景. 中华精神科杂志，2016，49（4）：193-196.

[20] De Crescenzo F, Ciliberto M, Menghini D,et al. Is ^{18}F-FDG-PET suitable to predict clinical response to the treatment of geriatric depression? A systematic review of PET studies. Aging Ment Health, 2016，21（9）1-6.

[21] 孙宁，张克让. 抑郁症发病炎性机制的研究进展. 中华精神科杂志，2016,49（4）：251-254.

[22] 方贻儒. 抑郁障碍. 北京：人民卫生出版社，2012.

第2章　症　状　学

研究精神症状的科学称为症状学，又称现象学或精神病理学。人们对精神症状的认识经历了4个发展阶段：第一阶段是19世纪个别症状阶段；第二阶段是20世纪初综合征阶段，人们观察到有些精神症状常常一起成群出现，称为综合征；第三阶段是精神障碍分类阶段，主张以某些精神症状或一组症状来划为某种精神障碍，这种方法一直沿用至今，并在诊断分类系统中体现，其创始人是Kraepelin；第四阶段是诊断学或精神病理学阶段，主张将精神症状按诊断或精神病理学归类，更加符合临床实际情况。例如，E.Bleuler提出的精神分裂症的4A基本症状（联想散漫、情感淡漠、矛盾状态和孤独），Schneider提出的精神分裂症的一级症状，Andreasen提出的精神分裂症的阴性症状、阳性症状。

症状学是精神病学科的基础。精神检查主要通过交谈和观察，能否发现患者隐蔽的症状很大程度取决于医师的谈话技巧和良好的医患关系。精神科医师需要根据描述的症状来判断诊治对象的精神活动（包括感知觉、思维、情感与行为等）是否属于精神症状，同时需要进行对比分析：①纵向比较，诊治对象的临床表现是否与过去一贯的精神活动表现相一致？②横向比较，诊治对象的临床表现是否与其同类人的表现相一致？医师还需要探索造成不一致的客观原因及因果关系。只有明确诊治对象的临床表现没有客观因素，或没有因果关系，或表现的程度很不一致时，才能初步确定诊治对象的临床表现为精神症状。

普通心理学中将精神活动分成感觉、知觉、情感、思维、意志等心理过程。实际上，人的精神活动是一个协调、统一的过程。本章就常见精神症状的概念、特征和临床意义进行介绍，并简要阐述精神症状的相关机制。为了描述的方便，下面将精神活动的各个过程分别叙述，分为感知觉障碍、思维障碍、情感障碍、意志障碍、动作行为障碍、记忆障碍、注意障碍、意识障碍、智能障碍等。

第1节　常见精神症状

一、感知障碍

感知包括感觉和知觉2个部分。感觉是客观事物的个别属性，如光、声、色、形等，通过感觉器官在人脑中的直接反映。知觉是客观事物的各种属性在人脑中经过综合，并借助于过去的经验所形成的一种完整的印象。视觉、听觉、味觉、嗅觉、触觉、平衡觉、运动觉等都是不同类型的感觉，分别反映事物的个别属性，而知觉就是在这些感觉的综合基础上产生的。感觉障碍多见于神经系统疾病，常见的感觉障碍包括感觉增强、感觉减退、感觉倒错和内感性不适，这些感觉障碍也可见于精神障碍。知觉障碍常见于精神障碍，常见的知觉障碍有错觉、幻觉及感知综合障碍。

（一）感觉的强度和性质的改变

感觉强度发生改变，如感觉过敏，又称感觉增强，常由感觉阈值升高造成，临床上表现为患者对于一般强度的刺激反应特别强烈，难以忍受，如不能忍受电话铃声、关门声、冷水、皮肤接触等，见于疑病症等神经症患者。感觉迟钝，又称感觉抑制，由感觉阈值升高或强烈的情绪抑制造成，临床表现为对强烈的刺激不能感知或感觉轻微，如针刺没有疼痛感等，见于精神分裂症、抑郁症等患者。

感觉的性质改变，如内感性不适，临床表现患者诉体内有异常不适感（如喉部阻塞感、腹部气流上涌、内脏牵拉疼痛等）。感觉质变常常是不愉快的或是扭曲的，如某些精神分裂症患者描述花的味道特别辛辣等。

（二）错觉★△

错觉是客体对客观事物的一种错误感知。错觉可以在正常人中出现，尤其是与环境相关的错觉，如将草绳看成蛇等，在条件改善或解释后，能很快认识到错误，并矫正错误。错觉通常发生在以下4种情况。

1. 视觉条件差造成感觉刺激的水平降低 例如，光线暗淡时将挂着衣服的衣架错认为是一个人站在那儿。

2. 疲劳或由于注意范围狭窄造成感知清晰度下降 例如，专心读书时听见响声误以为有人在叫自己。

3. 意识障碍使客体的意识水平下降 例如，谵妄时将输液皮条误认为蛇。

4. 情绪处于某种强烈的状态下 例如，在遇到恐惧、紧张、害怕、期待的情境时把张三错认成李四等。

（三）幻觉★★★△△△

幻觉是一种缺乏外界相应的客观刺激作用于感觉器官时客体所出现的知觉体验。幻觉具有2种特性：①逼真的知觉体验，并非想象；②幻觉多数来自外部世界。幻觉可以在意识清晰或不同程度意识障碍时发生，通常意识清晰时出现幻觉是精神病的特征，可以发生在各种重性精神障碍中，如精神分裂症、情感障碍。健康人有时也会出现幻觉，主要发生在入睡前和醒来后，这类幻觉通常是短暂的、单纯的，无特殊临床疾病意义。

幻觉产生的原因见于中枢神经系统病变或功能损害、周围感觉器官病变、情绪影响、心理暗示等。俄国科学家巴甫洛夫认为幻觉可能是大脑皮质不同部位产生病理性兴奋灶的结果，而精神分析学派 Freud 认为人类幻觉产生的基础是“内在”与“外在”不分，“向往”与“事实”相混淆。

幻觉按产生条件可以分为功能性幻觉、反射性幻觉、域外幻觉、心因性幻觉和睡眠相幻觉。反射性幻觉，是指患者的某一感觉器官受到刺激时另一个感觉器官产生的幻觉。如患者在看电视时，听见有电视机以外的声音在与她讲话。听见关门声，就看见一个怪物在眼前出现。反射性幻觉见于精神分裂症。

幻觉按照结构性质分类有完全幻觉和不完全幻觉。完全幻觉又称真性幻觉，患者的幻觉体验来源于客观世界，具有与知觉体验相同的确信性、鲜明的生动性和不随意性，临床上的幻觉多数属于完全幻觉。不完全幻觉又称类幻觉，除了有感知成分外，还有表象和思维的内容；常见的有伪幻觉、思维化声和读心症、思维显影及精神性幻觉。

本书中对幻觉的划分主要根据感觉器官来分类（表2-1）。

表2-1 幻觉分类

听幻觉
思维鸣响或思维化声
功能性听幻觉
视幻觉
嗅幻觉
味幻觉
触幻觉
本体幻觉
反射性幻觉

1. 听幻觉 是最常见的一种幻觉，指患者在没有发出声音的客体存在时可以听见各种声音，如讲话的声音、机器声、噪声、音乐等，内容可以十分清晰，也可以非常模糊。如果患者听见的内容为言语交谈，称为言语性听幻觉。言语性听幻觉可以是几个单词，一句话，或几个句子。如果言语内容是评论患者的言行，称为评论性听幻觉。例如，患者称“耳朵边老是听见几个人的声音，对我的一举一动进行评头论足，讲我穿的衣服难看，很土”。如果言语内容为命令患者做某事，称为命令性听幻觉。听幻觉，尤其评论性听幻觉、命令性听幻觉多见于精神分裂症。

其他特殊的听幻觉，包括思维化声、功能性听幻觉。思维化声或思维鸣响，是指患者想到什么就听见自己的想法被说出来了，患者听到的是当时自己所想的事。如患者想到吃饭，耳边就听见“吃饭，吃饭”的声音，多见于精神分裂症。功能性听幻觉是指患者在听见现实客体刺激时产生的听幻觉。例如，患者听见自来水的流水声时，听见有人在骂他。功能性听幻觉主要见于精神分裂症。

2. 视幻觉 指患者在没有客体出现在眼前时看见物体。视幻觉内容丰富多样，可以是简单的闪光，也可以是复杂的图像，如人体画像、风景画等；物体形象可以清晰鲜明，也可以模糊不清。例如，患者称“眼前老是看见一个模糊的脸形，像菩萨的样子”。视幻觉中图像的大小有时与正常一样，有时比正常大或小。比正常大的视幻觉为物体显大性幻觉，又称巨形幻视；比正常小的视幻觉为显小性幻觉，又称小人国幻视。患者对视幻觉的态度可以是参与者，也可以是旁观者。视幻觉多见于器质性障碍，如谵妄、中毒、癫痫等，也可见于功能性精神障碍如精神分裂症等。

3. 嗅幻觉 指患者没有客观物质刺激时闻到特殊的气味。嗅幻觉的内容可以是患者喜欢的花香味，也可以是患者讨厌的气味，但通常是一些使患者不愉快的味道。精神分裂症患者中，嗅幻觉常与其他幻觉和妄想结合在一起。嗅幻觉也见于器质性精神障碍，如颞叶癫痫，也可以见于精神分裂症。

4. 味幻觉 是指患者没有客观物质刺激时尝到特殊的味道。与嗅幻觉一样，大多数味幻觉的内容是患者以前接触过的东西，如令人不愉快的味道。味幻觉常见于癫痫和精神分裂症。

5. 触幻觉 是指患者没有客观物质刺激时感到皮肤黏膜有触动的感觉，又称皮肤黏膜幻觉。触幻觉的患者常感到皮肤或黏膜表面或底下有接触、针刺、虫爬、通电感等。多见于精神分裂症，也见于周围神经炎、中毒等。有性器官接触感觉，称为性幻触，可见于精神分裂症、癔症。

6. 本体幻觉 指患者内脏器官或躯体的关节、肌肉被接触和运动的感觉，本体幻觉又称体感幻觉，临床上少见。本体幻觉常与疑病妄想、虚无妄想结合在一起。主要见于精神分裂症、抑郁症等。患者感到内脏被捏、被拉、膨胀感、虫爬、刀割、抖动感等体验，称为内脏性幻觉。患者感到肌肉、关节在运动或位置变化的幻觉称为运动性幻觉。例如，患者感到唇舌在运动，称为言语运动性幻觉。如果患者觉得肢体、躯干在运动，称为精神运动性幻觉。运动性幻觉见于精神分裂症、脑干器质性疾病。如果患者觉得失去平衡，处在斜面或旋转的地面上而紧紧抓住扶手不放，称为前庭性幻觉，多见于精神分裂症、脑干器质性疾病等。

（四）感知综合障碍

感知综合障碍是一类比较常见的感知障碍，患者虽然能够对客观事物有正确认识，但是对事物的部分属性不能产生正确的知觉体验，如大小比例、形状结构、空间距离、物体的动静等。感知综合障碍包括视物变形症、时间感知综合障碍、空间感知综合障碍、运动感知综合障碍、周围环境改变的感知综合障碍及体像障碍。感知综合障碍可能产生于对各个器官产生的感觉材料的整合过程或知觉功能降低的时候。临床上常见于器质性精神障碍、癫痫和精神分裂症。常见的感知综合障碍有以下几类。

1. 视物变形症 对外界某个事物的形象、大小、颜色或体积的感知发生错误。例如，把某个事物看得比实物大得多，称为视物显大症；比实物小得多，称为视物显小症。

2. 空间感知综合障碍 对周围事物的空间距离产生感知错误，如把远物看得很近或把近物看得很远。

3. 时间感知综合障碍 对时间的体验出现障碍。如有患者感到时间已经凝固或时间飞驰而过等。

4. 运动感知综合障碍 对事物的运动感觉产生错误，如把不活动的、静止的物体感觉是在运动，而将运动的物体感觉是静止不动的。这类患者往往同时伴有空间感知综合障碍和时间感知综合障碍。

5. 非真实感 亦称现实解体，是对周围事物改变的感知综合障碍，患者感到外界事物或周围的一切变得不清晰、不鲜明、缺乏真实感，就像是隔着一层东西似的。

6. 体像障碍 患者感知到自己某个部位或整个身体发生明显改变，如头部变大、鼻梁很低、上肢不一样长等。

二、思维障碍

思维是人脑对客观事物间接和概括的反映，是人类精神活动的重要特征，是认识过程的高级阶段。思维在感觉和知觉的基础上产生，并借助语言和文字来表达。思维的过程包括分析、综合、抽象、概括、判断、推理等。

从发展心理学看，人类的思维是从直觉的形象思维，逐步发展到抽象的逻辑思维。这个发展过程通过大脑结构和功能的日益完善，通过不断学习和社会实践完成。思维活动是大脑皮质、丘脑、边缘系统、脑干网状系统等部位按照注意的定向，同时而又持续地进行的有序神经活动。目的性、连贯性、逻辑性是人类思维活动的特征：①目的性，指思维是围绕着一定目的，有意识进行的。②连贯性，指思维过程中的概念之间前后衔接，互相联系。③逻辑性，指思维过程是有一定道理，合乎逻辑的。当思维的过程失去其特征性的表现，称为思维障碍。

人脑在病理状态下的思维活动就是思维障碍，它是精神障碍重要的、常见的症状。关于思维形式障碍产生的病理生理基础，目前还不明了。功能和结构影像学的研究均提示思维形式障碍与颞上回有关。抗精神病药的作用提示中枢神经系统中的DA、5-HT、NE等神经递质在保持正常的思维活动方面发挥着重要作用。

思维障碍主要包括思维形式障碍、思维内容障碍及思维属性障碍等（表2-2）。

表 2-2 思维障碍

思维形式障碍	自罪妄想 / 罪恶妄想
思维奔逸 / 思维压力感	虚无妄想
思维松散 / 思维破裂	疑病妄想
思维迟缓	嫉妒妄想
思维贫乏	钟情妄想
思维阻隔	影响妄想
持续言语	强迫观念
病理性赘述	强迫思维
病理性象征性思维	强迫怀疑
语词新作	强迫冲动 / 强迫意向
刻板言语	强迫回忆
模仿言语	强迫性穷思竭虑
思维内容障碍	超价观念
妄想	思维属性障碍
被害妄想	思维插入
关系妄想	思维抽去 / 思维被窃
夸大妄想	思维播散 / 思维广播

（一）思维形式障碍 ★★★△△△

思维形式障碍以联想过程的障碍为主要表现，包括联想活动的量、速度、连贯性、逻辑性等方面的表现，常见以下几种形式。

1. 思维奔逸 / 思维压力感 指思维的联想速度加快和联想数量的增加，具体表现为患者的思维和谈话都非常快，一个概念接着另一个概念，语量明显增多，大量涌现，以致有时患者来不及表达，或听者跟不上患者的速度，可以出现音联或意联。常伴有随境转移，病情严重时患者有思维压力感，临床表现思维异乎寻常的快，不但思维量大，丰富多彩；而且速度也非常快，不结合患者的整体表现和内心体验，有时会误认为是思维散漫。思维奔逸是躁狂发作的典型症状。

2. 思维松散 / 思维破裂 指思维的目的性、连贯性和逻辑性障碍。患者讲了一段话，每句话可以成立，但是话与话之间没有逻辑联系，以致别人不能理解其所要说明什么。严重的思维松散称为思维破裂，主要表现为患者的每句话不成句子，严重者出现语词堆积，称为语词杂拌。思维松散主要见于精神分裂症，也见于严重的焦虑和智能降低者。3 类不同疾病的思维松散特征有所不同，焦虑患者在镇静时表达清楚，没有思维松散；低能患者当问题简单时也能回答正确；精神分裂症患者即使问题简单、平静时也有思维松散。

3. 思维迟缓 指思维的联想缓慢。它与思维奔逸正好相反，以思维活动量的显著缓慢、联想困难、思考反应迟钝为特征。患者表现为语量减少，讲话速度缓慢，应答迟钝，常有脑子变笨的感觉，而且内容简单。可以伴有动作、行为的减少和抑制，情感低落，兴趣减少等抑郁症状。思维迟缓是抑郁发作的典型症状，也可见于精神分裂症。

4. 思维贫乏 指思维内容空虚，概念缺乏。患者在回答问题时内容简单、空洞，常有“脑子空虚感”，对一般询问往往无明确应答性反应或仅简单回答“不知道”。患者对检查者的开放性问题常用关闭式回答。思维贫乏通常伴有情感淡漠，多见于精神分裂症，也可见于抑郁症和脑器质性精神障碍。

5. 思维阻隔 又称思维中断，指患者在意识清晰、无明显外界干扰的情况下，思维过程在短时间内突然中断或言语突然停顿。表现为检查者与患者交谈时患者思维突然中断，然后开始另一个话题内容，患者常称其思维好像被人擦掉了。思维阻隔并不受患者的主观意志支配，主要见于精神分裂症患者，也可见于健康人疲劳、注意分散时，或神经症患者。

6. 病理性赘述 指患者的思维过程中主题转换带有黏滞性、停留在某些枝节问题上面，抓不住主要环节为特征。患者在叙述一件事时加入许多不必要的细节，无法使所讲的事或问题简明扼要。赘述主要见于痴呆、癫痫等器质性精神障碍，也见于其他功能性精神障碍。

7. 病理性象征性思维 指患者用无关的、不被共同理解的具体概念来代表抽象概念，不经患者解释，别人无法理解。它是形象概念与抽象思维之间的混淆，属于思维逻辑性障碍。如患者把衣服脱光，表示自己光明磊落，让别人彻底了解自己。常见于精神分裂症。

8. 语词新作 指患者创造一些文字、图形、符号，并赋予特殊的含义，属于思维逻辑性障碍。有时患者把无关的词拼凑在一起成为新的词，代表某种新含义。如患者把“尖”指为心脏。主要见于精神分裂症。

（二）思维内容障碍 ★★★△△△

思维内容障碍包括妄想、强迫观念、超价观念。

1. 妄想 妄想是一种病理性信念，其内容与事实不符，与患者的文化水平及社会背景也不符。但患者坚信不疑，难于通过摆事实、讲道理的方法纠正。妄想的定义中虽然有“坚信不疑”，但在妄想的开始形成阶段或消失阶段，患者对妄想不是坚信不疑的。有时患者的妄想内容虽然符合事实，但患者的结论并不是通过客观事实和正确的逻辑推理，故仍是妄想。

妄想是个别的心理现象。集体的信念有时尽管不合理，也不能归于妄想，必须注意有几种社会生活现象不能与妄想等同，如偏见、迷信或宗教、幻想。①偏见是由人们的思想方法不正确或认识水平的限制造成的。②迷信观念是与当时、当地的社会文化背景相联系的。③幻想的内容可能离奇，但人们能够与现实区分，并不坚信不疑。

妄想按起源可以分为原发性妄想和继发性妄想。

原发性妄想是一种无法以患者当前的环境和以往的心境解释，又不是其他异常精神活动的病理信念。如果排除器质性疾病，原发性妄想是精神分裂症的特征性症状。原发性妄想表现为以下几种：①妄想心境，患者突然产生一种情绪，感到周围发生了某些与自己有关的情况。②妄想表象，患者突然产生一种记忆表象，接着对之赋予一种妄想意义。③突发性妄想，妄想的形成既无前因，又无后果，没有推理，无法理解。④妄想知觉，患者对正常知觉体验，赋以妄想性意义。原发性妄想体验的共同特征是对某一心理现象（情绪、记忆表象、知觉）赋以难以理解的特殊的妄想性意义。

继发性妄想常与下列情况相关：①情感障碍，如抑郁症和躁狂症情感低落或高涨时产生的自罪妄想、夸大妄想等。②知觉障碍，如听幻觉基础上产生的被害妄想。③意识障碍，如意识模糊与错觉有关的后移性妄想。④智力障碍，如轻度精神发育迟缓、老年痴呆因推理、判断、记忆缺损所产生的继发性妄想。⑤性格障碍，如多疑、敏感、主观、固执、高傲的偏执性格容易发生妄想。⑥强烈的精神刺激，如等待审判、亲人的突然死亡所致的心因性妄想。⑦暗示，易接受暗示或自我暗示的患者容易受暗示产生妄想，如癔症。

妄想的分类主要按其内容划分，常见的有以下几种。

（1）被害妄想：指患者坚信自身安全受到威胁的妄想。患者感到有人正在对他（她）进行迫害，自己正在被人监视、跟踪、窃听、诽谤、诬陷、毒害等。被害妄想往往从怀疑开始，然后出现牵连观念，最后发展为被害妄想。被害妄想通常与幻觉关联，并与关系妄想等同时存在。这是最常见的妄想，见于各类精神病理障碍。伴有幻觉的妄想多见于精神分裂症。

（2）关系妄想：指患者把周围环境中一些实际与自己无关的现象都认为有关联的妄想。患者感到周围的一事一物均与自己有关或具有某种特殊意义。前者称为牵连观念，后者称为特殊意义观念。如别人咳嗽或吐痰是别有用心地针对自己，报纸、电视上的内容都在暗示自己。关系妄想较常见，通常与被害妄想同时存在。多见于精神分裂症，也见于其他各类精神病。

（3）夸大妄想：指患者自以为是非常人物、出身名门，有特殊才能，有巨大财富等夸大的妄想。夸大妄想多在情感高涨的背景上发生，其夸大内容与患者的文化水平、所处的环境和经历有关。常见于躁狂症，也见于精神分裂症、器质性精神病（如麻痹性痴呆）等。

（4）自罪妄想/罪恶妄想：指患者毫无根据地将过去的缺点、错误都看成是很大罪行的妄想。患者认为自己犯了严重的错误和罪行，对不起家人、对不起国家，不可饶恕，应该受到惩罚，自己已不配正常地生活下去。自罪妄想患者通常有请罪和自我惩罚行为，如拒食、自伤，甚至自杀行为。多见于抑郁症，也可见于精神分裂症。

（5）虚无妄想：指患者认为世界或其本人均已不复存在，内脏没有了，一切都是虚假的妄想。虚无妄想又名否定妄想，多见于抑郁症，也见于精神分裂症。

（6）疑病妄想：指患者深信自己患了某种严重躯体疾病，是不治之症，反复的医学检查和医师的解释都不能打消患者疑虑的妄想。疑病妄想以幻触或躯体疾病为基础，患者四处求医，常伴有焦虑和抑郁情绪。多见于抑郁症，尤其中、老年抑郁症患者，也见于精神分裂症。

（7）嫉妒妄想：指患者坚信自己的爱人对自己不忠、有外遇，因此常跟踪、逼问配偶，以求证实，甚至对配偶或第三者采取攻击行为。嫉妒妄想常见于精神分裂症、偏执性精神病、慢性酒精中毒伴有的性功能减退患者等。嫉妒妄想男性多于女性。更年期妇女也容易发生嫉妒妄想。

（8）钟情妄想：指患者坚信自己被异性所爱的妄想。患者在妄想的支配下，眷恋、追逐对方，有时对方根本不认识他（她），即使遭到对方的拒绝、反对，患者仍毫不动摇，认为这是对方在考验自己，仍纠缠对方。多见于精神分裂症，女性多见。

（9）影响妄想：又称物理影响妄想，指患者坚信自己的精神活动和（或）躯体受到外界某种力量控制或刺激的妄想。常见的控制力量与当时的科学发展有关联，如电波、特殊仪器等。患者常紧张不安，有不舒服的感觉，不能自主。影响妄想也称被控制感，是精神分裂症的重要症状。

其他常见的妄想还有非血统妄想、被窃妄想、着魔妄想等。通常，妄想可使患者采取种种行为，如攻击、自伤、反复就诊等。妄想是否付诸行动，取决于患者的人格特征。

2. 强迫观念 是反复、持续出现的想法、冲动感或想象等，尽管明知不对、不必要、不合理，但患者很难克服和摆脱。通常强迫思维的内容是不愉快的、痛苦的、没有意义的、荒唐的，甚至是不可告人的。抵抗是强迫观念的特征，也是与妄想鉴别的要点。强迫观念患者常伴有焦虑和抑郁情绪，常见以下6种：怕脏或怕患病、冲动感或攻击行为、清洁、怀疑自己患病、性行为的想象或想法、亵渎神灵的想法。

按表现形式，强迫观念可分以下几种。

（1）强迫思维：指患者重复、持续的出现一些想法，如怕接触细菌、病毒，怕染上某种疾病或把疾病传给别人；或反复出现某些淫秽或亵渎神灵的想法。

（2）强迫怀疑：指患者对已做的事不停地怀疑或担忧，如门是否已关，电闸是否已切断。

（3）强迫冲动/强迫意向：指患者反复出现某种冲动的欲望，虽然从不付诸行动，但使患者感到非常紧张、害怕。如攻击别人、采取危险行动或社会不容许的违法行为等。不管冲动欲望如何，患者认识到这是不合理的，并且克制，从不采取行动，这是与妄想鉴别的要点。

（4）强迫回忆：指患者对往事、经历反复回忆，明知没有实际意义，但无法摆脱，不断回忆。

（5）强迫性穷思竭虑：指患者不停地反复思考，明知这样想是不必要，却想个不停。

3. 超价观念 是在某种强烈的情绪背景下，产生的一种在意识中占主导地位的观念。超价观念是患者的片面性的判断，是一种带有强烈情感色彩的先入之见，并在较长时间内占优势地位，不过当情感稳定或客观环境改变时，超价观念可能会消失。超价观念一般以某些客观事实作为基础，有明显的情感色彩，明显的错误与荒谬的特点。如某些人与领导吵架后，坚持认为领导对他不好，千方百计整他。多见于人格障碍和反应性精神障碍患者。

（三）思维属性障碍 ★★★△△△

常见的思维属性障碍有以下几种。

1. 思维插入 指患者认为自己大脑中的某些想法不属于自己，而是外界有人通过某种技术或力量放入自己的大脑。患者常有被控制和被利用的感觉，常伴有被害妄想。如患者认为“我脑子里想的都不是我自己要想的，而是他们的思想放在我脑子里，通过我的嘴讲出来的”。

2. 思维抽去/思维被窃 指患者认为自己的思维没有了，被人用某种技术抽去了、偷走了。常伴有思维中断现象。如患者与医师交谈时突然不讲话了，问其“为什么不回答”？患者称“他们把我的思想都拿走了，我不知道说什么，我的思维没有了”。

3. 思维播散/思维广播 指患者的思维被人用特殊的方法传播在外，好似广播已被众人所知。自己的想法即使不讲出来，别人也会知道。当医师询问患者时，患者常常回答：“你明明知道了还要问我，大家都知道了，全世界的人都知道了？”思维播散的患者常表现紧张不安，伴有情感低落。

三、情感障碍

情感和情绪都是指个体对现实环境和客观事物所产生的内心体验和采取的态度。广义上，情感和情绪两者相互包容，狭义上两者有些不同。与机体生理活动相联系的，伴有明显的自主神经反应的，较初级的内心体验称为情绪。如由外伤引起的痛苦体验，看精彩表演时产生的愉快享受。与心理社会活动相联系的高级内心体验称为情感，如友谊感、审美感、道德感等；情绪的持续时间较短，其稳定性带有情境性；而情感的持续时间较长，既有情境性，又有稳固性和长期性。心境指影响个体内心体验和行为的持久的情绪状态。情感障碍通常表现3种形式，即情感性质障碍、情感波动性障碍和情感协调性障碍（表2-3）。

表2-3 情感障碍的分类

情感性质障碍
情感高涨
情感低落
焦虑
恐惧（怖）
情感波动性障碍
易激惹性
情感不稳定
情感淡漠
情感麻木
病理性激情
情感协调性障碍
情感倒错
情感幼稚
情感矛盾

（一）情感性质障碍 ★★★△△

情感性质障碍指患者的精神活动中占据明显优势地位的病理性情绪状态，其强度和持续时间与现实处境及环境刺激不相适应。常表现为情感高涨、情感低落、焦虑、恐惧。

1. 情感高涨 指患者的情绪异常愉快。患者表现喜悦、语音高亢、言语和动作明显增多、自我感觉良好、盛气凌人，常伴有明显的夸大色彩。常见于躁狂发作、分裂情感性精神障碍、脑器质性疾病。患者表现为不易理解的、自得其乐的情感高涨状态称为欣快，多见于脑器质性疾病或酒醉状态。

2. 情感低落 指患者的情感异常压抑。患者表现忧愁、语音低落、言语和动作明显减少、自我感觉不良，常自卑、自责，严重者有明显的罪恶感，甚至可出现自伤、自杀念头或行为。情感低落时常伴有某些生理功能的改变，如食欲减退或缺乏、睡眠障碍、闭经等。常见于抑郁发作，也见于精神分裂症患者在幻觉、妄想基础上出现情感低落，躯体疾病时的抑郁状态，如肿瘤或卒中后的情感低落。

3. 焦虑 病理焦虑指缺乏相应的客观因素下，患者出现内心极度不安、伴有大祸临头的恐惧感，表现为坐立不安、精神紧张。常伴有心悸、气急、出汗、四肢发冷、震颤等自主神经功能失调的表现。严重者可出现惊恐发作，患者感到失控感、濒死感、昏倒感，感到自己不行了，需要急诊抢救，绝大多数患者在初期的惊恐发作时有急诊就医病史。焦虑伴有严重的运动性不安，如挫手顿脚，称为激越状态。焦虑症状常见于各种焦虑障碍，也见于其他精神障碍，如精神分裂症患者在幻觉、妄想基础上出现焦虑症状。

4. 恐惧（怖） 指面临具体不利的或危险的处境时出现的焦虑反应。轻者表现提心吊胆，重者极度害怕，精神极度紧张。常同时伴有自主神经系统症状，如心率加快、气急、呼吸困难、出汗、四肢发抖，甚至大小便失禁。严重者可以出现惊恐发作。恐惧（怖）常导致抵抗和逃避。常见于各种恐惧症，也见于其他精神障碍时的幻觉、错觉、妄想状态。

（二）情感波动性障碍 ★★△△

正常情况下，人类的情绪也会有波动，常与一定的外界环境和先占观念有关。在病理情况下，情感的波动会超过正常水平或低于正常水平。情感波动性障碍指情感始动功能失调，患者表现为易激惹性、情感不稳定、情感淡漠、情感麻木、病理性激情。

1. 易激惹性 指患者受到轻微刺激即可引起其强烈的情绪或情感反应，或暴怒发作。常见于疲劳状态、人格障碍、神经症、轻躁狂、偏执性精神病、脑器质性精神障碍和躯体疾病伴发的精神障碍。

2. 情感不稳定 指患者的情感稳定性差，喜、怒、哀、乐极易变化。常从一个极端波动到另一个极端，一时兴奋，一时伤感，且不一定有明确的外界诱因。情感不稳定常见于脑器质性精神障碍、癫痫性精神病、酒精中毒、人格障碍。与外界环境有关的轻度情感不稳定可以是一种性格表现。患者极易伤感多愁，动辄哭泣，称为情感脆弱，多见于癔症、神经衰弱、抑郁症。

3. 情感淡漠 指患者对客观事物和自身情况漠不关心，缺乏应有的内心体验和情感反应，处于无情感状态。如果患者对客观刺激的情感反应速度明显迟缓、强度明显减低，称为情感迟钝。常见于精神分裂症、躯体疾病伴发的精神障碍、痴呆。

4. 情感麻木 指患者因强烈的精神刺激所引起的短暂而深度的情感抑制状态。如患者虽然处于极度悲痛或惊恐的境遇中，但缺乏相应的情感体验，显得麻木不仁。常见于急性应激障碍、癔症。

5. 病理性激情 指患者骤然发生的、强烈而短暂的情感爆发状态。常伴有冲动和破坏行为，事后不能完全回忆。多见于脑器质性精神障碍、躯体疾病伴发的精神障碍、癫痫、酒精中毒、反应性精神病、智能发育不全伴发的精神障碍、精神分裂症等。

（三）情感协调性障碍 ★△

情绪变化通常与周围的环境、个人的思想是一致的。当情绪的变化与个人处境和思想不一致时，发生情感的协调性障碍，患者的内心体验与环境刺激和面部表情互不协调，或其内心体验显得自相矛盾。常见的情感协调性障碍有情感倒错、情感幼稚、情感矛盾。

1. 情感倒错 指患者的情感反应与环境刺激互相矛盾，或者面部表情与其内心体验不相一致。如患者遇到愉快的事情表现悲痛，痛哭流涕。多见于精神分裂症。

2. 情感幼稚 指患者的情感反应退化到童年时代的水平，并容易受直觉和本能活动的影响，缺乏节制。临床表现为患者的面部表情幼稚，喜、忧易形于色，不能很好地适应环境变化，极易受周围环境的影响而波动。多见于癔症、痴呆。

3. 情感矛盾 指患者在同一时间内体验到 2 种完全相反的情感，但患者并不感到这 2 种情感的互相矛盾和对立，也不为此苦恼或不安；相反，患者常将此相互矛盾的情感体验同时显露出来，付诸行动。常见于精神分裂症。

四、意志障碍 ★★△△

意志是人们自觉地确定目的，并支配其行动以实现预定目标的心理过程。意志活动则是为了达到既定目的而采取的自觉行动。意志与情绪密切相关，互相渗透。当人们明确前途或未来时，就会向既定目标采取自觉的、积极的行动。反之，就会采取消极的行动。意志障碍表现形式有意志增强、意志减弱、意志缺乏、矛盾意向和易受暗示。

（一）意志增强

意志增强指患者呈现病态的自信和固执的行动。如患者坚信有人用特殊电磁波在拿自己做试验，为此到政府部门要求保护，要求调查，甚至不断上访要求解决自己的人身安全问题。意志增强常见于偏执性精神病、精神分裂症等。

（二）意志减弱

意志减弱指患者病态地缺乏主动性，缺乏克服困难的决心和力量。常见于精神分裂症、抑郁症等。

（三）意志缺乏

意志缺乏指患者的意志要求显著减退或消失。患者的生活处于被动状态，需要别人的督促和管理，常伴有情感淡漠和思维贫乏。如患者几天甚至几周不刷牙、洗脸，生活懒散，没有主动要求。常见于精神分裂症和痴呆患者。

（四）矛盾意向

矛盾意向指患者对同一事物，同时出现2种完全相反的意向和情感。如遇到朋友时，一面想哭，一面又想笑。多见于精神分裂症。

（五）易受暗示

易受暗示指患者缺乏主观意向，其思想和行为常受别人的言行影响，受别人的暗示支配，盲目服从。常见于癔症、催眠状态，也可见于健康人。

五、动作行为障碍 ★★△△

动作指简单的随意和不随意的运动，如点头、弯腰。行为指为达到一定目的而进行的复杂随意运动，它是一系列动作的有机组合。一定的行为反映一定的思想、动机和目的。动作和行为这2个词通常互为通用。精神障碍患者由于认知、情感和意志障碍，而导致动作和行为的异常，称为动作行为障碍或精神运动性障碍。临床上常见的动作行为障碍有精神运动性兴奋、精神运动性抑制、本能行为异常和某些特殊的动作行为症状等（表2-4）。

表2-4 动作行为障碍

精神运动性兴奋
协调性精神运动性兴奋
不协调性精神运动性兴奋
精神运动性抑制
木僵
蜡样屈曲
缄默症
违拗症
其他特殊症状
刻板言动
持续言动
模仿言动
作态
强迫动作
冲动行为
本能行为障碍
自杀
饮食障碍
食欲减退
食欲亢进
拒食
异食症
睡眠障碍
失眠
嗜睡
睡行症
性功能障碍
性欲减退
性欲亢进
性欲倒错

（一）精神运动性兴奋

精神运动性兴奋指患者的动作和行为明显增加，分协调性精神运动性兴奋和不协调性精神运动性兴奋2类。

1. 协调性精神运动性兴奋 指患者的动作和行

为的增加与其思维、情感活动的内容一致，与其思维和情感活动量的增加一致。协调性精神运动性兴奋是有目的的、可以理解的，身体各部分的动作与整个精神活动是协调的。例如，情绪激动时的兴奋、轻躁狂时的兴奋、焦虑时的坐立不安都是典型的协调性精神运动性兴奋。

2. 不协调性精神运动性兴奋 指患者的动作和行为的增加与其思维、情感活动不一致，患者表现为动作单调杂乱、无动机、无目的，令人难于理解，或者患者的动作行为与其整个精神活动不相协调，与其所处的环境也不相协调。常见于精神分裂症，意识障碍时出现不协调性精神运动性兴奋称为谵妄状态。

（二）精神运动性抑制

精神运动性抑制指患者的整个精神活动受到抑制，表现为动作、行为的明显减少。常见的精神运动性抑制有木僵、蜡样屈曲、缄默症、违拗症。

1. 木僵 指患者的动作和行为抑制，常保持一种固定的姿势。严重木僵患者不言、不语、不动、不食，面部表情固定刻板，保持一个固定姿势，甚至大小便潴留，对刺激缺乏反应。轻度木僵称为亚木僵，患者表现为问之不答、唤之不动或极少活动，表情呆滞，但在无人时能自动进食，自动解大小便。常见于精神分裂症，也见于抑郁症、反应性精神障碍及脑器质性精神障碍。

2. 蜡样屈曲 指患者静卧或呆立不动，但身体各部位却可以听人摆布，即使把它摆成一个很不舒服的位置，这种姿势也可以维持很长的时间，就像蜡人一样，称为蜡样屈曲。此时患者的意识清楚，事后患者能够回忆。当患者躺在床上把他（她）的枕头抽去，患者仍可悬空维持，称为空气枕头。蜡样屈曲是一种被动服从，常见于精神分裂症。

3. 缄默症 指患者沉默不语，对别人的提问不回答或仅以手示意。常见于精神分裂症和癔症。

4. 违拗症 指患者对于要求他（她）所做的动作不但没有反应，反而表现抗拒。如让患者躺下，他（她）却站立起来。患者做出与要求完全相反的动作称为主动性违拗；而患者拒绝别人的要求，不去执行相应的命令称为被动性违拗。有些患者甚至连口水也不咽下去，大小便也不解，称为生理性违拗。常见于精神分裂症，在木僵基础上出现。

（三）其他特殊症状

1. 刻板言动 刻板动作指患者不断地、无目的地重复某些简单的动作，可以自发产生，也可以因提示而引起。如患者重复解扣子、系口子。常见于精神分裂症。刻板言语指患者机械地重复某些无意义的词或句子。如患者一边走一边讲：“过来吧！过来吧！过来吧！”主要见于精神分裂症。

2. 持续言动 指患者对一个有目的而且已完成的言语或动作进行无意义重复。如问患者几岁？回答：“33岁。”又问他做什么工作？还是回答：“33岁。”多见于器质性精神障碍。

3. 模仿言动 模仿动作指患者对别人的动作进行毫无意义的模仿。如患者模仿医师走路的样子或模仿其他人正在进行的动作，如梳头、穿衣等。常见于精神分裂症。模仿言语指患者模仿周围人的言语，周围人说什么，患者也重复什么。如医师问患者：“你几岁了？”患者重复：“你几岁了？”主要见于精神分裂症。

4. 作态 又称装相，指患者用一种不常用的表情、姿势或动作来表达某一有目的的行为。患者做出古怪的、愚蠢的、幼稚的动作、姿势、步态与表情。患者特殊的、夸张的面部表情，称为扮鬼脸、做怪相。常见于精神分裂症和器质性精神障碍。

5. 强迫动作 指患者明知不必要，却难于克制而去重复地做某个动作，如果不去重复就会产生焦虑、不安。常见的强迫动作有强迫性洗手、强迫性检查门锁、强迫性记数等。强迫动作常由强迫观念引起，常见于强迫症，也见于精神分裂症、抑郁症等。

6. 冲动行为 指患者突然产生，通常引起不良后果的行为。常见于人格障碍、精神分裂症等。健康人在情绪激动时也可以产生冲动行为。

（四）本能行为障碍

人类的本能行为归纳为保存生命的本能和保存种族延续的生理本能两大类。生理本能行为具体表现为安全、饮食、睡眠、性需要等。异常的本能行为有自杀、饮食障碍、睡眠障碍、性功能障碍（具体内容请参考相关章节）。

六、注意障碍 ★★△△

注意指精神活动在一段时间内集中指向某一事物的过程。此时，人们对所注意的事物的感知最为清晰，而对周围其他事物的感知相对不清晰。注意分为主动注意（随意注意）和被动注意（不随意注意）。主动注意是有意地去注意某一事物，而被动注意是无意地注意到周围的事物。前者是有目的的，需要做出自觉的努力；后者是无目的的，不需要自觉努力。常见的注意障碍有注意增强、注意减退、随境转移、注意范围缩小或狭窄和注意迟钝。

（一）注意增强

注意增强指患者特别容易为某种事物所吸引或特别注意某些活动。常见于精神分裂症、躁狂症、疑病症。

（二）注意减退

注意减退又称注意涣散，指患者的主动注意减退，注意力不易集中或不能持久。多见于神经症、精神分裂症、多动症、疲劳过度。

（三）随境转移

随境转移指患者的被动注意或不随意注意明显增强。表现为其注意极易为外界的事物所吸引，且注意的对象经常变换。主要见于躁狂症。

（四）注意范围缩小或狭窄

注意范围缩小或狭窄指患者的注意集中于某一事物时，就不能再去注意其他的事物。主动注意范围缩小，被动注意减弱，患者表现十分迟钝。常见于智力障碍、意识障碍的患者。健康人对事物缺乏兴趣或疲劳时也会出现注意范围缩小。

（五）注意迟钝

注意迟钝指患者的主动注意和被动注意均减弱。外界的刺激不易引起患者的注意。常见于衰竭状态和脑器质性疾病的患者。

七、记忆障碍 ★★△△

记忆是储藏在脑内的信息或经历再现的过程，包括识记、保存、回忆、再认4个环节，其中识记和保存属于“记”的过程，回忆和再认属于“忆”的过程。识记，是记忆过程的开始，指事物通过感知在大脑中流下痕迹的过程。保存，指把识记了的事物储存在脑内，使信息储存免于消失的过程。回忆，指在必需的时候将保存在脑内的痕迹重现出来的过程。再认，指验证复现的印象是否正确的过程，即原刺激物再现时能认识它是过去已感知过的事物。记忆过程的上述4个环节相互联系、相互制约，任何一个环节受损都可能出现记忆障碍。

根据记忆时间的长短，可以分为瞬时记忆（又称即刻记忆）、短期记忆、近事记忆和远事记忆。瞬时记忆，指对发生在几秒到1～2 min的经历的记忆。短期记忆，指对发生在几分钟到1 h内的经历的记忆。近事记忆，指对发生在24～48 h的经历的记忆。远事记忆，指24～48 h以前的经历的记忆。

记忆障碍在临床上表现为遗忘和记忆错误两大类（表2-5）。

表2-5 记忆障碍分类

遗忘	记忆错误
心因性遗忘或界限性遗忘	错构
器质性遗忘	虚构
顺行性遗忘	似曾相识或旧事如新感
逆行性遗忘	妄想性回忆
近事遗忘	记忆增强
远事遗忘	
遗忘综合征	

（一）遗忘

遗忘指患者部分或完全不能再现以往的经历。临床上分为心因性遗忘和器质性遗忘2类。

1. 心因性遗忘 又称界限性遗忘，指患者以往经历的某一特定时期（阶段）有关的记忆丧失。通常这一阶段（时期）发生的事件与不愉快的或强烈的恐惧、愤怒、羞辱情景有关，具有高度选择性。多见于癔症。

2. 器质性遗忘 指患者由于脑部疾病引起的记忆缺失。通常近事遗忘比远事遗忘重。常见的器质性遗忘有逆行性遗忘、顺行性遗忘和遗忘综合征：①逆行性遗忘，指患者不能回忆脑损伤以前一段时间的经历，多见于脑外伤、脑震荡、急性意识障碍，遗忘持续的时间长短与脑外伤的严重程度呈正比关系。②顺行性遗忘，指患者对发病以后一段时间内发生的事情不能回忆。常见于急性器质性脑病，如高热谵妄、癫痫性蒙眬、醉酒、脑外伤、脑炎、蛛网膜下腔出血等。③近事遗忘和远事遗忘，患者对新近发生的事情不能回忆再现称为近事遗忘；对过去发生的事情不能回忆再现称为远事遗忘。正常的规律近事较易回忆，远事则不易回忆。脑器质性疾病所引起的记忆遗忘，通常是近事遗忘甚于远事遗忘，成为记忆退行规律。④遗忘综合征，又名柯萨可夫综合征，指患者同时有定向障碍、虚构和近事遗忘三大特点。常见于慢性酒精中毒性精神障碍，也见于阿尔茨海默病（AD）、麻痹性痴呆、脑外伤、脑肿瘤等。

（二）记忆错误

记忆错误指患者由于再现歪曲而引起的记忆障

碍。常见的有错构、虚构、似曾相识或旧事如新感、妄想性记忆（妄想性追溯）和记忆增强。

1. 错构 指患者对过去曾经历的事件在发生地点、时间、情节上出现错误回忆，但患者仍坚信不疑。多见于脑部器质性疾病、抑郁症等。

2. 虚构 指患者对自己记忆的缺失部分，以虚构一套事情来填补，其内容常生动、多变，并带有荒诞的色彩，但患者常瞬间即忘。这是器质性脑部疾病的特征之一，与病理性谎言不同，后者没有记忆缺陷。

3. 似曾相识或旧事如新感 似曾相识指患者感受从未经历过的事物或进入一个陌生的环境时，有一种早先曾经经历过的熟悉感。旧事如新感指感受早已熟悉的事物或环境时，有一种初次见面的陌生感。这些都是回忆和再认的障碍，常见于癫痫患者，也见于健康人，后者会纠正自己的错误。

4. 妄想性回忆 指患者将过去（产生妄想以前）的经历与当前的妄想内容联系起来，剔除了回忆中与妄想内容相抵触的部分，夸大了回忆中与妄想内容可以联系的部分。妄想性回忆常见于精神分裂症、偏执性精神病等，如被害妄想的患者坚信自己在童年期就受到某人的迫害。妄想性回忆在不涉及妄想内容时，患者没有明显的记忆障碍。

5. 记忆增强 指患者出现病态的记忆增强，对过去很远的、极为琐小的事情都能回忆出来，常包括许多细节。多见于躁狂症、强迫症、偏执性精神病等。

八、智力障碍 ★△

智力又名智能，指人们认识客观事物并运用知识解决实际问题的能力。这种能力是先天素质、后天实践共同作用所产生的。涉及感知、记忆、思维等一系列的认知过程。智力可分为抽象智力、机械智力和社会智力。抽象智力指理解和运用概念、符号的能力。机械智力指理解、创造和运用机械的能力。社会智力指在人们社会活动中采取恰当行为的适应能力。

临床上常根据个体解决实际问题的能力，运用词汇、数字、符号、图形和非语言性材料构成概念的能力，来测定一个人的智力水平。目前临床上常用Wechsler智力测验，简称WAIS，有成人和儿童2个版本。智力测验所得的结果用数字表示，称为智商。正常人群的智商呈正态曲线分布，大多数人的智商值在90～110，智商>130属于高智力，智商<70属于低智力。在估计智力时应将被测试者目前的学习成绩、工作记录、职业训练及其以前的情况加以比较，从而判断其有无智力受损。

智力障碍是指由于大脑的器质性损害或发育不完全造成智力明显落后于同龄智力水平。智力障碍的原因主要有3类：①各种原因引起的大脑发育迟缓。②脑部器质性病变。③环境剥夺或学习缺乏。通常在脑发育完成前产生的智力障碍称为精神发育不全或精神发育迟缓。脑发育完成以后，因为疾病造成智力障碍称为痴呆。具体内容分别参见第5章和第22章。

九、意识障碍

意识指患者对周围环境及自身能正确认识和反应的能力。包括环境意识和自我意识2个方面。意识涉及觉醒水平、注意、感知、思维、情感、记忆、定向、行为等心理活动（精神功能），是人们智慧活动、随意动作和意志行为的基础。意识有助于人们将客观环境与主观世界呈现的各种印象与过去经验相联系，做出判断，使人们进行有目的的行为。

人体通过特异性和非特异性上行投射系统保持清醒的意识状态。通常，意识的内容由大脑皮质的生理功能决定，而意识的清晰度则由网状结构的上行激活系统决定。当外界因素引起网状结构或大脑皮质发生结构或功能改变，对自身和环境的感知发生障碍时，就产生了意识障碍。

（一）意识障碍 ★★△△

意识障碍指意识清晰度下降和意识范围改变。不同程度的脑功能抑制，造成不同程度的意识障碍。意识障碍时许多精神活动都受到影响，表现为感觉阈值升高，感知清晰度下降，甚至完全不能感知；主动注意减退，注意集中困难或不能集中注意；思维能力下降，难于形成新的概念，思维联想松散，思维缓慢，内容含糊，抽象思维和有目的思维困难；情感反应迟钝；记忆减退，常有遗忘；行为和动作迟缓，缺乏目的性和连贯性；定向障碍，通常时间定向最先受累，其次是地点定向，最后是人物定向受损。定向障碍是临床上判断患者有无意识障碍的重要标志。

临床上常见的意识障碍有嗜睡、昏睡、昏迷、意识混浊、谵妄、梦样状态和意识蒙眬（表2-6）。

表2-6 意识障碍分类

嗜睡
昏睡
昏迷

（待续）

（续表）

意识混浊
谵妄
梦样状态
意识蒙眬

1. 嗜睡 指患者的意识水平下降，如不给予刺激，患者昏昏入睡，但呼叫或推醒后能够简单应答，停止刺激后患者又进入睡眠。此时，患者的吞咽反射、瞳孔反射、角膜反射存在。

2. 昏睡 指患者的意识水平降低，对周围环境及自我意识均丧失，但强烈刺激下患者有简单或轻度反应。此时角膜反射减弱，吞咽反射和对光反射存在。

3. 昏迷 指患者的意识完全丧失，对外界的刺激没有反应，随意运动消失。此时，吞咽反射、角膜反射、咳嗽反射、括约肌反射、腱反射，甚至对光反射均消失。

4. 意识混浊 指患者的意识清晰度受损，表现似醒非醒，缺乏主动，强烈刺激能引起反应，但患者的反应迟钝，回答问题简单，语音低而慢，有时间、地点、人物的定向障碍。此时，吞咽反射、对光反射、角膜反射尚存在。

5. 谵妄 指患者除了意识水平下降外，还有记忆障碍和时间、地点定向障碍，常伴有幻觉、错觉、情绪和行为的障碍。此时患者的意识水平有明显的波动，症状呈昼轻夜重，伴明显的错觉和幻觉，多数为视幻觉和视错觉，偶见触幻觉和听幻觉。幻觉和错觉的内容多为恐怖性的，形象生动逼真，如可怕的昆虫、猛兽、毒蛇等，常伴随紧张不安、恐惧等情绪反应。思维不连贯，理解困难，对环境的曲解和错误判断可以形成短暂的妄想，内容常为迫害性的。行为缺乏目的性，可在幻觉和妄想的支配下出现逃避行为、自伤行为和伤人行为。睡眠节律紊乱，白天昏昏欲睡，晚上兴奋不宁，将梦境与现实混淆。自我和周围定向障碍。精神症状有昼轻夜重的特点。意识恢复后常部分遗忘或全部遗忘。谵妄常由感染、中毒、躯体疾病引起。

6. 梦样状态 指患者像做梦一样，完全沉湎于幻觉、幻想之中，对外界环境毫不在意，但外表好像清醒。迷茫状态、困惑状态和梦呓状态都可纳入意识梦样改变的范围。睡眠剥夺或过度疲劳均可以引起梦样状态，精神分裂症、某些药物（如致幻药）也可引起梦样状态。

7. 意识蒙眬 指患者的意识活动范围缩小，但其意识水平仅有轻度降低。表现为患者集中注意于某些内心体验，可有相对正常的感知觉和协调连贯的行为，但对范围外的事物都不能正确感知和判断，仔细检查可以发现定向障碍与片断的幻觉、错觉、妄想及相应的行为症状。意识蒙眬常突然发生、突然修正，持续时间为数分钟至数天，好转后常不能回忆。可有多种原因，器质性原因有癫痫、脑外伤、脑血管疾病、中毒等；心因性意识蒙眬常见于癔症和反应性精神障碍。

（二）自我意识障碍

自我意识也称自我体验，指个体对自身精神状况和躯体状况的认识。每个人都意识到自己的存在，是一个独立的个体。自己的精神活动完全由自己控制，并为自己所认识。过去的我和现在的我是相互联系的同一个体。常见的自我意识障碍有人格解体、双重人格、自我界限障碍、自知力缺乏。

1. 人格解体 指患者感到自身有特殊的改变，甚至已不存在了。感到世界正在变得不真实或不复存在，称为现实解体或非现实感。有的患者感到自己丧失了与他人的情感共鸣，不能产生正常的情绪或感受。多见于抑郁症，也见于精神分裂症和神经症。

2. 双重人格 指患者在不同的时间体验到2种完全不同的心理活动，有着2种截然不同的精神生活，是自我同一性的障碍。除了自我以外，患者感到还有另一个“我”存在，或患者认为自己已经变成了另一个人。常见于癔症、精神分裂症。

3. 自我界限障碍 指患者不能将自我与周围世界区别开来，因而感到精神活动不再属于自己所有，自己的思维即使不说出来，他人也会知道，称为思维被洞悉感或思维播散。自己的思维、情感、意志、冲动和行为不是自己的，而是由他人或某种仪器所操纵或强加控制，称为被控制感。这些都是精神分裂症的特征性症状，偶见于癫痫及其他精神障碍。

4. 自知力缺乏 又称内省力缺乏，指患者对自己疾病的判断和认识能力的缺乏。患者能正确认识自己的精神症状称为“有自知力”，认为自己的精神症状不是病态称为“无自知力”，介于两者之间为“有部分自知力”。

判断有无自知力有4条标准：①患者意识到出现别人认为异常的现象。②患者认识到这些异常现象是疾病。③患者认识到这些异常是精神障碍所致。④患者认识到治疗这些症状是必须的。大多数精神病患者的自知力不完全，神经症患者的自知力多数存在。自知力不但是诊断精神障碍的重要指标，而且是判断患者能否配合治疗和疗效的标准之一。

第 2 节　常见综合征

综合征是指一组症状，在一种疾病中常固定的、一起存在的、一起出现的一组特征性症状，是某些精神障碍临床的重要表现形式。常见的综合征主要有以下几种。

一、幻觉妄想综合征★★△△

以幻觉为主，在幻觉的基础上产生妄想，如被害妄想、物理影响妄想等。特点是幻觉和妄想密切结合，互相影响。通常妄想没有系统性。幻觉妄想综合征多见于精神分裂症、某些器质性精神障碍。有些药物也可能导致幻觉妄想综合征，有病例报道，接受干扰素治疗的丙型病毒性肝炎患者出现幻觉妄想综合征。

二、情感综合征★★△△

以情感症状为主的一组综合征，表现为躁狂或抑郁状态。

躁狂状态时主要表现为情感高涨、思维奔逸和活动增多。严重程度轻重不一，可有轻躁狂状态，也可以有重度躁狂。严重躁狂状态时可有意识模糊，称为梦样躁狂或谵妄性躁狂。多见于双相情感障碍的躁狂发作。

抑郁状态时主要表现为情感低落、思维迟缓和活动减少。严重程度轻重不一，病情严重时可以出现木僵，称为抑郁性木僵。也可以出现焦虑、激越，称为激越性木僵，指患者在抑郁的同时，带有运动性不安，常常坐卧不安、吼叫、焦虑等。多见于抑郁症和双相情感障碍的抑郁发作。

三、紧张综合征★★△△

以全身肌肉张力增高得名，包括紧张性木僵和紧张性兴奋 2 种状态。紧张性木僵状态的临床表现为木僵、违拗、刻板言语和动作、模仿言语和动作、蜡样屈曲、缄默等症状。紧张性木僵状态可以持续数周至数月。紧张性木僵可以单独出现，常发生在兴奋状态后，还可以突然转入紧张性兴奋状态。紧张性木僵分为：①功能性木僵，常见的有心因性木僵、抑郁性木僵和精神分裂症木僵。起病急骤，患者在发病前有精神创伤；心因性木僵和抑郁性木僵的患者与周围环境保持一定的联系。②器质性木僵，是中枢神经系统病变导致的木僵状态。

紧张性兴奋状态持续时间短暂，常是突然暴发的兴奋和暴力行为，然后又突然进入木僵或缓解。表现为情绪激昂，行为带有冲动性，又称为冲动性兴奋状态。严重者表现为无目的地乱跑，与人对立，易怒，攻击所有试图接近的人。

典型的紧张综合征见于精神分裂症、抑郁症、反应性精神障碍、颅脑损伤等。

四、Korsakoff 综合征★★△△

以俄国精神病学家 Korsakoff 名字命名，又称遗忘综合征，以近事遗忘、虚构和定向障碍为特征。遗忘是最突出的症状，包括顺行性遗忘和逆行性遗忘，患者常伴有人格改变、表情冷漠、缺乏主动性。

五、急性脑病综合征★★△△

以各种阶段的意识障碍为主要临床表现，起病急、症状鲜明、持续时间较短。可伴有急性精神病理症状，如不协调性精神运动性兴奋、紧张综合征、类躁狂表现、抑郁状态等。多继发于急性器质性疾病或急性应激状态。

六、慢性脑病综合征★★△△

以痴呆为主要表现，伴慢性精神病理症状，以及明显的人格改变和遗忘综合征。通常不伴有意识障碍。常由慢性器质性疾病引起，也可由急性脑病综合征迁延而来。

七、神经衰弱综合征★★△△

又名脑衰弱综合征。主要表现为容易感到疲劳、虚弱、思维迟缓、注意力不集中、情绪不稳定、情感脆弱，常伴有头痛、头晕、感觉过敏、出虚汗、心悸、睡眠障碍等。常见于神经衰弱、器质性疾病的初期及恢复期。

八、缩阳综合征★★△△

表现为患者极度害怕自己的阴茎缩小，甚至缩至腹内，以致死亡。女性患者如出现类似综合征，表现为害怕乳房及阴唇缩小，称为缩阴综合征。多见于反应性精神障碍，是文化、心理社会因素和病前人格综合作用的结果。偶见于抑郁症。

九、Capgras 综合征★★△△

又称易人综合征、替身综合征，以法国医师 Capgras 名字命名。指患者认为他（她）周围某个非常熟悉的人是其他人的化身。临床特征是替身妄想，大多数患者认为替身的目的是要欺骗自己或迫害自己。通常替身的对象是患者关系密切的亲人，如患者的配偶、父母、兄弟姐妹，也可以泛化，但仍限于患者日常接触的人员。患者认为原型和替身是同时存在的，只是目前的对象是替身，患者心目中被替身的原型的形象常受到破坏。主要见于精神分裂症，偶见于癫痫、癔症。

十、Cotard 综合征★★△△

以法国医师 Cotard 的名字命名，主要表现为虚无妄想或否定妄想。患者认为身体内部器官和外部现实世界发生了变化，感到自己是一个没有五脏六腑的空虚躯壳，或自己已不复存在了。伴随症状可有痛觉缺失、体感异常、疑病妄想、人格解体、缄默、自残冲动、自杀意念、错觉、幻觉等。多见于抑郁发作，患者多为中、老年人，女性多见。也见于精神分裂症和器质性精神障碍，如脑血管疾病、酒精中毒、梅毒等。

十一、Ganser 综合征★★△△

以德国医师 Ganser 的名字命师，主要表现为近似回答、意识蒙眬及事后遗忘。近似回答是指患者回答问题时表现出能理解问题，但做近似而不正确的回答。例如，问患者 4+5=？，回答“10”或“8”。临床上有 2 类，一类为假性痴呆，患者能理解话题但回答错误，即使极简单的问题也是如此，给人以故意答错的印象；另一类为童样痴呆，患者的言语与表情均似儿童。常见于癔症。

有些 Ganser 综合征患者会出现波动性意识障碍，表现时间、地点和人物的定向障碍，称为意识蒙眬状态。可伴有片段的幻觉、痛觉消失、场景性记忆缺失。这些患者有器质性精神障碍的可能，常见于颅脑外伤。也见于癔症、诈病、拘禁性精神障碍，在拘禁性精神障碍患者中以男性为主。

十二、Clèrambault 综合征★★△△

又称精神自动综合征，是指感知、意念、回忆不自主地、自发地、无意识地出现在患者的意识中，无法控制。主要表现为意识清晰状态下出现假性幻觉、强制性思维、思维化声、被控制感等。异己感、强制感和不自主感是精神自动综合征的特点。主要见于精神分裂症。

此综合征的幻觉包括真性幻觉和假性幻觉，强调假性幻觉，最常见的是听幻觉，常常为恐吓性内容。也强调异己体验，还包括解释性妄想。临床表现多样：①联想性精神自动症，患者有强制性思维、思维被读、思维化声（思维鸣响）等。②内感不适性精神自动症，患者有假性幻觉和体内各种各样的特殊感觉，如挤压感、搅动感等。③运动性自动症，患者感到在外界的力量影响或作用下，自己做闭眼、发音等动作，完全不是自己主观上的愿望。④解释性妄想，通常以被害妄想为主要临床表现。

（彭代辉　施慎逊）

参 考 文 献

[1] 沈渔邨. 精神病学. 5 版. 北京：人民卫生出版社，2009.

[2] 江开达. 精神病学. 2 版. 北京：人民卫生出版社，2010.

[3] 王祖承. 精神科综合征. 上海：上海医科大学出版社，1999.

[4] Gelder M, Harrison P, Cowen P. Oxford textbook of psychiatry. 5th edtion. oxford: Oxford University Press, 2006.

[5] 马庆霞，郭德俊. 情绪大脑机制研究的进展. 心理科学进展，2003，11(3): 328-333.

[6] 保罗. 贝内特. 异常与临床心理学. 陈传峰，严建雯，金一波，等译. 北京：人民邮电出版社，2005.

[7] Durand VM，Barlow DH. 异常心理学基础. 张宁，等译. 3 版. 西安：陕西师范大学出版社，2005.

[8] 刘新民，李建明. 变态心理学. 合肥：安徽大学出版社，2003.

[9] 王雁. 普通心理学. 北京：人民教育出版社，2002.

[10] 姚志剑，张志珺. 精神分裂症听幻觉的发生机制. 国外医学：精神病学分册，2003，4: 213-215.

[11] Dhossche DM, Stoppelbein L, Rout UK. Etiopathogenesis of catatonia: generalizations and working hypotheses. J ECT, 2010, 26（4）:253-258.

[12] 喻东山. 人格解体的病因和治疗. 国际精神病学杂志,2012,39（2）: 108-111.

[13] Tarrier N, Beckett R, Harwood S, et al. Morbid jealousy: a review and cognitive-behavioural formulation. Br J Psychiatry, 1990, 157(3):319-326.

[14] 喻东山，王翠，葛茂宏. 精神病症状学. 南京：江苏科学技术出版社，2014.

第 3 章　精神障碍的分类与诊断系统

第 1 节　概　　述

精神障碍分类与诊断标准的制定是近代精神病学领域所取得的重大进展之一。其一方面促进了学派间的相互沟通，使各种学术观点流派间有了相互交流的共同语言，有利于临床实践；另一方面，在探讨各种精神障碍的病理机制、心理因素对各种躯体疾病的影响、新药研制、临床评估、合理用药及促进教学和科研等方面，也发挥了重要作用。

一、分类目的★★★△△△

精神障碍分类学研究的目的是按照一定的分类原则，把精神障碍按各自的特点和从属关系，划分为类、种、型，以便归成系统。每一个精神障碍都有一个位置，也只有一个位置，既无交叉重叠，又无遗漏缺位。通过归纳分类这个过程，加深对疾病的认识，并为疾病的临床诊断、鉴别诊断、治疗和转归提供参考依据。

疾病的分类与疾病的命名、诊断和鉴别诊断密切相关。先有疾病的命名与诊断，然后才有疾病的分类。因此，精神障碍的分类必须以科学诊断为前提。不同国家和地区由于文化背景和社会属性的异同，在精神障碍的诊断和分类上亦存在差异。因此，制定国际通用的精神障碍分类和诊断标准便成为精神障碍分类学研究的首要任务。统一、规范的精神障碍诊断及分类方案对于精神病学发展的促进作用则不言而喻。

第一，统一而规范的精神障碍诊断及分类方案促进了全球精神病学学术观点流派之间的相互交流，如古希腊和古罗马描述了 5 种精神障碍，它们的鉴别建立在现象学的基础上——狂乱（妄想）、躁狂、忧郁、歇斯底里和惊厥。中国古代亦有关于精神障碍的早期记载，将精神障碍分为“癫、狂、痫”等。19 世纪，欧洲各大学著名的精神病学教授们均建立了他们自己的分类框架。早年，任何一种框架的权威性均取决于它的创始人的权威性，具有较强的区域性和局限性，缺乏一个能被大多数学者接受的统一标准。1948 年 WHO 成立后，确立了《疾病及有关健康问题的国际分类》[简称《国际疾病分类》(International classification of diseases，ICD)] 为疾病或死因分类的国际标准，并首次纳入了精神障碍。到 1992 年已出版 ICD-10（第 10 版），并出版了精神障碍分类和诊断标准的单行本，为全球精神病学的学术交流提供了共同语言和交流工具。

第二，统一而规范的精神障碍诊断及分类方案有利于进一步深入对精神障碍病因学的探究。精神障碍是一类病因复杂的脑部疾病，其病因及发病机制的研究既受到科学发展水平的限制，也与人类社会文明的进展程度密切相关。公元前 4 世纪，西方医学之父——希腊医学家 Hippocrates 提出思维与精神现象具有物质基础。他认为精神障碍源于人体内的 4 种体液（血液、黏液、黄胆汁和黑胆汁）异常，一旦 4 种体液间的平衡性遭受破坏，就会导致精神障碍的出现。这就是精神障碍的体液病理学说，并由此奠定了从唯物主义角度诠释精神障碍发病机制的基础。然而，中世纪初期由于神学及宗教对医学的束缚，认为精神障碍源于魔鬼附体，这种原罪与魔鬼理论成为精神障碍病因的主流，从而导致精神障碍病因学研究误入歧途。19 世纪末至 20 世纪初，是精神障碍病因学研究科学、快速发展的一个重要时期。现代精神病学之父 Emil Kraepelin 在总结前人研究的基础上，首次应用临床研究的方法分析了大量的临床病案，为精神障碍的分类学及病因学研究做出了里程碑式的贡献：一方面，创新地提出了精神障碍的分类学原则，将精神分裂症（克雷佩林将其命名为“早发性痴呆”，以强调这类精神分裂症患者所表现出的认知功能的损害）与躁狂抑郁症予以明确区分；另一方面，他指出精神障碍是具有客观规律的生物学过程，使精神障碍的研究从症状学的基础进入自然疾病单元的研究。他的研究至今仍对生物精神病学领域的发展产生巨大影响。

精神障碍病因学研究的深入，促进了精神障碍分类学研究的发展。2013 年，精神障碍基因组协会跨疾病研究组首次发表了双相障碍、抑郁障碍、精神分裂症、孤独症谱系障碍、注意缺陷多动障碍 5 种精神障碍存在重叠遗传风险的证据。而精神障碍神经影像学的研究也提示，精神分裂症与双相情感障碍共享部分异常脑结构及脑功能。在美国《精神障碍诊断与统计手册》（第Ⅳ版）（The diagnostic and statistical manual of mental disorders Ⅳ，DSM-Ⅳ）中强迫障碍归属于焦虑障碍，随着神经影像技术的发展，研究者发现强迫障碍的发生则可能与前额叶－扣带回－纹状体－苍白球－丘脑的神经环路异常有关，与焦虑障碍神经环路存在差异。因此在 DSM-5 中，编写组将强迫障碍及相关障碍不再归入焦虑障碍章节。

二、分类原则★★★△△

（一）病因学分类原则

对疾病按病因及病理改变进行诊断与分类是医学各科所遵循的一个基本原则。例如，肺炎划分为细菌型和病毒型，其病原和病变部位一目了然。但像这样病因比较明确的精神障碍的比例只占 10%，90% 的精神障碍属于病因不明的精神障碍。精神障碍的诊断和分类无法全部贯彻病因学分类原则。在精神障碍分类中部分器质性精神障碍如病毒性脑炎所致精神障碍、梅毒所致精神障碍、慢性酒精中毒所致精神障碍都是病因学命名的分类。创伤后应激障碍、心理生理性障碍是病因学原则的分类。

20 世纪以来，尽管人们利用现代化科技手段对精神障碍的病因进行了大量的探索，也取得了一定的成绩，但仍未达到阐明疾病病理机制的程度。目前，大多数精神障碍的诊断仍停留在临床表现的描述上。临床工作者和研究人员迫切需要统一的、能为多数人接受的诊断分类标准，从而帮助临床、科研及国内外的学术交流。

（二）症状学分类原则

目前，尽管大部分精神障碍存在遗传或神经生化的病因假说，但真的病因仍未明确，只能按临床症状或一组症状进行分类。例如，精神分裂症、偏执性精神障碍、双相障碍、抑郁障碍、焦虑障碍及人格障碍等，都是以主要症状或一组症状进行命名和分类的。当临床表现同时符合 2 种或 2 种以上精神障碍的诊断标准时，可以给予 2 种或 2 种以上精神障碍的诊断。

三、诊断标准★★★△△

由于大部分精神障碍缺乏客观的诊断指标，加上不同的医师对同一疾病的理解和认识又有差异，导致临床医师对同一患者的诊断一致性低。而诊断不一致，又使研究结果不一致，甚至无法比较和难以解释，这一直是困扰精神障碍研究的重要因素之一。因此，制定统一的精神障碍诊断标准意义重大。

诊断标准是将疾病的症状按照不同的组合，以条理化形式列出的一种标准化条目。诊断标准包括内涵标准和排除标准 2 个主要部分。内涵标准包括症状学、病情严重程度、功能损害、病期、特定亚型、病因学等指标，其中症状学指标是最基本的，又分必备症状和伴随症状。精神障碍的症状繁杂多样，各种精神症状的性质、严重程度、出现频率，以及该症状在整个临床相中的权重决定了该症状的诊断价值。

由于文化背景和社会属性的差异，有些症状在一种文化中被视为病态，而在另一种文化中被认可。因此，精神障碍不能视为一个单纯的生物学概念，仅仅用正常和异常来定义它是不够的。判断某个现象是否异常，需要借鉴心理学和社会学 2 种标准。社会学标准在一定程度上反映了症状的严重程度。社会功能的损害往往涉及生活自理能力、人际交往能力、工作能力和遵守社会规则的能力等方面。另外，某些症状的特点也是严重程度的度量标准，例如，思维的瓦解程度。判断症状是否具有临床意义，其出现频率在不同症状中有不同的要求。偶尔出现的症状往往不具备诊断意义，如妄想的存在至少应持续 1 周以上，而一些特异症状如 Schneider 一级症状中的原发性妄想，一旦确定即可作为临床诊断的症状学依据。

精神症状往往有一定的组合规律，将各种精神症状按照其性质进行综合征归类再与相应的精神障碍诊断标准，如《中国精神障碍分类与诊断标准》（第 3 版）（The Chinese classification and diagnosis of mental disease 3，CCMD-3）、ICD-10、DSM-5 中 的相应诊断条目进行比较，即可做出临床诊断和鉴别诊断。在精神障碍的标准化诊断过程中，对精神症状进行正确评估十分重要，因为精神症状是精神障碍临床诊断的主要依据。对精神症状的错误认识往往引起误诊或导致不恰当的处理。

第2节 国际疾病分类与诊断系统

一、历史沿革★△

WHO出版的ICD，其产生可追溯到一百多年以前。1853年在布鲁塞尔召开的国际统计学会议上，提出并制定了在全世界范围内使用的疾病分类统一名称。近几十年来，ICD已被世界卫生组织许多成员国所接受，成为疾病、损伤及死亡原因的统一分类的标准化工具，便于各国在人口问题、医学研究及制定卫生政策时收集和分析相关资料。ICD对WHO掌握各国疾病与健康信息的动态及国际间进行交流对比中起重要作用。我国接受ICD较晚，1981年1月经卫生部批准WHO在我国建立了国际疾病分类合作中心，要求在我国逐渐使用和推广国际疾病分类。

1948年WHO成立后，举行了第6次ICD国际修订会议。1948年标志着国际生命统计和卫生统计的一个新纪元的开端，并确立ICD为疾病或死因分类的国际标准。在这一版中，首次纳入了精神障碍。1975年出版了ICD-8（第8版），对各个疾病名称进行了描述性定义。1980年出版ICD-9（第9版）时，将精神科疾病列入第Ⅴ章，不称疾病而均称为障碍，其他章节的各种疾病依然称"疾病"。1992年出版ICD-10（第10版），同时出版精神障碍分类与诊断标准的单行本，书名为《ICD-10精神与行为障碍分类》。

在ICD-10的制定过程中有32个国家参与临床测试，我国的精神病学家们也参加了这项工作。2002年我国正式使用ICD-10进行疾病和死亡原因的统计分类，WHO还与多个国家合作制定了与ICD-10第Ⅴ章相配套的评定工具《复合性国际诊断交谈检查表》（composite international diagnostic interview，CIDI）和《神经精神病学临床评定表》（schedules for clinical assessment in neuropsychiatry，SCAN），以利于在科研和流行病学调查中使用这些具有较好的可操作性和计算机化的工具。

ICD-11是WHO在ICD系统使用的基础上，针对目前精神病学的发展推出的新一代诊断系统，于2018年出版。它的诊断条目包括：神经发育障碍，言语交流障碍，精神分裂症及其他原发精神障碍，紧张症，心境障碍，焦虑及恐惧相关障碍，强迫及相关障碍，应激相关障碍，躯体症状相关障碍，喂养与进食障碍，排泄障碍，物质中毒，物质有害使用，物质依赖，物质戒断，物质所致精神和行为障碍，冲动控制障碍，破坏性行为和孤独症，人格障碍，性欲倒错障碍，做作性障碍，神经认知障碍，精神和行为障碍相关的疾病，睡眠觉醒障碍。

二、ICD-10特点★★△△

（一）ICD-10的诊断依据

ICD是用于疾病和死因的分类，是以病因和病理机制作为分类基础的。目前，对精神障碍病因的认识仍较局限，虽然许多研究提示有一些病理生理改变，但还缺乏直接证据。因此，ICD-9把所有的精神障碍归纳分为4类，即：①器质性精神病。②其他精神病（精神分裂症）等。③神经症性障碍、人格障碍及其他非精神病性障碍。④精神发育迟缓。这一分类是按重性精神病及轻性精神病的传统概念分的，有较明确的器质性改变或病理学改变基础的障碍优先，病因学上缺乏依据的障碍列在其后。

ICD-10第Ⅴ章受美国DSM-Ⅲ和DSM-Ⅲ-R的影响，在精神障碍分类系统中不再坚持病因学分类，并取消了大量器质性、功能性、反应性等涉及病因的描述，对诊断和分类进行了修改，使其与美国DSM-Ⅲ-R相似，将原来精神障碍的4大类29小类扩展到10大类100小类。

（二）ICD编码

1. 为了便于检索，ICD对各个疾病都进行了编码，ICD-10采用拉丁字母、数字混合编码制。精神科疾病分配到字母F，其编码从F00～F99共100个编码。

2. ICD-10主要按症状将精神障碍分为10类。10类中除F1类按病因、F9类按年龄分类，其他F类都是按症状分类，均按十进位编码。在临床诊断指南中使用以症状或综合征为主的单轴诊断。

3. ICD-10未采用神经症与精神病的二分法，而是根据主要的共同特征或相似的描述性特征将这些精神障碍进行分类，这样更便于使用。

4. ICD-10对每种精神障碍都列出了诊断标准和鉴别诊断要点。

（三）诊断标准的不同版本

为适应不同发展水平国家与不同工作条件的需

要，ICD-10 共有 4 种版本。

1. 临床诊断用版 即对各种疾病都进行简明扼要的描述，并提出诊断要点（诊断指南），适合精神科临床医师使用。

2. 研究用诊断标准 供精神科临床研究用，每种疾病都有较详细的诊断标准。

3. 基层医师用版本 不按精神障碍的疾病分类，而是列出一些症状或综合征，供基层使用。共有 6 大类，24 项症状或综合征，每项症状或综合征都包括症状、诊断、治疗等内容。24 项症状或综合征为痴呆、谵妄、饮酒引起的障碍、药物滥用、吸烟、慢性精神病性障碍、急性精神病性痴呆、双相障碍、抑郁症、恐惧障碍、惊恐障碍、广泛焦虑、焦虑抑郁混合征、适应障碍、解离障碍、不明原因的体诉、神经衰弱、进食障碍、睡眠问题、性障碍、精神发育迟缓、多动障碍、品行障碍、遗尿症。

4. 儿童精神科临床和研究工作用版本

三、主要存在的问题

（一）未获得正式承认的障碍

由于是国际疾病的分类，临床上已经观察到的某些障碍或障碍的某些亚型，在国际上尚未获得承认，未能纳入 ICD-10 第Ⅴ章的正式文本。这些障碍或其亚型有待进一步研究。如季节性情感障碍、双相障碍Ⅱ型、双相障碍快速循环等，经多年的临床经验积累和研究，应能在心境（情感）障碍中获得正式的定义和编码。

（二）有关文化特定性障碍

有些特殊障碍或综合征，首先在特定的人群或文化区域内被描述，以后也只存在于特定的人群或区域，或与之密切相关。其中有些障碍经过十多年的临床观察，可以考虑纳入正式的编码系统，如日本的“见人恐惧症”比较符合“F44.7 社交恐惧症”，没有必要再贴上“文化特定性障碍”的标签。

（三）阈下障碍问题

不能充分满足诊断标准的情况，患者通常会耗费很多医疗资源辗转就医，做大量检查而不能尽早接受治疗，这类患者可能由于病情的迁延而加重，最终还是符合某种疾病诊断而接受治疗，但带来的功能损害已不易康复。目前，对阈下障碍的诊断缺乏亚临床的标准。

（四）共病问题

不同精神障碍之间的共病，以及精神障碍与躯体疾病的共病较为常见。共病给临床诊断及治疗带来困难，并影响患者的预后。及早发现共病，积极治疗共病，具有重要意义。尽管增加了临床常见的“混合性焦虑抑郁障碍”这一诊断，但对其他的共病问题未引起足够的重视。

第 3 节　美国诊断分类 DSM 系统

一、历史沿革★△

美国第一个精神病学疾病分类标准出现在 1918 年，由美国医学－心理学协会（即美国心理学协会前身）和国家精神卫生委员会制定。列出 22 个障碍在所有精神服务机构收集统一的统计数据。拟每年修订一次。但官方的正式疾病分类是美国精神病学会 1952 年出版的《精神障碍诊断与统计手册》，英文首字母的缩写为 DSM，以后这一版被称为 DSM-Ⅰ（这是因为 ICD-6 太简单而编写的）。1968 年出版了 DSM-Ⅱ，与 ICD-8 基本一致，编码也一致，仅根据美国的国情进行少量修改。

WHO 国际疾病、伤残、死因统计分类手册 ICD-6（第 6 版）完成于 1948 年，美国心理学协会（American Psychiatric Association，APA）认为其中第Ⅴ章“精神病、神经症和人格障碍”尚不能满足需要，于 1952 年又制定了一个修订版，即为 DSM-Ⅰ。随后 1968 年出版了第 2 版，DSM-Ⅱ没有实质上的改变，只有少数诊断词汇进行了修改。这 2 个版本都严重受到 Adolf Meyer 精神生物学观点的影响，而 DSM-Ⅲ发表于 1980 年，又回归到诊断的描述性系统，其诊断标准有明确的可操作性，而淡化了病因学诊断分类。DSM-Ⅲ-R 产生于 1987 年。1988 年 APA 宣布对 DSM-Ⅲ-R 进行修订，预期到 1992 年完成 DSM-Ⅳ，修改的词汇是基于临床观察的资料，并努力与 WHO 制定的 ICD-10 系统的词汇靠拢，至 1994 年，DSM-Ⅳ正式发表。从 DSM-Ⅲ-R 到 DSM-Ⅳ的改动并不大，DSM-Ⅳ的主要特点：①使用正式的诊断术语是“障碍”，因为大多数类别都没有足够特征确定这是一种疾病，除了创伤后应激障碍外，精神障碍的病因都没有特异性。②在诊断标准上列出所有表现，而且大多数诊断标准还明确符合其中的几条可以做出诊断，对诊断名词通常都有临床表现的描述，这样做是为了提高临床医师在诊断时的可靠性。③对每一个障碍条目有关的特征都做了描述，如特殊的年龄、文化、性别相关特点，患病率、发病率、诱发因素、病程、并发症、家族性和鉴别诊断，实验室所见及有关的躯体检查体征和症状如果存在，也进行描述。④当所需条件不充分，不足以做出诊断时，提供明确规定可以做出的临时性诊断和延期诊断。如果患者的临床表现和病史尚不完全符合诊断条目所需的条件，也给予非典型、残留型和不能在他处指明这样的类别。⑤提供每个诊断条目的词汇和诊断分类的描述性的可操作性诊断标准，继续使用轴诊断系统，即对精神障碍、病前人格与智力发育水平、同时存在的躯体疾病、病前的心理社会应激因素和病前的社会适应能力水平进行全面评估。这不但有利于在精神卫生专业机构诊断和治疗，也有助于与其他医学专业的相互会诊、转诊和为社区通科医疗服务机构、社会保险系统提供个体的全面情况。此外，对于5轴诊断一致性不高的问题，DSM-Ⅳ在附录里做了详细具体的指导，便于使用者掌握评定方法。

二、DSM-5的特点★★△△

（一）DSM-5的发展

美国精神病学会最早于1952年颁布DSM-Ⅰ，与ICD-6相适应。之后对该分类系统不断修订，分别于1968年、1980年、1987年、1994年、2000年和2013年颁布DSM-Ⅱ、DSM-Ⅲ、DSM-Ⅲ-R、DSM-Ⅳ、DSM-Ⅳ-TR和DSM-5。2013年，美国精神医学学会在DSM-Ⅳ-TR的基础上，历时14年，完成DSM-5。与DSM-Ⅳ相比，DSM-5在多个方面都发生了重大变化。DSM-5希望达到如下目标：与后续的ICD系统保持一致性，重塑DSM系统简洁的操作性，更加兼顾各适用人群（DSM-5的对象不仅仅是精神科医师，很大比例的是非精神科医师），尊重医学客观依据性，建立神经、基因等相关的生物学备用诊断模型。

DSM-5定义“精神障碍”是以临床显著的个体认知、情感调节或行为紊乱为特征的一种综合征，它反映了个体心理、生理、发育过程中相关的精神功能障碍，常与社会、工作或其他重要活动中的重大困扰或功能损害相关。在疾病诊断上，DSM-5的特点在于对某些精神障碍提高其“诊断特异性”标准（也就是诊断标准严格要求排除真正没有精神障碍的人）且降低其“诊断敏感性”（亦即某些可能有精神障碍前驱症状不再被确诊为“疾病”），除此之外，DSM-5尝试使用“谱系”，疾病将不再只是“类别分类”。

（二）DSM-5的编制

第一部分为精神障碍基础分类结构，分类反映了疾病间神经科学交叉研究的最新证据，如遗传易感性和家族风险（Lancet在2013年发表了一项迄今为止精神障碍领域最大的全基因组研究，鉴别了孤独症、多动症、精神分裂症、双相障碍和抑郁症之间的共享基因多态性）。

第二部分为DSM-5的主要元素，即精神障碍的诊断标准和编码，共157种。主要分类为：神经发育障碍，精神分裂症谱系障碍与其他精神病性障碍，双相障碍与其他相关障碍，抑郁障碍，焦虑障碍，强迫障碍与其他相关障碍，创伤和应激相关障碍，分离性障碍，躯体症状障碍及相关障碍，喂养和进食障碍，排泄障碍，睡眠-觉醒障碍，性功能障碍，性别焦虑，破坏性、冲动-控制和品行障碍，物质相关障碍与成瘾障碍，认知神经障碍，人格障碍，性欲倒错障碍，其他精神障碍，药物所致的运动障碍及其他药物的不良反应；另外，包括其他可能成为临床关注焦点的问题。在这一部分中，对于每一种疾病，DSM-5罗列的部分包括诊断要素，诊断特征（对每条标准进行解释），支持诊断的相关特征，相关进展（如症状、神经影像、生理、病理研究进展），患病率，疾病发展和病程，危险因素及预后因素，文化相关的诊断问题，性别相关的诊断问题，自杀危险，功能结局，鉴别诊断。

第三部分为新出现的测量方法与模型，它主要包括评估方法、文化构成、DSM-5中可选的人格障碍模型和进一步研究的因素。这一部分作为一个特定的单元，与诊断标准、正文和临床编码分开，因为这些内容对临床使用方面有初步帮助，但仍需要进一步的研究后，方可作为手册主体的一部分而正式推荐。这种区分清楚地传达给读者：这部分内容可能有助于临床及医疗回顾，但不是某种精神障碍正式诊断的一部分，只能“帮助”诊断而不是“形成”诊断。在此部分中，DSM-5提供了4个方面的评估工具：①横断面症状评估（cross-cutting symptom measures），第一级（Level 1）为简单地筛查问题其中成人版涉及13个领域，儿童青少年版涉及12个；第二级（Level 2）为针对特定领域的进一步评估。② 疾病严重程度评估，此部分与诊断标准密切相关，此部分工具既包括自评［如抑郁症的患者健康问卷（patient health questionnaire，PHQ-9）问卷］和他评（如精神病性症状严重程度的他评问卷）。③ 世界卫生组织残疾评定量表，该工具为自评问卷，能全面评估健康相关功能障碍水平，涉及沟通理解、四处走动、自我照顾、与他人相处、生活活动、社会参与等6个方面。④ DSM-5 人格问卷，该工具能评估负性情绪、分离、敌对、解离、精神病性5个方面人格特质。

第三部分具体评估工具可在DSM-5网站 http://www.psychiatry.org 找到。

第四部分为附录。

第五部分为索引。

（三）DSM-5 与 DSM-Ⅳ-TR 的区别

DSM-5的精神障碍分类由DSM-Ⅳ-TR的17类变成22类，分别是：神经发育障碍，精神分裂症谱系障碍与其他精神病性障碍，双相障碍与其他相关障碍，抑郁障碍，焦虑障碍，强迫障碍与其他相关障碍，创伤和应激相关障碍，分离障碍，躯体症状障碍及相关障碍，喂养和进食障碍，排泄障碍，睡眠－觉醒障碍，性功能障碍，性别焦虑，破坏性、冲动－控制和品行障碍，物质相关障碍与成瘾障碍，认知神经障碍，人格障碍，性欲倒错障碍，其他精神障碍，药物所致的运动障碍及其他药物的不良反应。

和DSM-Ⅳ-TR相比，DSM-5在精神障碍的分类和分型方面较为重要的变化如下。

1. 孤独症（自闭症）谱系障碍（autism spectrum disorder，ASD） DSM-5中的ASD将广泛性发育障碍中的孤独症、阿斯伯格综合征、儿童期瓦解性障碍、非特定的广泛性发育障碍统一归类为孤独症（自闭症）谱系障碍。ASD在DSM-5中作为一类新疾病的出现，反映了目前的一个科学共识，即这4个以前看似独立的疾病实际上反映了同一种疾病状态，只是在ASD 2个核心症状的严重程度有所不同，这2个核心症状包括：① 社交缺陷和沟通缺陷。② 刻板行为（restricted repetitive behaviors，RRBs）和狭隘兴趣。在DSM-Ⅳ中，孤独症的诊断标准包括社会交往障碍、沟通障碍、狭隘兴趣和刻板行为3条核心症状。研究提示社会交往障碍和沟通障碍反映的是同一个维度的损害。因而在DSM-5中，将社会交往障碍和沟通障碍合并为社会交流和社会沟通障碍。但是部分儿童仅存在社会交流的问题，因此DSM-5纳入了社交（实际的）交流障碍这一新诊断，若患者仅存在社会交流方面的问题，则要给予社交（实际的）交流障碍的诊断。但需注意的是，社交（实际的）交流障碍和孤独症的诊断不可同时存在。若患者既有社会交流的问题，又符合孤独症的其他诊断标准，则要单一用孤独症的诊断。

DSM-5中取消了ASD“3岁前起病”的条目，即ASD患者群不再针对儿童期起病的患者，有研究发现孤独症患者在确诊之前即存在症状，部分患者到青春期甚至是成年才发病。此外，DSM-5中还增加了ASD的分级诊断和疾病标注，意在给予临床工作者病因、治疗和预后等方面的启示，以便制订个体化的治疗方案。

2. 精神分裂症谱系及其他精神病性障碍 精神分裂症谱系及其他精神病性障碍疾病谱延伸：① DSM-5中将分裂型（人格）障碍归入“精神分裂症谱系障碍”一章，和ICD-10一致，但考虑到其尚未达到精神病阈值，具体描述保留在人格障碍章节。②分裂情感性障碍的分类保留，要求分裂性情感障碍在总病程的大多数时间内呈重性情感发作，更加强调纵向诊断，而非横断面观察。③在DSM-5的第三部分附录中提出了“轻微精神病综合征”的诊断建议，专门针对有精神病前期症状患者，如幻听的儿童，旨在呼吁关注早期精神病患者。

DSM-5中精神分裂症谱系及其他精神病性障碍诊断标准有2点变化：①精神分裂症的A项诊断标准不再强调怪异的妄想和Schneider的一级症状中的幻听，考虑到这2个症状并非精神分裂症所特有，且对于怪异与非怪异鉴别的可靠度较低。对于妄想性障碍，A项诊断标准也删除了“妄想必须是非怪异的”这一要求。②强调阳性核心症状，诊断精神分裂症均需符合A项诊断标准≥2个症状，且个体必须符合妄想、幻觉、言语紊乱3个阳性症状中的至少1个，旨在提高诊断的可靠度和信效度。

此外，鉴于信效度问题，DSM-5工作组取消了精神分裂症的亚型。因为不同时期患者的表现不同，诊断会随着时间发生变化，且划分亚型对于患者治疗、预后无明显帮助。DSM-5中要求对不同维度核心症状的严重程度评估，以利于制订个体化的治疗方案和准确评价预后。

3. 双相障碍及相关障碍 DSM-5中抑郁障碍和双相障碍及相关障碍从DSM-Ⅳ-TR的“心境障碍”中分别独立出来。为了提高诊断的准确性或便于临床上早期发现，躁狂和轻躁狂A项诊断标准强调了活动、精力和心境等方面发生的变化。此外，DSM-5

用“混合特征”取代了“混合发作”的概念，这是与DSM-Ⅳ-TR相比的重要改变之一，也是DSM系统一个值得注意的细节，意在定位临床上大量处于“阈下”混合发作状态的患者，使躁狂/躁狂发作和抑郁症构成了一个连续的谱系，利于制订个体化的治疗方案。

4. 抑郁障碍 DSM-5中抑郁障碍疾病谱延伸，新增了：①破坏性情绪失调障碍，为防止双相障碍在儿童（>12岁）中的过度诊断和治疗，新增该诊断用于儿童到18岁之间表现为持续易激惹、频繁行为失控的患者。②月经前期烦闷障碍，该型抑郁障碍在DSM-Ⅳ-TR中是放在附录中介绍的，而在DSM-5中已被列入到正式分类。

DSM-5中取消了居丧反应作为抑郁障碍的排除标准，并再给出详细的脚注，以利于临床鉴别诊断。

5. 焦虑障碍 DSM-5中焦虑障碍疾病谱变化：不再包括强迫障碍（归入强迫及相关障碍）、创伤后应激障碍及急性应激障碍（归入创伤及应激相关障碍）。基于发育精神病理学观点，DSM-5中社交焦虑障碍（社交恐惧）的诊断范围延伸到儿童和青少年，并纳入了分离性焦虑障碍和选择性缄默症等新的疾病分类。惊恐障碍与广场恐惧不再关联，分别有独立的诊断标准，并允许共病。

DSM-5中焦虑障碍诊断标准变化：在DSM-5中，取消了特定恐惧症、社交焦虑障碍诊断中18岁以下个体症状持续6个月的标准，而是要求所有年龄组症状均需持续6个月才可诊断，以避免对成人暂时焦虑或恐惧（怖）的过度诊断。此外，在焦虑障碍的症状评估中，不再强调患者认为其焦虑是否过度或不合理，而是要求临床工作者考虑个体的综合因素和社会文化背景，并据此判断焦虑症状与实际危险的匹配程度。

6. 强迫及相关障碍 在DSM-5中，强迫障碍不再归入焦虑障碍章节，而是作为一个新的疾病分类出现。“强迫障碍与其他相关障碍”一章不仅包括DSM-Ⅳ-TR中的强迫障碍，还包括躯体变形障碍、囤积障碍、抓痕（皮肤瘙抓）障碍等，其中囤积障碍是DSM-5中新疾病分类，其特征是持续地丢弃或放弃物品困难，以及因此而引起的痛苦感和相关功能损害。此外，强迫障碍的诊断标准中引入“自知力”标注，并分为伴良好或一般的自知力、伴差的自知力和缺乏自知力/妄想信念3个等级，以及“抽动相关”标注，以期更为准确地制订治疗方案。

7. 创伤和应激相关障碍 DSM-5中的“创伤和应激相关障碍”一章不仅包括DSM-Ⅳ-TR“焦虑障碍”中的急性应激障碍和创伤后应激障碍，以及DSM-Ⅳ-TR“适应障碍”一章中的适应障碍，还纳入了新的疾病分类——反应性依恋障碍、去抑制性社交障碍。

第4节 中国诊断分类CCMD系统

一、历史沿革★△

1949年以前，我国没有自己的精神障碍分类系统。1958年6月卫生部在南京召开第一次全国精神病防治工作会议上，参照苏联病因学分类法，将精神障碍划分为14类，即传染性精神病、中毒性精神病、躯体疾病时的精神障碍、脑外伤性精神病、脑肿瘤时的精神障碍、脑血管性精神障碍、老年前期及老年期精神病、癫痫性精神障碍、精神分裂症、躁狂抑郁性精神病、心因性精神病、妄想狂、病态人格、精神发育不全。在这14类中，脑器质性精神障碍与躯体疾病所致精神障碍加上精神发育不全占大部分，而“功能性”精神障碍的比例较少。

1978年7月中华医学会神经精神科学会第二届学术年会在南京召开，成立专题小组对1958年的分类草案进行修订。1979年《中华神经精神科杂志》上刊登了修订后的“精神障碍分类（试行草案）”，将精神障碍分为10类，即脑器质性精神障碍、躯体疾病伴发的精神障碍、精神分裂症、情感性精神病、反应性精神病、其他精神病、神经官能症、人格异常、精神发育不全、儿童期精神障碍。

1981年苏州精神分裂症学术会议讨论制定了我国的精神分裂症临床工作诊断标准，提出病程超过3个月为其病程标准，在症状学标准中，充分重视阴性症状的诊断意义，特别是在1984年修订标准中，认为有确切的思维内容贫乏与情感淡漠2项即可建立诊断。1984年黄山情感性精神病学术会议上制定了我国躁狂抑郁症临床工作诊断标准，提出存在单相多次发作的躁狂型。1985年贵阳神经症学术会议讨论并制定了我国神经症临床工作诊断标准，保持神经症在分类学中的位置，保留癔症的诊断，划分癔症性精神障碍（分离型癔症）与癔症性躯体障碍（转换型癔症），保留抑郁性神经症在神经症分类中的位置，也就保留了神经症与精神病在分类学中的界限。保留神经衰弱的诊断，但具有特征性症状的各种神经症诊断优先，而神经衰弱的特点是精神容易兴奋和脑力容易疲乏，并常伴有情绪烦恼和一些心理生理症状。

由1979年发表的《中国精神障碍分类方案》经1981年与1984年2次修订，对其中精神分裂症、躁狂抑郁症和神经症这3类最常见的精神障碍逐一制定了临床工作诊断标准。此方案可视为中国精神障碍诊断分类的第1版，即CCMD-1。

1986年6月中华医学会第三届全国神经精神科学会在重庆召开，会上决定成立精神障碍诊断标准工作委员会，制定我国全部精神障碍的诊断标准与确定分类方案。此方案参考了ICD-10与DSM-Ⅲ-R，并开展了全国协作现场测试工作。1989年完成了精神分裂症、情感性精神障碍与神经症三大类疾病诊断标准草案的现场测试，共有22 285例门诊患者与8061例住院患者参与分类适用性研究，在1434例中进行“联合诊评”，观察“按标准诊断”与“临床经验诊断”两者之间的符合率，结果显示这个标准临床试用性能良好。1989年4月在西安中华医学会神经精神科学会精神科常务委员扩大会议上，通过了《中国精神障碍分类方案与诊断标准》（第2版），即CCMD-2。

《中国精神障碍分类方案与诊断标准》（第2版）公布后，便开始进行修订工作。先以通信征询意见方式，准备修订第一、第二、第三稿，于1993年7月在大连召开全国性修订工作代表会议，形成修订第四稿，再经现场测试，最后形成修订第五稿，在1994年5月泉州中华精神科学会第一届委员会上通过，形成CCMD-2-R版，并公布执行。

CCMD-2-R尽量向ICD系统靠拢，大多数疾病的命名、分类、诊断标准尽量与ICD-10保持一致，也参考与采纳了DSM系统的一些优点。

此方案增加了某些器质性精神障碍、感染中毒性精神障碍和躯体疾病所致精神障碍的分类与分型内容；在精神分裂症与偏执性精神障碍一类中增加了一些短暂性精神障碍的诊断与分类内容，保留“与文化密切相关的精神障碍，即恐缩症、气功与迷信巫术所致精神障碍的暂时独立的分类学位置”；继续保留神经衰弱、癔症、抑郁性神经症在神经症中的分类学位置。

二、CCMD-3的特点★★△△

1996年，中华医学会精神科学会在北京的常务委员会上决定开始CCMD-3的编写。

CCMD-3的编写原则：①遵循为患者服务的原则，满足患者和社会的需要。②具有中国特色，符合中国国情。③继承CCMD以前版本的优点。④注意与国际接轨。⑤简明，便于操作。分类主要向ICD-10靠拢，兼顾病因分类和症状学分类，分类排列次序服从等级诊断和ICD-10分类原则。CCMD-3认为不能接受ICD-10的部分，仍继续使用CCMD-2-R的分类或进行一些修改。强调分类诊断的传统性、科学性、可理解性、可接受性、可操作性和相对稳定性。大类和小类保持纳入的主从逻辑关系。保留或增加了一些我国学者认为有必要的类别，如神经症（但将癔症从神经症中分离）、复发躁狂症、同性恋等；继续保留了“与文化密切相关的精神障碍，即气功与迷信巫术所致精神障碍、恐缩症，其他或待分类的与文化相关的精神障碍”。在精神分裂症中保留了单纯型精神分裂症的分型，病程仍使用缓解期、残留期及衰退期概念。不用ICD-10的缓解型、残留型的分类；对器质性精神障碍中的其他脑病所致精神障碍列出的类别更详细，反映出病因学诊断的理念仍起较大作用。根据我国的社会文化特点和传统分类，某些精神障碍未纳入CCMD-3，如ICD-10的F52.7性欲亢进、F60.31边缘性人格障碍、F64.2童年性身份障碍、F66与性发育和性取向有关的心理及行为障碍的某些亚型、F68.0出于心理原因渲染躯体症状、F93.3同胞竞争障碍。

三、CCMD-3主要存在的问题及中国精神障碍诊断分类的发展方向

在CCMD-3公布后，对其实用性方面有过一些争论，经临床应用发现主要有以下不足。

1. 对临床长期使用习惯的诊断名词的改动提出质疑。如将精神分裂症简略为分裂症，恐怖症改为恐惧症，性变态改为性心理障碍等，这些改动没有必要。某些条目诊断名称还不够简练，如躯体形式自主神经紊乱（即内脏型神经症）、有意制造或伪装躯体或心理症状或残疾等。

2. 躯体形式障碍有关章节，对躯体各系统症状罗列太简单，诊断标准与大多数综合医院的临床诊断程序不太符合；躯体形式自主神经紊乱与躯体化障碍症状有较多重叠，临床诊断分类操作性不强。

3. 对保留性指向障碍，即同性恋及双性恋的诊断条目有疑义。CCMD-3解释纳入的理由是起源于各种性发育和性定向的障碍，从性爱本身来说不一定异常。但某些人的性发育和性定向可伴发心理障碍，如个人不希望如此或犹豫不决，为此感到焦虑、抑郁及

内心痛苦，有的试图寻求治疗加以改变。在具体的诊断标准中并没有说明是指那些伴发心理障碍的某些人。如果同性恋及双性恋者从性爱本身并不异常，就不应列入精神障碍条目中。伴发心理障碍者可以纳入相应的心理障碍条目中。同性恋或双性恋虽然是少数人的性指向，并不能因此而认为这是一种精神障碍。同性恋在 ICD-10 和 DSM-Ⅳ中都不再保留，这显示了对同性恋这种性指向个体选择权的尊重。

4．保留与文化相关精神障碍的必要性，值得商榷。与文化相关的精神障碍，特别是其中气功所致精神障碍和巫术所致精神障碍缺乏明确的症状学特点，诊断的可操作性不强，容易将诊断扩大化。很多学者收集了气功所致精神障碍的病例，通过长期随访发现大部分个体可以归类为精神分裂症、双相情感障碍（多见于躁狂发作）、神经症（特别是其中的焦虑症、恐惧症和躯体形式障碍）、癔症（相当于 ICD-10 的分离障碍和人格障碍）。其中也有一定比例气功练习者精神正常被误诊为气功所致精神障碍。因为保留了这个诊断条目，容易把凡有练习气功行为者的各种精神障碍都放到气功所致精神障碍的条目下，因此保留这个条目弊多利少。

今后我国的精神障碍诊断分类系统应进一步与国际诊断分类系统靠拢，CCMD-3 有一些编码与 ICD-10 不尽一致。保留某些差别并没有特殊的必要性，如保持单相躁狂，源于临床观察有这个类型存在。而 ICD-10 虽然没有单独列出这个条目，仍然可以纳入双相情感障碍这个大条目中。这种差别不是对此类型存在或不存在的差别，只是在何处编码的差别，我们的分类系统没有必要坚持这种差别。另外，有些具有我国文化特征的类别，也可以在与国际分类编码一致的情况下，补充一些描述性的文字，说明在中国其临床表现有某些特征。我国自 2002 年起正式使用 ICD-10 系统进行疾病分类统计，各精神专业医疗机构各种上报卫生行政部门的疾病编码都被要求使用 ICD-10 的编码，因此限制了 CCMD-3 的使用。在科研中，有些研究者在论文中说明被研究的患者“符合 CCMD-3 和 ICD-10”对某疾病的诊断，其实这 2 个诊断标准存在差异，有时候不可能同时符合 2 个标准。因此，进一步与国际疾病诊断分类靠拢将更加方便临床对疾病的统计，也更加有利于我国的科研结果能够被国际接受。

（王高华　江开达　周东丰）

参考文献

[1] Cross-Disorder Group of the Psychiatric Genomics Consortium. Identification of risk loci with shared effects on five major psychiatric disorders: a genome-wide analysis. Lancet, 2013, 381(9875): 1371–1379.

[2] Hollander E, Zohar J, Sirovatka P, et al. Obsessive-compulsive related spectrum disorder: refining the research agenda for DSM-V. California: American Psychiatric Publishing, 2011.

[3] American Psychiatric Association. The diagnostic and statistical manual of mental disorders, 5th Edition. Washington D.C.: American Psychiatric Association,2013: 123-188.

[4] American Psychiatric Association. Highlights of changes from DSM-Ⅳ-TR to DSM-5. [2018-11-6]. http://www.psychiatry.org/DSM5.

[5] Parellada M, Penzol MJ, Pina L, et al. The neurobiology of autism spectrum disorders. Eur Psychiatry, 2014, 29(1): 11-19.

[6] Lauritsen MB. Autism spectrum disorders. Eur Child Adolesc Psychiatry, 2013, 22(Suppl 1): S37-S42.

第 4 章　精神障碍的检查与诊断

精神障碍的发生、发展与转归受生物、心理、社会等诸方面因素的直接或间接影响，目前主要依靠病史和精神症状进行诊断，因而精神障碍的检查和诊断过程与躯体疾病的检查和诊断存在较大的差异。在临床工作中，除了需要全面、系统地收集患者的病情资料外，更注重与患者的临床晤谈及综合分析的技巧。

第 1 节　临床晤谈的步骤

一、开始阶段 ★★△△

患者是带着各种各样的心态走进精神科病房的。其中多半是恐惧，掺杂着对精神科医院种种可怕的想象；或在亲友的哀求、威胁甚至强迫下就诊于精神科的。由于社会的偏见，很多患者有羞耻心理，认为自己患了“不体面”的病。因此向精神科医师求助，即使迫不得已，也难免惶惑不安。临床晤谈开始，精神科医师的首要任务就是让患者放松下来。临床晤谈时应注意以下内容。

（一）不受干扰的环境

晤谈检查的环境应该安静，理想的状况是只有检查者和被检查者（特殊情况下可需要他人参与）。谈话内容保证无外人听见，使患者感到自己的隐私受到尊重。交谈被频繁打断（无论是工作人员还是电话等）都会使被检查者不安。

（二）自我介绍与称谓

对于初次就诊者，检查者必须简单介绍自己的背景状况，如自己的专长等，为医患关系定下一个平等的基调。同时根据患者的年龄、身份，确定对患者的称谓。最好的方法是询问患者希望医师怎么称谓。

上述步骤能使患者放松，医师应开始与患者寒暄，了解患者的一般状况和就医的主要问题。如果患者仍显得紧张，检查者应仔细了解情况，找出导致患者紧张的原因。如患者担心谈话内容被泄露给他人或患者在不情愿的情况下来就诊，医师应对患者做出保护隐私的承诺。

二、深入阶段 ★★△△

最初的一般性接触后，晤谈检查逐渐转入实质性内容。检查者需要了解就诊者的精神状况，存在哪些精神症状，精神症状的起因和演变等。深入交谈阶段应注意的问题如下。

（一）开放性交谈为主

对于精神检查合作者可以提一些开放性的问题，如让患者自诉就诊的原因。与封闭式问题相比，开放式交谈可以让患者说出更多的内心体验。通过与患者交谈，可以了解其主要的病态体验及发生、发展过程；通过观察，掌握患者的表情、情绪变化，以及相应的异常姿势、动作、行为和意向要求。

（二）引导谈话

在谈话过程中，检查者不但要尽量使患者感到轻松自然，还应引导谈话，使患者的话题集中在有临床意义的方面，不能过多纠缠于细枝末节，避免晤谈内容缺乏重点。如果确有必要，医师可打断患者的谈话，直接询问关键性问题，但这种方式尽量少用。医师若想得心应手地驾驭谈话，交谈技巧是必需的，同时需要丰富的精神科知识和临床经验。

三、结束阶段

深入交谈时间视问题的复杂性而定，一般持续

20～45 min。交谈临近结束时，检查者应做一个简短的小结，并且要询问患者是否还有未提及的重要的问题。对患者的疑问做出解释，如果对患者有治疗安排，应向患者说明。最后同患者道别或安排下次就诊的时间。

第 2 节　临床沟通技巧

一、观察★△

观察至少有 2 个作用：建立最初的临床诊断印象，体察和了解患者的心理状态。后者有助于风险防范和决定与患者最佳的交流方式。

（一）观察的重要性

观察非常重要，但是在临床工作中容易被医师忽略，从而漏掉大量有价值的临床信息。有些疾病通过第一眼的观察就能掌握具有很高诊断价值的信息，在门诊、急诊工作中，敏锐的观察不仅有助于迅速判断病情，而且是防范暴力风险的第一道防线。

（二）观察的主要内容

表情、眼神、姿势、说话方式与交流方式、穿着、一般状态和意识等都是观察的内容。对某些患者还可以重点观察其外貌、晤谈中的行为举止、活动水平、态度和言语中是否有敌意和威胁，这些对诊断和风险评估都具有价值。

（三）观察的基本要求

1. 有思考的观察　对观察结果要进行分析和判断，因为大多数信息是有临床意义的。有些症状或疾病具有典型的观察印象，即假设性诊断印象；有些观察结果具有早期风险评估的价值；有些观察则对预后判断、建立治疗关系等具有很好的指导意义。观察结果的形成中，感性和直觉非常重要。医师对观察结果的分析和判断在开始时可能需要逻辑和理性分析，随着经验的增加可能逐渐回归到感性和直觉。

2. 有反应的观察　根据观察的结果来决定自己的反应。比如观察到患者的面部表情和动作变得明显烦躁不安，分析出可能是当前话题对其心理状态造成影响从而产生焦虑情绪，此时应对患者进行沟通。如果不及时反应和处理，可能将影响随后的交流。

3. 与倾听相结合的观察　观察应与其他技巧，尤其是倾听技巧相结合，此所谓“察言观色”。

4. 观察应贯穿始终　在交流过程中，应对观察所获得的信息不断思考和反馈，并妥善地调整谈话的内容和方式，提高交流的实效。

（四）对伴诊者的观察

陪伴者的态度、情绪状态、身份也是观察的内容，对早期发现潜在的医疗风险、判断家庭关系和社会影响因素等都具有重要的意义。

二、倾听★△

（一）倾听的重要性

患者属于特别需要医师倾听的群体，专心的倾听是建立医患关系最简单、也是最有效的方法。倾听是精神科医师的临床基本技能，在精神检查中，通过倾听和观察相结合来发现症状线索，比直接的提问更为有效，尤其是在开始阶段。

（二）倾听的内容

不仅要听懂谈话的字面意思，更要体会、理解、分析言语所包含的情绪状态和内心需求。一些言语往往包含 4 个方面的信息，即自然水平信息（字面意思）、关系水平信息（表达关系与信任感）、暴露水平信息（暴露出言语者的心理状况）、要求水平信息（表达言语者的内心需求）。

（三）倾听的基本要求

1. 保持耐心　良好的倾听是建立相互信任和理解的医患关系的重要基础，也是高效率提问的前提。在实际工作中，医师在接诊之初能耐心地听患者说完想说的话，然后再进行有针对性的提问是值得提倡的。有的患者可能会顺着医师的问话回答，有的患者则不断重新回到他最初的话题，这些都需要注意避免。

2. 及时反应　应有敏锐的反应和恰当的言语或动作的反馈。如变换表情和眼神，点头做“嗯、嗯”声，或简单地插一句“我听清楚了”等。

三、提问★△

（一）提问的目的

澄清症状、引导和控制谈话是提问的 2 个主要目的。提问应该目的明确，针对性强。对于认知功能损害的患者或抑郁障碍的患者，提问应该简短、明确，且语速要放缓。对于寡言少语或不愿主动诉说者，应注意利用其感兴趣的话题进行引导，激发其谈话的主动性。对于过分啰唆或自我中心者，应通过恰当的提问给予有效的控制，但需注意针对患者最关心的问题或正在诉说的话题进行提问，否则容易遭到患者的"反控制"，陷入医患双方的"拉锯战"。一般可以采取顺势提问和总结提问 2 种方式来控制谈话的节奏和主题，前者是顺着患者刚才谈的某个问题提问，要求进一步的说明或举例；后者是对患者已经讲述的问题进行总结，然后对其中某个或某些问题提问，要求给予深入详细的说明。这样逐步把谈话引入到高效率的轨道。

（二）提问的方式

主要有开放式提问、封闭式提问、结合式提问（开放式提问和封闭式提问相结合）3 种类型。交谈开始时应尽量避免封闭式提问，在深入交谈期间提倡结合式提问，在交谈的后期需要快速排除其他问题时，可以采用封闭式提问。

（三）提问的注意事项

应避免按照一些问题清单机械性地询问或不顾患者所谈内容和对提问的情绪反应而只顾按照医师自己的思路进行提问。对于一些敏感性的问题，在提问前要进行一般的铺垫，如解释、说明等。

四、非言语沟通★△

非言语沟通技术的运用贯穿于交流过程中，并且随时可以和其他技巧结合起来运用。

（一）言语的非言语表达因素

言语的语音、语调、节奏等，不仅反映一个人的表达方式，也能反映其性格特点。尤其是在交谈过程中的语音、语调和节奏发生明显变化时，更能透露出言语者的心态变化。医师同样可以通过变化言语的非言语表达信息，来表达自己的情感和态度。

（二）肢体动作语言

包括目光、面部表情、动作、姿态、身体距离与接触。医师应当注意与患者的目光交流。患者对医师的目光和表情变化的反应，可以反映出许多临床信息，如社交恐惧的患者会回避与医师的眼神交流。医师要意识到自己在谈话时的姿势（如开放的接纳的姿势或封闭的防御的姿势等），可能把自己对患者的态度传递给患者。

（三）沉默与等待

恰当的沉默与等待往往比言语的催促更为有效。患者欲言又止时，医师如果提问太急，容易使患者产生不合作的态度。有经验的医师总能抓住患者的只言片语，敏锐发问后适当沉默等待片刻，能让不愿意暴露体验的患者讲述更多体验。

（四）衣着语言

白大衣有助于明确医患关系，但医师应了解衣着对患者及交谈的影响。不整洁的衣着增加强迫症患者的抵触，儿童患者对白大衣有害怕和恐惧，冷暗色调的衣服和装饰对抑郁患者的情绪存在负面影响；反之，艳丽的衣着打扮增加躁狂患者和癔症人格超越医患关系的危险。

五、其他沟通技巧★△

（一）接纳

医师应抱着接受和理解的态度与患者交流。患者作为一个人，性格和交流方式千差万别，加上精神障碍的影响，经常会表现出一些常人无法接受的言语和行为，但精神科医师必须坦诚地面对和接受，这也是职业责任的基本要求。接纳并不是观点上的同意，而是心理上的容纳和理解。如对患者的异常人格，医师不要试图在短暂的交流中予以改变，也不要把自己的意见强加于人。对于患者在某些处境下表现出的不良情绪和行为，医师应予以理解，理解是接纳的基础。

（二）肯定

这里指肯定患者自我感受的真实性。对于某些患者，恰当运用肯定技巧是与其建立信任的重要方法。例如，患者诉感觉体内的各个器官在游走，尽管从医学专业角度这是不可能的事情，但医师应肯定患者的感觉对于他本人来说是完全真实的，并且对这种不适感和伴随的担心给予理解，如果与患者争论该现象在医学中不可能发生，必然导致信任关系的破裂。

（三）代述

有些想法和感受患者不好意思说或不便明说，然而对于患者又十分重要，这时医师可以代述。例如，对性功能障碍，患者羞于启齿的话题，医师可以这样开始代述："我想别人处于您这样的状况，也会出现一些问题……”代述这一技巧可以大大促进医患之间的沟通。

（四）澄清

就是弄清楚事情的实际经过，以及事件从开始到目前为止患者的情感体验和情绪反应。澄清的一般原则是少问“为什么”，多问“发生了什么”“究竟是怎样发生的”“你具体感觉是什么”“能说一些具体的细节吗”等。

（五）总结

有阶段性总结和结束性总结 2 种。总结归纳不仅可以让患者感到检查者理解了他的问题，也有利于双方达成共识，还有利于检查者本人理清思路。

（六）核实

核实是避免误解的重要方法。医师向患者说明、解释重要的、关键的问题后，应核实患者对医师的理解程度。有时医师觉得已经解释清楚了，但患者其实误解了。同样，对患者所说的重要信息，医师也应该把自己的理解向患者予以核实。

（七）对焦

患者可能有多个问题，医师一般应选择其中一个作为“焦点”，这要求医师对患者有比较全面的了解，经过分析和思考后确定。原则是，某个问题的解决有利于其他问题的解决，至少不致妨碍其他问题的解决，该问题可以作为焦点。如果医师选定的焦点问题得不到患者的认同，或不是首先需要解决的，说明两人没有对上口径，没有“对焦”。对焦是一个相互交流、商讨的过程。只有对上了焦，医师和患者才可能围绕共同的主题深入讨论，交谈下去；否则，无论过程和结果都有可能像没有对好焦的镜头照出来的照片一样模糊不清。

第3节　病 史 采 集

精神障碍的病史采集是做出正确诊断的重要环节。由于罹患精神障碍的缘故，部分患者往往否认自己有病，不能准确地报告自己的患病经过，这部分精神障碍的病史主要由家属和知情人提供。通过与家属和知情人的晤谈，取得可靠和详细的病史资料。而更多的患者可以自己讲述病史，如神经症性障碍患者。病史提供人可以是患者本人、患者家属、其他知情人等。出于维护患者的隐私权，以及最大限度地维护患者的利益，尊重患者的知情同意等基本伦理原则，同时尊重《中华人民共和国医师法》的规定，即“医师做诊断必须亲自诊查患者”的法律要求，精神科医师采集病史必须遵循以下基本原则。

1. 除非病情严重到不能正确讲述病史，应尽可能让患者自己提供病史。

2. 对于自己提供病史者，如需要向其他人了解病史，应先征得患者同意。

3. 对于本人不能提供病史者，应首先向法定监护人了解病史。如果法定监护人不了解病史（如家在外地的学生，在校发病），则可以先向有关知情人了解病史，但应将病史情况及了解过程随后告知法定监护人。这样，才能尽最大可能保守患者秘密，避免法律纠纷。

一、病史采集的过程★★△△

病史采集和精神检查互相联系和影响。病史采集和精神检查有时需要交叉和反复进行，才能得到满意的结果。主要过程如下。

（一）病史的获取

通过倾听患者或家属及其他知情人的述说，从中获得有诊断意义的材料。

（二）分析和整理

以专业知识为基础，对取得的材料进行分析、判断和综合，摒弃无临床意义的内容，最终形成有条理的病史材料。

（三）病史的记录

病史记录是在前 2 个环节基础上进行的，是在有条理地分析、整理后进行的。文字描述应准确清晰，并体现出诊断和鉴别诊断思路。

二、病史采集的基本内容★★△△

（一）一般资料

包括患者的姓名、性别、年龄、婚姻状况、文化程度、职业、民族、出生地、宗教信仰、现住址与通信地址、入院日期、供史人情况（姓名、与患者关系、联系电话等）、病史的可靠性评价。

（二）（代）主诉

这是对现病史的异常表现、发病方式、病程特点、持续时间等的高度概括，表达本次就诊的理由。通常不超过25个字。

（三）现病史

主要包括起病时间、发病形式、并依发生时间先后次序详细描述各项主要症状（每项症状的具体表现、持续时间、发展演变及诊疗经过等）、症状之间的互相联系等情况。对于各种症状与演变情况，尽量让供史者举例说明，经求证后记录在案。一般情况下，现病史可按以下顺序描写。

1. 起病时间与发病形式 精神障碍的发作或急或缓，急者以天或小时计算，甚至表现为突然发作；起病隐袭者则往往难以确定具体的发病日期，但应确定大致的时间与年龄等。在初步获得起病日期后，应问一下"在此之前是否一切正常"以进一步确认。应了解起病当时有无诱因、环境变化等生活事件，以及本次发病与这些因素有无联系等。

2. 早期症状 许多精神障碍，如精神分裂症、抑郁发作等存在早期症状，这些症状往往因表现潜隐而被忽略，需要反复询问。通常应了解患者明显发病前有无生活习性、学习及工作热情、人际交往、个人日常卫生习惯、兴趣、睡眠、个性、行为等方面的变化。

3. 症状的发生、发展与演变 从首发症状开始按时间次序描述各种症状的具体表现、背景条件、变化特点、持续时间、相互联系和造成后果等方面内容。

4. 既往诊治经过 历次就诊的时间、地点，医师诊断与处理。特别是用药的品种、剂量、治疗反应与症状的发作、缓解形式等。

5. 发病后的一般情况 发病后患者的日常生活、工作学习、饮食起居与社会交往等方面的整体情况，有无伤人毁物、自残自杀等。

（四）既往史

通常包括一般健康状况，此前发生的与本次就诊无直接关系的疾病史（如有直接关系，应归纳于现病史中）。尤其注意儿童期有无高热、惊厥、抽搐和头部外伤等病史，有无过敏史、物质滥用史等内容。

（五）个人史

精神科病史中的个人史采集十分重要，应较为全面地反映患者的成长和生活经历及人格特点。通常包括以下几个方面的内容。

1. 生长发育情况 母妊娠期与分娩情况，早期发育情况（应包括开始认人、说话、走路等的时间），成长环境（如是否长期与父母分离、与父母的关系、家庭氛围等），幼儿园经历等。

2. 受教育情况 学龄前教育指家庭教育的方式，文化背景，家长的价值观；学校教育情况包括患者在学校的成绩，所爱好的学科，与老师、同学相处以及在校期间有无违纪、逃学等方面情况及最终学历等。

3. 职业和工作经历 目前从事何种职业，能否胜任工作，工作中的人际关系，是否经常变换工作，是否经常存在违反劳动纪律或违法情况。

4. 婚恋经历和家庭状况 至今有无恋爱史，恋爱的基本态度，恋爱中有无挫折以及遭受挫折的原因和处理态度；结婚年龄，目前婚姻状况，夫妻感情和性生活，有无婚外恋和性功能及性心理障碍等；家庭大致收入和社会地位等。

5. 月经、生育史 初潮和绝经时间，月经周期规律和月经期的生理、心理反应，妊娠及分娩情况等。

6. 重大生活事件 了解患者过去生活经历中所遭受的重大精神创伤及患者对此的反应方式，更需关注本次发病前有无较重大的生活事件。

7. 个性特点 主要了解患者个性倾向性，如个人兴趣爱好、理想信念、烟酒嗜好，也应了解其情感反应模式、行为模式和认知模式。

（六）家族史

了解患者主要家庭成员的构成、关系等情况，了解父母两系三代有无精神病患病史、精神发育迟滞者、人格异常者、物质滥用者、自杀者及违法犯罪者等。家族成员有无近亲婚配及其他遗传性疾病。

三、病史采集的注意事项 ★★△△

医师采集病史时，需要取得患者家属和知情人的合作，向供史者讲明采集病史的重要性，耐心倾听供史者介绍病史。由于供史者缺乏精神病专业知识，接触患者可能有局限性，有的可能带有主观或某些偏见，因此他们提供的病史可能是不完整和不准确的，常见以下几种情况。

（一）过分强调精神因素的作用

供史者总是长篇累牍地讲述他们认为对患者产生精神刺激的事件，加上大量的主观性的评论。此时要适当地提出问题将话题转移到精神异常的转变过程上来。

（二）强调精神异常，忽视躯体异常

患者精神异常的出现令家属感到不安和不知所措，此时家属会详细描述患者不正常的种种表现，躯体情况常被忽视。这对于器质性精神障碍非常不利。此时，医师应主动问及有无发热等躯体情况。

（三）提供阳性症状多，忽视早期症状和不太明显的阴性症状

患者出现幻觉、妄想、兴奋等阳性症状非常显而易见，家属也能判断这是明显的精神异常，而对于早期症状和阴性症状却不能判断，结果会影响对患者总病程的判断。

（四）病史收集方式

除口头询问外，也要收集患者在发病前后的有关书写材料（如信件、作品），这往往会反映出患者的个性心理特征、思维方面的异常，以及情感体验等。

（五）住院患者在采集病史前，应认真阅读门诊或急诊病历及转诊记录，以便掌握重点，但也不应受上述资料的限制而影响独立思考

如系再入院患者，应认真复习上次病历，以免过多的重复，并在可能范围内重点询问末次入院后至此次住院前的病史。此外，也可补充过去病历中的不完整部分。

（六）要注意精神科知识与其他临床各科知识的交叉

避免因其他科知识的不足导致的诊断错误。

第4节　精神检查

一般来说，与患者临床晤谈的重点仍然是精神检查。精神检查除了需要良好的沟通技巧以外，丰富的精神病学基础知识是必不可少的基本条件。对精神病理学的理解越深入，越有助于澄清和核实具体的症状；相关疾病知识越丰富，信息收集越条理清晰、系统全面。

一、合作患者的精神检查 ★★★△△

（一）一般状况

1．患者的年龄和外貌是否相符　衣着是否适时，仪态是否整洁，自行入室还是强制入院。

2．接触情况　注意接触主动性，合作程度，对周围环境态度。

3．意识状态　意识清晰度如何，有无意识障碍及意识障碍的性质与程度。

4．定向力　时间、地点、人物定向，自我定向；有无双重或多重定向。

5．日常生活　包括仪表、饮食、大小便及睡眠等方面情况；参加病房活动，与医护人员和病友接触情况；女性患者要注意月经情况。

（二）认知活动

1．感知障碍　包括错觉、幻觉、感知觉综合障碍。需关注错觉、幻觉、感知觉综合障碍的种类、性质、强度、出现时间、持续时间、频度、对社会功能的影响及与其他精神症状的关系等。例如，对所出现的听幻觉要分辨系真性或假性，言语性幻听或非言语性幻听，幻听的具体内容，清晰程度，出现时间，持续时间，出现频率，出现时的情感状态、意识状态，有无妄想性加工，与其他症状如妄想的关系，对社会功能的影响及患者对幻听的自知力等。

2．思维障碍

（1）思维形式障碍：需观察语量、语速，言语流畅性、连贯性，应答是否切题，有无思维松弛（散漫）、思维破裂、思维不连贯、思维中断、思维插入、思维贫乏、病理性赘述、思维奔逸、思维迟缓等。

（2）思维内容障碍：所出现妄想的种类、性质、出现时间、持续时间、频度，患者的情感状态、意识状态，对社会功能的影响和与其他精神症状的关系，对妄想的自知力等。对妄想要分析系原发性或继发

性，妄想的系统性、荒谬性与泛化倾向。还应了解是否存在超价观念与强迫观念。

（3）思维逻辑障碍：注意思维逻辑障碍的种类、性质、强度、出现时间、持续时间、频度、对社会功能的影响、与其他精神症状的关系等。精神检查中主要注意有无逻辑倒错性思维、病理象征性思维、语词新作、诡辩症及其他病理性思维逻辑障碍等。

3. 注意力 注意力是否集中，主动注意、被动注意的情况；有无注意增强、注意涣散、注意转移等。

4. 记忆力 应检查瞬时记忆、近期记忆与远期记忆等。如有记忆减退，应进一步详细检查属于哪一类记忆损害及其程度、发展状态，是否存在器质性病变。

5. 智力 应根据患者文化程度查其计算力、一般常识、理解力、分析综合能力及抽象概括能力等。若怀疑有智力损害，应进行智力测验。

6. 自知力 需判断患者自知力的完整性及对诊断和治疗的态度。应检查：①患者是否意识到自己目前的这些变化。②是否承认这些表现是异常的、病态的。③是否愿意接受医师、家人等对他（她）目前的处理方式。④是否接受并积极配合治疗。

（三）情感活动

情感活动检查是精神检查的难点，主要依靠观察患者的外在表现（如表情，言谈的语气、语调和内容，行为举止和姿势变化等），结合患者整个精神活动其他方面的信息来了解其内心体验。应注意患者情感障碍的种类、性质、强度、出现时间、持续时间、对社会功能的影响、与其他精神症状的关系等；还需要注意患者的情感稳定性、对周围人或事物的态度变化和感染力等。

（四）意志行为

了解患者有无本能活动（食欲、性欲和自我防卫能力）的亢进或减退，意志活动减退或病理性意志增强；是否存在精神运动性兴奋、抑制，冲动，怪异的动作或行为。应注意其行为障碍的种类、性质、强度、出现时间、持续时间、出现频度、对社会功能的影响及与其他精神症状的关系等。还要注意意志活动的指向性、自觉性、坚定性、果断性等方面的障碍。

二、不合作患者的精神检查 ★★★△△

对处于兴奋躁动、木僵或敌对状态等不合作患者的检查，虽然存在着一些困难，但应及时观察病情变化，必须耐心细致，反复地观察患者的言行和表情，特别要注意不同时间、不同环境的变化。医护人员对不合作患者在态度上应更加亲切、和善，言语同样要温和委婉，处理方法上更应细致周到。不合作的患者应按意识、仪态、动作行为、面部表情、言语、合作程度等方面客观、具体地描述，患者合作后的1周内在病程记录中补记合作精神检查全部内容。对不合作患者，精神检查时应注意以下方面。

（一）意识状态

对不合作患者进行意识状态的检查比较困难，但在诊断中却十分重要。一般可从患者的自发言语、面部表情、生活自理能力及行为等方面进行判断。特别是表现为兴奋、躁动患者，尤其是言语运动性兴奋状态患者要细心检查是否有意识障碍。

（二）定向力

定向力障碍往往与意识状态有密切联系。可通过患者的自我和环境定向、自发言语、生活起居及对经常接触的医护人员的反应情况，大致分析定向力有无障碍。

（三）姿态

姿态是否自然，有无不舒服的姿势，姿势是否长时间不变或多动不定。当摆动患者肢体时有何反应，肌张力如何。

（四）日常生活

饮食及大小便能否自理，女性患者能否主动料理经期卫生。若患者拒食，对鼻饲、输液等态度如何，睡眠情况如何。

（五）言语

兴奋状态患者言语的连贯性及其内容如何，有无模仿言语，吐字是否清晰，音调高低，是否用手势或表情示意。缄默不语患者是否能用文字表达其内心体验与要求，有无失语症。

（六）面部表情与情感反应

面部表情如呆板、欣快、愉快、忧愁、焦虑等有无变化，对工作人员及家属、亲友等有何反应。还应注意在无人时患者是否闭眼、凝视或警惕周围事物的变动。当询问患者有关内容时有无情感流露。并观察患者有无表现精神恍惚、茫然及有无目的的动作，这对判断不合作患者是否有意识障碍极为重要。

（七）动作和行为

有无本能活动亢进现象，有无蜡样屈曲、动作增多或减少，有无刻板动作、模仿动作及重复动作，有无冲动自伤、自杀行为，对命令的行为（如张嘴）是否服从。观察患者是否有抗拒、违拗、攻击及被动服从等。还要注意患者对工作人员与其他患者的接触有无不同。

三、风险评估 ★★★△△

在精神科有 2 种情况需要做出紧急风险评估：一种是患者存在伤人的风险或行为；另一种是患者存在伤己的风险或行为。风险评估的目的包括：①确定患者可能出现的不良后果。②确定可能会诱发患者出现危险行为的因素。③确定可能会阻止患者出现危险行为的因素。④确定哪些措施可以立即采取。

早期识别与尽力防范是基本的指导原则。通过仔细谨慎地评估风险，有组织地采取系统措施来减少或避免伤害和损失，以最大程度降低临床工作的风险。

既往出现冲动毁物、肇事肇祸等暴力行为，口头威胁他人，有酒、药等物质滥用史，1 个月内有明显的与被害有关的幻觉或妄想、激越、兴奋等精神病性症状，有明显的心理社会应激，治疗依从性差等均提示患者冲动伤人风险的增加。

既往自杀未遂史、绝望感、兴趣丧失、近期负性生活事件、命令性幻听、自杀家族史阳性、物质滥用史、社会经济地位低下、罹患晚期躯体疾病等均提示患者自伤、自杀风险的增加。

第 5 节　体格检查与辅助检查

许多躯体疾病会伴发精神症状，精神障碍患者也会患有躯体疾病。因此，无论是在门诊还是在急诊，都应对患者进行全面的体格检查和辅助检查。

一、躯体检查 ★★★△△

（一）一般状况检查

一般检查是对被检查者全身健康状况的概括性观察，是体格检查过程中的第一步。包括体温、呼吸、脉搏、血压、发育状况、营养状况、意识状态、表情、体位、姿势、步态等。

（二）头部

1. 头发和头皮　检查时要注意脱发发生的部位、形状与头发改变的特点。头皮检查需观察头皮颜色，有无头癣、疖、痈、外伤、血肿及瘢痕等。

2. 头颅

（1）视诊：观察头颅大小、外形、有无畸形与异常运动等。头部的异常运动，如头部活动受限，见于颈椎疾病；头部不随意运动见于震颤麻痹及服用抗精神病药所致的药源性帕金森病等。

（2）触诊：头部有无压痛、触痛、隆起、凹陷等。

（3）叩诊：头部有无叩击痛，叩击脑积水的患儿颅骨可有空瓮音。

（4）听诊：颅内血管瘤、血管畸形、大动脉部分阻塞时，在病灶上方可闻及血管杂音。

3. 面部及五官　观察有无面部畸形、面肌抽动或萎缩、色素脱失或沉着。检查眼、耳、鼻、口和腮腺。

（三）颈部

1. 颈部血管检查　注意颈静脉有无显露、充盈或怒张，观察颈动脉有无搏动，并在颈部大血管区听诊有无杂音。

2. 甲状腺检查

（1）视诊：观察甲状腺的大小和对称性。

（2）触诊：触诊时注意甲状腺的大小、形状、质地，有无结节、压痛及震颤。当触及肿大或结节时，嘱被检者做吞咽动作，甲状腺可随吞咽上下移动，可借此与颈前其他肿块相鉴别。

（3）听诊：发现甲状腺肿大时，应以钟形听诊器轻置于甲状腺上进行听诊，甲状腺功能亢进时，由于甲状腺动脉血流加速，可听到连续性或收缩期血管杂音。

3. 气管检查　注意气管是否居中，大量胸腔积液、胸腔积气、纵隔肿瘤及单侧甲状腺肿大可将气管推向健侧，而肺不张、肺硬化、胸膜粘连可将气管拉向患侧。

（四）心、肺

1. 视诊　心前区有无隆起与凹陷；心前区是否有异常搏动，如弥散性搏动；上腹部是否有异常搏动；是否有心尖冲动情况等，特别注意心尖冲动的位置、强度及范围的变化。

2. 触诊 心尖冲动及心前区搏动、震颤和心包摩擦感。

3. 叩诊 叩诊可确定心界，判定心脏和大血管的大小、形状及其在胸廓内的位置。

4. 听诊 包括心率、心律、心音、心脏杂音及心包摩擦音等。

（五）腹部

1. 视诊 腹部外形、呼吸运动、腹壁静脉，有无肠型、蠕动波，腹壁皮肤、肚脐情况，腹股沟有无病变，腹围测量。

2. 听诊 肠鸣音：正常人为4～5次/分；超过10次/分为肠鸣音活跃，同时伴响亮、高亢、金属音为肠鸣音亢进；肠鸣音少于正常为肠鸣音减弱；持续听诊3～5 min未听到肠鸣音，且刺激腹部仍无肠鸣音，为肠鸣音消失。听诊时还需注意有无血管杂音、摩擦音等。

3. 触诊 内容包括腹壁紧张度、压痛及反跳痛，并分别对肝、胆囊、脾、肾、膀胱、胰腺进行触诊。

4. 叩诊 腹部叩诊的主要作用在于叩知某些脏器的大小和叩痛，胃肠道充气情况，腹腔内有无积气、积液和包块等。叩诊包括肝叩诊、胃泡鼓音区叩诊、脾叩诊、肾叩诊、膀胱叩诊和移动性浊音叩诊。

（六）脊柱与四肢

1. 脊柱 病变主要表现为疼痛、姿势或形态异常及活动度受限等，检查时应注意其弯曲度、有无畸形、活动是否受限、有无压痛及叩击痛。

2. 四肢 四肢及关节的检查常运用视诊与触诊，两者相互配合，观察四肢及其关节的形态、肢体位置、活动度及运动情况等，如上肢有无畸形、杵状指、匙状指、手指震颤，下肢有无静脉曲张、坏疽，关节有无运动障碍、畸形、肿胀、发红、压痛、动感、咔嚓声等。

二、神经系统检查★★★△△

（一）意识检查

需尽快确定有无意识障碍。对于意识障碍的患者，需重点询问意识障碍发生的缓急，昏迷前是否有其他症状，是否有外伤史、中毒史、药物过量及癫痫、高血压、冠状动脉粥样硬化性心脏病（以下简称冠心病）、糖尿病、抑郁症或自杀史等。意识障碍的神经系统查体主要包括眼征、对疼痛刺激的反应、瘫痪体征、脑干反射、锥体束征和脑膜刺激征等。

（二）脑神经

1. 嗅神经 先询问患者有无嗅幻觉等主观嗅觉障碍。然后让患者闭目，闭塞其一侧鼻孔，用香皂、牙膏等置于患者受检鼻孔，请其说出是何气味。嗅觉丧失多由鼻腔局部病变所致。嗅中枢病变一般不引起嗅觉丧失，但可引起幻嗅发作。嗅沟病变压迫嗅球、嗅束可引起嗅觉丧失。

2. 视神经 主要检查视力、视野和眼底。眼底检查时无须散瞳，否则影响瞳孔对光反射。检查应记录视盘形状、大小（有无先天性发育异常）、色泽（有无视神经萎缩）、边缘（有无视盘水肿），以及视网膜血管（有无动脉硬化、狭窄、充血、出血）、视网膜（有无出血、渗出、色素沉着和剥离）等。

3. 动眼神经、滑车神经和展神经 此3对脑神经共同支配眼肌运动，合称眼球运动神经，可同时检查。

（1）外观：观察睑裂是否对称，有无上睑下垂、眼球前突或内陷、斜视、同向偏斜。

（2）眼球运动：观察有无眼球运动受限和受限方向及程度，有无复视和眼球震颤。

（3）瞳孔及反射：瞳孔的形状与大小、对光反射、辐辏反射。

4. 三叉神经 是混合神经，主要支配面部感觉和咀嚼肌运动。

（1）面部感觉：注意区分周围性感觉障碍与核性感觉障碍，前者（眼支、上颌支、下颌支）病变区各种感觉缺失，后者呈葱皮样分离性感觉障碍。

（2）咀嚼肌运动：首先观察有无颞肌、咬肌萎缩，再用双手压紧双侧颞肌、咬肌，让患者做咀嚼动作，感知肌张力和肌力，两侧是否对称等。嘱患者张口，以上下门齿中缝为标准，判定下颌有无偏斜，若下颌偏斜则提示该侧翼肌瘫痪。

（3）反射：角膜反射、下颌反射。

5. 面神经 是混合神经，支配面部表情肌运动，同时支配舌前2/3味觉纤维。

（1）面肌运动：先观察额纹、睑裂、鼻唇沟等是否对称，然后让患者做皱眉、瞬目、示齿、鼓腮等动作，观察有无瘫痪及是否对称。周围性面瘫导致睑裂上下的面部表情肌均瘫痪，中枢性面瘫只造成睑裂以下的面肌瘫痪。

（2）味觉：每试一种溶液需用温水漱口。面神经损害可使舌前2/3味觉丧失。

6. 位听神经 包括2种功能不同的感觉神经，

即蜗神经和前庭神经。

（1）蜗神经：传导听觉，损害时出现耳聋和耳鸣。应用音叉测验可鉴别传导性耳聋和神经性耳聋。

（2）前庭神经：受损时出现眩晕、呕吐、眼球震颤和平衡障碍等。

7. 舌咽神经、迷走神经　两者在解剖与功能上关系密切，常同时受累，故同时检查。检查患者有无声嘶、鼻音或完全失音，有无吞咽困难；嘱患者发"啊"音，观察腭垂是否居中，软腭上升时是否对称；检查咽反射是否正常。

8. 副神经　检查时让患者对抗阻力向两侧转颈和耸肩，检查胸锁乳突肌和斜方肌上部功能，比较收缩时双侧的肌力和坚实度。副神经损害时向对侧转颈及同侧耸肩无力或不能，同侧胸锁乳突肌及斜方肌萎缩、垂肩和斜颈。

9. 舌下神经　其支配同侧所有舌肌。检查时观察舌在口腔内的位置及形态，观察有无伸舌偏斜、舌肌萎缩和肌束颤动。一侧核下性病变伸舌偏向患侧，伴该侧舌肌萎缩；双侧舌下神经麻痹时两侧均有舌肌萎缩和肌束颤动，舌肌不能运动，言语、构音、吞咽均受影响。

（三）运动系统

1. 肌肉形态和营养　观察和比较双侧对称部位肌肉外形及体积，有无肌萎缩、假性肥大及其分布范围。

2. 肌张力　肌张力减低表现为触诊时肌肉弛缓、柔软，被动运动时可见关节过伸，常见下运动神经元病变（如多发性神经病、脊髓前角灰质炎）、小脑病变和肌源性病变等。肌张力增高表现为肌肉较硬，被动运动阻力增加；关节活动范围缩小常见锥体系和锥体外系病变。前者表现为痉挛性肌张力增高，如折刀样肌张力增高；后者表现为强直性肌张力增高，如铅管样（不伴震颤）或齿轮样肌张力增高（伴震颤）。

3. 肌力　是指肌肉的收缩力，一般以关节为中心检查肌群的伸、屈、外展、内收、旋前和旋后等功能，适用于上运动神经元病变及周围神经损害引起的瘫痪。但对单神经损害（如尺神经、正中神经、桡神经、腓总神经）和局限性脊髓前角病变（如脊髓前角灰质炎），需要对相应的单块肌肉分别进行检查。

4. 不自主运动　是随意肌不自主收缩，是指患者意识清楚而不能自行控制的骨骼肌动作。其原因少数属生理性或精神性，大部分为锥体外系损害的表现。检查时观察患者有无舞蹈样动作、手足徐动、肌束颤动、颤搐、肌阵挛和（静止性、动作性和姿势性）震颤等，以及其出现的部位、范围、程度、规律和与情绪、动作、寒冷、饮酒等的关系，并注意结合患者家族史。

5. 共济运动　为小脑病变最主要的症状。检查时观察患者日常活动是否协调，有无运动性震颤和语言顿挫等，进一步可检查指鼻试验、跟－膝－胫试验、闭目难立征及快速轮替动作等。

（四）感觉系统

1. 浅感觉　包括皮肤及黏膜的触觉、痛觉、温度觉。温度觉障碍见于脊髓丘脑侧束损伤，触觉障碍见于后索病损。

2. 深感觉　是测试深部组织的感觉，包括关节觉、震动觉和深部触觉。关节觉障碍、震动觉障碍均见于脊髓后索损害。

3. 复合感觉　是大脑综合、分析、判断的结果，故也称皮质感觉，包括皮肤定位感觉、两点辨别觉、实体辨别觉、体表图形觉。

三、辅助检查★★★△△

（一）实验室检查

除常规的实验室检查，如三大常规，肝功能、血糖测定，以及X线胸片、心电图等检查外，应根据病史及体格检查情况，进行有针对性的实验室检查，如催乳素、脑脊液及代谢产物的测定等（如苯丙酮尿症），血药浓度测定（如血锂浓度）等。长期服用抗精神病药、抗抑郁药、心境稳定药等精神药物可能对心血管系统、造血系统、肝功能等有潜在影响的患者，应定期复查相应的血常规、肝功能和心电图；必要时增加辅助检查项目，包括药物血药浓度等。

（二）脑电图

脑电图（electroencephalo-graph，EEG）是在安静、无外界刺激时，将引导电极置于头皮上进行描记得到的大脑持续性节律性电位变化。目前通过各种诱发方法，如声、光、过度换气、药物诱发等，可发现一般情况下不能发现的异常脑电活动变化。现已将计算机结合其他先进技术对人的自然状态、睡眠状态、不同意识状态、不同心理与病理状态、药物作用状态等进行研究。

（三）多导睡眠脑电图

多导睡眠脑电图（polysomnography，PSG）是

在全夜睡眠过程中，连续并同步地描记脑电、呼吸等10余项指标，全部记录次日由仪器自动分析后再经人工逐项核实。监测主要由3部分组成：①分析睡眠结构、进程和监测异常脑电。②监测睡眠呼吸功能，以发现睡眠呼吸障碍，分析其类型和严重程度。③监测睡眠心血管功能。

（四）脑诱发电位

脑诱发电位指周围感觉器官与感觉神经系统的有关结构受刺激时，在中枢所测到的脑电变化。诱发电位的观察指标为基本波形、潜伏期和波幅（毫伏）。临床常用的脑诱发电位有视觉诱发电位、听觉诱发电位及躯体感觉诱发电位。近年来对事件相关电位（event-related potentials，ERPs）的P300和N400已有较多研究，晚近的热点更指向感觉门控P50。有研究认为，使用ERPs可通过捕捉到毫秒级内的信息，来探讨精神障碍患者的高级脑认知功能。

（五）结构性脑影像技术

1. CT 能根据不同层次各种组织的衰减系数差异，显示人体有关组织器官的解剖学横断面图像，属于结构性影像技术。脑部CT可显示脑室大小，如用脑室和大脑面积比值表示脑室扩大的程度。CT也可显示Sylvian裂等皮质沟裂增宽和脑实质密度改变，以及脑的对称性异常和局灶性异常等。

2. MRI 同属结构性影像技术，能清晰地显示不同的脑灰质和白质图像。较之CT，其优点是对软组织对比度好，如对灰质和白质之间的分辨能力高，可做多维多参数成像，电离辐射性损伤小，无须造影剂就能够显示血管等。

（六）功能性脑影像技术

1. SPECT 基本原理是通过检测显像剂在体内的立体分布而重建图像。目前主要用于定量、定性地检测脑血流及其变化。此外，尚通过检测受体的放射性配体以了解神经受体的占有率及其功能状况，如DA的D_1及D_2受体、DA转运体、5-HT_2受体、Glu受体、GABA受体及M型胆碱受体等。该技术在临床及科研中已广泛应用，但由于SPECT图像取决于化合物发射的单个光子，空间分辨率相对较差。

2. fMRI 狭义fMRI就是指血氧水平依赖性测量（blood oxygen level dependent，BOLD）成像；广义fMRI包括BOLD成像、MR扩散加权成像（diffusion-weighted MRI，DWI）、扩散张量成像（diffusion tensor imaging，DTI）、MR灌注成像等。磁共振波谱分析（magnetic resonance spectroscopy，MRS）也可归入广义的fMRI范畴。目前精神科应用较多的是BOLD，其成像基本原理是应用氧合血红蛋白与脱氧血红蛋白有不同的磁敏感性效应，当局部脑皮质在经特定的任务刺激（如感觉、运动、神经心理测试等）后，代谢率增加，血管扩张，血流量明显增加，局部的氧合血红蛋白增加，而局部氧耗量增加不明显，即局部脱氧血红蛋白含量相对较低，从而引起相应大脑组织区域的信号增加。BOLD成像有2种类型，即Block设计fMRI和事件相关fMRI，相对于SPECT及PET而言，BOLD成像无须暴露于放射性核素环境中，具有较高的时间分辨率及空间分辨率，且可重复试验、试验中可实时监测被试者的反应等优点，对于精神障碍的生物学基础研究，尤其是认知功能研究具有较大的应用价值，是目前精神科研究热点及重要发展方向之一。

3. PET 基本原理是将人工导入人体的不稳定放射性核素［如^{11}C-葡萄糖、^{13}N-氨基酸、^{18}F-去氧葡萄糖（DG）等发射的射线］经释放正电子后稳定化，然后记录、放大和转换成数据，再由计算机重建为不同放射密度的三维图像。其共同的特点在于C、N、O等元素是人体组织的基本元素，用这些放射性核素易于标记体内的各种化合物及其代谢物，而继续保持其生物活性，有利于研究体内各部的生理、生化代谢过程。PET常用于检查精神障碍患者的受体功能及精神药物的受体结合率，该项技术的深入使用或许会对精神医学的诊断手段与治疗方法带来新的变化。

（七）遗传学技术

1. 基因组学技术 精神障碍是多基因遗传疾病，与精神障碍发病及治疗相关的基因作用方式可以用数量性状位点（quantitative trait locus，QTL）来解释，即多个微效基因的交互作用共同影响这些性状。目前精神障碍的基因组学研究，主要是定位可能会在精神障碍发生发展过程中起重要作用的基因，明确它们的致病机制，并寻找防止缺陷基因发挥作用的方法。常见的单核苷酸多态性（single nucleotide polymorphism，SNP）被广泛用于精神障碍的关联分析，利用SNP位点间的连锁不平衡（linkage disequilibrium，LD）信息，在基因组上搜索出可能的致病基因。随着高通量技术的发展，超大规模的全基因组关联分析（genome-wide association study，GWAS）在精神障碍的遗传研究中也得到应用。

2. 表观遗传学技术 表观遗传指基因的 DNA 序列不发生改变的情况下，基因的表达发生了可遗传的改变。其主要机制包括 DNA 甲基化、组蛋白修饰、染色质重塑及非编码 RNA 调控等。虽然表观遗传学技术在精神障碍的应用还处于初级阶段，但作为中心法则的补充，表观遗传技术为寻找精神障碍的病因和诊断分类提供了新的研究方法。

（八）量表评估

1. 智力测验 常用韦氏成人智力量表（Wechsler adult intelligence scale，WAIS），该量表包括常识、领悟、计算、相似性、背数、词汇的言语功能及数字符号、填图、木块图、图片排列和图形拼凑等操作功能测验。

2. 人格测验 最常用的是明尼苏达多相人格调查表（Minnesota multiphasic personality inventory，MMPI），MMPI 有 566 条项目，前 399 条含 14 个分量表。其中 4 个量表是用以检验结果可靠性的疑问、掩饰、装坏和防卫项目效度量表；10 个为临床量表，包括疑病、抑郁、癔症、病态人格、性别色彩、偏执、精神衰弱、精神分裂症、轻躁狂和社会内向；后面的条目是为依赖性、支配性、自我力量和偏见项目附加量表。

3. 症状量表 针对精神症状的症状量表甚多，其中许多已被充分接受并在精神科临床广泛应用，主要包括评定精神病性症状的简明精神病评定量表（brief psychiatric rating scale，BPRS）、阳性与阴性症状量表（positive and negative syndrome scale，PANSS）；评定抑郁症状的流调用抑郁自评量表（center for epidemiological survey-depression scale，CES-D）、汉密尔顿抑郁量表（Hamilton depressive scale，HAMD）和抑郁自评量表（self-rating depressive scale，SDS）；评定躁狂症状的 Bech-Rafaelsen 躁狂量表（Bech-Rafaelsen mania rating scale，BRMS）、杨氏躁狂量表（Young mania rating scale，YMRS）；评定焦虑症状的汉密尔顿焦虑量表（Hamilton anxiety scale，HAMA）和焦虑自评量表（self-rating anxiety scale，SDS）。

4. 其他量表 常用于检测精神障碍相关问题与筛查认知缺陷的一般健康问卷（general health questionnaire，GHQ）、SF-36 健康调查量表、90 项症状清单（symptom check list 90，SCL-90）和简易智力状态检查（mini-mental state examination，MMSE）等量表。

第 6 节 精神障碍的诊断原则

一、症状学诊断原则 ★★★△△△

临床医学有 3 种基本的诊断模式，即病因学诊断、病理学诊断、症状学诊断。由于大多数精神障碍病因不明，精神障碍的病因学诊断还有待学科发展和科研的突破。一些器质性精神障碍和精神活性物质所致精神障碍可以做病因学诊断，如颅脑损伤所致精神病性障碍、酒精依赖及其谵妄等。另一些器质性疾病虽然无法进行病因学诊断，但最终可依据特征性的病理学改变而进行病理学诊断，如阿尔茨海默病的标准是脑细胞特征性病理学改变。绝大多数所谓“功能性”精神障碍，如精神分裂症、抑郁障碍、双相障碍、神经症性障碍等，尽管有越来越多的病因学研究证据，但至今还不能用作诊断标准，依然只能停留在症状学诊断层面上，病因学分析的结论仅仅作为诊断的参考。目前国内临床上采用的 ICD-10 基本采用症状学诊断分类原则。

症状学诊断优先原则是精神科临床诊断分析思路的基本要求。幻觉妄想状态、精神自动症、抑郁状态、躁狂状态等临床综合征均可作为症状学诊断。然而，症状学诊断并不等同于疾病分类学诊断，如存在抑郁状态不一定就能诊断为抑郁发作，而完全有可能诊断为精神分裂症后抑郁。

二、等级诊断原则 ★★★△△△

优先诊断器质性精神障碍是临床诊断学的一个基本原则，在精神科体现为诊断功能性精神障碍前首先排除器质性精神障碍和物质依赖。精神分裂症、躁狂发作和抑郁发作等精神障碍的诊断标准中都规定了排除标准，要求排除器质性因素。ICD-10 的诊断序列反映了等级诊断的基本思想。

（0）器质性精神障碍

（1）精神活性物质所致的精神和行为障碍

（2）精神分裂症和其他精神病性障碍

（3）心境障碍
（4）癔症、应激相关障碍、神经症
（5）心理因素相关生理障碍
（6）人格障碍及性心理障碍
（7）精神发育迟缓

需要注意的是，人格障碍和精神发育迟缓可以和其他精神障碍的诊断并列，因为它们完全可能作为素质因素，在其他精神障碍之前就已经存在。

第7节 精神障碍的诊断思路

精神障碍诊断的基本思路首先要确认症状，然后确定临床综合征，由综合征引出各种可能的假设诊断，通过鉴别诊断，最后确定疾病分类学诊断。有学者提出的“分两步走，综合交叉的分析思路”，实质上是症状-综合征-诊断［symptoms-syndrome-diagnosis（S-S-D）］诊断思路的不同说法。

一、确定症状学诊断：由症状到综合征★★★△△△

（一）症状分析

即确认症状。确认某个具体症状应满足3个基本条件，即症状性质、频度和强度、持续时间。如果症状不止一个，应分门别类地逐一分析，为构筑综合征做准备。有2种基本的分类方法：一是按照精神症状的知、情、意的类别逐一分析，确定患者目前和以往存在的具体症状；二是按照症状的确定性将所有症状分类为确定无疑的症状、明显但有待认证的症状、可疑的症状等。2种方法可以结合应用。前者比较系统，少遗漏，但容易浅尝辄止；第2种方法可引导医师的思考，在确认症状时保持严谨和谨慎，但系统性和全面性略差。

（二）构筑临床综合征

精神症状大多是动态发展和相互联系的，极少孤立存在，大多数都是围绕某一核心症状出现一系列其他症状，构成整体的临床相，典型的如“幻觉妄想状态”“抑郁状态”“躁狂状态”等。症状学诊断就是为了确定这种症状综合征或临床表现。

二、疾病分类学诊断：由假设诊断到最终诊断★★★△△△

（一）建立假设诊断体系

大多数情况下，某个临床综合征与某种疾病之间有较为密切的关联，即综合征具有一定的诊断特异性。但是某个综合征只出现在某种疾病的情况并不多见，即便是通常认为诊断精神分裂症具有高度特异性的康金斯基综合征，也并非只见于精神分裂症，更不用说许多疾病都可能出现的抑郁状态、幻觉妄想状态。因此，确定综合征诊断之后要全面考虑可能出现这一综合征的所有疾病，即建立假设诊断，同时按照可能性的大小进行初步排序。随着分析的深入，最初认为可能性最大的假设诊断完全有可能被降低到可能性较小的位置。

（二）鉴别诊断与排除诊断

鉴别和排除的对象就是各种假设诊断，要综合分析各种因素对诊断的影响，同时反过来分析某个诊断是否能够解释有关的影响因素。最终的诊断应当是最能够全面（或最大程度）解释所有因素的那个假设诊断。需要考虑的主要因素如下。

1. 症状与综合征的特异性 仔细分析构成综合征的那些症状的性质和动态发展规律。有些症状具有较高的诊断特异性，比如原发性妄想、第三人称评论性幻听等，均高度提示精神分裂症的诊断。有些综合征的构成症状本身特异性不高，但综合征却具有较高的诊断价值，如“抑郁综合征”。

2. 发病基础 包括一般资料、家族遗传史、病前性格、既往疾病史等。这些相关因素常影响疾病的临床表现，病程发展或是疾病的病因或诱因。例如，①应注意患者有无接触有害物质的情况，如农药接触史、化学物质接触史等。②应注意既往疾病史中有无急、慢性躯体疾病，注意躯体疾病与精神障碍的关系。有时精神障碍发生前的躯体症状，如发热、口角疱疹和上呼吸道感染症状可能是散发性脑炎的前驱症状。③应注意病前性格、家庭与学校教育对患者个性形成和发展的影响，个性健全与否或个性的某些偏向常与罹患某种疾病有一定联系。④家族成员中是否存在精神障碍、癫痫、精神发育迟缓及性格异常等病史，均可作为精神障碍诊断分析的相关参考。

3. 病程 病程特点对于精神障碍的诊断具有重要的价值。由正常到明显异常的时间在2周内为急性起病，2 周以上到 3 个月为亚急性起病，3 个月以上为慢性起病。急性短暂性、间断发作性、迁延进展性、波动迁延性、周期性等病程特点，都有某些精神障碍的病程作为典型代表。一般说来，急性发病多见于器质性精神障碍（如感染、中毒所致精神障碍等）或急性心因性精神障碍等，对这些疾病应特别注意寻找病因。此外，阵发性或反复发作的病程，常见于心境障碍、癫痫及癔症等。

4. 病因分析　理想状态下，精神障碍的诊断如同躯体疾病的诊断一样，尽量做出病因诊断。精神科医师在收集病史，进行精神检查、体格检查与实验室检查时，应结合疾病特点和各种检查结果，综合分析、仔细比较，尽可能明确病因。一般而言，精神障碍的致病因素大致分为理化生物因素与心理社会因素。由理化生物因素引起的精神障碍，一般伴有相关阳性症状与体征，通过体格检查或实验室检查可获得相应异常发现。如果存在脑器质性疾病（如肿瘤、感染、外伤、癫痫等）和躯体疾病及精神活性物质使用的确凿证据，并且这些因素与精神症状的发生存在时间上的密切联系，则按照等级诊断原则优先考虑器质性精神障碍诊断。心理社会因素引起的精神障碍，起病前必然有明显精神创伤或应激性事件存在。大部分精神障碍，如精神分裂症或心境障碍等病因未明，可能为个体素质因素和环境影响共同作用所致，此种情况下通常将其病前心理社会因素归咎于诱因或偶然巧合，必须仔细分辨发病与这些心理社会因素的确切关系，特别注意发病与精神刺激的时间关系，在应激性事件前是否已存在不适当的言行等。

（陆　林　范滕滕　江开达）

参考文献

[1] 沈渔邨. 精神病学. 5 版. 北京：人民卫生出版社，2009.

[2] 赵靖平，施慎逊. 中国精神分裂症防治指南. 北京：中华医学电子音像出版社，2015.

[3] [英] 格尔德·哈里森·考恩. 牛津精神病学教科书. 刘协和，李涛，译. 5 版. 成都：四川大学出版社，2010.

[4] [美] 郝尔斯. 精神病学教科书. 张明园，肖泽萍，译. 5 版. 北京：人民卫生出版社，2010.

[5] 杨德森，刘协和，许又新. 湘雅精神病学. 北京：科学出版社，2015.

[6] 李凌江，陆林，王高华，等. 精神病学. 3 版. 北京：人民卫生出版社，2015.

[7] Cowen P, Harrison P, Burns T. Shorter Oxford textbook of psychiatry. 6th ed. Oxford: Oxford University Press, 2012.

[8] 于欣. 精神科住院医师培训手册. 北京：北京大学医学出版社，2011.

[9] 郝伟，于欣. 精神病学. 7 版. 北京：人民卫生出版社，2013.

[10] 江开达. 精神病学高级教程. 北京：人民军医出版社，2009.

[11] Sadock BJ, Sadock VA, Ruiz P. Kaplan and Sadock's comprehensive textbook of psychiatry. 9th ed. Philadelphia: Lippincott Williams and Wilkins, 2009.

第 5 章　脑器质性精神障碍

第 1 节　概　　述

脑器质性精神障碍是指由脑实质病变或损伤引起的精神障碍，其特点是大脑存在明确的病理生理和结构变化，这些变化与精神异常有明确的因果联系。在临床表现上具有共同的特征，可归纳为谵妄、痴呆、遗忘等几类临床综合征。

一、谵妄★★△△

谵妄是多种器质性原因引起的暂时性脑功能全面紊乱，临床特征表现为意识障碍，包括注意受损、定向障碍、认知和（或）知觉异常（错觉、幻觉），常伴随精神运动异常、睡眠－觉醒周期紊乱、妄想、情绪异常（如易激惹、焦虑、恐惧、欣快、淡漠、抑郁）等症状。常急性起病，临床表现为波动病程。几乎所有的躯体疾病和许多药物及成瘾物质都可引起谵妄。常见的有感染性疾病、脑血管病、脑外伤、颅内肿瘤、癫痫、水和电解质紊乱、酸碱平衡紊乱等。临床上谵妄的各种原因常交织在一起，同一患者可有多种因素，如肺性脑病患者有感染发热、缺血缺氧、心律失常、水和电解质紊乱、酸碱平衡紊乱等多种病理生理异常。谵妄与脑细胞中毒、缺血缺氧及局部生理环境改变有关。其病理变化程度轻重不一，轻者只有神经突触间的传递功能异常，重者可有神经形态学改变。除原发病灶在颅内外，其他原因引起的谵妄一般只造成脑组织的非特异性改变如充血、水肿之类，因而是可逆的。

谵妄的临床特点是短时间内出现意识紊乱和认知功能改变。急性起病，基本特征是意识障碍，表现为意识的清晰水平降低或觉醒水平降低，神态恍惚，注意的集中、维持和转换能力受损，环境意识的清晰度下降。感知障碍包括感觉过敏、错觉和幻觉，以视错觉、视幻觉多见。谵妄时的妄想多为继发性、片断性和被害性质。谵妄时定向、记忆和语言障碍也很突出。语言障碍表现为思维松散，言语零乱，极不连贯。精神运动性障碍表现为患者坐立不安或活动增多，可有摸索、拉扯、挣脱约束、职业性习惯动作、不协调性的精神运动性兴奋。少数患者活动减少，精神萎靡、疲乏无力，甚至于近乎木僵，在一天中可能由一个极端转为另一个极端。谵妄时还可出现不自主运动，如震颤、扑翼样动作，以慢性酒精中毒的震颤性谵妄和肝性脑病时最为典型。谵妄患者可有焦虑、恐惧、抑郁、激惹、愤怒、欣快和淡漠等情感障碍，多继发于恐惧性的知觉障碍或妄想。谵妄还可以伴有自主神经功能紊乱。谵妄症状的特点为昼轻夜重。谵妄症状通常持续数小时或数天，也可持续数周。好转后患者对病中的表现全部或大部分遗忘，轻度谵妄的患者可描述为做梦一般，但对触目惊心的错觉及伴随的情感和行为反应多不能回忆。

二、痴呆★★△△

痴呆是由于脑部器质性病损而引起的继发性智力减退，其临床基本特征是出现多种认知功能缺损，包括记忆障碍和至少下列认知功能障碍之一，即失语、失用、失认和执行功能紊乱。痴呆的病程通常是慢性进行性发展，大多数属不可逆性的。痴呆虽有多种认知功能缺损，但无觉醒障碍，谵妄时的认知功能损害不能作为诊断痴呆的依据，待谵妄症状消除后，患者的临床表现仍符合痴呆诊断标准，则痴呆和谵妄 2 个诊断均可成立。痴呆的病因有许多，常见的有脑变性病、脑血管病、颅内感染、脑外伤、脑肿瘤、药物和毒物、内分泌代谢性疾病、营养缺乏等。

三、遗忘★★△△

遗忘又称科萨科夫综合征（Korsakoff syndrome），是以记忆障碍为主要临床表现，无觉醒障碍，无其他认知功能损害为特征的一种脑器质性综合征。导致间脑和边缘颞叶结构（如乳头体、海马、穹窿等）损害都可引起本征。常见的病因有酒精中毒、脑外伤、肿瘤、脑血管病、颅内感染、一氧化碳中毒等。神经心理测验常可显示特殊的记忆缺损，却无其他认知功能明显障碍。

上述三大综合征是鉴别器质性精神障碍与功能性精神障碍的经典标志，识别或掌握它们的临床特点可反映精神科医师的临床基本功，也可能影响患者的治疗和预后。

第 2 节　阿尔茨海默病及其他神经退行性痴呆

一、阿尔茨海默病（AD）

AD 是一种起病隐袭的进行性发展的慢性神经退行性疾病，临床上以记忆障碍、失语、失用、失认、执行功能等认知障碍为特征，同时伴有精神行为异常和社会生活功能减退。一般将 65 岁以前发病者称为早发型，65 岁以后发病者为晚发型。

（一）流行病学★△

1. 患病率与发病率　国内外的大部分 AD 研究结果为，65 岁以上的老年人中 AD 的患病率约为 5%。2015 年一份全球痴呆的流行病学数据显示，全球约有 990 万例新发痴呆患者。到 2050 年，全球患老年期痴呆的人数将从目前的 4600 万人增至 1.315 亿人。我国目前 65 岁以上人口约 1.2 亿，估计 AD 的患者数约 600 万。我国各地区报道的痴呆发病率为 0.30%～0.74%。1998 年我国张明园等报道上海社区老年人中痴呆的年发病率，65 岁以上的老年人发病率为 1.15%，70 岁以上者为 1.54%，75 岁以上者为 2.59%，80 岁以上者为 3.54%，85 岁以上者为 3.23%。2014 年国内 2 项流行病学调查显示，我国目前 60 岁以上的老年人 AD 发病率为 3%～5%，而 80 岁以上的老年人达 20%。

2. 危险因素　与 AD 相关的危险因素主要为年龄高、女性、脑外伤、家族史、低教育水平等。60 岁以上的老年人群，每增加 5 岁患病率约增加 1 倍。女性患者约为男性患者的 2 倍。载脂蛋白 E（apolipoprotein E，ApoE）等位基因 *ε4* 是 AD 的重要危险因素。抑郁症史，特别是老年期首发抑郁症是 AD 的危险因素。低教育水平与 AD 的患病率增高有关，可能的解释是早年的教育训练促进皮质突触的发育，使突触数量增加和“脑储备”增加，因而推迟了痴呆的诊断时间。这一假说得到一些临床观察的支持，如高教育水平的 AD 患者，即使在晚期仍可保留一些认知功能，他们从确定诊断到病死的病程相对较短。

（二）神经病理★★△

AD 具有特征性的病理变化即神经炎斑（neuritic plaques，NP）[简称老年斑（senile plaques，SP）]、神经元纤维缠结（neurofibrillary tangle，NFT）和神经元变形坏死。AD 病变主要损害胆碱能神经元，使皮质和海马合成乙酰胆碱（ACh）减少。ACh 与近记忆密切相关。神经病理学家主要是根据新皮质中神经炎斑的数量来进行 AD 的病理诊断。在海马和皮质中存在 NFT，而含有 NFT 的神经元都有退行性变。在海马常可见颗粒空泡样变性和大量的 Hirano 体。伴随上述改变的是大量的神经元丧失。痴呆的严重程度与大脑皮质和海马中 NFT 的数量及神经元脱失程度密切相关。与正常衰老相比，AD 的 SP 和 NFT 数量显著增多，分布更广。SP 和 NFT 的分布与神经解剖有密切的关系，与横嗅皮质有密切联系的联络皮质区受累最严重。

（三）病因与发病机制★★△

AD 的发病机制主要有 β- 淀粉样蛋白（beta amyloid，Aβ）和 tau 蛋白致病学说，其最强证据来自于携带淀粉样前体蛋白（amyloid precursor protein，APP）、早老素 1（presenilin 1，PSEN1）基因或早老素 2（presenilin 2，PSEN2）突变的家族性 AD 的研究。21 号染色体的 *APP* 基因突变导致 Aβ 产生和老年斑形成，另外 2 个是早老素 1 和早老素 2 基因（*PS1*、*PS2*）。*ApoE* 基因是 AD 的重要危险基因。*ApoE* 等位基因型为 *ε4*/*ε4* 的患病风险最高，至少增加 8 倍。

AD 研究积累了大量证据支持，异常折叠的 Aβ 形成的淀粉样蛋白斑块和 tau 蛋白形成的神经元缠结与脑中神经变性进程相关。但也有证据支持痴呆的复杂性和多病因性。人们正由淀粉样蛋白致病的单纯假设转向新的观点。另外，炎症、氧化应激反应、激素变化等可调节 Aβ 和 tau 蛋白代谢的作用机制，导致神经元退化，这些机制还有待阐明。

（四）临床表现★★★△△△

AD 通常是隐袭起病，病程为持续进行性进展。临床表现可分为认知功能缺损症状和非认知缺损的症状，两者都将导致社会生活功能减退。

1. 认知功能缺损症状

（1）记忆减退：记忆障碍是诊断的必备条件。痴呆患者的记忆损害有以下特点：①新近学习的知识很难回忆。②事件记忆容易受损。③近记忆减退常为首发症状。

（2）语言障碍：早期患者尽管有明显的记忆障碍，但一般的社交语言能力相对保持。深入交谈可发现患者的语言功能损害，主要表现为语言内容空洞、重复和赘述。语言损害可分为 3 个方面，即找词能力、造句和论说能力。

（3）失认症：指在大脑皮质水平难以识别或辨别各种感官的刺激，这种识别困难不是由于外周感觉器官的损害如视力减退所致。失认症可分为视觉失认、听觉失认和体感觉失认。视觉失认可表现为对物体或人物形象、颜色、距离、空间环境等的失认。有视觉失认的患者阅读困难，不能通过视觉来辨别物品，严重时不能辨别亲友甚至自己的形象，患者最终成为“精神盲”。听觉失认表现为对声音的定向反应和心理感应消失或减退，患者不能识别周围环境声音的意义，对语音、语调及语言的意义难以理解。体感觉失认主要指触觉失认。体感觉失认的患者难以辨别躯体上的感觉刺激，对身体上的刺激不能分析其强度、性质等。

（4）失用症：指感觉、肌力和协调性运动正常，但不能进行有目的性的活动。可分为观念性失用症、观念运动性失用症和运动性失用症。观念性失用症指患者不能执行指令，当要求患者完成某一动作时，他可能什么也不做或做出完全不相干的动作，可有模仿动作。观念运动性失用症的特点是不能模仿一个动作如挥手、敬礼等，与顶叶和额叶皮质间的联络障碍有关。运动性失用症指不能把指令转化为有目的性的动作，患者能清楚地理解并描述命令的内容。请患者做一些简单的动作如挥手、敬礼、梳头等，可以比较容易地发现运动性失用症。

（5）执行功能障碍：执行功能指多种认知活动协调有序地进行，与额叶及有关的皮质和皮质下通路功能障碍有关。执行功能包括动机，抽象思维，复杂行为的组织、计划和管理能力等高级认知功能。执行功能障碍表现为日常工作、学习和生活能力下降。分析事物的异同、连续减法、词汇流畅性测验、连线测验等神经心理测验可反映执行功能的受损情况。

2. 精神行为症状 痴呆的精神行为症状常见于疾病的中、晚期。患者早期的焦虑、抑郁等症状，多半不太愿意暴露。明显的精神行为症状提示痴呆程度较重或病情进展较快。痴呆的精神行为症状多种多样，包括失眠、焦虑、抑郁、幻觉、妄想等。

3. 神经系统症状和体征 轻、中度患者常没有明显的神经系统体征。重度或晚期患者可出现原始性反射如强握反射、吸吮反射等。晚期患者最明显的神经系统体征是肌张力增高，四肢屈曲性僵硬呈去皮质性强直。

（五）实验室与辅助检查★★△△

1. 脑影像学检查 AD 脑结构性扫描（CT 或 MRI）的表现是皮质性脑萎缩和脑室扩大，伴脑沟裂增宽。若颞叶内侧区域局部萎缩，有助于支持 AD 诊断。对于不典型 AD 患者，如后部皮质萎缩，辅以视觉评估量表，发现顶叶萎缩具有重要意义。^{18}F-FDG-PET 阳性者，如果是颞顶叶和后扣带回则支持 AD，如果是前部或非对称性则支持额颞痴呆，但同时也应考虑其他低代谢疾病。临床上最新的 AD 影像学标志物是 Aβ 配体的 PET，欧洲药品管理局和美国食品药品监督管理局（Food and Drug Administration，FDA）批准 3 种配体，即 florbetapir、florbetaben 和 flutemetamol 用于临床。这些配体对反映皮质淀粉样变具有很高的准确性。然而，淀粉样蛋白 PET 的诊断价值主要在于排除性诊断（即较高的阴性预测价值）。认知障碍患者如果淀粉样蛋白 PET 阴性，则不太可能是 AD。约 35% 的 60 岁以上认知正常者淀粉样 PET 是阳性结果，这些个体应该是 AD 的临床前期或无症状期。临床试验的影像学标志物主要包括海马萎缩和淀粉样蛋白 PET。

2. 脑脊液（cerebrospinal fluid，CSF）检查 AD 患者 CSF 中的 tau 蛋白升高，$Aβ_{42}$ 降低，具有辅助诊断价值。其中 $Aβ_{42}$ 诊断 AD 的特异度＞90%，灵敏度＞85%；AD 的 CSF 总 tau 蛋白（T-tau）水平显著升高，约为正常对照组的 3.2 倍，但特异性较低，在脑卒中、克－雅脑病（Creutzfeldt-Jakob 病）和大部分神经退行性病变中均有升高。近年来的研究发现，磷酸化 tau 蛋白（P-tau）与 T-tau 相比，对 AD 的特异性更高。抑郁症、脑卒中、血管性痴呆、帕金森病的 P-tau 水平可以正常。采用高灵敏度的单克隆抗体技术检测多种不同位点磷酸化 P-tau 水平，如苏氨酸 181、231 位点和丝氨酸 199、235、396 等系列位点，能鉴别额颞痴呆、路易体痴呆。

3. 神经心理测验 神经心理测验是诊断AD及其他认知障碍的基本技能，通过这个方法可以了解患者不同认知领域的水平，如瞬时记忆、短时记忆、言语流畅性、计算、视空间及执行功能等。目前国内外使用最多、信度和效度比较好的是简明精神状态检查量表（mini-mental state examination，MMSE）。该测验可在短时间内了解患者的总体认知情况。而蒙特利尔认知评估表（Montreal cognitive assessment，MOCA量表）、画钟试验也是临床中运用广泛而简便、信效度较好的心理测试。

（六）诊断与鉴别诊断★★★△△△

1. 诊断 目前AD的诊断仍然依靠排除法，即先根据认知功能损害情况，判断是否有痴呆，然后对病史、病程、体格检查和辅助检查的资料进行综合分析，排除各种特殊原因引起的痴呆后，才能做出AD的临床诊断。对于不典型AD病例，如语言、视觉、实践或执行功能障碍的发生早于记忆损害，且比记忆损害更为突出，诊断性生物学标志物有助于疾病鉴别。

2011年美国新修订的国立衰老研究所——阿尔茨海默病协会（National Institute on Aging and Alzheimer's Association，NIA-AA）诊断标准中，把AD病程分为3个阶段，不同病程阶段有不同的生物学标志物变化，可及早评估AD的发展变化。在新修订的NIA-AA标准中，对AD病理生理过程与其所致的临床症状进行重新定义，形成了包括无症状的AD临床前期、AD所致轻度认知损害（mild cognitive impairment due to AD，MCI）期和AD所致痴呆期3个不同阶段的诊断标准：①无症状的AD临床前期，其诊断依据几乎完全基于AD生物学标志物。首先是CSF中$A\beta_{42}$水平降低、PET成像Aβ示踪剂沉积增加；随后出现神经元损伤的标志物如CSF中T-tau蛋白或P-tau蛋白升高、FDG-PET成像显示颞顶区代谢降低，MRI显示内侧颞叶、边缘叶和颞顶区皮质结构萎缩。NIA-AA标准纳入了上述5种生物标志物用于临床诊断。②AD所致MCI记忆减退，患者虽有认知损害，但日常生活功能不受影响，是介于正常老化与痴呆之间的过渡状态，具有转化为AD痴呆的高风险。Aβ聚积和神经元损伤2类生物标志用于此期，可提示MCI进展为AD痴呆的可能性。③AD所致痴呆期，指AD病理生理变化引起的临床综合征，依据检测生物学标志物确定痴呆患者潜在的AD病理变化，并把此期分为很可能的AD痴呆、可能的AD痴呆和不太可能的AD痴呆。上述5种生物学标志物在痴呆期和MCI期均可作为辅助诊断指标。

另外，值得一提的是在DSM-5诊断标准中，关于脑器质性精神障碍疾病出现了一些变化。首先，在疾病名称中，去除了痴呆这一术语，选择了更确切和接受度更高的神经认知障碍（neurocognitive disorder，NCD）。这项新的诊断名称包括DSM-Ⅳ中的痴呆和遗忘障碍的诊断。另外，根据认知缺损程度，尤其是日常独立生活能力的受损程度将NCD进一步分为轻度和重度。同时，也增加了特殊的标注，即伴或不伴行为紊乱。

2. 鉴别诊断

（1）血管性痴呆：血管性疾病是痴呆的第二位原因，脑影像学检查和Hachinski缺血指数评分，有助于血管性痴呆与AD初步鉴别。Hachinski缺血指数评分总分为18分，≥7分很可能为血管性痴呆；≤4分很可能为非血管性痴呆，主要是AD；5～6分很可能为混合性痴呆。CT或MRI检查发现血管性病灶有助于明确诊断。

（2）额颞痴呆：需与AD鉴别，前者早期表现主要是行为和情绪改变，而记忆障碍通常是AD的首发症状。额叶和颞叶萎缩是额颞痴呆的特征性影像改变，而脑广泛性萎缩和脑室对称性扩大多见于AD，一些基因检测有助于鉴别。

（3）抑郁症：老年性抑郁症可表现为假性痴呆，易与AD混淆。抑郁性假性痴呆患者可有情感性疾病的病史。抑郁性假性痴呆可有明确的发病时间，抑郁症状明显，认知缺陷也不像AD那样呈进展性全面性恶化态势。定向力、理解力通常较好。除精神运动较迟钝外，没有明显的行为缺陷。病前智力和人格完好，深入检查可显露抑郁情绪，虽应答缓慢，但内容切题正确。抗抑郁治疗疗效良好。

（4）帕金森病：AD的首发症状为认知功能减退，而帕金森病的最早表现是锥体外系症状。AD患者即使合并有锥体外系症状，也很少有震颤者，但在帕金森病患者中有震颤者高达96%。

（5）正常压力脑积水：本病除痴呆外常伴有小便失禁和共济失调性步态障碍，脑压不高。CT或MRI检查可见脑室扩大，但无明显的脑皮质萎缩征象。核素扫描可见从基底池到大脑凸面所需时间延迟至72 h以上。

（6）脑瘤：以痴呆为突出临床表现的脑瘤主要见于额叶肿瘤、颞叶肿瘤或胼胝体肿瘤，除痴呆表现外常可见颅内压增高征象，脑血管造影、CT或MRI检查可明显看出脑瘤部位。

（七）治疗★★★△△△

本病病因不明，目前尚无特效治疗，现证实有效的治疗方法基本上都属于对症治疗。AD的治疗包括针对认知功能减退和非认知性精神症状的治疗。

1. 促认知药物治疗 FDA批准上市的促认知药物包括胆碱酯酶抑制药（ChEIs）和NMDA美金刚。ChEIs包括多奈哌齐（donepezil）、卡巴拉汀（rivastigmine）、加兰他敏（galantamine）。石杉碱甲也是ChEIs，目前只有我国批准用于治疗轻、中度AD，部分国家允许膳食补充。ChEIs可推迟AD患者到达功能评估终点和死亡终点的时间。2014年欧洲神经病学协会中提出的AD治疗指南指出，对中、重度AD患者推荐胆碱酯酶抑制药与美金刚联合使用，尤其对出现明显行为症状的重度AD患者。

2. 精神行为症状的治疗 详见本章第四节。

3. 心理社会治疗 目的是尽可能维持患者的认知和社会生活功能，同时保证患者的安全和舒适。医师须告知患者家属或照料者有关疾病的知识及基本的护理原则。此外，医师还可向家属或照料者讲解一些处理行为问题的心理学方法和技巧。

4. 认知训练 大量证据显示认知训练对老年人具有潜在益处。近年来相关研究验证了认知训练对健康老年大脑可塑性的改变。最为有利的证据当属由美国国立卫生研究院（National Institutes of Health，NIH）资助的ACTIVE研究（全称为老年个体高级认知训练，advanced cognitive training for independent and vital elderly），结果显示，通过让受试者参加认知速度训练、记忆力训练和理解力训练，可以降低AD等痴呆症约50%的患病风险，其结果需进一步重复验证。

5. 新药研究进展 近10年来，新药研发主要聚焦于减缓、阻止或逆转AD病程进展，药物作用靶点涉及Aβ的产生、聚集、清除和tau磷酸化等。抗Aβ治疗，尤其是免疫治疗类药物是研究热点。但进入临床试验的疗效不甚理想，已完成的Ⅲ期试验大多以失败告终。选择病变早期或无症状期的AD患者为受试对象，延长试验时程，多靶点和预防性免疫治疗是未来临床试验的发展趋势。充分认识AD患者免疫过程的复杂性，开发安全有效的免疫治疗药物仍然任重而道远。

二、其他神经退行性痴呆

（一）路易体痴呆★★★△△△

路易体痴呆（dementia with Lewy body，DLB）是近十几年来才引起重视的痴呆类型，也是神经退行性疾病。在新近出版的DSM-5诊断分类系统已将路易体痴呆列为独立的疾病单元。DLB的临床特点主要有认知功能损害的波动性、视幻觉和同时伴有帕金森综合征。病理特征为大脑皮质神经元内具有典型的路易体。多项连续老年痴呆患者的尸解报道，DLB占连续痴呆患者的15%～25%，认为DLB是仅次于AD的常见痴呆类型。

1. 病因与发病机制 近年来，遗传学研究发现2个基因可能与路易体形成有关：一个是α-共核蛋白基因，该基因突变可致帕金森病，基因产物α-共核蛋白既是路易体的成分，也是老年斑的成分；另一个是细胞色素氧化酶P450同工酶*CYP2D6*等位基因，该基因突变是脑干和皮质路易体形成的危险因素。

DLB与AD的病理变化既有相似之处，也有不同之处。DLB也有老年斑和神经元纤维缠结，但DLB的老年斑中没有tau蛋白免疫反应炎性成分，其神经元纤维缠结多不损及海马，而AD患者的海马几乎都严重损害。DLB的病理变化特点有：除皮质下神经核中大量存在路易体外，大脑皮质也广泛存在，特别是扣带回、岛叶和海马旁皮质数量最多；皮质路易体主要见于皮质内层中的中、小锥体细胞中，海马中几乎没有路易体体形成；大脑皮质的老年斑为非神经炎斑，神经元纤维缠结不累及海马。

2. 临床表现 DLB的典型病程为缓慢进展，经过数年后最终呈全面痴呆。在疾病的早期，大部分患者的认知功能为颞顶叶型，表现为记忆、语言和视觉空间技能损害，与AD不同，从神经心理测验可以鉴别：①DLB早期可以没有记忆障碍或仅有回忆障碍，而AD表现为识记和存储障碍。用简单的床边记忆测验可反映出DLB的回忆困难，如让患者回忆一组词汇，患者可能在听完一遍后一个词汇也回忆不起来，但经过提示后，有时可完全正确地回忆所有词汇，这与额颞痴呆的表现颇为相似。②DLB患者额叶功能紊乱的表现比AD更为突出。Wisconsin卡片分类测验和连线测验成绩比AD患者差，这2个测验主要反映额叶功能或执行功能。DLB患者的脱抑制症状淡漠也比AD严重，注意力容易分散，内省力比较差。③DLB早期的视觉空间技能损害比AD严重，从积木测验、画钟测验和描图测验可反映出来。

DLB认知功能损害的最重要的特点是认知损害程度的波动性，是临床诊断的重要依据。虽然所有痴呆患者的认知症状都可能有些波动，但是DLB的认知功能波动比较严重，不能以心理、环境等因素加以解释。在疾病早期，患者的认知功能在正常与异常之间波动，觉醒状态和注意力的波动使患者时而模糊，时而清醒。有些患者的认知功能在数分钟或数小时内都有不同，类似于癫痫发作，但没有相应的脑电变化。

视幻觉是DLB的重要临床表现之一。大部分DLB患者有真性视幻觉，幻觉形象往往鲜明生动。幻觉对象多为患者熟悉的人物或动物，这些视觉形象常常是活动的、会说话或发出声音的；偶尔，幻觉形象有扭曲变形。有视幻觉的患者中，约50%的患者伴有妄想，通常是被害妄想。约80%的DLB患者有持续性视幻觉，是临床诊断的重要指标。

早期出现帕金森综合征也是诊断DLB的重要依据。起初表现有轻微的运动症状，如肌张力略高，动作迟缓，典型的静止性震颤并不常见，症状极少呈单侧性或不对称。随着病情的进展，帕金森症状不断加重，是晚期DLB患者社会和生活功能障碍的主要原因。这些症状使患者的活动受限，容易跌倒和进食困难。几乎所有的痴呆患者在晚期都出现帕金森综合征。

3. 诊断与鉴别诊断 DLB的确诊有赖于尸检的病理诊断。临床诊断主要根据临床症状特点。DLB临床诊断的准确性还不是很高，敏感度和特异度约70%（表5-1）。

表5-1 DLB诊断标准（2005年国际共识修订版本）

必需症状
痴呆定义为进行性认知功能下降，并且足以影响到正常社会或职业功能
早期可能无明显或持续的记忆损害，但随着疾病的进展，通常会出现明显的记忆损害
典型表现为注意力、执行功能和视空间能力障碍
核心特征
认知功能波动，伴显著的注意力和警觉改变
反复出现生动的视幻觉
帕金森综合征
提示特征
快速眼动相睡眠行为异常
对神经镇静类药物异常敏感
SPECT或PET显示基底节DA转运蛋白减少

注：具备2条核心特征，或具备1项或以上核心特征，同时具备1项或1项以上提示特征可诊断为“很可能路易体痴呆”；具备1条核心特征或若无核心特征，具备1项或1项以上提示特征可诊断为“可能路易体痴呆”；仅有提示特征不能诊断为“很可能路易体痴呆”

在鉴别诊断上，DLB与帕金森病性痴呆（Parkinson disease with dementia，PDD）具有相似的神经病理学基础和临床表现，两者存在重叠，关系复杂。在出现运动异常前就出现痴呆，尤其伴视幻觉和事件反应能力下降，有助于和PDD鉴别。有专家建议以1年作为分界值，若帕金森病症状出现在认知损害发生前1年内，考虑为DLB；>1年，考虑为PDD。但临床诊疗操作较为困难。

4. 治疗 DLB的治疗原则与其他痴呆相同，主要目的是提高认知功能，解除精神行为症状和改善社会生活能力。然而，DLB的临床表现有其自身的一些特点，如精神行为症状和锥体外系症状比较突出，往往成为治疗的主要关注点。针对这2类症状的治疗药物，在药理机制上常有矛盾，有时会给治疗带来一定困难，比如说，抗帕金森综合征药常可诱发精神症状，而抗精神病药又可引起锥体外系反应。因此，在药物的选用上需要权衡利弊。对于帕金森症状的治疗可选用左旋多巴、多巴胺脱羧酶抑制药、多巴胺受体激活药等治疗，但要注意剂量调节。对于幻觉妄想等精神病性症状的治疗，可选用锥体外系不良反应比较小的药物，有些新型非典型抗精神病药锥体外系反应较少，如奥氮平、喹硫平、阿立哌唑等。非典型抗精神病药氯氮平也极少产生锥体外系不良反应，但可引起白细胞减少或缺乏，且抗胆碱能作用和镇静作用比较强，可加重或诱发意识模糊和跌倒，故应谨慎使用。

目前还没有针对DLB认知功能的治疗药物。据报道，目前疗效比较肯定的对症治疗药物如胆碱酯酶抑制药对DLB的认知症状都有一定疗效，因为DLB患者也存在明显的胆碱能缺陷。有关DLB的认知功能治疗效果尚有待于双盲随机对照研究来证实。

（二）额颞痴呆★★★△△△

额颞痴呆（frontotemporal dementia，FTD）或称额颞叶退行性变（frontotemporal lobe degeneration，FTLD），是一组局限性脑皮质损害所致神经退行性变性疾病。目前，国际上将FTLD分为3种临床亚型，即行为变异型额颞痴呆（behavioral variant of frontotemporal dementia，bvFTD）、词义性痴呆（semantic dementia，SD）和进展性非流畅性失语（progressive non-fluent aphasia，PNFA）。其中SD和PNFA可归为原发性进行性失语（primary progressive aphasia，PPA）。在临床、病理和遗传方面，FTLD可与进行性核上性麻痹（progressive supranuclear palsy PSP）及皮质基底核综合征（corticobasal syndrome，CBS）或相关的运动神经元病（motor neuron disease，MND）/肌萎缩侧索硬化（amyotrophic lateral sclerosis，ALS）等神经退行性运动障碍合并存在，这些可作为FTLD的特殊亚型。该病发病年龄较早，多在40～60

岁发病，男、女患病率比约为 1∶2。

1. 病因与发病机制 本病的病因和发病机制目前尚不清楚，但在病理和遗传方面具有异质性。FTD 的主要病理特征为局限性额颞叶萎缩、神经元脱失和胶质化。FTD 的神经病理学主要包括 3 种亚型：微管相关蛋白 -tau（FTD-tau）型、TAR DNA 结合蛋白 43（FTD-TDP43）型和 FUS 蛋白（FTD-FUS）型。研究显示，FTD-TDP43 病理亚型与 FTD-MND 和 SD 临床分型显著相关；FTD-tau 病理亚型与 PSP 和 CBS 临床分型显著相关；bvFTD 的病理亚型包括 TDP43 型（约 50%）、tau 型（约 40%）、FUS 型及其他型（约 10%）。

在遗传学方面，尽管大多数 FTLD 病例为散发病例，但也存在少数（10%～20%）家族聚集性病例，表现为常染色体显性遗传。目前，已证实与 FTLD 相关的一些基因变异，如微管相关蛋白 -tau（microtubule-associated protein tau，MAPT）、颗粒蛋白前体（progranulin，PGRN）、TAR DNA 结合蛋白 43（TDP43）、含缬酪肽蛋白（valosin-containing protein，VCP）、动力蛋白激活蛋白 1（dynactin 1，DCTN1）、肉瘤融合蛋白（fused in sarcoma，FUS）和带电荷的多囊泡体蛋白 2B（charged multivesicular body protein 2B，CHMP2B）基因变异及最近确定的 C9ORF72 六核苷酸重复扩增。研究表明，FTLD 神经病理分型与特定的遗传基因突变相关，FTLD-tau 亚型与 *MAPT* 基因突变相关，FTLD-TDP 亚型与 *TDP43*、*PGRN* 和 *VCP* 基因突变相关，FTLD-FUS 亚型与 *FUS* 基因突变相关，FTLD-UPS 亚型与 *CHMP2B* 基因突变相关。FTLD-FUS 病例具有 *FUS* 基因突变，这组患者具有早发（多在 40 岁前起病）的特点，无阳性家族史的 bvFTD，MRI 检查发现明显尾状核萎缩。

2. 临床表现 FTD 隐袭起病，缓慢进展。多在起病后 1～2 年才就诊。早期常表现为个人和社会意识丧失、行为失控，如不注意个人卫生、偷窃、暴力行为或性行为失控。口部活动过度常较早出现，表现为舔唇、过度吸烟或饮酒，甚至嗜异食。病程中常有刻板和怪异行为，如漫无目的闲逛，为引人注目而进行的拍打、唱歌、跳舞、装扮、摸索动作等，可出现精神涣散、意志不坚定、狂躁及攻击行为。情感症状表现为抑郁、淡漠、缺乏同情心、缺乏主动性，或焦虑、多愁善感、易激惹。早期言语减少、刻板言语、模仿言语、赘述。随病情进展可有各种类型的失语症，最后缄默不语。Kluver-Bucy 综合征是本病具特征性的早期表现之一，40% 的患者表现为迟钝、顺从、淡漠、视觉失认、思维变换过度、口部活动过度、善饥、贪食和性行为改变（性欲亢进），伴健忘、失语等。随着病情进展，各项认知功能障碍呈缓慢进行性加重，但记忆障碍常较晚出现。大小便失禁较早出现。后期出现进行性加重的锥体外系症状，如运动迟缓、步态障碍、额性共济失调等。晚期可有肌阵挛和癫痫发作。

3. 诊断与鉴别诊断 2011 年制定了修订版的 bvFTD 诊断标准，包括“可能 bvFTD”“很可能 bvFTD”及“确诊 bvFTD”3 个等级。“可能 bvFTD”的诊断只要具备以下 6 个临床特征中的任意 3 个就可以诊断：脱抑制、淡漠 / 懒惰、缺乏同情心、持续 / 强迫行为、口部过度活动和执行功能障碍。“很可能 bvFTD”除以上临床表现外，还需要功能活动下降及特异性的神经影像学表现。“确诊 bvFTD”指的是那些具有 bvFTD 的临床表现，且具有 FTLD 病理学特征或相关基因突变的患者。“可能 bvFTD”的诊断目的是在疾病早期阶段，临床症状很轻时就能发现患者。

额颞痴呆应与阿尔茨海默病鉴别，鉴别要点见表 5-2。

表 5-2 额颞痴呆与阿尔茨海默病的鉴别

	额颞痴呆	阿尔茨海默病
临床特征		
记忆障碍	早期相对保存	早期即突出
视空间定向障碍	早期相对保存	早期即表现
失算	早期相对保存	早期即表现
行为改变	早期	晚期
Kluver-Bucy 综合征	早期	晚期
言语	刻板语言，持续言语症	重语症，字尾重复症
癫痫发作	少见	较常见
幻觉、妄想	少见，且短暂	可有
额叶释放征	早期大多明显	早期少见
CT 或 MRI 发现	额叶及颞叶前部萎缩 颞叶内侧面萎缩罕见	广泛性脑萎缩 颞叶内侧面常有萎缩
神经病理		
大体病理	局限性额、颞叶前部萎缩	弥漫性脑萎缩
杏仁核	所有核群都受累	中央和内侧核群受累
组织病理	可有匹克细胞和匹克小体	大量 NFT
	可有少量的 NFT 和 SP	大量 SP
	白质胶质细胞增生	神经元颗粒空泡变性
化学病理	无选择性递质受累	胆碱能神经元先受累

4. 治疗 本病尚无特异性治疗，主要是对症治疗、加强护理、防治并发症。胆碱酯酶抑制药对记忆障碍效果不明显。对攻击、易激惹等行为异常者使用小量短效的苯二氮䓬类或选择性 5-HT 再摄取抑制药可能有一定效果。对攻击行为，可短期应用抗精神病药治疗。

第3节 血管性痴呆

一、概述★★★△△△

血管性痴呆（vascular dementia，VD）是由于脑血管病变引起的痴呆。VD仅次于AD病，占老年期痴呆的20%～30%。当VD和AD的病理变化同时存在时，称为混合性痴呆。

二、病因与发病机制★★△

VD多见于60岁以上伴动脉硬化的老年人，男性多于女性。VD的危险因素包括高龄、文化程度低及一些血管危险因素，如高血压、冠心病、糖尿病、高胆固醇血症、吸烟、酗酒等。其中，高血压是VD危险因素中最重要的因素。

虽然脑血管疾病特别是缺血性脑血管病是成人痴呆的第二位原因，但不是所有脑血管病灶都与认知下降有关。VD的病理机制是缺血导致脑损害，常见于大脑中动脉和大脑后动脉支配的区域。梗死如引起海马缺血，可产生严重的近记忆障碍。除皮质外，白质也可发生梗死（腔隙性梗死）。各种动脉炎如多发性动脉炎性结节病、系统性红斑狼疮等可引起皮质和白质血管梗死，并造成痴呆；白质内典型的梗死灶比较少见，但白质易受长期高血压引起缺血或缺氧损害，导致白质和深部灰质的小动脉血管壁变薄和扭曲，进而引起白质稀疏、髓鞘发育不良。这些病变在颞叶白质、基底核、丘脑最多，也可能弥漫性地分布于整个大脑白质。因此，白质体积相应地缩小，侧脑室扩大。有些病例，白质稀疏弥漫性地分布于所有脑白质，这时称宾斯旺格（Binswanger）病。

根据神经影像和尸检研究结果，VD有多种病理形态学改变。

（一）多发性梗死型痴呆

病灶位于大血管供血区，尤其是大脑中动脉、大脑后动脉等供血范围内的皮质和皮质下白质及基底核区散在多发大梗死灶，多累及双侧大脑半球。

（二）关键部位梗死型痴呆

病灶位于重要的脑功能区中、小梗死灶或缺血灶，如丘脑（大脑后动脉之丘脑穿通支）、海马（大脑后动脉）、角回及额叶底面（大脑前动脉）、双侧大脑半球或主侧半球。

（三）小血管梗死型痴呆

1. Binswanger皮质下动脉硬化性脑病（皮质下白质脑病） 基底核区及大脑半球白质内多发小梗死灶。

2. 多发腔隙性梗死 多发性小梗死灶（直径<1.5 cm）；基底核、大脑半球白质、脑桥、基底部多发性出血或梗死斑痕；多发性皮质－皮质下小梗死灶（混合性脑病）。

3. 皮质颗粒萎缩 一侧或双侧大脑半球在大脑前动脉和大脑中动脉交界区多发小出血灶或梗死斑。

（四）其他

脑出血后痴呆，静脉栓塞，低血灌注后脑损伤，弥漫性小血管炎，多发性小血管栓塞。

三、临床表现★★★△△△

VD的起病相对较急，一般是在某次卒中后痴呆症状变得明显。病程多呈阶梯式加重。VD患者的认知功能损害程度常有波动，这种波动性可能由于脑血管代偿或发作性意识模糊所致。认知损害可呈“斑片状”，只涉及某些局限的认知功能，如计算、命名等。患者的人格在早期可保持完好，判断力亦可在相当的时间无损害，还可保持一定程度的自知力。VD患者的情感障碍可能表现为情绪不稳或失禁，有时还可有情感爆发、强哭强笑。每一次卒中都可使痴呆症状加重，呈阶梯式进展。除以上临床特点外，与其他原因的痴呆症状类似。

Binswanger病最早由Binswanger于1894年报道，1902年Alzheimer经病理研究后将其命名为Binswanger病。患者常有持续性高血压、急性卒中史，50～60岁及以上的高血压患者多见。本病的临床特征为伴局灶性神经损害的缓慢性发展的痴呆。大多数患者还有呈亚急性进展的局灶性神经损害，包括步行障碍、假性延髓麻痹、轻偏瘫、共济失调、尿失禁和不对称的锥体束征等。部分患者有癫痫发作或肌阵挛等。病情缓慢发展，可延续达10余年之久。在漫长的病程中，患者可出现谵妄、抑郁、幻觉、妄想、性格改变、攻击行为等多种精神症状。

四、诊断与鉴别诊断★★★△△△

血管性痴呆的临床特点有：起病相对较急，阶梯性病程，具有局灶性神经系统症状和体征，人格相对保持完整，情感及躯体不适主诉较多等，其认知障碍表现为进行性痴呆，亦可为局限性痴呆；有高血压或卒中发作史和脑动脉硬化证据；神经系统的局灶损害的症状和体征；结合脑影像检查的发现一般能做出正确诊断。关于脑影像检查需要指出的是：脑梗死导致痴呆与梗死灶大小、数目及发生部位有关。梗死灶的数目越多，痴呆的发生率越高，同样体积的脑梗死，只有多发性梗死时，才易引起痴呆，说明梗死灶数目和范围是决定痴呆发生的重要因素。就梗死部位而言，丘脑、内囊膝部、额叶深部白质、尾状核、左侧角回的局灶性梗死与认知障碍密切相关。MRI 对确定脑损害的部位及程度非常有优势。

本病应与 AD 鉴别。后者系病因未明的原发性退变性脑部疾病，常有一定的遗传背景，女性患病率稍高，隐渐起病，病程缓慢进展，自知力和人格损害早，呈全面性痴呆，一般缺乏局灶性神经损害体征。Hachinski 缺血评分（Hachinski inchemic score，HIS）能较好地初步鉴别这 2 种痴呆。HIS＞7 分，VD 的可能性大，HIS＜4 分，AD 的可能性大。HIS 为 5～6 分时，混合性痴呆的可能性大。脑影像检查结果对鉴别诊断有较大帮助。

五、治疗★★★△△△

VD 有比较明确致病危险因素，因此，积极控制危险因素，预防脑卒中的发生是防治 VD 的关键。应早期积极治疗高血压、高血脂、糖尿病，包括控制血压、治疗糖尿病、降血脂、改善血液的高凝状态、低盐饮食、戒烟酒、适当锻炼等，以消除或控制 VD 发生的危险因素，预防脑卒中和 VD 的发生。VD 的认知功能损害可使用钙离子拮抗药尼莫地平、麦角碱类制剂、银杏叶制剂等多种促认知药治疗，但疗效不确切。近年来，有学者用胆碱酯酶抑制药或谷氨酸拮抗药进行治疗 VD 的临床试验，肯定和否定的试验结果均有。

第 4 节　痴呆的精神行为症状

几乎所有痴呆患者在病程中都表现有精神行为症状，一般称为痴呆的精神行为症状（behavioral and psychological symptoms of dementia，BPSD）。BPSD 给患者、家属和照料者造成许多心理痛苦，影响他们的生活质量，增加医疗费用和护理负担。因此，正确认识和治疗 BPSD 是临床医师，尤其是精神科医师的基本功之一。

一、发生率与发病机制★★△

几乎所有痴呆患者都可表现精神行为症状。DLB 和 FTD 的精神行为症状更为突出，有时成为主要临床症状。现有的横断面研究报道，总发生率多在 50%～80%，其中幻觉 30%～50%，妄想 30%～80%，抑郁 30%～40%，行为异常 30%～70%。

BPSD 的发生与脑器质性病变、认知功能损害和心理社会因素有关。脑器质性病变是精神行为症状的主要原因，不同原因的痴呆都可能损害与精神行为密切相关的神经元或神经通路：①蓝斑神经元的受损程度及 NE 的减少程度与痴呆的情感症状密切相关。②中缝核神经元受损，可使皮质和脑脊液中 5-HT 浓度降低或相对升高，与痴呆的抑郁、攻击行为等症状有关。③精神病性症状如幻觉、妄想等与脑内 DA 神经元功能的绝对或相对亢进有关。有些精神行为症状可能是认知功能损害导致的后果，系继发性症状。例如，由于记忆力下降，记不住物品的收藏位置，而怀疑别人偷窃；由于失认而猜疑配偶或家属的身份等。轻度痴呆患者具有完好的自知力。当患者意识到自己的记忆力日渐下降，工作和学习能力越来越差时，对其心理是一种不小的打击，可引起一系列的心理反应，出现失眠、焦虑、抑郁等症状。

二、临床表现★★★△△△

（一）妄想

认为物品被窃或被藏匿是最常见的妄想。严重时确信有人入室偷窃，并倾听或与偷窃者对话。患者的妄想往往不系统、结构不严密，时有时无。

（二）幻觉

各种幻觉都可出现，以视幻觉多见，如看见偷窃者或入侵者，看见死去的亲人等。偶尔，在没有视幻觉的情况下可听到偷窃者或死去的亲人说话，也可有其他言语性幻听。

（三）情感障碍

约1/3的患者伴有抑郁。在痴呆的早期可能主要是反应性抑郁。抑郁可分为抑郁症状和抑郁发作。尽管痴呆患者抑郁症状比较常见，但真正符合抑郁发作标准的比较少，尤其中、重度痴呆。轻度痴呆时，焦虑比较常见，患者可担心自己的工作能力和生活能力，还可担心自己的钱财、健康、生命等。少数患者可见情绪不稳、易怒、激惹、欣快等情感障碍。痴呆较重时，情感平淡或淡漠日趋严重。

（四）攻击行为

包括语言攻击和身体攻击2类。最常见的攻击行为是骂人、违抗或抗拒料理生活，使得洗澡、穿衣等非常困难。其他攻击行为有咬、抓、踢等。虽然患者可出现多种攻击行为，但造成严重伤害的事件极少见。

（五）活动异常

因认知功能下降，可出现多种无目的或重复的活动。例如，反复搬移物品，反复收拾衣物，将贵重物品收藏在不恰当的地方。有些患者收集垃圾或废物。不少患者出现"徘徊症"，表现为整天不停漫步，或跟随照料人员，或晚间要求外出等。有些患者表现为活动减少、呆坐，意志缺乏。少数患者有尖叫、拉扯和怪异行为。怪异行为有时与患者的病前职业或业余爱好有关。

（六）饮食障碍

主要表现为饮食减少、体重减轻。大部分中、晚期患者有营养不良。也有一些患者饮食不知饱足，饮食过多，导致体重增加。极少数患者出现嗜异食，吃一些通常不吃的东西。

（七）生物节律改变

正常老年人睡眠时间有减少，慢波睡眠减少和白天疲劳。痴呆患者的这些变化可能特别明显，表现为晚上觉醒次数增加。随着痴呆的进展，快速眼动睡眠减少，白天睡眠增加，最后睡眠节律完全打乱。表现为白天睡觉，晚上吵闹。患者的行为异常在傍晚时更明显，称为日落综合征。

（八）性功能障碍

男性患者常有性功能减退。偶有不适当的性行为和性攻击。

三、治疗★★★△△△

治疗BPSD的目的是减轻症状，增加患者、家属或照料者的舒适和安全。如果症状较轻，且危险程度很小，通常只需心理支持和分散患者的注意力就足够了。如果症状使患者很痛苦或伴随的激越、冲动攻击行为，则是药物治疗的适应证。

（一）心理支持及行为干预

对于轻度BPSD的患者，应多进行沟通交流，转移患者注意力到感兴趣的话题。适当的行为干预，如鼓励患者讲述愉快的经历，使患者尽量处于愉快的体验中也能缓解患者的轻度抑郁症状及某些攻击行为。同时，音乐、艺术、运动类的趣味活动可有效减轻痴呆患者的某些心理行为症状。值得注意的是，痴呆患者对环境的适应能力较差，尽可能保持日常活动安排的一致性，防止频繁变换日程，使BPSD恶化。

（二）药物治疗

对于老年患者，无论使用何种药物，都必须对疗效进行认真评价并根据病情合理调整药物，尽可能地从小剂量起始，根据病情缓慢相应地增加或减少剂量，甚至更换药物或停药。治疗BPSD的药物主要有促认知药、抗精神病药、抗抑郁药和抗焦虑药。

促认知药主要包括胆碱酯酶抑制药和谷氨酸受体拮抗药，已有研究表明，服用促认知药物有助于缓解BPSD，而且可以延缓精神行为症状的出现。对于症状严重的患者，可以考虑使用抗精神病药。考虑到老年人的耐受性和药物的不良反应，目前临床多选择使用非典型抗精神病药，其中利培酮、奥氮平和喹硫平是近20年来才用于临床的抗精神病药。而典型抗精神病药的不良反应相对较多，锥体外系反应和迟发性运动障碍可加重患者的失用症状和原有的帕金森综合征；抗胆碱能不良反应可加重认知功能缺损及原有的心脏疾病；过度镇静和直立性低血压易使患者跌倒及骨折，因而临床运用较少。非典型抗精神病药除氯氮平外，上述不良反应相对较少，比较适合BPSD的治疗。痴呆患者由于脑器质性病变和躯体衰老，代谢和排泄能力的衰退，容易发生药物蓄积，对抗精神病药的耐受性较差，故治疗剂量通常只需1/3～1/2的青壮年剂量。非典型抗精神病药利培酮、奥氮平和喹硫平的起始剂量分别为 0.5～1.0 mg/d、2.5～5.0 mg/d 和 12.5～25.0 mg/d，可根据病情缓慢增加剂量。

对抗精神病药治疗 AD 的精神行为症状存在许多争议。一些荟萃分析显示，抗精神病药治疗组痴呆患者的死亡人数比安慰剂组增高 1.5～1.7 倍。对 17 项非典型抗精神病药老年期 BPSD 研究分析显示，药物治疗组的死亡率为 4.5%，安慰剂组为 2.6%，主要原因是心脑血管事件和肺部感染等严重不良事件。2005 年，美国 FDA 要求在非典型抗精神病药的说明书上以黑框警示。典型抗精神病药同样与死亡率增高有关，与非典型抗精神病药相比，显著高于非典型抗精神病药。美国国立精神卫生研究所发起的针对阿尔茨海默病的研究显示，患者精神行为症状的治疗获益可能被不良反应抵消，不同非典型抗精神病药之间的疗效和耐受性无显著性差异。目前所有抗精神病药的适应证中均不包括 BPSD，但在临床实际工作中时常会非适应证使用。尽管争议很大，美国、欧盟和中国的痴呆诊治指南还是有条件地推荐非典型抗精神病药治疗痴呆的精神病性症状。因此，临床医师在权衡利弊的情况下可谨慎使用。

有效的抗抑郁治疗能改善患者认知功能和生活质量。伴抑郁的痴呆即使不符合重度抑郁诊断标准也应考虑药物治疗。三环类和四环类抗抑郁药通常有明显的抗胆碱和心血管系统不良反应，老年痴呆患者应慎用。选择性 5-HT 再摄取抑制药（SSRIs）服用方便，药物过量也比较安全，比较适合老年患者。使用 SSRIs 时应考虑药物对肝 P450 酶的影响，因为老年患者常共患多种躯体疾病，需要同时使用其他治疗躯体疾病的药物。相对而言，舍曲林和西酞普兰对肝 P450 酶的影响较小，安全性好。文拉法辛是 5-HT 和 NE 回收抑制药（SNRIs），其抗胆碱及心血管系统的不良反应小，耐受性也比较好，起效比 SSRIs 快，可酌情选用，但临床研究还比较少。

苯二氮䓬类药物主要用于焦虑、激惹和睡眠障碍的治疗。半衰期较短的药物多用于入睡困难，半衰期较长的药物适合焦虑、激惹和睡眠的维持治疗。半衰期短的药物记忆障碍、撤药综合征较多，半衰期长的药物，尤其氯硝西泮，过度镇静作用明显，且有较高的跌跤风险和认知影响，临床上慎用，使用时注意观察不良反应。

第 5 节　脑外伤所致精神障碍

一、概述★★△△

脑外伤所致的精神障碍指颅脑遭受直接或间接外伤后，在脑组织损伤的基础上所产生的各种精神障碍。精神障碍可在外伤后立即出现，也可在外伤后较长一段时间后出现。急性期精神障碍多系脑的弥漫性损伤所致，慢性期精神障碍则与大脑神经细胞坏死、胶质细胞增生、瘢痕形成等病变有关。个体素质、心理社会因素在精神障碍的发生发展上也起一定作用。

二、病因与发病机制★★△△

脑外伤后精神障碍的发生机制颇为复杂，与脑损伤的程度、部位、急性期的病理生理变化和修复期的后遗病变等多种因素有关。脑外伤越严重，损伤的部位越广泛，越容易引起精神障碍。广泛性脑损伤一般引起精神功能的全面障碍，如急性期的昏迷或谵妄、慢性期的痴呆等。颞叶损伤最常出现精神障碍，其次是前额叶及额叶眶部，顶叶及枕叶损伤后出现精神障碍的机会最少。前额叶及颞叶损伤常引起人格障碍。顶叶损伤易引起认知功能障碍。脑基底部损伤易引起记忆损害。脑外伤的后遗病理改变如瘢痕、粘连、囊肿、脑积水等，也是临床上见到的各种神经精神症状的病理基础，如癫痫、痴呆等。脑外伤性精神障碍的发生发展除与脑损伤有关外，还与一些心理社会因素有关。心理社会因素主要包括受伤前的人格特征、对外伤的态度、外伤对生活及工作的影响、赔偿动机等。有些脑外伤后的精神障碍纯属功能性，脑外伤可能只是起了诱发作用，也可能 2 种情况巧合地出现在同一患者身上。

三、治疗★★△△

脑外伤伴发的精神障碍对精神药物比较敏感，小剂量就可能出现明显的药物不良反应，特别是抗胆碱能不良反应易引起记忆等认知功能损害。因此，对脑外伤患者，使用精神药物应从小剂量开始，缓慢增加剂量。

第6节 其他脑器质性疾病所致精神障碍

很多脑器质性疾病如颅内感染、脑肿瘤、梅毒、癫痫等，也会引起脑功能紊乱出现精神症状，本节讨论与精神科关系密切且伴有明显精神障碍的脑器质性疾病。

一、边缘性脑炎所致精神障碍★★△△

边缘性脑炎（limbic encephalitis，LE）是一种新型自身免疫性疾病，近年来逐渐被更多的医师所关注，其病变主要累及海马、杏仁核、岛叶及扣带回皮质等内侧颞叶的边缘系统，临床特征表现为急性或亚急性的近记忆缺失、精神行为异常和癫痫发作。LE以年轻女性多见，但45岁以上患者则以男性为多。由于累及情绪调节、学习及记忆相关脑区，早期多以明显的精神症状为首发，临床上易被误诊为原发性精神障碍收入精神科，因此，有必要对该疾病进行了解。

随着神经影像学技术的发展和神经元表面抗原抗体检测的开展，尤其2007年在LE患者的血清或脑脊液中分离出抗NMDA抗体，提出NMDA受体脑炎的概念，它已成为临床最为常见的新型边缘性脑炎之一。相关研究报道，抗NMDA受体脑炎的发病率已超过所有已知类型的病毒性脑炎。免疫介导机制为目前公认的发病机制，然而确切的神经功能障碍的发病机制仍尚未明确。

目前对LE的诊断主要采用2004年欧洲修订的诊断标准：①亚急性（数天或最长达12周）起病的癫痫发作、近事记忆丧失、意识障碍和精神症状。②边缘系统受累的影像学（MRI、SPECT、PET）或神经病理学证据。③神经系统症状发病5年内证实有肿瘤，或检测出明确的特征性抗体，如抗Hu抗体、抗Ri抗体、抗Ma2抗体、抗CV2 / CRMP5抗体等。④排除其他原因所致的边缘系统功能障碍。需要指出的是，对于LE，早期识别是关键，及时治疗，预后较好，基本治疗原则是给予积极的免疫治疗。对合并有肿瘤的患者有必要积极筛查并切除肿瘤，能改善症状并减少复发。

二、脑肿瘤所致精神障碍★★△

颅内肿瘤或称脑瘤，可为原发性和转移性肿瘤。少数脑瘤患者，在早期只有精神症状，往往到精神科就诊，由于缺乏神经系统的定位症状和体征，因而易误诊为功能性精神障碍。因此，精神科医师应提高警惕。脑瘤产生精神障碍与脑瘤引起的颅内压增高，肿瘤的部位、性质、肿瘤生长速度及个体素质等有关。脑瘤压迫脑组织使脑组织缺血、缺氧导致脑细胞水肿都会使颅内压力增高，患者往往表现意识模糊，表情淡漠、呆滞，思维、记忆困难，严重时出现嗜睡乃至昏迷等，这些症状经降低颅内压后常会迅速减轻或消失。额叶、颞叶肿瘤较顶叶、枕叶肿瘤易产生精神症状。天幕上肿瘤者较天幕下肿瘤易产生精神症状。罹患一侧半球的脑瘤较少产生精神障碍，而双侧半球的脑瘤，即使体积小，也易致精神异常。胼胝体、丘脑的肿瘤常产生精神障碍。脑瘤的性质和生长速度与精神症状的产生和症状的严重程度有关。生长慢的脑瘤较少出现精神症状或于病程后期出现痴呆。而生长迅速的恶性肿瘤比生长慢的良性肿瘤出现精神症状的为多。恶性肿瘤生长速度快，颅内压增高出现也快，侵犯周围脑组织的范围也较广，易致谵妄。此外，患者的遗传素质、病前性格、脑部的血流动力学改变等因素也与精神障碍的发生有关。

精神科医师误诊脑肿瘤的主要原因有：①对脑瘤引起的精神障碍缺乏必要的认识，过分注重患者和家属提供的心理社会因素与精神症状的关系，忽视体格检查特别是神经系统检查。②忽视许多脑瘤患者早期常没有这些表现，特别是一些缓慢生长的良性肿瘤，在晚期才有颅内压增高症状。尽早给患者进行相关神经影像学检查是避免误诊的关键。

三、癫痫性精神障碍★★△△

癫痫是一组由不同原因引起的突然发作的短暂脑功能异常的疾病，其临床表现取决于癫痫性电活动的起始部位及其在整个中枢神经系统的扩散范围。癫痫发作可表现为运动、感觉、自主神经、认知、情感或行为等方面的异常，但以抽搐等运动症状为突出表现的发作最常见。

癫痫性精神障碍可分为发作前精神障碍、发作时精神障碍、发作后精神障碍和发作间歇期精神障碍。发作前精神障碍、发作时精神障碍、发作后精神障碍有时很难截然分开。发作前精神障碍主要指癫痫发作的先兆和前驱症状，先兆可为简单的感觉运动异常，也可为复杂的思维和情感异常，持续时间多为数秒。前驱症状多为缓慢出现，持续数小时至数天，包括易激惹、忧虑、淡漠、反应迟钝等，偶尔有精力充沛和自主神经系统改变。发作时及发作后精神障碍主要指精神运动性发作时及发作后的意识障碍及伴发的精神障碍。通常是突然发生和终止。发作间歇期精神障碍是指在癫痫病程中发作间歇期出现的精神障碍。发生于癫痫间歇期的精神障碍，可能是由于心理社会因素、异常脑电活动及癫痫发作导致的脑损伤的结果。比较常见的间歇期精神障碍是人格改变、精神分裂样综合征和情感障碍。

癫痫的正确诊断有赖于详细的病史、体格检查和熟悉各种癫痫的发作形式。详细的体格检查和神经系统检查有助于发现躯体病和局限性神经系统异常。癫痫的诊断包括确定发作类型和分析癫痫的病因，以便制订恰当的治疗计划。目前大部分癫痫发作可通过脑电图确诊。脑电图对确定脑电异常的形式和部位非常重要，90% 的癫痫患者有脑电异常。

癫痫发作应注意与癔症鉴别，癔症发作或假发作常有一定的情绪因素，有夸张色彩、哭叫、挥臂踢腿、逐渐跌倒而不致伤，无咬舌、血沫，发作时间较长，经抚慰或暗示后好转，能回忆发作经过。

治疗癫痫的目标为消除病因，防止发作，教育患者、家属和社会正确理解和对待癫痫。癫痫所致精神障碍的治疗应在抗癫痫治疗的基础上，根据精神障碍的特点选用精神药物。应避免用抗精神病药后增加癫痫发作的危险。三环类抗抑郁药可使抽搐阈值降低也有增加癫痫发作的危险，可选用致痫作用弱的 5-HT 再摄取抑制药等。对复杂部分性发作，特别是颞叶癫痫伴精神病性症状时，可用电休克治疗，人工诱发的大发作可使精神症状解除。

四、梅毒所致精神障碍

麻痹性痴呆（general paresis of insane，GPI）多发生于梅毒螺旋体感染后 20～30 年，主要表现为慢性进展性额颞叶脑膜脑炎，持续损害皮质功能引起的神经精神障碍。1%～5% 的梅毒感染者可发展为麻痹性痴呆。病理改变特点是血管周围和脑膜的慢性炎症反应（伴脑膜纤维化、颗粒状室管膜炎）、皮质萎缩等退行性变，组织螺旋体浸润，后期额叶、顶叶皮质发生脱髓鞘病变形成 Fisher 斑块。精神病性症状潜隐发生，首先为患者家属所注意。表现为多种精神病性症状，包括：①谵妄、痴呆、躁狂、精神错乱、人格改变、抑郁。②工作能力下降、记忆减退、易激惹、不同寻常的头晕目眩、淡漠、退缩，出现类似精神分裂症、躁狂症、偏执狂等异常表现。部分患者可有神经系统损害的症状和体征，如阿•罗（Argyll-Robertson）瞳孔。病程后期出现周期性抽搐、肌阵挛等，进展至植物人状态直到死亡。梅毒螺旋体感染史或性病冶游史是重要的诊断线索，脑脊液检查显示淋巴细胞升高、蛋白水平升高、IgG 升高、性病研究实验室试验（venereal disease research laboratory test，VDRL）测试阳性和血清螺旋体免疫荧光吸附试验检测阳性有重要诊断价值。治疗上应请相关专科医师会诊并指导驱梅治疗。对激惹、兴奋、幻觉、妄想可用抗精神病药物治疗；对抑郁症状可用抗抑郁药治疗；对癫痫发作应使用抗癫痫药物对症处理。

五、艾滋病所致精神障碍

艾滋病又称获得性免疫缺陷综合征（acquired immunodeficiency syndrome，AIDS），临床常表现为全身衰竭和免疫功能低下，引起一系列机会感染，同时伴随多种精神行为症状。病死率随着病程的延长而上升。AIDS 的传播途径有 3 种，即性传播、血液传播及母婴传播。人类免疫缺陷病毒（human immunodeficiency virus，HIV）可直接侵犯感染中枢神经系统，也可产生中枢神经系统机会性感染，还可发生中枢神经系统肿瘤、脑血管病变等。在 HIV 感染后，因中枢神经系统受损及面临多种心理社会因素的刺激，患者可产生多种器质性和功能性精神障碍，包括谵妄、痴呆、遗忘、神经症性障碍、情感性障碍、精神病性障碍、人格改变等。治疗以抗艾滋病病毒治疗为主。对有明显精神病性症状的患者，可辅以喹硫平、奥氮平等非典型抗精神病药使用。对有明显焦虑、抑郁情绪的患者，可应用抗抑郁、焦虑药物治疗。

六、其他危险因素

（一）不良环境刺激

特殊而陌生的治疗环境也是诱发精神障碍的重要因素。如监护病房中各种仪器的使用，血压袖带、监护仪连线、特殊体位等身体制动，鼻饲管、导尿管等各种管道的应用，病房通宵照明致患者昼夜节律紊乱和对视觉的刺激作用等。上述因素均可引起患者产生失眠、定向错误、错觉、焦虑、紧张、恐惧不安等精神症状。

（二）高龄

高龄是产生精神障碍的独立危险因素。随年龄增加，各项生理功能明显减退，对躯体疾病的应对能力下降，容易诱发精神症状。

（三）病前个性

病前有情感脆弱、小心谨慎、易焦虑、心胸狭隘、敏感多疑等性格特征者易在患躯体疾病时发生精神障碍。

（肖世富　岳　玲）

参考文献

[1] 贾建平. 临床痴呆病学. 北京：北京大学医学出版社，2008.

[2] 张明园. 老年期痴呆防治指南 . 北京：北京大学医学出版社，2007.

[3] 陈生弟. 神经变性性疾病（修订版）. 北京：人民军医出版社，2006.

[4] 李凌江. 精神病学 . 北京：人民卫生出版社 , 2015.

[5] 于欣. 老年精神病学 . 北京：北京大学医学出版社，2008.

[6] Zhang Y, Xu Y, Nie H, et al. Prevalence of dementia and major dementia subtypes in the Chinese populations: a meta-analysis of dementia prevalence surveys, 1980-2010. J Clin Neurosci, 2012, 19(10): 1333-1337.

[7] Bateman RJ, Xiong C, Benzinger TL, et al. Clinical and biomarker changes in dominantly inherited Alzheimer's disease. N Engl J Med, 2012, 367(9): 795-804.

[8] Ballard C, Gauthier S, Corbett A, et al. Alzheimer's disease. Lancet, 2011, 377(9770): 1019-1031.

[9] McKhann GM, Knopman DS, Chertkow H, et al. The diagnosis of dementia due to Alzheimer's disease: recommendations from the National Institute on Aging-Alzheimer' s Association workgroups on diagnostic guidelines for Alzheimer's disease. Ahzheimers Dement, 2011, 7(3): 263-269.

[10] Jack JCR, Albert MS, Knopman DS, et al. Introduction to the recommendations from the National Institute on Aging-Alzheimer's Association workgroups on diagnostic guidelines for Alzheimer's disease. Alzheimers Dement, 2011, 7(3): 257-262.

[11] Bell CC. DSM-IV: diagnostic and statistical manual of mental disorders. Encyclopedia of the Neurological Sciences, 1994, 189(1):158-159.

[12] Aisen PS, Vellas B. Editorial: passive immunotherapy for Alzheimer's disease: what have we learned, and where are we headed?. J Nutr Health Aging, 2013, 17(1): 49-50.

[13] Garber K. Genentech's Alzheimer's antibody trial to study disease prevention. Nat Biotechnol, 2012, 30(8): 731-732.

[14] 中华医学会老年医学分会老年神经病学组额颞叶变性专家 . 额颞叶变性专家共识 . 中华神经科杂志 , 2014, 47(5):351-356.

[15] 张慧芳 , 武远鹏 , 徐宗荣 , 等 . 新型自身免疫性脑炎——边缘性脑炎的研究进展 . 中华神经医学杂志 , 2016, 15(5):533-535.

第 6 章 躯体疾病所致精神障碍

第 1 节 概　　述

一、定义★★★△△△

躯体疾病所致精神障碍是指由于中枢神经系统以外的各种躯体疾病造成中枢神经系统功能紊乱所致的精神障碍的总称。包括躯体感染、内脏器官疾病、内分泌疾病、营养代谢性疾病、免疫系统疾病、化学物质所致精神障碍等。此外，饥饿、疲劳、手术所致的精神障碍也归属于躯体疾病所致精神障碍。本类障碍是在原有躯体疾病的基础上产生的，临床表现多种多样，如意识障碍、记忆和注意障碍、精神病性症状（如幻觉、妄想等）、各种情感症状、智力障碍、人格改变、行为障碍等。

躯体疾病与精神障碍的发生、发展过程中常常互为因果，心理因素与生理因素交互作用，在诊断和治疗中应该综合考虑。

二、病因与发病机制★★★△△△

导致精神障碍的躯体疾病多种多样，但常通过以下机制影响中枢神经系统功能，导致精神症状。

（一）外源性物质的直接影响

外源性物质如细菌、病毒、寄生物、化学物质等，其毒素或中间产物通过血液或神经纤维和神经鞘膜细胞进入中枢神经系统，造成脑结构和功能紊乱，导致精神障碍。

（二）重要脏器疾病导致相关功能障碍

其进一步导致中枢神经系统缺血缺氧，或毒性代谢产物作用中枢神经系统，产生精神障碍。

（三）内分泌与代谢异常

内分泌与代谢紊乱、水和电解质紊乱、酸碱平衡失调、营养与维生素缺乏等，能量供应不足导致精神障碍。

（四）脑缺血缺氧

躯体疾病可使脑组织血管功能失调，大量失血、长时间休克、窒息等均使大脑供血、供氧不足，脑组织水肿及微灶性出血，损害脑功能出现精神障碍。

（五）全身免疫系统疾病

如系统性红斑狼疮等机体免疫功能紊乱，导致中枢神经系统受累出现精神障碍。

三、躯体疾病所致精神障碍临床表现的共同特点★★★△△△

尽管各种躯体疾病所致精神障碍并无特异性的临床症状，有时与其他精神障碍如抑郁症或精神分裂症的表现类似，但概括起来存在以下共同特点：① 精神障碍的发生、发展、严重程度及转归与所患躯体疾病的病程变化一致，即精神症状出现在躯体疾病的基础上，且精神障碍的病情变化与躯体疾病的病情变化趋势一致。②精神症状可发生于躯体疾病的各个时期，部分躯体疾病患者以精神症状为首发表现，但多数出现在躯体疾病的高峰期；同一种躯体疾病可有不同的精神症状，不同的躯体疾病也可出现相似的精神症状。精神症状往往存在“昼轻夜重”的特点。③症状严重程度常起伏不定，各类精神症状可交织出现，病程长短不一，可由数小时到数月。急性躯体疾病常导致谵妄，慢性躯体疾病则常导致智力损害和人格改变。④患者具有相关躯体疾病的症状、体征及实验室检查的阳性发现。

四、常见的临床表现★★★△△△

（一）谵妄

谵妄的临床特征表现为意识障碍，包括注意受损、定向障碍，认知和（或）知觉异常（错觉、幻觉），常伴随精神运动异常、睡眠觉醒周期紊乱、妄想、情绪异常（如易激惹、焦虑、恐惧、欣快、淡漠、抑郁）等症状。常急性起病，临床表现为波动病程。几乎所有的躯体疾病和许多药物及成瘾物质都可引起谵妄。常见的有感染性疾病、脑血管疾病、脑外伤、颅内肿瘤、癫痫、水和电解质紊乱、酸碱平衡紊乱等。临床上谵妄的各种原因常交织在一起，同一患者可有多种因素，如肺性脑病患者有感染发热、缺血缺氧、心律失常、水和电解质紊乱、酸碱平衡紊乱等多种病理生理异常。谵妄与脑细胞中毒、缺血缺氧及局部生理环境改变有关。其病理变化程度轻重不一，轻者只有神经突触间的传递功能异常，重者可有神经形态学改变。除原发病灶在颅内外，其他原因引起的谵妄一般只造成脑组织的非特异性改变如充血、水肿之类，因而是可逆的。

在综合医院住院患者中有15%～30%出现谵妄，在手术患者中有10%～60%出现谵妄，在重症患者中，谵妄的发生率为50%～90%。

在DSM-5中，从精神运动水平将谵妄分为高活动型（兴奋型）、低活动型（淡漠型）、混合型。

1. 高活动型谵妄的特点 活动水平增高，动作速度加快，丧失对活动的控制，坐立不安和盲目活动，语量多，语速快，音量高，大喊大叫，攻击行为，各种幻觉妄想。

2. 低活动型谵妄的特点 活动水平下降，警觉性降低，更多表现为嗜睡。

3. 混合型谵妄的特点 虽然注意和意识清晰度受损，但是精神运动水平正常；也包括精神运动水平在高活动型和低活动型间快速波动者。

临床上，混合型谵妄最为常见，低活动型谵妄次之，完全的高活动型谵妄则较少；但低活动型谵妄可能较少会引起临床医师的注意。总体来说，高活动型谵妄的病程较短，预后相对较好。

（二）急性脑综合征

由快速发生的大脑结构或功能异常所致。常见的临床表现包括谵妄和昏迷，两者的核心特征都是意识障碍。意识是一个连续谱，一端是意识完全正常；中间是谵妄，表现为不同程度的意识水平降低；另一端则是昏睡甚至昏迷。

一项在重症监护室（intensive care unit，ICU）患者中进行的前瞻性研究发现，89%的昏睡或昏迷患者在恢复过程中出现谵妄。相反，很多患者从意识清醒进展到完全昏迷，中间也经历谵妄，因而谵妄是一个非常重要的临床症状，提示可能有严重的躯体问题需要临床医师关注。部分患者病程可迁延，转变为慢性脑综合征。

（三）慢性脑综合征

由慢性躯体疾病引起或发生于严重躯体疾病之后。其特点为缓慢发病，病程迁延和不伴意识障碍。

其主要表现为认知功能障碍（智力障碍、遗忘综合征）和人格改变。智力障碍方面表现为判断、理解、抽象概况能力下降，注意障碍，学习困难等。遗忘综合征表现为近记忆力损害、虚构，远期记忆相对完好。人格改变者可以出现行为模式和人际关系的显著改变，如行为轻率，不顾后果，或易出现攻击行为；人际关系不稳定，孤僻，退缩，易激惹，言行损人不利已等。

（四）其他症状

在躯体疾病所致精神障碍中，最常见的是失眠、焦虑、抑郁等，但这些症状产生的原因常常是心理社会因素和躯体疾病交互作用的结果。躁狂症状主要表现为相对协调精神运动性兴奋，主要与躯体疾病相关。不协调精神运动性兴奋要怀疑是否存在谵妄。精神病性症状如幻觉、妄想出现时要鉴别是否存在谵妄，长期严重的躯体疾病可能出现超价观念、妄想等。

五、躯体疾病所致精神障碍的诊断★★★△△△

躯体疾病所致精神障碍的诊断依赖多学科合作。具体为：①患者的躯体疾病诊断确立。②患者精神障碍的症状学诊断明确。③明确上述两者的关系，即精神障碍的发生、发展、病程与原发躯体疾病密切相关，有证据显示该精神障碍系躯体疾病所致；缺乏精神障碍是由其他原因所致的足够证据；排除脑器质性精神障碍、精神活性物质所致精神障碍、精神分裂症、双相障碍等其他精神障碍。

在ICD-10中，躯体疾病所致精神障碍归类在“F00～F09器质性，包括症状性、精神障碍”中。在DSM-5中，躯体疾病所致精神障碍在每个疾病诊断分类中作为独立亚型列出，如躯体疾病所致抑郁或人格障碍就分别归到“抑郁障碍”和“人格障碍”中，而AD等则归在“神经认知障碍”中。

六、躯体疾病所致精神障碍的治疗原则★★★△△

（一）病因治疗

针对原发疾病治疗，但要权衡可能引起精神症状的药物剂量及疗程。

（二）支持治疗

保证营养、维持水、电解质和酸碱平衡，维护主要脏器的正常功能，改善中枢神经系统的缺血、缺氧状态。

（三）控制精神症状

以对症治疗为主。躯体疾病所致精神障碍者应慎用精神药物，必须用药时应密切监测患者的不良反应。严重失眠、焦虑者，可使用镇静催眠药或抗焦虑药；中度以上抑郁者可使用抗抑郁药，但三环类抗抑郁药禁用于心脏传导阻滞、前列腺肥大或青光眼的患者；谵妄、兴奋、攻击行为或行为紊乱患者，可使用抗精神病药或心境稳定药。选择精神药物时应注意不加重原有躯体疾病，注意药物之间的相互作用及不良反应。起始剂量低，逐渐增加剂量，当症状消除后，应逐渐减少药物剂量或停用。心理治疗、物理治疗可酌情使用。

（四）加强对躯体疾病和精神症状的护理

包括防自伤、防自杀、防冲动伤人、防走失，保暖，清洁，消除紧张、恐惧（怖）情绪等。

第2节　躯体感染所致精神障碍

躯体感染所致精神障碍是由于各种细菌、病毒、真菌、螺旋体、寄生虫等作为病原体造成中枢神经系统以外的全身感染，进而所产生的精神障碍。

一、概述

（一）病因与发病机制★★△△

多种急、慢性感染均可引起精神障碍，病原体以细菌和病毒多见。可能的病因和发病机制包括：①病毒、细菌等病原体及其毒素对神经系统造成直接损害，病原体的性质、数量和作用时间、毒性强弱、抗感染措施对精神障碍的发生均有作用。②由于疾病使代谢改变，造成中间代谢产物在脑内蓄积的毒性作用。③感染时高热、缺氧、能量供给不足、水和电解质紊乱、酸碱平衡紊乱、脑细胞水肿等影响脑功能。④个体差异，如老人、儿童、体弱者在躯体感染时易发生精神障碍。

急性感染性疾病恢复期和慢性感染性疾病所致精神障碍的临床表现不完全取决于疾病的病理生理过程，有时心理社会因素在精神症状的发生中起重要作用。

（二）临床表现★★★△△

1. 急性期

（1）意识障碍：这是绝大多数急性感染患者所表现的基本症状。有研究显示，约75%的急性感染患者可出现意识障碍。严重者呈谵妄状态，表现为意识清晰度下降，嗜睡、昏睡，伴随恐惧性的错觉、幻觉及不协调的精神运动性兴奋。意识障碍可持续数小时、数天，甚至更长时间。感染性疾病多在高热的情况下出现意识障碍。意识障碍的程度随体温的变化而波动。意识障碍有“昼轻夜重”的特点。

（2）精神病性症状：感染性疾病的急性期，患者可以出现各种幻觉、妄想、思维联想方面的障碍等。幻觉以视幻觉和听幻觉较为多见。

（3）情感及行为症状：患者可出现行为紊乱、欣快或情感高涨、情感低落等。

2. 感染后期或恢复期

（1）认知功能下降：患者可出现感知觉迟钝，注意力不集中，记忆力下降，思维迟缓等，通常在躯体疾病康复后逐渐好转。

（2）焦虑、抑郁及相关障碍：如焦虑、抑郁综合征、疑病等表现。

（3）人格改变：多见于儿童严重的躯体感染以后，表现为冲动攻击行为、多动、任性、说谎等。

（三）诊断与鉴别诊断★★★△△

诊断首先是明确急性感染的存在，且精神症状的严重程度与感染的严重程度一致，随着感染的控制，精神症状日趋好转；部分老年患者对感染的躯体反应较差，精神症状如不协调的精神运动性兴奋或谵妄状态可能是感染最初的症状，故老年患者首次出现精神症状时应排除是否继发于感染性疾病。慢性感染所致精神障碍中，应谨慎鉴别感染和心理社会因素对精神症状的影响。

（四）治疗原则★★★△△

针对病原体进行积极和系统的抗感染治疗；针对躯体症状和精神症状对症治疗；保证营养及内环境稳定，维护主要器官的正常功能；加强对躯体症状和精神症状的护理。慢性感染所致精神障碍的治疗中，抗感染治疗和心理治疗均十分重要，心理治疗应着重于改变患者的不良认知和对生活的态度，帮助患者减轻痛苦感，增加患者对药物治疗的依从性，减少不相称的无能感及改变患者生活方式中的危险因素。

（五）病程与预后

大部分患者经积极有效的治疗后病程较短，预后良好。少数感染重、意识障碍重的患者可能遗留部分中枢神经系统功能的障碍，包括人格障碍或智力障碍。少数慢性感染者的精神障碍与心理社会因素关系密切，病程和预后取决于环境的改变和心理相关因素的改变。

二、常见感染引起的精神障碍的临床特征

（一）呼吸系统非特异性感染所致精神障碍★★★△△

最为常见的是各种病毒和细菌导致的感染。常见的流行性感冒是由流感病毒引起的一种急性上呼吸道传染病。其急性期、体温增高时及恢复期均可出现精神症状。流行性感冒的精神症状早期可有疲乏感；与高热相伴随可出现谵妄，严重者转为昏迷；在恢复期可出现抑郁、焦虑症状，部分患者可出现片段的幻觉、妄想。肺炎出现精神症状多在高热时，以意识障碍为多见，主要表现为谵妄。退热、对症支持为主要治疗，精神症状可对症使用精神药物。

（二）结核所致精神障碍★★★△△

结核杆菌最常感染的部位是呼吸系统，部分患者可出现全身感染，包括中枢神经系统。结核杆菌及其毒素可造成脑细胞损伤，躯体因素、心理因素及其某些抗结核药物的不良反应是引起精神障碍的主要原因。

主要的精神症状有以下几个方面。

1. 情感障碍 常见焦虑、抑郁、恐惧、易怒，可伴自主神经功能紊乱的症状如心悸、胸闷，部分伴有肌肉颤动等肌肉兴奋性增高症状。情感障碍也常出现在异烟肼治疗中，表现为躁狂状态，与异烟肼的治疗剂量有关。

2. 精神病性症状 部分患者出现思维散漫、猜疑、幻觉及妄想，以阵发性多见。

3. 意识障碍 高热及缺氧症状加重时可出现明显的意识障碍，如谵妄、昏迷，此时一定需要明确是否有中枢神经系统结核。

治疗以抗结核治疗为主，避免选用可能加重精神症状的抗结核药物。对有明显精神病性症状的患者，可应用非典型抗精神病药治疗；对有明显焦虑、抑郁情绪的患者，可应用 SSRIs 治疗。

（三）伤寒所致精神障碍★★★△△

伤寒是由伤寒杆菌引起的急性消化道传染病，病程一般为4～5周，分为初期、极期、缓解期、恢复期。伤寒引起精神障碍的发病机制目前不清，与多种因素有关，如伤寒杆菌内毒素诱发脑细胞的酶系统紊乱，内毒素引起神经系统的变态反应，脑组织的炎症水肿，体温升高和内环境紊乱等都可能是精神障碍的致病因素。

精神症状是伤寒的重要症状之一，常出现在伤寒的极期，并可持续到恢复期。有的患者精神症状就是伤寒的首发症状，此后才出现各种相应的躯体症状。

主要的精神症状有以下几个方面。

1. 意识障碍 主要呈谵妄状态，出现在伤寒极期高热的情况下。

2. 情感障碍 主要表现为情感淡漠。

3. 精力下降 患者疲乏无力，反应迟钝，缺乏精力与动力。

4. 精神病性症状 患者可出现片段的牵连观念、关系妄想、被害妄想等。

治疗上以抗感染和防治并发症为主。对有明显精神病性症状的患者，小剂量短期应用喹硫平、奥氮平等非典型抗精神病药，有助于精神症状的缓解。

（四）病毒性肝炎所致精神障碍★★★△△

病毒性肝炎是由不同的肝炎病毒引起的以肝细胞变性、坏死和凋亡为主要病变的一组感染性疾病。目前主要分为甲、乙、丙、丁、戊型5种。对于精神障碍，

肝炎本身起主导作用，心理社会应激是促进因素。

常见的精神症状有以下几个方面。

1. 情绪不稳定 易疲劳、失眠等；部分患者表现为情感淡漠、懒散、意志缺乏。

2. 情感障碍 可出现焦虑、抑郁，患者表现情感低落、对治疗的信心丧失、兴趣下降，自我评价差，严重者出现自伤及自杀行为，也有患者表现为易激惹。国外荟萃研究报道，部分丙型病毒性肝炎患者在干扰素、胸腺素的治疗中可发生自杀观念及自杀企图，治疗前12周为高风险期。早期应用抗抑郁药治疗可降低这一风险。

3. 精神病性症状 少数患者可出现片段性幻觉、被害妄想、关系妄想。

4. 意识障碍 表现为嗜睡，在病情严重的情况下可出现谵妄、昏迷。

治疗仍以保护肝和抗病毒治疗为主，避免选用会加重精神症状的抗病毒药。对有明显精神病性症状的患者，小剂量短期应用喹硫平、奥氮平等非典型抗精神病物，可有助于精神症状的缓解。对有明显焦虑、抑郁情绪的患者，可应用SSRIs，但同时也应注意抗抑郁药与其他药物之间的相互作用。

（五）HIV感染所致精神障碍 ★★★△△

常见的精神症状有以下几个方面。

1. 情感症状 表现为焦虑、抑郁，丧失兴趣，情感淡漠。部分患者可出现创伤后应激障碍，也有部分患者表现为躁狂症状。

2. 认知功能下降 HIV患者常有神经认知功能的损害，表现为记忆下降、反应迟缓、解决问题的能力下降、阅读困难等。部分患者出现智能全面下降，甚至达到痴呆。

3. 人格改变 生活懒散、接触被动，社会退缩；有的患者出现攻击行为。

4. 精神病性症状 可出现精神运动性兴奋、言语紊乱、被害妄想。

治疗上仍以抗艾滋病病毒治疗为主。对有明显精神病性症状的患者，可辅以喹硫平、奥氮平等非典型抗精神病药。对有明显焦虑、抑郁情绪的患者，可应用抗抑郁和抗焦虑药物治疗。

（六）梅毒所致精神障碍★★★△△

梅毒所致精神障碍是梅毒螺旋体侵犯大脑引起的慢性脑膜脑炎。其精神症状无特异性，部分患者精神症状的出现系神经梅毒所致。近年来，梅毒发病率逐年上升，因梅毒引起的神经精神症状到精神专科就诊的人数也有上升趋势，但梅毒所致精神障碍的误诊率仍较高。

常见的精神症状有以下几个方面。

1. 认知功能减退 表现为反应迟钝、记忆力下降，计算力、定向力下降，注意力不集中等，疾病后期常出现痴呆。

2. 精神病性症状 表现为幻觉、妄想等精神病性症状，也可表现为情感淡漠、行为退缩等。

3. 情感症状 表现为情感低落或情感高涨。

4. 神经症状 表现为周围性动眼神经麻痹，或出现其他神经系统点状损伤的症状和体征。

治疗以规范抗梅毒螺旋体治疗为主，对有明显精神病性症状的患者，可辅以喹硫平、奥氮平等非典型抗精神病药使用。

第3节　重要内脏器官及相关系统疾病所致精神障碍

这里所论述的重要内脏器官包括肺、心、肝、肾，这些重要脏器疾病导致的功能障碍是全身性的，对中枢神经系统的影响常导致精神障碍和神经症状，这些器官的病变和相关治疗可能导致精神障碍，故集中在本节论述。

一、呼吸系统疾病所致精神障碍

（一）慢性阻塞性肺疾病所致精神障碍 ★★★△△

1. 病因与发病机制

（1）低氧血症和高碳酸血症：长期肺低通气导致脑缺氧、脑组织水肿、脑血管壁的损伤和痉挛，以及大量阿片类物质对中枢神经系统的抑制作用引起精神障碍。

（2）代谢障碍：水和电解质紊乱、酸碱失衡、内分泌失调、维生素不足等因素导致能量供应不足，以及低渗性脑病引起精神障碍。

（3）其他因素：反复感染，患者的年龄、个性、既往精神病史、不良生活习惯、恶劣的生活环境、心理应激、睡眠障碍，以及医源性因素包括糖皮质激素、茶碱、利尿药的大量使用也可能是促发因素。

2. 临床表现

（1）情感症状：抑郁和焦虑是常见的精神障

碍。有报道慢性阻塞性肺疾病（chronic obstructive pulmonary disease，COPD）并发抑郁比率达50%，焦虑为8%～24%。患者表现为心情低落、恐惧、紧张、烦躁、气促加重、失眠，哮喘患者常以惊恐障碍为主。部分患者出现意志消沉、自尊降低、自觉生活无价值、缺乏自信和自主性，甚至有患者出现自杀观念或行为。

（2）意识障碍：部分患者有谵妄。

3. 诊断 患者符合COPD的诊断标准，同时合并精神障碍的临床表现，精神障碍与COPD之间有发病的先后顺序，并有密切联系。有相应的实验室检查依据，可做出诊断。

4. 治疗 在保证呼吸道通畅的基础上，迅速改善缺氧和二氧化碳潴留，纠正水、电解质和酸碱紊乱。在精神症状的药物选择上，应考虑患者的年龄大、耐受差、合并使用多种药物、呼吸功能不全等因素，可短期小剂量应用新型抗抑郁药或抗精神病药。

（二）呼吸衰竭所致精神障碍★★★△△

呼吸衰竭是各种原因引起的肺通气和（或）换气功能严重障碍，以致不能进行有效的气体交换，导致缺氧伴（或不伴）二氧化碳潴留，从而引起一系列生理功能和代谢紊乱的临床综合征。按病程又可分为急性呼吸衰竭和慢性呼吸衰竭。急性呼吸衰竭是指突发任何原因引起通气或换气功能严重损害，常导致意识障碍，如不及时抢救，会危及患者生命。慢性呼吸衰竭多见于慢性呼吸系统疾病如COPD，此时由于长期缺氧、二氧化碳潴留导致脑水肿和神经细胞损害，引起相应的神经精神障碍，即肺性脑病，又称肺脑综合征，其主要临床特征如下。

1. 意识障碍 意识障碍是肺性脑病最主要的临床表现。其程度可从谵妄到昏迷。意识障碍常随$PaCO_2$的升高而变化，表现为先兴奋后抑制的特点，即失眠、烦躁、阵发性冲动，之后转为嗜睡，常有昼夜颠倒现象。

2. 精神症状 患者可出现烦躁、焦虑、易激惹等，少数患者出现幻觉、妄想。幻觉常为幻听及幻视，幻视通常为模糊恐怖的影像。妄想常见被害妄想和关系妄想。

根据上述症状，结合COPD病史及血气分析异常，诊断并不困难。治疗上，应注意患者出现兴奋症状时，切忌使用对呼吸有抑制作用的镇静催眠药，以免加重CO_2潴留，促进肺性脑病发生。对于严重的精神症状，在评估患者呼吸情况下，可酌情小剂量短期使用抗精神病药物。

二、心血管系统疾病所致精神障碍

（一）冠心病所致精神障碍★★★△△

冠心病患者可出现明显的焦虑发作，有的患者可出现烦躁、不安、惊恐、濒死感等惊恐发作。由于担心突发心肌梗死，患者可有抑郁，有的可出现疑病观念，对周围的环境及照料者产生强烈的依赖。部分患者进行冠状动脉支架置入术后，仍然有强烈的疑病观念，并常伴有失眠、焦虑和抑郁。循证医学证据表明，抑郁情绪对冠心病的发生、发展和疾病结局均有不良影响，因此要给予积极有效的治疗，SSRIs如舍曲林对冠心病的焦虑、抑郁情绪治疗有效，患者能耐受相应的不良反应，治疗期间心血管事件再发低于未治疗组。

（二）二尖瓣脱垂所致精神障碍★★★△△

二尖瓣脱垂所致精神障碍多表现为急性焦虑发作，即紧张不安、害怕、易激动、过度换气等，呈发作性，每次发作持续时间可为数分钟或数小时，不同的患者发作频度不同。心脏超声可明确诊断。

（三）高血压所致精神障碍★★★△△

目前，我国成年人中高血压患病率18.8%，男性稍高于女性。中老年人群的患病率分别为29.3%和49.1%。高血压和与抑郁、焦虑有相似的危险因素。如下丘脑－垂体－肾上腺素轴功能亢进，交感神经功能亢进，外周血中血小板功能活化，单核细胞激活，炎症因子如白细胞介素1（interleukin 1，IL-1）、IL-6、C反应蛋白（C-reactive protein，CRP）、肿瘤坏死因子α（tumor necrosis factor α，TNF-α）等浓度升高等；高血压导致脑小血管受损，额叶－边缘系统的脑白质完整性受到破坏，干扰情感环路的正常调节功能，导致焦虑、抑郁等情绪障碍。

研究发现，高血压患者中同时患有抑郁焦虑的比例高达25%～54%，其中男性为36.6%，女性为63.4%。持久而严重的抑郁、焦虑可使高血压的死亡危险升高4倍。患者表现为恐惧、紧张不安、担心琐事、过度关注血压变化、存在疑病观念、易激惹、失眠、情感低落、对治疗缺乏信心、自责等症状。当出现高血压危象或高血压脑病时，患者可出现头晕、头痛、定向错误、认知功能受损，直至出现谵妄甚至昏迷。

治疗高血压所致精神障碍的关键在于长期稳定降低血压至理想水平，同时对精神症状给予对症治疗。使用抗抑郁药治疗焦虑及抑郁症状时，应注意部分抗抑郁药可致血压升高，如选择性 5-HT 和 NE 再摄取抑制药如文拉法辛可增加外周血 NE 水平而引起血压升高，并呈剂量相关性，故应尽可能使用不干扰血压且与降压药相互作用小的药物。同时，改变生活方式，积极祛除导致高血压相关的危险因素；进行支持性心理治疗、认知治疗、松弛治疗等有助于改善焦虑抑郁情绪，提高患者的服药依从性。

（四）心源性脑病所致精神障碍★★★△△

心源性脑病是指各种心脏疾病导致的循环障碍，如心搏出量减少、血压下降，使脑血流量下降，神经系统缺血、缺氧，脑细胞代谢障碍及水肿，临床上出现一系列神经精神症状。常见的精神症状有注意涣散、记忆力差、思考问题的能力下降、情绪不稳、易激惹、精神萎靡、头晕等，少数患者可有兴奋躁动，严重者可出现意识障碍。心脏疾病常引起患者焦虑发作，焦虑可使心脏功能进一步恶化，从而加重心源性脑病的症状。在诊断过程中要注意和洋地黄中毒、水电解质平衡紊乱、继发感染等所致精神障碍相鉴别。治疗原则首先是改善心脏功能，对焦虑明显者可使用劳拉西泮、地西泮、艾司唑仑等，同时给予解释和支持性心理治疗。兴奋躁动者可使用小剂量非典型抗精神病药。

三、消化系统疾病所致精神障碍

（一）肝性脑病所致精神障碍★★★△△

肝性脑病是基于严重的急、慢性肝病所引起的，70% 的肝性脑病发生于各型肝硬化，并常有明显诱因，如消化道出血、感染、高蛋白饮食等。当肝功能代偿不全和（或）门腔静脉分流，体内代谢所产生的有害物质或由消化道吸收的有害物质直接进入体循环，引起各种代谢产物积蓄、氨基酸代谢紊乱、血氨增多并通过血 - 脑脊液屏障进入脑内、中枢单胺类递质代谢紊乱等，影响大脑功能而导致神经精神综合征。

肝脑综合征的临床表现以意识障碍为主，包括躯体、神经系统和精神 3 个方面的症状。根据躯体、神经系统和精神 3 个方面的临床表现特征，在临床上将肝性脑病分为 4 个时期，在此主要描述各期相关的精神障碍。

1. 前驱期 以情绪障碍和行为障碍为主要表现。患者表现为易激惹、情感低落、情感淡漠、意志减退、生活懒散、退缩等。此外，患者可出现反应慢、记忆力减退、乏力等，有的患者可以出现嗜睡。

2. 昏迷前期 此期患者可表现为明显的嗜睡，并伴有时间、地点及人物定向障碍，判断理解力减退，近记忆力明显减退等。有的患者可出现明显的兴奋、躁动、易激惹等。随着躯体疾病的加重，患者可出现谵妄，伴错觉、幻觉及不协调的精神运动性兴奋等症状。神经系统体检存在扑翼样震颤、肌阵挛、肌张力增高，出现病理反射。脑电图有特征性异常。

3. 昏睡期 患者的意识清晰度明显下降，言语刺激的应答反应基本消失，而对非言语刺激（如疼痛刺激，较强的声、光、冷、热的刺激）有部分应答反应；昏睡期患者的唤醒阈值明显提高，不能被完全唤醒。

4. 昏迷期 表现为对言语和非言语刺激均完全没有应答反应，患者完全不能被任何刺激所唤醒。随着昏迷程度的加深，可以出现抽搐、腱反射亢进、各种病理征阳性等。而随着昏迷程度的继续加深，患者各种形式反射均消失。

患者有急、慢性肝病史或门脉高压的相应临床特征，体格检查发现肝大、腹水、黄疸，实验室检查有肝功能失代偿及血氨升高（超过 200 mg/dl），EEG 出现阵发双侧同步高幅慢波或三相波有助于诊断。

治疗方式主要包括祛除诱发因素、降低血氨、保肝和支持治疗。谷氨酸钾、谷氨酸钠及精氨酸静脉滴注有助于改善慢性肝功能失代偿患者的精神障碍，患者有明显兴奋躁动时可谨慎选用影响肝功能小的药物，如小剂量地西泮等。慢性肝炎和肝硬化导致人格改变时可进行心理治疗。

（二）胰性脑病所致精神障碍★★△△

Rothermich 及 Huam 在 1941 年首先描述本病。见于以胰腺炎为主的急腹症患者。临床状态不一致，可有躁动、谵妄，有的患者出现幻觉、构音障碍，肢体变化不定的强直，这类症状在数小时至数天内有波动。曾报道有的患者出现昏迷及四肢瘫痪。尸检发现有的出现大脑、脑干及小脑的小坏死灶、点状出血及脱髓鞘改变。有 2 例为脑桥中央髓鞘溶解。认为病变由来自胰酶的作用导致脂肪酶及蛋白质水解酶释放引起。

但有学者认为胰性脑病作为一疾病实体尚不能肯定。急性胰腺炎患者可并发震颤、谵妄、休克、肾衰竭、低血糖、糖尿病性酸中毒、低血钙或高血钙，这些异常都可引起前述症状。

（三）肝豆状核变性所致精神障碍★★★△△

肝豆状核变性（hepatolenticular degeneration，HLD）由 Wilson 在 1912 年首先提出，故又称为 Wilson 病（Wilson disease，WD），是一种常染色体隐性遗传的铜代谢障碍性疾病，以铜代谢障碍引起的肝硬化、基底核损害为主的脑变性疾病为特点。本病在中国较多见，好发于青少年，男性比女性稍多。

1. 临床表现 复杂多变，起病可急可缓，多在儿童期起病者，病情发展较快，精神症状为首发者占 14%～25%。精神症状主要表现为注意力和记忆力减退、智力障碍、反应迟钝、情绪不稳，常伴有强笑、傻笑，也可伴有冲动行为或人格改变。

肝型主要表现为急性或慢性肝炎、持续性血清转氨酶增高、肝硬化（代偿或失代偿），最后出现暴发性肝衰竭。

脑型主要表现为帕金森综合征、运动障碍（包括扭转痉挛、手足徐动、舞蹈症状、步态异常、共济失调等）、口－下颌肌张力障碍（如流涎、讲话困难、声音低沉、吞咽障碍等）。

根据青少年起病、典型的锥体外系症状、肝病体征、角膜 K-F 环和阳性家族史等诊断不难。如果 CT 及 MRI 有双侧豆状核区对称性影像改变、血清铜蓝蛋白显著降低和尿铜排出量增高则更支持本病。对于诊断困难者，应争取肝穿刺做肝铜检测。

2. 实验室检查

（1）铜代谢相关的生化检查：①血清铜蓝蛋白降低，正常为 200～500 mg/L，患者血清铜蓝蛋白＜200 mg/L，＜80 mg/L 是诊断的强烈证据。②尿铜增加，24 h 尿铜排泄量正常＜100 μg，患者 24 h 尿铜排泄量≥100 μg。③肝铜量正常为 40～55 μg/g（肝干重），患者肝铜量＞250 μg/g（肝干重）。

（2）血常规、尿常规：患者有肝硬化伴脾功能亢进时其血常规可出现血小板、白细胞和（或）红细胞减少；尿常规镜下可见血尿、微量蛋白尿等。

（3）肝功能、肾功能：患者可有不同程度的肝功能改变，如血清总蛋白降低、球蛋白增高，晚期发生肝硬化。肝穿刺活检测定显示大量铜过剩，可能超过正常人的 5 倍以上。发生肾小管损害时，可表现氨基酸尿症或有血尿素氮和肌酐增高及蛋白尿等。

（4）脑影像学检查：CT 可显示双侧豆状核对称性低密度影。MRI 比 CT 特异性更高，表现为豆状核（尤其壳核）、尾状核、中脑和脑桥、丘脑、小脑及额叶皮质 T_1 加权像低信号和 T_2 加权像高信号，或壳核和尾状核在 T_2 加权像显示高低混杂信号，还可有不同程度的脑沟增宽、脑室扩大等。

3. 治疗 在治疗原发病的同时，对精神病性症状明显者，可给予抗精神病药，智力损害者可使用促智药物。

四、肾疾病所致精神障碍

肾疾病所致的精神障碍是指各种肾病引起的急、慢性肾功能不全，以及在透析、肾移植过程中导致的中枢神经系统受损，出现的各种精神障碍。

（一）尿毒症脑病（肾性脑病）所致精神障碍★★★△△

尿毒症脑病是指各种原因引起的急、慢性肾衰竭导致的精神障碍。肾为机体主要的排泄器官，其功能受损势必导致各种有害物质积蓄，水电解质及酸碱平衡紊乱，若伴发肾性贫血，精神症状可进一步加重。

急性肾衰竭更易出现精神障碍，患者常迅速出现谵妄，并开始震颤、肌束跳动、阵挛甚至抽搐，可累及部分或全部肌肉或肢体，无规律，清醒及睡眠时均出现，类似手足搐搦症。此型病例可发现低血钙和低血镁。意识障碍严重者出现昏迷，不及时抢救可死亡。

慢性肾衰竭的精神症状与肾衰竭的程度不一定成对应关系，许多患者的精神症状包括尿毒症脑病的症状和对疾病的心理反应，临床上有认知功能异常，如记忆力下降、注意力不集中、思维迟缓，部分患者可出现幻觉、妄想等；情绪障碍非常常见，表现为抑郁，部分患者伴有焦虑；患者可有不同类型的睡眠障碍，如入睡困难、早醒、夜间觉醒次数增多、过度睡眠等。神经系统检查可有震颤、构音障碍、肌阵挛、肌张力增高、共济失调、腱反射亢进或迟钝、病理反射等。部分患者可出现人格改变或紧张症。病情进展可出现不同程度的意识障碍，表现为谵妄、癫痫发作。EEG 检查为弥漫性高幅慢波或尖棘波，实验室检查有肾衰竭的相应结果，但尿素氮、肌酐、血钾升高及代谢性酸中毒的严重程度与尿毒症脑病的症状并不完全符合。

治疗重点在于改善肾功能，促进有害物质的排出，纠正水、电解质及酸碱平衡紊乱，减轻贫血程度；对有兴奋躁动者可给予地西泮治疗，必要时可短期小剂量使用新一代抗精神病药。任何可能加重肾衰竭的药物均不宜使用。

（二）透析伴发的神经精神障碍★★★△△

血液透析或腹膜透析是治疗肾衰竭的重要方法，部分患者经过透析后数小时出现神经精神症状，其发生的机制是在透析过程中血中尿素等有害物质迅速下降，而脑内下降缓慢，脑脊液渗透压增高，最终导致脑水肿和颅内压升高，继而出现神经精神症状，故称为透析失衡失调综合征。脱水、电解质紊乱及患者对治疗的恐惧也与精神症状有关。临床主要表现为头痛、恶心、肌肉痛性痉挛、焦虑、抑郁、兴奋躁动等，严重者出现抽搐及意识障碍。病程持续若干小时至1～2 d。治疗原则为积极纠正水电解质和酸碱平衡紊乱，出现兴奋时可使用小剂量精神药物。同时，透析治疗是一慢性过程，患者对自身疾病和治疗的认识与治疗成败关系密切，此时心理治疗在于让患者认识疾病和治疗过程，支持患者完成治疗，这可能会减少精神障碍的发生率。每次透析时间延长或多次短程透析可减少发生概率。

第4节 内分泌疾病和代谢性疾病所致精神障碍

一、腺垂体功能异常所致精神障碍

（一）腺垂体功能亢进所致精神障碍★★★△△

这是由于垂体前叶的嗜酸性细胞瘤或嫌色细胞瘤分泌过量的生长激素，在青春期导致巨人症，在成人导致肢端肥大症。本病男性多于女性，以20～40岁最多。精神障碍的发生与疾病引起的内分泌紊乱有关，可能原因有：①生长激素过多直接导致精神症状的产生。②生长激素水平改变通过其他中间环节，如代谢异常导致精神障碍。③由于躯体外形改变作为心理因素导致患者出现精神障碍。

其伴发的精神障碍的临床表现包括以下几个方面。

1. 性格改变 早期以情感不稳为主，易激惹、焦虑、不安、急躁、易怒、失眠、紧张等；后期有精神萎靡、呆板、迟钝、淡漠、少动寡言等；也有两组症状交替发生。早期有性欲亢进，后期性欲减退。

2. 认知功能障碍 表现反应慢，领悟较困难，有的患者出现智力障碍。

3. 感情症状 少数患者可出现抑郁综合征，有时出现躁狂状态。

4. 精神病性症状 偶见被害妄想、关系妄想、嫉妒妄想。

5. 神经症状 主要为垂体腺瘤局部压迫症状，如头痛、视野缩小、视物模糊、视盘水肿及萎缩。

腺垂体功能亢进所致精神障碍的治疗包括病因治疗、精神症状治疗（如抗抑郁、抗焦虑、镇静催眠、抗精神病性症状等治疗及相应的心理治疗）。

（二）腺垂体功能减退所致精神障碍★★★△△

这是由于腺垂体缺血、炎症、肿瘤、坏死等原因可引起垂体功能减退，腺垂体激素分泌不足，继发导致甲状腺激素、肾上腺皮质激素、性腺激素的分泌不足，产生躯体症状、体征及精神症状。产后垂体坏死（希恩综合征，Sheehan syndrome）是腺垂体功能减退最常见的原因。

腺垂体功能减退症可伴有甲状腺功能减退、肾上腺皮质功能减退及性腺功能减退时所伴发的各种精神障碍，包括：①疲乏、精力下降、动作迟钝等、少数患者可出现少语、少动，呈亚木僵状态。②认知功能减退，包括注意力不集中、记忆力下降、思维迟缓等。③抑郁综合征，或情感脆弱。④睡眠障碍，包括失眠、睡眠节律异常等。⑤精神病症状，如幻觉或妄想，多为继发性被害妄想，伴有幻听，多见于病程较长的患者。

腺垂体功能减退所致精神障碍的治疗包括：给予高蛋白、高热量和高维生素饮食，避免各诱发因素的影响；按需补充相关激素；可酌情选用抗抑郁药、抗焦虑药、镇静催眠药、抗精神病性药物及相应的心理治疗对精神症状进行对症治疗，并使用最小有效剂量。

二、甲状腺功能异常所致精神障碍

（一）甲状腺功能亢进症所致精神障碍★★★△△

甲状腺功能亢进症（以下简称“甲亢”）是由多

种原因导致甲状腺激素分泌过多，机体兴奋性增高和代谢亢进为主要表现的临床综合征。女性多于男性，好发于20～30岁。其中Graves病是甲亢中最常见的类型，临床症状包括高代谢综合征、弥漫性甲状腺肿、眼征等。

导致精神障碍的主要原因是甲状腺激素的水平增高、代谢亢进。甲状腺激素使中枢神经系统对儿茶酚胺的敏感性增加，促进腺苷酸环化酶的合成并进而增加腺苷三磷酸（adenosine triphosphate，ATP）的合成，导致精神障碍。有毒物质的积累等导致中枢神经系统功能紊乱。此外，心理因素和性格特征可能为诱发因素。

临床表现主要为高代谢综合征和精神症状。高代谢综合征包括怕热、出汗多、食欲亢进、体重明显下降、皮肤温暖潮湿等，有的患者有体温的轻度增高。精神症状可出现易激惹、焦虑、紧张、烦躁不安、注意力不集中、失眠、思维增加、言语增加、行为增加，甚至出现躁狂综合征的表现，部分患者可出现幻觉、妄想等精神病性症状。甲状腺危象时，患者可出现意识障碍，表现为谵妄。神经系统检查可见双手细震颤，腱反射活跃等。

少数中、老年人可出现“淡漠型甲状腺功能亢进症”，表现为情感低落、淡漠、注意力不集中、记忆力下降和食欲缺乏、体重下降。

甲亢所致精神障碍的治疗以针对甲亢治疗为主。精神症状的治疗，较轻者可给予心理支持治疗和抗焦虑药；对躁狂、抑郁或有精神病性症状者可选用相应的精神药物，但以小剂量为宜。同时给予对症支持治疗。加强护理，防止患者在精神症状的影响下所产生的出走、冲动等行为。

（二）甲状腺功能减退症所致精神障碍★★★△△

甲状腺功能减退症（以下简称“甲减”）是由多种原因引起的甲状腺激素合成、分泌或组织利用不足所致的一种全身代谢降低的综合征。根据病变发生的部位分为：①原发性甲减，即由甲状腺腺体本身病变所致，占甲减的95%以上。②中枢性甲减或继发性甲减，由于下丘脑或垂体病变，致促甲状腺激素释放激素或促甲状腺激素产生或分泌减少，从而导致甲减。③甲状腺激素外周作用障碍导致的甲减。

甲减所致精神障碍的病理机制主要是甲状腺激素分泌减少，躯体代谢低下，脑细胞对氧和葡萄糖利用减低，神经纤维蛋白蓄积，脑水肿、脑动脉硬化导致脑循环功能障碍、脑细胞萎缩、神经纤维的退行性变等，导致精神障碍的产生。

成人期甲减的精神症状可表现为：①情感症状，焦虑、抑郁较为常见，可表现为烦躁焦虑、易激惹、情感低落、兴趣减少、少语少动、思维迟缓，个别患者出现自杀观念或行为。亚临床甲状腺功能减退症可仅出现情感症状及认知损害。亚临床甲状腺功能减退症可发展为甲状腺功能减退症。甲状腺功能减退症与难治性抑郁有关。②认知功能障碍，如注意力不集中、记忆力减退、理解力和判断力下降、计算力差，思维和反应迟钝等。③幻觉、妄想等精神病性症状，见于急性发病者。④行为异常，如拒食、违拗，部分患者出现木僵症状。⑤意识障碍，甲减危象时可出现定向障碍，重者出现谵妄、昏迷。

呆小病和幼年甲减患者的临床表现都是在躯体发育水平明显低于同龄人的情况下伴有明显的精神发育迟滞，可伴有情绪和行为问题。

治疗上与甲亢所致精神障碍的原则类似。在甲状腺激素终身替代治疗的基础上，可短期应用精神药物治疗，对于焦虑、抑郁症状，应用抗抑郁药或抗焦虑药；对于精神病性症状，可应用抗精神病药。甲减所致的智力减退应加强训练，以促进其智力的恢复。

三、肾上腺皮质功能异常所致精神障碍

（一）肾上腺皮质功能增强（皮质醇增多症）所致精神障碍★★★△△

皮质醇增多症又称库欣综合征，系糖皮质激素分泌过多，伴有盐皮质激素及雄性激素分泌过多导致的综合征。50%～75%的皮质醇增多症患者可出现精神症状，以抑郁综合征最为常见（占60%～80%）。临床主要表现为满月脸、多血质外貌、向心性肥胖、痤疮、皮肤紫纹、高血压、继发性糖尿病和骨质疏松等。

皮质醇增多症所致精神障碍的原因目前尚不清楚。可能的发病机制包括：①高皮质醇血症导致脑功能和结构的改变，如前额叶、海马等部位，这些部位与情感环路关系密切。②高皮质醇血症导致机体处于高代谢状态，导致高血压、高血糖和低钾低氯性碱中毒，这些病理状况均会导致神经系统功能障碍。

多数患者有精神症状，但一般较轻，表现为欣快感、失眠、注意力不集中、情绪不稳定。少数患者出现类似躁狂的表现。上述症状常见于疾病的早期和急性期。随后患者可表现出明显的抑郁综合征，抑郁程度多为中、重度，有的患者可有自杀观念和行为，

有的患者可出现精神病性症状（如被害妄想、关系妄想、疑病妄想等）。认知功能损害也十分常见。

首先是针对病因治疗，可应用抗抑郁药或抗精神病药治疗患者存在的抑郁症状、躁狂症状或精神病性症状。

（二）肾上腺皮质功能减退所致精神障碍★★★△△

肾上腺皮质功能减退症按病因可分为原发性肾上腺皮质功能减退症和继发性肾上腺皮质功能减退症。原发性肾上腺皮质功能减退症又称 Addison 病，由于自身免疫、感染、肿瘤等破坏肾上腺所致；继发性肾上腺皮质功能减退症指垂体、下丘脑等病变引起促肾上腺皮质激素（adrenocorticotropic hormone，ACTH）分泌不足所致。急性肾上腺皮质危象时病情危重，患者极度虚弱无力、萎靡淡漠和嗜睡，也可表现为烦躁不安、谵妄、昏迷。慢性肾上腺皮质减退症发病隐匿，病情逐渐加重，约 70% 的患者出现各种精神症状。精神障碍产生的机制可能与糖皮质激素、盐皮质激素、性激素的下降有关。

躯体症状包括倦怠乏力、食欲减退、恶心、体重减轻、头晕和直立性低血压、全身皮肤黏膜色素沉着。色素为棕褐色，以暴露部位及易摩擦的部位更明显。常有低血糖、低血钠、高血钾和代谢性酸中毒等。

精神症状可表现为：①认知障碍，表现记忆障碍，尤其近记忆障碍，也可在记忆障碍的基础上为智能活动的全面减退，出现痴呆症状。②性格改变，表现为对自身或社会道德感的缺失和价值取向的变化，对周围人的态度改变，情感变淡漠等。③类躁狂或抑郁状态，患者表现为欣快、乐观或情绪不稳、易激惹、忧愁、焦虑、抑郁、悲观消极等。④意志减退，表现为懒散、无目的性、退缩、始动性差。⑤意识障碍，病情加重时可出现嗜睡、昏睡、谵妄等。

首先是肾上腺皮质激素替代治疗，对躯体症状及精神障碍均有效。可应用抗抑郁药或抗精神病药治疗患者的抑郁症状或精神病性症状，对记忆障碍可应用促智药物。

（三）嗜铬细胞瘤所致精神障碍★★★△△

嗜铬细胞瘤起源于肾上腺髓质、交感神经节或其他部位的嗜铬组织，肿瘤释放大量的儿茶酚胺，引起阵发性或持续性高血压和代射紊乱综合征。源于肾上腺髓质的嗜铬细胞瘤约占 90%。

患者常在阵发性或持续性高血压的基础上表现出阵发性焦虑和惊恐，可极度不安，发作时程度严重，可伴有濒死感、窒息感；同时伴自主神经功能紊乱的症状，表现为心悸、头晕、心动过速、面部潮红、出汗、四肢震颤、恶心、呕吐，少数患者出现谵妄，发作时血压迅速增高。在治疗原发病的基础上，可应用苯二氮䓬类药物治疗患者存在的焦虑症状。

四、女性特殊时期的抑郁障碍

女性特殊时期的抑郁障碍主要指女性在月经、妊娠、分娩、绝经等特殊时期出现的抑郁障碍，目前还不完全明确性激素的变化在女性特殊时期抑郁发作所发挥的作用。

（一）经前期综合征★★★△△

经前期综合征（premenstrual syndrome，PMS），在 DSM-5 中归到抑郁障碍中，称经前期烦躁障碍。PMS 是指育龄妇女反复在月经周期的黄体期（月经前 7 d 左右）出现躯体、精神及行为方面的症状，月经来潮后症状消失的一组综合征，症状明显妨碍生活功能。

经前期综合征的确切病因尚不清楚。遗传因素可能起一定的作用，有研究显示同卵双生的姐妹患该病的概率是双卵双生姐妹的 2 倍。也有假说认为与性激素、中枢神经递质的交互作用有关，如激素水平的变化引起 5-HT 水平下降导致抑郁、焦虑，黄体酮的水平下降可引起醛固酮的分泌增加，导致精神症状的产生，特别是焦虑和抑郁。另外，具有敏感、多疑、易自责、易紧张等人格特征的个体容易出现经前期烦躁障碍。文化背景、对月经知识的了解和看法、生活事件等对于经前期综合征的产生也有一定作用，如个体长期处在家庭生活不和谐的环境中或性生活长期不协调等可能对经前期综合征的发生均有一定的影响。据报道，50%～80% 的行经女性存在轻度的经前期情绪不佳，20% 的行经女性有严重的经前期情绪问题需要治疗，3%～8% 的行经女性满足经前期烦躁障碍的诊断标准。

诊断标准中强调在过去 1 年中的大部分月经周期中，症状在月经前 1 周开始出现，月经开始后症状减轻，月经后 1 周症状基本或完全消除。这些症状包括情绪不稳定、易激惹、抑郁、焦虑紧张、对日常活动兴趣下降、注意力不集中、易疲劳、精力不足、食欲改变、睡眠过多或失眠、感到自己会垮掉或失去控制；躯体症状有乳房胀痛、关节或肌肉疼痛、感觉肿胀等。上述症状对患者的社会功能和生活质量均产生影响。

轻、中度经前期综合征的治疗以非药物干预为主，如对疾病相关知识的教育、生活方式的改变，以及支持性心理治疗、认知行为治疗（cognitive behavioral therapy，CBT）等。非药物干预无效的患者和重度患者可以采用药物治疗，如给予SSRIs类药物，能同时改善患者的症状及生活质量。

（二）女性其他特殊时期的抑郁症 ★★★△△

1. 妊娠期抑郁症 多在妊娠前3个月与后3个月发生，前3个月可表现为早孕反应加重，并有厌食、睡眠习惯改变等；后3个月可表现为持续加重的乏力、睡眠障碍及食欲下降、对胎儿健康及分娩过程过分担忧等。研究显示，妊娠期高达70%的女性出现抑郁症状，10%～16%的妊娠女性满足抑郁症的诊断标准。

处理妊娠期抑郁时，权衡治疗和不治疗对母亲和胎儿的风险很重要，向患者及其家属讲清楚抗抑郁治疗与不治疗的风险与获益。治疗应根据抑郁的严重程度、复发的风险、尊重孕妇和家属的意愿来进行调整。目前抗抑郁药在妊娠期使用的风险与安全性尚无最后定论。通常，症状较轻的患者给予健康教育、支持性心理治疗即可，如既往有过轻到中度发作，可给予CBT和人际心理治疗（interpersonal psychotherapy，IPT）。重度或有严重自杀倾向的患者可以考虑抗抑郁药治疗，当前孕妇使用最多的抗抑郁药是SSRIs类，应尽可能考虑患者既往治疗情况，单一用药治疗。关于妊娠期使用抗抑郁药后产生的不良事件有诸多文献报道，主要涉及胎儿发育、新生儿发育和长期发育3个问题。最新研究显示妊娠期使用SSRIs类抗抑郁药并未增加患儿心脏疾病和死亡儿风险，帕罗西汀除外；但可能增加早产和低体重儿风险。还有文献报道SNRIs类药物和米氮平可能与发生自然流产有关。此外，队列研究显示，妊娠晚期使用抗抑郁药可能与产后出血有关。物理治疗方面，研究显示重复经颅磁刺激技术（repetitive transcranial magnetic stimulation，rTMS）治疗对妊娠期抑郁患者有较好的疗效和耐受性，对胎儿也无明显的不良反应；对于药物治疗无效或不适合的重度、伴精神病性及高自杀风险的患者可选用改良电休克治疗。

2. 产后抑郁症 是分娩后最常见的精神障碍，通常指在产后4周内起病，其症状、病程和结局与其他抑郁障碍相似。约13%的女性产后12周内出现抑郁症状。产后抑郁症的母亲往往不能有效地照顾婴儿，患者会由此感到自责、自罪，严重患者可能有伤害自己或婴儿的危险。

产后抑郁症的治疗原则仍遵循抑郁症治疗的一般原则。但必须考虑到患者产后的代谢改变、乳汁对胎儿的影响、治疗对患者自我认知以及能力改变等一系列因素。轻、中度患者可采用IPT、CBT及系统家庭治疗。如症状持续加重，应考虑采用药物治疗或心理治疗合并药物治疗，其中SSRIs类抗抑郁药常作为首选。大多数研究报道抗抑郁药在乳汁中的浓度较低，氟西汀除外。此外，还有研究显示哺乳可以减少产后抑郁发生风险，对母亲和孩子都有积极作用。物理治疗方面，研究显示电休克治疗、rTMS可治疗产后抑郁障碍。

3. 围绝经期抑郁症 是指女性在围绝经期（通常指50岁左右）发病的抑郁症，以情绪抑郁、焦虑、紧张为主要临床表现。研究显示，曾有抑郁病史或有严重经前期烦躁障碍病史者发病率明显增高。

在遵循抑郁症治疗原则的同时，强调围绝经期相关知识的教育及心理治疗。轻度患者可给予IPT、CBT等心理治疗。中、重度患者可合并药物治疗，选用SSRIs和SNRIs类药物。此外，应用雌激素替代治疗也可有效缓解围绝经期抑郁障碍的抑郁症状，但需要遵循时间和个体化治疗原则，与抗抑郁药合用可能有更好的治疗效果。此外，对于绝经期抑郁症伴有明显易激惹症状患者也可选用镇静作用较强的抗抑郁药，如米氮平、曲唑酮等。

五、糖尿病所致精神障碍

糖尿病是一组以高血糖为特征的代谢性疾病。高血糖则是由于胰岛素分泌不足或其生物作用受损，或两者兼有导致。糖尿病时长期存在的高血糖，导致各种组织，特别是眼、肾、心脏、血管、神经的慢性损害和功能障碍。

（一）病因与发病机制★★△△

1. 遗传 有研究显示，伴有抑郁的糖尿病患者中有抑郁症家族史者占27%，明显高于无抑郁症的糖尿病患者。

2. 心理社会因素 糖尿病作为一种慢性内科疾病给患者带来应激，患者需要限制饮食及活动，导致生活质量下降；患者对糖尿病引起严重躯体并发症威胁的过分担心。年龄、性别、婚姻状况、社会经济地位及不良生活事件等均可影响患者精神症状的发生，一般老年女性、单身男性或已婚女性、经济状况差及经历负性生活事件者易发生精神症状。

3. 高血糖 可致肾上腺皮质激素分泌亢进，造成高糖皮质激素血症，导致中枢神经系统相关脑区结构与功能障碍而出现精神症状。长期高血糖导致血管内皮细胞受损，动脉粥样硬化，血管壁增厚，管壁狭窄，导致脑微循环障碍，血－脑脊液屏障受损，中枢神经系统缺血、缺氧，脑白质病变，引起精神症状。

4. 糖尿病患者的血小板活化、炎性细胞因子的激活 进一步损伤血管内皮细胞和中枢神经系统。

5. 血糖 糖尿病酮症酸中毒、高血糖高渗状态、乳酸性酸中毒时，血糖过高而引起糖、脂肪和蛋白质代谢紊乱，导致机体水、电解质和酸碱平衡失调。低血糖发作导致机体能量供给障碍，也是导致精神障碍的重要机制。

（二）临床表现★★★△△

1. 抑郁障碍 糖尿病患者最常出现的精神症状是抑郁。有调查显示，糖尿病中抑郁障碍的发生率是一般人群的3倍。患者表现为情感低落，悲观消极，兴趣下降，伴明显焦虑；严重时有自杀观念或自杀倾向。

2. 焦虑状态 患者焦虑情绪突出，表现为紧张、恐惧、疑病、苦闷、坐立不安，伴心悸、心慌、多汗、震颤等自主神经症状。焦虑和抑郁常相互交织在一起。

3. 认知功能障碍 患者感觉系统可出现各种异常，表现为感觉过敏、感觉减退；一过性原始性幻觉，如看到闪光、色块等；有的患者感觉环境中个别物体在晃动或出现非真实感。大多数患者出现注意力不集中、记忆减退，严重者可出现智力下降。

4. 精神病性症状 患者表现为多疑、固执，有时出现幻听、幻触、被害妄想、关系妄想、嫉妒妄想等。

5. 意识障碍 多发生在糖尿病酮症酸中毒、高血糖高渗状态、乳酸性酸中毒等严重并发症时，与糖尿病导致广泛血管病变相关，患者可出现定向障碍、嗜睡、谵妄，甚至昏迷。

另外，使用降血糖药或胰岛素治疗的糖尿病患者发生低血糖症时也可能出现精神症状，包括意识障碍、躁狂状态、情绪不稳、易激惹、焦虑、恐惧、抑郁，甚至幻觉、妄想等。血糖检测、喂服糖水数分钟后症状缓解均可帮助确定诊断。

（三）治疗★★★△△

1．首先应针对患者的糖尿病制订合理的治疗方案，包括药物治疗、饮食控制及运动等。

2．系统的健康教育、心理行为干预在糖尿病的管理和控制中十分重要，帮助患者正确了解糖尿病知识、防治糖尿病并发症、消除疑虑、增强信心、调节情绪、避免各种应激因素影响、提高生活质量，有助于血糖的控制。

3．对症状较重的患者可给予抗抑郁药、抗焦虑药、抗精神病药等。SSRIs类抗抑郁药有稳定血糖的作用，因而成为糖尿病伴发抑郁、焦虑障碍的首选抗抑郁药。三环类抗抑郁药、氯氮平、奥氮平等增加食欲和体重，对糖尿病患者有升高血糖的作用，故应慎用。

4．控制糖尿病相关的并发疾病，如高血压、高血脂。积极治疗相关的并发症，对感染、糖尿病酮症酸中毒、高血糖高渗状态、乳酸性酸中毒、低血糖等需要进行多学科诊疗。

第5节　系统性红斑狼疮所致精神障碍

一、概述★★△△

系统性红斑狼疮（systemic lupus erythematosus，SLE）是一种病因未明的结缔组织疾病，病程迁延，病变损害皮肤、血管、内脏器官及神经系统，表现为多型性水肿、发热、出血、淋巴结肿大及神经精神症状等。系统性红斑狼疮所致精神障碍原因尚不清楚，发生率为20%～40%。可能与遗传、感染、内分泌紊乱等危险因素有关，这些因素导致免疫功能紊乱，产生大量自身抗体，在补体的参与下沉淀于脑的小动脉壁，破坏血－脑脊液屏障，直接损害中枢神经系统，最终造成中枢神经系统功能障碍，同时直接损害皮肤、浆膜、肾等部位，这些脏器损伤所致功能障碍，也是导致精神障碍的重要原因。此外，要注意皮质激素治疗所导致的精神障碍与SLE所致精神障碍的鉴别。

二、临床表现★★★△△

本病女性多见，常起病于青壮年。早期在低热、关节痛等症状的背景上出现精神症状，同步出现的还有神经系统症状，如感觉障碍、四肢近端肌肉痛、无力、肌萎缩、肌张力减低、腱反射减弱或消失、肢体轻瘫、出现病理反射等；狼疮活动期可发生急性狼疮脑病，急性起病，高热、头痛、昏睡以至昏迷，或表现谵妄、癫痫发作、偏瘫、脑膜刺激征；有的患者出现吞咽困难、谵妄、构音障碍及双侧核性脑神经麻痹。

系统性红斑狼疮的精神症状出现较早，可表现为以下几个方面。

（一）情感障碍

最常见为抑郁和焦虑障碍，抑郁可表现为情感低落、思维迟缓、少语、自责自罪及自杀意念等；焦虑多为紧张、担忧、不安等，少数患者可出现惊恐发作。少数患者也可出现躁狂状态，此时要鉴别是否皮质激素治疗所致。

（二）认知功能障碍

患者可出现注意力不集中，记忆力下降、判断和理解力减退、计算力差、思维迟缓等，病程较长者可出现全面的智力损害，严重者可发展为痴呆。

（三）分裂样精神障碍

可出现幻听或幻视，奇异的妄想，思维形式障碍，不协调的精神运动性兴奋，如出现行为怪异、紊乱、动作减少、亚木僵、伤人毁物、拒食及违拗等。

（四）意识障碍

病情加重时，可出现嗜睡及意识清晰度下降，甚至出现谵妄、昏迷，多见于急性狼疮脑病。

三、治疗★★★△△

以治疗原发病为主，同时给予对症支持治疗。SLE 导致的精神症状在皮质激素的治疗下常随系统性红斑狼疮的好转而好转。可根据精神症状选择抗抑郁药、抗焦虑药、苯二氮䓬类药物，并注意监测疗效及不良反应。对精神病性症状可使用小剂量非典型抗精神病药。吩噻嗪类抗精神病药有诱发本病的报道，不宜使用。选择对脏器损伤少的药物，采用最小有效剂量。积极的心理治疗可促进本病的康复。

（许秀峰　李　娜　孙学礼）

参 考 文 献

[1] 世界卫生组织. ICD-10 精神与行为障碍分类：临床描述与诊断要点. 北京：人民卫生出版社，1993.

[2] American Psychiatric Association. Diagnostic and statistical manual of mental disorders. 5th ed. Arlington: American Psychiatric Association, 2013.

[3] 江开达. 精神病学高级教程. 北京：人民军医出版社，2009.

[4] 李凌江，马辛. 中国抑郁障碍防治指南.2 版. 北京：中国医学电子音像出版社，2015.

[5] Martin Prince, Vikram Patel, Shekhar Saxena, et al. No health without mental health. Lancet, 2007, 370: 859–877.

[6] 王飙. 躯体疾病所致精神障碍. 北京：人民卫生出版社，2012.

[7] 吴文源，张明园. 社会精神医学. 北京：人民卫生出版社，2011.

第7章 精神活性物质所致精神障碍

精神活性物质，是指能够影响人类情绪、行为，改变意识状态，并有致依赖作用的一类化学物质。人们使用这些物质的目的在于取得或保持某些特殊的心理、生理状态。精神活性物质又称成瘾物质、药物，在本章中，这些名词可以互换。

第1节 概 述

一、分类★★★△△

能产生依赖的物质很多，如香烟、酒类及某些致幻的野生蘑菇等。有的是天然的，有的是半合成的；它们各自有着不同的药理特性和毒性作用。根据药理特性，通常把精神活性物质分为以下几类。

（一）阿片类药物

具有镇静、镇痛、镇咳、催眠、呼吸抑制、降温等中枢抑制作用。主要的药物有吗啡（morphine）、甲基吗啡（可待因，codeine）、二醋吗啡（海洛因，diamorphine）、哌替啶（杜冷丁，pethidine）、芬太尼（fentanyl）、如美沙酮（methadone）、乙酰美沙酮(acetylmethadone，LAAM)、丙氧酚(propoxyphene)等。

（二）中枢神经兴奋药

可使个体处于高度警觉、活动增加、情绪振奋、睡眠减少、呼吸兴奋、血管收缩、升高体温和抑制食欲等中枢兴奋状态，滥用严重的主要有以下2种。

1. 可卡因 是当前所有滥用药物中成瘾性最强的物质。它成瘾快、作用更强。

2. 苯丙胺类 为麻黄碱类似物，是作用最强的拟交感神经胺类中枢神经兴奋药之一。20世纪80年代后期，合成了兴奋作用更强、依赖性更高的甲基苯丙胺，因其外观似水晶体而称为“冰”。另外，还有俗称摇头丸[主要成分为3,4-亚甲基二氧甲基苯丙胺（MDMA）]、减肥药（如芬氟拉明、西布曲明）等。

（三）大麻类药物

大麻是一种植物，成分多且复杂，最主要的有效成分是四氢大麻酚。大麻是一种独特的精神活性物质，其化学结构及药理作用难以归类到现有的任何一种精神药物中。小剂量时既有兴奋作用，又有抑制作用；高剂量时抑制作用为主。此外，其对免疫系统、生殖系统及心血管系统均有影响。

（四）中枢神经抑制药

能抑制中枢神经系统，有镇静、催眠、抗惊厥的作用，主要包括三大类。

1. 巴比妥类 根据药物作用出现的快慢与作用时间的长短，巴比妥类药物分为长效、中效、短效3类，如巴比妥、苯巴比妥为长效类，戊巴比妥、异戊巴比妥属中效类，司可巴比妥为短效类。

2. 苯二氮䓬类 地西泮、三唑仑、阿普唑仑、氯硝西泮、罗拉西泮和硝西泮等。

3. 其他 近年开发应用的非苯二氮䓬类药物有扎来普隆（zaleplon）、佐匹克隆（zopiclone）、唑吡坦（zolpidem）。此外，临床已经比较少用的有甲喹酮、格鲁米特（导眠能）、水合氯醛、副醛等。

（五）致幻药

在不影响意识和记忆的情况下能改变人的知觉、思维和情感状态，当达到一定剂量时可引起幻觉和情绪障碍，也称迷幻药物、拟精神病药物等。主要有麦角类衍生物中的麦角酰二乙胺（lysergic acid diethylamide，LSD），北美仙人球毒碱[三甲氧苯乙胺，麦斯卡林（mescaline）]，人工合成的致幻药［如苯环己哌啶（phencyclidine,PCP）及氯胺酮（ketamine）等］。

（六）挥发性有机溶剂

中枢作用与乙醇和巴比妥类的中枢抑制药类似。常见滥用的挥发性溶剂有醇类如乙醇（酒精）、甲醇和异丙醇，脂肪族碳氢化合物如汽油、樟脑油，芳香烃类如苯、甲苯等，还有丙酮、四氯化碳、氟利昂等其他类化合物。

（七）烟草

烟碱（尼古丁，nicotine）是烟草中的主要生物碱成分，烟碱的作用复杂，同时具有兴奋和抑制作用。

在国际上把精神活性物质分为两大类：①麻醉药品，主要包括阿片类、可卡因类和大麻类。②精神药物，也包括三大类，即苯丙胺类中枢神经兴奋药、镇静催眠药和致幻药。

二、影响因素★★△

人们对药物滥用的原因从各方面进行了研究，结论不一。现普遍认为，影响精神活性物质使用的相关因素很多，不能用单一的模式解释。心理、社会、生物学因素相互交织，在精神活性物质的开始使用、持续使用、依赖的形成、复发、康复等方面都起着重要的作用。

（一）精神活性物质本身的药理特性

不论何种精神活性物质通过其本身的药理作用，对使用者的身心产生特征性的影响。其中药物的成瘾潜力是决定药物成瘾的重要因素。可以从 5 个方面来衡量药物的成瘾潜力：①药物成瘾后的戒断症状的存在及其严重程度。②药物强化效应的强度。③药物耐受的程度。④停止使用的难度、复发率、试验性使用者与成瘾者的比例。⑤药物令人陶醉的程度。

从上述的戒断、强化、耐受、依赖和陶醉等药理特性来综合分析，二醋吗啡（海洛因）的成瘾潜力最大，大麻和咖啡因的成瘾潜力相对较小。临床上，物质成瘾者在使用高成瘾潜力的物质（如二醋吗啡、甲基吗啡等）之前，通常是从烟、酒、大麻等较低成瘾潜力物质使用开始，这就是所谓的通路理论。

（二）社会文化因素

1. 可获得性 不管药物的成瘾性多强，如果难以获得则滥用的机会就少。1949 年后，中央人民政府通过颁布严禁鸦片的通令，对走私、贩卖、种植、生产阿片类物质者进行严厉的打击，阿片类滥用问题在中国大陆基本销声匿迹。改革开放以后，随着生活水平提高，酒类供应丰富，饮酒量大大增加。同时，国际贩毒组织利用云南边陲与“金三角”毗邻的地理环境，把中国大陆作为“金三角”毒品流通转运站，以云南为首，毒品的供应量增加，吸毒人数也日益增加。

2. 家庭因素 儿童、青少年首先看到父母、兄长使用药物，并从他们那里得到使用药物的知识。家庭矛盾、单亲家庭、家庭成员交流差，不能相互理解支持，父母意见不一，过分保护、放纵、虐待等都是滥用药物的危险因素。一旦家庭有成员滥用，由于相互影响，这种状况就很难改变。有学者认为吸毒是家庭精神病理的症状之一。当然，良好的家庭环境可以防止个体产生药物成瘾。

3. 同伴影响 开始使用药物的年龄往往发生在心理发育过程中的“易感期”——青少年。青少年是一个亚文化体，有共同的世界观、认知系统，同时鉴别能力较差，价值观念容易受到其所在小团体的影响；加上好奇、寻求刺激、追求时髦、欲与同伴打成一片，或把使用成瘾物质作为成人的标志，虽然开始吸毒的味道并不好受，但均不惜一试。大多数吸毒者是在这种环境下吸上的。

4. 社会人文 不同的时代、不同的文化背景，对不同药物的滥用有着不同的看法和标准。例如，信奉伊斯兰教的民族对饮酒持强烈的厌恶态度，这些国家的饮酒问题就不会严重。中国人吸烟在世界上首屈一指，其中一个原因是中国人把吸烟作为社交手段之一。中国女性吸烟率很低，因为社会对女性吸烟持厌恶的态度。国外妇女吸烟很普遍，据称已将妇女吸烟与妇女解放联系到了一起。

（三）心理因素

即使能随意得到药物，也只有一部分人会使用和成瘾。因此，有学者试图寻找成瘾者心理特征、成瘾前心理状态对药物滥用的影响，以揭示成瘾的心理学机制。

1. 性格特征 研究发现，吸毒者有明显的性格特征，如反社会性、情绪调节差、易冲动、缺乏有效的防御机制、追求立即的满足。但尚无前瞻性研究说明，是这样的个性导致了吸毒，还是因吸毒改变了吸毒者的性格。抑或两者互为因果。

2. 药物的心理强化作用 根据行为学理论，精神活性物质有明显的强化作用。

（1）正强化：大多数精神活性物质有增加正性情绪的作用，如“饭后一支烟，赛过活神仙”“酒逢知己千杯少”，吸毒后的快感及社会性强化作用对使用精神活性物质起到了增强作用。

（2）负强化：不少精神活性物质有解除负性情绪作用，如“一醉解千愁”，毒品有对抗负性情绪的作用。重要的是，吸毒成瘾后由于戒断症状的出现，使吸毒者不能自拔，必须反复使用毒品以解除戒断症状。此时出现2个恶性负性强化循环，即“吸毒→社会家庭问题→负性情绪→吸毒”和“吸毒→依赖→戒断症状→吸毒”。正、负强化过程均涉及神经系统复杂的可塑性变化。

3. 精神病理因素 在慢性使用阿片类物质的人群中，很多患者有明显的抑郁、焦虑及反社会人格障碍，往往与物质使用互为因果，促进疾病的迅速发展。此外，精神病理因素对成瘾疾病的病程、治疗反应、临床表现及预后有修饰作用。例如，研究发现，如果成瘾者有明显的负性情绪、人际关系不良、冲动控制不良等，则成瘾病程发展迅速，患者往往不愿接受治疗，停止治疗后很快复发。

（四）生物因素

1. 遗传学因素 研究表明，遗传因素在药物依赖中起到重要的作用。大量有关酒精与药物依赖的遗传或家族性研究证明，动物对某些药物依赖的形成具有显著的遗传性。如有些品系的鼠极易造成阿片类依赖的动物模型。家系、双生子及寄养子研究发现，药物滥用的易感性因素是由基因决定的。酒精依赖的遗传度为52%～63%，目前发现有2个途径将易感性从上一代传至下一代，一个是直接遗传的酒精或药物依赖易感性；另一个是间接的方式，将反社会人格传给下一代。家系研究表明，药物依赖或药物滥用的家系成员中，药物滥用、酒精滥用、反社会人格、单相抑郁的相对危险性分别为对照家系的6.7倍、3.5倍、7.6倍和5.1倍。

2. 精神活性物质依赖相关的神经通路 中脑腹侧被盖区（ventral tegmental area，VTA）、伏隔核（nucleus accumbens，NAc）、前额叶皮质（prefrontal cortex，PFC）和纹状体（corpus striatum）的DA能神经投射，以及从前额叶皮质、杏仁核（amygdala，AMG）和海马向伏隔核的谷氨酸能神经投射，共同构成依赖的伏隔核相关的神经通路。研究表明，此通路不仅是物种个体、种族保存相关行为如饮食、性等的神经解剖基础，而且是介导与成瘾药物使用相关的犒赏、动机和学习的重要神经通路。

3. 精神活性物质急性作用的神经生物学机制 尽管不同种类的药物有不同的药理作用，但最后共同通路是作用于中脑边缘系统，增加此系统内DA神经元的冲动，使伏隔核及其他区域如前额叶皮质中DA的释放增加。可卡因、苯丙胺类药物是通过抑制突触间隙DA重吸收，间接激动DA受体。阿片类可能是通过激动μ受体、δ受体及解除GABA神经元对DA的抑制作用，间接促进DA的释放。目前，对阿片类药物的急性作用了解得较为清楚。

4. 精神活性物质慢性作用的神经生物学机制 长期慢性使用精神活性物质机体可发生更为复杂的变化，这些变化可以是分子水平的，也可以是受体、细胞水平的，还可以是结构性的。

（1）耐受性：耐受性往往发生在反复使用精神活性物质后，药物使用者必须增加使用剂量方能获得所需的效果，或使用原来的剂量则达不到使用者所追求的效果。耐受性可分为代谢耐受性和细胞耐受性2种，前者主要通过增加肝代谢酶活性，使药物代谢分解增加，又称为药物处置性耐受；后者又称为药效学耐受，在依赖中更为重要。

反复使用精神活性物质后，以伏隔核相关的神经通路为主，神经网络发生适应性改变。在中枢神经系统、离体组织和细胞中所形成的细胞耐受表现在2种层次：一是受体水平，表现为细胞膜受体减少（如受体内化）或受体与G蛋白偶联减弱等；二是在细胞、突触和神经网络水平，表现为由于长期使用精神活性物质，内稳态机制使中枢神经系统功能与结构发生改变，以保持机体的正常功能。这种机制与神经元和突触的适应过程有关，涉及神经可塑性改变。

（2）戒断症状：以阿片类为例，持续地激动阿片受体，机体为保持正常的生理功能而产生适应性改变，这种代偿作用产生了耐受。机体要维持正常的生理功能，必须有阿片激动药的存在。如果突然停止、减少使用或使用拮抗药，则机体需要重新适应，出现一系列的变化，表现为戒断症状，此过程称为反适应。躯体方面的戒断症状主要表现为鸡皮疙瘩、瞳孔扩大、流涕、震颤、腹泻、呕吐等，可能主要以蓝斑和导水管周围灰质为神经基础。

（3）敏感化：在反复使用精神活性物质后，药物的效应通常会有敏感化、耐受和药物效应不变3种情况。其中，敏感化与耐受的现象相反，被成瘾物质敏化的药物效应有2种，即行为反应增加和动机敏感。这2种敏化现象是通过伏隔核相关神经通路介导的，与犒赏机制交叉重叠。药物敏化与用药的剂量和方式关系密切，通常越是大剂量、间断给药，越容易出现敏感化现象。药物敏化现象可能是慢性成瘾者出现强迫性觅药行为、复吸的重要神经基础。

（4）渴求：可以认为渴求是对药物和药物使用环境等的一种愉快的和不可抗拒的体验的习得反应。对精神活性物质的渴求与强迫性、持续性的用药关系密切，即使在长期戒断后仍持续存在。根据敏感化的理论，渴求的唤起过程，就是与药物使用相关的各种内、外刺激导致的动机凸显过程，此过程涉及伏隔核相关神经环路的激活。渴求是导致强迫性觅药行为的直接原因之一。

（5）复发：在戒断一段时间后，重新给予实验动物药物或将实验动物暴露于药物相关的线索或给予应激性刺激，均能够重新诱发动物的觅药行为。应激性刺激、药物相关的线索能激发从前额叶皮质及杏仁核投射到腹侧被盖区的谷氨酸能神经通路，促使腹侧被盖区内释放更多的多巴胺到伏隔核。而重新给予相应的药物所致的觅药行为，可能涉及敏感化过程，与伏隔核相关的神经环路的直接激活有关。

综上所述，依赖的行为特征是失去控制，表现为强烈的渴求，将药物使用作为第一需要，为了使用药物可以不顾一切；躯体特征是耐受性增加和戒断症状。可以把失去控制理解为心理依赖，将后者理解为躯体依赖。从经典的条件反射理论来说，药物使用导致的快感使药物使用者对药物及使用药物环境特别敏感，这些环境因素（如吸毒的场所、情绪不好、焦虑、无聊、受到刺激等）能“触景生情”，激活伏隔核相关的神经环路，产生强烈的渴求，所以药物使用者“不顾一切”“奋不顾身”，这就是冲动性的觅药行为。由于条件反射建立后很难消退，往往复发不可避免（可以理解为病理性学习记忆增强）。从这个角度来看，精神活性物质相关的渴求、冲动性觅药行为的生物学机制是研究的重点，而防止复发是临床工作的难点。

三、检查与诊断★★△△

（一）检查

1. 病史　戒毒者进入治疗设施后，应由医师、护士从不同的角度了解患者的药物滥用史及与药物滥用有关的问题。

（1）药物使用史：所使用药物的种类、剂量，特别是入院前 5 d 的使用情况，每天所花费的钱物、使用途径（口服、静脉、吸入）、开始使用的年龄、使用的时间等。

（2）治疗史：包括既往治疗环境、治疗种类（自愿或强制）、治疗具体方法、患者的合作程度、治疗时间、对治疗的态度及评价等。

（3）与药物滥用有关的内科问题：包括肝炎史、颅脑外伤史、躯体损伤史、结核史、肺部感染史、性病史、艾滋病病史、细菌性心内膜炎等。

（4）其他情况：包括其他精神障碍史，生活环境，住房，经济来源，法律问题，教育程度，工作史，性生活史，嗜好，是否有药物、酒精滥用家族史，是否欠债等。

2. 躯体检查　许多药物滥用者常有躯体问题，下面一些体征应予以注意。

（1）一般情况：营养状况、体重、脱水征、有无中毒或戒断症状等。

（2）生命体征：体温、呼吸、脉搏、血压。

（3）皮肤：注射痕迹、瘢痕（沿静脉走行，一般在四肢，也可见于颈部、乳房、腹股沟、阴茎处）、皮肤感染、立毛肌竖起等。

（4）眼睛：瞳孔大小、流泪等。

（5）鼻子：流鼻涕、鼻腔溃疡，严重的鼻腔感染提示通过鼻内用药，最近滥用较广的氯胺酮常会导致鼻腔溃疡。

（6）口及咽喉：反复的口腔感染、溃疡，特别注意有无艾滋病的可能。

（7）肺部：结核及其他慢性感染等。

（8）心脏：有心脏杂音，特别要注意有无细菌性心内膜炎。

（9）腹部：特别注意肝的情况。

（10）神经系统：注意腱反射、周围神经损伤、麻木等。

3. 精神状况检查　药物滥用与精神健康关系密切，吸毒者在吸毒前后往往有心理或人格方面的问题。吸毒前不良的精神状况和人格常是导致吸毒的原因，吸毒后由于吸毒所导致的问题又进一步加重吸毒者的精神和人格问题。要注意精神活性物质滥用与精神障碍的共病问题。因此，要认真、系统地进行精神状况检查。

4. 实验室检查　包括血液、尿毒品检查、三大常规、HIV 试验、肺部 X 线检查、肝功能检查、乙肝全套、心电图检查等。

（二）诊断

根据病史、体格检查、实验室检查和诊断标准，精神活性物质依赖的诊断并不困难。首先通过询问病史，了解精神活性物质使用史和使用方式，可以确定患者是否有耐受性增加及戒断的表现；然后，继续询问患者的行为问题，如控制不了使用的剂量、次数，多次想戒，但欲罢不能等表现；最后，了解是否因为使用精神活性物质而影响工作、学习、生活，带来许许多多的问题等。根据上述情况，则可做出精神活性物质依赖的诊断。

第 2 节　阿片类药物依赖

阿片类药物是指任何天然的或合成的、对机体产生类似吗啡效应的一类药物。阿片是从罂粟中提取的粗制脂状渗出物，粗制的阿片含有包括吗啡和甲基吗啡在内的多种成分。吗啡是阿片中镇痛的主要成分，约占粗制品的 10%。阿片类镇痛药（麻醉性镇痛药）可以分为 3 类：①天然的阿片生物碱，如吗啡、甲基吗啡。②半合成的衍生物，如二醋吗啡，是通过改变吗啡的化学结构（乙酰化）而获得的半合成衍生物。③合成的阿片类镇痛药，按化学结构又可以分为苯基哌啶类、二苯丙胺类、吗啡喃类和苯吗啡喃类等 4 类。

一、我国使用情况★★△

20 世纪 80 年代初，受全球药物滥用形势和“金三角地区”毒品渗透的影响，中国内地重新出现毒品问题，毒品犯罪由境外零星渗透到大规模走私贩运，毒品流行地区从西南、西北数省蔓延至全国所有省、市；毒品消费从“传统毒品”鸦片、二醋吗啡到“新型毒品”冰毒、摇头丸和“K 粉”。图 7-1 显示了 1990—2014 年中国国家禁毒委员会报告的内地登记在册吸毒人数。

《2015 中国禁毒报告》显示，在全国累计登记在册的 295.5 万名吸毒人员中，滥用阿片类毒品人员达 145.8 万名，滥用合成毒品人员达 145.9 万名，分别占 49.3% 和 49.4%；全年共查处吸毒人员 88.7 万余人次，新发现登记吸毒人员达 46.3 万余名。若将尚未被发现的“隐性”吸毒人员估计在内，实际滥用和成瘾人群规模超过 1400 万。据不完全统计，自 20 世纪 80 年代以来，我国因吸毒死亡人数为 49 378 人。登记在册吸毒人数不断增多，涉及地域和毒品消费市场不断扩大，中国已从毒品过境国变为毒品过境与消费并存的受害国。禁毒形势始终十分严峻。

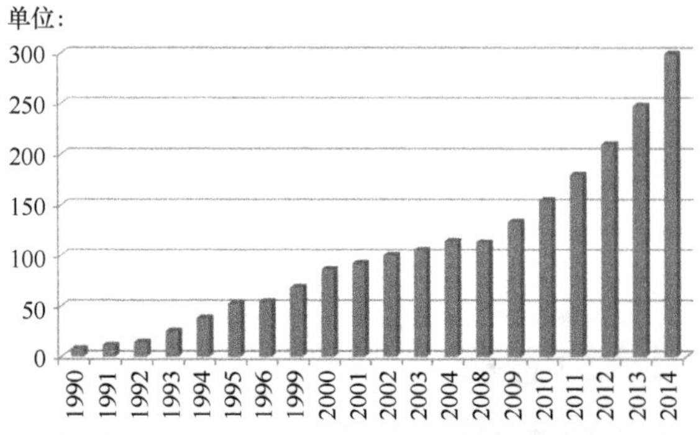

图 7-1　1990—2014 年中国内地登记在册吸毒人数

二、吸收与代谢★△

阿片类药物可通过不同的途径给药，如口服、注射、吸入等。阿片类药物口服时以非脂溶性形式存在于胃内，很少从胃吸收入血液，大部分从肠道吸收。因为口服给药吸收不完全，所以给予口服阿片类药物的血药浓度一般只有同剂量注射给药的一半或更少。阿片类药物以非脂溶性形式存在于血液中，这种形式的给药难以透过血 - 脑脊液屏障。但当吗啡被乙酰化成为二醋吗啡后，则较易透过血 - 脑脊液屏障，这也许能解释为什么静脉注射二醋吗啡所体验到的瞬间快感比注射吗啡更为强烈。阿片类药物可分布到机体的所有组织，包括胎儿。对阿片类药物依赖的母亲所生下的婴儿对阿片类药物同样具有依赖性，如果在出生后不给予阿片类药物，也可以出现戒断症状。阿片类药物在由肾排泄之前，大部分由肝代谢。大多数阿片类药物的代谢较为迅速，平均代谢时间是 4～5 h，故依赖者必须定期给药，否则会发生戒断症状。

三、药理作用★★△△

自 1973 年以来，相继发现在脑内和脊髓内存在阿片受体。这些受体分布在痛觉传导区及与情绪和行为相关的区域，集中在脑室周围灰质、腹侧被盖区、中脑边缘系统和脊髓罗氏胶质区等区域。阿片受体已知有 μ、κ、δ 等多型，其中以 μ 受体与阿片类的镇痛和欣快作用关系最密切，在中枢神经系统分布也最广。阿片类药物通过上述受体可以产生以下药理作用。

（一）镇痛、镇静作用

阿片类药物都具有不同程度的镇痛作用，在减轻疼痛的同时，并不降低视觉、听觉、触觉或压觉。

用药后患者多处于安静状态，易入睡，但睡眠浅而易醒。镇静可减弱对疼痛的反应，并消除紧张和烦躁不安，产生松弛感。

（二）抑制呼吸中枢

阿片类药物能显著减慢呼吸频率，大剂量可使呼吸变慢而不规则，使生命受到威胁。吸毒者由于掌握不好吸毒剂量，常会吸毒过量，导致呼吸衰竭，威胁生命。

（三）抑制咳嗽中枢

这一作用是阿片类药物作为镇咳药的基础。长期吸毒抑制咳嗽反射，加上吸烟、生活无规律、营养差，吸毒者常常会出现呼吸道感染。

（四）兴奋呕吐中枢

阿片类药物能兴奋呕吐中枢，产生呕吐，特别在吸毒初期，吸毒者在吸毒后常有呕吐，但随着吸毒次数的增加，机体出现适应，呕吐反射则明显减弱。

（五）缩瞳作用

阿片类药物作用于第Ⅲ对脑神经，产生缩瞳效应。机体对缩瞳作用不易产生耐受，针尖样瞳孔或瞳孔较小是吸毒及吸毒过量重要的体征之一。

（六）抑制胃肠蠕动

阿片类药物能明显抑制胃肠蠕动、兴奋胃肠括约肌，使胃肠道紧张度增高和推进性蠕动减弱，使食物通过肠道的速度减慢。机体对阿片类药物的此种药理作用也不易产生耐受，临床上可见吸毒者便秘、食欲下降等。

（七）致欣快作用

阿片类药物能作用于中脑边缘系统，用药者产生强烈的快感。快感十分强烈，终身难忘。静脉注射二醋吗啡，快感后的松弛效应可延续 0.5～2.0 h。其后，还有 2～4 h 显得精神抖擞、自我感觉良好的状态。不过，致欣快感很快耐受，但仍是吸毒者追求毒品的原因之一。

四、戒断症状及其脱毒治疗 ★★★△△△

（一）戒断症状的临床表现

以二醋吗啡为例说明阿片类药物的戒断症状。

1. 疼痛症状　按出现的频度排列，疼痛症状依次为骨痛、四肢关节疼痛、腰痛、浑身肌肉疼痛、头痛等。疼痛症状产生的机制并不是机体出现疼痛的部位受到损伤或有病理性改变所致，而是突然中断外源性的阿片类物质后，机体出现内源性阿片肽的大量缺乏和绝对不足，抗痛系统的功能低下且尚未恢复正常，是机体对痛觉过敏的一种表现。疼痛症状往往伴有强烈或明显的情绪反应，如焦虑、烦躁、坐立不安、易激惹，有时甚至出现激越行为。

2. 神经精神症状　常见的有对二醋吗啡的强烈渴求感、情绪抑郁、焦虑、烦躁不安、坐卧不宁、睡眠障碍等，偶见有错觉、幻觉、谵妄。

3. 消化道症状　常见的有食欲下降、厌食、恶心、呕吐、腹胀、腹痛和腹泻等。

4. 呼吸系统症状　常见的有胸闷、气短、呼吸加快、气管发痒和胸痛等。

5. 自主神经系统症状　常见的有流泪、流涕、怕冷、毛周角化症、寒战、冷汗、发热、出汗和寒热交替等。

6. 泌尿生殖系统症状　常见的有排尿困难、少尿、无尿和滑精等。

7. 心血管系统症状　主要有心慌、心率加快和血压升高等。

8. 其他症状　如体重减轻。其他躯体原发性疾病的症状此时也会不同程度地表现出来，如慢性支气管炎的咳嗽、咳痰等。

阿片类药物成瘾的急性戒断症状是一个自限性过程，一般在停止使用二醋吗啡后 6～8 h 出现，随即急剧加重，24～72 h 达到高峰，第 3 天后症状开始明显缓解，第 5～7 天大部分症状基本消除，第 10～14 天绝大部分症状消失。

在急性戒断症状消失后往往会有相当一段时间残留部分症状，主要表现为失眠、烦躁不安、情感低落、乏力、慢性渴求等问题，称为稽延症状。稽延症状也是导致复吸的重要原因之一。

（二）脱毒治疗

脱毒从字面上说是移去体内的毒性物质。而本专业的定义是指通过躯体治疗减轻戒断症状，预防由于突然停药可能引起的躯体健康问题的过程。由于吸毒者的特殊性，阿片类的脱毒治疗一般应在封闭的环境中进行。

脱毒治疗的目的主要为：①减少、缓解急性戒断症状。②减少、缓解与戒断症状相关的疼痛与不适。③提供安全、人性化的治疗环境。④为心理社会康复，防止复吸打下基础。⑤治疗相关的躯体疾病和精神障碍。

需要指出的是，脱毒是药物依赖治疗的重要一环，但仅仅是第一步，绝大多数患者经过多次脱毒治疗才认识到戒断的困难性，意识到心理社会康复、防复吸的重要性。

根据所使用的药物分为替代治疗和非替代治疗。

1．替代治疗 替代治疗的理论基础是利用与毒品有相似作用的药物来替代毒品，以减轻戒断症状的严重程度，使患者能较好地耐受。然后在一定的时间内（14～21 d）将替代药物逐渐减少，最后停用。在治疗前就应告诉患者替代只能减少痛苦，必须做好痛苦的思想准备。目前常用的替代药物有美沙酮和丁丙诺啡，现分述如下。

（1）美沙酮：是典型的μ受体激动药，能产生吗啡样作用，用美沙酮脱毒是由于以下原因：①可口服，使用方便。②半衰期长，为22～56 h，每天只需服用1次。③大剂量可阻滞二醋吗啡的欣快作用。④吸收及生物利用度稳定，血液中最高浓度在口服后2～6 h，与组织非特异性结合，使身体成为美沙酮的储存地，患者在口服后很难出现像注射二醋吗啡后的主观感觉。身体的储存作用也不会使血中浓度突然下降而产生戒断反应。

1 mg美沙酮相当于3～4 mg吗啡或1～2 mg二醋吗啡，但由于毒品的含量不一，上述的换算没有实际意义。起始剂量掌握很重要，既要足量以抑制戒断症状，又不能太大以免出现生命危险。通常40 mg以下的美沙酮不足以致命，故首次剂量要低于40 mg。临床上口服美沙酮的开始剂量为10～20 mg，然后观察以下体征：①瞳孔扩大。②出汗、鸡皮疙瘩、流泪、流涕。③脉搏每分钟增加10次。④收缩压增加10 mmHg。

当上述4个体征出现2个时，再给予美沙酮10 mg口服，每4小时观察1次，必要时在24 h内可再服10 mg，以第1个24 h的总剂量为基准，次日将此剂量分2次服用，然后每天减少10%～20%。

（2）丁丙诺啡：是μ受体的半激动药，其镇痛作用是吗啡的25～50倍，非肠道给药及舌下给药有效，口服生物利用度差。用于二醋吗啡的替代治疗，其机制为：①从阿片受体分离出来较慢，所以作用时间较长，每天使用1次即可。②突然戒断时戒断症状较轻。③能阻滞二醋吗啡所产生的欣快作用。④具有顶限作用，即当达到一定的效应时，即使增加剂量也不能使效应加强。

根据1997年卫生部麻醉药品专家委员会讨论意见，一般首次剂量为0.3～0.6 mg，肌内注射，30 min后如不能控制症状，可再追加0.3～0.6 mg，至症状控制为止，但每次最大剂量以不超过0.9～1.2 mg为宜。以后每6小时肌内注射1次，同首次剂量，但目前剂量有增加的趋势。对于丁丙诺啡舌下含片，我国的临床试验表明，对于阿片依赖的脱毒治疗每日给药总量一般不超过8 mg。应用方法是，根据阿片依赖严重程度，在末次使用二醋吗啡4 h后应用丁丙诺啡。轻度依赖者1～2 mg/d，分3次给药；中度依赖者2.5～4.0 mg/d，分3次给药；重度依赖者4.5～8.0 mg/d，分3次给药。以此剂量给药至第4天开始减量，减量的方式可以从每日给药3次换成2次，每次剂量不变；从第6天起每日给药2次，剂量减至原药量的2/3或1/2；第8～10天改为每天用药1次，第11～12天停药。

使用丁丙诺啡时应在戒断症状即将出现时使用，如果在吸毒后立即使用，有可能诱发戒断症状。

2．非替代性治疗

（1）可乐定、洛非西汀：为α_2受体激动药。可乐定的剂量必须个体化，首日剂量不宜太大，约为最高日量的2/3，第2～3天可增至最高日量，从第5天开始逐渐递减，第11天或第12天停止给药。第1天的剂量为0.1～0.2 mg，每4～6小时1次，最大剂量为1.0 mg。第2～4天剂量为0.2～0.4 mg，每4～6小时1次，最大剂量可用到1.2 mg/d。从第5天起，每天减少0.2 mg 。不良反应为直立性低血压、口干和嗜睡。可乐定对于渴求、肌肉疼痛等效果较差。也无证据表明可乐定能防止复吸。目前，可乐定、洛非西汀主要用于脱毒治疗的辅助治疗，在停止使用美沙酮后使用。

（2）中药：目前，国内已经开发出不少Ⅲ类戒毒中药制剂，有的已经上市，如安君宁、益安口服液、参符胶囊等。由于中药制剂不含阿片类物质，故对戒断症状的控制不如美沙酮。临床疗效与可乐定、洛非西汀相当，但不良反应相对较少。此外，可能还有抗渴求、促进机体康复作用。

（3）其他：针灸、苯二氮䓬类、抗精神病药、曲唑酮、丁螺环酮等，主要用于缓解焦虑、控制失眠等。

五、急性中毒及治疗★★△△

急性中毒往往发生在自杀或剂量及纯度掌握错误所致。阿片类药物中毒的症状主要表现为烦躁不安或欣快、面部潮红、口干、瞳孔缩小等；严重时可以出现呼吸抑制、反射消失、低血压、心动过速、急性肺水肿，甚至死亡。病史的询问及皮肤的注射瘢痕对诊断极为重要。基本的处理如下。

（一）一般原则

包括保持呼吸道通畅，给氧，必要时气管插管、人工呼吸；监测生命体征、脑水肿、心肺功能，并给予相应的处理；保持给药途径的通畅，调节水电解质平衡；注意意识状态和惊厥发作，并对症处理等。

（二）特殊处理

确诊为阿片类药物急性过量中毒时，应及时给予特异性的阿片受体拮抗药纳洛酮治疗。纳洛酮是纯阿片受体拮抗药，可有效扭转阿片类过量中毒的中枢神经体征，应注意根据不同情况，灵活应用纳洛酮。首次剂量为 0.4～0.8 mg，肌内注射或静脉注射，若 20 min 仍未见患者苏醒，可重复注射，如果仍无反应，应考虑有无其他问题，如缺氧、水肿等。同时要注意不要剂量太大，以免诱发戒断症状。

六、纳曲酮防复吸治疗★★△

由于药物滥用者的焦虑、渴求等问题，戒断后期的稽延期症状及吸毒环境的影响，戒断后出现较高的复发率。

纳曲酮（naltrexone）是阿片受体拮抗药，对 μ、κ、δ 3 种阿片受体均有阻断作用，能明显减弱或完全阻断阿片类物质与受体的结合，消除阿片类物质产生的强化效应，淡化其对药物的渴求性和身体的依赖性，使其保持正常生活。

（一）用药前准备

1. 停药前检查 阿片类依赖者停止使用二醋吗啡等物质 7～10 d 或以上，尿样吗啡检测试验呈阴性。同时要进行肝功能检查。

2. 纳洛酮催瘾试验 凡尿检吗啡阳性或稽延性戒断症状明显者不进行纳洛酮催瘾试验。凡催瘾试验出现戒断症状，必要时 24 h 后重新试验。纳洛酮催瘾试验常用方法如下。

（1）静脉注射催瘾法：先静脉注射纳洛酮 0.2 mg，观察 30 min，观察是否出现戒断症状；如果没有出现戒断症状，再注入纳洛酮 0.6 mg，继续观察 20 min，如无戒断症状，催瘾试验为阴性。

（2）皮下注射或肌内注射催瘾试验：皮下注射或肌内注射纳洛酮 0.8 mg，观察 40 min，如果没有出现不适症状再注射纳洛酮 0.8 mg。如果出现自觉体温变化、肌肉或关节痛、皮肤瘙痒、腹痛和腹泻、心慌焦躁等症状，应视为阳性反应；如不能确认，应重新进行催瘾试验或静脉注射纳洛酮 1.6 mg，然后仔细观察有无戒断症状的出现。

（二）用药方法

1. 导入期 一般为 3～5 d，其目的是使患者的“不适症状”能够得到观察和有效治疗，顺利进入纳曲酮的维持治疗，递增剂量一般为 5～15 mg/d。

2. 维持期 维持剂量一般为 50 mg/d。每天早餐后顿服，温开水送下。也可以周一至周五每天 50 mg，周六为 100 mg。

维持期的主要目的是使患者在纳曲酮的帮助下回归社会，这一段时间的长短因人而异。推荐服用时间为 6 个月以上。

（三）不良反应

服用纳曲酮后少数人有恶心、呕吐、胃肠道不适、食欲缺乏、口渴、头晕等症状。也有少数人出现睡眠困难、焦虑、易激动、关节肌肉痛、头痛等。由于纳曲酮的维持治疗多数是脱毒后期的延续治疗，脱毒后残留的稽延性戒断症状与纳曲酮的不良反应症状相似，所以临床上应认真加以鉴别。纳曲酮的肝毒性指的是使用超过 5～6 倍规定剂量时出现中毒性肝损害，主要表现在转氨酶值一过性升高。

理论上，μ 受体阻滞药会影响内源性阿片肽系统，而后者常与情绪、食欲有关。但在临床上，大多数报道长期使用 μ 受体阻滞药对情绪、食欲影响并不大。

（四）注意事项

1. 纳曲酮可引起转氨酶一过性升高等肝毒性反应，应用前或应用中需检查肝功能。对肝功能不全者应慎用。治疗期间若发现肝功能异常，应停止服用纳曲酮，并进行检查和治疗。

2. 未经过脱毒治疗的阿片类药物依赖者，服用纳曲酮会引起严重的戒断综合征。为避免发生戒断症状或戒断症状恶化，在应用纳曲酮之前，至少 7～10 d 无阿片类药物滥用现象，且尿检阴性和催瘾试验阴性。

3. 纳曲酮维持治疗期间有必要进行尿液吗啡检测，以了解患者治疗的依从性，以及是否有偷吸或偶吸现象。理论上，长期服用纳曲酮会使阿片受体上调，增加对阿片类药物的敏感性。如果患者突然停止使用纳曲酮，转用二醋吗啡将会处于危险之中，出现严重中毒症状，甚至昏迷或死亡。

4．纳曲酮维持治疗期间需要使用镇痛药时，应避免使用阿片类镇痛药，防止降低药效或产生戒断症状。

戒毒治疗是个长期的综合治疗过程，戒毒者需要长期、按时、按量服药，但随访研究发现，只有30%的戒毒者能够按照医嘱服药。在维持过程中，稽延性症状、药物不良反应影响患者依从性。纳曲酮维持与心理社会康复、行为矫治、家庭治疗和体能的康复治疗结合，将会起到积极的作用。

七、美沙酮维持治疗★★△△

替代维持治疗是应用医疗上合法的、使用方便的、作用安全和有效的药物代替违法药物，并通过治疗改变患者的高危行为和恢复患者各种功能的一种综合性、长期治疗的方法。美沙酮维持治疗是补充二醋吗啡依赖者体内内源性阿片肽量的不足，使二醋吗啡依赖者恢复其正常的生理及心理功能，能像正常人一样的生活。它不同于“脱毒治疗”，也不是通常所说的“戒毒”，更不是“以小毒代大毒”，而是一种取代性治疗方法，如同高血压和糖尿病的治疗需要长期或终身使用药物控制症状和维持治疗一样。

维持治疗是基于减少危害的角度，其主要目的包括减少毒品使用、减少共用注射针具、减少违法犯罪行为等。在维持治疗过程中，希望患者恢复各种功能，能够像正常人一样地工作和生活。

（一）适应证

1．自愿参加治疗。

2．年龄在18岁以上。

3．使用阿片类药物病史1年以上。

4．2次及以上脱毒治疗失败，间隔在1个月以上。

（二）用药剂量及方法

1．引入期与引入剂量 引入期指开始使用美沙酮并逐步调整剂量到稳定状态的时间，通常为15～30 d。引入期一般分为3个阶段：引入初期（旨在消除戒断症状）、引入中期（旨在达到耐受水平和减少渴求感）、引入后期（也称稳定期，旨在确定适合的剂量使躯体和情绪均感觉良好）。首次引入剂量的适合与否，直接影响患者能否顺利进入维持治疗程序。首次剂量不足则患者会出现戒断症状，导致偷吸毒品和使用其他戒毒药物，造成患者脱失或出现意外；首次剂量过大则会导致美沙酮过量中毒，甚至死亡。因此，首次剂量的确定和用药方法十分重要，常用的方法为逐日递增法，首日量20～40 mg，以后每2～3天递增5～10 mg，直到患者的戒断症状得到完全控制，主观感觉良好为止。一般需要15～30 d递增到维持治疗剂量。

2．维持期与维持剂量 维持期指经过一段时间调整（通常为15～30 d）完成引入后，美沙酮用药剂量相对稳定的时期，可能为数月、数年甚至终身。维持剂量指经医师处方的、理想控制戒断症状的、患者接受的、可抑制渴求感的、不影响意识活动和职业功能的、不出现明显不良反应的每日美沙酮用药剂量。维持剂量通常在60～120 mg/d。

3．剂量调整 维持治疗是一个长期的治疗过程。进入稳定的维持状态后，维持剂量还会受合并滥用毒品、合并滥用其他药物、合并使用治疗其他疾病的药物，以及患者在维持治疗中的治疗状态等影响。因此，应注意依据当时的具体情况，适当加以调整，以保证最适合的维持剂量。

4．减量与停药 维持治疗一段时间后，随着患者的躯体状况、职业功能、家庭功能和社会功能等逐渐得到改善和趋于稳定，部分患者和家属会主动提出减少美沙酮用药量，甚至停药的要求。若患者尿液吗啡检测呈阴性和没有使用非法药品，少数患者可以考虑逐渐减量、低剂量维持或缓慢停药，但仍应要求和鼓励患者保留在治疗程序中继续接受其他方面的有关治疗。

（三）维持治疗中常见不良反应的处理

1．便秘 宜使用润滑性泻药或中药（如番泻叶等），最好从引入期开始。若处理不当，便秘可能会成为患者退出治疗的原因。

2．口干 鼓励患者多饮水，继续用药可因耐受而得到缓解或消失。

3．嗜睡 可适当降低剂量或将服药时间调整到晚上。

4．头晕 多为一过性，继续用药可因耐受而缓解。

5．皮疹 多为一过性，继续用药可因耐受而缓解；若数日不退或加重，则应考虑停药和转诊皮肤科治疗。

6．兴奋、多语 见于少数患者，多为一过性，与剂量偏高有关，适当减量后继续用药可因耐受而缓解和消失。

八、心理社会干预★★△

（一）认知行为治疗

主要目的是改变导致适应不良行为的认知；改变导致吸毒的行为方式；帮助患者应付急性或慢性渴求；促进患者社会技能，强化患者不吸毒行为。基于认知行为治疗方法，帮助患者增加自控能力以避免复发。认知行为治疗的基本方法为：讨论对吸毒、戒毒的矛盾心理，找出诱发渴求、吸毒的情绪及环境因素，找出应付内、外不良刺激的方法，打破重新吸毒循环。

（二）行为治疗

通过正性强化、负性强化及惩罚增加患者的不吸毒行为，减少患者的吸毒行为。

（三）群体治疗

群体治疗使患者有机会发现他们之间共同的问题，相互理解，表达自己的情感，学习如何表达自己的意愿。群体治疗给患者提供讨论和修改他们的治疗方案场所，也可以在治疗期间监测他们的行为，制订切实可行的治疗方案，促进患者与医师保持接触，有助于预防复发、促进康复。

（四）家庭治疗

家庭介入的重要性有：①帮助家庭成员认识、解决家庭的问题，促进相互理解、相互帮助，避免戒毒者在治疗结束后又回到一个病态的家庭环境中去。②帮助家庭成员认识毒品问题，支持、帮助、监督戒毒者摆脱对毒品的心理依赖。③帮助家庭其他成员度过自身难关，消除吸毒者给他们造成的心理创伤。家庭介入应尽可能使每一位家庭成员都参加，定期召开讨论会，讨论吸毒者的人格、行为等问题。帮助戒毒者认真遵循治疗康复程序，通过各种活动逐渐加深各个家庭之间和家庭与戒毒者之间的相互联系。参加治疗的家庭成员应该坦诚和无所拘束，勇于讲出自己的问题，并找出解决问题的方法。家庭治疗强调人际间、家庭成员间的不良关系是导致吸毒成瘾、治疗后复发的主要原因。有效的家庭治疗能打破否认，打破对治疗的阻抗，促进家庭间的团结。

（五）自助组织

尽管自助组织，如戒毒互助所（narcotics anonymous，NA）在治疗成瘾性疾病的作用未被证实，但其影响非常大。患者在自助组织里相互帮助、相互鼓励、相互接受，互诉吸毒不良体验及戒毒成功感。由于在周末、假期晚上是复发的最危险的时间，此时可要求患者参加讨论，戒断成功者可现身说法，指导新来者如何战胜心瘾、克服不良情绪。

第 3 节　酒精所致精神障碍

酒精是最常使用的精神活性物质之一，在欧美国家终身饮酒率为 80%。饮酒常起于青少年，根据筛选问卷，如筛查物质滥用问卷的筛选结果，20% 的饮酒者可能是问题饮酒者。但是，绝大多数饮酒者并没有出现饮酒的相关问题。根据社区的流行病学调查结果，5.4%～7.4% 的人群可以诊断为酒精滥用或酒精依赖。

近年来，我国酒的生产与消费均呈现稳步增长的趋势。我国最早的精神障碍患病率的调查报告于 20 世纪 80 年代初期完成，对中国 12 个地区 12 000 个家庭，年满 15 岁的 38 136 人进行流行病学调查分析，仅 6 人符合 ICD-9 酒精依赖诊断标准。在 2001 年由 WHO 资助的中国 5 个地区调查表明：在 15 岁以上的人中，年饮酒量折合成酒精为 4.5 L（*SD*=10.9）。WHO 年酒精消耗量数据表明：在 1970 年为 1.03 L，在 1996 年上升至 5.17 L。就年酒精消耗量而言，中国还是低于许多工业化国家，例如，2001 年欧洲人均年酒精消耗量为 8.6 L。

在我国，目前还没有酒精所致危害的系统研究。据 WHO 保守估计，在中国 1990 年由酒精所致的死亡人数达到 114 000 人，损失 211.8 万生命年，经“残疾矫正”后损失 485.4 万生命年。据 WHO 2014 年报道估计，在中国男性中酒精使用障碍患病率为 9.3%，女性为 0.2%，依赖率分别为男性 4.5% 和女性 0.1%。与其他国家的情形相似，中国过度饮酒不仅导致健康相关的损害，如胃肠道溃疡、肝损害、神经和精神障碍、心血管疾病等，且还导致大量的社会伤害，如交通事故、犯罪、虐待儿童、家庭暴力及工作相关的伤害等。可以预计，饮酒相关问题将会很快成为我国重要的公共卫生问题之一。

一、饮酒问题相关因素★△

饮酒相关问题是指由于饮酒所导致的不良后果，可以是有害的行为问题（如急性酒精中毒、酒后驾车等），可以是躯体健康问题（如肝硬化、酒精性末梢神经炎），也可以是精神心理问题（如酒精依赖、酒精性人格障碍）。饮酒相关问题不仅发生在长期慢性饮酒后，还可发生在大量饮酒之后（如意外事故、暴力行为等）。本节主要把重点放在临床常见的饮酒相关问题上，如酒精依赖、酒精滥用等。

（一）社会文化因素

饮酒问题的严重性在不同的社会和文化环境中有所不同，主要的影响因素有价值观、社会习俗、社会角色、经济发展、饮食习惯、社会应激等。国内外研究发现，以下社会因素与饮酒相关问题关系较大：男性、受教育程度较低、婚姻破裂、重体力劳动、社会对醉酒者的容忍度、收入低者（发达国家）等。

我国是世界上最早掌握酿酒技术的国家之一，中国是以酒文化而著称的国家，饮酒往往是日常生活的一部分，尤其在节日、婚丧嫁娶或生日聚会等场合。有些地区，常以酒祭奠天地、神灵或祖先。虽然许多有关酒的习俗依然存在，但饮酒行为还是发生了显著变化。当今社会竞争激烈，在许多场合中饮酒能缓解紧张，有助于社会交往。进而，酒也成了维系人际关系的纽带。随着我国经济的发展，伴随着我国居民购买力增加，制酒工业突发猛进，如前所述，人均饮酒量大增，可以肯定，我国饮酒相关问题将会进一步增加。

（二）家族或个体易感性

1. 遗传 酒精依赖有家族聚集性，酒精依赖的遗传度，男性为51%～65%，女性为48%～73%。最强有力的饮酒问题预测指标是一级亲属有酒精依赖者。同卵双生子酒精中毒的共病率明显高于异卵双生子；寄养子研究也发现，双亲为酒精中毒的儿子被寄养在非酒精中毒的寄养父母家中，仍然有较高的酒精中毒的发生率，说明遗传的重要性。

与酒精依赖或大量饮酒相关的染色体区域主要有4号、9号染色体长臂（4q、9q），前者与乙醇脱氢酶（alcohol dehydrogerase，ADH）基因族位置接近。另外，1号染色体短臂（1 p）也获得较多的支持。其他与酒精依赖或酒精使用障碍相关的区域包括5号、6号、7号、11号染色体及16号染色体短臂（16 p）。

在易感基因方面，研究发现ADH和乙醛脱氢酶（aldehyde dehydrogenase，ALDH）对酒精代谢和依赖倾向影响很大。人类有10余种ALDH亚型，该基因位于染色体12q24区域，其多态性Glu487Lys可导致催化作用的缺失。*ALDH2*2*几乎只存在于亚洲人群中，与乙醛高血浓度有关，*ALDH2*2*的个体表现为少量饮酒出现面红、心慌、出汗、恶心、呕吐等症状，从而限制了乙醛脱氢酶活性低者的饮酒。在有酒精依赖的家族中，*ADH2*2*等位基因频度很低，说明*ADH2*2*具有保护作用。

其他可能影响酒精代谢的基因还包括γ-氨基丁酸A（$GABA_A$）受体基因、μ-阿片受体基因、5-HT转运体（5-HTT）基因和神经肽γ受体基因等。

2. 神经生化 酒瘾者的血小板5-HT水平较低，脑脊液5-HT代谢产物5-HT酸水平也较低，特别是具有冲动与暴力行为的酒精中毒患者。有学者将这种现象当作酒精中毒的生化指标。

3. 神经生理 研究发现，酒精依赖者的事件相关电位P300波幅降低，且酒精依赖者的年轻后代也有类似现象。P300被认为是注意、记忆过程的神经生理指标，其波幅随年龄及成熟程度而增加。但是，P300异常特异性较低，其他精神障碍中也可以出现。

（三）心理因素

一般认为，酒精依赖者没有共同的病前人格特点。但临床上还是可以见到，酒精依赖者往往比较外向、冲动、寻求刺激。根据行为理论，条件性刺激（线索）、正性条件刺激（如增加快感）、负性条件刺激（如减少焦虑、抑郁、应激刺激、戒断症状等）形成条件反射，产生正性强化作用和负性强化作用。另外，个体的“期待”也起着重要作用，酒精滥用者往往过分强调酒精所产生的快感，而对不良后果视而不见。

许多研究发现，饮酒相关问题往往与精神障碍同时存在于同一患者身上（共病），因而导致“鸡生蛋，还是蛋生鸡”的争论。有学者认为，因为事先存在的精神障碍，患者为了缓解精神障碍所出现的焦虑、抑郁、强迫、恐惧等，大量饮酒，久而久之，形成了酒精依赖；更多的学者认为，长期大量饮酒，本身可以导致各种精神病理现象，如焦虑、抑郁等。显然这2种可能均在临床上见到。

二、酒精依赖与酒精滥用的临床表现★★★△△△

有关描述酒精成瘾的术语很多，如酒精中毒、酒精成瘾及酒精依赖等。不同学派、不同背景的专家对这些问题有着不同的定义。

1976 年，英国学者 Edwards 等提出酒精依赖模型，基本假设是依赖不是全或无现象，而是有不同的严重程度。酒精依赖的临床特征如下。

（一）固定的饮酒方式

多数饮酒者多能控制自己的饮酒行为，根据环境调整自己的饮酒方式。但是，酒精依赖者饮酒方式比较固定，如晨起饮酒、在不应该饮酒的时间、场合也饮酒，主要是为了维持体内酒精浓度，以免出现戒断症状。

（二）特征性寻求饮酒行为

酒精依赖者把饮酒作为第一需要，为了饮酒可以不顾一切，可以采用任何手段。患者明知道继续饮酒的严重后果，但难以自制。

（三）酒精耐受性增加

表现饮酒量增加。但在晚期，由于肝功能受损，耐受性反而下降，表现“一喝就醉”，但又“不喝不行”。酒精耐受性增加的同时，对其他药物（如巴比妥类、苯二氮䓬类）也会出现交叉耐受。

（四）戒断症状

戒断症状可轻可重，重者可危及生命，与个体差异和依赖程度有关。戒断症状的发生与体内酒精浓度有关，依赖严重者晨起就要饮酒，目的是缓解戒断症状，为了避免戒断症状而饮酒（这是酒精依赖最重要的特征之一）。戒断症状主要有震颤、恶心、出汗、烦躁、焦虑等。

（五）渴求

特别想饮酒，渴求往往与环境有关。诱发渴求的环境因素包括：戒断症状，焦虑、抑郁、兴奋情绪，到了饮酒的地方等。患者知道应该少饮酒，以免出丑，但往往不能控制饮酒量。

（六）多次戒酒失败

这是成瘾行为的共性，患者多次戒酒，但总是保持不了多长时间，又再次饮酒。

滥用在 ICD-10 分类系统中称为有害使用，是一种适应不良方式，由于反复使用药物导致明显的不良后果，如不能完成重要的工作、学业，损害躯体、心理健康，导致法律上的问题等。滥用强调的是不良后果，滥用者没有明显的耐受性增加或戒断症状，反之就是依赖状态。

三、酒精所致器质性精神障碍 ★★★△△△

酒精所致器质性精神障碍主要包括以下内容。

（一）急性酒精中毒

酒精是中枢神经系统抑制药，个体对酒精的反应差异很大，取决于血液酒精浓度和个体耐受性。一般来说，在没有明显成瘾情况下，饮酒量或血液内酒精的浓度不同，其抑制的程度及范围亦不同。如某一 60 kg 的成人，饮酒量在 150～250 ml（3～5 两）高度白酒（约 50°）时，其血液酒精浓度约 0.06%，此血液酒精浓度首先抑制大脑皮质，结果皮质下释放，则出现松弛感，使情绪释放，出现欣快而轻佻，决策、做事往往缺乏深思熟虑，讲话常凭一时冲动，不再做周详的考虑。随着饮酒量增加，抑制进一步加深，在饮高度白酒 250～300 ml（5～6 两），血液酒精浓度在约 0.1% 时出现醉酒状态，精神活动、语言及运动功能抑制加深（对周围事物反应性降低，感觉迟钝，判断记忆受损，自控力下降，易冒险，动作不稳，可有攻击挑衅，联想散漫，借题发挥，步态不稳、构音含糊）；其后大脑处于高度抑制状态，醉倒不起，呕吐、便溺全然不知。当血液浓度＞0.4% 时，则可能出现昏迷、呼吸心跳抑制，死亡的可能性很大。

酒精所致遗忘，是指一种短暂的遗忘状态，多发生在醉酒状态后，当时并没有明显的意识障碍，但次日酒醒后对饮酒时的言行完全或部分遗忘，遗忘的片段可能是几个小时，甚至更长时间。

以前认为，酒精作用于细胞膜的脂质部分。基本的观点是，酒精进入细胞膜内，打乱细胞膜脂质分子的排列，使细胞膜的“流动性”增加。目前研究发现，酒精较难溶于细胞膜脂质，认为是酒精作用于 GABA 受体，增加 GABA 的抑制作用，同时酒精也能作用 NMDA 受体，降低其兴奋作用。这些机制可以解释急性醉酒的共济失调、抗焦虑、记忆障碍等行为。酒精的犒赏效应也可能是通过激活 GABA 系统或内源性阿片肽系统，促进 DA 释放有关。

（二）单纯性酒精戒断反应

戒断反应表现多种多样，一般发生在断酒后 6～12 h 后，开始有手抖、出汗、恶心，继之出现焦虑不安、无力等精神症状。患者有强烈的饮酒渴望，此时如果还没有饮酒，症状逐渐增加，在断酒后

24～36 h，可见发热、心悸、唾液分泌增加、恶心、呕吐等，体征上可有眼球震颤、瞳孔散大、血压升高等，戒断反应在 48～72 h 达到高峰，继之症状逐渐减轻，4～5 d 后躯体反应基本消失。

（三）酒精性癫痫

约 30% 的患者在戒酒期间出现癫痫样痉挛发作，表现为意识丧失、四肢抽搐、两眼上翻、角弓反张、口吐白沫等。持续时间不定，一般在 5～15 min 意识恢复。这种情况危急时有生命危险，需要住院观察。

（四）酒精性幻觉症

患者在戒酒后出现不适、焦虑，短暂的视幻觉、触幻觉或各种错觉。在此阶段，患者的现实检验能力还存在。但严重者上述精神病性症状更为明显，如无中生有听到别人的责骂声和威胁声，为此惊恐万状，向人求助或企图自杀。亦可有错视、视物变形，多系恐怖场面，故有冲动伤人行为，造成严重的后果。一般持续数日，亦可迁延不愈，往往向震颤性谵妄发展。

（五）酒精戒断性谵妄

严重的慢性酒精中毒患者如果突然断酒，可出现前面描述的戒断症状。随着症状加重，大概在断酒后 3～4 d 出现震颤性谵妄。震颤性谵妄的前驱症状有肠胃不安、焦虑、失眠等。

症状的特点是意识模糊，表现为地点定向障碍，不识亲人，不知时间；有大量的知觉异常，如常见形象歪曲而恐怖的毒蛇猛兽、妖魔鬼怪；烦躁不安、情绪激越、大叫大喊；最重要的特征是全身肌肉有粗大的震颤。上述症状有昼夜节律。尚有发热、大汗淋漓、心率加快、血压升高等自主神经系统症状。可出现白细胞总数升高、脑电图异常、肝功能异常等。如果处理不当，患者常因高热、脱水、衰竭、感染、外伤而死亡。死亡率约 5%。震颤性谵妄常突然发生，持续 2～3 d，常以深而长的睡眠结束，清醒后，对震颤性谵妄的症状不能回忆。有些患者遗有遗忘综合征（Korsakoff 综合征）。

四、饮酒所致躯体疾病★★△△

饮酒导致越来越多的疾病与死亡。据 WHO 统计，饮酒与 60 余种疾病、伤害相关。但饮酒与饮酒问题关系复杂，不仅是长期大量饮酒，而且不正确的饮酒方式同样导致饮酒问题。研究表明，饮酒与发生躯体疾病（如癌症、糖尿病、消化道疾病、血管疾病等）、精神神经疾病（如抑郁、癫痫等）及伤害（如交通事故、自杀、攻击行为等）关系密切，所导致的疾病负担也比较大。

酒精对身体的作用分为急性作用及慢性作用。急性作用主要表现为急性胃、食管出血等。慢性作用指长年累月大量饮酒，超过肝的代谢能力，引起各脏器的损害，表现在脑、神经系统、肌肉、心脏、肝、胰、消化道等。酒精所引起的内脏并发症有明显的个体差异，对不同的人来讲，所致的脏器损害不平衡，如有人以肝损害为主，另有人以胰损害为主，还有人以周围神经系统损害为主。

（一）消化道疾病

食管病变可由酒精的直接化学作用引起，如食管炎。醉酒后大量呕吐，可使食管与胃的黏膜破裂，引起上消化道出血。有学者报道，大量饮酒与食管癌的发生有一定的关系，特别是长期大量饮用高度酒。过度饮酒后 6～12 h，可出现急性胃炎及急性胃溃疡，表现为胸口部疼痛、恶心、呕吐，甚至呕血等。病情严重时需要住院手术治疗。长期饮酒可致慢性胃炎，表现为消化不良、食欲不佳、贫血等。

（二）肝病

近 20 年来，我国的酒精消耗量大大增加，与之相应的与饮酒有关的肝病发病率也大大增加。大量饮酒与肝病的关系十分密切，这是因为 90% 以上所饮的酒精是在肝内代谢的。发生肝硬化的平均年龄为 49 岁，初期常无症状，所以大多数肝硬化患者是在不知不觉的情况下发生的，等到出现症状时已到晚期。

（三）胰腺炎

近年来，随着我国饮食结构的改变及饮酒量的增加，胰腺炎的发生频度也有所增加。酒精性胰腺炎多在大量饮酒后 8～10 年发生，临床表现与一般的胰腺炎的临床表现无明显差异，典型的症状为饮酒后剑突下和左季肋部强烈疼痛，向背部放射，前屈位疼痛减轻，常伴有恶心、呕吐、便秘。体征上可见腹部膨胀、肠胀气、麻痹性肠梗阻，有明显的压痛、反跳痛。重度患者可有休克、肾功能不全等。在胰腺炎的早期，实验室检查可发现有血尿的淀粉酶增加、白细胞增加等。必要时应做腹部 X 线摄影、CT 检查和其他实验室检查以确定诊断。

（四）心血管疾病

1. 冠心病　饮酒可诱发冠状动脉痉挛，饮酒后诱发心绞痛、心肌梗死并不少见。因此，冠心病患者应该戒酒，以减少心脏病的发作。

2. 心功能不全和心肌肥大　长期大量饮酒可引起酒精性心肌炎，表现为左心室扩大、心肌肥大，主要症状为呼吸困难、水肿等心功能不全症状。20%～30% 的慢性酒精中毒患者有这种问题。

3. 心律失常、突然死亡　健康人在大量饮酒后，可出现一过性的期外收缩的心律失常症状。大量饮酒者在饮酒后猝死例子并不少见，其原因可能与饮酒后诱发心律失常有一定的关系。

（五）神经系统疾病

长期大量饮酒者，由于饮食结构发生变化，食欲缺乏，不能摄入足够量的维生素、蛋白质、矿物质等必需物质；且还常伴有肝功能不良、慢性胃炎等躯体疾病，营养的摄取也有一定的问题，故酒精依赖者身体状况较差，贫血、低营养者并不少见。长期的低营养状态势必影响神经系统的功能及结构。

1. 酒精性记忆障碍　酒精依赖者神经系统的特有症状之一是记忆障碍，特别是不能记住最近发生的事情，学习新知识十分困难。有一种特殊的记忆障碍称为 Korsakoff 综合征，表现为记忆障碍、虚构、定向障碍三大特征。患者还可能有幻觉、夜间谵妄等表现。

2. Wernick 脑病　由于维生素 B_1 缺乏所致，表现为眼球震颤、眼球不能外展和明显的意识障碍，伴定向障碍、记忆障碍、震颤性谵妄等，大量补充维生素 B_1 可使眼球的症状很快消失，但记忆障碍的恢复较为困难，80% 的 Korsakoff 综合征是由 Wernick 脑病所致。

3. 酒精性周围神经病变　也是由于 B 族维生素的缺乏所致，临床表现为左右对称性四肢无力、感觉麻木、针刺样或烧灼样的感觉。检查时腱反射减弱，浅感觉降低，闭目难立，手足出汗过多，严重时走路时鞋子、袜子掉了也不知晓。由于神经系统营养、躯体抵抗力很差，一旦四肢出现外伤，久久不能愈合，偶有因此而截肢。

五、病史询问、检查 ★★△△

饮酒相关问题的病史询问内容主要包括饮酒史、饮酒方式、每日饮酒量、戒断症状史、戒酒史、躯体疾病、精神障碍史、药物滥用史，社会、心理功能，以及违法史等。需要进行较为详细的精神状况检查。

酒精依赖患者有特征性外部特征：结膜、鼻子面颊皮肤毛细血管增生，皮肤由于营养不良较薄，如有戒断症状患者有震颤。躯体检查可发现肝大、心率快等。

1982 年 WHO 组织了一个多国协作研究，旨在发展一个能在人群中早期筛查出危险饮酒和有害饮酒的量表，即"酒精使用障碍筛查量表"（alcohol use disorder identification test，AUDIT），目前在世界上广泛应用。该量表共 10 题，前 8 道题为五级评分，后 2 道题为三级评分，条目包括饮酒量、饮酒频度、酒精依赖项目和遗忘等。划界分为 8 分，该筛选量表灵敏度为 95%，特异度为 85%。

六、治疗 ★★★△△

治疗的第一步是建立良好的医患关系，患者往往是带着无奈来到诊室，首先要仔细询问病史，倾听患者的痛苦，尽量用开放的问题询问病史，这样可以在患者讲述病史时，自己就把自己的问题给理清楚了。

让酒精依赖者接受治疗的第一个障碍是患者的"否认"。患者总是把自己的问题淡化或根本不承认自己有问题。在这种情况下，医师首先搞清否认的原因，倾听患者的解释。如果患者认识到他的问题，医师要表现出耐心、真诚帮助的态度，使患者消除戒备心理。可让患者记录每日的饮酒情况，包括饮酒量、次数、环境、饮酒时酒友、饮酒前的内心活动等，使医师有机会全面了解患者与饮酒有关问题，有的放矢帮助患者。

（一）积极治疗原发病和并发症

临床上酒精依赖患者常合并患有精神障碍，最常见的是人格障碍、焦虑障碍、抑郁障碍、分裂症样症状等。精神障碍与酒精依赖的关系有 2 种：一种是精神问题是原发的，是导致大量饮酒的原因；另一种是酒精依赖为原发的，由于依赖导致了精神问题。但实际上，两者相互交叉、互为因果。因此，在治疗饮酒相关问题时千万不能忽视心理问题。躯体并发症特别是肝病、心脏问题多见，需要与内科医师合作，认真诊治。

（二）加强营养

酒精依赖患者因生活不规律、大量饮酒抑制食欲，进食较差。酒精仅能提供能量，不含机体所需的蛋白质、维生素、矿物质、脂肪酸等物质，使患者的胃肠、肝功能损害，吸收障碍，故营养物质缺乏是严重酒精依赖者存在的问题。应加强营养，以提高机体的抵抗力。

（三）药物治疗

1. 急性酒精中毒的治疗 基本上同其他中枢神经抑制药中毒的救治，包括催吐、洗胃，生命体征的维持，加强代谢等措施。近年来，有学者将阿片受体拮抗药纳洛酮用于急性酒精中毒的救治。具体用法为纳洛酮 0.4～0.8 mg，肌内注射；或 0.4～0.8 mg 溶解在 5% 葡萄糖溶液中静脉滴注，可重复使用，直至患者清醒为止。

2. 戒断症状的处理 戒断症状可以分为 3 期，基本的表现见表 7-1。

表 7-1 酒精戒断症状评分

症 状	第一阶段（每项 1 分）	第二阶段（每项 2 分）	第三阶段（每项 3 分）
戒酒时间	5～8 h	1～3 d	72～96 h
体温	37.2～37.7 ℃	37.7～39.1 ℃	39.1～40.5℃
脉搏	100～120/min	120～140/min	＞140/min，可能有节律不齐
呼吸	20～24/min	24-30/min	＞30/min
血压	不稳或升高	收缩压＞160 mmHg，舒张压＞100 mmHg	收缩压＞180 mmHg，舒张压＞120 mmHg 或收缩压＜100 mmHg，舒张压＜60 mmHg
焦虑、不安	轻度	中度	重度
震颤	轻度（可能不明显）	明显	严重，整个身体震颤
出汗	轻度	明显	大汗淋漓
恶心、呕吐	轻度	中度	严重，甚至大便失禁
睡眠	较差，转醒 1～3 次	在半夜转醒	彻夜不眠
意识	不能连续减 7，但定向好	在第 2 天出现定向障碍	定向障碍、不识亲人
幻觉	无	轻	明显
抽搐	无	持续时间不超过 5 min	反复发作

（1）单纯戒断症状：由于酒精与苯二氮䓬类药物药理作用相似，在临床上常用此类药物来解除酒精的戒断症状。要足量，不需要缓慢加药，这样不仅可抑制戒断症状，而且还能预防震颤性谵妄、戒断性癫痫发作。地西泮剂量一般为每次 10 mg，每天 3～4 次，首次剂量可更大些，口服即可，没有必要加用抗精神病药。由于酒精依赖者的成瘾素质，用药时间不宜超过 5～7 d，以免发生对苯二氮䓬类药物的依赖。如果在戒断后期有焦虑、睡眠障碍，可试用抗抑郁药。表 7-2 为门诊戒酒的地西泮使用剂量与时间。

表 7-2 门诊戒酒的地西泮用药剂量与时间

	6：00	12：00	18：00	睡前
第 1 天		7.5 mg	7.5 mg	7.5 mg
第 2 天	5.0 mg	5.0 mg	5.0 mg	5.0 mg
第 3 天	5.0 mg	2.5 mg	2.5 mg	5.0 mg
第 4 天	2.5 mg	2.5 mg	0	5.0 mg
第 5 天	0	2.5 mg	0	2.5 mg

对于住院患者，可给予地西泮 10 mg，每小时 1 次，直到症状被控制为止。如果患者呕吐，可给予甲氧氯普胺 10 mg 口服或肌内注射。

（2）震颤性谵妄：谵妄在断酒后 1～4 d 出现，多在 72～96 h 达到极期，需要注意的是其他脑问题、代谢问题、内分泌问题也可出现谵妄，应予以鉴别。处理原则如下。

1）一般注意事项：发生谵妄者多有不安、兴奋，需要有安静的环境，光线不宜太强。如有明显的意识障碍、行为紊乱、恐怖性幻觉、错觉，需要有人看护，以免发生意外。由于患者大汗淋漓、震颤，可能有体温调节问题，应注意保温。同时，应注意预防各种感染，特别是肺部感染。

2）镇静：苯二氮䓬类药物为首选，如地西泮，每次 10 mg，每日 2～3 次，肌内注射。根据患者的兴奋、自主神经症状调整剂量，必要时可静脉滴注，一般持续 1 周，直到谵妄消失为止。

3）控制精神症状：可选用氟哌啶醇，每次 5 mg，肌内注射，随症状的强弱增减剂量。必要时可静脉滴注。

4）其他：包括补液，纠正水电解质、酸碱平衡紊乱，补充大剂量维生素等。

（3）酒精性幻觉、妄想症：大部分的戒断性幻觉、妄想症持续时间不长，用抗精神病性药物治疗有效。可选用第二代抗精神病药，如口服利培酮，剂量不宜太大。在幻觉、妄想被控制后可考虑逐渐减药，不需要长期维持用药。

（4）酒精性癫痫：可选用苯巴比妥类药物，注射使用。原有癫痫病史的患者，在戒断初期就应使用大剂量的苯二氮䓬类药物或戒酒前 4d 给予抗癫痫药，如丙戊酸钠（600 mg/d），预防癫痫发生。

3. 酒增敏药　是指能够影响酒精代谢，增高体内酒精或其代谢物浓度的药物。此类药物以戒酒硫（tetraethylthiuram disulfide，TETD）为代表。预先 3～4 d 服用足够剂量的 TETD，可使人在饮酒后 15～20 min 出现显著的体征或症状，如面部发热、潮红、血管扩张，头、颈部感到强烈的搏动（出现搏动性头痛），呼吸困难、恶心、呕吐、出汗、口渴、低血压、直立性晕厥、极度的不适、软弱无力，严重者可出现精神错乱和休克。敏感者仅 7 ml 酒精即可引起症状，一旦出现反应，轻微者可持续 30 min，严重者可持续几小时，症状消失后精疲力竭，深睡几小时可恢复。研究发现，此药对如下患者的效果较好：①年龄偏大者。②有强烈戒酒愿望者。③一些发作性狂饮者。基于此，有些学者提出，戒酒硫治疗应选择一些高度合作的个体，并应建立、健全监督体系，两者结合，方可收到良好效果。

TETD 口服后胃肠吸收迅速而完全，由于脂溶性高，故排泄较慢，在服药 1 周后仍有约 1/5 残留在体内。TETD 可在每天早上服用，最好在医疗监护下一次用量 0.5 g。这种治疗对慢性酒精中毒者具有一定的效果，特别是合作的患者，推荐使用至少 6 个月。部分患者可出现面部皮疹、过敏性皮炎、疲劳、震颤、头痛等不良反应，一般无须停药，可减药至 0.25 g 或更少。少数患者在应用 TETD 治疗中即使饮少量的酒也可出现严重不良反应，甚至有死亡的危险。因此，患有心血管疾病和年老体弱者应禁用或慎用。在应用期间，除必要的监护措施外，应特别警告患者不要在服药期间饮酒。

4. 抗酒渴求药

（1）纳曲酮：动物实验表明，内源性阿片类物质在酒精依赖的强化作用中起一定作用，阿片受体阻滞药纳曲酮能减少实验动物饮酒量。Volpicelli 等进行了纳曲酮巩固治疗戒酒的双盲研究。其方法是在完成急性期脱毒治疗后，开始门诊的康复随访，第 1 个月要求每天日间来医院 1 次，第 2～3 个月则改为每周 1 次随访，纳曲酮的剂量是 50 mg/d。结果显示，研究组自评的渴求程度较对照组轻，总饮酒天数较少，研究组复发率是 23%，而对照组的复发率是 54%，差异有统计学意义。纳曲酮每天剂量为 25～50 mg，建议与心理社会干预联合治疗。

（2）阿坎酸钙：该药在结构上与 GABA 相似，是 GABA 受体激动药，同时对 NMDA 受体具有抑制作用，因而具有一定的对抗酒渴求的作用。阿坎酸钙以原型从肾排泄，不良反应少。不到 10% 的患者在服药后主诉腹泻和腹部不适，但多轻微、短暂。不会加剧酒精所致的精神运动性损害。

阿坎酸钙肠溶片的口服推荐剂量是每次 2 片（666 mg），每天 2～3 次。患者戒酒后即可立即开始使用阿坎酸钙治疗，完成戒酒后应维持用药，如果患者重新饮酒也应维持用药。阿坎酸钙作为心理社会综合治疗的一部分。对于中度肾功能损伤患者（肌酐清除率 30～50 ml/min）推荐剂量为每次 1 片（333 mg），每天 3 次。重度肾功能损伤患者（肌酐清除率≤30 ml/min）不能服用阿坎酸钙。

（四）心理社会干预

酒精依赖原因复杂，不能靠单一手段解决所有问题。对于患者来说，戒断动机是第一需要。对于一个动机不强的患者，治疗不可能合作，效果可想而知。但戒断动机可能在不同的阶段会有变化。如患者可能在严重渴求或遇到应激时戒断的动机就会降低。所有动机增加的各种措施应贯穿在整个治疗中。

任何成瘾性疾病，复发往往不可避免，患者在酗酒－戒酒－再饮酒－酗酒的循环中。但是，患者从貌似重蹈覆辙的循环中明白了导致复发的心理、社会原因，学到了如何应付这些问题，加上心理、社会的支持和干预，不少患者从这些循环中返回到主流社会中，医师永远不要放弃对这些患者的信心，只要患者还有戒酒动机。本章用于阿片类药物成瘾的心理社会干预措施均可以用于酒精依赖的治疗，具体的方法详见本章第 2 节。

第 4 节　苯丙胺类药物所致精神障碍

根据苯丙胺基本结构取代基位置和化合物的不同，苯丙胺类药物具有不同的药理、毒理学作用。苯丙胺类药物可以选择性地作用于脑干以上的中枢神经系统部位，提高大脑皮质的兴奋性，增强中枢神经系统活动；苯丙胺类药物可使外周和中枢单胺能神经递质水平升高，从而导致心率加快、血压升高、体温升高、支气管扩张及呼吸系统变化等拟交感效应。

根据联合国《2012 年世界毒品报告》，苯丙胺类兴奋药（amphetamine-type stimulans，ATS）（摇头丸除外）已成为世界范围内使用人数仅次于大麻的毒品，2010 年在 15～64 岁的世界人口中至少使用过 1 次苯丙胺类兴奋药的人数占总人数的 0.3%～1.2%。《中国毒品形势报告》指出，截至 2014 年底，全国滥用合成毒品人员达 145.9 万名，占登记在册吸毒人员总人数的 49.4%，其中滥用冰毒（甲基苯丙胺）者 119 万名，与上一年同比增加 40.5%。《2014 年国家药物滥用监测年度报告》显示，以冰毒为主的合成毒品滥用者增长迅速，而以二醋吗啡为代表的传统毒品的蔓延势头得到进一步遏制。

ATS 中枢用药可归纳为 4 个方面的特征。以兴奋作用为主的药物包括甲基苯丙胺（methamphetamine，MA）、哌甲酯（methylphenidate）、甲基卡西酮（methcathinone）等；以致幻作用为主的药物包括 2,5- 二甲氧基 -4- 甲基苯丙胺（2,5-dimeth-oxy-4-methylamphetamine，DOM）、4- 溴 -2,5- 二甲氧基苯丙胺（4-bromo-2,5-dimethoxyamphetamine，DOB）；间有兴奋与致幻作用的药物包括 3,4- 亚甲二氧基甲基苯丙胺（3,4-methylene-dioxymeth-amphetamine，MDMA）、3,4- 亚甲二氧基乙基苯丙胺（3,4-methylene-dioxyethyl-amphetamine，MDEA）等，这些是摇头丸的主要成分；在市场上销售的兴奋药主要是以抑制食欲为主的成分，精神兴奋作用较弱，滥用潜力较小。代表药包括芬氟拉明（fenfluramine）及其右旋异构体右旋芬氟拉明（dexfenfluramine），以及曲布西明（sibutramine）。ATS 的奖赏作用与增加中脑边缘系统的突触间隙 DA、NE 和 5-HT 水平有关。

一、ATS 滥用方式及临床表现 ★★△△

（一）滥用方式

常见的滥用方式为口服，也有鼻吸、注射或搀入饮料一起饮用。甲基苯丙胺（冰毒）常以熏燃后以烟雾的形式抽吸。许多人是从偶尔滥用过渡到规律性滥用，为不断获得用药后的欣快感受，用药间隔时间会越来越短，滥用剂量也会很快增加，静脉滥用者剂量增加更快，甚至每隔 2～3 h 注射 1 次，如此 24 h 不间断。其间进食很少并始终保持不睡状态。滥用周期通常会因药品用尽或出现恐惧等不良体验后而停止。停药后即进入 12～18 h 的深睡状态，醒后会有极度的饥饿感、困倦和抑郁情绪，并伴有强烈的继续用药的渴求。另外，ATS 滥用者中的多药滥用现象很常见，为避免用药后的不适，一些滥用者常合并滥用镇静类药物（如巴比妥类），或同时酗酒，或滥用二醋吗啡。

（二）ATS 急性中毒

急性中毒症状可以视为药物作用的延续与加剧。

1．躯体症状 ATS 摄入量较大时可引起收缩压和舒张压升高，低剂量时由于心排血量增加而反射性地降低心率，高剂量可出现心动过速和心律失常、呼吸速率及深度增加、出汗等，同时可出现头痛、心悸、疲倦、血压增高、发热、反射性心率减缓、瞳孔扩大、睡眠障碍。部分滥用者还出现咬牙、共济失调、头痛、恶心、呕吐等。

采用静脉注射方式的滥用者，为追求最大程度的快感，可每隔 2～3 h 注射 1 次，从而出现明显的中毒症状，包括瞳孔扩大、大汗、口渴、厌食、血压增高、脉搏增快等。由于外周血管收缩使得皮肤冰冷，同时可出现心房和心室的异位节律增多、阵发性心动过速、室性期前收缩。一些人可出现血糖升高、血液凝集速度加快。还会出现因口干而引起的固体食物吞咽困难，骨骼肌张力增加，肌腱反射亢进，出现不自主的磨牙动作，手部静止时的细微震颤或手足舞蹈样动作，还可出现尿潴留和便秘。中毒重者可导致惊厥、昏迷、心律失常，甚至死亡。

2．精神症状 初次使用苯丙胺类药物后可体验到欣快感或焦虑不安，同时表现为自信心和自我意识增强、警觉性增高、精力旺盛、饥饿感及疲劳感减轻等，并出现判断力受损。行为上表现为活动增多、话多、易激惹、坐立不安等。

药量继续增加时，可出现严重的焦虑情绪、情感表现愚蠢且不协调；思维联想松散，逻辑性差，并出现幻觉、偏执观念或妄想；语速增快，言语含混不清或持续言语。行为上表现为刻板动作和自发动作，少数人可出现冲动、伤人或自伤。静脉注射方式滥用者上述症状来得更快、更严重。

（三）ATS 的慢性中毒

一些长期大量滥用 ATS 者，可出现躯体多系统的损害。除前述的急性中毒、依赖综合征外，由于滥用期间厌食和长期消耗，滥用者体重明显下降。长期滥用者会出现口腔黏膜的磨伤和溃疡、肌腱反射增高、运动困难和步态不稳等。长期滥用者最初用药后的欣快感往往代之以突发的情绪变化，表现为情绪不稳、易激惹，往往因小事而大发脾气。慢性中毒症状可表现为注意力和记忆力损害。

苯丙胺性精神病是由滥用 ATS 引起的中毒性精神障碍，通常在长期用药中逐渐出现。其症状表现与偏执型精神分裂症颇为相似，主要有以下表现。

1. 感知觉障碍 患者在意识清晰的状态下出现丰富的错觉或幻觉（幻听或幻视）。错觉及幻觉使滥用者感到恐惧，幻听内容通常是侮辱性言语，说话的人可能是 1 个或多个，熟悉或生疏的声音。

2. 思维障碍 最初表现为敏感、多疑，逐渐发展为牵连观念、偏执观念、被害妄想或夸大妄想，并伴有相应的情感反应。在妄想支配下冲动，甚至自伤或伤人等暴力行为。上述症状往往在停止滥用后的数周内可以自行恢复，但再次使用，又能诱发出精神病性状态。某些患者精神病性状态可在停药后数月持续存在。

（四）ATS 滥用所致躯体损害

许多中毒滥用者常合并躯体损害，如营养不良、恶病质、皮肤损害等。突然死亡的原因通常为心律失常、卒中、横纹肌溶解等。另外，ATS 滥用与 HIV、肝炎病毒感染关系密切。ATS 滥用者常有肺部、胃肠道、心血管、肾、中枢神经系统损害，如 ATS 死亡者的尸检发现，70% 的死亡者有肺水肿，16.2% 的死亡者有脂肪肝，9% 的死亡者有肝硬化。

二、ATS 相关障碍的诊断 ★★△△

诊断需结合滥用史、临床检查和实验室检查资料进行综合判断，必要时需经尿液或血液的确证试验进行诊断。

（一）诊断

以下所列为临床诊断依据，必要时请参考 ICD-10 中与 ATS 使用相关的几种主要障碍的诊断标准。

1. 滥用（有害使用） 非医疗目的地使用 ATS，导致各种危害。

2. 依赖 表现为：①强制性和持续性地使用 ATS。② ATS 的耐受性增加。③停药后出现戒断症状。④ 由于使用 ATS，已对个体和（或）社会造成危害。

3. 戒断症状 长期且大量使用 ATS 者当停止使用或减少用量后，在数小时至数天内出现焦虑情绪和疲乏、失眠或睡眠增多、精神运动性迟滞等，这种情况称为“衰竭状态”，可持续数天，稽延症状可持续数周。

4. 急性中毒 使用 ATS 后出现精神或行为的异常，如欣快、焦虑、紧张、出汗、呕吐、刻板动作等。使用者出现意识不清、记忆障碍和定向力障碍，并有明显精神病性表现，如幻觉、妄想等，称为苯丙胺性中毒性谵妄，这些异常现象在一天中可有波动。

5. ATS 引起的精神病 意识清楚时，使用 ATS 后出现幻觉或妄想等精神症状，特别是鲜明的视幻觉、触幻觉常提示与药物滥用有关。患者往往有比较充分的自知力，可与精神分裂症相鉴别。在慢性使用者、合并使用苯二氮䓬类药物、既往有精神障碍者更易发生。

（二）实验室检查

可应用灵敏度和特异性较好的苯丙胺类检测试剂盒对尿样进行筛查，但应注意检测时距末次用药时间不应超过规定时间范围，并排除假阳性、假阴性结果，必要时应进行确证。根据检测需要，在有条件的情况下可选用气相色谱法、气质联用和高效液相色谱法等进行确证。

三、治疗 ★★★△△△

药物治疗为对症处理，需同时进行行为矫正及心理社会干预，达到预防复吸的目的。

（一）急性中毒

急性中毒时需采取如下措施：①将患者置于安静的环境，减少环境刺激。②严密监测生命体征，保持呼吸道通畅，维持水、电解质平衡，必要时给氧。③鼓励多饮水，如服药时间不超过 4 h，可行洗胃催吐。④酸化尿液，以加快 ATS 的排泄，可口服氯化铵 0.5 g，每 3～4 小时 1 次，使尿液 pH 在 6.6 以下。倘若患者有高热、出汗、代谢性酸中毒，则不宜酸化尿液。⑤降低体温，可行物理降温。⑥抗惊厥，缓慢静脉注射苯二氮䓬类药物，如地西泮 10～20 mg，必要时 15 min 重复 1 次。注意静脉注射地西泮能导致喉痉挛或呼吸抑制，必要时需进行气管插管。⑦高血压，严重高血压可导致颅内出血，如舒张压＞120 mmHg，应给予紧急处理，可使用酚妥拉明 2～5 mg，静脉缓慢注射。⑧兴奋激越、行为紊乱，可使用 DA 受体阻滞药，如氟哌啶醇 2.5～10.0 mg 肌内注射，但锥体外系不良反应可能会加重高热、横纹肌溶解，应特别注意。亦可用苯二氮䓬类药物，如地西泮10～20 mg静脉注射。⑨谵妄，可用氟哌啶醇或地西泮控制兴奋激越、幻觉、妄想。但剂量不宜太大，以免加重意识障碍。

（二）戒断综合征

目前尚没有可以推荐的替代药物，一般来说，如果能保证足够睡眠和营养，大部分患者几日后症状逐渐消失。一些滥用者在停药后抑郁严重时，可出现自杀行为，抑郁情绪会持续数周或更长，需密切注意。

1．对于抑郁、无力、渴求等症状严重者，可使用三环类抗抑郁药，如米帕明50～100 mg/d，从小剂量开始，逐渐加量，或SSRIs类、SSNIs类抗抑郁药。

2．部分患者在戒断过程中出现幻觉、妄想，可用抗精神病药，如氟哌啶醇、利培酮、奥氮平、喹硫平等，但幻觉、妄想消失后逐渐停止使用。

3．对于谵妄者应进行系统检查，排除其他原因（如中枢神经系统感染、颅内出血、服用其他成瘾药物或酒精滥用等）。处理见前所述。

（三）精神病性症状

1．将患者置于安静的环境，减少环境刺激，给予充分安慰、支持，减轻因幻觉、妄想所导致的紧张不安和行为紊乱。

2．给予抗精神病药物，如氟哌啶醇2～10 mg/d，口服。兴奋躁动明显者用氟哌啶醇5～10 mg肌内注射。应注意，ATS滥用者可能有多巴胺受体敏感性改变，使用抗精神病药物更易出现锥体外系反应，必要时应使用抗胆碱类药物，如氢溴酸东莨菪碱（海俄辛）0.3～0.5 mg，肌内注射；或苯海索（安坦）2 mg，每天2～3次。第二代抗精神病药物如利培酮、奥氮平等，但幻觉、妄想消失后抗精神病药物应逐渐停止使用。

3．如果在急性中毒期出现精神病性症状，处理可参阅急性中毒治疗的相关内容。

（四）情绪症状

如情绪症状持续时间不长或症状轻微，可不必用药，否则应给予相应的对症治疗。

1．抑郁 可使用选择性5-HT摄取抑制药或其他抗抑郁药。

2．焦虑 建议使用苯二氮䓬类药物，如阿普唑仑0.4 mg，每天2～3次，口服，但应注意防止此类药物滥用。

（五）心理、社会治疗

尽管心理社会干预常不能达到立竿见影的效果，但有益于滥用者获得身心全面康复，并为最终回归社会和预防复吸奠定基础。社会心理干预可以参见阿片类药物与酒精所致精神障碍的诊断与治疗。

第5节 镇静催眠药、抗焦虑药所致精神障碍

一、镇静催眠药、抗焦虑药的药理作用★★△△

镇静催眠药、抗焦虑药范围较广，在化学结构上差异也较大，但都能抑制中枢神经系统的活动。临床上主要有两大类：苯二氮䓬类药物和巴比妥类药物。

苯二氮䓬类药物的主要药理作用是抗焦虑、松弛肌肉、抗癫痫、催眠等。不同的苯二氮䓬类药物的作用时间差异较大，如地西泮为20～80 h，劳拉西泮（lorazepam）仅为10～20 h。由于这类药物安全性好，即使过量也不致有生命危险，目前应用范围已远远超过巴比妥类药物。

巴比妥类是较早的镇静催眠药，根据半衰期的长短可分为超短效、短效、中效及长效巴比妥类药物。短效及中效巴比妥类药物主要包括司可巴比妥（secobarbital）和戊巴比妥（pentobarbital），临床上主要用于失眠。目前巴比妥类作为镇静催眠药临床应用已较少。

小剂量巴比妥类可抑制大脑皮质，产生镇静、催眠作用；较大剂量可使感觉迟钝、活动减少、困倦和睡眠。中毒剂量可致麻醉、昏迷乃至死亡。巴比妥类诱导的睡眠与正常睡眠的区别在于：巴比妥类药物缩短快速眼动睡眠，故服药者做梦减少。长期用药者一旦减药或突然停药，可引起快速眼动睡眠反跳，出现多梦、噩梦频繁，严重干扰睡眠，患者只好再次服用而产生依赖。人体对巴比妥类药物耐受性发生较快。目前认为巴比妥类能增加微粒体酶的活性，使之增加对巴比妥类药物的代谢。患者为了追求同样的治疗效果而逐渐提高剂量的过程中，会增加发生过量致死的风险。

镇静催眠药中毒症状与醉酒状态类似，表现为冲动或攻击行为、情绪不稳、判断失误、说话含糊不清、共济失调、站立不稳、眼球震颤、记忆受损，甚

至昏迷。

二、戒断症状▲▲△△

巴比妥类的戒断症状较严重，甚至有生命危险。症状的严重程度取决于滥用的剂量和滥用时间的长短。在突然停药 12～24 h，戒断症状陆续出现，如厌食、虚弱无力、焦虑不安、头痛、失眠，随之出现肢体的粗大震颤；停药 2～3 d，戒断症状可达高峰，出现呕吐、体重锐减、心动过速、血压下降、四肢震颤加重、全身肌肉抽搐或出现癫痫大发作，有的出现高热谵妄。

苯二氮䓬类戒断症状虽不像巴比妥类那样严重，但易感素质者（如既往依赖者或有家族史者）在服用治疗剂量的药物 3 个月以后，如突然停药，可能出现严重的戒断反应，甚至抽搐。

对于巴比妥类的戒断症状应予以充分注意，在脱瘾时减量要缓慢。以戊巴比妥为例，每日减量不超过 0.1 g，递减时间一般需要 2～4 周，甚至更长。国外常用替代治疗，即用长效的巴比妥类药物来替代短效巴比妥类药物，如用苯巴比妥替代戊巴比妥（当量关系是 30 mg 苯巴比妥相当于 100 mg 戊巴比妥），然后每天再逐渐减少 5%～10% 苯巴比妥剂量，减药的时间也在 2～4 周。苯二氮䓬类药物的脱瘾治疗同巴比妥类类似，可采取逐渐减少剂量或用长效制剂替代，然后再逐渐减少长效制剂的剂量。

新型镇静催眠药物，也称非苯二氮䓬类催眠药，如扎来普隆、佐匹克隆和唑吡坦（因为此类药物的英文首字母“Z”，故统称“Z”药），这类催眠药作用于 GABA-A 受体，增强 GABA 的功能，而不是促进 GABA 自身与受体的结合。临床上主要被用于治疗失眠。但是，高剂量“Z- 药”也可导致记忆受损、幻觉，甚至神游症等较为严重的不良反应。“Z- 药”比巴比妥类药物更安全，较苯二氮䓬类药物有更小成瘾性，但也不推荐长期使用，长期大剂量使用者，最好不要突然停用，以防导致反跳性戒断反应或急性戒断反应。“Z- 药”的耐受性、安全性及长期临床有效性还需进一步验证。

第 6 节　烟草依赖与滥用

我国现已成为世界上最大的烟草生产和消费国，香烟的产量是第二大产烟国美国的 3 倍。全球 43% 的烟草生产来源于我国，且呈现逐年增长的趋势。中国人消费了全球 38% 的烟草产品，中国卷烟消费量比世界其他四大烟草消费国（印度尼西亚、日本、俄罗斯和美国）的总和还要多。2010 年全球成人烟草调查（global adult tobacco survey，GATS）显示：我国成年人的吸烟率为 28.1%，其中男性为 52.9%，女性为 2.4%。据估计，全国有超过 3 亿的吸烟者，而且每周有约 70% 的不吸烟者暴露于二手烟的危害中。因此，目前有超过 50% 的中国人直接或间接受烟草的危害。

一、尼古丁的药理作用 ★★△△

尼古丁（烟碱，nicotine）是烟草中的依赖性成分。研究证明，尼古丁符合高依赖性物质的所有标准，依赖者通过改变吸烟量、频度、吸进呼吸道的深度等来维持体内尼古丁的水平。当依赖形成后突然戒断时，会出现唾液分泌增加、头痛、失眠、易激惹等戒断症状，使吸烟者难以摆脱尼古丁的控制。

尼古丁通过作用于脑的尼古丁乙酰胆碱受体（nicotinic acetylcholine receptors，nAChRs）发挥生理及行为作用。nAChRs 位于细胞膜上，可作为阳离子（如钠、钾、钙）的通道，尼古丁作用于 nAChRs，使阳离子内流，导致神经细胞的兴奋性增加。在外周，尼古丁受体分布在肌肉和自主神经末梢上。

尼古丁同样作用于中脑边缘系统，产生强化效应。尼古丁对全部自主神经节具有特殊作用，小剂量能兴奋肾上腺髓质，使之释放肾上腺素，并通过兴奋颈动脉体及主动脉化学感受器，反射性引起呼吸兴奋、血压升高，增加心血管负担。大剂量表现为神经节细胞先兴奋，而后迅速转为抑制。尼古丁对中枢神经系统的作用也同样是先兴奋后抑制。

二、吸烟的危害★★△△

根据世界卫生组织统计，烟草每年使世界上 400 万人丧生，其中 70% 来自于发展中国家。在今后 25 年里，此数字将上升至 1000 万，成为全球最大的健康负担之一。

点燃的香烟被吸烟者吸入口中的部分称为主流烟，由点燃部直接冒出的称为侧流烟。香烟的燃烟中所含的化学物质多达 4000 种，其中在气相中含有近 20 种有害物质，有致癌作用的如二甲基亚硝胺、二乙基亚硝胺、联氨、乙烯氯化物，其他有害物质如氮氧化物（95% 为氧化亚氮）、吡啶和一氧化碳（CO）等。粒相的有害物质达 30 余种，其中促癌物有芘、1- 甲基吲哚类、9- 甲基咔唑类等。

CO 对血红蛋白（hemoglobin，Hb）的亲和性很强。因吸烟出现大量 CO-Hb 而使心血管系统受累，尤其使运送氧的能力减弱，容易导致缺血性心脏病、心绞痛和呼吸困难。有关吸烟对健康影响的专著或论文较多，与吸烟有关的躯体疾病主要为呼吸道、消化道、心血管疾病及各种癌症等。

三、吸烟问题的处理 ★★△△

从群体的角度看，提高公众对吸烟危害的意识，制定法律限制烟草产品的各类广告，特别是针对青少年的广告和各类推销活动，规范烟草工业的行为、提高烟税等都非常必要。从个体的角度看，通过改变行为与认知的综合方法，如松弛训练、刺激控制等减少烟草使用。

（一）替代治疗

替代治疗以缓解戒断症状：一是将尼古丁加在口香糖中（每个口香糖含尼古丁 2 mg 或 4 mg），咀嚼后逐渐释放尼古丁，经口腔黏膜吸收入血；二是把尼古丁放入特制的橡皮膏上，然后把橡皮膏粘贴在皮肤上，缓慢释放的尼古丁经皮肤吸收入血。然后逐步减少橡皮膏或口香糖的使用次数、剂量，最终停止使用。

（二）盐酸安非他酮

盐酸安非他酮是第一种可有效戒烟的非尼古丁戒烟药物，1997 年被用于戒烟。盐酸安非他酮是一种抗抑郁药，作用机制可能包括抑制 DA 及 NE 的重摄取及阻断尼古丁乙酰胆碱受体。盐酸安非他酮是口服药，每片剂量为 150 mg，至少在戒烟前 1 周开始服用，疗程为 7～12 周。不良反应有口干、易激惹、失眠、头痛和眩晕等。癫痫患者、厌食症或不正常食欲旺盛者、现服用含有安非他酮成分药物者或在近 14 d 内服用过单胺氧化酶抑制药者禁用。对于尼古丁严重依赖的吸烟者，联合应用尼古丁替代疗法可使戒烟效果增加。

（三）伐尼克兰

伐尼克兰是一种新型非尼古丁戒烟药物，在 2006 年已被美国 FDA 批准上市用于烟草依赖的治疗。伐尼克兰对神经元中 $\alpha_4\beta_2$ 尼古丁乙酰胆碱受体具有高度亲和力及选择性，是尼古丁 - 乙酰胆碱受体的部分激动药，同时具有激动及拮抗的双重调节作用。伐尼克兰与受体高亲和力结合发挥激动药的作用，刺激受体释放 DA，有助于缓解停止吸烟后对烟草的渴求和各种戒断症状；同时，它的拮抗特性可以阻止尼古丁与受体的结合，减少吸烟的快感，降低对吸烟的期待，从而减少复吸的可能性。伐尼克兰有 0.5 mg 和 1.0 mg 2 种剂型，在戒烟日之前 1～2 周开始治疗，疗程为 12 周。美国 FDA 推荐的伐尼克兰使用剂量为 2 mg/d（1 mg，每天 2 次）。然而有证据表明 1 mg/d 也有效。在近期一项由中国、新加坡和泰国等共 15 个国家参加的临床试验中，伐尼克兰戒烟疗效显著优于安慰剂，主要疗效终点第 9～12 周（包括第 12 周）经 CO 测量证实的 4 周持续戒烟率，伐尼克兰治疗组（50.3%）显著高于安慰剂组（31.6%）（P=0.000 3）。关键次要疗效指标第 9～24 周的持续戒断率和第 9～24 周的长期戒烟率及其他次要疗效指标在伐尼克兰组和安慰剂组之间的差异有统计学意义。伐尼克兰常见的不良反应为消化道症状和神经系统症状，恶心最常见，但大多数患者为轻至中度反应，只有 3% 的患者因恶心而停止治疗，大多数患者均可耐受使用。由于伐尼克兰几乎以原型从尿液排泄出人体，因此在严重肾功能不全的患者（肌酐清除率＜30 ml/min）应慎用。由于它有部分尼古丁拮抗作用，因此不推荐与尼古丁替代疗法药物联合使用。

可乐定为 α_2 受体兴奋药，可以有效对抗中枢 NE 的兴奋作用，从而抑制或缓解戒断症状的出现。可乐定的主要不良反应为眩晕、口干、嗜睡、血压降低等，约有 7% 的服药者因忍受不了不良反应而停药。

第 7 节　其他物质所致精神障碍

一、大麻 ★★△△

大麻属一年生草本植物。20 世纪 60 年代以来，大麻滥用已在世界范围内出现，在我国新疆维吾尔自治区目前也不乏滥用者。

大麻中含有 400 种以上的化合物，其中精神活性物质统称为大麻类物质，最主要成分是 Δ^9 四氢大麻酚（Δ^9 tetrahydrocannabinol，Δ^9THC）。不同的大麻制品及其生药 Δ^9THC 含量与作用强度各异，除取决于生长地点、生长条件、配制及储存方法以外，还取决于植株部位。大麻滥用者常将大麻制品或大麻提取物以吸烟方式使用。

大麻的精神效应是一个复杂的问题，这是由于大麻吸食者往往伴有程度不同的心理问题。此外，吸食时间长短、不同的吸食剂量、不同的精神状态、社会经历、所处社会环境及其本人的期望等因素都可能对不同的吸食者产生完全不同的主观感受或精神效应。大麻的药理作用开始阶段是一种极度的陶醉状态，表现为欣快、人格解体和视觉敏锐。随后而来使全身松弛，另外还有歪曲的时间与空间知觉等。

大麻中毒时有 2 个特征性生理征兆：脉搏加快和结膜变红。血压可能降低，尤其在站立时，也可能见到肌无力、震颤、腱反射增加等。大麻对精神、躯体慢性毒性作用的研究甚多，如长期吸食大麻可引起心肺功能损害、抑制雄性动物精子生成及“无动机综合征”、大麻性精神病等，但结论不一、似是而非。

二、氯胺酮 ★★△△

氯胺酮（ketamine）为一种分离性麻醉药，临床上用作手术麻醉药或麻醉诱导药。近年来，滥用氯胺酮的问题日益严重，主要是在一些娱乐场所。

氯胺酮可抑制丘脑－新皮质系统，选择性地阻断痛觉。静脉注射后约 30 s（肌内注射后 3～4 min）即产生麻醉作用。氯胺酮麻醉的特点为镇痛，意识模糊而不是完全丧失，呈浅睡眠状态，对周围环境的刺激反应迟钝，是一种意识和感觉分离状态，称为“分离性麻醉”。

滥用者为了使用方便，常将溶液氯胺酮制成粉末（故称为 K 粉）。K 粉通常可以采取气雾法摄取、口服（可随意勾兑进饮料、红酒中）、静脉注射、肌内注射、鼻吸等多种方式。大多数使用者常把氯胺酮与其他药物（如兴奋药）合用。大多数使用者集中在周末使用或狂欢时用，有时连续数天使用。

氯胺酮作用于边缘系统，有致快感作用。研究表明，氯胺酮的欣快效应类似于可卡因、大麻和酒精。氯胺酮使用者可以出现一种分离状态，可以表现为狂喜、偏执状态或厌烦等。伴知觉损害，甚至昏迷。服用氯胺酮后常会出现“去人格化”“去真实感”、体像改变、梦境、幻觉及恶心、呕吐。有些梦境或幻觉是“愉悦性”的，有些则是不愉快的痛苦梦境。常见的症状为意识障碍、麻木、幻觉、谵妄、焦虑、共济失调、痛感缺失、肌肉僵硬、攻击或暴力行为、语流障碍、人格解体、眼神茫然和失眠等。由于痛感缺失，可造成使用者的人身伤害。连续使用数天氯胺酮后，可有记忆方面的问题，甚至出现精神分裂症样的表现。

氯胺酮滥用的处理通常是对症处理。部分滥用者在停用“K 粉”时有轻、中度的失眠和焦虑反应，可使用小剂量的抗焦虑药，如苯二氮䓬类药物，但此类药物不能长久使用，以免产生依赖，应在 2 周内减量至停药，或换用不同作用机制的同类药物。

对于急性中毒所导致的冲动行为、谵妄状态者，快速镇静下来是首要任务，可使用镇静催眠药物。一般采用静脉注射或肌内注射给药，如氯硝西泮 2 mg 肌内注射，或 4 mg 加入 500 ml 液体（林格液或生理盐水）中静脉滴注维持，兴奋时滴注速度快，安静时滴注速度慢。同时加快药物排泄。保护性约束是必要的，以免出现伤人和自伤行为。

由于氯胺酮半衰期比较短，所以这种急性幻觉妄想、谵妄状态一般会在 24 h 内完全消失，少数滥用者的幻觉妄想会持续 1～2 周，可使用抗精神病药进行短期治疗，症状消失后就减量至停药。一般使用镇静作用强的药物，如氯氮平 50～75 mg，或奋乃静 4～6 mg，或喹硫平 100～400 mg，早、晚各 1 次。如晚上睡眠欠佳，可适当加大晚上药物剂量。

（郝　伟　王绪轶）

参考文献

[1] World Health Organization . Neuroscience of psychoactive substance use and depedence. Geneva: WHO, 2004 [2018-11-13] http://who.int/ substance_abuse/ publications/ en/Neuroscience_E.pdf.

[2] National Institute on Drug Abuse. Letter to teens. Bethesda: NIH, 2014 [2018-11-13]. http://www.nida.nih.gov/MarijBroch/Marijteens.html.

[3] National Institute on Drug Abuse. Letter from the director. Bethesda: NIH, 2012[2018-11-13]. http://www.nida.nih.gov/PDF/RRMarijuana.pdf.

[4] Meyer J S, Quenzer L F. Psychopharmacology: drugs，the brain，and behavior. Massachusetts: Sinauer Associates，Inc.，2005.

[5] Gelder M G, López-Ibor J J, Andreasen N C. New Oxford textbook of psychiatry. Oxford: Oxford University Press，2000.

[6] National Institute for Clinical Excellence. Guidance on the use of nicotine replacement therapy (NRT) and bupropion for smoking cessation. London: NICE, 2005[2018-11-13]. http://www.nice.org.uk.

[7] Maisto SA, Connors CJ, Dearing RL. Alcohol use disorders. Contact

Dermatitis, 2008, 17(3):61-62.

[8] Lowinson YH, Ruiz P, Millman RB, et al. Substance abuse, a comprehensive textbook (4thed). Philadelphia: Lippincott Williams & Wilkins,2005.

[9] Zhang J, Ou JX, Bai CX. Tobacco smoking in China: prevalence, disease burden, challenges and future strategies. Respirology, 2011, 16(8):1165-1172.

[10] 国家禁毒委员会办公室 . 2015 年中国禁毒报告 . 2016.

[11] 郝伟，于欣 . 精神病学 .7 版 . 北京：人民卫生出版社，2013.

[12] 郝伟，赵敏，李锦 . 成瘾医学：理论与实践 . 北京：人民卫生出版社 , 2016.

[13] 中华人民共和国卫生部 . 阿片类药物依赖诊断治疗指导原则 . 2009-11-26.

[14] 郝伟. 酒精相关障碍的诊疗指南. 北京：人民卫生出版社，2014.

[15] 刘志民 , 贾振军 , 王子云 , 等 . 中国 14 个城市毒品滥用调查评估报告 (提交国家禁毒委员会办公室). 北京 : 北京大学中国药物依赖性研究所 ,2013.

[16] 郝伟. 精神科疾病临床诊疗规范教程. 北京：北京大学医学出版社，2009.

[17] 国家食品药品监督管理总局，国家禁毒委员会办公室 . 国家药物滥用监测年度报告 .2014.

[18] Christopher A. Cavacuiti. 成瘾医学精要 . 郝伟，刘铁桥，译 . 北京：人民卫生出版社，2015.

[19] 全国人民代表大会常务委员会 . 中华人民共和国禁毒法 .2008-6-1.

第 8 章　精神分裂症

第 1 节　概　　述

一、概念与定义★★★△△△

精神分裂症（schizophrenia）是最常见的重性精神病之一，特点是具有感知、思维、情感、行为等多方面精神活动异常。具体表现为 5 个症状维度中的 1 个或多个，5 个症状维度包括妄想、幻觉、思维（言语）紊乱、明显的行为或动作异常（如紧张症）及阴性症状。多起病于青壮年，男、女发病率相似，男性平均起病年龄比女性早 4～5 年。常缓慢起病，病程迁延呈慢性化和衰退倾向。发病时意识清晰，无明显智力障碍，但社会功能和自我照料功能有明显损害。大多数患者缺乏疾病自知力，美国精神病学协会 2013 年颁布的 DSM-5 将临床上表现为分裂症状为主的一组患者分类为“精神分裂症谱系与其他精神病性障碍”。

19 世纪，现代精神病学的奠基人德国精神科医师 Kraepelin（1856—1926 年）分析了大量患者的临床资料，对各种不同名称的症状进行总结分析后发现，有一组患者青少年起病，有的表现幻觉妄想、兴奋躁动，有的表现情感淡漠、行为退缩，但疾病发展到最后均表现为精神衰退，类似痴呆。他认为这些不同症状是同一疾病过程的不同临床表现，因而提出了“早发性痴呆”这一疾病名称。他描述早发性痴呆在意识清晰的背景下，常见的特征是突出人格内在联系的破坏，并影响患者的情感和意志，进而产生一系列症状，其与躁狂抑郁性精神病和梅毒所致痴呆不同。此后，瑞士精神科医师 Bleuler（1857—1937 年）从心理学角度分析精神分裂症的病理现象，他认为这一疾病的本质是由于病态思维过程所导致的人格分裂，并于 1911 年首次提出“精神分裂症”这一疾病名称，描述精神分裂症的特征性症状为思维联想障碍（association）、情感淡漠（apathy）、矛盾意向（ambivalence）和内向性（autism），简称“4 A”症状。由于对精神分裂症患者存在社会歧视和偏见，近年来国际上有学者呼吁要改变“精神分裂症”这一带有社会歧视的术语名称，但目前尚无被大家所认同和接受的诊断名称。

二、流行病学★★★△△△

精神分裂症在成年人群中的终身患病率约为 1%（0.5%～1.6%），年患病率为 0.26%～0.45%。有 50% 的患者曾有自杀意图，10% 的患者死于自杀，这是导致精神分裂症患者病死率比正常人高 8 倍的部分原因。精神分裂症患者的预期寿命可能比普通人群短 20～30 年，其原因不仅有自杀，还包括早发的心脑血管疾病。遗传因素和不良生活方式（如吸烟、不健康的饮食和缺乏运动会导致肥胖和糖尿病），加上抗精神病药增加肥胖和糖尿病的发生率，共同增加罹患心脏病的风险，增加精神分裂症患者死于早发心血管疾病的概率。

根据流行病学数据，我国目前有近 700 万精神分裂症患者（表 8-1），纳入全国疾病控制管理登记的患者有近 400 万（2016 年止）。每年所造成的医疗费用支出与疾病负担都十分惊人。该病的预后不良，约 2/3 的患者因反复发作而长期存在明显的精神病性残留症状，社会功能损害明显，残疾率高。全国残疾人流行病学调查数据显示，精神分裂症患者约占精神残疾人数的 70%，是导致精神残疾最重的精神障碍。

表 8-1　精神分裂症国内流行病学调查数据

省市	终身患病率（%）	现（时点）患率（%）	发表年份
浙江省（15 岁以上）	—	0.96	2005
北京市（18 岁以上）	0.72	0.66	2012
河北省（18 岁以上）	—	0.63	2006
广西壮族自治区（15 岁以上）	0.98	—	2010
贵州省（15 岁以上）	0.38	0.33	2003
西藏自治区（15 岁以上）	0.37	0.34	2004
江西省（15 岁以上）	0.78	0.58	2004
海南省（15 岁以上）	1.37	—	2014

第 2 节　病因与发病机制

精神分裂症的确切病因不清楚，很多证据表明，精神分裂症是一种脑结构与脑功能异常改变的疾病，发病可能与下列因素有关，包括遗传因素、妊娠期宫内环境紊乱及婴幼儿期的生物 - 心理 - 社会因素等。

一、生物学因素★△

（一）遗传因素

目前的研究显示，精神分裂症属于复杂的多基因遗传性疾病，是由多个微效基因共同引起的疾病。家系调查发现，精神分裂症患者一级亲属的患病平均终身风险为 5%～10%。在同卵双生子或父母双方均为精神分裂症的子女中患病率上升到 40%～50%，比一般人群高 40 多倍；推算该病的遗传风险度约为 80%。寄养子的研究发现，精神分裂症母亲所生子女从小寄养出去生活于正常家庭的环境中，成年后仍有较高的患病率。近年来，由于分子遗传学技术的进步，使疾病易感基因的定位有了可能，基因组扫描研究提示精神分裂症的候选区位于染色体 1q、2q、5q、6p、6q、8p、10p、13q、15q 和 22q。在多项大样本分析中初步证实与精神分裂症可能相关而备受关注的易感基因主要有 DA 受体基因 *DRD*2、*neu* 基因调节剂 -1（*NRG1*，8p21–p12）、*DISC*1、*dysbindin*1（*DTNBP1*，6p22.3）、脯氨酸脱氢酶（*PRODH2*，22q11.21）和锌指蛋白 804（ZNF804A）等。精神分裂症的表观遗传学研究也显示，DNA 甲基化、组蛋白修饰和 Micro RNA 的异常均可能与精神分裂症的发病有关。表 8-2 列举了精神分裂症的易感基因与研究支持的强度。

表 8-2　候选的精神分裂症易感基因和有关 4 个方面证据的证明强度

易感基因	定位	与精神分裂症的关联	与基因座的连锁	生物学上的合理性	患者体内的异常表达改变
COMT	22q11	2+	4+	3+	有，+
*DTNBP*1(*dysbindin*1)	6p22	5+	4+	2+	有，2+
*NRG*1(*neuregulin*1)	8p12-21	4+	4+	3+	有，+
*RGS*4	1q21-22	3+	3+	2+	有，2+
*GRM*3	7q21-22	3+	+	2+	无，2+
*DISC*1	1q42	4+	2+	4+	未知
DAOA(*G72*/*G30*)	13q32-34	3+	2+	2+	未知
DAAO	12q24	2+	+	4+	未知
PPP3CC	8p21	+	4+	4+	有，+
*CHRNA*7	15q13-14	+	2+	3+	有，3+
*PRODH*2	22q11	+	4+	2+	无，+
*AKT*1	14q22-32	+	+	2+	有，2+
*GAD*1	2q31.1	2+	–	2+	有，3+
*ERBB*4	2q34	2+	–		有，2+
*FEZ*1	11q24.2	2+	–	3+	有，2+
MUTED	6p24.3	4+	4+	3+	有
*MRDS*1(*OFCC1*)	6p24.3	2+	4+	+	未知
*NPAS*3	9q34	2+	–	2+	未知
*GRIK*4	11q23	2+	+	2+	未知

注：+号越多，关联性越高；引自 Straub RE, Weinberger DR. Schizophrenia genes-famine to feast. Biol Psychiatry, 2006, 60(2):81-83

在精神分裂症的遗传研究中，结合神经病理学和神经心理学特征的内表型来选择样本更好，因为神经生物学特征与脑功能的关系更密切，更容易发现致病基因。具体包括：①结合神经心理、神经生理、神经认知和神经解剖测量资料作为入组标准，如 P50 缺陷、眼跟踪运动、脑影像学、信息处理（持续操作测验和注意测验）及感觉门控等指标（表 8-3）。②精神分裂症患者的亲属可以有与精神分裂症患者类似的神经生物学异常，这些异常可以作为一个有用的遗传学标记来进行连锁研究，在儿童和他们的父母身上发现的某些特征，有助于确定他们将来发展为精神分裂症的风险度。③针对患者的某些特异症状选择入组患者。

表 8-3 精神分裂症的生物学内表型

遗传因素	冬季或春季早期出生，出生在城市，其他环境压力
神经发育	神经系统软体征，母妊娠期病毒感染与营养不良，智力衰退，高危人群的 fMRI 异常，嗅觉辨别异常
神经生理与解剖	前脉冲抑制，听力异常，脑功能或结构的 MRI 研究，眼动异常
表型	分裂样人格，一级亲属（精神病史），短暂反应性精神病，精神分裂样障碍，精神分裂症亚型
fMRI	前额叶、颞中回后部在认知任务下有反应降低

随着基因组扫描、微阵列技术的应用，精神分裂症分子遗传学研究将取得较快发展。借助 LD 定位等方法的应用，对某些新型候选区和候选基因的确定成了研究的热点。单倍型结构图谱（HapMap）和单核苷酸多态性（single nucleotide polymorphism，SNPs）图谱的完成及全基因组芯片检测技术的发展，将会促进精神分裂症致病基因的精细定位和克隆，发展新型而实用的遗传分析方法可能有助于精神分裂症多个参与致病的微效基因的检测。

在 *Nature* 杂志 2014 年 7 月发表的研究中，精神障碍基因组协会精神分裂症工作组报道了一项纳入 36 989 例精神分裂症患者及 113 075 例健康成人的全基因组关联研究（GWAS）的综合分析，发现 108 个与精神分裂症相关的基因定位，不少基因是与 D_2 和 NMDA 受体相关的基因（图 8-1）。

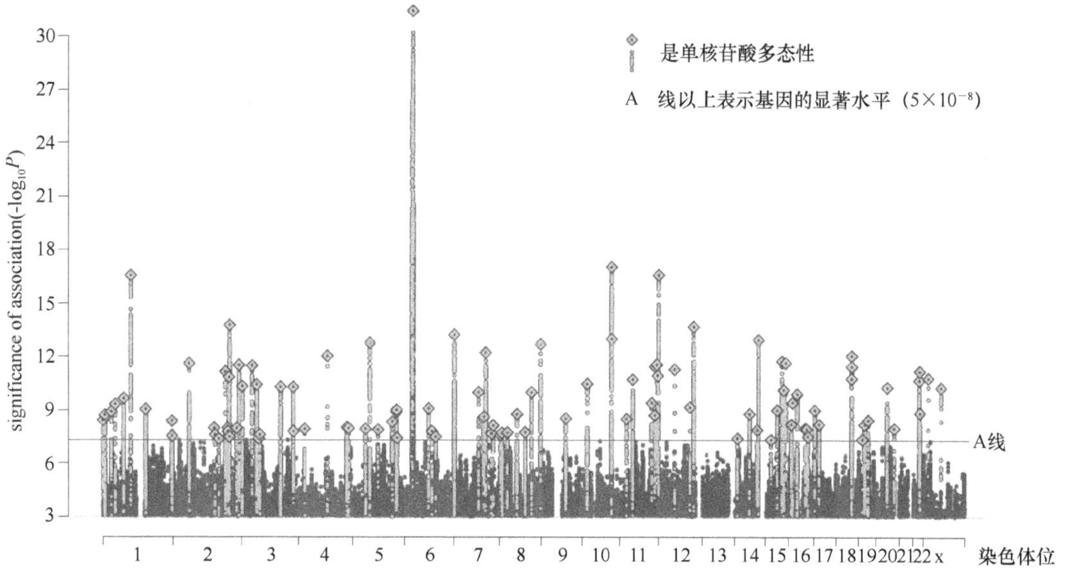

图 8-1 与精神分裂症关联度高的 108 个基因位点

注：Y 轴表示每个单核苷酸多态性的关联 *P* 值的负对数

（二）神经影像学发现的脑结构与脑功能的异常

精神分裂症典型病例尸解研究显示，大脑额叶、前中颞叶（海马与海马旁回）存在脑组织萎缩。脑 CT 研究发现患者脑室扩大和沟回增宽，这些变化早期就已经存在。PET 研究发现，精神分裂症患者在威斯康辛卡片分类试验（必须由额叶功能参与完成的神经心理活动）时，并不出现额叶活动的增强，提示患者存在额叶功能低下。在精神分裂症的一系列脑结构损害中，最为确切的是侧脑室扩大，额叶腹内侧与颞叶灰质密度减少，颞叶、额叶及皮质下的连接异常。研究也发现非典型抗精神病药的长期治疗能够减轻和延缓患者大脑灰质的萎缩，具有神经营养和保护作用。近年来，诸多研究重复显示精神分裂症大脑组织学方面的改变，包括大脑皮质、海马神经元的改变及胶质细胞非典型性增生，背侧丘脑神经元数目减少，突触、树突标志物的减少，灰质神经细胞分布异常，海马神经元丧失及分层异常，内嗅区皮质发育异常。支持海马神经元体积减小的证据较多，同时发现这些神经元的突触前、树突标志物（SNAP-25. complexin Ⅱ,MAP-2 相关微管蛋白）减少，背外侧前额叶皮质、海马神经元的 N- 乙酰天冬氨酸减少，丘脑神经元的数目减少（尤其是内侧背核），微清蛋白（肌内钙结合蛋白）与丘脑 - 皮质投射神经元的 rab-3a（一种突触蛋白）免疫印迹试验结果下降证明了这一点。

目前，国外关于精神分裂症的分子影像学研究的热点有 2 个：一是评估神经递质系统的变化，属于精神分裂症发病机制的研究；二是评估是否能够预测抗精神病药的疗效。由于缺乏有效的动物模型，研究活体脑结构和脑功能的无创技术就显得极为重要。CT、MRI、PET、SPECT、fMRI、DTI、MRS 等 现代脑影像学技术的发展，使在活体内研究脑结构和脑功能成为可能。

脑影像学和分子遗传技术的进展，将加深对精神分裂症病因学与发病机制多层面的研究，而纵向随访研究更为重要。纵向研究能帮助人们了解一个疾病的过程而不是疾病的一个横断面。当然，通过纵向研究来反映疾病的过程，关键的问题是不仅要测量脑结构、脑体积的动态变化，还要测量脑内各种物质的动态变化。因为脑体积的变化可以用药物的影响或神经元信息负荷量的减少等原因来解释。MRS 可以测量脑内多种化学物质，则有利于区分这些变化究竟与神经元异常变化有关还是与其他因素有关，也可以区分这些变化究竟是一个状态标记还是一个素质标记（素质标志物与遗传更为密切）。也有利于区分某些异常，如轻微的神经系统症状、认知功能损害等是否为脑发育异常所致。

（三）神经生化方面的异常

精神分裂症神经生化基础方面的研究，主要有 3 个方面的假说。

1. DA 假说 20 世纪 60 年代提出了精神分裂症的 DA 假说，即认为精神分裂症患者中枢 DA 功能亢进。该假说有不少支持的证据。长期使用可卡因或苯丙胺，会在一个无任何精神病遗传背景的人身上产生幻觉和妄想。苯丙胺和可卡因的主要神经药理学作用是升高大脑神经突触间 DA 的水平。而阻断 DA D_2 受体的药物可治疗精神分裂症的阳性症状。多项研究提示，精神分裂症患者血清高香草酸（homovanillic acid，HVA，DA 的主要代谢产物）增高，尸体脑组织中 DA 或 HVA 高于对照组；PET 研究发现未经抗精神病药治疗的患者纹状体 D_2 受体数量增加，因此推测脑内 DA 功能亢进与精神分裂症阳性症状有关。典型抗精神病药均是通过阻断 DA 受体发挥治疗作用的。研究还进一步证实典型抗精神病药的效价与 D_2 受体的亲和力有关。为了明确抗精神病药纹状体 DA D_2 受体占有率与药物疗效和不良反应之间的关系，Kapur 等对 22 例精神分裂症患者进行研究，这些患者未服用过任何抗精神病药或虽接受过抗精神病药治疗，但有未超过 6 周且至少经过 2 周的药物清洗期史。患者被随机分为两组，分别给予 1.0 mg、2.5 mg（每晚顿服）氟哌啶醇治疗 2 周，使用临床疗效总评量表（clinical global impression，CGI）评价疗效、阳性与阴性症状量表（positive and negative syndrome scale，PANSS）评估临床症状、锥体外系症状评定量表（estrapyramidal symptom rating scale，ESRS）评估锥体外系不良反应、巴恩斯静坐不能评定量表（Barnes akathisia rating scale，BARS）评价静坐不能。药物治疗 2 周后对所有患者行 ^{11}C-raclopride PET 显像，对纹状体 DA 受体占有率进行计算，研究表明患者 DA 受体占有率在 38%～87%，并且与药物的剂量及氟哌啶醇血药浓度高度相关，DA 受体占有率超过 65% 时，可达到满意的临床治疗效果；占有率＞72% 时，血清中的泌乳素浓度显著增高；＞78% 时，可出现明显的锥体外系不良反应。表明与 DA D_2 受体结合是抗精神病药起效及锥体外系不良反应的重要中介，氟哌啶醇治疗精神分裂症的治疗窗在 65%（有效）～72%（出现不良反应）。

2. 氨基酸类神经递质假说 中枢谷氨酸功能不足可能是精神分裂症的病因之一。谷氨酸是皮质神经元重要的兴奋性递质。使用放射配基结合法及 MRS，发现与正常人群相比，精神分裂症患者大脑某些区域谷氨酸受体亚型的结合力有显著变化，例如，海马非 NMDA 受体表达下降，在皮质某些 NMDA 受体的亚单位表达则增加。NMDA 受体的拮抗药如苯环己哌啶可在受试者身上引起幻觉及妄想，但同时也会导致情感淡漠和退缩等阴性症状。非典型抗精神病药物的作用机制之一就是增加中枢谷氨酸功能。作用于 NMDA 谷氨酸能受体甘氨酸位点的药物已被认为是治疗中度至重度阴性症状及认知功能损害有希望的药物。

3. 5-HT 假说 早在 1954 年 Wolley 等就提出精神分裂症可能与 5-HT 代谢障碍有关的假说。最近 10 年来，非典型（新型）抗精神病药在临床上的广泛应用，再次使 5-HT 在精神分裂症病理生理机制中的作用受到重视。非典型抗精神病药氯氮平、利培酮、奥氮平等除了对中枢DA受体有拮抗作用外，还对5-HT_{2A}受体有很强的拮抗作用。5-HT_{2A}受体可能与情感、行为控制及调节DA的释放有关。5-HT_{2A}受体激动药可抑制DA的合成和释放，而5-HT_{2A}受体拮抗药可使中脑DA A_{10}神经元放电增加，增加中脑皮质及中脑边缘系统DA的释放，这与治疗阴性症状及减少锥体外系反应有关。药理学方面的研究提供了有力证据，抗5-HT_{2A}受体药物利坦舍林通过抗5-HT_{2A}受体激活中脑皮质DA通路，改善阴性症状和认知功能；非典型抗精神病药既拮抗D_2受体，又拮抗5-HT_{2A}受体，故对阳性症状、阴性症状和认知症状均有效，如利培酮就是氟哌啶醇（D_2受体拮抗药）与利坦舍林（5-HT_{2A}受体拮抗药）的化学合成物。5-HT_3受体拮抗药昂丹司琼（ondansetron）是镇吐药，但能抑制大鼠伏隔核（属边缘系统）的DA功能亢进，因此可能具有抗精神病作用。

4. 神经发育因素

（1）子宫内感染与产伤：研究发现，母妊娠期曾患病毒感染者及产科并发症高的新生儿，成年后发生精神分裂症的比例高于对照组。一些关于精神分裂症患者出生季节的研究发现，在精神分裂症患者中冬、春季节（即12月至次年3月）出生者所占比例多于其他季节出生的10%。有学者推测其原因为冬季出生的婴儿在母亲妊娠期中有更大的概率发生细菌或病毒感染。由此可以看出，婴幼儿期的产科合并症，母孕产期营养不良、缺乏母乳喂养、病毒细菌感染，孕妇在妊娠期吸烟、饮酒、接触毒物等可能通过影响胎儿神经系统发育，增加子女成年后患精神分裂症的可能性。

（2）神经发育不良与神经退行性病因学假说：英国的一项研究对出生于某一年份的一组儿童进行追踪观察直至成年，对确认发生精神分裂症的患者的既往成长记录进行回顾。发现患者在童年期学会行走、说话的时间均比正常儿童要晚；同时有更多的言语发育问题和较差的运动协调能力；与同伴相比，智商较低，在游戏活动中更愿独处，回避与其他儿童的交往。特别是近年来采用神经心理学测验证明，精神分裂症患者存在认知功能的缺陷，这些缺陷在患者接受治疗之前就已存在，它们并不随疾病进展而恶化。据此，D. Weinberger和R. Murray提出了精神分裂症的神经发育假说：由于遗传的因素和母妊娠期或围生期损伤，在胚胎期大脑发育过程就出现某种神经病理改变，主要是新皮质形成期神经细胞从大脑深部向皮质迁移过程中出现细胞结构紊乱，但不一定有神经胶质增生（胎儿期6个月以后神经损伤时会发生神经胶质增生），随着进入青春期或成年早期，在外界环境因素的不良刺激下，导致心理整合功能异常而出现精神分裂症的症状。神经发育障碍假说还包括以下一些证据，如起病时就存在结构性脑病变和认知功能损害、细胞结构紊乱但无神经胶质增生、儿童期的认知和社交能力损害、神经系统“软”体征等。

神经营养因子参与从神经管闭合到最终成熟的整个过程，包括神经细胞增殖、星形胶质细胞增殖、神经元迁移、轴索增殖、神经元凋亡、轴突磷脂化、树突剪切等。这些过程开始于母妊娠期，但轴索增殖、轴突磷脂化和树突剪切持续到出生后。新近研究表明，神经营养因子与神经系统的增殖、存活、分化、迁移有关。神经营养因子家族成员较多，它们在神经发育过程中起重要作用。研究发现，不同的神经营养因子对神经系统的作用存在种类和部位特异性。神经生长因子（nerve growth factor，NGF）、神经营养素-3（neurotropin-3，NT-3）和脑源性神经营养因子（brain-derived neurotrophic factor，BDNF）的表达在皮质最高；NT-3表达的特异部位为CA1～CA2及齿状回；BDNF的特异表达位于CA3；NT-3在海马和小脑以外的部位表达很低，而NGF和BDNF却在皮质表达；这3种神经营养因子都在中脑的多巴胺能神经系统表达。从受体的基因表达看，海马的神经元只对BDNF、NT-3和NT-4有反应，而对NGF却没有反应。同在海马区域内，NT-3可增加表达钙结合蛋白神经元的数量，而BDNF和NT-4主要增加乙酰胆碱酯酶阳性神经元的数量。研究结果提示，精神分裂症的某些类型可能与某些神经营养因子的基因编码有关。如在日本群体中研究发现，精神分裂症患者*NT-3*基因启动区二核苷酸重复等位基因片段A3/147bp杂合或纯合的概率增加；*NT-3*基因编码区的错义突变Gly63-Glu63与严重的精神分裂症（发病年龄＜25岁，病程持续10年以上者）有关。在白种人群体中的研究得到近似的结果。此外，学者们还试图探索其他种类的神经营养因子及有关生长因子如BDNF、睫状神经营养因子（ciliary neurotrophic factor，CNTF）和胶质细胞源性神经营养因子（glial cell derived neurotrophic factor，GDNF）等的基因编码与精神分裂症的关系，但迄今尚未发现明确的线索。

二、心理社会因素★△

尽管有越来越多的证据表明生物学因素，特别是遗传因素在精神分裂症的发病中占有重要地位，但心理社会因素也具有一定的作用。心理社会因素包括文化、职业和社会阶层、移民、妊娠期饥饿、社会隔离与心理社会应激事件等。精神分裂症的发生除了与前述的心理社会因素有关外，大多数精神分裂症患者的病前性格多表现为内向、孤僻、敏感多疑，很多患者病前 6 个月可追溯到相应的生活事件。国内调查发现，精神分裂症发病有精神因素者占 40%～80%。当前没有证据表明精神因素就是病因，但精神因素对精神分裂症的发生可能起到诱发作用。与精神分裂症有关的环境因素如表 8-4 所示。

表 8-4　与精神分裂症有关的环境因素

胎儿期可能的环境因素
M＋：妊娠期并发症，尤其是胎儿缺氧和胎儿烟酸缺乏
M＋/－：妊娠期感染，妊娠期应激，妊娠期烟酸缺乏
M＋：胎儿的父方年龄过大（＞45 岁）
M－：妊娠期接触某些化学物质（例如，铅）
生长早期可能的环境因素
M－：早期培养环境的质量（学校、父母）
M＋/－：孩童时期的创伤（虐待或疏忽）
青少年时期的环境因素
M＋：发育时期的成长环境（包括人口密度、城市大小、5～15 岁成长的地方）
M＋：滥用大麻
M＋：移民
M＋/－：生活应激事件
M－：创伤性大脑损伤
社会环境
M－：社会分化，社会阶层及社会剥夺

注：M＋：至少一项荟萃分析的阳性结果；M＋/－：没有确定的荟萃分析结果；M－：没有荟萃分析；引自 van OS J, Rutten BP, Poulton R. Gene-environment interactions in schizophrenia: review of epidemiological findings and future directions. Schizophrenia Bulletin, 2008,36 (6):1066-1082.

第 3 节　临床表现

一、临床特征★★★△△△

近年来，许多研究将精神分裂症的症状分为 5 个维度，即阳性症状、阴性症状、认知症状、攻击症状和情感症状。

阳性症状因引人注目而被诊断标准强调，也是抗精神病药治疗非常有效的症状。妄想是一种阳性症状，通常涉及知觉或体验的曲解。精神分裂症最常见的妄想内容是被害妄想，其他妄想如关系妄想、躯体妄想、宗教妄想或夸大妄想等。幻觉也是一种阳性症状，通过不同的感觉器官表现（如听觉、视觉、嗅觉、味觉和触觉），幻听是精神分裂症最常见和最具特征的幻觉。除了妄想和幻觉外，还包括语言、交谈脱离现实（言语混乱）和行为失控（行为紊乱、紧张症或激越行为）。精神分裂症的阳性症状反映正常功能的活动过度。

精神分裂症的阴性症状有 5 个经典症状，即失语症（alogia）、情感迟钝或平淡（affective blunting or flattening）、社交不良（asociality）、兴趣缺失（anhedonia）、意志力减退（avolition），简称“5A”。具体表现为情感平淡、社交退缩、抽象思维困难、缺乏主动性、刻板思维、言语贫乏（思维和言语的流畅性和数量下降）、意志力减退（目标指向行为的动力减退）、注意力缺陷。精神分裂症的阴性症状是正常心理功能的减退。尽管这种正常功能的减低可能不像阳性症状那样引人注目，但精神分裂症的阴性症状最终会决定患者的预后和结局好坏。

通常认为，这些症状与长期住院和社会功能不良有关。当阳性症状没被控制时，患者与别人将不能进行交流，但阴性症状的严重程度在很大程度上决定其能否独立生活、维持稳定的社会关系或重新工作。

精神分裂症的阴性症状可分为原发性阴性症状和继发性阴性症状。原发性阴性症状是精神分裂症本身的核心症状。继发于精神病的阳性症状或抗精神病药所致锥体外系症状的其他精神分裂症的缺陷表现则称为继发性阴性症状。阴性症状也可继发于抑郁症状或环境孤立。

阴性症状不但是精神分裂症的一部分症状，也是精神分裂症的“前驱期症状”。因此，监测高风险人群的前驱期阴性症状十分重要，以便早期就进行干预（包括心理治疗与药物治疗）。精神分裂症发病后，阴性症状可在间歇期持续存在，即使无阳性症状患者的社交和职业功能仍继续受损。阴性症状日益受到重视，尽管现有的抗精神病药对阴性症状的疗效有限，但心理社会干预合并抗精神病药可有效地减少阴性症状。

精神分裂症的认知症状主要表现在：目标表达

和维持的问题，注意力资源分配与集中的问题，注意力维持的问题，监测能力的问题，主次排序的问题，依据外界信息调节行为的问题，持续学习的问题，语言流畅性受损，问题解决能力的障碍。

精神分裂症的认知症状强调“执行功能障碍”，包括在目标表达和维持、分配注意力资源、评估和检验能力及利用这些技能去解决问题等方面的障碍。精神分裂症的认知症状对社会功能的影响最大，甚至超过阴性症状，所以识别和监测精神分裂症的认知症状非常重要。需要研发神经心理成套测验工具对认知症状进行定量测量，以显示认知症状独立于其他症状，并用于评估新型精神药物治疗对认知的改善程度。认知症状可能和阴性症状有重叠，因此成套测验工具也希望将认知症状与阴性症状区分开。

攻击和敌意症状也见于精神分裂症和其他疾病。情感症状常与精神分裂症相关，为精神分裂症常伴发抑郁心境、焦虑心境、内疚、紧张、易激惹和忧虑。

二、常见的临床类型★★★△△△

根据临床症状的不同，精神分裂症可划分为几种不同类型。类型的划分还与起病情况、病程经过、治疗反应及预后有一定关系。常见的临床亚型有以下几种。

（一）单纯型

较少见。青少年期发病，起病缓慢。主要表现为被动、孤僻、生活懒散、情感淡漠和意志减退。一般无幻觉妄想。此类患者易被忽视或误诊。治疗效果差。

（二）青春型

比较常见。多发病于青春期，起病较急，病情进展较快。主要表现为思维破裂、思维内容荒谬离奇、情感反应不协调、行为幼稚愚蠢和本能意向亢进等。幻觉妄想片段凌乱。此类患者若及时治疗，效果较好。

（三）紧张型

越来越少见。多发病于青壮年，起病急，临床表现以木僵多见，轻者可为运动缓慢、少语少动（亚木僵状态），重者可为不语、不动、不食，对环境变化毫无反应（木僵状态），可出现违拗、蜡样屈曲。紧张性木僵可与短暂的紧张性兴奋交替出现，此时患者出现突然冲动、伤人毁物。此型可自动缓解，治疗效果较其他类型好。

（四）偏执型

又称妄想型，最为常见，占50%以上。多发病于青壮年或中年，起病缓慢。主要表现为猜疑和各种妄想，内容多脱离现实，结构往往零乱，并有泛化趋势。可伴有幻觉和感知综合障碍。情感和行为常受幻觉或妄想支配，可出现自伤或伤人行为。偏执型进展较缓慢，治疗效果较好。

（五）其他类型

如各型的症状同时存在难以分型者，称未分型，还有精神分裂症后抑郁以及残留型等。

（六）精神分裂症的Ⅰ型和Ⅱ型

Crow（1980年）根据精神分裂症的病理生化和病理解剖改变，结合临床表现、认知功能、治疗反应及预后等方面的特征，提出精神分裂症Ⅰ型和Ⅱ型的划分。Andreasen（1982年）认为阳性症状和阴性症状是一个单一的连续过程，大多数患者既有阳性症状又有阴性症状，从而提出把精神分裂症分为阳性症状为主型、阴性症状为主型和混合型。这样划分，更有利于研究精神分裂症的疾病本质和病因学因素，判断患者的功能状态与预后结局，指导选择抗精神病药治疗和心理社会康复治疗。阳性症状指精神功能的异常或亢进，包括幻觉、妄想、明显的思维形式障碍、反复的行为紊乱和失控。阴性症状指精神功能的减退或缺失，包括情感平淡、言语贫乏、意志缺乏、无快感体验、注意障碍。Ⅰ型精神分裂症（阳性精神分裂症）以阳性症状为特征，对抗精神病药反应良好，无认知功能改变，预后良好；生物学基础是DA功能亢进。Ⅱ型精神分裂症（阴性精神分裂症）以阴性症状为主，对抗精神病药反应差，伴有认知功能改变，预后差；脑细胞丧失退化（额叶萎缩），DA功能没有特别变化。混合型精神分裂症包括不符合Ⅰ型和Ⅱ型精神分裂症的标准或同时符合的患者。

1982年，Andreasen在Crow工作的基础上制定阴性症状评定量表和阳性症状评定量表。1992年，Stanley等制定阳性和阴性症状评定量表（PANSS），对阴性症状、阳性症状的定量化评定和研究提供了较好的工具。按照阳性、阴性症状分型，优点在于将生物学、现象学结合在一起，且对临床治疗药物的选择和疗效评估有一定的指导意义和临床实用价值。

但在DSM-5精神分裂症谱系障碍的诊断分类中已取消精神分裂症临床类型的分类。

第4节　诊断与鉴别诊断

目前在临床上诊断精神分裂症主要依据精神检查发现的精神症状，结合病史与治疗等特点，按照国际通用的诊断标准进行诊断。国内通用的精神分裂症国际诊断标准有WHO出版的《ICD-10精神与行为障碍分类》（1992年）和美国精神病学会出版的DSM-Ⅳ（1994年）和DSM-5（2013年）。国内有中华医学会精神医学分会出版的CCMD-3（2001年）。目前我国规定医疗机构使用ICD系统，研究多采用DSM系统，故本章只介绍ICD-10和DSM-5诊断系统中的精神分裂症诊断标准。

一、ICD-10的精神分裂症诊断标准（F20.9）★★★△△△

（一）症状标准

在并非继发于意识障碍、智力障碍、情感高涨或低落等情况下，至少应该符合1、2、3中的1项，或4、5、6中的2项，并持续1个月以上。

1. 思维化声、思维插入或思维被夺取、思维被播散、被害妄想。
2. 被控制妄想、影响妄想或被动妄想，或其他形式的怪异妄想。
3. 第二人称、第三人称幻听或持续数周、数月，以至于更长时间的其他形式的言语性幻听。
4. 除以上所列举的具有特征性的妄想以外，存在任何其他形式的妄想，并伴有任何形式的幻觉。
5. 情感反应不协调、情感淡漠、言语缺乏。
6. 思维散漫、思维破裂。

（二）排除标准

若同时存在明显的抑郁或躁狂症状，假如不能够证实精神分裂症的症状先于情感症状出现，不能做出精神分裂症的诊断；如果精神分裂症的症状出现在躯体疾病或中枢神经系统疾病中，诊断应参照中枢神经系统疾病或躯体疾病所致精神障碍。

二DSM-5的精神分裂症诊断标准（295.90）★△

1. 2项（或更多）下列症状，每一项症状均在1个月中有相当显著的一段时间里存在（如经成功治疗，则时间可以更短），至少其中1项必须是①②③中的1项：①妄想。②幻觉。③言语紊乱（如频繁地离题或不连贯）。④明显紊乱的或紧张症的行为。⑤阴性症状（即情绪表达减少或动力缺乏）。

2. 自障碍发生以来的明显时间段内，1个方面或更多重要方面的功能水平（如工作、人际关系或自我照顾），明显低于障碍发生前具有的水平（或当障碍发生于儿童或青少年时，则人际关系、学业或职业功能未能达到预期的发展水平）。

3. 这种障碍至少持续6个月。此6个月应包括至少1个月（如经成功治疗，则时间可以更短）符合诊断标准1的症状（即活动期症状），可包括前驱期症状或残留期症状。在前驱期症状或残留期症状中，该障碍可表现为仅有阴性症状或有轻微的诊断标准1所列的2项或更多的症状（如奇特的信念、不寻常的知觉体验）。

4. 分裂情感性障碍和抑郁或双相障碍伴精神病性特征已经被排除，因为：①没有与活动期症状同时出现的重性抑郁或躁狂发作。②如果心境发作出现在症状活动期，则它们只存在于此疾病的活动期和残留期整个病程的小部分时间内。

5. 这种障碍不能归因于某种物质（如滥用的毒品、药物）的生理效应或其他躯体疾病。

6. 如果有孤独症（自闭症）谱系障碍或儿童期发生的交流障碍的病史，除精神分裂症的其他症状外，还需有显著的妄想或幻觉，且存在至少1个月（如经成功治疗，则时间可以更短），才能做出精神分裂症的额外诊断。

在DSM-5中，除了诊断标准中规定的5类症状外，认知、抑郁和躁狂症状领域的评估对区分不同精神分裂症谱系及其他精神病性障碍来说，是非常重要的。精神分裂症患者的认知缺陷常见，与职业和功能损害有关。这些缺陷包括陈述性记忆、工作记忆、语言功能和其他执行功能的下降，也有信息加工速度的减慢。感觉的加工速度和抑制能力也不正常，也发现有注意力降低。一些有精神分裂症的个体表现为社会认知的缺陷，包括推论他人企图的能力（心理理论）缺陷，注意一些不相关的事件或信号，并解释为是有意义的，也可能导致产生解释性妄想。这些损害在症状缓解时经常持续存在。

一些有精神病性症状的个体可能缺少对其疾病

的自知力。“自知力”缺乏对治疗不依从有重要影响，它预示高复发率、强制治疗次数增加、不良的心理社会功能、攻击性和不良的病程。

儿童期精神分裂症的基本特征也是一样的，但是更难做出诊断。比起成人，儿童期的妄想和幻觉可能描述不清，视幻觉更常见，应与正常的幻想相区分。许多儿童期发病的障碍（如孤独症）会出现言语紊乱，行为紊乱也是如此（如注意力缺陷或多动障碍）。在仔细考虑儿童期常见的其他障碍之前，不应把这些症状归因于精神分裂症。儿童期发病的案例，与不良预后的成人案例类似，以逐渐发病和阴性症状为主。那些后来被诊断为精神分裂症的儿童，更可能经历非特定的情绪行为紊乱和精神病理、智力和语言的改变，以及轻微的运动功能的发育迟缓。

晚期发病的案例（如 40 岁以后发病）主要是女性，其病程特征性地表现为精神病性症状，但尚能保留比较正常的情感和社会功能。

三、精神分裂症诊断中必须考虑的因素★★△△

（一）起病

大多数精神分裂症患者初次发病的年龄在青春期至 30 岁之间。起病多较隐袭，急性起病者较少。

（二）前驱期症状

在出现典型的精神分裂症症状前，患者常伴有不寻常的行为方式和态度的变化。由于这种变化较缓慢，可能持续几个月甚至数年，通常不太引人注目，有时是在回溯病史时才能发现。前驱期症状包括神经衰弱样症状，如失眠、紧张性疼痛、敏感、孤僻、回避社交、胆怯、情绪不好、执拗、难于接近、对抗性增强、与亲人好友关系冷淡疏远等。有些患者出现不可理解的行为和生活习惯的改变，如一位护士，在发病后同事回忆说，患者在 1 年前就有些古怪的行为，如将所有的体温计编上号，测体温时必须将体温计的编号与病床号相匹配，否则就要重测。

（三）病程与预后特点

精神分裂症初次发病缓解后可有不同的病程变化。约 1/3 的患者可获临床痊愈，即不再有精神病症状。另一些患者可呈发作性病程，其发作期与间歇期长短不一，复发的次数也不尽相同，复发与心理社会因素有关。精神分裂症的发作与中止无突然的转变与明显的界限。一些患者在反复发作后可出现人格改变、社会功能下降，临床上呈现不同程度的精神残疾。残疾较轻时，患者尚保留一定的社会适应能力和工作能力。另有一部分患者病程为渐进性发展或每次发作都造成人格的进一步衰退和瓦解。病情的不断加重最终导致患者长期住院或反复入院治疗。对于某一具体的患者，在患病初期确定预后比较困难。研究发现预后有利因素是：起病年龄较晚，急性起病，明显的情感症状，人格正常，病前社交与适应能力良好，病情发作与心因关系密切。通常女性的预后要好于男性。

（四）重视精神分裂症的阴性症状

目前，抗精神病药的治疗首先针对阳性症状。在临床实践中，医师通常只对妄想、幻觉、行为紊乱和敌对等问题进行评估。这些是患者需入院治疗、急诊、寻求危机服务或引起司法系统注意的常见症状。研究表明，精神分裂症阴性症状包括动力缺乏、社会退缩、情感反应、言语及行为的减少，对精神分裂症患者的功能预后和生活质量的影响较阳性症状更大。阴性症状通常比阳性症状持续时间长，并且更难治疗。研究表明，阴性症状的改善与功能结局的改善不同有关。功能结局包括生活技能、社会功能和角色功能。针对精神分裂症阴性症状的治疗可能会有显著的功能收益。对许多精神分裂症患者来说，阴性症状的治疗已经被认为是一种重要的未达到的临床需要。

四、鉴别诊断★★★△△△

（一）脑器质性病变及躯体疾病所致精神障碍

不少脑器质性病变（如癫痫、颅内感染、脑肿瘤）和某些躯体疾病（如系统性红斑狼疮及药物中毒），都可引起类似精神分裂症的表现，如生动鲜明的幻觉和被害妄想。但仔细观察就会发现，这类患者往往同时伴有意识障碍，症状有昼轻夜重的波动性，幻觉多为恐惧性幻视。更为关键的是，有确凿的临床及实验室证据，证明患者的精神状态与脑器质性病变或躯体疾病有密切的联系，精神症状在躯体疾病的基础上发生，随着躯体疾病的恶化而加重，躯体疾病的改善会带来精神症状的好转。

（二）心境障碍

无论是在躁狂状态还是在抑郁状态，都可能伴有精神病性症状。大多数情况下，精神病性症状是在情感高涨或抑制的背景下产生的，与患者的心境相协调。如躁狂患者出现夸大妄想，抑郁患者出现贫穷妄想或自罪妄想；但有时也会出现一些与当前心境不协调的短暂幻觉、妄想症状，这就需要结合既往病史、病程、症状时间及疾病转归等因素做出判断。

（三）神经症

一些精神分裂症患者在早期可表现出类神经症的某些表现。部分患者在疾病初期或进展中出现强迫症状。有些貌似“神经衰弱”的精神分裂症患者存在显著的动机不足、意志减退。有些精神分裂症患者的强迫症状内容荒谬离奇，且“反强迫”意愿并不强烈。这些都有助于我们区分这 2 类精神障碍。

五、辅助检查★△

自 20 世纪末以来，由于生命科学的飞速发展，一些新技术、新方法的广泛运用，人类对有些疾病的认识已达到分子水平。对精神分裂症，人们亦希望找到疾病发生、发展的分子机制，为诊断和治愈该病提供理论依据。然而，从宏观上对精神分裂症的认识仍较肤浅，还未找到具有诊断意义的特异性指标。因此，尚有待于脑影像学、基因芯片、脑电生理等技术的发展，结合神经生理、神经生化、神经药理、神经解剖、内分泌、神经认知等方面的生物学标记的研究结果，有针对性地研究可能与精神分裂症有关的神经递质、受体、脑结构特征等，这些阳性发现可能具备精神分裂症的诊断、预测和监控的效能，用于精神分裂症发病危险度的早期预测或疗效预测。

生物精神病学对于神经功能失常与特定精神神经障碍的关联研究正处于快速发展阶段，如代谢率和皮质血流反映神经冲动模式（也能反映受体的功能状态），可通过 PET 对此方面进行活体观察。神经递质受体也可用选择性药物探针进行间接研究，选择性药物探针可引起激素释放入血，而激素可被测量，这些可作为脑受体被激动的反映。脑结构异常可用 CT 和 MRI 检查。脑电活动功能性异常可用 EEG、诱发电位或脑磁图进行检查。

第 5 节　治　　疗

一、药物治疗★★★△△△

（一）治疗原则

一旦诊断为精神分裂症，应尽早实施有效的足剂量、足疗程的药物治疗。

（二）初发精神分裂症治疗

精神分裂症的第 1 次发病是治疗的关键，这时抗精神病药的治疗反应最好，所需剂量也少。如能获得及时、正确、有效治疗，患者复原的概率最大，长期预后好。影响精神分裂症预后的关键时期是在精神病前驱期至发病后的最初 5 年，精神功能的损害至此保持在一个平台期，如果处理得当，通常不再进一步恶化。因此，这一关键时期的正确治疗至关重要。第一代抗精神病药主要为氯丙嗪、氟哌啶醇、奋乃静等，但不良反应较多，使用中存在患者对药物的耐受性和依从性问题。第二代抗精神病药，总体来看对精神分裂症的疗效不亚于传统药物，最大的特点是不良反应小。目前，已将第二代抗精神病药，如利培酮、奥氮平、喹硫平、齐拉西酮、阿立哌唑等作为治疗精神分裂症的一线药物。这些药物对阳性症状和阴性症状均有效，有利于精神分裂症伴有的情感症状和认知障碍的改善，不良反应少，耐受性好，服药依从性也好，有利于长期的药物治疗。有利于提高总体疗效，增加康复水平，减低复发率，减少社会性衰退。

（三）慢性精神分裂症治疗

慢性患者病程多迁延、症状未能完全控制，常残留阳性症状及情感症状（包括抑郁及自杀）。阴性症状和认识功能受损可能是主要的临床表现，且多伴有社会功能的缺陷。治疗中应注意：①进一步控制症状，提高疗效。可采用换药、加量、合并治疗方法。②加强随访，以便随时掌握病情变化，调整治疗。③进行家庭教育，强化患者及其家属对治疗的信心。④加强社会功能训练。

（四）药物治疗策略

1. 一旦确定精神分裂症的诊断，应立即开始药物治疗。根据临床综合征的表现，首发患者单一用药，选择一种第二代抗精神病药（氯氮平除外）或第一代抗精神病药。奋乃静、舒必利、氯丙嗪在不少地区仍为治疗精神分裂症首选，氯氮平在国内某些地区仍作为首选药物应用，但考虑氯氮平的严重不良反应，建议不将氯氮平作为首发精神分裂症患者的首选治疗药物。

2．急性复发患者，根据既往用药情况仍以单一用药为原则，原有有效药物或剂量继续使用，如果原有药物无效而其剂量低于治疗剂量时，可增加至治疗剂量继续观察，如果已经达治疗剂量仍无效，考虑换用药物。换用另一种结构的第二代抗精神病药（包括氯氮平）或第一代抗精神病药，仍以单一治疗为主。

3．小剂量开始，逐渐加到有效推荐量。加量速度视药物特性及患者特质而定。要足疗程维持治疗。维持治疗期药物用量可根据情况减低。

4．定期评价疗效以调整治疗。观察评定药物不良反应，并做积极处理。

5．若疗效仍不满意，考虑两药合用。以化学结构不同、药理作用不尽相同的药物联用比较合适。达到预期治疗目标后，仍以单一用药为宜。

（五）药物治疗分期与措施

精神分裂症的药物治疗分为急性期治疗、巩固期治疗、维持期治疗3个阶段。

1．急性期治疗 精神分裂症急性期是指首发患者和急性恶化复发患者的精神症状非常突出和严重的时期。

（1）急性期治疗的目标：①尽快缓解精神分裂症的主要症状，包括阳性症状、阴性症状、激越兴奋、抑郁焦虑和认知功能减退，争取最佳预后。②预防自杀及防止危害自身或他人的冲动行为的发生。

（2）急性期治疗的具体措施

1）首发患者：首发患者的治疗非常重要，直接关系到患者的预后和康复。应做到：①早发现、早确诊、早干预、早治疗。②积极采用全病程治疗的概念。③根据精神症状的特点及经济状况，尽可能选用疗效确切、症状作用谱广泛、不良反应轻、便于长期治疗、经济上能够负担的抗精神病药。④积极进行家庭健康教育宣传，争取家属重视、配合对患者的全程治疗。

2）复发患者：在开始治疗前仔细了解过去的用药史，参考患者既往疗效最好的药物和有效剂量，在此基础上可适当提高药物的剂量和适当延长疗程，如果有效则继续治疗；如果治疗无效，应考虑换药或合并用药。复发患者的维持治疗应尽可能延长。同时进行家庭教育，宣传长期治疗的意义，以取得患者和家属的积极配合，提高服药依从性，有效预防复发。

（3）急性期治疗的注意事项：①治疗开始前详细询问病史，进行躯体、神经系统和精神检查，同时进行各项实验室检查，包括血常规、尿常规、肝功能、肾功能、血糖、血脂、心电图等，了解患者的躯体状况。②若患者为首次使用抗精神病药，医师还不了解患者对所选药物的反应，应从小剂量开始，逐渐加量，避免严重不良反应。③单一药物治疗，2种单一药物治疗无效时可联合治疗。④避免频繁换药。抗精神病药的起效时间一般在2～4周，所以4周内不建议换药，除非患者出现严重的、无法耐受的不良反应。⑤根据疾病的严重程度、家庭照料情况和医疗条件选择住院治疗、门诊治疗、社区治疗和家庭病床治疗。当患者具有明显的危害社会安全和严重自杀、自伤行为时，应住院治疗。

2．巩固期治疗 急性期的精神症状有效控制后，患者进入巩固期治疗。此期如果过早停药或遭遇应激，将面临症状复燃或波动的危险。因此，此期治疗对预后非常重要。特别强调此期药物治疗的剂量与急性期治疗的剂量相同。

（1）巩固期治疗的目的：①防止已缓解的症状复燃或波动。②巩固疗效。③控制和预防精神分裂症后抑郁和强迫症状，预防自杀。④促进社会功能的恢复，为回归社会做准备。⑤控制和预防长期用药带来的常见药物不良反应的发生，如迟发性运动障碍，闭经，溢乳，体重增加，葡萄糖、脂肪代谢异常，心功能、肝功能、肾功能损害等。

（2）巩固期治疗的场所：急性期治疗大多在医院中进行，巩固期治疗建议以社区和门诊治疗为主，有条件的地区可以开展日间康复治疗。因为长期住院会加重患者的退缩和功能减退，不利于社会功能的康复，门诊治疗的患者应保证每月复查1次，在医师的指导下及时解决康复过程中遇到的困难和问题，及时发现和处理药物的不良反应。

（3）巩固期治疗的药物剂量：原则上维持急性期的药物剂量。除非患者因药物不良反应直接影响服药的依从性和医患关系，或出现较为明显的、无法耐受的不良反应时，可以在不影响疗效的基础上适当调整剂量。

（4）巩固期治疗的疗程：一般持续3～6个月。除非患者因药物不良反应无法耐受或其他原因时，可以在不影响疗效的基础上适当缩短疗程。

3．维持期治疗 在疾病相对缓解后进入第3期，称为维持期。此期治疗的目的是预防和延缓精神症状复发，以及帮助患者改善他们的功能状态。

（1）维持期治疗的重要性：①维持期治疗能有效地降低复发率。研究证实，维持用药组比未维持用药组的复发率明显降低，为（16%～23%）:（53%～72%）。②维持期服药治疗组的复发症状较未服药维持组的症状轻。③症状复发会直接影响患者的工作和学习功能，降低复发有利于患者社会功能的维持。

（2）维持期治疗的剂量调整：维持期在疗效稳定的基础上可以减量。减量可以减轻患者的不良反应，增加服药的依从性及改善医患关系，有利于长期维持治疗。减量宜慢。减至原巩固剂量的 1/3～1/2。也可以每 6 个月减少原剂量的 20%，直至最小有效剂量。一旦患者的病情稳定，并且能够耐受药物的不良反应，则抗精神病药的维持治疗最好是每天单次给药，增加对治疗的依从性。维持期的药物剂量可以在急性期治疗的基础上根据患者的实际情况做适当的调整。第一，第二代抗精神病药均有程度不等的不良反应，对有些患者比较明显和突出，如静坐不能和体重增加等，适当减量可以减轻不良反应。第二，患者长期服用较高剂量后从心理上期待着减量，在一定条件下减量可以给予患者信心，并增进医患关系。所以，无论从患者的耐受性和接受程度还是经济上考虑，适当减量都是有益的。维持期假若患者服药的依从性差，监护困难，不能口服药物或口服用药肠道吸收差时，建议使用长效制剂，长效制剂同时也可作为急性期治疗的辅助药物。

（3）维持期治疗的疗程：①首发患者，1989 年的国际共识建议首发患者维持期在 1～2 年。②复发患者，至少 5 年。《中国精神分裂症防治指南（第 2 版）》中规定维持期的长短根据患者的情况决定，一般不少于 2～5 年，维持治疗一定是保持患者的症状消失，不出现病情波动。③特殊患者，即对有严重自杀企图、暴力行为和攻击行为病史的患者，以及病情反复波动的患者，维持期的治疗时间应适当延长。

（六）抗精神病药的种类

根据世界精神病学协会（World Psychiatric Association，WPA）共识声明，目前抗精神病药分为第一代抗精神病药和第二代抗精神病药（表 8-5），均主要用于治疗精神分裂症各种亚型和其他相关精神障碍。

表 8-5　常用抗精神病药的分类、主要不良反应、特点及剂量范围

分类及药名	镇静作用	直立性低血压	抗胆碱作用	锥体外系反应	剂量范围
第一代抗精神病药					
吩噻嗪类（phenothiazines）					
脂肪胺类（aliphatics）					
氯丙嗪（chlorpromazine）	高	高	中	中	200～800 mg/d
哌啶类（piperidines）					
甲硫达嗪（thioridazine）	高	高	高	低	200～600 mg/d
哌嗪类（piperazines）					
奋乃静（perphenazine）	低	低	低	中	8～60 mg/d
三氟拉嗪（trifluoperazine）	低	低	低	高	5～40 mg/d
氟奋乃静（fluphenazine）	低	低	低	高	2～20 mg/d
氟奋乃静癸酸酯（FD）	低	低	低	高	每 2 周 12.5～50.0 mg
硫杂蒽类（thioxanthenes）					
氯丙噻吨（chlorprothixene）	高	高	中	中	50～600 mg/d
氟哌噻吨（flupentixol）	低	低	低	高	2～12 mg/d
珠氯噻醇（zuclopenthixol）	中	中	中	高	20～150 mg/d
丁酰苯类（butyrophenones）					
氟哌啶醇（haloperidol）	低	低	低	高	6～20 mg/d
氟哌啶醇癸酸酯（HD）	低	低	低	高	每 4 周 50～200 mg
五氟利多（penfluridol）	低	低	低	高	每周 20～100 mg
苯甲酰胺类（benzamides）					
舒必利（sulpiride）	低	低	低	中	200～1500 mg/d
第二代抗精神病药					
5-HT_{2A}/D_2 受体拮抗药					
利培酮（risperidone）	低	中	低	中	2～6 mg/d
齐拉西酮（ziprasidone）	低	中	低	低	40～160 mg/d
多受体拮抗药					
氯氮平（clozapine）	高	高	高	低	100～500 mg/d
奥氮平（olanzapine）	中	中	中	低	5～20 mg/d
喹硫平（quetiapine）	高	高	中	低	150～800 mg/d
DA 受体部分激动药					
阿立哌唑（aripiprazole）	低	中	低	低	5～30 mg/d

1. 第一代抗精神病药（典型抗精神病药） 指主要作用于中枢 D_2 受体的抗精神病药，包括：①吩噻嗪类，如氯丙嗪、甲硫达嗪、奋乃静、氟奋乃静及长效剂、三氟拉嗪等。②硫杂蒽类的氟噻吨及长效剂、氟哌噻吨及长效剂、氯普噻吨等。③丁酰苯类，如氟哌啶醇及长效剂、五氟利多。④苯甲酰胺类，如舒必利等。其中吩噻嗪类分为高效价药物如奋乃静、三氟拉嗪，低效价药物如氯丙嗪、甲硫达嗪。自 20 世纪 50 年代以来，此类药物广泛应用于临床治疗精神分裂症。目前在我国作为首选药物者仍占有相当比例。

第一代抗精神病药主要作用于脑内 D_2 受体，为 D_2 受体阻滞药。其他药理作用包括对 α_1 肾上腺素能受体、α_2 肾上腺素能受体、毒蕈碱能 M_1 受体、组胺 1 受体具有阻滞作用。临床上治疗幻觉、妄想、思维障碍、行为紊乱、兴奋、激越、紧张症候群具有明显疗效。对阴性症状及伴发抑郁症状疗效不确切。

（1）第一代抗精神病药的安全性：典型抗精神病药可引发多种不良反应，主要是锥体外系症状（extra pyramidal symptoms，EPS），包括帕金森综合征、静坐不能（其发生率约为 60%）、迟发性运动障碍（发生率约为 5%），影响患者的社会功能及生活质量，影响患者治疗的依从性，从而导致复发，带来不良的预后。氯丙嗪的不良反应主要为过度镇静、中枢和外周的抗胆碱能样作用，明显的心血管反应，如直立性低血压、心动过速、心电图改变，致痉挛作用，对心、肝、肾、血液等器官系统有毒性作用。氟哌啶醇的主要不良反应为锥体外系运动障碍，其发生率达 80%，迟发性运动障碍的发生率较其他抗精神病药高。该药对躯体器官作用较弱，虽无明显降低血压、加快心率的作用，但可引发心脏传导阻滞，有猝死患者的报道。舒必利的主要不良反应为失眠、烦躁、泌乳素水平增高相关障碍（如溢乳和闭经、性功能障碍和体重增加）。

（2）第一代抗精神病药的局限性：①不能改善认知功能，如药物不能改善执行功能、工作记忆、视觉运动、语流、精细运动功能。药物的抗胆碱能作用可能使记忆恶化。②对核心的阴性症状作用微小。③约有 30% 的患者其阳性症状不能有效缓解。④引发锥体外系症状和迟发性运动障碍的比例高，常导致患者用药的依从性不佳。⑤由于过度镇静，可影响工作和生活质量。

2. 第二代抗精神病药（非典型抗精神病药） 与吩噻嗪类等第一代抗精神病药相比，具有较高的 5-HT 2 型（5-HT_2）受体的阻断作用，即 DA-5-HT 受体拮抗药，对中脑边缘系统的作用比对纹状体系统的作用更具有选择性，主要包括氯氮平、利培酮、奥氮平和喹硫平等。它们不但对阳性症状疗效较好，且对阴性症状、认知症状和情感症状有效，而 EPS 明显减少。

第二代抗精神病药物按药理作用分为 4 类：① 5-HT 和 DA 受体拮抗药（serotonin-dopamine antagonists，SDAs），如利培酮、齐拉西酮（ziprasidone）、舍吲哚（sertindole）。②多受体作用药（multi-acting receptor targeted agents，MARTAs），如氯氮平、奥氮平、喹硫平、佐替平（zotepine）。③选择性 D_2/D_3 受体拮抗药，如氨磺必利（amisulpride，又称阿米舒必利）、瑞莫必利（remoxipride）。④ D_2、5-HT_{1A} 受体部分激动药和 5-HT_{2A} 受体拮抗药，如阿立哌唑（aripiprazole）。

第二代抗精神病药的安全性：各种第二代抗精神病药之间的药理机制不尽相同，对神经递质受体的作用也有差异，所以不良反应也各不相同。主要不良反应有 EPS、血泌乳素升高、心电图 QTc 间期延长、体重增加。第二代抗精神病药比第一代的 EPS 要少而轻，且与剂量的关系密切，即在治疗剂量的高端会出现 EPS，此类药物有利培酮、齐拉西酮、氨磺必利、阿立哌唑、奥氮平，如利培酮日剂量＞8 mg 时可出现较明显的 EPS，而氯氮平和喹硫平的 EPS 发生率很低。血泌乳素升高引起月经失调或泌乳，主要见于利培酮和氨磺必利。心电图 QTc 间期延长，主要见于齐拉西酮、舍吲哚和甲硫达嗪。QTc 延长可能是发生尖端扭转室性心动过速（TdP）的警告，临床一般将 QTc 延长＞500 ms，或比基础值增加＞60 ms，看成有引起 TdP 的危险，以及发展为心脏性猝死的可能。体重增加以氯氮平和奥氮平最明显，利培酮与喹硫平居中，齐拉西酮与阿立哌唑较少引起体重增加。体重增加与食欲增加和活动减少有关，体重增加容易并发糖尿病、高脂血症、高血压等。对体重增加明显者应进行生活方式干预，也可用口服降血糖药如二甲双胍来减轻体重增加。

（七）难治性精神分裂症患者的治疗

1. 难治性精神分裂症的概念 何谓难治性精神分裂症，多年来一直难有定论。Morrison（1996 年）发表文章，将难治性精神分裂症定义为诊断明确的精神分裂症患者，在接受了多种类型的、剂量充分的且不同途径的、疗程充分的抗精神病药治疗后，没有达到令人满意的疗效。Hori A 等研究大量文献后提出，难治性精神分裂症应基于以下 4 个方面进行判断，即：①持续的功能下降。②全面的社会功能受损。

③精神症状未完全缓解。④对药物疗效差。《美国精神障碍治疗指南》中定义难治性精神分裂症为“持续的阳性和阴性精神症状，伴有社会功能受损，妨碍社交适应的怪异行为”。《中国精神障碍防治指南》中有关难治性精神分裂症的概念为“指按通常方法进行治疗而不能获得理想疗效的一群患者”。包括：过去5年对3种药物剂量和疗程适当的抗精神病药（3种中至少有2种化学结构是不同的）治疗反应不佳；或不能耐受抗精神病药的不良反应；或即使有充分的维持治疗或预防治疗，病情仍然复发或恶化的患者。形成难治性的因素通常有4个方面，即患者因素、疾病本身的因素、社会环境因素和医师因素。

2. 避免难治性精神分裂症发生的措施 ①改善治疗依从性，有文献报道精神分裂症患者对药物治疗的依从性比较差，40%～65%的患者依从性不好，尤其是门诊患者过早停药，药物所致的运动障碍是患者自行停药的主要原因。有效提高依从性的措施是适宜的药物剂量、使用不良反应小的第二代抗精神病药、使用长效制剂、在必要时短暂使用抗胆碱能等拮抗不良反应的药物、提高对长期用药的认识。②调整剂量和延长疗程，研究表明，增加剂量不一定能提高疗效；适当地延长疗程有助于改善疗效。个别患者超大剂量地使用一定要慎重，必须经过患者或家属的同意，并在严密的监测下进行。③减少合并用药，合并用药是普遍的现象，但不建议合并用药。因为这会使情况变得非常复杂。除非有证据表明合用药物对患者有益。④药物减量，大多数患者在减少原来的大剂量抗精神病药（相当于50 mg/d氟哌啶醇）时会明显地改善患者的症状及减轻EPS，所以建议使用最低的有效剂量，有利于康复。

3. 治疗策略 ①重新审定诊断，进一步了解患者既往用药史，掌握有关影响因素，着重考虑用药个体化，必要时监测药物血浆浓度。②重新制订治疗方案，更换合适的药物，足量、足疗程治疗。药物治疗建议按治疗程序进行，疗程一般不少于2～5年。

4. 难治性精神分裂症的治疗

（1）氯氮平治疗：氯氮平是目前公认的治疗难治性精神分裂症最有效的药物。常规治疗剂量为200～600 mg/d。疗程一般在3个月以上。如果单一服用氯氮平仍不能获得满意疗效或出现明显的、无法耐受的不良反应时，应合并药物治疗或换药。

应用氯氮平治疗需特别重视的问题是白细胞计数，治疗初期应每周复查白细胞1次，4周后可适当延长检查的间隔。以下是出现白细胞减少时的处理原则：①如果白细胞计数<2×10^9/L或绝对中性粒细胞计数（absolute neurtrophic count，ANC）<1×10^9/L，应立即停用氯氮平治疗；每天复查白细胞计数和分类；考虑骨髓穿刺；如果粒细胞生成缺乏，应考虑保护性隔离以预防感染。②如果白细胞计数为（2～3）$\times10^9$/L或ANC为（1.0～1.5）$\times10^9$/L，应立即停用氯氮平治疗；每天复查白细胞计数和分类；密切关注感染体征。③若白细胞计数>3×10^9/L或ANC>1.5×10^9/L，且没有感染存在可以重新使用氯氮平（每周复查白细胞2次直至白细胞计数>3.5×10^9/L）。④如果白细胞计数为（3.0～3.5）$\times10^9$/L，在1～3周下降至3.0×10^9/L，或有幼稚细胞形态存在，需使用不同的计数方法重复白细胞计数，每周2次直至白细胞计数>3.5×10^9/L，如果白细胞计数<3.0×10^9/L或ANC<1.5×10^9/L，则按上面第2步进行。

（2）其他非典型抗精神病药治疗：不能耐受氯氮平治疗的难治性精神分裂症患者也可以考虑使用其他新型非典型抗精神病药，在一些利培酮与氯氮平治疗难治性精神分裂症患者的对照研究中，利培酮与氯氮平的疗效相当或略逊于氯氮平。奥氮平在较高剂量（30 mg/d）时，也能改善难治性精神分裂症患者的症状，起到部分改善疾病的作用，但在高剂量时不良反应（如EPS、体重增加和葡萄糖、脂肪代谢异常的发生率）也会相应增加。喹硫平、齐拉西酮等非典型抗精神病药尚缺乏治疗难治性精神分裂症的对照研究，疗效尚需进行验证。临床上也可考虑2种非典型抗精神病药联合使用或典型抗精神病药与非典型抗精神病药联合使用治疗难治性精神分裂症，有时也能使部分难治性精神分裂症患者的症状改善。

（3）合用增效药或辅助治疗：在原用抗精神病药的基础上加用以下药物。

1）抗抑郁药：精神分裂症患者常伴有抑郁症状，且难以与阴性症状和EPS（尤其是静坐不能）鉴别。加用抗抑郁药对部分患者有效，但同时要权衡是否会影响精神症状。

2）锂盐：有研究证实合用锂盐可以促进精神症状的改善。

3）卡马西平：对有EEG异常、发作性冲动、类似躁狂症状的患者可以尝试合用卡马西平。但值得注意的是卡马西平是肝药酶的诱导药，合用会影响抗精神病药的血药浓度，因此合用时要考虑适当增加抗精神病药的剂量。卡马西平与氯氮平合用会增加粒细胞缺乏的危险，因此不建议合用。

（4）电休克治疗（electroconvulsive therapy，ECT）：ECT能缓解5%～10%难治性精神分裂症的症状，但改善往往是短暂的，很快症状又会重现，所以需要较长的持续治疗。治疗时要特别注意 ECT 带来的记忆损害。

（5）苯二氮䓬类药物：有研究证实苯二氮䓬类药物能减少脑内多巴胺的释放，并抑制多巴胺能神经元的活动。苯二氮䓬类药物改善睡眠，并快速控制激越症状。同时对患者的精神症状也有一定的改善，如幻觉、妄想、思维障碍、情感平淡及社交退缩等。使用时应特别注意苯二氮䓬类药物的依赖和滥用。

（八）抗精神病药与 2 型糖尿病

近年来，非典型抗精神病药（atypical antipsychotics，APs）氯氮平、奥氮平等引起高血糖、2 型糖尿病及酮症酸中毒的报道引起广泛的关注。Sernyak 等报道大样本、门诊治疗的精神分裂症患者使用典型抗精神病药与非典型抗精神病药后 2 型糖尿病发生率为 18%，发病率随年龄而上升，在 60～69 岁年龄组高达 25%。这些药物引起血糖增高或糖尿病的机制并不是药物直接对胰岛β细胞的毒性作用，而是与体重增加有关；推测其内在机制可能是产生了胰岛素抵抗。关于 APs 引起 2 型糖尿病的机制有以下几个方面：①使用 APs 产生了胰岛素抵抗（insulin resistance，IR），早期为胰腺β细胞代偿性增生，引起胰岛素分泌增加（即血胰岛素增高），最后当β细胞逐渐耗尽时，IR 和胰岛素分泌减少两者作用在一起，减少以胰岛素作为中介的肌肉细胞对糖的摄入和利用，并阻止以胰岛素为媒介对肝糖生成的抑制作用。② APs 通过拮抗 5-HT_{1A} 受体而降低胰腺β细胞的反应性，导致胰岛素水平下降和高血糖症。③ APs 可引起进食增加，精神分裂症患者常选择高脂肪、高糖的食物而导致药源性肥胖；使用非经典 APs 治疗的患者，由于对 DA 和 5-HT 受体的阻断作用也会引起食欲增加。④ APs 导致瘦素水平升高及产生瘦素抵抗。瘦素由脂肪细胞产生，作用于下丘脑导致食欲下降；肥胖者常对瘦素的作用产生抵抗。研究发现，使用 APs 时不仅会引起药源性肥胖，还会引起患者血瘦素水平升高，造成瘦素受体功能改变或基因突变，瘦素生物效用减低（瘦素抵抗），抑制胰岛素分泌的能力下降，进而产生高胰岛素血症（或胰岛素抵抗），最终导致糖耐量减低，发展为 2 型糖尿病。目前对肥胖和糖尿病的治疗与预防主要通过行为干预和药物干预的方法。行为干预方法有运动疗法和饮食控制，行为干预治疗能使患者摄食减少、活动增加，从而能减轻患者的体重。口服降血糖药二甲双胍能增加肌肉组织对葡萄糖的摄取，从而达到减轻体重和改善胰岛素抵抗的作用。国内外也有一些研究用行为干预治疗或口服二甲双胍的方法来达到减轻 APs 引起的体重增加和胰岛素抵抗。由于二甲双胍是胰岛素的增敏药，能直接影响糖代谢，影响胰岛素的分泌，从而达到减轻胰岛素抵抗的作用。而行为干预治疗可以减轻体重，但效果不如二甲双胍能较好地改善胰岛素抵抗，减少代谢综合征的发生率。临床使用二甲双胍联合行为干预治疗对减轻体重增加和改善胰岛素抵抗的疗效目前看来比较好。其他可以减少体重增加的药物包括：西布曲明（sibutramine），SSRIs 类抗抑郁药如氟西汀、氟伏沙明，H_2 受体拮抗药尼扎替丁（nizatidine）、金刚烷胺等，但这些药物对干预抗精神病药引起体重增加的疗效还需要严格的研究证实。

二、改良电休克治疗 ★★★△△

改良电休克治疗（modified electroconvulsive therapy，MECT）比传统的电休克治疗安全，也更容易为患者及家属所接受，目前已成为精神科的标准治疗方法，得到越来越多的应用。MECT 适用于精神分裂症（尤其是有严重兴奋躁动或紧张、木僵者）及抗精神病药物治疗无效或对药物治疗无法耐受的患者。

三、心理治疗★★△△

（一）心理治疗的目的

①减少精神病性症状引起的不良后果。②减少负性情绪的发生。③促进患者积极主动地预防复发和提高社会功能。

（二）心理治疗技术

1. 一般性集体与个别心理干预 对待患者在康复中出现的问题进行干预，前 3 个月每个月 1 次，每次 30～60 min。以后每 3 个月进行 1 次。心理治疗的重要任务是帮助患者领悟自己存在什么问题，和正常人的差距是什么？心理治疗的内容有让患者如何正确对待精神障碍。通过集体心理治疗，从医务人员和其他患者那里了解坚持服药的重要性，学会药物自我处置方式从而提高服药的依从性，了解复发的征兆及自我应对方法，教会患者如何调节自我情绪，如何预防疾病复发，如何应付心理冲突和如何进行心理自救等知识。此外，让患者了解到不是我自己一个人才患这种病，自己不仅能够从小组得到帮助，如同病相怜、互相鼓励；自己也能够帮助别人，在集体心理治疗中充分体现自我的价值。

2. 认知行为疗法（cognitive behavioral therapy，CBT） 近20年来，认知行为疗法开始应用于治疗精神分裂症，特别是对于那些药物治疗仍残留精神症状的患者。治疗的主要目标是针对药物不能消除的症状，减轻幻觉与妄想症状及这些症状产生的困扰。精神分裂症的认知行为治疗大致步骤：①建立并维持良好的治疗关系，形成治疗联盟，以及对患者进行评估。②针对导致症状持续存在的因素，发展应对策略。③应用“应激易感模式”帮助患者理解疾病及其症状。④帮助患者应对幻听和妄想等症状，减轻带来的应激与困扰。⑤识别患者的自动思维，处理患者的情感症状与对自我的负性评价。⑥发展应对症状恶化的策略，降低复发危险性，改善患者社会功能。认知行为疗法分为个体治疗与小组治疗2种形式，以个体认知行为治疗为主，小组认知行为治疗需要有经验的治疗师才能完成。精神分裂的认知行为治疗有时间限定，通常患者需要接受每次15～45 min，每周1次或每2周1次，共15～20 h的治疗，对于难治性精神分裂症患者则需要更长的时间。

认知行为疗法主要在于消除精神症状，特别是阳性症状及预防复发。Kuipers等将60例精神分裂症患者随机分为两组，一组给予标准治疗，另一组给予标准治疗加9个月的认知行为治疗，9个月后接受认知行为治疗的患者精神症状分、幻听的次数与妄想困扰程度均显著降低，疗效持续到18个月。Pilling等综述8个随机对照研究发现，认知行为治疗可以有效地改善精神分裂症症状，在治疗结束及随访第9～12个月的疗效均优于标准治疗和其他心理社会干预。Gumley等将144例精神分裂症患者随机分为两组，一组继续原有治疗，另一组在原有治疗的基础上同时给予认知行为治疗。12个月后接受认知行为治疗的患者复发率为18.1%，再入院率为15.3%；而未接受认知行为治疗的患者复发率为34.7%，再入院率为26.4%。

四、精神康复★△

心理社会干预是治疗精神分裂症重要的康复手段。它是指应用心理学和社会学的方法、策略及技巧，减轻或消除患者在认知、心理和社会方面的功能损害及因病造成的残疾和功能障碍，促进患者重返社会。研究证实，药物结合心理社会干预可以降低复发率、促进功能恢复、提高生活质量、改善结局。精神分裂症的心理社会干预包含许多不同的方法，每一种方法主要针对结局的某一方面。现就比较常用、对于改善精神分裂症结局的效果较为肯定的几种心理社会干预方法进行介绍。

（一）家庭干预

调查显示，30%～60%的精神分裂症患者与家庭成员生活在一起，家庭对于患者的康复非常重要，这就需要对精神分裂症家属进行教育、指导与支持。家庭干预主要采用家属教育与解决问题训练相结合的方法，主要目的是降低家庭内的应激与疾病复发危险性。干预的内容有：提供基本的疾病知识及管理本病的心理式教育；与精神分裂症治疗小组及照料者合作；增加家庭成员参与和解决问题的能力；减少家庭愤怒与内疚情感的表达；减轻家庭成员的心理应激和负担。目前，发展出了许多种家庭干预的模式，如单个家庭干预、集体家庭干预、家庭危机干预等。

（二）社会技能训练

精神分裂症患者，特别是有大量阴性症状的患者，通常存在社会功能、工作能力等方面的障碍。社会技能训练主要应用学习的理论，纠正患者在日常生活、就业、休闲、交往等方面的问题，提高或重获他们的社会技能。社会技能训练包括基本模式和社会问题解决模式。基本模式，也称作运动技能模式，是把复杂的社会问题分解为几个简单的部分，治疗师反复讲解、演练及患者角色扮演。多项研究证实基本模式对改善特殊社会技能有效，疗效可以持续12个月。社会问题解决模式包括几个方面问题的解决，如药物管理、症状处理、娱乐、基本交流、自我照料等。Marder等比较问题解决模式与支持疗法（2种干预的强度、频率及时间相同）对精神分裂症结局的作用。结果发现，2年后接受社会问题解决模式训练的患者较接受支持疗法的患者表现出更好的社会适应性。Lieberman等给予精神分裂症患者6个月的问题解决模式训练或同等强度的职业治疗并随访2年，结果表明，接受问题解决模式的患者有3项独立生活技能得到明显改善，与职业治疗组差异显著。Hogarty进行一项较大样本的社会技能训练研究发现，社会技能训练对于预防复发具有一定的疗效，1年后社会技能训练组54%的患者未复发，接受其他心理社会干预的对照组30%的患者未复发，但第2年社会技能训练的优势并不明显。

（三）职业康复训练

由于社会歧视和功能损害等原因，精神分裂症的竞争性就业（拥有稳定的社会工作，而不是就业于康复机构）率<20%。近10余年来，精神卫生工作者与公共卫生决策者通过开设庇护工场和组织就业前培训项目帮助精神分裂症患者发展他们需要的职业技能。这些技能包括学习一些与工作相关的正式或非正式制度（如休假与病假制度、如何认识自己的上级、为什么要按时上班）及完成特殊任务的技能，其目标是增加患者竞争性就业的机会。研究发现，传统的职业康复模式（训练与安置模式）可以促进患者适应庇护工厂的工作，但对获得社会稳定工作的效果不明显。因此，有学者发展了安置与训练模式，这种方法的重点是尽最大可能支持竞争性就业。有3项支持性就业训练项目的随机对照研究，将支持性就业作为主要结局指标，结果显示，支持性就业训练较对照干预在促进患者就业方面具有优势，技能性项目组平均就业率为65%，而采用其他心理社会干预的对照组为26%。支持性就业训练在增强自信、改善生活质量与预防复发方面可能有效。

（四）认知康复治疗

认知功能障碍是精神分裂症的核心症状，常见的是记忆障碍、注意障碍、问题解决与执行功能的障碍。认知功能的改善可以带来生活质量的改善，也可增加其他心理社会干预效果，产生更好的功能结局。可用于改善精神分裂症认知功能的措施包括新型抗精神病药和认知康复技术。认知康复技术可采用个体或小组形式，每位患者接受不少于10节、通常超过20节的认知康复训练来改善患者的认知功能。精神分裂症的认知康复治疗包括几种不同的治疗模式，如认知增强治疗（cognitive enhance treatment，CET），包括重点在记忆、注意及问题解决能力训练和小组形式的社会认知训练2种训练；神经认知增强治疗（neurocognitive enhance treatment，NET），与CET相似，还包括工作能力康复；个体执行功能训练（individual executive training，IET），包括认知适应性、工作记忆及计划3个方面的训练；其他一些认知康复技术。

（五）积极性社区治疗

积极性社区治疗是由精神科医师、护士、社会工作者和职业治疗师等组成多学科的团队，提供治疗、康复和支持性活动。与一般的精神卫生服务相比，积极性社区治疗有几个特点，即治疗在社区进行，强调团队服务，提供全面整体服务（包括用药、居住、生活费用及其他任何与个人成功生活的重要因素）。积极性社区治疗中每位治疗者通常负责12例患者，而在一般的个案管理中每位治疗者负责的患者多达30例。有关积极性社区治疗研究结果较为一致。Wisconsin比较采用积极性社区治疗14个月与标准治疗的慢性精神障碍患者的疗效，结果显示，在住院率、庇护性就业率、独立生活、家庭负担方面，积极性社区治疗要优于标准治疗。Bond等总结25项有关积极性社区治疗的随机对照研究显示，与一般社区服务相比，积极性社区治疗降低患者的住院次数与住院天数，增加居住稳定性，改善精神症状与生活质量。

（六）多元化干预

多元化干预是为（首发）精神分裂症患者提供专业化、住院或门诊综合干预服务，重点在于症状的控制与功能恢复。较著名的有澳大利亚早期精神障碍预防与干预中心倡导的综合干预模式，包括：一个流动性的评估与治疗小组；一个16张床的住院部；住院患者与门诊患者的个案管理；个体治疗、小组治疗与家庭治疗；药物治疗（重点强调低剂量的一线新型抗精神病药及对难治疗性症状的治疗）。丹麦进行了一项多中心研究，采用的综合治疗方法，包括低剂量的新型抗精神病药、积极性社区治疗、家庭心理健康教育和社会技能训练。初步研究结果显示，与标准治疗相比，综合干预提高了精神分裂症的临床结局及治疗依从性，在随访1年与2年均显示一致的结果。

（赵靖平）

参考文献

[1] Laakso A, Vilkman H, Alakare B,et al. Striatal dopamine transporter binding in neuroleptic-naive patients with schizophrenia studied with positron emission tomography. Am J Psychiatry,2000, 157（2）:269–271.

[2] Soares JC, Innis RB. Neurochemical brain imaging investigations of schizophrenia. Biol Psychiatry ,1999, 46(5):600–615.

[3] Weinberger DR, Egan MF, Bertolino A, et al. Prefrontal neurons and the genetics of schizophrenia. Biol Psychiatry, 2001, 50(1): 825–844.

[4] Cosway R, Byrne M, Clafferty R, et al. Sustained attention in young people at high risk for schizophrenia. Psychol Med, 2002, 32(2): 277–286.

[5] Steel RM, Whalley HC, Miller P, et al. Structural MRI of the brain in presumed carriers of genes

for schizophrenia, their affected and unaffected siblings. J Neurol Neurosurg Psychiatry, 2002, 72(4):455–458.
[6] Cardno AG, Rijsdijk FV, Sham PC, et al. A twin study of genetic relationships between psychotic symptoms. Am J Psychiatry, 2002, 159(4): 539–545.
[7] Geyer MA, Krebs-Thomson K, Braff DL, et al. Pharmacological studies of prepulse inhibition models of sensorimotor gating deficits in schizophrenia: a decade in review. Psychopharmacology, 2001, 156(2-3): 117-154.
[8] 张亚林. 高级精神病学. 长沙：中南大学出版社，2007：344-371.
[9] 赵靖平. 精神药物治疗学. 北京；人民军医出版社，2006：92-140, 241-260.
[10] 江开达. 精神药理学. 北京：人民卫生出版社，2007：671-703.
[11] 美国精神医学学会. 精神障碍诊断与统计手册. 张道龙，等，译. 5版. 北京：北京大学出版社，2014：37-53.
[12] Lieberman J, Stroup TS, McEvoy J, et al. Effectiveness of antipsychotic drugs in patients with chronic schizophrenia. New England Journal of Medicine,2005, 353(12):1209-1235.
[13] 赵靖平. 精神分裂症. 北京：人民卫生出版社，2012:1-60.

第 9 章　其他精神病性障碍

精神病性障碍指具有精神病性症状的一类疾病，如精神分裂症、分裂型障碍、妄想性障碍、急性短暂性精神病性障碍、分裂情感性障碍及脑器质性精神障碍等，以上疾病均可出现精神病性症状或在病程某阶段以精神病性症状为主。此外，双相障碍和抑郁障碍患者也可出现精神病性症状。精神病性症状，也称阳性症状，包括幻觉、妄想、紊乱的言语（思维）和异常的精神运动行为。本章重点阐述除在其他章节已详细叙述的精神分裂症、双相障碍、抑郁障碍和脑器质性精神障碍以外的其他精神病性障碍。

第 1 节　分裂型障碍

一、概述★★★△△

分裂型障碍以古怪行为及异常思维和情感为特征，但无明确和典型的精神分裂症表现。分裂型人格障碍的诊断首次出现于 DSM- Ⅲ中，目的是缩小精神分裂症的范围。ICD-10 中将分裂型人格障碍更名为分裂型障碍，并与精神分裂症和妄想性障碍列为一类，但建议谨慎使用这一诊断。在 2013 年发表的 DSM-5 中将分裂型（人格）障碍列于“精神分裂症谱系和其他精神病性障碍”一章，并在人格障碍中有详细描述。分裂型障碍呈慢性病程，病情波动，无明确起病，病情演化类似人格障碍，在精神分裂症亲属中更为多见，有些可发展为精神分裂症。

二、临床表现★★★△△△

分裂型障碍的特点是思维古怪，虽然在感知、社交或行为上有异常，但未达到精神分裂症的程度。临床表现：思维特点是反常的、固执的、隐喻的、琐碎或刻板，行为或外表是古怪、离奇或独特，人际关系较差，猜疑或偏执观念。可有不寻常的知觉体验，情感不恰当，显得冷淡，社交退缩和焦虑。

三、诊断与鉴别诊断★★★△△△

分裂型障碍的基本特征是社交和人际关系的缺陷，表现为对亲密关系的不适应和建立亲密关系的能力减弱，且有认知和感知的扭曲，行为古怪。常因焦虑或抑郁症状而求治，相当一部分患者合并重性抑郁障碍的诊断。必须从未符合过精神分裂症的诊断。分裂型障碍与单纯型精神分裂症、分裂样人格障碍和偏执型人格障碍均无明显界限，但后两者也可以有社会疏离和情感受限，但没有分裂型障碍所特有的明显的古怪行为和感知认知上的歪曲。需要根据典型特征进行区分。患者一级亲属的类似表现支持此诊断，但并非必须。

四、治疗★★★△△

分裂型障碍在遗传上与精神分裂症有关，建议使用抗精神病药治疗，急性期治疗有益，长期效果不确定。

第 2 节　妄想性障碍

一、概述★★★△△

妄想性障碍也称偏执性精神病，是一种以持续存在的系统妄想为唯一或主要临床症状的精神病性障碍。多在 30 岁以后起病，终身患病率约为 0.2%，病程常迁延，持续 1 个月或更长，但较少发展为精神衰退。在不涉及妄想内容的情况下，患者的其他方面相对正常。该病病因不明，具有异质性，其发病通常在性格缺陷的基础上遭遇应激性事件后发展而来。患者多具有偏执性人格特征，表现为固执偏见、敏感多疑、自我为中心、人际关系差、易将别人的行为误解为有敌意或轻视。遗传和生活环境在起病中也具有一定的作用。

二、临床表现与分类★★★△△△

以系统妄想为主要症状，内容较固定，有较强的逻辑性，并有一定的现实性，不经了解，难辨真伪。主要表现为被害、嫉妒、夸大、疑病或钟情等内容。妄想往往呈迁延性，可持久存在，有时持续终身。缺乏其他精神病性症状，可间断出现抑郁症状，若有幻觉则历时短暂、不持续，且在临床表现中并不突出。有明显自知力受损。除与妄想直接相关的行为和态度外，情感、言语和行为均正常，社会功能相对良好。临床上包括偏执狂和偏执状态等。ICD-10 和 DSM-Ⅳ将两者合并为一个疾病诊断。在 DSM-5 中将其分类为钟情型、夸大型、嫉妒型、被害型、躯体型、混合型和未特定型。

三、诊断与鉴别诊断★★★△△△

妄想性障碍以系统妄想为特征。缺乏其他精神病性症状。病程持续至少 1 个月。

排除器质性精神障碍、精神活性物质和非成瘾物质所致精神障碍、精神分裂症、心境障碍后才能诊断妄想性障碍。也需与偏执型人格障碍相鉴别。谈及患者的妄想时应格外小心，检查者表达出理解的态度和对患者所关心事物的兴趣及热情是十分重要的。这样可以减轻患者的不信任和逃避，便于揭示妄想内容。诊断时另一个十分重要的内容是评估患者对妄想对象可能造成的危险，评估患者对妄想主体的愤怒程度，将愤怒列入防范计划。妄想的内容有嫉妒、被害、夸大等。与精神分裂症的鉴别要点为后者的妄想内容荒谬、泛化而缺乏真实性，常有幻觉和其他思维与行为障碍。晚期往往导致精神衰退。该病诊断稳定性相对较低，部分可逐渐发展为精神分裂症。

四、治疗★★★△△

妄想性障碍的治疗相对困难。患者往往不承认自己有精神障碍，拒绝接受治疗。通常不治疗，但患者在妄想支配下出现激越、暴力行为或社会功能严重受损时必须积极治疗。

治疗方法：①建立良好的医患关系，因为患者不承认有病，所以首先要与患者建立良好的医患关系，取得患者的信任和合作是治疗成功的基础。②治疗可以先从非主要症状开始，如治疗睡眠问题、情绪问题等，患者易于接受和配合。③服用简单且不良反应少的药物（如口崩片、口服液等），便于患者接受，提高依从性。④拒绝服药者，可肌内注射短效（或长效）抗精神病药物。使用长效制剂时需从小剂量开始，证实可以耐受时再开始常规剂量治疗。

第 3 节　急性短暂性精神病性障碍

一、概述★★★△△

急性短暂性精神病性障碍指一组起病急骤，以精神病性症状为主的短暂精神障碍。起病急骤、病情迅速发展，通常在 2 周内从非精神病状态变成明显异常的精神病状态。症状鲜明、丰富、多变，缓解迅速，具有迅速变化和起伏的特点，称为多形性。其临床表现与急性发作的精神分裂症相似，幻觉、妄想和其他精神分裂症的阳性症状通常非常突出，可有情绪不稳定。虽然急性应激并不是诊断的基本条件，但发作前往往存在应激性生活事件。急性短暂性精神病性障碍包括：分裂样精神障碍、旅途性精神障碍、妄想阵发、其他或待分类的急性短暂性精神障碍。

二、临床表现与分类★★★△△△

（一）分裂样精神障碍

一般为急性起病，临床表现主要为精神分裂症的阳性症状或攻击行为症状，符合精神分裂症症状标准与严重程度标准，但符合症状标准的持续时间不到 1 个月。若症状持续 1 个月以上应诊断为精神分裂症。诊断为分裂样精神障碍的患者约 60% 发展为精神分裂症，未发展为精神分裂症的患者治疗效果与预后较好。

（二）旅途性精神障碍

旅途性精神障碍指一种病前存在明显的综合性应激因素（如精神刺激、过度疲劳、过分拥挤、慢性缺氧、睡眠缺乏、营养水分缺乏等），在旅行途中（铁路旅行、公路旅行、水路旅行，或空中旅行等）急性起病的精神障碍。其主要表现为意识障碍，片断的妄想、幻觉或行为紊乱。病程短暂，停止旅行与充分休息后，数小时至 1 周内可自行缓解。诊断应排除癔症和旅途中发生的其他精神障碍，如精神分裂症、心境障碍等。

（三）妄想阵发（急性妄想发作）

一般无明显发病诱因，常突然急性起病，多在 1 周内症状达到高峰，以短暂妄想为主，患者突然产生多种结构松散、变幻不定的妄想（如被害妄想、夸大妄想、嫉妒妄想或宗教妄想）。可伴有恍惚、错觉、短暂幻觉、人格解体，运动增多或减少，可有情感障碍和行为障碍。多见于青壮年，不发生于儿童，50 岁以后罕见。

三、诊断与鉴别诊断★★★△△△

虽然患者可出现明显的情感症状，但均不能满足躁狂发作或抑郁发作的诊断标准，也无器质性病因、药物或酒精中毒。具有心理应激的患者应与心因性精神障碍相鉴别，后者妄想内容多与创伤性体验有关。病程多在 1 个月以内。最终能恢复到发病前的功能水平。

四、治疗原则★★★△△

药物选择原则、剂量、疗程等因素基本与精神分裂症急性期的治疗相似，结合个体情况综合考虑。以抗精神病药治疗为主，优先选择药物不良反应小的第二代抗精神病药（利培酮、奥氮平、喹硫平、阿立哌唑、齐拉西酮等），亦可选择第一代抗精神病药。药物剂量不宜过大，以能控制症状为目标。如患者出现睡眠障碍，可合并镇静催眠药；如患者伴情感低落或焦虑，可合并抗抑郁药和抗焦虑药。药物治疗的疗程不宜过长，一旦精神症状得到有效控制，可逐渐减量，直至停药。

因急性短暂性精神障碍大多在一定的心理应激下起病，应加强心理治疗，帮助患者学会如何更好地处理应激，提高应对技巧。

第 4 节　分裂情感性障碍

一、概述★★★△△

分裂情感性障碍（schizo affective psychosis，SAP）指一组分裂症状和情感症状同时存在又同样突出，常有反复发作的重性精神障碍。Kasanin（1933 年）首先提出“分裂情感性障碍”的概念。目前，对分裂情感性障碍的属性尚无统一的看法，认为是精神分裂症或情感性障碍的一个变型，或是 2 种疾病的混合状态或中间状态，国际的诊断分类都将其列入其他精神病性障碍。但在 DSM-5 中对其界定更严格，不只是要求评估目前阶段，还需评估整个病程的情感症状，如果情感症状只存在相对较短的时间，就诊断为精神分裂症。

二、病因与发病机制★★△

（一）家族研究

分裂情感性障碍因精神分裂症和情感性障碍同时遗传致病的可能性较小，约为 0.01%。分裂情感性障碍患者的一级亲属中，出现分裂情感性障碍先证者的比例很小。但一级亲属发生精神障碍的比例大于精神分裂症和情感性障碍一级亲属的预计比例，且一级亲属的情感性障碍比例较高。Maj 等（1991 年）研究发现，不管先证者为精神分裂症或分裂情感性障碍，家族中精神分裂症的患病风险相同。Tsuang 等（1991 年）得出同样结论，家族成员的患病风险，分裂情感性障碍介于精神分裂症和情感性障碍之间。

（二）生物学研究

现有的各种生物学研究有一些发现，包括激素、生理生化检测等。Meltzer 等（1984 年）回顾这类研究结果，发现分裂情感性障碍和情感性障碍有一些相似之处，如 5-HT 再摄取减少，快速眼动睡眠潜伏期缩短及生长激素对可乐定反应迟钝等。Krishnan 等（1990 年）回顾地塞米松抑制试验研究，所有的结果均显示分裂情感性障碍的脱抑制率介于精神分裂症和情感性障碍之间。Wahby 等（1990—1991 年）通过地塞米松抑制试验和促甲状腺激素释放激素、催乳素抑制试验，发现分裂情感性障碍患者的反应更接近于精神分裂症，与情感性障碍相差较大。

三、临床表现★★★△△

分裂症状和情感症状在疾病的同一次发作中都非常突出，分裂症状为妄想、幻觉及思维障碍等阳性精神病性症状，情感症状为躁狂发作或抑郁发作。符合症状标准的分裂症状与情感症状在整个病程中同时存在至少2周以上，并且出现与消失的时间较接近。其他特点有：起病较急，发病可有应激诱因；病前个性无明显缺陷；青壮年多见，女性多于男性；间歇性发作病程，缓解良好。

四、诊断与鉴别诊断★★★△△

诊断需同时符合精神分裂症和情感性障碍躁狂或抑郁发作的症状标准，患者同时具有相等严重程度的精神分裂症和躁狂、混合性或抑郁发作的典型症状。诊断为分裂情感性障碍，躁狂型、抑郁型或混合型。

需与分裂情感性障碍鉴别的疾病有：伴有抑郁或情感高涨的精神分裂症、躁狂症、精神病性抑郁和器质性精神障碍。

（一）精神分裂症伴发抑郁

其特点表现为常见的精神病性症状。患者存在精神分裂症阴性症状，症状持续时间长，恢复缓慢且不完全，需长期使用抗精神病药。

（二）精神分裂症伴发躁狂

其情感高涨持续时间较短，且通常伴有情感紊乱，如情感不协调等，达不到躁狂发作的诊断标准。精神分裂症的情感高涨常使患者不能引起愉快的共鸣。

（三）伴有精神病性症状的心境障碍

心境障碍患者的幻觉、妄想等精神病性症状与心境相协调，如抑郁障碍患者多为罪恶、贫穷、疾病和虚无妄想；躁狂发作多表现有夸大妄想、非血统妄想等。患者的精神病性症状持续时间短，通常不超过1个月，与分裂情感性精神障碍鉴别并不困难。当心境障碍患者伴有不协调的精神病性症状时，鉴别有一定的困难。DSM-Ⅳ认为这些症状包括被害妄想（并不直接与抑郁的情绪基调有关）、思维插入、思维被广播和被控制妄想，并认为这些症状与预后不良有关。Kendler等（1991年）对此观点进行回顾性调查，认为伴情感不协调的精神病性症状的心境障碍与分裂情感性障碍之间的区别困难来源于诊断标准，而不是来源于症状本身。

（四）器质性精神障碍

这类疾病的表现可类似于分裂情感性障碍，但由于具有特殊的器质性病因，故鉴别不难。兴奋性药物如可卡因、安非他明、哌甲酯等使用不当时，患者在“欣快期”可出现偏执症状和情感高涨，撤药后出现抑郁。由于没有意识障碍，这2种状态与分裂情感性障碍的表现更加相似。使用过量可引起类似分裂情感性障碍症状的药物还有苯环利定（苯环己哌啶）、左旋多巴、皮质类固醇等。因此，对非典型患者，尤其表现为急性发作的患者，需要排除药物毒性的可能。

五、治疗★★★△△

（一）治疗原则

分裂情感性障碍的治疗按亚型而定。治疗精神分裂症症状时，首选第二代抗精神病药。大量研究证实，第二代抗精神病药不仅对精神病性症状有效，还对情感症状也有显著的疗效，故第二代抗精神病药更适合分裂情感性障碍（具体用法见第8章精神分裂症的治疗）。心境稳定药一般用于躁狂症状或有躁狂病史的患者。若有抑郁症状时可使用抗抑郁药，但剂量宜小，时间不宜过长，以免诱发躁狂及加重精神病性症状。

（二）药物治疗

1. 分裂情感性障碍躁狂型的治疗 首选第二代抗精神病药治疗，单一使用，剂量充分，疗程足够（4～6周）。若疗效欠佳，可合并心境稳定药。也可选择第一代抗精神病药合并心境稳定药。需特别注意药物之间的相互作用，如氟哌啶醇与碳酸锂合用时，会增加血锂浓度，导致明显的神经系统中毒症状；与卡马西平合用时，氟哌啶醇因卡马西平的肝酶诱导作用，使血浆氟哌啶醇浓度降低，导致症状控制不满意。也可在上述治疗的基础上，合并苯二氮䓬类镇静催眠药。如患者兴奋难以控制可电抽搐治疗。治疗需要长期维持，以第二代抗精神病药和心境稳定药为主。具体疗程根据患者的症状特点、发作次数等综合判定。锂盐无效或无法耐受时，可换丙戊酸盐和卡马西平治疗，但疗效尚不确定。

2. 分裂情感性障碍抑郁型的治疗　通常抗精神病药和抗抑郁药联合使用，但要考虑抗抑郁药有可能会加重精神病性症状。第二代抗精神病药具有对情感症状的治疗作用，建议单一使用第二代抗精神病药，在精神病性症状得到有效控制之后，若抑郁症状仍较突出，且排除了抗精神病药的不良反应所致，可联合抗抑郁药治疗。联合 SSRIs 类抗抑郁药时应注意该类药物的肝酶抑制作用，适当降低合用抗精神病药的剂量，以免出现因药物浓度过高而产生的不良反应。若出现严重的自杀行为和木僵可首选电休克治疗。治疗需要长期维持，以抗精神病药为主。

有证据表明电休克治疗对分裂情感性障碍效果较好。分裂情感性障碍抑郁型对电休克治疗的疗效优于三环类抗抑郁药和抗精神病药联合的疗效。如果药物治疗无效时，可考虑使用电休克治疗。此外，该型患者的自杀风险与情感性障碍相同。

六、预后与转归★★△

分裂情感性障碍的预后介于情感性障碍和精神分裂症之间，预后不及情感性障碍，但较精神分裂症好。预后好的因素有起病前有明显诱因和病前社会适应能力良好。预后差的因素有存在与情感不协调的分裂症状、间歇期有残留症状、慢性病程和精神分裂症的家族史。

第 5 节　感应性精神病

一、概述★★★△△

感应性精神病也称感应性妄想性精神障碍、二联性精神障碍，以系统妄想为突出症状的精神障碍，并明显妨碍患者的社会功能，往往发生于同一环境或家庭中 2 个关系极为密切的亲属或挚友中（如母女、姐妹、夫妻、师生等），其妄想内容相似。ICD-10 分类中将感应性妄想性精神障碍列入“精神分裂症，分裂型障碍及妄想性障碍”。DSM- Ⅳ 分类中亦列入“精神分裂症和其他精神病性障碍”，命名为“分享(感应）性精神病性障碍”。DSM-5 将此病列入“其他特定精神分裂症谱系和其他精神病性障碍”。

二、临床表现★★★△△△

原发者与被感应者表现为同一妄想内容，至少部分相近。以被害妄想多见，如被跟踪、被监视等，也可见关系妄想、物理影响妄想或鬼神附体妄想。妄想较固定，常支配患者行为，伴有相应的情感反应。可有片段幻听。被感应者病程相对较短，原发者症状缓解后，被感应者也可逐渐痊愈。预后较好，不遗留人格改变或精神衰退。

三、诊断与鉴别诊断★★★△△△

起病前已有一位长期相处、关系密切的亲人患有妄想症状的精神病性障碍（原发者），继而被感应者出现与原发者妄想内容相似精神病性障碍。偶见一位患者导致多个与之长期相处、关系密切的亲人（被感应者）发生类似妄想症状。患者生活在相对封闭的家庭中，外界交往少。被感应者与原发者有思想情感上的共鸣，感应者处权威地位，被感应者具有驯服、依赖等人格特点。

以妄想为主要临床表现，并影响到社会功能。原发者病程有迁延趋势，但被感应者与原发者隔离后，被感应者的妄想可缓解。

需与精神分裂症、妄想性障碍和分离（转换）障碍等鉴别。精神分裂症的妄想多不系统，且泛化，内容多荒谬离奇；且病程迁延，多遗留精神衰退。妄想性障碍的妄想较系统，但无原发者的影响，预后不佳。分离转换障碍较少有系统妄想，可先后起病，但无占优势的原发者，以多样性的分离转换症状为主。

四、治疗★★★△△

通常应将被感应者与原发者分开，分离可消除被感应者的妄想状态，若被感应者症状在 1～2 周不见好转，应接受适宜的抗精神病药治疗，剂量不宜过大，对家庭成员还要进行家庭治疗。

第6节 紧张症

一、概述★★★△△

紧张症是一种神经精神源性运动障碍和行为异常，有显著的精神运动性紊乱，可表现运动活动的减少或过度的特殊的运动活动，临床表现复杂，可以从无反应到激越。随着病情进展，患者可能出现自伤和伤人行为，并可能伴随营养不良、虚脱和高热等，严重损害社会功能。在DSM-Ⅳ诊断标准中描述为紧张症特征。DSM-5诊断标准划分为与其他精神障碍相关的紧张症、由于其他躯体疾病所致的紧张症和未特定的紧张症。

二、临床表现★★★△△△

与其他精神障碍相关的紧张症需满足以下12个症状中的3个或以上：木僵、僵住、蜡样屈曲、缄默、违拗、摆姿势、做作、刻板、激越、做鬼脸、模仿言语、模仿动作。

紧张症包括3种情况：第1种是其他精神障碍伴发的紧张症。它通常表现为与其他精神障碍相关的一组症状，如精神分裂症、双相障碍、抑郁障碍、创伤后应激障碍、发作性睡病，以及物质滥用和过量等。在精神分裂症中可达35%，但更多的是和情感性障碍相关。第2种是其他躯体疾病所致的紧张症。紧张症也可见于很多躯体疾病，涉及肿瘤、感染（如脑炎）、自身免疫疾病、脑外伤、脑血管病、代谢性疾病（如高钙血症、肝性脑病等）、酒精和苯二氮䓬类药物的戒断等。紧张症合并躯体疾病的比例较高，约占因紧张症状接受急诊治疗患者的40%，特别是伴有发热或自主神经失调的恶性紧张症，若不能及时、合理地治疗，可发展为“致死性紧张症”。第3种是未特定的紧张症，引起紧张症的精神障碍或躯体疾病尚不清楚等。

三、诊断与鉴别诊断★★★△△△

患者持续存在的精神运动性抑制容易与阴性症状混淆，而偶然出现的精神运动性兴奋又容易与阳性症状和冲动、攻击症状相混淆。目前，并不认为紧张症是个独立的类别，但由于其复杂的临床特征和多变的表现，导致对紧张症的认知不足，所以需加强对紧张症的识别。

四、治疗★★★△△

首选电休克治疗，苯二氮䓬类镇静催眠药物和第二代抗精神病药。传统上认为紧张症属于精神病性症状的一部分，所以紧张症患者中，特别是在紧张性兴奋时使用抗精神病药是一种常规。然而，高效价抗精神病药（如氟哌啶醇）不但不能缓解紧张症，还可能诱发恶性综合征的风险。苯二氮䓬类药物可使很多急性紧张症患者获得快速缓解。精神分裂症时的紧张症，单纯使用苯二氮䓬类药物治疗则疗效欠佳，需合并使用抗精神病药物。

（王传跃　薄奇静　赵靖平）

参考文献

［1］沈渔邨. 精神病学.5版. 北京：人民卫生出版社，2009.

［2］张亚林. 高级精神病学. 长沙：中南大学出版社，2007.

［3］美国精神病学会. 精神障碍诊断与统计手册（第5版）：DSM-5. 北京：北京大学出版社和北京大学医学出版社，2015.

［4］世界卫生组织. 精神与行为障碍分类ICD-10中文版. 北京：人民卫生出版社，1993.

［5］赵靖平. 精神药物治疗学. 北京：人民军医出版社，2006.

［6］江开达. 精神药理学.2版. 北京：人民卫生出版社，2011.

第10章 双相障碍

第1节 概　述

一、概念★★△△

双相障碍（bipolar disorder，BD）是一类既有躁狂发作或轻躁狂发作，又有抑郁发作的情感障碍。躁狂发作时表现为情感高涨，言语活动增多，精力充沛；抑郁发作时则出现情感低落，言语活动减少，兴趣或愉快感丧失等症状。双相障碍临床表现复杂，严重者可出现幻觉、妄想等精神病性症状，也常见焦虑症状和物质滥用。病程演变无序多形，呈发作性、循环性、混合性、迁延性等。间歇期长短不一，通常间歇期社会功能恢复好，反复发作者残留功能损害。反复发作者复发频率加快，病情呈慢性、复杂化现象。

情感障碍的历史早在公元前就有记载，Hipocrates（公元前5世纪）描述过忧郁、躁狂、气质等与情感障碍相关的情形，Soranus（公元前1世纪）发现在忧郁发作时同时存在躁狂状态。法国医师Falret（1854年）曾描述躁狂和抑郁可在同一患者身上交替出现，是为“环性精神病”，其症状呈发作性，可自行缓解。德国精神病学家Kahlbaum（1882年）首先提出躁狂和抑郁不是2个独立疾病，而是同一疾病的2个阶段，称为环性精神障碍。Kraepelin（1896年）通过纵向研究，将躁狂和抑郁合二为一，命名为躁狂抑郁性精神病（manic-depressive insanity，MDI）。德国Leonhard（1957年）根据情感相位特征首先提出单相障碍与双相障碍的概念，既有躁狂又有抑郁发作者称为双相障碍。反复出现躁狂或抑郁发作而无相反相位者，称为单相障碍。Angst和Perris（1966年）的研究进一步证实了Leonhard单相障碍、双相障碍的分类观点，成为ICD、DSM及CCMD诊断分类系统中心境障碍分类的基础。

在ICD-10、DSM-Ⅳ及CCMD-3等诊断体系中，双相障碍与抑郁障碍归为心境障碍。然而，鉴于双相障碍谱系与精神分裂症谱系在病情特点、家族史及遗传学的联系，以及双相障碍和抑郁障碍在治疗、预后上的差异，DSM-5（2013年）将双相谱系障碍从心境障碍中独立出来，并将双相谱系障碍的内涵进一步扩大，规定曾有抑郁发作但未达到病程标准或症状标准的阈下轻躁狂发作患者，归为其他特定的双相障碍。

二、流行病学★△

由于诊断概念及分类存在分歧，且早期流行病学研究未将单相障碍、双相障碍分开，故很难得出确切数据。但总体而言，双相障碍的患病率呈逐渐上升趋势。20世纪70年代，我国京、沪、川、宁、鲁等地的流行病学调查结果显示，双相障碍的年患病率为0.003%～0.007%；1982年全国12个地区首次使用WHO统一的流行病学调查方法及工具，对15岁以上人口进行调查，发现双相障碍的年患病率为0.076%，时点患病率为0.037%。而同一时期一些国际调查研究显示，双相障碍时点患病率为0.06%～1.31%。我国双相障碍的患病率与国外差异较大，可能与当时对双相障碍的概念理解存在差异，所用的诊断标准以及调查方法、工具与国外不一致有关。近年来，随着我国在双相障碍的识别、诊断技巧及规范治疗能力的强化培训，临床医师对该病的认识和诊断率逐渐提高。2009年费立鹏等使用《DSM-IV-TR轴Ⅰ障碍定式临床检查（SCID）》（中文版进行的我国4省精神障碍流行病学调查（2001—2005年）结果显示，双相障碍的月患病率为0.2%。而在世界心理健康调查计划研究中，我国深圳市双相障碍Ⅰ型、Ⅱ型和阈下双相障碍的终身患病率依次为0.3%、0.2%和1.0%，12个月患病率依次为0.2%、0.2%和0.8%。

三、病因与发病机制★△

双相障碍的病因仍不清楚。研究提示其在遗传因素、生物因素和心理社会因素等共同作用下致病。

（一）遗传因素

双相障碍的人群患病率为1%～2%，而双相障碍先证者亲属的患病概率高出一般人群10～30倍。血缘关系越近，发病风险随之增加，并且有早发遗传现象（即发病年龄逐代提早、疾病严重性逐代增加）。

双相障碍的遗传度高达80%。双相障碍Ⅰ型先证者的一级亲属患双相障碍Ⅰ型的可能性较对照组高8～18倍。50%的双相障碍Ⅰ型患者的父母至少有一人罹患心境障碍。如果父母一方患有双相障碍Ⅰ型，其子女有25%的概率患心境障碍；若父母双方都患有双相障碍Ⅰ型，其子女患心境障碍的概率为50%～75%。同卵双生子的同病率（33%～90%）远高于异卵双生子（10%～25%）。寄养子研究提示，患病父母的亲生子女即使寄养到环境基本正常的家庭中仍具有较高的双相障碍发生率，说明环境因素在双相障碍发病中的作用弱于遗传因素。

连锁分析发现在多个染色体上都有可能的致病基因连锁位点，其中被其他研究重复证实的有18p11.2、21q22、22q11-13、18q22、12q24、4p16等染色体区域。候选基因关联分析发现，双相障碍发病与5-HT转运体、DA转运体、DA β羟化酶基因、酪氨酸基因、单胺氧化酶基因等存在关联。

（二）神经影像学发现

双相障碍的结构性和功能性影像学研究结果不尽一致，主要发现涉及额叶、基底核、扣带回、杏仁核、海马等与认知和情感调节关系较密切的神经环路的损害，也涉及以上脑功能区皮质下白质的微观结构改变，这些改变可能是导致皮质和皮质下连接损害与脑功能连接损害，最终导致双相障碍的临床症状（表10-1）。

表10-1 双相障碍的主要神经影像学研究结果

部位	研究方法	主要结果
杏仁核	MRI、fMRI、PET	多数研究显示杏仁核容积增大，代谢异常
海马	MRI、PET、SPET	海马容积减小、正常均有报道；右侧海马代谢增高
基底核	MRI、fMRI、PET	尾状核增大、正常均有报道，多数研究提示尾状核、纹状体有激活异常，纹状体代谢降低
白质	MRI、DTI	绝大多数研究报道深部脑白质高信号，额叶多见，与年龄相关
眶额皮质	MRI、PET、DTI	多数报道代谢下降，容积减小

结构影像学发现，双相障碍患者的大脑结构异常包括前额叶、边缘系统前部和中部脑区局部灰质的容积减少及白质结构变化，非特异性的脑室扩大，白质高信号增加等异常表现，发病年龄早的患者表现更为明显。碳酸锂对双相障碍患者大脑结构改变有显著作用，可以增加内侧颞叶和前扣带回的容积，但具体作用机制尚未明确。

功能影像学方面，PET和SPECT研究结果各不一致，但总体显示双相抑郁患者可见全脑血流/代谢弥漫性降低，以额叶和前扣带回明显；而躁狂发作显示全脑血流增加和代谢亢进。同时，额叶、基底核部位的D_2受体结合状态和精神分裂症类似，伴精神病性症状的双相障碍患者存在D_2受体结合过度，而非精神病性双相障碍患者和健康者之间无差异。

（三）神经递质功能

5-HT参与调节情绪，其活动降低与抑郁发作相关，而增高与躁狂发作有关。中枢5-HT递质和相应受体的功能改变与双相障碍发生有关。如双相障碍患者尸检中发现脑脊液5-HT代谢产物5-羟吲哚乙酸（5-hy-droxyindole acetic acid，5-HIAA）水平低于正常人，也发现5-HIAA水平降低与自杀和冲动行为有关，5-HIAA浓度越低，抑郁程度越重。

研究提示，NE与双相障碍有关，双相抑郁患者尿中肾上腺素代谢产物3-甲氧-4羟苯乙二醇（3-methoxy-4 hydroxyphenylglycol，MHPG）较对照组明显降低，转为躁狂发作时MHPG含量升高；酪氨酸羟化酶（tyrosine hydroxylase，TH）是NE生物合成的限速酶，而TH抑制药α-甲基酪氨酸可以控制躁狂，导致轻度的抑郁。

研究发现，某些抑郁发作患者脑内DA功能降低，躁狂发作时DA功能增高。DA前体L-DOPA可使双相抑郁转为躁狂；DA激动药（吡贝地尔、溴隐亭）使双相障碍患者转为躁狂；而拮抗DA受体的抗精神病药可治疗躁狂发作。

ACh能与NE能之间存在张力平衡，脑内ACh

能神经元过度活动，可能导致抑郁；而肾上腺素能神经元过度活动，可能导致躁狂。亦有发现使用胆碱酯酶抑制药（毒扁豆碱）提高脑内胆碱能活性，使躁狂症状减轻，抑郁症状加剧。

此外，双相障碍患者存在Glu能系统异常，可能与额叶皮质甘氨酸高亲和力、NMDA受体的下调和局部脑区谷氨酸转化率的改变有关。抗癫痫药如丙戊酸盐等具有心境稳定作用，其药理作用与脑内GABA含量的调控有关。有研究发现双相障碍患者血浆和脑脊液中GABA水平下降。

（四）神经内分泌功能

下丘脑－垂体－肾上腺轴（hypothalamic-pituitary-adrenal axis，HPA）与抑郁发作有密切关系。抑郁症和双相障碍患者的HPA轴活性增高，抑郁发作患者血浆皮质醇浓度过高，且分泌昼夜节律也有改变，无晚间自发性皮质醇分泌抑制；约50%的单相抑郁和双相抑郁患者呈现地塞米松抑制试验（dexamethasone depression test，DST）阳性。

下丘脑－垂体－甲状腺轴（hypothalamic-pituitary-thyroid axis，HPT）方面，发现双相障碍患者中促甲状腺激素（thyroid stimulating hormone，TSH）对促甲状腺激素释放激素（thyrotropin releasing hormone，TRH）的反应增强，血浆基础TSH浓度升高。其他异常包括：TSH对TRH的反应钝化，血浆TSH浓度夜间峰值钝化或缺失，抗甲状腺微粒体抗体或抗甲状腺球蛋白抗体的出现率也较高。抗甲状腺素抗体并非锂盐治疗后产生，但锂盐能加速该抗体的形成。抑郁心境常与甲状腺功能减退显著相关，也有报道表明伴快速循环发作特征的双相障碍患者甲状腺功能减退发生率更高。

下丘脑－垂体－生长素轴（hypothalamic-pituitary-growth hormone axis，HPG）的研究发现，双相抑郁发作和精神病性抑郁发作患者的生长激素（growth hormone，GH）对地昔帕明（desipramine）反应降低，部分患者GH对胰岛素的反应也降低；GABA激动药巴氯芬（baclofen）可以激发躁狂发作患者的GH明显分泌，但在抑郁症患者中并不存在。

（五）神经生理功能

1. 神经细胞信息传递系统异常 双相障碍患者存在鸟苷酸结合蛋白（G蛋白）活性异常增强，表现为躁狂患者Gp蛋白活性增强，而抑郁患者Gs功能亢进，这可能意味着G蛋白高活性是双相障碍的一种素质标志，也可能是一种功能状态。也有研究发现双相障碍患者存在细胞内Ca^{2+}释放活动增加，未经治疗的双相抑郁患者细胞内的Ca^{2+}水平明显高于单相抑郁患者，但治疗后双相障碍患者的Ca^{2+}水平与健康对照无差异，由此推断认为细胞内Ca^{2+}水平升高可能是双相障碍的状态性标志。

2. 点燃及敏感作用假说 1992年Post提出了心境障碍点燃假说。该假说的理论基础是指重大的心理社会应激因素在心境障碍发病起始阶段有着至关重要的作用。另外，行为敏感性在疾病的复发、快速循环研究中也较为常见。有学者在点燃假说基础上提出了敏感作用假说。在点燃效应模型中存在应激敏感作用这一元件，假说认为对应激源的敏感性可以促使双相障碍的初发及快速循环，由此认为，点燃假说与敏感作用理论基础具有同源性。

（六）神经可塑性与神经营养失衡

神经可塑性是指中枢神经系统（central nervous system，CNS）在形态结构和功能活动上的可修饰性。神经营养失衡假说与神经可塑性密切相关。脑源性神经营养因子（brain-derived neurotrophic factor，BDNF）与酪氨酸激酶B（tyrosine receptor kinase B，TrkB）结合，激活参与神经营养因子作用的信号传导途径，对发育过程中神经元的存活、分化及成年神经元的存活、功能起重要作用。不少抗抑郁药、电休克治疗和丙戊酸盐、碳酸锂等均可以增加神经元的可塑性，从而产生神经保护作用。

心境稳定药增加神经元可塑性可能与调控神经元内信号传导通路的变化有关。

1. 磷酸肌醇－蛋白激酶C通路 心境稳定药可抑制磷酸肌醇－蛋白激酶C通路。锂盐和丙戊酸盐可以减少肌醇向胞内转运；同时锂盐作为肌醇磷酸酶的非竞争抑制药，可阻止三磷酸肌醇转化为肌醇，从而影响蛋白激酶C信号传导通路。

2. Wnt信号通路 心境稳定药通过作用于Wnt信号通路提高神经元可塑性。Wnt可激活散乱蛋白（dishevelled，Dsh），后者能抑制糖原合成激酶（GSK-3β）和蛋白激酶A，GSK-3β可以磷酸化β-链蛋白，使其降解。锂盐通过抑制GSK-3β提高β-链蛋白水平，产生抗凋亡效应，并通过T细胞因子/淋巴增强因子1Tcf/Lef-1刺激轴突生长。丙戊酸盐和其他抗惊厥药，也通过抑制GSK-3β或诱导β-链蛋白拮抗凋亡。

3. 神经营养因子下游信号传导通路 心境稳定药可影响神经营养因子信号传导通路。BDNF信号传导通路可能参与电休克治疗和心境稳定药治疗的作用机制。

（七）神经免疫

近50%双相障碍患者至少共病一种与免疫功能紊乱有关的疾病。因此，神经免疫功能紊乱被认为是双相障碍与上述疾病共病的主要机制。

双相障碍患者存在免疫相关基因多态性、基因表达、炎症因子、抗炎因子等的改变。炎症因子水平在双相障碍的急性期和缓解期都存在不同程度异常，并可能与症状特征、病程、认知功能、治疗应答和预后相关。双相障碍患者在躁狂急性发作期血浆IL-23和TGF-β1水平显著升高，而临床治愈患者的血浆炎症因子水平则显著下降。

（八）心理社会因素

一系列的应激性生活事件可导致生物节律紊乱，出现睡眠障碍、饮食紊乱等情况，从而使易感个体抑郁发作。研究发现生物节律对双相障碍躁狂发作存在显著影响。双相障碍患者在发病前经历的社会、生物节律紊乱事件更多，生物节律紊乱持续8周可能是促发躁狂的时间窗，而对抑郁没有此作用。

第2节　临床表现与分类

一、临床表现★★★△△△

（一）躁狂发作

躁狂发作的典型临床症状是心境高涨、思维奔逸和精力活动增强。

1. 心境高涨　患者主观体验特别愉快，自我感觉良好，整天兴高采烈，得意扬扬，笑逐颜开，洋溢着欢乐的风趣，感到天空格外晴朗，周围事物格外绚丽，自己亦感到无比快乐和幸福。患者这种高涨的心境具有一定的感染力，常博得周围人的共鸣，引起阵阵的欢笑。有的患者尽管心境高涨，但情绪不稳，时而欢乐愉悦，时而激动暴怒。部分患者则以愤怒、易激惹、敌意为特征，甚至可出现破坏及攻击行为，但通常很快转怒为喜或赔礼道歉。

2. 思维奔逸　联想过程明显加速，自觉思维非常敏捷，思维内容丰富多变，思潮如波涛汹涌，有时感到言语跟不上思维的速度。常表现为言语增多，滔滔不绝，口若悬河，手舞足蹈，眉飞色舞，即使口干舌燥、声音嘶哑，仍要讲个不停。但言语内容浮浅，不切实际，给人以信口开河之感。由于患者注意力随境转移，思维活动常受周围环境变化的影响致使话题突然改变，即表现为意念飘忽，有的患者可出现音联和意联。患者的思维内容多与心境高涨一致，自我评价过高，高傲自大，目空一切，自命不凡，盛气凌人，不可一世。出现夸大观念，认为自己能力最强，最富有；可达到夸大妄想的程度，但内容多不荒谬。有时出现关系妄想、被害妄想等，多继发于心境高涨，一般持续时间不长。

3. 精力活动增强　表现精力旺盛，兴趣范围广，动作快速敏捷，活动明显增多，且忍耐不住，爱管闲事，整天忙忙碌碌，却做事虎头蛇尾，一事无成。对自己行为缺乏正确判断，常随心所欲，不计后果，任意挥霍，有时十分慷慨。注重打扮装饰，但并不得体，当众表演，招引周围人的注意。自认为才智过人，可解决所有的问题，训斥同事，专横跋扈，狂妄自大。社交活动多，行为轻浮，好接近异性。自觉精力充沛，不知疲倦，睡眠需要明显减少。病情严重时，自我控制能力下降，举止粗鲁，甚至有冲动、毁物行为。

4. 躯体症状　由于患者自我感觉良好，故很少有躯体不适体诉，常表现为面色红润，两眼有神，体格检查可发现瞳孔轻度扩大，心率加快，且有交感神经亢进的症状（如便秘）。患者因极度兴奋，体力过度消耗，容易引起失水、体重减轻等。

5. 其他症状　患者的主动和被动注意力均有增强，但不能持久，易为周围事物所吸引，急性期随境转移的症状最为明显。部分患者有记忆力增强，交流时充满许多细节琐事，对记忆的时间常失去正确的分界，以至各时段记忆混为一谈而不连贯。严重发作时，患者极度兴奋躁动，可有短暂、片断的幻听，行为紊乱无目的指向，伴有冲动行为；出现意识障碍伴有错觉、幻觉及思维不连贯等症状，称作谵妄性躁狂。多数患者在疾病的早期即丧失自知力。

老年患者主要表现为易激惹，狂妄自大，有夸大观念及妄想，言语增多，但常赘述，可有攻击行为。意念飘忽和性欲亢进等症状亦较少见。病程较为迁延。

（二）轻躁狂发作

躁狂发作临床表现较轻者称为轻躁狂，患者可存在持续至少数天的心境高涨、精力充沛、活动增多，有显著的自我感觉良好，注意力不集中，也不能持久，轻度挥霍，社交活动增多，性欲增强，睡眠需要减少。有时表现为易激惹，自负自傲，行为较莽撞，但不伴有幻觉、妄想等精神病性症状。患者社会功能有轻度的影响或不受影响，一般人常不易觉察。

（三）抑郁发作

抑郁发作以心境低落、思维迟缓、认知功能损害、意志活动减退和躯体症状为主。

1. 心境低落 主要表现为显著而持久的情感低落，抑郁悲观。患者终日忧心忡忡、郁郁寡欢、愁眉苦脸、长吁短叹。轻度患者感到闷闷不乐，无愉快感，凡事缺乏兴趣，任何事都提不起劲，感到“心里有压抑感”“高兴不起来”；重度患者可痛不欲生，悲观绝望，有度日如年、生不如死之感，患者常诉说“活着没有意思”“心里难受”等。部分患者可伴有焦虑、激越症状，特别是更年期和老年抑郁症患者更明显。典型病例抑郁心境具有“晨重夜轻”节律特点，即情感低落在早晨较为严重，傍晚有所减轻，有助于诊断。

患者自我评价低，自感一切都不如人，将所有过错归咎于自己，产生无用感、无希望感、无助感和无价值感。感到自己连累了家庭和社会，回想过去，一事无成，对过去不重要的错误行为有犯罪感，感到前途渺茫，总觉自己诸事失败，家庭将出现不幸，健康状况必然恶化。常产生孤立无援感，伴自责自罪，严重时可出现罪恶妄想；亦可在躯体不适的基础上产生疑病观念，怀疑自己患癌症等；可出现关系妄想、贫穷妄想、被害妄想等。部分患者出现幻觉，以听幻觉常见。

2. 思维迟缓 患者思维联想速度缓慢，反应迟钝，思路闭塞，自觉“脑子好像是生了锈的机器”“脑子像涂了一层糨糊”。临床上可见主动言语减少，语速明显减慢，声音低沉，对答困难，严重者交流无法顺利进行。

3. 认知功能损害 主要表现为近事记忆力下降，注意力障碍（反应时间延长），警觉性增高，抽象思维能力差，学习困难，语言流畅性差，空间知觉、眼手协调及思维灵活性减退。认知功能损害导致患者社会功能障碍，且影响患者远期预后。

4. 意志活动减退 临床表现行为缓慢，生活被动、懒散，不想做事，不愿和周围人接触交往，常独坐一旁，或整日卧床，不想去上学或上班，不愿外出，不愿参加平常喜欢的活动和业余爱好，常闭门独居、疏远亲友、回避社交。严重时连吃、喝、个人卫生都不顾，不修边幅，甚至发展为不语、不动、不食，可达木僵状态，称为“抑郁性木僵”。伴有焦虑的患者，可有坐立不安、手指抓握、搓手顿足或踱来踱去等症状。

严重者常有自杀观念或行为。消极悲观及自责自罪可萌生绝望的念头，认为“结束自己的生命是一种解脱”“自己活在世上是多余的人”，会使自杀企图发展成自杀行为。务必提高警惕。值得指出的是，双相障碍患者自杀意念和行为较抑郁症患者更多见。

5. 躯体症状 主要有睡眠障碍、乏力、食欲减退、体重下降、便秘、身体疼痛、性欲减退、阳痿、闭经等。躯体不适可涉及各脏器，如恶心、呕吐、心慌、胸闷、出汗等。自主神经功能失调的症状也较常见。睡眠障碍可表现为早醒，醒后不能再入睡，入睡困难，睡眠不深；有些患者出现睡眠过多。体重减轻与食欲减退不一定成比例，也有患者出现食欲增强、体重增加。

6. 其他 抑郁发作时也可出现人格解体、现实解体及强迫症状。

（四）双相抑郁

双相抑郁发作的临床特征较单相抑郁有如下特点：发病年龄早，抑郁发作持续时间短，发作次数多，不典型症状多（如肢体灌铅样麻痹），自责、自罪感强，多伴有精神病性症状，睡眠障碍为嗜睡或日间瞌睡增加，有贪食和体重增加，精神运动迟滞，有双相障碍家族史。如果抑郁发作患者呈现以上特点，要高度怀疑双相抑郁，需询问既往有无躁狂或轻躁狂发作。

（五）特殊人群临床表现

1. 儿童青少年双相障碍 儿童青少年双相障碍患病率约为1%，其临床特点是易激惹、环性心境改变和共病注意缺陷多动障碍（attention deficit hyperactivity disorder，ADHD），较少典型的心境发作，多表现为慢性、非波动性病程。儿童青少年双相障碍的抑郁发作较易识别，但躁狂发作状则复杂多形，易造成误诊、漏诊。

儿童青少年躁狂发作的特点是症状不典型，行为障碍突出，常有攻击破坏行为，同时伴有精神病性症状，但随着时间推移，情感症状会越来越明显。

（1）认知：第一为夸大，觉得自己能力出众、钱财最多、权力很大等，表现为自以为是，自吹自擂。第二，说话有力是躁狂的关键症状，患者说话声音响亮，夸夸其谈，难以打断。第三，思维奔逸，患者说“我的脑子像奔跑的兔子”。第四，意念飘忽，可询问其父母患儿是否有频频改变话题，是否言语内容听起来很乱，缺乏中心思想。第五，注意力分散，患儿极容易受到外界影响，随境转移。第六，患者常伴精神病性症状，甚至首发症状就是精神病性症状，需要仔细评估精神病性症状是否与心境发作一致。

（2）情感：第一为欣快，表现为高兴，喜欢喧闹、欢叫，表情丰富，极度愉快、轻浮、愚蠢等。第二，易激惹性增高，其情绪具有发作性和极端性，患者表现为极具攻击、破坏行为，常对小事表现出极度愤怒、攻击、自伤、伤感，对挫折、批评的耐受性下降，易引发爆发性的愤怒和抵抗性的情绪反应。

（3）意志行为：一是睡眠需要减少，患儿每晚睡眠时间比正常同龄儿童少 2 h 以上，甚至只睡 4～5 h，有时午夜就醒来，在家找事做或四处游荡，白天也没有疲劳感。二是指向性活动增加，表现活动增多，要求增多，本症状对诊断儿童躁狂发作有一定的特异性。三是精神运动性激越，激越常有强制性，如果嗜好没有得到满足，不良感受没有消除，情感就会立即爆发出来。四是性意向亢进，男童喜亲吻母亲，抚摸别人的生殖器等，青少年躁狂患者可找多人性交。五是自杀，双相障碍抑郁发作、混合发作或伴精神病性症状时，可出现自杀观念和自杀企图，但自杀并非躁狂的核心症状。

2. 老年双相障碍 包括早发型双相障碍（起病于 50 岁之前）和晚发型双相障碍(起病于 50 岁之后)。晚发型双相障碍的家族聚集性相对较低，会有较多的躯体和神经系统的并发症，如脑血管疾病、痴呆等。老年双相障碍患者躁狂发作状出现频率较低，程度也较轻，更多地表现为情绪易激惹，一般能较快获得缓解。

老年双相障碍抑郁发作时，除了抑郁心境外，多有显著的焦虑、烦躁情绪和易激惹及敌意，躯体不适及精神运动性抑制较明显。躯体不适以消化系统症状常见，有易激惹和敌意的症状，可出现较明显的认知功能损害症状，严重时类似痴呆，称为抑郁性假性痴呆。

老年患者躁狂发作多起病急骤，情感高涨、意念飘忽、性欲亢进等症状表现不典型，反而表现为易激惹、情感活动不稳定、情感缺乏感染力，常以激惹性增高、兴奋躁动、到处乱跑、爱管闲事等为主要表现。患者可伴有偏执症状，多为敌对性和迫害性内容。老年患者的夸大妄想给人一种幼稚、愚蠢的印象。如果在 65 岁以后首次出现躁狂发作，应高度警惕脑器质性病变的可能，需做影像学检查及实验室检查，以助鉴别。

3. 妇女妊娠期、产后及绝经期双相障碍 女性一生经历月经来潮、妊娠、分娩、哺乳、绝经等一系列特殊生理过程中，均伴随着激素水平和生理状态的改变，故而对女性的情绪、行为和思维有一定影响，使女性特别易罹患某些特定的精神障碍。双相障碍Ⅱ型在女性中更常见，女性双相障碍患者在妊娠期易出现病情恶化，而双相障碍妇女产后的复发风险也很高。女性进入更年期后，由于性腺功能衰退，卵巢停止排卵，并逐渐闭经，也容易出现情感障碍病情复发。

较之男性患者，女性双相障碍患者的临床特征存在一些特殊性。①发作形式，女性患者抑郁发作次数多，而躁狂发作次数较少。其抑郁发作往往持续时间更长，更难治，同时女性患者经历更多的混合发作和快速循环发作。②临床表现，女性躁狂发作的症状更多表现为思维奔逸和随境转移，有别于男性患者的夸大、冒险行为及过度活跃。③共病情况，女性患者比男性患者更易共患其他疾病，研究显示首次住院的躁狂发作患者中，女性患者共病率是男性的 2.7 倍，合并焦虑障碍的比例高。

（六）双相障碍共病

1. 共病其他精神障碍 双相障碍共病现象十分突出，共病会对双相障碍的病程和预后产生不良影响，故需高度重视并及时处理。报道指出，双相障碍共病其他精神障碍的比例高达 90% 以上，更有 70% 的患者共病 3 种及以上精神障碍。常见的有物质滥用、焦虑障碍、进食障碍、人格障碍、冲动控制障碍和注意缺陷多动障碍等。双相障碍与焦虑谱系障碍共病最为常见，共病率约为 74.9%；其次是共病物质滥用障碍，共病率为 42.3%，与冲动控制障碍的共病率达 62.8%。与边缘型人格障碍共病比例近 20%，明显高于其他人格障碍。

双相障碍共病有如下特点：①发病年龄，共病焦虑障碍的双相障碍患者发病年龄更早，平均为 15.6 岁，而无焦虑障碍共病的患者发病年龄为 19.4 岁。②心境发作，共病焦虑障碍、物质滥用障碍的双相障碍患者其心境发作更加频繁，容易出现快速循环发作。③自杀风险，共病焦虑障碍、物质滥用障碍的双相障碍患者的自杀企图、自杀观念风险增加 1.0～1.5 倍，且自杀与药物或物质滥用之间会形成恶性循环。④药物治疗，共病焦虑障碍、物质滥用障碍的患者对心境稳定药的反应较差，常需要 3 种以上药物联合治疗，临床疗效不佳，缓解期时间短，生活质量和社会功能受损更为明显。

2. 共病躯体疾病 双相障碍常共病躯体疾病，包括代谢内分泌疾病（糖尿病、肥胖、代谢综合征）、心血管疾病、疼痛障碍、自身免疫性疾病等。

双相障碍共患代谢综合征相当常见，是普通人群的 1.6～2.0 倍。流行病学调查显示代谢异常将导致双相障碍标准死亡率提高 1.9～2.1 倍，而代谢综合征也会增加疾病的严重程度和自杀风险。双相障碍患者发生代谢综合征的原因可能与药物引起体重增加、不良的生活方式等有一定关系，但有研究指出双相障碍和代谢综合征有着共同的病理机制，包括遗传因素、异常激活的免疫炎症信号传导级联、胰岛素抵抗等。因此推测，治疗代谢综合征的药物也许能治疗双相障碍，目前国外也有研究尝试将胰岛素增敏剂吡格列酮、罗格列酮用于治疗双相障碍共病代谢综合征，其疗效与安全性有待深入研究。

二、临床分类★★★△△

双相障碍的诊断分类，各个主要的诊断系统不尽相同。在ICD-10、DSM-Ⅳ中，双相障碍与抑郁障碍同属心境障碍，而2013年问世的DSM-5中双相障碍的分类出现巨大的改变，取消了“心境障碍”，取而代之的是“双相及相关障碍”“抑郁障碍”。

（一）常用诊断分类

1. ICD-10 ICD-10中双相障碍属于“心境障碍”分类中的亚类。分类如下。

（1）F31.0：双相情感障碍，目前为轻躁狂。

（2）F31.1：双相情感障碍，目前为不伴有精神病性症状的躁狂发作。

（3）F31.2：双相情感障碍，目前为伴有精神病性症状的躁狂发作。

（4）F31.3：双相情感障碍，目前为轻度或中度抑郁。

（5）F31.4：双相情感障碍，目前为不伴精神病性症状的重度抑郁发作。

（6）F31.5：双相情感障碍，目前为伴精神病性症状的重度抑郁发作。

（7）F31.6：双相情感障碍，目前为混合状态。

（8）F31.7：双相情感障碍，目前为缓解状态。

（9）F31.8：其他双相情感障碍。

（10）F31.9：双相情感障碍，未特定。

2. DSM-5 DSM-5中为双相谱系障碍，独立成章“双相及相关障碍”。分类如下。

（1）双相障碍Ⅰ型（bipolar Ⅰ disorder）。

（2）双相障碍Ⅱ型（bipolar Ⅱ disorder）。

（3）环性心境障碍（cyclothymic disorder）。

（4）物质/药物所致双相及相关障碍（substance/medication-induced bipolar and related disorder）。

（5）其他躯体疾病所致双相及相关障碍（bipolar and related disorder due to another medical condition）。

（6）其他特定的双相及相关障碍（other specified bipolar and related disorder）。

（7）未特定的双相及相关障碍（unspecified bipolar and related disorder）。

（二）特殊类型说明

1. 双相障碍Ⅰ型及Ⅱ型 双相障碍Ⅰ型（BD-Ⅰ）指有一次或多次躁狂发作或混合发作；双相障碍Ⅱ型（BD-Ⅱ）指有一次或多次轻躁狂发作，并无躁狂发作，但有抑郁发作。

2. 快速循环 指双相情感障碍患者频繁发作（每年发作4次以上），发作可以是躁狂、轻躁狂、抑郁或混合发作，可见于BD-Ⅰ和BD-Ⅱ患者。双相障碍中有10%～30%为快速循环型，74%为女性且以抑郁发作较多见，仅20%在起病时即呈现快速循环。

3. 混合发作 在许多双相障碍Ⅰ型患者可见混合发作。混合发作指患者符合躁狂或轻躁狂发作诊断标准时的同时，存在抑郁症状；或符合抑郁发作诊断标准时，存在躁狂或轻躁狂症状。如果患者的症状同时符合躁狂发作和抑郁发作诊断标准，则应诊断双相障碍躁狂发作，伴混合特征。混合发作的特征是兴奋心境、易激惹、愤怒、惊恐发作、言语压力感、激越、自杀意念、严重失眠、夸大和性欲增加、被害妄想等症状同时存在。根据研究报道，躁狂发作伴有下列2～4条症状时，可以考虑为混合发作，如绝望、无助感、疲劳、动力缺乏、自责、自杀念头、冲动。

4. 环性心境障碍 其基本特征是指反复出现轻度情感高涨或低落，但不符合躁狂发作或抑郁发作的症状条目数、严重程度和病程的诊断标准。患者的心境不稳定至少2年，期间有轻度躁狂或轻度抑郁的周期，轻躁狂发作状和抑郁症状快速转换，每个时相仅持续几天。心境正常期一般不超过2个月。患者的社会功能基本保持。一旦患者的抑郁或躁狂符合相应的诊断标准，应做出相应的诊断。

三、辅助检查★★△△

（一）实验室检查

双相障碍尚无特异性生物学指标，由于部分双相障碍患者，尤其女性可能有甲状腺功能低下，故应做甲状腺功能检测。

（二）症状评估

Bech-Rafaelsen躁狂量表（Bech-Rafaelsen mania scale，BRMS）和Young躁狂量表（Young mania rating scale，YMRS）可作为评估躁狂发作症状及程度的工具，定期随访测定可作为病情变化的检测指标和反映疗效的指标。2个量表均采用会谈与观察相结合的方式，由经过培训的精神科医师进行精神检查后，综合家属及病房工作人员提供的资料进行评定。评定的时间范围一般规定为最近1周。BRMS有11个条目，分0～4分5级，结果主要看总分，反映治疗效果的变化；YMRS共有11个条目，4个条目是0～8分9级，剩余7个条目是0～4分5级评分。国内BRMS的使用历史长些，评断标准为0～5分无明显躁狂发作症状，6～10分有肯定躁狂发作症状，22分以上有严重躁狂发作症状。YMRS常以20分作为有无躁狂的分界值。

另有轻躁狂筛查评估量表，如心境障碍问卷（mood disorder questionnaire，MDQ）、轻躁狂检查清单（hypomania check list-32，HCL-32），由于轻躁狂发作不影响社会功能，故常被患者和医师忽略，更被当作“好”的表现而出现漏诊和误诊。因此，对轻躁狂的判断要以患者平常的状态作为参照，仔细评估，MDQ和HCL-32作为筛查工具，协助筛检。

第3节 诊断与鉴别诊断

双相障碍的诊断主要根据病史、临床症状、病程及体格检查和实验室检查，典型病例诊断一般不困难。目前国际上通用的诊断标准有ICD-10和DSM-5，密切的临床观察，把握疾病横断面的主要症状及纵向病程的特点，进行科学的分析是临床诊断的可靠基础。

一、诊断要点 ★★★△△△

（一）强调早期诊断

双相障碍的临床表现隐匿，常被误诊或漏诊，从首次出现症状到被确诊平均需要7～10年或以上。在美国，有69%的双相障碍患者曾被诊断为其他疾病，其中单相抑郁最为常见，其他包括焦虑障碍、精神分裂症、人格障碍和精神活性物质滥用等。减少双相障碍的误诊和漏诊的关键是对躁狂和轻躁狂病程的识别，尤其在特殊人群中，如儿童、青少年和老年人中躁狂或轻躁狂常表现不典型，很容易被漏诊。

由于双相障碍抑郁发作时常被误诊为单相抑郁，常使用抗抑郁药治疗，而单使用抗抑郁药可增加患者出现躁狂及快速循环发作的风险。

（二）注重躁狂识别

躁狂识别困难的常见原因包括：①混合发作常被误认为是激越性抑郁。②破坏性症状和易激惹性被看成是异常人格特征。③儿童躁狂常被误诊为注意缺陷多动障碍。④躁狂伴发的精神病性症状被当成精神分裂症。躁狂很少被及时治疗，除非有严重的躁狂发作病史；物质滥用在年轻患者中常见，它所引起的躁狂更常见混合发作和烦躁。患者常否定或忽略躁狂发作状，尤其是轻躁狂发作状，轻躁狂可以是愉悦的，功能保持较好，并不一定会带来痛苦感，所以很多患者对曾经出现过的轻躁狂发作视为正常，甚至是渴望出现的状态。

（三）双相抑郁特点

双相障碍各种类型中最易被漏诊和误诊的是双相障碍Ⅱ型。双相障碍Ⅱ型一般首次以抑郁发作为主，而且抑郁病程持续的时间和发作的次数都远远多于轻躁狂，而探索识别轻躁狂病史比较困难。但是双相抑郁在临床特征有别于单相抑郁，了解这些特征有助于早期正确诊断双相障碍。与单相抑郁比较，双相抑郁更可能具有以下特征：①嗜睡或日间瞌睡。②其他不典型抑郁症状，如贪食和“灌铅样麻痹”。③精神病性症状和（或）病理性自罪感。④精神运动性迟滞。⑤突然起病或病程迁延。⑥产后抑郁。⑦季节性症状。⑧情绪不稳、易激惹或阈下躁狂发作状。⑨双相障碍家族史。⑩发作次数>3次。⑪精力旺盛型人格特征等。若患者的抑郁症状有如上特点，就需高度怀疑双相抑郁的可能。

二、诊断标准 ★★★△△△

（一）ICD-10双相障碍诊断标准

本病的特点是反复（至少2次）出现心境和活动水平明显紊乱的发作，紊乱有时表现为心境高涨、精力和活动增加（躁狂或轻躁狂），有时表现为心境低落、精力降低和活动减少（抑郁）。发作间期通常以完全缓解为特征。

1. 躁狂发作 通常起病突然，持续时间为2周至四五个月（中数约4个月）；抑郁持续时间趋于长一些（中数约6个月）；但除在老年期外，很少超过1年。

2类发作通常都继之于应激性生活事件或其他精神创伤，但应激的存在并非诊断必需。首次发病可见于从童年到老年的任何年龄。发作频率、复发与缓解的形式均有很大变异，但随着时间推移，缓解期有渐短的趋势。中年之后，抑郁变得更为常见，持续时间也更长。

（1）轻躁狂：轻躁狂是躁狂的较轻表现形式。较之环性心境，心境和行为的异常又更为持续也更为明显，故不宜归于其下。轻躁狂不伴幻觉和妄想。存在持续的（至少连续几天）心境高涨、精力和活动增高，常有显著的感觉良好，并觉身体和精神活动富有效率。社交活动增多、说话滔滔不绝、与人过分熟悉、性欲望增强、睡眠需要减少等表现也常见，但其程度不致造成工作严重受损或引起社会拒绝。有时，易激惹、自负自傲、行为莽撞的表现替代了较多见的欣快的交往。

可有注意集中和注意的损害，从而降低从事工作、得到放松及进行闲暇活动的能力，但这并不妨碍患者对全新的活动和冒险表现出兴趣或有轻度挥霍的表现。

（2）躁狂发作：心境高涨与个体所处环境不协调，表现可从无忧无虑的高兴到几乎不可控制的兴奋。心境高涨同时伴有精力增加和随之而生的活动过多，言语急迫，以及睡眠需要减少。正常的社会抑制消失，注意不能持久，并常有显著的随境转移。自我评价膨胀，随意表露夸大或过分乐观的观念。

也可出现知觉障碍，如觉得色彩特别生动（并且往往是美的），专注于物体表面或质地的精微细节，主观感到听觉敏锐。患者可能着手过分和不切实际的计划，挥金如土，或变得攻击性强、好色，或在不恰当的场合开玩笑。某些躁狂发作中，不出现心境高涨，而代之以易激惹和多疑。首次发作还常见于15～30岁，但也可发生在从童年后期直至六七十岁的任何年龄。

发作至少应持续1周，严重程度达到完全扰乱日常工作和社会活动。心境改变应伴有精力增加和上述几条症状（特别是言语急迫、睡眠需要减少、夸大、过分乐观）。

2. 抑郁发作 患者本次发作表现为“抑郁发作”，且“过去必须至少有一次轻躁狂、躁狂或混合性的情感发作”。患者通常具有心境低落、兴趣和愉快感丧失、精力不济或疲劳感等典型症状。其他常见症状是：①集中注意和注意的能力降低。②自我评价降低。③自罪观念和无价值感（即使在轻度发作中也有）。④认为前途暗淡、悲观。⑤自伤或自杀的观念或行为。⑥睡眠障碍。⑦食欲下降。病程持续至少2周。

根据抑郁发作的严重程度，将其分为轻度、中度和重度3种类型。

（1）轻度抑郁：是指具有至少2条典型症状，再加上至少2条其他症状，且患者的日常的工作和社交活动有一定困难，患者的社会功能受到影响。

（2）中度抑郁：是指具有至少2条典型症状，再加上至少3条（最好4条）其他症状，且患者工作、社交或家务活动有相当困难。

（3）重度抑郁：是指3条典型症状都应存在，并加上至少4条其他症状，其中某些症状应达到严重的程度；症状极为严重或起病非常急骤时，依据不足2周的病程做出诊断也是合理的。除了在极有限的范围内，几乎不可能继续进行社交、工作或家务活动。

应排除器质性精神障碍或精神活性物质和非成瘾物质所致。

3. 混合状态 患者过去至少有过一次躁狂、轻躁狂或混合性情感发作，目前或表现为混合性状态，或表现为躁狂、轻躁狂及抑郁症状的快速转换。

虽然双相障碍最典型的形式是交替出现的躁狂和抑郁发作，其间为正常心境分隔；但是，抑郁心境伴以连续数日至数周的活动过度和言语急迫，以及躁狂心境和夸大状态下伴有激越、精力和本能驱力降低，都并不罕见。抑郁症状与轻躁狂或躁狂发作状也可以快速转换，每天不同，甚至因时而异。如果在目前的疾病发作中，两套症状在大部分时间里都很突出且发作持续至少2周，则应做出混合性双相情感障碍的诊断。

4. 伴或不伴精神病性症状 ICD-10诊断标准中，就患者是否伴有精神病性症状进行标注。如患者在本次躁狂（轻躁狂）或抑郁发作中，伴有幻觉、妄想、木僵等精神病性症状，则称为“伴有精神病性症状”，反之则为“不伴精神病性症状”。

（二）DSM-5双相及相关障碍诊断标准

1. DSM-5中双相及相关障碍的分类

（1）双相障碍Ⅰ型：至少曾有一次躁狂发作；躁狂或抑郁发作都不可归于分裂情感性障碍、精神分裂症、精神分裂样精神障碍、妄想性精神障碍、其他特定或非特定的精神分裂症谱系障碍和其他精神病性障碍。

（2）双相障碍Ⅱ型：至少曾有一次轻躁狂发作和抑郁症发作；从无躁狂发作史；轻躁狂或抑郁都不可归于分裂情感性障碍、精神分裂症、精神分裂样精神障碍、妄想性精神障碍、其他特定或非特定的精神分裂症谱系障碍和其他精神病性障碍。

（3）环性心境障碍：环性心境障碍在ICD-10、DSM-Ⅳ中属于持续性心境障碍中的一种，并未将其归类为双相相关障碍。而在DSM-5诊断标准中，明确“环性心境障碍”属于双相及相关障碍的一种。环性心境障碍是指心境持续不稳定，包括众多的轻度情感低落和轻度情感高涨时期。一般认为患者的心境的起伏与生活事件无关。这种心境不稳定通常开始于成年早期，呈慢性病程，但不代表患者没有稳定的正常心境，有时患者也可以存在一次心境稳定数月的情形。诊断要点是心境持续的不稳定，包括2种情绪轻度波动方向的众多周期，但没有任何一次在严重程度或持续时间等要素上符合双相或单相抑郁的诊断标准，病程要求为成年人中至少持续2年，儿童、青少年患者持续1年。如果出现了躁狂、抑郁或混合发作，则必须在整个病程开始的最初2个月内，否则诊断为双相障碍。

（4）物质或药物所致双相及相关障碍：物质或药物所致双相及相关障碍是指患者在服用物质或药物或接受某种治疗出现符合躁狂发作、轻躁狂发作或抑郁发作诊断标准的临床表现，且这种反应超过了药物或治疗应有的生理反应。

（5）其他躯体疾病所致双相及相关障碍：是指某些躯体疾病导致的出现符合躁狂发作、轻躁狂发作或抑郁发作诊断标准的临床表现。从病史、体检、辅助检查等证据证实患者出现的上述症状是源于某种躯体疾病。常见的疾病有库欣综合征、多发性硬化、脑卒中、脑外伤。

（6）其他特定的双相及相关障碍：DSM-5对那些有抑郁障碍病史，且除了不能连续4 d以外，完全符合轻躁狂标准的个体情况；以及那些虽然连续4 d或以上存在轻躁狂发作状，但症状过少不足以满足双相障碍Ⅱ型诊断标准的个体情况，给予“其他特定的双相和相关障碍”的分类。

2. DSM-5有关躁狂或轻躁狂发作症状学标准的更新 为了提高诊断的准确性和便于临床背景上早期识别，躁狂和轻躁狂发作的标准A在心境变化的基础上强调了活动和精力水平的变化。

3. DSM-5有关“混合发作”的更新 原有混合发作要求同时满足躁狂和抑郁症标准被取消了。取而代之的是，如果在躁狂或轻躁狂发作的基础上呈现抑郁症状，或在抑郁障碍或双相障碍抑郁发作的基础上呈现躁狂或轻躁狂症状的特点，就加以“具混合特征”这个标注。

4. 新增“焦虑困扰”特征标注 指那些伴有焦虑症状的患者。在DSM-5中有特定的定义，而这些症状并不是诊断双相障碍标准的一部分。

三、鉴别诊断 ★★★△△△

（一）精神分裂症或分裂情感性精神障碍

伴有幻觉、妄想、冲动行为等精神病性躁狂发作的双相障碍Ⅰ型，需要与精神分裂症鉴别。临床需要特别关注患者情感症状的特点、社会功能水平、家族史、自然病程和先前病程特点。鉴别要点为：①何为原发症状，精神分裂症出现的精神运动性兴奋或抑郁症状，其情感症状并非是原发症状，而是以思维障碍和情感淡漠为原发症状；双相障碍则以情感高涨或低落为原发症状。②协调性的区别，精神分裂症患者的思维、情感和意志行为等精神活动是不协调的，而双相障碍的情感症状与思维、意志行为通常相协调。③病程特点，精神分裂症的病程多数为发作进展或持续进展，缓解期常有残留症状或人格缺损；而双相障碍是间歇发作性，间歇期基本正常。④病前性格、家族遗传史、预后和药物治疗的反应均有助于鉴别。

（二）人格障碍

双相障碍患者的人格障碍共病率高，尤其是边缘型人格障碍、表演型人格障碍、自恋型人格障碍。边缘型人格障碍的易激惹性、不稳定性、冲动性和自杀性等症状与双相障碍特点重叠。表演型人格障碍的情感爆发、狂怒、过分表现、爱打扮的特征与躁狂发作特点重叠。自恋型人格障碍的自命不凡、自我评价过高、骄傲自大的特征与躁狂发作特点重叠。与人格障碍的鉴别点主要为：①病程特点，双相障碍是发作性的，缓解期基本恢复正常，人格障碍是持续性的，起病于18岁之前，发作无规律性，行为模式和情感特点是影响广泛、渗透到生活的各个方面。②治疗疗效，大部分双相障碍患者经过心境稳定药治疗，病情能够获得缓解，且缓解期社会功能基本恢复。而人格障碍，心境稳定药虽有部分疗效，但很难完全控制，更谈不上恢复正常。

（三）注意缺陷多动障碍

双相障碍和注意缺陷多动障碍（ADHD）在话多、注意力不集中和精神运动性兴奋等症状有重叠。两者共病率高，尤其儿童、青少年患者临床症状表现不典型，一般趋向于连续性、慢性、快速循环和混合性的病程特点。因此很难与注意缺陷多动障碍鉴别。鉴别如下：①起病年龄，ADHD一般起病于儿童期，常在7岁之前起病，而双相障碍起病多在青少年期或青春期后。②家族史特点。③季节性，双相障碍更具有季节性波动的特点。④症状特点，双相障碍主要以情绪不稳定性为主要特点，而ADHD以注意力缺陷为主要特点。⑤治疗反应性，双相障碍主要对心境稳定药有效，而ADHD主要对中枢兴奋药有效。

第4节 治疗与预防

一、治疗 ★★★△△△

（一）治疗原则

1. 综合治疗原则 应采取精神药物治疗、物理治疗、心理治疗（包括精神健康教育、家庭治疗等）和危机干预等措施的综合治疗。目的在于提高疗效、改善依从性、预防复发和自杀、改善社会功能及提高患者生活质量。

2. 个体化治疗原则 在制订治疗方案时要考虑患者的性别、年龄、主要症状、躯体情况、是否合并用药、首发或复发、既往治疗史等因素，选择合适的药物。在治疗中，从较低剂量开始，根据患者的反应而定量，观察治疗反应、不良反应及可能出现的药物互相作用，及时调整，提高患者的耐受性和依从性。

3. 长期治疗原则 由于双相障碍几乎终身以循环方式反复发作，发作频率远较抑郁障碍高，尤以快速循环患者为甚。因此，双相障碍应坚持长期治疗，以阻断反复发作。因对双相抑郁认识不足而引起的误诊和漏诊，仅仅单一的抗抑郁治疗，促使患者转躁，诱发或加重快速循环发作，使发作频度增加、正常间歇期缩短。因而早期诊断及合理治疗非常重要。

（1）急性期治疗：目的是控制症状、缩短病程。注意治疗应充分，并达到完全缓解，以免症状复燃或恶化。如非难治性病例，一般情况下6～8周可达到此目的。

（2）巩固期治疗：目的是防止症状复燃、促使社会功能的恢复。药物（如心境稳定药）剂量应与急性期相同。一般抑郁发作的巩固治疗时间为4～6个月，躁狂或混合性发作为2～3个月。如无复燃，即可转入维持期治疗。同时配合心理治疗，防止患者自行减药或停药。

（3）维持期治疗：目的是防止复发，维持良好社会功能，提高患者生活质量。维持治疗的时间因人而异。如有2次以上的发作者，维持治疗的时间至少2～3年，并逐渐停药，以免复发。维持期治疗中，在密切观察下可适当调整治疗措施和药物治疗的剂量，如逐渐减少或停用联合治疗中的非心境稳定药。

停药期间如有复发迹象应及时恢复原治疗方案，缓解后应给予更长维持治疗期。同时应去除可能存在的心理社会不良因素。施以心理治疗（包括家庭治疗），提高抗复发效果。

（二）治疗方法

1. 躁狂发作药物治疗 主要使用心境稳定药及抗精神病药治疗，现在通常采用药物联合治疗以增加疗效和提高临床治愈率，表10-2列出了双相躁狂发作的治疗选择。

表10-2 躁狂发作急性期的药物治疗推荐建议（包含MECT/ECT）[a]

首选推荐	单用：锂盐（A）、丙戊酸盐[b]（A），奥氮平（A）、利培酮（A）、喹硫平[c]（A）、阿立哌唑（A）、齐拉西酮（A）、阿塞那平（A），帕利哌酮（A）、MECT[d]（A）、氟哌啶醇[e]（A）、氯丙嗪[e]（A） 合用（在锂盐/丙戊酸盐[b]基础上）：奥氮平（A）、利培酮（A）、喹硫平[c]（A）、阿立哌唑（A）、阿塞那平（A）、苯二氮䓬类（B）；或锂盐＋丙戊酸盐[b]（A）、抗精神病药＋MECT[d]（A）
次选推荐	单用：卡马西平（B）、奥卡西平（C）、氯氮平（A）、ECT[d]（A） 合用：锂盐＋卡马西平（B）、抗精神病药＋ECT[d]（A）；或上述基础上加用苯二氮䓬类（B）
不推荐	单用：加巴喷丁（D）、托吡酯（D）、拉莫三嗪（D）、维拉帕米（D）、噻加宾（D） 合用：利培酮＋卡马西平（C）、奥氮平＋卡马西平（C）

注：[a]表示推荐表所列药物或组合部分未获得我国国家食品药品监督管理总局（China Food and Drug Administration，CFDA）批准用于治疗双相躁狂，仅作为建议，供临床医师参考；丙戊酸盐[b]包括双丙戊酸钠、普通剂型丙戊酸盐、丙戊酸镁；喹硫平[c]包括喹硫平普通片剂、喹硫平缓释片；MECT[d]表示改良电休克治疗；ECT表示电休克治疗；若患者此次躁狂发作已曾行MECT无效，无须再行ECT。MECT/ECT应慎与抗惊厥药（包括苯二氮䓬类）合用；氟哌啶醇[e]表示第一代抗精神病药中的氟哌啶醇（注射剂型）、氯丙嗪有良好的抗躁狂作用、镇静作用，但不良反应大，长期使用有迟发性运动障碍或肌张力障碍等不良反应，且有诱发转抑郁风险，因此建议第一代抗精神病药仅用于急性躁狂发作阶段（轻躁狂发作不推荐使用），躁狂发作状缓解后可考虑停用

（1）锂盐：碳酸锂是治疗躁狂发作的首选药，既可用于躁狂急性发作，也可用于缓解期维持治疗。有效率约为80%。急性躁狂发作时碳酸锂的剂量为600～2000 mg/d，维持治疗剂量为500～1500 mg/d。老年及体弱者剂量适当减少。一般起效时间为14～21 d。由于锂盐的治疗剂量与中毒剂量比较接近，治疗中除密切观察病情变化和治疗反应外，应对血锂浓度进行监测，并根据病情、治疗反应和血锂浓度调整剂量。急性期治疗血锂浓度应维持在0.8～1.2 mmol/L，维持治疗时为0.6～0.8 mmol/L。

为控制急性躁狂发作，防止衰竭，在锂盐起效前，可合并抗精神病药或电休克治疗。通常建议联用非典型抗精神病药或苯二氮䓬类药物。合并电休克治疗时，由于锂盐具有加强肌肉松弛药的作用，使呼吸恢复缓慢，故锂盐剂量宜小。因有报道氟哌啶醇和锂盐合用会增强神经毒性和心脏毒性作用，不建议联用。

锂盐的主要不良反应有恶心、呕吐、腹泻、多尿、多饮、手抖、乏力、心电图改变等。锂盐中毒（> 1.4 mmol/L）则可有意识障碍、共济失调、高热、昏迷、反射亢进、心律失常、血压下降、少尿或无尿等，必须立即停药，并及时抢救。

（2）抗惊厥药：主要有丙戊酸盐（钠盐或镁盐）和卡马西平。许多研究显示丙戊酸盐对急性躁狂发作的疗效与锂盐相同，在用药第 5 天后开始起效。丙戊酸盐对混合发作、快速循环发作的疗效与单纯躁狂发作的疗效接近。丙戊酸盐的治疗剂量为 400～1200 mg/d，有效血药浓度为 50～100 μg/ml。该药可与碳酸锂联用，但剂量应适当减小。丙戊酸盐常见不良反应为胃肠道症状、震颤、体重增加、脱发等。

卡马西平适用于锂盐治疗无效或快速循环发作或混合发作的患者。治疗剂量为 600～1200 mg/d。常见不良反应有镇静、恶心、视物模糊、皮疹、再生障碍性贫血、肝功能异常等，其中个别患者在应用本品 3 个月内可能发生剥脱性皮炎、再生障碍性贫血等严重不良反应，务必在使用前告知。临床上若患者不明原因的低热，随后全身乏力而出现皮肤小脓疱状损害，必须迅速进行血液检查并停用该药。剥脱性皮炎并涉及口、外生殖器或肛门黏膜损伤和发热（Stevens-Johnson 综合征）；有发热和疱疹状皮肤损害（Lyell 综合征）。需立即停药并积极治疗。

（3）抗精神病药：氯丙嗪、氟哌啶醇、奥氮平、喹硫平、利培酮、阿立哌唑及氯氮平等均能有效地控制躁狂发作的兴奋症状，且疗效较好。但只有非典型抗精神病药具有心境稳定药的作用，可单药或与心境稳定药联合用于躁狂发作的急性期和维持期治疗。典型抗精神病药，如氯丙嗪、氟哌啶醇，虽具有较好的控制兴奋躁动的作用，但不具有心境稳定的作用及锥体外系反应和转抑郁的风险，一般仅短期用于控制躁狂发作的严重兴奋躁动，一般不作为首选。

2. 双相抑郁药物治疗 双相障碍抑郁发作较为突出，持续时间多于躁狂发作，且自杀风险高。迄今，精神医学界所达成的共识是双相抑郁发作应将心境稳定药作为基本治疗，或心境稳定药基础上联合抗抑郁药治疗。表 10-3、表 10-4 列出了双相抑郁发作的治疗选择。

表 10-3 双相障碍Ⅰ型抑郁发作急性期药物治疗推荐建议[a]

首选推荐	喹硫平（A）、奥氮平（A）、锂盐＋拉莫三嗪（A）、锂盐[b]（B）、拉莫三嗪（B）、丙戊酸盐[b]（B）、奥氮平＋氟西汀（B）、锂盐＋丙戊酸盐（B）、锂盐 / 丙戊酸盐＋喹硫平（B）、锂盐 / 丙戊酸盐＋安非他酮（B）
次选推荐	卡马西平（C）、喹硫平＋ SSRIs（C）、丙戊酸盐＋拉莫三嗪（C）、锂盐＋卡马西平（C）、喹硫平＋拉莫三嗪（C）、锂盐＋ MAOI（C）、锂盐 / 丙戊酸盐＋文拉法辛（C）、锂盐 / 丙戊酸盐 / 非典型抗精神病药＋ TCAs（C）
不推荐	齐拉西酮单药治疗，齐拉西酮或阿立哌唑增效治疗[c]

注：[a] 表示推荐表所列药物或组合目前未获我国 CFDA 批准用于治疗双相抑郁，仅作为建议，供临床医师参考；锂盐[b] 的治疗剂量和中毒剂量较接近，应定期监测血锂浓度。急性期治疗建议血锂有效浓度为 0.6～1.2 mmol/L；丙戊酸盐有效浓度为 50～100 μg/ml；[c] 表示随机双盲安慰剂对照试验结果提示齐拉西酮单药治疗、齐拉西酮或阿立哌唑增效治疗与安慰剂比较没有明显优势

表 10-4 双相障碍Ⅱ型抑郁发作急性期药物治疗推荐建议[a]

首选推荐	喹硫平（A）
次选推荐	拉莫三嗪（C）、锂盐（C）、丙戊酸盐（C）、锂盐 / 丙戊酸盐＋ SSRIs（C）、锂盐＋丙戊酸盐（C）、非典型抗精神病药＋抗抑郁药物（C）、喹硫平＋拉莫三嗪（C） 上述药物 / 组合＋ MECT（C）

注：[a] 表示推荐表所列药物或组合目前未获我国 CFDA 批准用于治疗双相抑郁，仅作为建议，供临床医师参考

（1）锂盐：锂盐具有抗抑郁作用，极少引起转躁或转为快速循环。可作为双相抑郁的急性期和维持期治疗。研究显示，锂盐治疗双相抑郁的有效率为 79%。

（2）拉莫三嗪：能有效治疗急性双相抑郁，并能有效预防抑郁复发。常用剂量为 200～400 mg/d。该药易出现皮疹，故加药速度应缓慢，与丙戊酸盐、卡马西平等药物联用时，需要调整药物剂量。

（3）丙戊酸盐：丙戊酸盐对双相抑郁发作的疗效不及锂盐，但对混合发作、快速循环发作，疗效优于锂盐；丙戊酸盐与锂盐或抗精神病药联合使用，可以提高疗效。

（4）第二代抗精神病药：循证证据支持第二代抗精神病药中的喹硫平和奥氮平对双相抑郁有效。两者已被美国 FDA 或其他国家或地区批准用于双相抑郁发作的治疗。此外，还有鲁拉西酮也被批准用于双相抑郁的治疗，但该药目前尚未在中国上市。

（5）抗抑郁药：抗抑郁药在双相抑郁的应用一直备受争议。以下几种情况可考虑联用抗抑郁药物：①单独使用心境稳定药治疗无效的患者，特别是双相障碍Ⅱ型抑郁发作的患者。②抑郁症状严重。③抑郁发作持续时间很长，如长达4周以上。④既往治疗经验提示只有使用抗抑郁药才有效。

抗抑郁药在双相抑郁的应用需注意转躁的风险。使用的原则有：①必须与心境稳定药或第二代抗精神病药合用，不推荐单独使用。②一般不建议维持使用。③选择转躁低的抗抑郁药，如SSRIs（帕罗西汀除外）、安非他酮等。④文拉法辛和三环类等去甲肾上腺素选择性高的抗抑郁药，因存在更高的转躁风险，通常不作推荐。

3. 电休克治疗 电休克治疗对急性重度躁狂发作、严重消极自杀企图的抑郁发作者或对锂盐治疗无效的患者有一定的治疗效果。可单独应用或合并药物治疗，一般隔日1次，4～10次为1个疗程。合并药物治疗的患者应适当减少药物剂量。电休克治疗后仍需用药物维持治疗。

4. 心理治疗 双相障碍的患者在急性期及维持期容易出现各种各样的心理问题。除了患者本身，家庭、工作及个性方面的问题外，患者对疾病的不了解也会出现很多问题，如病耻感、忽视疾病的治疗、过度关注疾病对自己的影响等。因此，需要在疾病的不同时期，给予患者和家属全方位的心理支持和疾病宣教。教会患者和家属如何早期发现复发的征兆、药物治疗的重要性、如何做好自我情绪管理、药物的常见不良反应及解决方案、双相障碍的预后、可能导致疾病复发的因素等。

5. 混合发作与快速循环发作的治疗 丙戊酸盐是混合发作和快速循环发作的一线治疗药物。既往安慰剂对照研究中奥氮平和丙戊酸钠对于符合DSM-Ⅳ诊断为躁狂及混合性发作的患者具有疗效，而丙戊酸盐在快速循环发作的治疗开放性研究中显示有效，当单用心境稳定药长期治疗时，可作为快速循环发作的首选。

6. 双相障碍维持治疗 双相障碍属于复发性和终身性疾病，致残率高，故预防复发是治疗的关键。有效的药物干预是长程治疗的核心，加强健康教育、及时识别和处理应激与复发先兆症状也是必要的，心理干预则可以作为药物干预的有效补充。

（三）双相障碍规范化治疗流程

（1）双相障碍躁狂发作（或轻躁狂发作）急性期规范化治疗的程序，见图10-1。

（2）双相抑郁发作急性期规范化治疗程序，见图10-2。

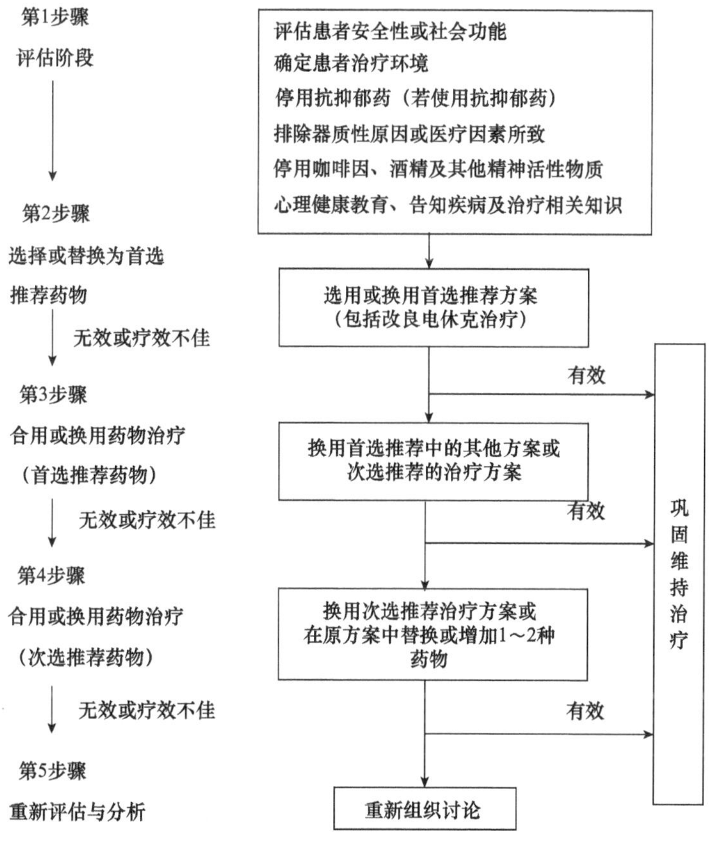

图10-1 双相障碍躁狂发作（或轻躁狂发作）急性期规范化治疗程序

注："无效"指药物剂量加至足量并治疗2周后躁狂症状无改善或躁狂量表评分＜30%

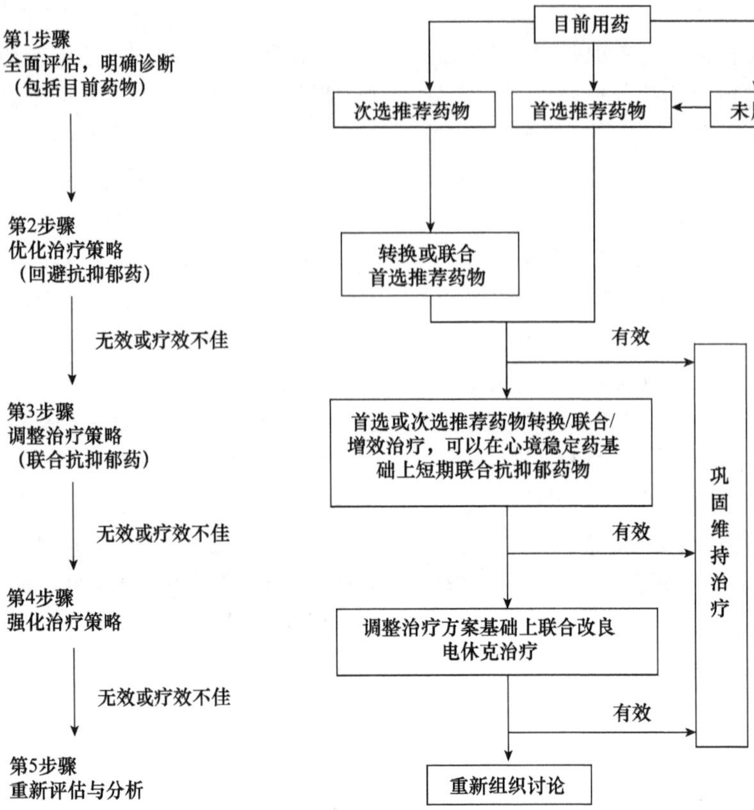

图 10-2　双相抑郁发作急性期规范化治疗程序

二、预防 ★△

双相障碍容易复发，大多数研究发现，40% 的双相障碍患者在 1 年内复发，60% 的双相障碍患者在 2 年内复发，73% 的双相患者在 5 年内复发。在最初的 3 次发作，每次发作间歇期会越来越短，以后发作间歇期持续时间不再改变。对每次发作而言，显著和完全缓解率约为 70%。长期随访研究发现，双相障碍患者终身平均发作 9 次，平均 2 年发作 1 次，主张应长期服用锂盐预防性治疗。经双盲对照研究证实锂盐维持治疗 2 年，无效或复发患者只有 11%，而安慰剂为 75%。服用锂盐预防性治疗，可有效防止躁狂或双相抑郁的复发，且预防躁狂发作更有效，有效率达 80% 以上。预防性治疗时锂盐的剂量因人而异，一般服药期间血锂浓度应保持在 0.5～0.8 mmol/L，即可获得满意的效果。

心理治疗和社会支持系统对预防本病复发也有非常重要的作用，应尽可能解除或减轻患者过重的心理负担和压力，帮助患者解决生活和工作中的实际困难及问题，提高患者应对能力，并积极为其创造良好的环境，以防复发。

（方贻儒　胡莺燕　陈　俊）

参考文献

[1] APA. Diagnostic and statistical manual of mental disorders, Fifth Edition (DSM-5). Arlington: Ametican Psychiatric Association, 2013.
[2] 江开达，黄继忠．双相障碍．北京：人民卫生出版社，2012.
[3] 沈渔邨．精神病学．5 版．北京：人民卫生出版社，2009.
[4] 江开达．精神病学．北京：人民卫生出版社，2009.
[5] 江开达．精神病学．北京：人民卫生出版社，2005.
[6] Zivanovic O, Nedic A. Kraepelin's concept of manic-depressive insanity: one hundred years later.J Affect Disord, 2012, 137(1-3):15-24.
[7] Merikangas KR, Jin R, He JP, et al.Prevalence and correlates of bipolar spectrum disorder in the world mental health survey initiative.Arch Gen Psychiatry, 2011, 68(3): 241-251.
[8] 于欣，方贻儒．中国双相障碍防治指南．2 版．北京：中华医学电子音像出版社，2015.
[9] WHO．ICD-10 精神与行为障碍分类．范肖东，汪向东，等，译．北京：人民卫生出版社，1993.
[10] APA．精神障碍诊断与统计手册(案头参考书)．张道龙，等，译．5 版．北京：北京大学出版社，2014.

第11章 抑郁障碍

第1节 概 述

一、基本概念★★★△△△

抑郁障碍（depressive disorder，DD）是指各种原因引起的以显著和持久的抑郁症状为主要临床特征的一类心境障碍。抑郁症状包括情感低落、兴趣丧失、精力缺乏、精神运动性迟滞或激越、思考或注意能力减弱或难于做决定、自责或无价值感、体重与睡眠的变化、自杀意念或行为等，其中核心症状是与处境不相称的心境低落和兴趣丧失。在抑郁症状的基础上，患者常伴有焦虑或激越症状，各种与抑郁有关的躯体不适症状，严重者可以出现幻觉、妄想等精神病性症状。

根据2013年发布的美国DSM-5，抑郁障碍包括破坏性心境失调障碍、重性抑郁障碍（或称抑郁症）、持续性抑郁障碍（心境恶劣）、经前期心境恶劣障碍、精神活性物质所致抑郁障碍、躯体疾病所致抑郁障碍等亚型。其中，破坏性心境失调障碍是指首发于10岁前以持久的、频发的严重易激惹为主要临床表现的一类青少年（6～18岁）精神障碍，这类精神障碍虽然主要临床表现不是抑郁症状，但根据大量随访研究发现，这些青少年往往成年后发展为抑郁障碍而不是双相障碍，因此归入抑郁障碍中；而经前期心境恶劣障碍、精神活性物质所致抑郁障碍、躯体疾病所致抑郁障碍虽然临床特征符合抑郁障碍症状，但有证据表明，其发病机制可能与各自相关的病因有关，因此有别于最经典的抑郁障碍和持续性抑郁障碍（心境恶劣）而单独列为亚型，这样有利于开展进一步的临床研究与治疗。典型的抑郁障碍（major depressive disorder，MDD）则是指反复发作（包括首次发作和单次发作）的严重抑郁障碍；而持续性抑郁障碍（心境恶劣）则包括慢性的抑郁障碍和慢性的轻性抑郁障碍（心境恶劣）及两者的混合状态。本章重点介绍这2种抑郁障碍。

二、患病率★△

据WHO（2012年）在17个国家进行的精神卫生健康调查发现，平均每20个人中就有1个人曾患或目前患有抑郁障碍。抑郁障碍的患病率依国家和地区不同存在差异，以MDD为例，美国的年患病率为7%，欧洲为2%～5%，非洲为1%～7%。我国马辛等2003年采用ICD-10精神与行为障碍分类中抑郁障碍的诊断标准，对北京市15岁以上的人群进行抑郁障碍的流行病学调查研究发现，抑郁障碍的终身患病率为6.87%，其中男性为5.01%，女性为8.46%。费立鹏等对我国4省市的流行病学调查资料（2009年）显示（诊断标准为DSM-Ⅳ），调整后的MDD患病率为2.06%，心境恶劣患病率为2.03%。根据2014年*Nature*杂志报道的全球抑郁症流行病学情况，中国的抑郁症患病率为3.02%。从这些资料分析，抑郁障碍的患病率为3%～10%。

不同类型的抑郁障碍患病率存在差异。有调查报道，破坏性心境失调障碍的患病率为3%，经前期心境恶劣障碍的患病率为2%～5%，物质或药物所致抑郁障碍的终身患病率为2.6%。不同躯体疾病所致的抑郁障碍患病率也存在差异，如帕金森病患者抑郁障碍发生率为25.5%～70.0%；卒中后抑郁障碍发生率为30%～64%，这类患者的病死率较无抑郁症状者高3～4倍；约45%的心肌梗死患者伴有抑郁症状，且死亡率比无抑郁症状者高4倍；25%～47%的癌症患者伴有抑郁障碍。

三、病程与预后★★△△

抑郁障碍平均起病年龄为20～30岁，从起病到就医接受治疗的时间平均为3年。女性多于男性（约2：1），且女性有阳性家族史者是男性的2倍。抑郁发作的平均病程为16周（中位数为24.3周），90%的患者抑郁临床表现为中度或重度，严重影响其日常功能活动。抑郁发作治疗后达到临床痊愈的平均时间约为20周，若不治疗，病程一般会持续6个月或更长。经抗抑郁治疗，大部分患者抑郁症状会缓解或得到显著减轻。首次抑郁发作缓解后约50%的患者不再复发，但3次发作、未接受维持治疗的患者，则今后的复发风险几乎是100%。

抑郁症状缓解后，患者一般可恢复到病前的功能水平，但有20%～35%的患者会有残留症状和社会功能或职业能力的影响。如果患者持续存在抑郁症状，但达不到抑郁发作的诊断标准应考虑为部分缓解。抑郁症状残留会增加复燃和复发风险，焦虑和躯体症状是最为突出的抑郁障碍残留症状。

自杀企图和自杀死亡是抑郁障碍的最严重后果，抑郁患者发生自杀企图或自杀的风险显著高于普通人群。一项>10年的前瞻随访研究证实，抑郁障碍的自杀率为4.0%～10.6%；荟萃分析资料也显示，抑郁障碍的终身自杀风险为6%。抑郁患者发生自杀企图或自杀的风险与年龄、性别、社会环境变化及抑郁严重程度相关。

四、共病★★△△

抑郁障碍往往与焦虑障碍、精神活性物质所致障碍、人格障碍和冲动控制障碍等共病。如美国一项对18岁或以上者的共病调查发现，一生中曾诊断过抑郁障碍的患者中有72.1%至少还有过另一项精神障碍的诊断，59.2%共病焦虑障碍，24%共病物质所致障碍，64%共病冲动控制障碍；1年内诊断为抑郁障碍的患者中64%同期至少还符合另一项精神障碍的诊断，57.5%共病焦虑障碍，8.5%共病物质所致障碍，16.6%共病冲动控制障碍。荷兰在2004—2007年的调查中发现，抑郁障碍患者中67%在调查当时共病焦虑障碍，75%当时或曾经共病焦虑障碍；抑郁障碍与焦虑障碍共病的患者中20.3%同时存在酒精依赖。

五、疾病负担★△

根据WHO全球疾病负担的研究，抑郁障碍占非感染性疾病所致失能的比例为10%，预计到2020年，将成为仅次于心血管病的第二大疾病负担源。

第2节 病因与发病机制

抑郁障碍的病因及发病机制尚不清楚。从宏观上看，抑郁障碍的发生发展涉及生物与心理社会等诸多危险因素，这些因素交互作用最终导致疾病的发生。生物学因素的研究主要包括遗传、神经生化和神经内分泌及脑功能与脑结构等方面；心理社会学因素的研究包括抑郁气质等性格特征的影响、应激性生活事件、生活环境因素等。上述各因素交互作用对抑郁障碍的发生具有十分重要的影响，许多研究发现，阳性家族史、性格缺陷、应激等因素的联合作用可显著增加个体发生抑郁障碍的风险。

一、生物学因素★★★△

（一）遗传学研究

抑郁障碍的遗传度为31%～42%，与2型糖尿病相近。早期的基因多态性研究、新近的全基因组测序（genome-wide association study，GWAS）和下一代测序（next generation sequencing，NGS）、基因表达标志物（mRNA）研究、表观遗传学研究等均主要还是围绕经典假说相关的基因，如5-HT转运体、单胺氧化酶-A（monoamine oxidase-A，MAO-A）、脑源性神经营养因子（brain-derived neurotrophic factor，BDNF）、神经炎性标志物等。但由于抑郁障碍可能涉及多个基因的异常，且不同基因间常相互作用，同时基因表达还受到异位显性和表观遗传机制的影响，故目前的研究均无定论，需进一步探索。

（二）影像学与电生理学研究

MRI、PET和SPECT等神经影像学技术对抑郁障碍的脑结构和功能的研究报道非常多，相对较为一致的发现是2个相关神经环路的改变：一是以杏仁核和内侧前额叶皮质为中心的内隐情绪调节环路，包括海马、腹内侧前额叶皮质、喙下前扣带皮质、喙前前扣带皮质、背侧前额叶皮质等，该环路主要受5-HT调节；二是以腹侧纹状体/伏隔核、内侧前额叶皮质为中心的奖赏神经环路，该环路主要受DA调节。抑郁障碍患者这2个环路都存在神经递质浓度、对负性或正性刺激的反应、静息态功能连接、白质神经纤维、灰质体积、脑代谢等多个水平的异常，且可能分别涉及抑郁障碍患者不同的临床症状，但这些结果都需要进一步的研究证实。

EEG 对抑郁障碍的研究发现，患者 α 波减少，快速眼动睡眠强度增加和 δ 睡眠波比值减小等。有研究发现，α 波减少与 BDNF *val66met* 基因多态性有关，后者与应激和抑郁障碍风险相关，提示 EEG 可能作为抑郁障碍遗传风险的一个内表型。但 EEG 指标用于抑郁障碍诊断或疗效预测的灵敏度和特异度有待提高。

（三）生物化学和分子生物学（蛋白质组学）研究

抑郁障碍的神经生化机制研究主要涉及 5-HT、NE 和 DA 3 个主要的神经递质，单胺类代谢物的研究历史悠久，数量众多，但缺乏可重复的发现。HPA 轴的研究也提示其改变可能仅存在于某些亚型患者。而且，除抑郁障碍外，精神分裂症、双相障碍、创伤后应激障碍等精神障碍间的 HPA 轴改变未发现明显的疾病特异性。

抑郁症炎性假说主要涉及外周血炎性细胞和促炎性因子增高，包括多种白细胞介素（IL-1、IL-2、IL-6）、TNF-γ、C 反应蛋白和小胶质细胞等。抑郁症的炎性因子下降以疾病发作期最为明显。抗感染治疗可能改善抑郁障碍患者和动物模型某些炎性指标，并增强抗抑郁药的疗效；但这种改变仅在部分患者中出现，提示炎性改变亦可能仅为抑郁障碍某些亚型的特征。

神经生长 / 神经可塑性假说的研究主要结果有外周血和脑组织神经营养因子（如脑源性神经生长因子、胶质细胞源性神经营养因子、血管内皮生长因子）的水平下降（脑组织的改变可能存在脑区特异性，如脑源性神经生长因子浓度在海马下降，而在腹侧被盖区和伏隔核则升高）。但基于该假说的生物学标志物尚缺乏诊断的特异性。

新近的蛋白质组学依靠 2D 凝胶电泳、液相色谱、质谱分析等技术优势，同时分析大量蛋白质的相关性，以发现不在现有假说范围内的新靶点，这一优势使其成为目前抑郁障碍生物学因素研究领域的热点之一。新发现的靶点涉及能量、脂质、谷胱甘肽、胰岛素代谢及细胞骨架结构、细胞生长分化和突触可塑性等非常广泛的功能。虽然研究数量尚少，但由于蛋白质较基因和 mRNA 更接近临床表型，因此有可能是一个很有希望的研究抑郁障碍生物学标志物的技术。

总之，抑郁障碍生物学因素研究目前尚无定论，这可能与抑郁障碍的不同病理机制间的相互作用有关。近年来，科学家们开始考虑整合多种理论假说和技术以构建一个生物学因素标志物集，从而提高诊断和疗效预测或评估的灵敏度和特异度。

二、心理社会因素★★★△

心理社会因素中，应激性生活事件是抑郁障碍的主要危险因素。许多动物实验和临床流行学研究都强有力地证明了精神创伤，尤其是早年创伤显著增加成年期抑郁症的发病、自杀、复发、治疗阻抗的风险。一个具有代表性的研究对 2000 例中国成年女性抑郁症进行回顾调查，发现早年的性虐待与抑郁和自杀未遂的增加明显相关。Chapman 等对来自初级保健所的 9460 例成年人进行回顾性调查，这些成年人早期的不良经历与抑郁症的现患率及终身患病率明显相关，且有剂量相关性，即早期不良经历种类越多，发生抑郁症的风险越高。并导致抑郁的发病年龄提前，使个体在成年后再次面临急性应激时更易出现抑郁。有童年创伤史的抑郁症患者对药物治疗的反应差，更需要心理治疗。近期的负性生活事件，如丧偶、离婚、婚姻不和、失业、严重躯体疾病、家庭成员患重病或突然病故也可导致或促使抑郁症的发生。如同时存在数个严重不良生活事件，可能形成叠加致病作用。美国国立精神卫生研究院（National Institutes of Mental Health，NIMH）研究 *5-HTTLPR* 及应激性生活事件对抑郁症的影响。研究者检索了 PubMed、EMBASE、PsyclNFO 3 个数据库，纳入其中 14 项研究（发表于 2009 年 3 月前），在 14 250 例样本中，1769 例为抑郁症患者。荟萃分析显示，应激性生活事件数量与抑郁症显著相关（*OR*：1.41，95% *CI*：1.25～1.57）；*5-HTTLPR* 基因型与应激性生活事件之间相互作用与抑郁无显著相关性（*OR*：1.01，95% *CI*：0.94～1.10）。

综上所述，涉及抑郁障碍病因与发病机制的危险因素较多，除上述所列观点之外，目前的观点还包括第二信使失衡假说、神经可塑性与神经营养失衡假说、抑郁障碍能量代谢假说等。然而，对其病因与发病机制的研究依然任重而道远。

第 3 节 临床表现

抑郁障碍的主要临床表现包括核心症状及非核心症状。其中核心症状主要为情感低落和兴趣丧失，非核心症状包括精力缺乏、精神运动性迟滞或激越、思考或注意能力减弱或难于做决定、自责或无价值感、体重与睡眠的变化、自杀意念或行为等。许多患者在抑郁症状的基础上，常伴有焦虑或激越症状，各种与抑郁有关的躯体不适症状，严重者可以出现幻觉、妄想等精神病性症状。目前认为，多数患者还同时存在认知功能的障碍，使疾病的临床表现显得更为复杂，下面按照情绪症状、躯体症状、认知症状、相关症状4个部分介绍，但临床上这些症状常相互重叠、互相影响，有时很难简单划一。

一、情感症状★★★△△△

持续的情感低落是抑郁症的核心症状，包括自我感受到的或他人可观察到的显著而持久的情感低落和悲观。轻度抑郁患者会闷闷不乐，缺乏愉快感，诉说“心里有压抑感”或“高兴不起来”等；重度抑郁患者可感到悲观绝望、度日如年、痛不欲生，常诉说“活着没有意思”“生活没有乐趣”等。患者的情感低落有“晨重夜轻”的特点，即早晨较严重、傍晚有所减轻，可帮助诊断。

在情感低落的基础上，患者可出现对活动的兴趣下降或丧失，心理与生理功能的下降或压抑。例如，性欲、食欲的下降或消失，思维活动的迟滞或精力的缺乏和易疲劳，躯体活动、社会交往活动的减少，生存欲望的下降或消失，甚至出现自杀意念与行为。也可出现心理、生理调控能力的下降而表现为精神运动性激越、注意力减弱、难于做决定、易激惹。

检查中患者常低头呆坐、沉默寡言、眉头紧锁、眼神忧伤、面色憔悴，因内心痛苦而哭泣。少数患者会压抑内心痛苦，谈话时面带微笑，为“微笑性抑郁”，容易误诊，这类患者自杀危险性高。还有一些患者伴焦虑、运动性激越等体验，表现“心乱如麻”，坐立不定，来回走动，注意力不集中，可能掩盖对抑郁心境的识别而漏诊或误诊。

二、躯体症状★★★△△

躯体症状在许多抑郁症患者中出现，可涉及各个器官。常见的躯体症状包括睡眠障碍、乏力、食欲减退、体重下降、便秘、疼痛（身体任何部位）、性欲减退、阳痿、闭经和自主神经功能失调症状等。睡眠障碍以早醒常见，早醒时间一般为2～3 h，且醒后难以再入睡，是抑郁发作的典型表现之一；有些患者出现入睡困难、睡眠浅或多梦；少数患者可出现睡眠过多。体重下降与食欲减退不一定成比例，部分患者可表现为食欲增强、体重增加。部分患者的抑郁症状可能被躯体症状掩盖，称为“隐匿性抑郁症”，这类患者多在综合医院各科就诊，躯体检查常无阳性发现。有研究报道，中、重度或严重抑郁发作的患者都存在4条或以上的躯体症状。这些躯体症状常成为患者反复求医的主诉，应注意识别。

三、认知症状★★△△

抑郁症的认知障碍症状表现在2个方面：第一个是有歪曲的认知图式；第二是认知功能的损害。

抑郁障碍患者认知图式的特点是负性的、歪曲的认知过程。这一过程表现为患者对自己、对所处的世界及对未来都存在负性的认知。他们把自己看成是无价值的，不完善的，没人爱的和有缺点的；将他们所处的环境看成是灾难性的，有着许多无法克服的障碍，对未来他们是无信心与无望的。基于这一认知过程的特点，患者常会歪曲自己对事件的解释，如非此即彼（极端化或对立思维，如不是成功就意味着失败）、灾难化（消极地预测未来而不考虑其他可能性）、使不合格或打折扣（贬损积极面，毫无理由地否定自己的积极经历成绩）、情绪推理（因为感觉强烈，就认为事件合乎现实，无视相反证据）、贴标签（给自己或他人贴上固定的大标签，不顾实际情况下结论，如我是失败者）、最大化或最小化（在评价自己或他人或事件时，不合理地夸大消极面或缩小积极面）、精神过滤（选择性注意负性面，不看整体，仅将注意力集中于消极的细节上）、以偏概全（以一件事情概括所有事，一事的结果概括人）等。

认知功能的障碍则主要表现在注意力、记忆力、执行能力与精神运动的流畅性4个方面。研究发现，大多数患者都存在认知功能的障碍，而且与抑郁情绪相关。但认知功能障碍的某些方面并不随着抑郁情绪的改善而改善，即患者的抑郁情绪达到临床缓解，而认知功能障碍的某些特征还存在；而且这种特征也可见于患者非患病的亲属。因此，有学者提出，这种认知功能的缺陷可能是抑郁症的易感特征。

四、与抑郁相关的其他精神症状★★★△△△

（一）焦虑

据报道，约60%的抑郁症患者同时存在焦虑症状。如果一个患者同时存在焦虑和抑郁，往往病情更严重，自杀风险更高，治疗更加困难，是难治性抑郁症的特征之一，而且焦虑容易成为残留症状，即使治愈也容易复发。

（二）精神病性症状

50%以上的抑郁症患者可以同时存在精神病性症状，如幻觉、妄想。这些精神病性症状可以是与抑郁心境协调的，如自罪妄想、虚无妄想；也可以是与抑郁心境不协调的，甚至施耐德一级症状。但这些精神病性症状的特点达不到精神分裂症及相关精神病性障碍的诊断标准。

（三）其他症状

抑郁症患者还可出现紧张症状、人格解体、现实解体、强迫症状及达不到症状诊断标准的躁狂或轻躁狂（如果达到躁狂或轻躁狂发作的诊断标准，即应诊断为双相障碍）。人格解体时患者感到自我的全部或部分似乎是遥远或虚假的，有时感觉不到自己的存在，因而常自我否定。现实解体时患者觉得周围环境变得不真实、陌生，看待周围的事物就像看电影，自己像在梦中。患者的强迫症状多以强迫性思维为主，反复想一些不好的事，明知不必要，但无法控制。

第4节　评估、诊断与鉴别诊断

一、评估★★△△

对于存在抑郁症状的患者，应当进行完整的心理社会评估和生物学评估。其目的是为了明确抑郁症的诊断，同时了解其他的精神症状及躯体一般情况以利于鉴别诊断和制订科学的治疗方案。评估包括现病史、目前症状、是否有自杀意念或行为，既往是否有过躁狂发作或精神病性症状发作，治疗情况及疗效等。

对疑似为抑郁症的患者，除了进行全面的躯体检查及神经系统检查外，还要注意辅助检查及实验室检查，尤其注意血糖、甲状腺功能、心电图等检查。

主要检查项目包括：①血常规、尿常规、大便常规、肝功能、肾功能、电解质、血脂、血糖及心电图作为常规检查。②内分泌检查（如甲状腺功能、女性性激素检查）以排除由相关的内分泌系统疾病所致的抑郁。③感染性疾病筛查（乙型病毒性肝炎、丙型病毒性肝炎、梅毒、艾滋病等）以排除由相应的感染性疾病所致精神障碍，同时为药物治疗的选择提供依据。④脑电图检查用以排除癫痫或脑炎等躯体疾病，头颅CT或MRI检查，尤其头颅MRI检查，对于排除脑结构性病变非常重要。⑤X线胸片、超声心动图、心肌酶学、腹部B型超声、相关免疫学检查等按临床需要进行。

对于诊断为抑郁症的患者，应定期对患者进行评估以观测患者病情的变化，不断优化治疗方案。评估内容包括症状严重度、自杀风险、转躁风险、治疗的不良反应、治疗的依从性等方面，可以应用他评和自评的评估量表进行评估。

二、诊断★★★△△△

抑郁症的诊断需根据诊断标准做出。目前临床常用的是ICD-10（第5章精神与行为障碍分类）及DSM-5，后者更多用于临床研究。ICD和DSM这两大诊断系统对抑郁障碍的分类及描述，总体而言非常相近，都将抑郁症作为一个系列综合征，根据病情严重程度、病程长短、伴有或不伴有精神病性症状、有无相关病因等分为不同亚型。以下主要介绍ICD-10的抑郁障碍诊断标准的要点。

在ICD-10中，抑郁障碍的诊断标准分为首次发作的抑郁障碍和复发的抑郁障碍。用于诊断的临床症状分为典型症状和其他常见症状2个维度，典型症状包括心境低落、兴趣和愉快感丧失、精力不济或疲劳感等；其他常见症状包括集中注意和注意的能力降低、自我评价降低、自罪观念和无价值感、认为前途暗淡、悲观、自伤或自杀的观念或行为、睡眠障碍、食欲下降、精神运动性迟滞或激越等。抑郁障碍的病程至少持续2周。

（一）首次发作的抑郁障碍

抑郁发作可根据其严重程度分为轻度、中度和重度3种类型。此外，还有重度抑郁发作伴有精神病性症状和其他抑郁发作2种诊断。

1. 轻度抑郁　是指具有至少2条典型症状和至少2条其他症状，且患者的日常工作和社交活动有一定困难，对患者的社会功能有影响。

2. 中度抑郁　是指具有至少2条典型症状和至少3条（最好4条）其他症状，且患者的工作、社交或家务活动有相当困难。

3. 重度抑郁 是指3条典型症状都存在，并且有至少4条其他症状；症状极为严重或起病非常急骤时，不足2周的病程也可做出诊断；除了在极有限的范围内，患者几乎不可能进行社交、工作或家务活动。

4. 重度抑郁发作伴有精神病性症状 是指符合重度抑郁发作的诊断标准，并存在妄想、幻觉或抑郁性木僵等症状。妄想一般涉及自罪、贫穷或灾难迫在眉睫的观念，患者自认为对灾难降临负有责任；幻觉多为听幻觉和嗅幻觉，听幻觉常为诋毁或指责性的声音，嗅幻觉多为污物腐肉的气味；严重的精神运动性迟滞可发展为木僵。

5. 其他抑郁发作 是指总的诊断印象表明发作有抑郁性质，但不符合轻到重度的诊断标准。例如，患者表现出有变化（轻或重）的抑郁症状（尤其是躯体表现）、躯体抑郁症状与非器质性原因所致的持续性疼痛或疲劳的混合形式等。

（二）复发性抑郁障碍

复发性抑郁障碍的特点是反复出现抑郁发作，且不存在符合躁狂标准的心境高涨和活动过度的独立发作。其抑郁发作的起病年龄、严重程度、持续时间和发作频率等无固定规律，平均起病年龄为40～49岁，单次发作持续3～12个月。

三、分型★★△

抑郁障碍在DSM-5发表之前一直作为心境障碍的一种类型出现，并无统一的分型，人们往往根据临床或科研的需要，将抑郁障碍分为不同的类型，如精神病性或神经症性抑郁、原发性或继发性抑郁、隐匿性抑郁、双重抑郁、产后抑郁、更年期抑郁、迟滞性或激越性抑郁、躯体疾病伴发抑郁和药物所致抑郁等。在DSM-5中，抑郁障碍作为独立的一大类疾病，根据临床特征而进行了分型，共包括以下8种类型：破坏性心境失调障碍、重性抑郁障碍（抑郁症）、持续性抑郁障碍（心境恶劣）、经前期心境恶劣障碍、精神活性物质所致抑郁障碍、躯体疾病所致抑郁障碍、特定抑郁障碍和未特定抑郁障碍等亚型。

四、鉴别诊断★★★△△△

（一）精神分裂症

伴有精神病性症状的抑郁发作或抑郁性木僵需要与精神分裂症或其紧张型鉴别。鉴别要点：①原发症状，抑郁症以心境低落为原发症状，精神病性症状是继发的；精神分裂症通常以思维障碍和情感淡漠、不协调为原发症状，而抑郁症状是继发的。②协调性，抑郁症患者的思维、情感和意志行为等精神活动之间尚存在一定的协调性，精神分裂症患者的精神活动之间缺乏这种协调性。③病程，抑郁症多为间歇性病程，间歇期基本正常；而精神分裂症的病程多数为发作进展或持续进展，缓解期常有残留精神症状或人格的缺损。④病前性格、家族遗传史、预后和药物治疗的反应等均可有助于鉴别。

（二）双相障碍

双相障碍是心境障碍的一个主要疾病亚型，其临床表现是在抑郁发作的基础上，有一次以上的符合躁狂或轻躁狂发作史。抑郁症的疾病特征是个体的情感、认知、意志行为的全面“抑制”，双相障碍的疾病特征是“不稳定性”和“摇摆”。有些抑郁发作患者并不能提供明确的躁狂、轻躁狂发作史，但是具有首次发病年龄早（25岁或更早前起病）、双相障碍家族史、抑郁发作突然且发作次数在5次以上、心境不稳定、易激惹、激越、思维拥挤、注意力不集中、睡眠和体重增加等临床表现时，对这类抑郁症的患者诊治过程中，要高度关注和定期评估躁狂发作的可能性，以及时修正诊断。

（三）焦虑障碍

抑郁症和焦虑障碍常共同出现，但它们是不同的临床综合征，抑郁症以“情感低落”为核心，焦虑障碍以“害怕、恐惧、担忧、着急”为特点，但这2种精神障碍常共存几种症状，如躯体不安、注意力集中困难、睡眠紊乱和疲劳等。焦虑障碍的焦虑症状较为突出，当有潜在抑郁症时鉴别诊断较为复杂；焦虑障碍患者的情感表达以焦虑、脆弱为主，有明显的自主神经功能失调及运动性不安，患者的自知力良好，症状波动性大，求治心切，病前往往有明显引起高级神经活动过度紧张的精神因素。抑郁症常出现头晕、头痛、无力和失眠等躯体化主诉或躯体化焦虑的临床现象，易误诊；但是抑郁症以情感低落为主要临床表现，患者自我感觉不佳，觉得痛苦、厌倦、疲劳，躯体化症状较重的患者也可伴有疑病症状，需要根据症状的主次及其出现的先后顺序来进行鉴别。

（四）创伤后应激障碍

创伤后应激障碍常伴有抑郁，与抑郁症的鉴别要点在于：前者常在严重的、灾难性的、对生命有威胁的创伤性事件，如强奸、地震、被虐待后起病，以创伤事件的闯入性记忆反复出现在意识或梦境中为特征性症状，以及焦虑或情感麻木、回避与创伤有关的人与事等为主要临床表现，虽然可有轻重不一的抑郁，但不是主要临床表现，也无“晨重夜轻”的节律改变；临床症状充分反映心因内容，易受外界影响；精神活动迟钝不明显；睡眠障碍多为入睡困难，有与创伤有关的噩梦、梦魇，与抑郁发作以早醒多见不同。

（五）痴呆

老年患者常伴有明显的认知功能改变，表现类似痴呆，故称为假性痴呆，需与真性痴呆鉴别。与AD的缓慢起病不同，老年抑郁症起病较急，患者有求治要求和自知力。老年抑郁症的“晨重夜轻”的特点可与痴呆的“晨轻夜重”相鉴别。心理测试时，抑郁症患者常不愿回答问题，但痴呆患者则会尽可能编造回答问题。此外，给予抗抑郁治疗后，抑郁症患者的认知功能会有一定程度的恢复，但痴呆患者无此表现。

第5节 治 疗

一、概述★★★△△△

抑郁症的治疗目标包括控制症状、达到临床痊愈、努力恢复患者的整体功能到病前水平、提高患者的生活质量、最大限度减少病残率和自杀率、防止复燃及复发。

抑郁症的治疗过程包括建立和维持良好的治疗同盟，确定适宜患者的治疗场所，在规范治疗原则的基础上和患者及家属一起制订个体化治疗方案，全面和定期的评估，给患者和家属提供医学教育等。要重视医患间治疗同盟的建立，因为要做出正确的诊断，制订和实施有效的最适合该患者的治疗方案，首先要了解患者的需求和影响诊治的有关因素。如果不能建立一个让患者和家属觉得舒适、轻松、开放的氛围来讨论患者的恐惧、关切的事物、对治疗计划的看法和偏好等，就很难消除患者的无助、无价值感、内疚、病耻感、既往治疗的负性体验、和他人的距离感、医患之间的移情和反移情等影响诊断和治疗的因素。医患同盟的建立是良好的氛围基础。此外，对患者的临床症状、安全性、功能状态、转躁风险、治疗的不良反应、依从性等进行全面的、前瞻性的、定期的评估，然后根据评估结果及时修正治疗方案，以提高疗效，是整个治疗过程中非常重要的环节。

重性抑郁症的治疗目前主张全病程治疗，包括急性期治疗、巩固期治疗、维持期治疗和停药期的定期随诊。其他抑郁障碍的治疗过程依病情变化而定，如躯体疾病所致抑郁障碍则包括躯体疾病的治疗和抑郁症状的治疗，如果抑郁症状经过治疗达到缓解，一般继续巩固治疗3个月左右可以缓慢减停抗抑郁药，不一定需要全病程治疗。

药物治疗、心理治疗、物理治疗依然是当前治疗抑郁症的主要方法。运动疗法、光照治疗等作为辅助治疗也有一定疗效。药物治疗适合轻、中、重不同程度的抑郁症。心理治疗可单独用于轻度和中度的抑郁症，但不主张单独用于重度抑郁症。心理治疗联合药物治疗推荐应用于所有抑郁症。物理治疗主要用于难治性抑郁症或疾病非常严重、自杀意念非常明显或伴有精神病性症状的患者。

二、治疗模式：全病程治疗★★★△△△

抑郁症的复发率高达50%～85%，其中50%的患者在疾病发生后2年内复发。为使这种高复发性疾病预后良好、防止复燃及复发，目前倡导全病程治疗。评估抑郁症治疗及预后的5“R”标准：①有效（response，R），抑郁症状减轻，汉密尔顿抑郁量表-17项（Hamilton depression scale17, HAMD-17）减分率至少达50%或者蒙哥马利-艾斯伯格抑郁评分量表（Montgomery-Asberg depression rating scale, MADRS）减分率达到50%以上。②临床治愈（remission，R）：抑郁症状完全消失>2周、<6个月，HAMD-17评分≤7分或MADRS评分≤10分，并且社会功能恢复良好。③痊愈（recovery，R），指患者完全恢复正常或稳定缓解至少6个月。④复燃（relapse，R），指患者病情在临床治愈期出现反复和症状加重。⑤复发（recurrence，R），指痊愈后一次新的抑郁发作。

（一）急性期治疗

临床治愈是急性期治疗的目标，以最大限度减少病残率、自杀率及复燃和复发风险。急性期优化治疗策略首要步骤是对症状的评估，包括评估症状严重程度和进展，既往药物和其他治疗方式及疗效的全面回顾。在此基础上采取多元化的治疗方式，包括药物治疗、非药物的心理治疗和物理治疗［如改良电休克治疗（modified electroconvulsive therapy，MECT）］、补充或替代药物治疗等。影响治疗方式选择的因素很多，如临床症状特点、伴随病症和目前与既往用药情况、患者的意愿和治疗费用、患者的治疗依从性等。治疗实施过程中对疗效的充分评价非常重要，因为即使存在轻度的残留症状也会明显损害社会和生活功能，残留症状比抑郁复发史更能预测抑郁的复发，对部分有效的患者，不能过早地结束急性期治疗。治疗中监测的项目包括：① 症状严重程度，是否有残留症状，包括社会功能及生活质量。②对自己或他人的“危险”程度。③转躁的线索。④其他精神障碍，包括酒精依赖或其他物质依赖。⑤躯体状况。⑥对治疗的反应。⑦治疗的不良反应。⑧治疗的依从性。

（二）巩固期治疗

巩固期治疗的目标是防止复燃。在急性期治疗达到症状缓解后的4～9个月，有报道在坚持治疗的患者中仍有20%的复燃率；而停止治疗的患者复燃率高达85%。为了降低复燃风险，对急性期治疗达到临床治愈的患者，均应继续巩固治疗4～9个月，继续使用急性期治疗有效的治疗方法，治疗剂量不变。

目前的研究显示，抗抑郁药均能有效预防复燃。锂盐对预防复燃也有一定的作用。心理治疗（如认知行为疗法）作为巩固期治疗的合并治疗，能有效降低复燃及复发风险。对电休克治疗有效的患者，应继续使用药物治疗。那些使用药物和心理治疗无效的患者，建议继续给予电休克治疗。

同时，指导患者及家属识别抑郁复燃的特殊症状，如对以前感兴趣的事情不感兴趣了。有残留症状、症状恶化或再现、社会功能下降等也提示患者可能复燃。一旦复燃，应增加药物治疗剂量或MECT治疗。对单独进行心理治疗的患者，应增加治疗频度或心理治疗联合药物治疗。同时找出复发的诱因，如新的应激性事件、物质滥用、与抑郁相关的躯体疾病等。治疗依从性不佳也可能导致复燃，需要对患者进行血药浓度监测，血药浓度可受药物相互作用及吸烟的影响。

（三）维持期治疗

维持期治疗的目标是防止复发。经过巩固期治疗，有20%的患者可能复发，每个患者的复发时间不一致，通常在2～3年；抑郁发作的终身发作次数与其复发率高度相关，每多发作一次，其复发风险增加16%。

为了降低复发风险，在巩固期疗程结束后，敏感患者应继续维持期的治疗。敏感患者包括既往有3次及3次以上的抑郁发作，存在复发风险的附加因素（如存在残留症状、早年起病、有持续的心理社会应激、有心境障碍家族史、共病）及慢性抑郁患者均需维持治疗。

维持期治疗推荐继续使用在急性期及巩固期有效的治疗方法。如抗抑郁药在维持期应当继续使用足剂量的治疗。目前尚不清楚是否由于治疗失效导致一些患者在维持期复发，但更多的复发可能与药物预防作用不佳有关。因此，当患者复发时，医师应使用同样的方法治疗，如增加药物剂量、换药、合并用药或使用心理治疗来增加疗效。研究显示，维持期药物治疗和心理治疗联合比单一使用任何一种方法更有效地预防复发。如果在急性期和巩固期治疗时应用过心理治疗，维持期治疗可以考虑继续使用，但需减少频率。如果在急性期和巩固期药物治疗无效，但是电休克治疗有效，维持期可以继续考虑使用电休克治疗。

有关维持期治疗的时间意见不一。WHO推荐仅发作1次（单次发作）、症状轻、间歇期长（≥5年）者，一般可不维持治疗。接受维持期治疗的敏感患者，维持的时间尚未有充分研究，一般至少2～3年，多次复发者主张长期维持治疗。

（四）终止治疗

通常不建议患者在重大事件（比如结婚）及应激性事件发生时终止治疗。通常需要在几周内逐步减药，使撤药反应的可能性降到最低。应告知患者，不能突然停药。在旅行或外出时随身携带药物。缓慢减量或改为长半衰期的抗抑郁药可降低撤药综合征的风险。撤药反应包括对情绪、精力、睡眠及食欲的影响，可被误认为是复发的征兆。撤药反应常出现在药物半衰期短的药物中。医师应告知患者，这类反应短期会消失，缓慢减量可以避免撤药反应的发生。

停止治疗之前，应告知患者存在抑郁症状复发的潜在危险，并确定复发后寻求治疗的计划。复发概率最高的时间是在结束治疗后的2个月内。停药后，仍应对患者进行数月的监督随访，若症状复发，患者应再次接受一个完整疗程的急性期治疗。

三、治疗方法★★★△△△

（一）药物治疗

抗抑郁药治疗主张使用安全性高、疗效好的第二代抗抑郁药［例如，SSRIs、SNRIs、NE能和特异性

5-HT能抗抑郁药（noradrenergic and specific serotonergic antidepressants，NaSSA）等］作为首选。疗效不好时可以考虑使用第二线抗抑郁药如三环类（tricyclic antidepressant，TCAs）药物治疗。对于轻度、中度抑郁症患者也可以选择中草药舒肝解郁胶囊、圣约翰草制剂、巴戟天寡糖胶囊等。抗抑郁药的选择应考虑患者的症状特点、年龄、是否共病、抗抑郁药的药理作用（半衰期、P450酶作用、药物耐受性、潜在的药物间作用等）、患者之前的治疗、对药物的偏好及治疗成本等。

应尽量单一用药，从小剂量开始，根据病情需要和患者耐受情况，逐步递增剂量至足量和足够长的疗程（至少4周）。药物治疗一般2～4周开始起效，如果使用某种药物治疗4～6周无效，可考虑换用同类其他药物或作用机制不同的另一抗抑郁药。换药无效时，可考虑联合使用2种作用机制不同的抗抑郁药，一般不主张联用2种以上的抗抑郁药。临床常用的抗抑郁药见表11-1，抗抑郁药常见不良反应及处理措施见表11-2。

表11-1 常用的抗抑郁药

抗抑郁药	药理机制	日剂量（中国）（mg）	FDA批准	CFDA批准
A级推荐药物				
氟西汀（fluoxetine）	SSRIs	20～60	是	是
帕罗西汀（paroxetine）	SSRIs	20～50	是	是
氟伏沙明（fluvoxamine）	SSRIs	100～300	是	是
舍曲林（sertraline）	SSRIs	50～200	是	是
西酞普兰（citalopram）	SSRIs	20～60	是	是
艾司西酞普兰（escitalopram）	SSRIs	10～20	是	是
文拉法辛（venlafaxine）	SNRIs	75～225	是	是
度洛西汀（duloxetine）	SNRIs	60～120	是	是
米氮平（mirtazapine）	NaSSA	15～45	是	是
米那普仑（milnacipran）	SNRIs	100～200	是	是
安非他酮（bupropion）	NDRI	150～450	是	是
阿戈美拉汀（agomelatine）	MT_1和MT_2激动药；5-HT_2拮抗药	25～50	是	是
B级推荐药物				
阿米替林（amitriptyline）	TCAs	50～250	是	是
氯米帕明（clomipramine）	TCAs	50～250	是	是
多塞平（doxepine）	TCAs	50～250	是	是
米帕明（imipramine）	TCAs	50～250	是	是
马普替林（maprotiline）	四环类	50～225	是	是
米安色林（mianserin）	四环类	30～90	是	是
曲唑酮（trazodone）	SARIs	50～400	是	是
瑞波西汀（reboxetine）	NRIs	8～12	是	是
噻奈普汀（tianeptine）	SARIs	25.0～37.5	是	是
C级推荐药物				
吗氯贝胺（moclobemide）	RIMAs	150～600	是	是

注：NDRI. noradrenaline dopamine reuptake inhibitors，去甲肾上腺素－多巴胺回收抑制药；MT_1. melatonin1，褪黑素受体1；MT_2. melatonin2，褪黑素受体2；SARIs. serotonin antagonist/reuptake inbititors，5-HT受体拮抗/再摄取抑制药；NRIs. norodrenaline reuptake inhibitors，NE再摄取抑制药；RIMAs. reversible MAO-A inhibitors，可逆性单胺氧化酶A抑制药；引自李凌江，马辛. 中国抑郁障碍防治指南. 2版. 北京：中华医学电子音像出版社，2015

表11-2 抗抑郁药常见不良反应及处理措施

常见不良反应	相关药物	处理措施
心血管系统		
心律失常	TCAs	心功能不稳定或心肌缺血者慎用；会与抗心律失常药产生相互作用
高血压	SNRIs、安非他酮	监测血压；尽量使用最小有效剂量；加用抗高血压药
高血压危象	MAOIs	紧急治疗；如果高血压严重，需静脉内使用抗高血压药（如拉贝洛尔、硝普钠）
直立性低血压	TCAs、曲唑酮、MAOIs	加用氟氢可的松；增加食盐的摄入
消化系统		
便秘	TCAs	保证摄入充足水分；泻药

（待续）

（续表）

常见不良反应	相关药物	处理措施
口干	TCAs、SNRIs、安非他酮	建议使用无糖口香糖或糖果
胃肠道出血	SSRIs	确定合并用药是否会影响凝血
肝毒性	阿戈美拉汀	提供有关的教育和监测肝功能
恶心、呕吐	SSRIs、SNRIs、安非他酮	饭后或分次给药
泌尿生殖系统		
排尿困难	TCAs	加用氨甲酰甲胆碱
性唤起、勃起功能障碍	TCAs、SSRIs、SNRIs	加用西地那非、他达拉非、丁螺环酮或安非他酮
性高潮障碍	TCAs、SSRIs、文拉法辛、MAOIs	加用西地那非、他达拉非、丁螺环酮或安非他酮
阴茎异常勃起	曲唑酮	泌尿科紧急治疗
神经精神系统		
谵妄	TCAs	评估其他可能导致谵妄的病因
头痛	SSRIs、SNRIs、安非他酮	评估其他病因（如咖啡因中毒、磨牙、偏头痛、紧张性头痛）
肌阵挛	TCAs、MAOIs	氯硝西泮
癫痫	安非他酮、TCAs、阿莫沙平	评估其他病因，并加用抗惊厥药
激越	SSRIs、SNRIs、安非他酮	早晨服用
静坐不能	SSRIs、SNRIs	加用 β 受体阻滞药或苯二氮䓬类药物
失眠	SSRIs、SNRIs、安非他酮	早晨服用；加用镇静催眠药；增加褪黑素；提供睡眠卫生教育或 CBT 治疗
镇静	TCAs、曲唑酮、米氮平	睡前给药，添加莫达非尼或哌甲酯
其他		
胆固醇增加	米氮平	加用他汀类药物
体重增加	SSRIs、米氮平、TCAs、MAOIs	鼓励运动，咨询营养师，更改抗抑郁药，可考虑使用仲氨基（如 TCAs）或其他较少引起体重问题的药物（如安非他酮）
视物模糊	TCAs	加用毛果芸香碱滴眼液
磨牙症	SSRIs	若有临床指征，需牙科医师会诊
多汗	TCAs、某些 SSRIs 类药物、SNRIs	加用 α_1- 肾上腺素能受体阻滞药（如特拉唑嗪）、中枢 α_2- 肾上腺素能受体激动药（如可乐定）或抗胆碱能药（如苯扎托品）
跌倒风险	TCAs、SSRIs	监测血压；评估镇静作用、视物模糊或精神错乱；改善环境
骨质疏松	SSRIs	进行骨密度监测，并添加特殊的治疗，以减少骨质流失（如钙和维生素 D、双膦酸盐、选择性雌激素受体调节药）

注：MAOIs. MAO inhibitors，单胺氧化酶抑制药．引自李凌江，马辛．中国抑郁障碍防治指南．2 版．北京：中华医学电子音像出版社，2015

（二）心理治疗

心理治疗对轻度抑郁症患者可单独使用，尤其适用于不愿或不能采用药物治疗或电休克治疗的患者。中度、重度抑郁症患者推荐联合药物治疗。心理治疗在解决心理问题、改善人际关系方面的疗效较好，特别适用于存在心理社会应激源、人际关系困难等因素的患者。若选单一心理治疗，建议医师需定期监测和评估患者的症状反应。轻度抑郁症患者急性期单用心理治疗 6 周后无疗效或 12 周后症状缓解不完全，则应重新评估病情，根据不同心理治疗方法的特点考虑调整心理治疗的频度或不同的治疗方法与方案（包括药物治疗和其他物理治疗等）。

目前循证证据较多、疗效肯定的心理治疗方法包括认知行为治疗、人际心理治疗和行为心理治疗（如行为激活）。这些治疗对轻、中度抑郁症的疗效与抗抑郁药疗效相仿，但对严重的或内源性抑郁症须在药物治疗的基础上联合使用。其他心理治疗（如精神动力学治疗）有效的证据较少。对于慢性抑郁，认知行为治疗和人际心理治疗的疗效可能逊于药物治疗，但心理治疗有助于改善慢性患者的社交技能及其与抑郁相关的功能损害。

（三）物理治疗

物理治疗包括 MECT、经颅磁刺激治疗，还有一些目前在国内开展较少的物理治疗如迷走神经刺激、深部脑刺激等。这些治疗方法均有疗效比较肯定的临床研究证据。如重复经颅磁刺激治疗（repetitive transcranial magnetic stimulation，rTMS），是一种无创的电生理技术，对抑郁症状有肯定的缓解作用。在不良反应方面，rTMS 不会像 ECT 那样影响患者的记忆功能，因此安全性更高。但目前我国只有 MECT 获得 CFDA 抑郁症的适应证。

MECT 对伴有精神病性症状、紧张综合征、拒食、有自杀风险，或需要快速控制症状的患者，可以作为首选治疗。对于那些心理治疗和（或）药物治疗疗效欠佳的重度抑郁症患者，特别是那些伴有明显功能缺损、对多种药物治疗均效果不明显的患者，可以考虑 MECT 治疗。对于合并多种躯体疾病并接受其他药物治疗的老年抑郁症患者，以及既往对电休克治疗有效，或更愿意接受这种物理治疗的患者，MECT 治疗也是有效和安全的。此外，据国外文献报道，对于妊娠期抑郁症患者，当伴有明显精神病性症状、有严重自杀风险，且其他治疗均无效的情况下，才考虑 MECT 治疗，且必须经过严格临床适应证评估后才能实施，因为 MECT 会导致胎心率下降、子宫收缩、新生儿早产等诸多不良反应。

一般而言，MECT 治疗每周 2～3 次，急性期治疗从每日 1 次过渡到隔日 1 次或起始就隔日 1 次，通常 8～12 次为 1 个疗程，一般不超过 20 次。在症状完全缓解或达到平台期前，不要中断治疗。否则，不仅病情更容易复发，而且症状可能反跳。具体治疗方法详见治疗学部分。

（四）其他治疗

对于抑郁障碍的治疗，除了以上治疗方法外，还有一些其他治疗方法，如光照治疗、运动疗法、针灸、阅读疗法及 ω-3 脂肪酸等。这些治疗方法作为抑郁症的辅助治疗已在临床上开始使用，但目前尚缺乏有力的研究证据，在中国也未获得抑郁症治疗的适用证。

四、特定人群抑郁症的治疗 ★★★△

抑郁症的发生风险与性别、年龄也有一定关系，如儿童、老年人、女性。这部分人群除具有抑郁症的一般临床特征外，还具有其特征性症状及病理生理改变。因此，在临床治疗中应给予更多的关注。在确定治疗方案时应多方面综合考虑，真正做到个性化最优治疗。

（一）儿童、青少年

儿童、青少年抑郁障碍的治疗，应坚持抗抑郁药与心理治疗并重的原则。

心理治疗适合不同严重程度的儿童、青少年抑郁症患者，有助于改变认知、完善人格、增强应对困难和挫折的能力，最终改善抑郁症状、降低自杀率、减少功能损害。规范、系统的认知行为治疗和人际心理治疗对于儿童、青少年抑郁障碍有效，支持性心理治疗、家庭治疗也有一定疗效。如果 6～12 周的心理治疗后抑郁症状无明显改善，通常提示需合并抗抑郁药治疗。

目前还没有一种抗抑郁药对儿童和青少年绝对安全。目前，舍曲林、氟西汀和西酞普兰是国外儿童青少年抑郁症的一线用药，其疗效和安全性得到了证实。我国舍曲林也有 6 岁以上儿童强迫症的适应证。西酞普兰与 QTc 间期的剂量依赖性影响，日剂量不宜超过 40 mg。其他类抗抑郁药物，如文拉法辛、米氮平、三环类抗抑郁药等，因缺乏对于儿童、青少年抑郁障碍疗效与安全性的充分证据，应慎用。如果单独用药效果不明显，可合用增效药，但在青少年抑郁患者中尚缺乏充分的临床证据。

用药应从小剂量开始，缓慢加至有效剂量。由于儿童、青少年个体差异很大，用药必须因人而异，尽可能减少、避免不良反应的发生。抗抑郁药与 18 岁以下儿童、青少年的自杀相关行为（自杀企图和自杀观念）和敌意（攻击性、对抗行为、易怒）可能有关，使用时应密切监测患者的自杀及冲动征兆。

对于病情危重、可能危及生命（如自杀倾向或木僵、拒食等）、采用其他治疗无效的青少年患者（12 岁以上）可采用 MECT 治疗。

（二）老年人

老年抑郁症治疗除遵循抑郁症的一般治疗原则

外，要特别注意老年人的病理生理改变及社会地位改变的影响，定期监测患者躯体功能状况。

治疗老年抑郁症 SSRIs 类药物如舍曲林、西酞普兰、艾司西酞普兰等临床研究证据比较多。除了抗抑郁疗效肯定、不良反应少，其最大的优点在于其抗胆碱能及心血管系统不良反应轻微，老年患者易耐受，可长期维持治疗。SNRIs 类药物亦可用于老年抑郁症治疗，其代表药物为度洛西汀、文拉法辛。其不足之处在于高剂量时可引起血压升高，在使用时需逐渐增加剂量，并注意监测血压的改变。NaSSA 类药物米氮平能显著改善睡眠质量，适用于伴失眠、焦虑症状的老年抑郁症患者。阿戈美拉汀通过调节生物节律也可改善老年患者的抑郁情绪。老年人应慎用三环类抗抑郁药，此类药物有明显的抗胆碱能作用及对心脏的毒性作用，易产生严重的不良反应。

目前，对于老年人联合用药的相关证据尚不充分。可结合个体情况慎重选用，对难治性的老年抑郁症患者可优先考虑。可小剂量联合应用非典型抗精神病药，如奥氮平、喹硫平、利培酮、阿立哌唑等，但应同时监测肝功能、肾功能及血糖、血脂等指标，同时注意药物间的相互作用。

老年患者的起始剂量一般低于成人患者，滴定时需注意药物蓄积作用，老年人对药物的吸收、代谢、排泄等能力较低，血药浓度往往较高，易引起较为严重的不良反应。

心理治疗能改善老年抑郁症患者的无助感、无力感、自尊心低下及负性认知，常用的方法包括认知行为治疗、人际心理治疗、心理动力及问题解决等方法。

MECT 适用于老年抑郁症中自杀倾向明显者、严重激越者、拒食者及应用抗抑郁药治疗无效者，同时无严重的心、脑血管疾病；也可适用于老年抑郁症的维持治疗。

（三）孕产期女性

孕产期抑郁症是指女性在妊娠期或产后 4 周内出现抑郁情绪，严重患者可出现精神病性症状。

处理妊娠期抑郁症时，症状较轻的患者给予健康教育、支持性心理治疗即可，如既往有过轻到中度发作，可给予认知行为治疗和人际心理治疗。重度或有严重自杀倾向的患者可以考虑抗抑郁药治疗，此时应权衡治疗和不治疗对母亲和胎儿的风险，向患者及家属讲清楚抗抑郁药治疗与不治疗的利弊。治疗应根据抑郁的严重程度、复发的风险、孕妇和家属的意愿来进行调整。目前，抗抑郁药在妊娠期使用的风险与安全性尚无最后定论。当前孕妇使用最多的抗抑郁药是 SSRIs 类，应尽可能应用单一药物并考虑患者既往治疗情况。妊娠期抗抑郁药使用分类等级（FDA）见表 11-3（以最新文献报道为参考）。

表 11-3　妊娠期抗抑郁药使用分类等级（FDA）

分类	说明	药物名称
A	随机对照研究显示无风险	无
B	在人群中尚无风险性证据	安非他酮、马普替林
C	风险性尚未排除	西酞普兰、艾司西酞普兰、舍曲林、氟西汀、氟伏沙明、度洛西汀、去甲文拉法辛、米氮平、曲唑酮、阿米替林、多塞平、氯米帕明、地昔帕明
D	有风险性证据	帕罗西汀、米帕明、去甲替林

注：引自李凌江，马辛．中国抑郁障碍防治指南．2 版．北京：中华医学电子音像出版社，2015

关于妊娠期使用抗抑郁药后产生的不良事件主要涉及胎儿发育、新生儿发育和长期发育 3 个问题。除帕罗西汀外，妊娠期使用 SSRIs 类抗抑郁药目前并未发现可增加患儿心脏疾病和死亡风险；但可能增加早产和低体重风险。SNRIs 类药物和米氮平可能与发生自然流产有关。此外，队列研究显示，妊娠晚期使用抗抑郁药可能与产后出血有关。

对于药物治疗无效或不适合的重度、伴精神病性及高自杀风险的患者可根据患者情况选用 MECT 治疗。

（李凌江　方贻儒）

参考文献

[1] Smith K.Mental health: a world of depression. Nature, 2014, 515(7526): 181.

[2] Pamela Y C.Grand challenges in global mental health.Nature, 2011, 475(7354): 27-30.

[3] Phillips MR, Zhang J, Shi Q, et al.Prevalence, treatment, and associated disability of mental disorders in four provinces in China during 2001-05: an epidemiological survey.Lancet, 2009, 373(9680): 2041-2053.

[4] David JK, Frank E,Phillips ML.Major depressive disorder: new clinical, neurobiological, and treatment perspectives. Lancet, 2012, 379(9820): 1045-1055.

[5] 李凌江，马辛．中国抑郁障碍防治指南．2 版．北京：中华医学电子与音像出版社，2015.

第12章 焦虑障碍

第1节 概　　述

一、焦虑的概念★★★△△△

焦虑是一种正常的情绪反应，是指一种担心发生威胁自身安全和其他不良后果的心境，是一种内心紧张、害怕、不安的体验。焦虑在正常情况下具有积极的意义，焦虑在一定范围内与一个人的操作水平呈正比，焦虑程度越高，个人操作能力越高。但焦虑达到一定的程度后，焦虑就会给人的业绩带来负面的影响，严重的会使个体完全丧失社会功能，成为临床上的病理性焦虑。

病理性焦虑是指一种持续的无明确原因地感到紧张不安或无现实基础地预感到灾难、威胁或大祸临头心境，同时伴有明显的自主神经功能紊乱及运动性不安，自己感到痛苦，日常生活、工作或学习、社会交往受到影响。病理性焦虑具有如下的特点：①焦虑的程度没有现实基础或与环境不相称。②焦虑导致个体精神痛苦，社会、生活和学习功能下降。③焦虑并不随着客观问题的解决而消失，往往与人格有一定关系。

二、焦虑障碍分类及其演变★△

焦虑障碍（anxiety disorder）的很多疾病曾属于神经症的范畴。英国医师 William Cullen 于 1769 年首先提出神经症这个词，定义为“没有发热和局部病变的感觉和运动病”，是“神经系统的一般性病”。Sigmund Freud 强调焦虑在心理发展中的作用，并将焦虑分为 3 种类型：①客体性焦虑，可有原发性客体焦虑和继发性客体焦虑 2 种，后者是指客体存在的可能性而引起的焦虑。②神经症性焦虑，是指阻抑在无意识领域里的焦虑，造成焦虑的威胁来自于不能做的冲动。③道德性焦虑，患者体验的危险来自于超我，被体验为耻感和罪感。

1968 年，美国 DSM-Ⅱ正式应用神经症的疾病分类，共 10 种，包括焦虑神经症、癔症神经症、恐惧性神经症、强迫神经症、抑郁神经症、神经衰弱、人格解体神经症、疑病神经症、其他和未特定神经症。1968 年的 ICD-8 和 1977 年的 ICD-9 的神经症分类与 DSM-Ⅱ类似。随着对神经症病因学及现象学认识的不断深入，在神经症中的疾病有的并不符合神经症的特点，从美国 DSM-Ⅲ（1980 年）开始就抛弃了神经症这一术语，把神经症分为焦虑障碍、躯体形式障碍和分离障碍 3 类。焦虑障碍包括惊恐障碍、广泛性焦虑障碍、恐惧障碍、强迫障碍和创伤后应激障碍。DSM-Ⅲ-R（1987 年）和 DSM-Ⅳ（1994 年）正式命名中也未再提及神经症一词，而是从整体上强调分类要尽可能体现描述上的连续谱系观，在焦虑障碍的内涵上没有实质变化。ICD-10（1992 年）也未对神经症给出任何总的描述性定义，只是把 F40～F48 的标题列为神经症性障碍、应激相关障碍及躯体形式障碍。但在描述具体疾病时冠以焦虑障碍的后缀，如恐惧性焦虑障碍、其他焦虑障碍，并未指出焦虑障碍所包括的具体疾病。2013 年 5 月出版的 DSM-5 中，对焦虑障碍分类的改动很大，其中强迫障碍和创伤后应激障碍作为新增的疾病分类，均从焦虑障碍中独立出来，分别被纳入强迫及相关障碍、创伤和应激相关障碍。而原来分类在“通常在婴幼儿、儿童或青少年阶段首次诊断的障碍”中的分离焦虑障碍和选择性缄默症被归在焦虑障碍中。鉴于在精神科临床适用性和与既往工作的习惯，本章介绍主要传统意义上的焦虑障碍，即恐惧性焦虑障碍、惊恐障碍和广泛性焦虑障碍。

三、焦虑障碍的共同特点★★★△△△

焦虑障碍是一组以过度恐惧或焦虑情绪为主，并出现相关行为紊乱特征的轻性精神障碍。恐惧是对于外在的、确定的、已知的或非冲突威胁的警觉反应，而焦虑是对未知的、内在的、模糊的或冲突的威胁的警觉反应。焦虑障碍目前主要包括恐惧性焦虑障碍、惊恐障碍和广泛性焦虑障碍。其共同的主要特征有：①存在面临客观威胁或预期威胁的担心紧张、害怕等情绪。②往往出现明显的行为特征，如回避行为或运动性不安。③同时伴有明显的自主神经兴奋的症状。④症状表现缺乏相应的器质性病理基础，并与患者的现实处境不相称。⑤往往存在灾难化认知歪曲、过分夸大目前或未来的危险的认知特点。⑥具有一定的人格特质基础。⑦自知力完整，求治心切。

四、焦虑障碍的诊断与评估

（一）诊断指征★★★△△△

焦虑障碍是一组主要表现为焦虑、恐惧的精神障碍，有一定人格基础，起病或维持经常受心理社会（环境）因素影响。通常症状没有可证实的器质性病变基础，并与患者的现实处境不符，但患者对存在的症状感到痛苦和无能为力，自知力完整，病程多迁延。

焦虑障碍的患者至少有下列 1 项症状：恐惧、惊恐发作、焦虑。患者社会功能受损或无法摆脱精神痛苦，促使其主动求医。排除器质性精神障碍、精神活性物质与非成瘾物质所致精神障碍、各种精神病性障碍如精神分裂症与偏执性精神障碍、心境障碍等，并且在满足相应的病程要求后确定特定焦虑障碍的诊断。

（二）诊断与评估工具★★△△

1. 诊断评估工具 针对不同的诊断系统具有不同的诊断评估工具，如针对 DSM-Ⅳ疾病诊断系统有定式临床诊断检查提纲（SCID-Ⅰ和 SCID-MINI），针对 ICD-10 有神经精神病学临床评定量表（schedules for clinical assessment in neuropsychiatry，SCAN），针对这 2 个诊断系统有复合性国际诊断检查问卷（comprehensive international diagnostic interview，CIDI）。这些诊断工具均是针对所有精神障碍的成套诊断工具，需要经过专门的培训后才能使用，多用于临床研究。在专用于焦虑障碍诊断评估工具有焦虑障碍访谈提纲（anxiety disorders interview schedule for DSM-Ⅳ，ADIS-Ⅳ），该工具也涉及心境障碍和躯体障碍。

2. 症状严重程度评估工具 针对不同的焦虑障碍具有特定的症状评估工具。如针对恐惧症的医师用 Marks Sheehan 恐惧量表、Liebowitz 社交焦虑量表；针对惊恐障碍的惊恐障碍严重程度量表（panic disorder severity scale，PDSS）；针对广泛性焦虑障碍有焦虑自评量表（self-rating anxiety scale，SAS）和医师用汉密尔顿焦虑量表（Hamilton anxiety scale，HAMA）（其使用及评分方法详见有关书籍）。

五、焦虑障碍的治疗原则★★★△△△

焦虑障碍的治疗要遵循精神障碍的治疗原则。一般治疗原则包括综合性治疗、个体化治疗、全病程治疗、对症治疗和优化治疗原则。治疗方法主要包括药物治疗和心理治疗。药物治疗主要是抗抑郁药和抗焦虑药。心理治疗主要有支持性心理治疗、认知行为治疗和心理动力取向心理治疗。药物联合心理治疗是治疗焦虑障碍的理想模式。

第 2 节　恐惧性焦虑障碍

一、概述★★△△

恐惧性焦虑障碍，又称恐惧症、恐惧性神经症，是一种以过分和不合理地惧怕外界客体、处境或与人交往为主要特征的焦虑障碍。患者明知恐惧没有必要，但仍不能防止其发生，恐惧发作时常伴有明显的焦虑和自主神经功能亢进症状。患者极力回避所害怕的客体、处境或人际交往，或是带着畏惧去忍受，因而影响其生活、工作或学习与社会交往。

恐惧是一种正常防御性的情绪反应。病理性恐惧与正常的害怕、恐惧是不同的。病理性的恐惧往往在现实环境中并不存在可以证实的真实威胁，恐惧的体验与客观环境并不相称，而且患者的社会功能受损。恐惧症具有如下特点：①恐惧的对象存在于客观环境中。②焦虑、恐惧情绪是指向特定的对象。③焦虑、恐惧的程度与现实威胁不相符合。④回避是缓解焦虑、恐惧的主要方式。⑤患者能够认识到恐惧的不合理性，但又不能控制。在临床上有场所恐惧症、社交恐惧症和特定恐惧症 3 种表现形式。

国外报道一般人口中的患病率为 7.7 %。在英语国家，场所恐惧症的患病率为 2.9%～6.7%，社交恐惧症为 1.7%～2.6%，特定恐惧症半年患病率为 5%～12%。我国仅为 0.59‰（1982 年）。该症发病年龄多在 20 岁左右，中、青年人患病率最高，女性多于男性，城乡患病率相近。

二、病因与发病机制★★△△

恐惧性焦虑障碍的病因和发病机制并未阐明，现有的研究显示其发病与心理社会因素和生物学因素有关。

（一）心理社会因素

部分恐惧症发病与心理社会因素有关。有资料表明，近2/3的患者病前能够追溯到与其发病有关的生活事件。恐惧症发病的促发因素包括：创伤性事件，遭受到动物攻击，在特定情景不可预测的惊恐发作，目睹其他人的创伤或表现出的恐惧、害怕，不恰当的信息传播。在生活事件和心理特质的共同作用下促使恐惧症的发生。

1. 人格特质因素 有学者认为部分患者具有内向、胆小、害羞、被动、依赖、焦虑等人格特点。如果自幼受到母亲的过度保护，成年以后也易发生恐惧症。

2. 精神动力学派的观点 强调患者童年的经历，如羞辱或批评性遭遇、父母的不和、童年丧失父母或与父母分离等。在以后生活事件的诱发下，通过置换、投射和逃避防御机制将内在客体关系外在化，从而表现出焦虑与恐惧。恐惧症患者将性的冲突从诱发冲突的人转向不重要的、无关的客体和情景，这些客体或情景可以唤起患者的焦虑并进一步认为恐惧的客体与原发冲突来源的直接联系和象征的意义（象征的防御机制），患者能逃避恐惧的客体（回避机制），而减轻严重的焦虑。

3. 学习理论的观点 行为主义学派强调条件性学习在恐惧症中的作用，认为患者通过条件学习和自我强化而固定下来的习惯性行为。1920年，John B. Watson通过他的实验研究提出了恐惧的行为机制。Watson首先用巴甫洛夫的经典条件反射理论建立了引起恐惧的刺激反应模式。他认为恐惧性焦虑是由自然的恐惧性刺激所致，若这种刺激与不具有恐惧的中性刺激多次一起出现，这种中性刺激就变成了诱发恐惧的条件刺激。按照这一理论，条件刺激如果长期不被非条件刺激（自然伤害刺激）所强化，条件刺激便会逐渐消退。临床上许多恐惧症患者可保持症状多年并未发现有何强化因素。因而操作性条件反射理论提供了症状维持的解释，即条件刺激诱发的焦虑作为行为的驱动力，使个体采取各种行为以减轻焦虑，经过反复尝试性学习，患者找到一种可消除这种焦虑痛苦的行为方式，即对恐惧对象的回避。这种可以明显减轻和消除痛苦的回避行为称为负性强化，回避行为不断被固定下来而成为临床症状的一部分。但是，也有部分患者并无恐吓的经历而发生恐惧症，或经历过极度的惊吓，但并未出现恐惧症的人群，这些是条件反射理论目前难以解释的现象。

4. 认知理论 认为恐惧症是患者高估所害怕情景或事物的危险性所致。患者对所面临的对象或处境，由于选择性注意或认知歪曲，对其危险性给予夸大或歪曲认识，将某些境遇或特殊物体“先入为主”地看成是一种威胁，即将事件或物体看成是危险的或超出了个人的应对能力，从而在“身临其境”或即将要面对此境此物时患者产生了情绪、生理和行为等一系列反应，而这些反应又可能进一步强化患者原有的认知偏见，形成恶性循环，患者出现回避行为而形成的其临床表现特征。

（二）生物学因素

1. 遗传因素 对特定恐惧的生物学研究不多。特定恐惧症患者一级亲属较对照组恐惧症的患病率增高，认为特定恐惧症具有家族聚集性，遗传因素可能起一定作用。社交恐惧患者一级亲属中社交恐惧的患病率是正常对照的3倍，单卵双生子本病同病率高于双卵双生子，遗传因素在社交恐惧症的发病中具有中等程度的作用，但在场所恐惧中的作用并无定论。Kendler等对2163对女性孪生子研究认为，动物恐惧症比社交恐惧症和场所恐惧症的遗传性更强。

2. 神经生化 在神经生化及内分泌方面的研究提示，NE、5-HT和GABA系统及HPA轴有可能参与恐惧症的发病。在恐惧反应中患者体内表现出一系列生物学改变和相应的生理变化。但是，在神经内分泌方面的检查并未发现社交恐惧症与正常人的差异。有关这方面的证据多来自临床精神药理学方面。影响GABA的抗焦虑药物及影响NE和（或）5-HT抗抑郁药可以减轻或缓解恐惧症的恐惧、焦虑症状，为此提供了强有力的证据。但是，神经生化和内分泌方面的有关研究结果并不一致，仍需进一步探讨。

3. 神经影像 神经影像学的研究提示，社交恐惧症可能与基底核和纹状体的DA功能障碍有关。已有的研究显示，社交恐惧症患者比正常对照在纹状体内DA回吸收位点密度减低。

三、临床表现★★★△△△

恐惧症临床表现多种多样，临床上常见的主要有以下3种。

（一）特定恐惧症

以前也称单纯恐惧症。大多发生于儿童早期，女孩多于男孩，部分严重患者可持续到成年。特定恐惧症是指患者对某些情境、活动或客体的非理性恐惧，患者极力回避所恐惧的情境或客体。特定恐惧症包括预期焦虑、恐惧刺激引起的焦虑情绪，以及为了减轻焦虑而采取的回避行为。特定恐惧的焦虑情绪和回避行为给患者带来很大的痛苦，并对其社会功能带来明显影响。特定恐惧症也会有惊恐发作，或伴有心率加快、震颤、虚脱或头晕、呼吸困难、出汗等反应。

特定恐惧症在临床上常见的类型有：①动物恐惧，最常见，表现为对动物或昆虫的恐惧。②自然环境恐惧，如恐高处、黑暗、雷电、风、水等。③血液－注射－损伤恐惧，对鲜血、外伤、打针、拔牙、手术的恐惧。表现为血管舒张、心率减慢，甚至晕厥，与其他类型的恐惧生理反应不同。④情境恐惧，由特定的情境引起的焦虑，如公共交通工具、隧道、桥、电梯、驾驶、飞行、密闭的环境等，这一类型一般有2个发病年龄高峰，儿童期和20～30岁。⑤其他类型的恐惧，害怕窒息、呕吐或脏的地方、尖锐锋利物品等。

（二）场所恐惧症

又称广场恐惧症、旷野恐惧症或幽室恐惧症，是恐惧症中最常见的一种类型。多发病于成年早期或中年期，女性多见。临床特征是患者置身于难于迅速离开或逃离的地点或情景时出现的焦虑，可同时伴有惊恐发作或出现惊恐发作样症状，如害怕突然晕倒、失去控制或突然腹泻。患者主要表现为对特定场所或情景的恐惧，为此害怕单独离家外出或独自留在家里；不敢到喧闹拥挤的场所，害怕乘坐公共交通工具，对某些特定场所的恐惧等。患者过分担心在上述情境时发生危险而自己不能及时逃离，或者出现令人感到尴尬的局面。为此，患者感到焦虑、紧张不安，出现头晕、心悸、胸闷、出汗等自主神经系统症状。有人陪伴时，焦虑、恐惧的程度会有所减轻。因此，患者会越来越依赖他人的陪伴，常把自己困在家里，不敢出门，影响社会功能。

有些患者伴有惊恐发作。患者感到突如其来的失控感、发疯感或濒死感。有的患者在某种场景中出现惊恐发作，导致以后对这种场景的恐惧。也有的患者起始有惊恐发作，但以后面对这种场景没有惊恐发作，只是感到不适、害怕等。有的时候，患者为了消除对这些场景的恐惧感，往往采取一些应对措施，如饮用酒精、服用药物等。所以，这样的患者常会伴有物质滥用。

（三）社交恐惧症

又称社交焦虑障碍（social anxiety disorder，SAD）。常发病于青少年或成年早期，男、女发病概率均等。主要表现为对社交场合和人际接触的过分担心、紧张和害怕，害怕别人审视或评价，伴随出现自主神经兴奋症状及回避行为。主要临床特征是在社交性或操作性的情景中（如进食、饮水、讲话等）几乎不可控制地诱发出焦虑、紧张情绪，并产生对社交性或操作性情景持久的、明显的害怕和回避。

临床上社交恐惧症可以表现出2种亚型。特定性社交恐惧症患者可表现为对孤立的社交情形的恐惧。如患者害怕在公共场合进食或说话、聚会、开会，怕自己做出一些过分的行为而使自己感到尴尬、窘迫等；在公共场合与人接触怕自己脸红（脸红恐惧）、怕与他人目光对视（对视恐惧），或怕别人审视自己而发现自己的不安窘相和内心秘密等。广泛性社交恐惧症患者对广泛性的社交情形恐惧、害怕，如除家庭情景外害怕所有的社交情形。怕被别人看出自己焦虑、紧张、动作笨拙、脸红或举止不自然等，常回避在公共场所进食水、写字或使用公共厕所。也可有焦虑的其他症状，严重时可达到惊恐发作的程度。大多数患者回避诱发焦虑的社交情景，少数患者勉强在这种情景下坚持并体验到强烈的焦虑，随着病情的发展，可出现预期焦虑，使社交情景中出现的症状更明显从而形成不良的恶性循环。严重者可导致完全的社会隔离。在2种类型中，广泛性社交恐惧症对患者社会功能的影响更大，与抑郁症、酒精依赖的共病率较高。

四、诊断与鉴别诊断

（一）诊断★★★△△△

1. 恐惧性焦虑障碍的诊断 主要依据患者的临床特点，同时符合焦虑障碍的诊断指征。其主要的诊断要点有：①对某些客体或处境有强烈的恐惧，恐惧的程度与实际危险不相称。同时伴有自主神经症状。②必须有反复的或持续的回避行为，或曾经是突出的症状。③自知力存在。知道恐惧过分、不合理或不必要，但无法控制。④为症状感到痛苦而寻求帮助，或症状影响社交、工作或其他重要功能。⑤符合严重程度的症状持续超过3个月（DSM-5要求6个月以上）。

2. 恐惧性焦虑障碍亚型诊断 在恐惧症诊断的基础上，根据患者的临床表现特征，即所害怕的场景、社交场合和人际交往或特定的对象来分别进行其亚型的诊断。

（1）特定恐惧症：①恐惧或焦虑必须局限于面对特定的恐惧物体或情境时。②尽一切可能对恐惧情境加以回避，包含动物恐惧、自然环境恐惧、血液－注射－损伤、特定情境恐惧等。

（2）场所恐惧症：①恐惧或焦虑必须局限于（或主要发生在）至少以下情境中的2种，即乘坐公共交通工具、公共场所、处于密闭的空间、排队或处于拥挤的人群、独自离家。②因害怕难以逃离感到恐惧的情境或得不到帮助而对恐惧情境采取回避行为。

（3）社交恐惧症：①恐惧或焦虑必须局限于或主要发生在特定的社交情境。②患者害怕自己的言行或呈现的焦虑症状导致别人对自己的负面评价。③主动回避社交情境，或带着强烈的恐惧或焦虑去忍受。

（二）鉴别诊断★★★△△

在恐惧症的诊断中需要进行体格检查，必要的心电图、脑电图、血常规等检查以排除躯体疾病可能导致的情况。需要鉴别的精神障碍有以下几种。

1. 惊恐障碍 在场所恐惧症的患者可以出现惊恐发作，表现出失去控制、极度惊恐的症状，需要与惊恐障碍进行鉴别。针对患者有无恐惧的对象，惊恐发作的类型和频率，回避情境的种类和数量，以及未发作时的焦虑水平等进行鉴别。如果在某种明确的场所而出现的惊恐发作，则诊断为场所恐惧症伴惊恐发作。虽然惊恐障碍由于害怕惊恐发作而不敢出家门或需要人陪伴，但往往与场所关系不大，发作时没有固定的诱发因素以资鉴别。如果同时符合恐惧症和惊恐障碍的诊断标准，则分别列出诊断。

2. 分离性焦虑障碍 分离性焦虑患者常回避社交情境，因为怕与亲人或照管者分离，或担心会出现提早想离开而出现尴尬场面，或焦虑想让父母在自己的身边而不符合社交情景的要求，但分离性焦虑的患者并不回避在家里出现的社交情景，而社交恐惧者即使是家里的社交场合（与亲友、朋友、同事等接触）也会感到焦虑并回避。

3. 强迫障碍 恐惧症患者明知自己的恐惧没有道理，但又控制不住，需要与强迫障碍进行鉴别。强迫障碍患者担心、害怕的对象是自己的强迫观念或行为，非客观现实中的客体或处境，同时具有强烈的控制意愿，明显的强迫观念或行为，但回避行为不明显。恐惧症的控制愿望并不强烈，回避行为突出。

4. 抑郁症 抑郁症患者常有继发于抑郁心境的社交回避，患者因自卑、缺乏精力、精神运动的抑制及缺乏对交流的兴趣与快乐而回避社交，但一旦暴露在社交情景中则较少表现为典型的焦虑症状或惊恐发作，社交回避的情景也较少特异性，随着抑郁症状的好转而改善。然而，社交恐惧可以伴发原发性抑郁或继发性抑郁，抑郁症患者在其情感障碍的过程中也可出现典型的社交恐惧症状，特别是在疾病的早期，这时若符合2个疾病的诊断，应同时给予2个诊断，抗抑郁治疗对两者都有效。

5. 精神分裂症 精神分裂症在幻觉或被害妄想的影响下可以出现类似恐惧症的恐惧和回避行为。在临床上主要通过深入了解其特征性症状，如精神病性症状（幻觉、妄想、联想过程障碍、情感淡漠等）和自知力受损，如怕被监视、跟踪、怕自己的思想泄露出来被人知道，患者并不认为自己的回避是过分的和不恰当等进行鉴别。

五、治疗

恐惧性焦虑障碍要遵循焦虑障碍的治疗原则，主要是心理治疗与药物治疗，两者可以分别单独使用或联合使用。特定恐惧症主要以认知行为治疗为主。场所恐惧症和社交恐惧症以认知行为治疗与药物联合治疗为主。

（一）心理治疗★★△△

临床上常用的心理治疗中，具有循证证据支持的心理治疗方法是认知行为治疗。在认知行为治疗中，主要包括疾病知识教育、认知重组、暴露或冲击疗法、系统脱敏、放松训练、社交技能训练等技术方法。在治疗中一般每周进行1次，连续治疗12～18次，往往至少需要持续3个月。目前的临床研究显示，认知行为治疗对于恐惧症具有明确的疗效，有报道称小组认知行为治疗对社交恐惧症效果更好。特定恐惧症主要以认知行为治疗为主。与药物治疗相比，认知行为治疗疗效保持的时间要比药物治疗的疗效更持久。

在进行认知行为治疗时基于不同的疾病亚型在治疗技术的应用上略有不同。首先与患者建立良好的治疗关系基础，进行疾病知识教育，让患者对恐惧症有正确的理解。对于场所恐惧症和特定恐惧症应用暴露治疗，效果肯定。暴露治疗可以是现实暴露，想象暴露，冲击性暴露，逐级暴露。在伴有惊恐发作的场所恐惧症患者进行暴露治疗时，需使用基于认知心理生理模型的惊恐控制治疗技术（呼吸控制技术、认知重建技术和焦虑、惊恐教育）。社交恐惧症除暴露、认知重组和放松训练等治疗外，对社交技能缺陷的患者需联合使用社交技能训练，以改善患者的社交技能，消除社交焦虑。

其他心理治疗，如精神动力性心理治疗，在认知行为治疗无效或不能提供时也可推荐选用。

（二）药物治疗★★★△△

恐惧性焦虑障碍的治疗药物主要包括抗焦虑药、抗抑郁药和β受体阻滞药。

1. 抗焦虑药 缓解恐惧症的焦虑症状疗效肯定，起效迅速，剂量调整方便。但作用持续时间短，且有依赖性的缺点。临床上常是短期使用，不长期服用。常用的药物有氯硝西泮（2～8 mg/d）、阿普唑仑（0.8～2.4 mg/d）、劳拉西泮（1～6 mg/d）等。已有临床证据显示，氯硝西泮、阿普唑仑对于社交恐惧症和场所恐惧症有效，但对特定恐惧症治疗效果的证据不多，可以在可预见的情形下必要时使用。其中氯硝西泮对于社交恐惧症的效果最好。丁螺环酮对于恐惧性焦虑障碍的使用较少，有开放性研究显示对于社交恐惧症有一定效果。

2. 抗抑郁药 TCAs、MAOIs、SSRIs都可用于恐惧症的治疗，且具有肯定的疗效。5-HT 和 SNRIs类药物，如文拉法辛也有治疗恐惧症有效的报道。由于 TCAs、MAOIs 在使用中安全性较低、使用不方便等缺点，目前临床上常用的一线药物是 SSRIs 类药物，如帕罗西汀（20～50 mg/d）、舍曲林（50～200 mg/d）和氟西汀（20～60 mg/d）等。当一线用药效果无效，可以选用 TCAs 或 MAOIs 类药物治疗。TCAs 类药物（如米帕明）治疗社交恐惧症也有一定效果。场所恐惧症伴发惊恐发作也可以应用 SSRIs 类药物治疗。对于特定恐惧症的药物治疗使用不多，有证据显示 SSRIs 治疗有效，可以试用。

3. β受体阻滞药 如普萘洛尔或阿替洛尔，具有缓解自主神经兴奋有关的躯体症状的作用。对于特定性社交恐惧症有效，特别是表演性焦虑效果更好，但对于广泛性社交恐惧、场所恐惧和特定恐惧无效。往往在事件发生前 1 h 服用普萘洛尔（每次20～40 mg）或阿替洛尔（每次 25～100 mg）即可产生效果。应用方便，很少损害注意和协调能力，没有药物依赖性。

恐惧症的药物治疗主张单一用药，起始剂量要小，往往从常用初始剂量的 1/2 或更小剂量开始，逐渐增加剂量，避免药物不良反应。治疗剂量与抑郁症的治疗剂量类似，对于回避行为的治疗剂量相对较大。急性治疗有效后需要维持治疗，维持治疗的时间需要 1～2 年。有限的证据提示维持治疗可以减少社交恐惧症的复发。目前，临床上当恐惧症状消失后仍建议维持治疗 1 年。然后缓慢逐渐减药，直至停用。停用以后，症状复发时再及时用药。

六、病程与预后★★△

场所恐惧症是一种慢性迁延性疾病，疾病的严重程度经常波动。一般来说，场所恐惧症的远期预后较好，部分患者转为慢性，社会功能受到影响。社交恐惧症倾向于慢性病程，自发缓解的可能性较小，常导致社会功能损害。发病于儿童期的特定恐惧症随年龄增长倾向于自然消退，当症状持续到成年或较晚发病者常发展成为慢性病程。目前随着药物治疗和认知行为治疗的应用，恐惧症的治疗、预后都有明显改观。起病急、有明确的发病原因、病前人格健康、良好的社会支持、病程短、较高的治疗动机提示预后良好。

第3节 惊恐障碍

一、概述★★★△△

惊恐障碍（panic disorder，PD），又称急性焦虑发作。是一种以反复发作的惊恐发作为主要原发症状的焦虑障碍。惊恐发作并不局限于任何特定的情境，具有不可预测性。一般急性发作，症状在发病后约10 min 达到高峰，大部分患者体验到很明显的躯体症状，往往首次急诊科就诊。由于惊恐障碍患者躯体症状突出，多寻求非精神科治疗。在基层保健机构就诊患者中占 21%。在心血管内科急诊中常见。

惊恐障碍在 ICD-10 中作为其他焦虑障碍中的一种障碍区别于广泛性焦虑障碍，在我国 CCMD-3 则属于焦虑症的一种表现形式，在 DSM-5 作为焦虑障碍中一种独立的精神障碍。惊恐障碍患病率在不同国家进行的调查结果差异较大。在西方发达国家，惊恐障碍的终身患病率为 1.7%～2.9%。我国台湾地区惊恐障碍终身患病率是 0.4%。女性比男性多 2～3 倍，发病高峰年龄多在 25～44 岁。

二、病因与发病机制★★△△

惊恐障碍发病原因和机制并不十分清楚，目前主要认为与心理社会因素和生物学因素有关。

（一）心理社会因素

惊恐障碍患者在发病之前可以有应激性生活事件，也可以没有明确的发病诱发因素。常见的心理社会因素包括以下几种。

1. 人格特质 惊恐障碍病前人格特点由于受到疾病本身的影响很难明确，目前没有明确惊恐障碍的发病与某种特定人格特征的关系。但是，有学者对惊恐障碍患者的人格进行随访研究发现，依赖和回避性人格特征与惊恐障碍治疗的波动有关，具有依赖性人格特质的人可能能够预测惊恐发作的出现。

2. 认知行为理论 行为学习理论认为惊恐障碍的发生是焦虑恐惧反应与某种中性刺激结合，通过学习而获得的结果。惊恐障碍患者在某种情况下将心率加快与某种危及生命的情景相结合，以后当自身情绪或其他因素导致身体的轻微变化（心率加快）时，就引发出极度危险恐惧的情绪出现（条件反应）。同时，患者对信息加工的偏离（注意偏向），对自己的躯体感受过度敏感，并进行灾难化地解释和评价，导致自主神经症状出现或加重，使惊恐发作出现或维持。

3. 精神动力学派 惊恐障碍患者的惊恐发作系幼年压抑在无意识领域中的创伤，如与父母分离、躯体或性的创伤等，在外部情境应激因素的促发下，通过反应形成、抵消、躯体化或外化等防御机制的使用，对抗无意识领域中被激活的内心冲突的结果。

（二）生物学因素

惊恐障碍生物学病因研究中，有许多证据提示遗传因素、中枢神经递质、CO_2 等某些化学物质与此症的发病有关。

1. 遗传因素 家系调查发现惊恐障碍患者一级亲属惊恐障碍患病风险是其他精神障碍一级亲属的4～8倍。双生子同病率研究发现，惊恐障碍患者单卵双生子同病率（80%～90%）显著高于双卵双生子的同病率（10%～15%）。说明遗传因素在惊恐障碍发病中起一定作用。

2. 神经生化 与惊恐障碍有关的神经递质主要包括NE能系统、GABA能系统和5-HT系统。位于脑干的NE神经元在个体受到威胁时释放NE，导致人类的害怕反应。Redmond（1981年）对约束在椅子上的猴子研究发现，直接电刺激蓝斑核可引起焦虑反应。用 α_2 受体激动药（可乐定）或拮抗药（育亨宾）可以激活蓝斑区细胞并诱发出惊恐障碍患者的惊恐样发作，血浆中MHPG增加。临床前研究发现，在杏仁核底侧、中脑和下丘脑区域抑制性GABA递质稀释可引起焦虑样的生理反应。有证据显示，血清素拮抗药和促进剂混合物可以加重惊恐障碍患者的焦虑水平。同时，现代精神药理也发现，影响上述神经递质的药物可以部分缓解惊恐障碍患者的焦虑症状或减少惊恐发作。

3. CO_2 高敏感假说 控制性过度换气或呼吸性碱中毒都不能诱发惊恐障碍患者的惊恐发作，但是静脉内注射乳酸钠、重碳酸盐和空气中5%～35% CO_2 吸入可以诱发惊恐障碍患者的惊恐发作。这些证据提示，惊恐障碍患者脑干中有高敏感的 CO_2 化学感受器。乳酸盐和重碳酸盐均在体内转换成 CO_2，CO_2 通过血－脑脊夜屏障，造成短暂的皮质高碳酸血症，激活脑干 CO_2 化学感受器，发出“假窒息警报”，引起过度换气和惊恐发作。

4. 神经影像学研究 惊恐障碍患者右侧颞中回、眶额内侧皮质体积减小；左前扣带回背侧损伤可导致惊恐障碍。有报道右侧颞叶皮质萎缩，也有报道皮质血流量调节不良。在激活状态下额叶功能活动信号不稳定，而边缘系统和脑干的高活动状态得到延续。这些研究结果提示，惊恐障碍与前脑对边缘系统和脑干的抑制作用下降有关。

三、临床表现★★★△△△

惊恐障碍以惊恐发作为主要的临床特征。患者多在进行日常活动时突然出现惊恐发作，伴濒死感、窒息感、失去控制感。首次发作多在成年早期，30岁左右多见，也有60岁发病的病例。典型的惊恐发作表现可以分为精神症状和躯体症状。

（一）精神症状

典型惊恐发作的精神症状表现为患者突然出现强烈的惊恐体验，伴濒死感、窒息感或失去控制感。

1. 惊恐体验 患者突然出现极度惊恐、惊叫、惊慌失措、紧张不安、惊恐万状，犹如大祸临头。

2. 窒息感 患者感到胸部压迫感，呼吸困难，胸闷气短，不能自主呼吸，甚至窒息感觉。

3. 濒死感 患者突然觉得自己不行了、马上要死亡了。

4. 失去控制感 患者担心自己失去控制而精神失常。觉得自己不能控制自己了，要做出自己难以忍受的“傻事”或觉得自己要发疯了，精神要崩溃了。

5. 现实解体或人格解体 部分患者在惊恐发作时可出现不真实感或人格解体。觉得周围环境不真实，时间凝固了，自己离开了自我等。

（二）躯体症状

惊恐发作时患者常伴有明显的自主神经功能紊乱症状，出现相应系统的躯体症状。

1. 心血管系统症状 患者感到胸部疼痛或不适、心慌、心悸、心动过速、心率不规则等。

2. 呼吸系统症状 患者感到呼吸急促、呼吸困难、咽部发紧感或出现过度换气等。

3. 神经系统症状 患者感到头晕、头痛、晕厥或麻木感、麻刺感、寒战或面部潮红、出汗等。

惊恐发作一般发病非常急，10 min 达到高峰，发作持续几分钟或几小时。但通常不超过 1 h，可自行终止。在遇到重要事故或威胁性疾病、亲密关系丧失、与家人分离或产后、工作紧张等情况下出现惊恐发作也很常见。惊恐发作前及发作过程中，患者意识清晰，事后能够回忆。患者在首次发作后会担心再次发作，称预期焦虑。由于这种预期焦虑，患者会回避既往曾有惊恐发作的环境，对生活、学习或工作带来影响。

四、诊断与鉴别诊断

（一）诊断★★★△△

惊恐障碍的诊断要点：①以惊恐发作为主要临床特征，发作间歇期基本正常。②惊恐发作出现在没有客观危险的环境。③不局限于已知的或可预测的情境。④因难以忍受又无法解脱，而感到痛苦或社会功能受损。⑤近 1 个月内至少有几次（3 次）明显的惊恐发作，或首次发作后继发的预期焦虑持续 1 个月以上。或出现与惊恐发作相关的不良行为改变（如回避或家人陪伴）持续 1 个月以上（DSM-5）。⑥体格检查、实验室检查及辅助检查无相应的阳性发现。

（二）鉴别诊断★★★△△

惊恐发作作为继发症状，可见于多种不同的精神障碍，如恐惧症、抑郁症、精神分裂症等，并应与某些躯体疾病鉴别。

1. 躯体疾病 二尖瓣脱垂、心绞痛发作、嗜铬细胞瘤、癫痫、低血糖症、阵发性室上性心动过速、肺栓塞等躯体疾病可出现惊恐样发作。在临床上要认真进行鉴别诊断，以免误诊。通过详细收集病史、仔细的体格检查、必要的实验室检查和物理检查可以与躯体疾病进行鉴别。

2. 场所恐惧症 惊恐障碍惊恐发作有时与一定情境有关，如商场、车站等，但患者的惊恐发作并不限于上述情境，有时是不可预测的、没有固定情境的惊恐发作。如果惊恐发作是针对有关场所的恐惧而出现的要诊断为场所恐惧症。

3. 抑郁症 抑郁症患者常伴发惊恐发作，惊恐障碍患者也会出现抑郁，临床上要注意鉴别。如果符合抑郁发作诊断标准而伴发惊恐发作应做抑郁症的诊断。

4. 精神分裂症 精神分裂症也可以出现惊恐发作，临床上主要通过挖掘精神分裂症特征性精神病性症状（幻觉、妄想、思维联想障碍、自知力损害等）进行鉴别。

在临床上有时精神活性物质（咖啡、酒、二醋吗啡等）、镇静催眠药的使用或戒断反应也可有类似惊恐发作的表现，通过详细询问病史以资鉴别。

五、治疗

惊恐障碍的治疗目标是减少惊恐发作的频率和程度，缓解期待性焦虑，克服回避行为，最终达到症状完全缓解和病前社会功能的恢复。惊恐障碍的治疗主要包括心理治疗和药物治疗。有循证证据支持的惊恐障碍的心理治疗主要是认知行为治疗。药物治疗主要是抗焦虑药和抗抑郁药治疗。临床上可单独选择药物治疗或认知行为治疗，但精神科医师普遍认为心理治疗与药物治疗联合应用对惊恐障碍的治疗会取得更好的效果。

（一）心理治疗★★△△

惊恐障碍可用的心理治疗有支持性心理治疗和认知行为治疗。

1. 支持性心理治疗 包括心理健康教育、支持与理解、同情与鼓励等。对疾病的知识教育，使患者了解本病的知识、病程及预后，可能的实际危险，以减轻患者的顾虑，特别是对本病易伴发的疑病观念是有帮助的。但惊恐障碍的支持性心理治疗循证研究证据很少。

2. 认知行为治疗 惊恐障碍的认知行为治疗包括心理教育、认知重建、呼吸控制、放松训练、想象练习、暴露。在针对惊恐障碍的认知行为治疗中常用的是惊恐控制治疗（panic control treatment，PCT），是依据影响惊恐和焦虑体验的认知－心理－生理学的三系统模型制订治疗方案。其中主要包括呼吸控制技术——针对生理症状，如心悸、出汗、头晕、恶心；认知重建技术——针对认知症状，如怕失去控制、发疯感；暴露技术——针对行为症状，如回避、踱步；内感性暴露技术（以激发那些引起焦虑的躯体线索）——针对麻刺感、眩晕等。认知行为治疗惊恐障碍需11～15次，7～14 h，持续3～4个月。80%～90%的患者有效。但针对惊恐障碍复发的有关问题（如家庭问题、人际关系问题等）的心理治疗也是必须的。

（二）药物治疗★★★△△

惊恐障碍可用抗焦虑药和抗抑郁药治疗。

1. 抗焦虑药 苯二氮䓬类药物具有疗效好、显效快、无抗胆碱不良反应的优点，常常是迅速控制惊恐发作的有效治疗。一般治疗剂量，阿普唑仑为2～4 mg/d，从小剂量开始，逐渐加量，每天用药3～4次，阿普唑仑可从0.4 mg、每天3次开始，最大剂量到6 mg/d；劳拉西泮0.5 mg，从每天3次起，缓慢加到4～8 mg/d；氯硝西泮可从0.5 mg、每天3次开始，渐加到2 mg/d。1～2周达充分治疗剂量。但是，由于苯二氮䓬类药物的耐受性和依赖性特点，只用在治疗惊恐障碍的急性期或其他治疗效果差时的增强治疗。一般用药时间不宜过长，以免产生依赖性而难以停药，而现有的证据提示长期使用苯二氮䓬类药物治疗惊恐障碍并没有良好的效果。

2. 抗抑郁药 主要是SSRIs、SNRIs和TCAs。SSRIs类抗抑郁药有帕罗西汀、舍曲林、氟西汀等，这3种药物在美国获得FDA批准的适应证。SNRIs类药物有文拉法辛和度洛西汀。TCAs类药物有米帕明（150～250 mg/d）、氯米帕明（150～250 mg/d）等。这些药物治疗惊恐障碍具有良好的疗效和可接受性。尽管在临床上没有一致的证据支持不同抗抑郁药在治疗惊恐障碍上疗效的差异，但有报道帕罗西汀、西酞普兰、舍曲林和氟西汀治疗惊恐障碍的疗效要优于米帕明和阿普唑仑。故临床上SSRIs类药物常规作为惊恐障碍治疗的一线用药。在治疗药物的选择上一般依据患者的症状特点，个人既往治疗用药史，家族用药史，是否共病抑郁、物质滥用等其他精神障碍，药物本身的作用特点和不良反应，经济条件和患者偏好等因素综合考虑。

除了上述药物外，在临床传统上认为MAOIs具有很强的抗惊恐发作的作用，如苯乙肼。但到目前为止，尚没有进行过一个严格的临床试验来证实这样的效果。目前的研究显示，MAOI类药物吗氯贝胺对惊恐障碍的疗效并不满意。

3. 其他药物联合治疗 对于β受体阻滞药，如普萘洛尔或阿替洛尔，有时在临床上用于惊恐障碍躯体症状的治疗，但并没有证据提示单独治疗惊恐障碍有效。对于难治性惊恐障碍患者可以考虑合并用药，常用的合并用药有卡马西平、丙戊酸钠，新型抗精神病药（奥氮平、利培酮）或丁螺环酮。合并使用这些药物在有的患者有效，丁螺环酮只有个案报道支持这样的观点。

惊恐障碍主张首选一线药物治疗，单一用药，从小剂量开始，逐渐加量。大多数患者需要达到抗抑郁的剂量。由于许多患者停药后受心理社会因素影响而反复，一般在药物治疗有效后往往需要维持治疗至少6～12个月。病程长、反复发作者，可考虑维持治疗2～3年。

六、病程与预后★★△△

惊恐障碍呈慢性病程，症状时轻时重，反复多次发作。在慢性病程中可伴发场所恐惧症和其他焦虑、抑郁障碍。病前社会功能良好，病程短的患者预后良好，合并场所恐惧、重性抑郁、物质滥用和人格障碍者预后较差。

第4节 广泛性焦虑障碍

一、概述★★★△△

广泛性焦虑障碍（generalized anxiety disorder，GAD），又称慢性焦虑症。是一种以缺乏明确客观对象和具体内容的提心吊胆、紧张不安为主要临床特征的焦虑障碍，并有显著的自主神经症状、肌肉紧张及运动性不安。患者因难以忍受又无法解脱而感到痛苦。

在西方发达国家广泛性焦虑障碍终身患病率为3.9%～6.6%，年患病率为1.1%，我国为0.148%（1982年）。我国台湾地区广泛性焦虑障碍终身患病率为3.7%～10.5%。绝大多数广泛性焦虑障碍患者并不认识到自己患了精神障碍，往往到综合医院就诊。据估计，广泛性焦虑障碍和惊恐障碍在心血管门诊就诊中约占10%。发病年龄多在20～40岁，女性比男性多见，常为慢性病程。

二、病因与发病机制★★△△

广泛性焦虑障碍的病因和发病机制并不十分清楚，可能与心理社会因素和生物学因素有关。

（一）心理社会因素

1. 人格因素 广泛性焦虑障碍与人格特征没有必然的病因联系。部分患者在病前具有易紧张、恐惧、敏感、警觉性高等人格特点。

2. 应激因素 广泛性焦虑障碍患者发病前有的存在心理社会应激因素，患者在遭遇某些生活事件后发病，尤其是威胁性事件更易导致焦虑，但有的患者也可无明确的发病诱发因素。

3. 精神分析观点 精神动力学派认为焦虑是压抑在无意识领域中不被意识所接受的冲动向自我发出的信号，使自我通过心理防御机制抵抗来自无意识领域的冲突。当这些防御机制使用不成功，就表现出各种焦虑障碍。广泛性焦虑障碍是患者为避免受到令自己不安的内心无意识冲突的侵扰，为了保护自我而采取的持久焦虑表现。焦虑是一种保护性反应。

4. 认知行为理论 行为学派认为广泛性焦虑障碍是焦虑恐惧反应与某种中性刺激结合而形成的一种条件反射。社会学习理论认为，焦虑是个体通过模仿父母的焦虑反应而产生内在的焦虑体验。广泛性焦虑障碍患者由于自动化思维对内外信息危险性的过度评价而激发病理性焦虑的出现。导致广泛性焦虑障碍持续存在的机制可能有：①焦虑是逃避更强烈的负性情感的一种策略。②对于未来不可能威胁的担心焦虑排除了解决现实问题的紧迫性，限制了解决冲突的能力。③采取某种程度的想象性思维，相信担忧可以阻止更糟糕的结局，从而对焦虑过程进行了负强化。

（二）生物学因素

1. 遗传因素 已有的资料支持遗传因素在广泛性焦虑障碍的发生中起一定作用。家系调查发现广泛性焦虑障碍患者一级亲属的患病率达25%，明显高于正常人群。双生子同病率研究发现，广泛性焦虑障碍患者单卵双生子同病率（50%）也高于双卵双生子（15%），但也有无差异的报道。

2. 神经生化 与焦虑关系密切的神经递质系统包括NE能系统、GABA能系统、5-HT系统。

NE能系统与人类的焦虑反应有关。脑干脑桥背侧的蓝斑核接受具有潜在危险刺激并投射到各个脑区，导致在应激和诱发焦虑情境中的逃跑反应。在猴的动物实验中，刺激蓝斑核可产生害怕反应。广泛性焦虑障碍患者外周血α_2受体减少，α_2受体拮抗药育亨宾能增加NE浓度而引起焦虑，影响大脑额叶及边缘系统NE能系统的药物（如可乐定）可以治疗焦虑症状。

GABA是中枢神经系统主要的抑制性神经递质，当苯二氮䓬类药物与GABA受体复合体结合导致GABA受体对GABA的亲和力进一步增加，使氯离子更多流向细胞内产生抑制作用。PET研究发现广泛性焦虑障碍患者左颞极GABA受体结合率降低，苯二氮䓬类药物作用于苯二氮䓬类受体可消除焦虑反应，提示焦虑与GABA能系统有关。

动物模型和精神药理学的研究均提示，5-HT与焦虑的关系也十分密切。当5-HT释放增加时，出现明显的焦虑反应。而减少5-HT转换与释放的药物（如氯硝西泮等）可以减轻焦虑。影响5-HT系统的抗抑郁药也可以部分或完全缓解患者的焦虑症状。

3. 其他 有限的脑影像资料显示，广泛性焦虑障碍患者白质和基底核的代谢较正常对照降低。脑电生理发现，广泛性焦虑障碍患者的诱发电位和α节律异常，睡眠EEG睡眠中断增加，δ波睡眠减少，快速眼动（REM）睡眠减少，这些变化与抑郁障碍的变化不同。

三、临床表现★★★△△△

广泛性焦虑障碍常呈慢性或亚急性起病。主要的临床特征为精神性焦虑、运动性紧张、自主神经活动亢进和警觉性增高。

（一）精神性焦虑

患者表现出与现实处境不相称的、指向未来的或不确定事件的、过度的、持续的痛苦、担忧、焦虑体验。患者担心、害怕在日常生活中有灾难、意外或不可控制的事件发生。成年患者多为自己的工作、家庭、经济、健康而过度忧虑，青少年患者更多表现为对学校操行方面的不安。这些担心在现实中是不存在的，或者是没有达到患者所担心的程度。同时，患者注意力集中困难，记忆力下降，学习或工作效率下降。

（二）运动性紧张

患者主要表现为运动不安和肌肉紧张。运动不安症状主要有无目的的小动作增加、坐卧不安、来回踱步、不能静坐、身体发抖等。肌肉紧张主要表现为紧张性疼痛（以额枕为主），肩腰背疼痛、僵硬感，动作困难。患者表情紧张，双眉紧缩，肌肉紧张或四肢震颤或姿势僵硬等，个别患者有口吃或原有口吃加重。

（三）自主神经功能紊乱

在临床上表现各种不同的躯体症状，称为躯体性焦虑。患者感到晕眩、耳鸣、视物模糊、周身不适、刺痛感、头晕及“晕厥”感，心悸、心律失常，呼吸急促、喉头有阻塞感、胸部发紧，口干、胃部不适、便秘或腹泻，阵发性冷热，皮肤潮红或苍白，出汗、手足冰凉或发热，尿频、尿急等自主神经功能障碍症状。有的患者出现阳痿、早泄、月经紊乱等症状。

（四）警觉性增高

患者出现警觉性增高、易激惹、注意力不易集中、对声音敏感、睡眠障碍等。睡眠障碍多为入睡困难，伴有睡眠浅、易醒、多梦等。

患者除了上述典型的症状外，常合并抑郁、强迫、恐惧、惊恐发作等症状，但这些症状并不构成其主要临床表现。广泛性焦虑障碍在临床上与其他精神障碍的共病率较高。最常见的共病是抑郁症，有时抑郁与焦虑难以区分，应用焦虑抑郁混合状态的诊断。其次是人格障碍，如表演、回避、强迫、依赖性人格障碍。与其他焦虑障碍共病也很常见，如惊恐障碍、社交恐惧症等。

四、诊断与鉴别诊断

（一）诊断★★★△△

广泛性焦虑障碍的诊断要点如下。

1. 患者以持续的原发性焦虑症状为主，无明确的对象和固定的内容。通常包括：①过度担忧（为将来的不幸烦恼，感到忐忑不安，注意困难等）。②运动性紧张（坐卧不安、紧张性头痛、颤抖、无法放松）。③自主神经活动亢进（心动过速或呼吸急促、上腹不适、头晕、口干等）。

2. 社会功能受损或因难以忍受又无法解脱而感到痛苦。

3. 焦虑症状必须持续存在至少数周或数月以上（DSM-5要求6个月）。

（二）鉴别诊断★★★△△

1. 躯体疾病引起的焦虑 有些躯体疾病可出现继发性焦虑症状，如甲状腺功能亢进、高血压、冠心病、脑血管病等躯体疾病。主要通过病史、全面的体格检查和实验室检查的阳性证据与躯体疾病进行鉴别。凡是继发于高血压、冠心病、甲状腺功能亢进等躯体、脑疾病的焦虑症状应诊断为焦虑综合征或躯体疾病所致焦虑障碍。

2. 精神活性物质依赖伴发的焦虑 精神活性物质依赖者可以有原发性的精神障碍，如焦虑障碍、抑郁障碍，也可以出现继发于精神活性物质使用伴发的焦虑障碍。精神活性物质依赖者可以伴发焦虑症状，各种精神活性物质在戒断或突然减量时也可以出现焦虑症状。通过询问精神活性物质依赖史，依赖物质使用与焦虑症状的关系和躯体和心理依赖症状可以进行鉴别。

3. 其他精神障碍伴发的焦虑 抑郁症及精神分裂症患者可伴有焦虑。应通过抑郁症和精神分裂症的特征性症状与其进行鉴别，如果患者的临床表现符合抑郁症或精神分裂症的诊断则不诊断为广泛性焦虑障碍。如果抑郁与焦虑的程度主次难分时，优先考虑抑郁症的诊断，以免耽误抑郁症的治疗而发生自杀等不良后果。强迫障碍患者由于不能控制的强迫症状也常伴有焦虑症状，在临床上也需要鉴别。强迫障碍患者的焦虑对象是以强迫症状为主，相对固定的对象，而且具有明显的控制愿望及强迫行为或动作。

五、治疗

广泛性焦虑障碍的治疗要遵循焦虑障碍的治疗原则，主要包括心理治疗和药物治疗。心理治疗有支持性心理治疗、认知行为治疗和精神动力取向心理治疗等方法。药物治疗可用抗焦虑药、抗抑郁药和钙通道调节药。

（一）心理治疗★★△△

循证医学证据显示，认知行为治疗对广泛性焦虑障碍具有明确的短期疗效，50%的患者可以得到完全缓解，精神动力取向和支持性心理治疗的循证研究证据很少。

1. 认知行为治疗 广泛性焦虑障碍认知行为治疗往往需要16～20 h，连续4个月的治疗。在门诊一般为15～20次会谈，在住院患者可以每天1次治疗会谈，持续3～4周，出院后随访3～4个月，可以采用个别或小组的形式进行。主要包括4个环节：①建立良好的治疗关系和治疗联盟，进行心理教育。②进行性肌肉放松训练或想象指导的放松训练，减轻患者焦虑的生理和情绪反应。③帮助患者了解焦虑的歪曲认知，学习新的问题取向的认知方式。④将学会的适应性认知方式应用到现实的焦虑情境中反复暴露与训练，巩固新的认知和行为模式。

2. 其他心理治疗 除了认知行为治疗作为一线

治疗外，针对广泛性焦虑障碍复发的有关问题（如家庭问题、人际关系问题等）的心理治疗也是必须的。支持性心理治疗尽管研究的循证证据很少，但临床上认为支持性心理治疗是很有裨益的。

精神动力取向心理治疗尽管循证研究证据较少，但也有不同的证据证明其对部分患者有效。治疗的关键点在于重建心理发展的连续性，修通以往生活经历中导致心理发展受阻的心理动力冲突，从而达到缓解病态焦虑的目的。常用的治疗技术包括自由联想、梦的阐释、移情和阻抗的处理、允诺参与、投射认同及面质等。精神动力取向心理治疗频率为每周1～2次，时程往往在1年以上。

（二）药物治疗★★★△△△

药物治疗对80%的广泛性焦虑障碍患者显效。在临床指南推荐中，SSRIs类药物、SNRIs类药物和普瑞巴林是治疗广泛性焦虑障碍的一线药物。

1. 抗焦虑药治疗 主要有苯二氮䓬类药物、阿扎哌隆类药物和β受体阻滞药。

（1）苯二氮䓬类药物：可以在15～60 min起效，抑制GABA与GABA受体结合，具有明显缓解焦虑的作用，改善焦虑情绪、缓解肌肉紧张、促进睡眠。临床上常选用中、长效药物（阿普唑仑、氯硝西泮、劳拉西泮等）治疗广泛性焦虑障碍。从小剂量开始，逐渐增加到治疗剂量。维持2～6周后逐渐停药，以防依赖。一般停药过程不应短于2周，以防症状反跳。

（2）阿扎哌隆类药物：主要是丁螺环酮和坦度螺酮。该类药物通过5-HT_{1A}受体的部分激动作用发挥抗焦虑作用，同时也具有一定的抗抑郁作用，没有肌肉松弛和镇静作用，长期使用也没有耐受性和依赖性。该类药物起效较慢，一般在72 h后才起效，治疗3周后才能显示出临床疗效，用于轻、中度广泛性焦虑障碍的治疗，对惊恐障碍和恐惧性焦虑障碍无明显疗效，对于难治性病例或长期使用苯二氮䓬类药物无效者效果不佳。丁螺环酮初始剂量为每次5 mg，每天2～3次，最大剂量为60 mg/d。坦度螺酮为每次10 mg，每天3次，最大剂量为60 mg/d。对于肝功能、肾功能不全患者及老年人应慎用。

（3）β受体阻滞药：主要有普萘洛尔和阿替洛尔。具有减慢心率、降低自主神经兴奋的症状、减轻焦虑躯体症状的作用，但是对于广泛性焦虑障碍的确切疗效并不肯定，不单独用于抗焦虑，只用于辅助治疗。β受体阻滞药禁用于支气管哮喘、充血性心力衰竭和神经肌肉功能不全患者。使用时要注意监测患者的心率和血压，大剂量使用可出现心动过缓、低血压、抑郁或中毒性器质性脑综合征等不良反应。

2. 抗抑郁药治疗 治疗广泛性焦虑障碍的抗抑郁药物主要有SSRIs、SNRIs和TCAs类药物，具有抗焦虑和抑郁作用。尽管有研究提示它们治疗广泛性焦虑障碍在疗效上有微小的差异，但临床上的总体疗效没有差异。所以，临床上治疗药物的选用更多是依据药物不良反应、药效特点和患者的临床症状特点及躯体情况而定。常用药物有文拉法辛、度洛西汀、帕罗西汀、艾司西酞普兰、多塞平、阿米替林等。常用的治疗剂量类似于抑郁症治疗剂量，对伴有抑郁症状的广泛性焦虑障碍患者应首选抗抑郁药治疗，而且抗抑郁药对焦虑的精神症状更为有效。对于伴有睡眠障碍的患者可以选用TCAs类药物治疗或SSRIs类药物短期合并使用苯二氮䓬类药物治疗。

3. 钙通道调节药 钙通道调节药通过与中枢神经系统电压门控钙通道的α蛋白δ亚单位结合降低神经末梢钙离子的流入和调节神经递质的释放来起到抗焦虑作用。普瑞巴林（pregabalin）和加巴喷丁（gabapentin）具有抗焦虑作用。现有的循证研究证据显示，普瑞巴林150～600 mg/d治疗广泛性焦虑障碍有效。

4. 疗效不佳的治疗选择 临床上针对广泛性焦虑障碍选择一种一线治疗方法系统治疗后效果不理想时，在诊断评估正确的情况下往往采取换药和联合治疗2种治疗策略。理论上讲，如果换用不同作用机制的药物获取理想治疗效果的概率就更大。所以，当阿扎派隆类药物治疗无效时可以换用一种SSRIs类药物，当SSRIs类药物无效时可以考虑换用SNRIs或TCAs类药物进行治疗。有关药物联合治疗的选择在临床使用中常用的为在一线治疗药物SSRIs或SNRIs使用的基础上联合使用苯二氮䓬类药物、阿扎哌隆类药物、抗惊厥药、新型抗精神病药和β受体阻滞药。其中，联合使用苯二氮䓬类药物治疗是临床上最常用的一种联合治疗。临床上并不推荐2种及2种以上SSRIs、SNRIs类药物的联合使用，也不推荐与TCAs类药物的联合应用。实际上，当广泛性焦虑障碍一线治疗效果不佳时认知行为治疗与SSRIs、SNRIs类药物的联合应用反而是临床上的一种治疗选择。

广泛性焦虑障碍需要提供长期治疗，巩固期至少6个月，维持治疗至少12个月以上，然后逐渐小剂量减药，直至停用。由于苯二氮䓬类药物长期使用会出现药物的耐受性和依赖性，临床上主要用抗抑郁药，特别是SSRIs和SNRIs类药物被许多国家临床指南推荐为广泛性焦虑障碍的一线治疗药物，而苯二氮䓬类药物只在急性治疗阶段短期使用。由于TCAs类药物具有明显的中枢镇静、抗胆碱能和心血管不良反应，目前在临床上往往作为广泛性焦虑障碍治疗的二线用药。

六、病程与预后★★△

广泛性焦虑障碍呈慢性波动性病程，约50%的患者症状迁延、时好时坏，需要长期治疗，其余患者在几年内症状消失。25.4%的单纯广泛性焦虑障碍患者、64%合并抑郁的广泛性焦虑障碍者有频繁的自杀念头，在临床上要高度重视。一般来说，20岁之前发病的患者有更严重的焦虑表现、功能受损、家庭功能和社会适应不良，与抑郁症等其他精神障碍共病的患者预后欠佳。

（李占江　杨彦春）

参考文献

[1] 郝伟，于欣. 精神病学. 7版. 北京：人民卫生出版社，2014：123-142.

[2] Americian Psychiatry Association. Diagnostic and statistical manual of mental disorders. 5th ed.Washington, DC: American Psychiatric Publishing, 2013.

[3] Katzman, Bleau P,Chokka P, et al.Canadian clinical practice guidelines for the management of anxiety, posttraumatic stress and obsessive compulsive disorders.BMC Psychiatry, 2014, 14(Suppl 1):S1.

[4] 李占江. 临床心理学. 北京：人民卫生出版社，2014.

[5] 杨甫德，王传跃. 精神科合理用药问答. 北京：人民卫生出版社，2011：315-352.

第13章 强迫障碍

第1节 概 述

一、概念★△

强迫障碍（obsessive-compulsive disorder，OCD），又称强迫症，是以强迫思维、强迫冲动或强迫行为等强迫症状为主要临床表现的精神障碍。患者明知这些观念和行为不必要、不合理，但无法控制摆脱而感到痛苦。

二、流行病学★△

强迫障碍是常见的精神障碍，1938年法国精神病学家Esquirol报道了第1例强迫性怀疑的病例。近年来研究发现，强迫障碍是精神科门诊的第4位疾病。美国的一项调查显示，9.2%的精神科门诊患者诊断为强迫障碍，17%的患者有强迫症状。美国另一项大型的流行病学研究发现，强迫障碍的月患病率为1.3%，6个月患病率为1.5%，终身患病率为2.5%。跨国精神障碍流行病学研究发现，强迫障碍的年发病率为1.11%～1.18%；性别差异女性高于男性［（112～118）：110］，新西兰女性患病率最高，达3.14%。我国精神障碍流行学调查显示，强迫障碍的患病率为0.03%，城乡地区相似。强迫障碍是导致精神残疾的前5位精神障碍。强迫障碍具有家族聚集性，国内一项强迫障碍家系遗传研究发现，强迫障碍患者一级亲属中强迫障碍或亚临床强迫障碍患病率均高于对照组。强迫障碍的发病因素是遗传、环境、心理等多因素共同作用的结果。

第2节 病因与发病机制

一、神经生物学因素★★△△

（一）遗传

迄今为止，国内外多个家系研究一致表明，强迫障碍先证者一级亲属的患病率平均为12%（父母亲的患病率平均为5.6%，同胞为10.1%，子女为12.8%），明显高于普通人群的患病率（2%）。家系遗传研究发现，51.1%的先证者有一、二级亲属精神障碍的阳性家族史，而对照组为13%。强迫障碍患者的父母中，亚临床强迫障碍、焦虑症、精神分裂症、抑郁症患病率明显高于对照组，但强迫障碍的患病率并无增高。强迫障碍患者的同胞中，抽动障碍的患病率明显增高，其次是精神分裂症和情感性精神障碍，提示强迫障碍与抽动障碍、精神分裂症及抑郁症有遗传上的联系。强迫障碍的单卵双生子其共病率为65%～85%，而双卵双生子的共病率为15%～45%。

有研究认为强迫障碍及Tourette综合征（TS）与染色体显性遗传基因有联系。这一基因与慢性抽动障碍、发音抽动及强迫障碍连锁，携带此基因的男性90%～95%发生上述行为之一；携带此基因的女性表达率则为60%，但发生强迫障碍的概率较高。目前，尚未确定*TS*基因的位点。部分表达的某些强迫障碍家系中的表现形式并不与*TS*基因有关，这种形式的遗传因素尚未确定。

（二）强迫障碍与5-HT系统

1. 强迫障碍与*5-HTT*基因 强迫障碍的分子遗传学研究发现，强迫障碍与*5-HTT*有关。*5-HTT*的SlcbA4多态性的*L*等位基因与强迫障碍呈正关联，提示*L*等位基因是强迫障碍的风险因子。大多数治疗强迫障碍的药物作用于*5-HTT*，目前针对5-HT受体基因的研究主要集中于5-HT_{2A}、5-HT_{2C}、5-$HT_{1D\beta}$等受体。

2. 强迫障碍与5-HT受体 通过测定中枢和周围血清素代谢的产物或使用5-HT药物探针的方法及SSRIs类药物的抗强迫作用，发现强迫障碍患者有5-HT功能的异常。有研究发现，强迫障碍患者5-HT_{1D}受体过度活跃。5-HT_{1D}受体可以下调突触前5-HT释放，使突触间的5-HT递质传递减少，治疗强迫障碍有效的药物可能是通过下调5-HT_{1D}受体的敏感性而起到治疗作用。临床上发现5-HT_{1A}受体拮抗药对SSRIs类药物治疗强迫障碍有协同作用。低剂量5-HT_{2A}受体拮抗药与SSRIs类药物合用治疗强迫障碍，可起到增效作用；而高剂量5-HT_{2A}受体拮抗药联合SSRIs类药物治疗时，则是减效作用。有学者认为，前者拮抗的是中额叶皮质的5-HT_{2A}受体，而后者拮抗的是眶额叶皮质的5-HT_{2A}受体。5-HT_{2C}激动药可以减轻强迫症状。

（三）强迫障碍与DA系统

1. 强迫障碍与D_2受体基因 强迫障碍与DA D_2受体基因关系的研究发现，D_2受体基因*Tag1A*多态性可能影响强迫障碍的易感性，特别是有抽动障碍的强迫障碍的易感性。D_2受体主要分布于纹状体，编码D_2受体的基因位于11号染色体长臂22-23区（11q22-23），有7个外显子和6个内含子。

2. 强迫障碍与D_3受体基因 D_3受体基因位于第3号染色体短臂13区3带（3p13.3），包含6个外显子和5个内含子。D_3受体基因有5种多态性，其中最常见的为MscⅠ多态性，有研究发现，Tourette综合征与MscⅠ多态性纯合子正相关。

3. 强迫障碍与D_4受体基因 有研究发现，强迫障碍与D_4受体基因的48bp重复序列多态性相关；强迫障碍发病与D_4受体第36～42密码子上21bp碱基序列缺乏有关。

（四）强迫障碍的脑代谢活动

早在1986年Alexander提出了强迫障碍存在大脑皮质－纹状体－丘脑－皮质（cortico-striato-thalamo-cortical, CSTC）环路异常的假说，近几十年来的脑影像学研究均支持此假说，不断在此环路上进行深入研究。

1. 强迫障碍相关脑区 强迫障碍的脑影像学研究显示，静息状态下大脑皮质内多个脑区的放射性分布稀疏、缺损，表明大脑代谢活动低下。脑功能异常区包括顶叶、额叶、颞叶、枕叶，以顶叶、额叶的异常为突出。Hoehn等对强迫障碍的区域脑血流研究发现，患者有双侧眶额皮质、尾状核、前扣带皮质的血流增加。研究发现，强迫障碍的症状表现形式与区域脑血流（regional cerebral blood flow，rCBF）异常区没有特异性联系。

2. 强迫障碍的神经环路异常 强迫障碍的脑葡萄糖代谢的研究发现，患者大脑皮质、尾状核、双侧额叶皮质均有葡萄糖摄入的增加。神经生物学研究发现，大脑结构和功能的异常在强迫障碍的发病机制中具有重要作用，目前认为强迫障碍是CSTC环路存在异常。该环路的皮质－纹状体－苍白球内侧部－丘脑－皮质直接通路有异化运动的功能，而皮质－纹状体－苍白球外侧部－丘脑底核－丘脑－皮质这一间接通路可将不想要的运动抑制，两者的不平衡状态导致OCD症状的产生。Stephen等荟萃分析研究认为眶额叶、尾状核、扣带前回和丘脑是强迫障碍病理机制的重要部位。

二、心理因素★★△△

（一）精神分析的观点

弗洛伊德描述了3种决定强迫障碍的形式和性质的防御机制，即隔离、仪式性动作和反应形成。防御机制可以防止一个人体验到诱发焦虑的情感和冲动。一般情况下，个体在意识中可以体验到情感的成分及具有情绪负荷的思想，其可以是一些事件的幻想或记忆，当隔离机制起作用时，带有不被接受的情感便与思想内容分离开来，并从意识中驱除出去，如果这一防御机制完全成功，那么这些冲动及伴随着的情感完全被压抑，人的意识里只剩下无情感成分的观念。由于攻击等冲动仍可能逃脱隔离而进入意识，不断产生对自我的威胁，这就需要第二种防御机制来对付它，即通过一些仪式性动作来消除焦虑，这种防御机制叫作抵消，强迫行为就是这种防御机制的外在表现。弗洛伊德认为，强迫障碍的关键是患者理想的生活中出现了不能容忍的东西，即自我面对某一经历时出现的思想或感觉引起患者很大的痛苦，以至于决定忘记这一切。患者应对冲突的方式是将思想与情感分开来，然后又将其与不会发生自我矛盾的其他观念联系起来。由于这种错误的连接，使该观念变成了强迫思维，而与这类痛苦相关的内在冲突往往与“性”或“攻击”本能有关。重要的是这一过程是在潜意识中进行的，开始患者并不能明确意识到。因此，治疗是将患者的注意力转回到被压抑的性观念或攻击冲突上来。精神分析理论认为强迫性观念总是变相的自我谴责，它从压抑中重现出来，往往与某些性行为或攻击性冲动有关。而继发出现强迫动作是防御“压抑内容重现”的结果。患者进行强迫动作的内在驱力与他明知这样做其实是多余或毫无意义的认知之间存在思想与情感的分离。目前，精神分析或心理动力学治疗OCD患者也是基于让患者理解和修复这一创伤经历对内心的影响。

（二）认知、行为理论

强迫障碍的强迫性思维往往是持续的、侵入性的、引发焦虑的。患者对这些想法的解释方式是病理性的，导致患者特征性焦虑、抑郁和内疚感，以及强迫性焦虑和仪式动作。强迫障碍的6种失功能认知信念包括夸大的责任感、过分看重想法的作用、需要控制想法、过度估计威胁、无法忍受不确定性、完美主义。

按照学习理论，强迫障碍的症状反映了焦虑反应的条件化。即一种中性刺激与一些有害的或产生焦虑的事件配对出现，这种中性的刺激便成为诱发焦虑的条件刺激。强迫行为是减轻强迫思维引起的焦虑行为，这种暂时消除焦虑和痛苦的行为是对强迫症状的一种负性强化，使强迫症状得以维持。负性强化是强迫症状维持的重要因素。行为主义学派提出了两步经典的条件作用通路来解释强迫症状的产生。第一步是通过经典的条件反射，由某种特殊情境（中性的）引起焦虑，患者为了减轻这种焦虑而采取回避行为或出现强迫性动作。第二步是通过操作性条件反射使强迫行为得以重复出现，并持续下去。强迫行为或仪式动作被认为是减轻焦虑的各种活动。然而，这是一种无效的减轻焦虑的方法。

认知–行为假说认为，强迫行为不是直接由强迫思维引起，而是取决于患者如何评估强迫思维。他们往往将强迫思维的出现和其内容解释为是一个要对自己或他人造成伤害负责任的征兆，正是这种认知评估使强迫思维成为一种不适的体验，也成为一种要采取行动的指令，接着就出现了强迫动作。这样可以压抑或抵消强迫思维，减轻患者要负责任的感觉，不适和焦虑也随之减轻，便形成了强迫行为，并持续存在。这样不适感和强迫行为很快就达到具有临床意义的严重程度。

（三）信息处理

现在认为每个人体验焦虑的倾向性是不同的。当个体进入一个陌生的或潜在不安全的场境时，易感的个体会变得高度警觉。而高度警觉性会促发个体对环境进行快速、全面的审视。强迫障碍患者会选择性地关注威胁（如怕患艾滋病的患者会选择性地注意任何血迹）。带着焦虑的选择性注意在很大程度上是由他们特定的记忆决定的，其中某些记忆部分是歪曲的。他们的记忆常常比原初的事件更紊乱，小的事件会转化成为被记住的灾难。

（四）文化因素

适应不良的知识结构或思维模式是影响个体即刻体验和评估的易感因子。当个体碰到应激性生活事件时，这些适应不良的行为思维模式会被激活。严格的宗教信仰和僵硬的道德标准会使个体过度强调对错与否，也可能成为强迫障碍的危险因子。

第3节 临床表现

强迫障碍的平均发病年龄为21.2岁，男性19.1岁，女性23.4岁，发病高峰年龄为15～20岁。病程慢性持续者占76.6%，衰退性病程为10%。

多数患者能识别强迫思维或强迫行为是非现实的或过分的，患者的自知力差异很大。有的患者认识到症状是荒谬的，有的表示怀疑或不能确定，有的坚信是正确的、必要性。有的患者在症状加重时丧失自知力。强迫障碍患者常回避各种触发特定烦恼的强迫思维或强迫行为。当疾病严重时，回避可能成为突出的临床症状。

一、强迫思维★★★△△

强迫思维表现为反复出现的、难以摆脱的思维和联想。临床特征是害怕和不确定的痛苦体验，或有不正确、不完美的不适感。强迫观念是伴有强迫体验的特定强迫思维。患者对这种体验的解释常是怪异的和不恰当的。强迫思维可以表现为痛苦的精神想象，与“脏”有关的害怕，某些不好的事情即将发生或需要做的事还没有做的急迫感。强迫思维可不伴有强迫行为，多见于那些感到没有一种行为能缓解强迫思维的患者。

（一）污染性强迫观念

患者关注或厌恶身体的排泄物或分泌物（如大小便、唾液、鼻涕）、细菌等。如过分关注环境中的污染物、家庭用品、动物或黏性东西，担心受到污染而患病，担心因传染污物而使别人患病。

（二）强迫性怀疑

患者无法控制毫无根据的怀疑，常伴随焦虑和强迫行为。如一位患者每见到地上的废纸就控制不住地想捡起来看看上面是否有与自己有关的信息或家里的电话号码，怀疑自己遗失了重要的信息。明知不可能，但仍控制不住，否则极度焦虑，严重时不敢出门。

（三）强迫性穷思竭虑

患者表现为对无结果的问题进行无休止的、过分的思考，明知没有必要，但想不明白就会感到难受。例如，“人为什么长两个眼睛、一个鼻子”“究竟是先有鸡，还是先有蛋”等。有的患者反复思考一些没有固定主题的内容，称“看到什么想什么”。

（四）强迫联想

患者的精神活动无法控制地指向与当前活动无关的注意、联想、思维上。例如，一位高中生为了提高学习效率，要求自己记住老师课堂上的每一个要点，但却控制不住要注意老师的鞋子，是什么牌子、样式、颜色等，结果上课内容没记住，反而头昏脑涨。

（五）强迫回忆

患者反复回忆发生过的事。如果这种回忆在头脑中不断反复出现生动的视觉体验（表象），则成为强迫表象。强迫表象是一种生动、鲜明的形象，而非抽象的思想。如患者脑中反复出现听过的歌声或看过的画面，无法控制而痛苦。

（六）强迫恐惧

患者反复害怕伤害自己或伤害别人，或做出危险的事情，或暴力、恐惧的想象。如害怕说出侮辱性的语言，害怕做出令人尴尬的事情，害怕做出非意愿的冲动（如刺伤亲人、朋友），害怕没有关闭煤气开关导致着火，害怕开车撞到人等。

（七）与性有关的强迫观念

患者反复出现被禁止的可能反常的性方面的思想，难以控制的性想象或性冲动，以及指向他人的性行为等。

（八）强迫冲动

患者反复体验到一种违背自己意愿的、强烈的内心冲动，通常是攻击性的或有关性的，如想把小孩扔到窗外或强奸小孩的性冲动。尽管这种内心冲动十分强烈，但却不会付诸行动。

二、强迫动作和行为★★★△△

强迫动作和行为是为了减轻强迫思维伴随的痛苦而采取的有意识的行为，包括外显行为或隐蔽的精神活动，如检查、清洗、祈祷、计数或其他精神仪式性动作。强迫行为常以反复的、刻板的方式进行，虽然它们发生在特定的情景，有赖于强迫思维的内容。强迫行为也可以不伴强迫思维。强迫行为有2类：一类是基于消除脑子里体验到的危险、焦虑、恐惧；另一类是出于达到要求的完美、确定感。

（一）强迫性清洗

多由污染或病菌有关的强迫观念诱发，患者反复洗手、洗澡可达数小时。严重的患者不仅自己清洗，还要家人也反复清洗，以免污染他的空间。例如，一位患者下班回家的第一件事就是全身衣服换洗，洗澡、洗头2 h，自己有专门的洗衣机洗“污染物”。洗完后只能在自己卧室，不能再碰任何东西，因为现在只有他的身体和卧室是干净的。

（二）强迫检查

患者为减轻焦虑而反复检查，可继发于各种强迫观念。强迫检查是指患者对已经完成的动作或行为感到不确定而强烈的焦虑，并在此焦虑基础上产生强迫性检查，通过反复检查、确定来缓解焦虑情绪。如检查电源开关是否断开，煤气开关是否关上，门锁是否关好等。

（三）强迫计数

患者通常默念一些数字。通过重复一些数字或回避一些数字而寻求安全、避免想象的危险。因为患者对数字赋予某种象征的意义，如88代表顺利，13代表不利等。患者的计数往往带有个人的特定凶吉或祸福的含义，如未按照自己程序化的计数仪式，便会产生极度不安、恐惧。

（四）强迫询问或陈述

患者反复询问同一个问题，总怕别人未听清楚或别人的回答不清楚、不满意，有时甚至要求与他期望的回答一字不差，可反复几十遍询问同一个问题。对象多为家属或亲近的人，在外人面前可短暂控制。

（五）强迫性仪式动作

患者必须重复仪式性的动作来缓解焦虑或预防可怕的结果。患者的行为必须按照自己设定的行为程序进行，如摆放东西的角度、次序都严格按照自己认定的规则，未达到则会极不舒服、焦虑，必须重复，从头开始，直到符合要求为止。仪式性动作有时具有吉凶祸福的意义，如患者经过门槛时必须先迈左脚，如果迈错了，就认为不吉利，必须退回去重新来。

（六）要求对称和一致的强迫行为

患者对一些毫无意义的动作或行为有强烈的要求对称和一致的意愿，如果未能达到自己感到的对称和一致，便十分焦虑不安。患者明知这种行为是不必要的，但无法控制，十分痛苦。

三、强迫思维和强迫行为的关系★★★△△

强迫症状让患者感到痛苦，患者能认识到症状的荒谬性，常对人隐藏自己的症状。不少患者多年以后才就诊。强迫症状的内容并非固定不变，在不同的阶段可有不同的症状，也可同时出现多种症状。尽管在上述症状的描述上是将强迫思维和强迫行为分开的，但临床上患者强迫思维和强迫行为同时存在。

四、其他伴随症状★★★△△

1. 回避行为 患者为了避免诱发强迫思维或行为，常有回避相关场合的行为。

2. 焦虑和抑郁 患者常伴有焦虑、紧张及抑郁情绪，这些情绪通常是继发性的，是强迫与反强迫的强烈冲突结果或是出于对强迫症状的反应。强迫症状严重时影响患者的正常社会功能，长期治疗效果不明显时，患者可产生抑郁症状，严重时出现自杀行为。

五、强迫障碍患者的自知力及伴随体验★★★△△

大部分患者能认识到他们的症状是不合理的，没有意义的。通常患者不想让外人知道自己的疾病，十分害怕别人的偏见。在疾病早期，患者试图对认识他们的人隐藏症状，可能迟迟不去就医，直到症状被周围人发现。强迫行为所致的时间消耗使患者产生孤独和继发性抑郁。大部分强迫障碍患者在强迫症的症状加重时，体验到紧张、痛苦、抑郁和绝望，正是这种情绪使患者开始寻求治疗。

第4节 诊断与鉴别诊断

一、诊断★★★△△△

（一）ICD-10诊断标准

根据ICD-10诊断标准，强迫障碍的诊断要点：必须在连续2周中的大多数日子里存在强迫症状或强迫动作，或两者并存。这些症状引起痛苦或妨碍活动。强迫症状应具备以下特点：①必须被看作是患者自己的思维或冲动。②必须至少有一种思想或动作仍在被患者徒劳地加以抵制，即使患者不再对其他症状加以抵制。③实施动作的想法本身应该是令人不愉快的（单纯为缓解紧张或焦虑不视为这种意义上的愉快）。④想法、表象或冲动是令人不快地一再出现。

（二）DSM-5诊断标准

1. 具有强迫思维、强迫行为，或两者皆有。

（1）强迫思维的定义：①在该障碍的某些时间段内，感受到反复的、持久的、侵入性的和不必要的想法、冲动或意向，大多数个体会引起显著的焦虑和痛苦。②个体试图忽略或压抑此类想法、冲动或意向，或用其他一些想法或行为来中和它们（例如，通过某种强迫行为）。

（2）强迫行为的定义：①重复的行为（如洗手、排序、核对）或精神运动（如祈祷、计数、重复默念）。患者感到这些行为是为应对强迫思维的反应或按照必须严格遵守的规则而被迫做出的。②这些行为或精神运动的目的在于预防或减少痛苦，或防止某些可怕的事件或情景发生。但是这些行为或精神运动与原意要抑制或防止的东西缺乏现实的联系或显然是过分了。

2. 强迫思维或强迫行为是耗时的（每天1 h以上），或这些症状引起具有临床意义的痛苦，或导致社交、职业或其他重要功能方面的损害。

3. 这种障碍不是由于精神活性物质（如成瘾类和医用药物）或一般躯体疾病的直接后果。

4. 该障碍不能用其他障碍的症状解释。

（1）若伴良好或一般的自知力：患者意识到信念肯定或不可能是真的，或它们可以是或可以不是真的。

（2）若伴差的自知力：患者认为强迫信念可能是真的。

（3）若缺乏自知力或妄想信念：患者坚信强迫信念是真的。

（4）若与抽动症相关：患者目前有或过去有抽动障碍史。

（三）ICD-10 与 DSM-5 异同

1. 疾病归类 美国 DSM-Ⅳ将强迫障碍纳入焦虑障碍，ICD-10 将之归入神经症性、应激相关的及躯体形式障碍，而在 DSM-5 则单独成章“强迫及相关障碍”。

2. 关于病程 ICD-10 将强迫障碍的病程标准定为 2 周，而 DSM-5 中没有具体的规定。但 CCMD-3 中规定强迫症诊断的病程标准为 3 个月。

3. 关于自知力 美国 DSM-Ⅳ诊断标准中将自知力缺乏的患者作为强迫障碍的一种特殊形式加以注明。已有证据显示，虽然大多数强迫障碍患者有一定程度的自知力，但约 5% 的患者确信他们的强迫思维和强迫行为是合理的。如上所示，DSM-5 对强迫障碍自知力分为 3 种情况：①自知力完整或良好，认识到这种“强迫信念”肯定或很可能是不对的，或它可能是正确的，也可能是不正确的。②自知力差，认为这种“强迫信念”可能是对的。③自知力缺乏，完全坚信自己的“强迫信念”。患者自知力水平的判断对于治疗方案的选择很重要，特别是心理治疗选择的重要依据。

二、鉴别诊断★★★△△△

（一）症状性强迫综合征

多为躯体疾病和脑器质性病因所致，如颅内的器质性病变可以表现为临床上的强迫综合征，结合病史、体检和实验室检查多能做出诊断。

（二）恐惧障碍

恐惧障碍可以伴有强迫症状也可以无强迫症状。恐惧障碍的焦虑是由客观环境中特定的事物或情景所诱发并伴有回避行为，如广场恐惧、社交恐惧。但是，如果患者对客体的恐惧性体验具有强迫的性质，即反复出现的、难以抵抗的恐惧，接触了不洁之物或脏的强迫思维反复出现，而采取强迫行为以缓解焦虑，有学者用强迫恐惧症或只诊断强迫障碍。如对恐惧对象的体验只是在暴露时出现，回避行为后消失，则诊断为恐惧症。

（三）广泛性焦虑障碍

广泛性焦虑障碍表现为对日常生活中的事件过分担心。焦虑易与强迫障碍混淆，鉴别的要点是这种担心、焦虑的体验是否具有强迫思维的性质，广泛性焦虑障碍的焦虑内容多不固定，结合广泛性焦虑的其他特征，如自主神经系统症状和运动方面的特征可鉴别。

（四）疑病症

疑病症患者反复认为自己患有某种严重的躯体疾病，四处求医以寻找自己患病的依据，一般不伴有强迫性的仪式行为。患者并无自我抵抗，并不认为这种疑病观念是没有必要的。

（五）抑郁症

强迫障碍与抑郁症具有密切的关系，抑郁症患者在病程中常有一过性的强迫症状，这时若抑郁症的临床症状在整个病程中占主要地位，应诊断为抑郁症。

（六）精神分裂症

强迫障碍与精神分裂症的关系十分复杂，精神分裂症常伴有强迫症状。研究发现，部分精神分裂症患者以强迫症状为前驱症状，可持续数月到数年；部分患者的强迫症状与精神病性症状同时存在；还有部分患者的强迫症状在精神病性症状缓解后出现。还有患者的强迫症状与抗精神病药治疗有关。文献及临床观察发现，长期使用氯氮平治疗后出现强迫症状。

（七）与妄想的鉴别

强迫思维的内容常与妄想易于混淆。强迫思维与妄想最主要的区别在于强迫障碍患者对自己的强迫思维具有抵制力或自知力，知道强迫思维的内容不是事实，是不必要的，没有意义的，并努力抵抗，感到十分痛苦。而妄想是一种病理性的信念，患者受妄想的支配。严重的强迫障碍患者可能对症状缺乏自知力。

（八）强迫性人格障碍

强迫障碍常合并强迫性人格障碍。强迫性人格障碍是自幼人格成长形成，自我和谐，主观认为行为方式合理，没有明显自我心理冲突抵抗。而强迫障碍则有明显的反强迫意识，心理冲突明显，伴有明显的焦虑、抑郁情绪变化。当强迫性人格障碍在应激等环境因素影响下，自我和谐解体，可以并发严重强迫障碍。

有研究表明，与不伴强迫症性人格障碍的强迫障碍患者相比，共病强迫性人格障碍的患者的强迫观念、焦虑障碍及社会功能减退更加严重。

（九）药源性强迫症状

有些抗精神病药可引起强迫症状。国外有研究认为，氯氮平引起的强迫症状高达10.0%～20.6%，其他抗精神病药为1%～3%，如喹硫平、利培酮、奥氮平。药源性强迫症状的诊断依据包括：①服用此药物前未见强迫症状。②服用此药物或加量时出现强迫症状，其行为或观念表现符合强迫障碍的症状学标准。③药物剂量的改变或停用，强迫症状随之改变。药源性强迫障碍预后较好，多数患者经换药、调药或加用抗强迫药后能得到改善。

第5节　治疗与预后

一、药物治疗★★★△△△

氯米帕明、氟西汀、氟伏沙明、帕罗西汀、舍曲林已被美国FDA批准治疗OCD。虽然安慰剂对照试验的荟萃分析提示氯米帕明比氟西汀、氟伏沙明、舍曲林有较大的效益，但是氯米帕明与SSRIs试验结果并不支持这一印象。由于SSRIs比氯米帕明不良反应少，推荐SSRIs作为一线药物治疗。尽管所有SSRIs有同等疗效，但患者对某一种药物治疗效果存在个体差异。在选择SSRIs的过程中，医师应考虑安全性和患者对特殊不良反应的接受能力，包括潜在的药物相互作用、既往的治疗反应及内科疾病。

（一）SSRIs

1. 氟西汀　从小剂量开始，逐渐增量。有效剂量为20～80 mg/d，40～60 mg/d疗效最佳，大多数患者对此药耐受较好。40%～60%的强迫障碍患者对氟西汀的治疗有效。持续用药8～12周，此后根据病情缓解情况逐渐减量，每次剂量调整至少间隔2周。

2. 氟伏沙明　初始剂量为25～50 mg/d，每3～4天增加1次，每次增加50 mg。成人使用的常用剂量为100～300 mg/d。建议使用200 mg/d，无效可加至300 mg/d。对于儿童和青少年患者，剂量从25～50 mg/d开始，缓慢加量，直到症状减轻或达到最大剂量300 mg/d。与其他药物合用时要注意药物之间的配伍作用。

3. 舍曲林　舍曲林已经获得美国FDA批准用于儿童、青少年和成人的强迫障碍治疗。初始剂量为50 mg/d，单次服用，根据患者的反应逐渐增加至100～200 mg/d。

4. 帕罗西汀　从10 mg/d开始，单次口服，逐渐以每周10 mg的剂量增加。治疗强迫障碍的推荐剂量为40～60 mg/d，最大剂量不超过60 mg/d。

5. 西酞普兰　西酞普兰的起始剂量为20 mg/d，治疗剂量为40～60 mg/d。一般服用10周，至少4～6周维持最大剂量的治疗后才能判断是否有效。艾司西酞普兰的初始剂量为10 mg/d，治疗剂量为20 mg/d。

（二）氯米帕明

起始剂量为25～50 mg/d，逐步加量。建议每1～3天加一次25～50 mg的剂量，达到最大剂量250 mg/d或有难以耐受的不良反应时不再加量。有研究显示有效剂量在75～300 mg/d，多数在150～250 mg/d明显起效。需要10～14 d的时间起效，6～10周症状显著改善。维持治疗时间通常是起病时间的2～3倍，之后根据症状缓解情况逐渐减药，每次剂量调整间隔时间不少于2周，若症状反复则暂停减药。耐心观察，尽量以最小剂量维持最大疗效。

（三）增效药

1. 不典型抗精神病药　可在SSRIs类药物治疗无效时，作为增效药联合SSRIs类药物小剂量使用。如阿立哌唑剂量从5 mg/d开始，经过10～12周的治疗后起效。利培酮3 mg/d，6周后会起效，根据病情调整方案。喹硫平小剂量开始，个体化用药。奥氮平作为增效药治疗强迫障碍目前尚有争议，有研究显示奥氮平本身会诱发或加重强迫症状，但也有研究发现奥氮平作为增效药可使对SSRIs治疗无效的强迫障碍患者的症状得以改善。

2. 氯硝西泮　氯硝西泮能作用于GABA和5-HT系统，与氯米帕明或SSRIs类药物联用可有增强抗强迫症的作用。

3. 心境稳定药　碳酸锂及丙戊酸钠也是增强抗强迫作用的药物，单独使用没有抗强迫作用，但联合抗强迫药具有增强抗强迫作用。

二、心理治疗★★△△

（一）认知行为治疗

针对强迫障碍的认知行为治疗治疗主要涉及3

个部分，一是以减轻与强迫思维有关的焦虑为目的的暴露法，二是针对克制仪式化冲动的仪式阻止，三是以减少强迫性仪式动作或强迫思维为目的的反应预防。由于认知行为治疗在行为技术［如暴露和反应预防（exposure and response prevention，ERP）］方面具有最好的证据支持，因此，推荐认知行为治疗用于治疗强迫障碍。

（二）动力性心理治疗

无对照研究证实动力性心理治疗或精神分析对处理OCD的核心症状有效。精神动力性心理治疗通过向患者说明为何他们想保持原状（例如，最好的适应，继发性获益）。动力性心理治疗对于解释OCD症状对人际关系的影响也有帮助。

（三）家庭治疗

根据家庭系统治疗原则，治疗强迫障碍患者家庭的目标有2个：一是降低焦虑、减轻症状；二是提高每个家庭成员的自我分化水平，以提高个体的适应性。治疗的重点是促进开放、平等、自主和自立的家庭关系建立，鼓励各成员向外发展，降低互相纠缠和束缚。家庭治疗可减轻家庭内部的紧张，减少家庭成员卷入症状。

（四）森田疗法

森田疗法认为强迫障碍患者的主要问题在于不能认清或接受让自己焦虑的自然现象，反而想要硬性排斥，结果使问题越来越严重。森田治疗要求患者接受症状，认识到所有的反抗、抵制、回避都是无用的。不要把症状当作心身的异物，带着症状学习和工作。让患者对自己的症状和不良情绪自然接纳，靠自己本来固有的上进心努力去做该做的事情。

（五）其他治疗

由国内杨德森等根据中国道家哲学思想，参考现代心理治疗方法所创立的道家治疗。通过改变个体的认知和应对方式来达到调节焦虑、紧张、强迫行为。外科治疗方法有立体定向手术及脑深部电刺激（deep brain stimulation，DBS）的治疗，对于部分难治性患者可能有一定疗效，但由于不良反应、疗效不稳定、伦理等问题，在我国临床应用极少或只是刚刚起步。rTMS及ECT等，虽有一定的疗效，但仍处在实践论证阶段，尚未形成系统的治疗规范。

三、选择起始治疗模式

在选择一种治疗方法过程中，医师应考虑患者的主动性和遵守药物治疗、心理治疗的能力。推荐认知行为治疗和SSRIs作为强迫障碍的安全和有效的一线治疗方法。无论是采用认知行为治疗、SSRIs或联合治疗其疗效与以下因素有关：患者症状的特征和严重性、共存的精神障碍和内科疾病、患者既往治疗史、求治动机。单独认知行为治疗被推荐作为无严重抑郁、焦虑患者的起始治疗，或疾病严重时的合并治疗，或只愿意接受认知行为治疗的患者。单一治疗未取得满意疗效的患者应考虑联合治疗。

四、预后

强迫障碍是预后相对较差的精神障碍。40%～60%的患者经充分的治疗可使症状得到明显改善。大部分患者需长期服药1年以上。20%～30%的强迫障碍属难治性，严重影响患者的社会功能，预后不良。强迫障碍是导致精神残疾的前十位精神障碍之 ·。研究发现，停药后的复发率为90%。Black等学者的研究发现，24%～30%的患者为波动性病程，11%～14%的患者有完全缓解的间断性病程，54%～61%的患者为持续性病程。有分裂型人格特征的患者预后较差。

（胡 建 王怀志 杨彦春）

参考文献

［1］江开达．精神病学高级教程．北京：人民军医出版社，2009.

［2］江开达．精神病学．北京：人民卫生出版社，2005.

［3］美国精神医学学会．精神障碍诊断与统计手册．5版．北京：北京大学出版社，2014.

［4］闫俊，李凌江，季建林，等．强迫障碍诊疗概要．中国心理卫生杂志，2014，28（4）：308-320.

［5］李凌江，陆林．精神病学．北京：人民卫生出版社，2015.

［6］肖泽萍．强迫症发病机制的研究现状．上海交通大学学报（医学版），2006，26（4）：331-334.

［7］Beucke JC,Jorge S,Tanveer T,et al.Abnormally high degree connectivity of the orbitofrontal cortex in obsessive-compulsive disorder.Jama Psychiatry, 2013, 70(6): 619-629.

第14章 应激相关障碍

第1节 概 述

1946年，Selye提出了“应激”的概念，此后应激医学得以逐步发展。在精神病学领域，应激医学最关注的是过度应激所引起的精神创伤相关问题，即创伤及应激相关障碍。传统上的创伤及应激相关障碍范围较窄，主要包括急性应激障碍（acute stress disorder，ASD）、创伤后应激障碍（post-traumatic stress disorder，PTSD）及适应障碍（adjustment disorder）3个亚类，统称为应激相关障碍。ASD是指个体在突然遭遇强烈的精神应激后立即出现的、持续短暂的应激反应；PTSD是指个体面临异乎寻常强烈的精神应激后发生的较持久的应激反应；适应障碍则见于个体在经历应激程度较轻但较持久的精神应激事件后，尤其是生活的变迁如迁居、移民、地位的显著变化等，逐步出现的病情程度较轻的应激反应。美国2013年最新出版的DSM-5中，创伤及应激相关障碍的范围得到扩展，还包括因为儿童期缺少照顾和关爱所造成的反应性依恋障碍和脱抑制社会交往障碍2个亚类。所有这些亚类当中，PTSD所造成的精神活动损害最为严重和持久，是本章的重点内容。

一、流行病学

ASD的患病率在新近接触创伤的人群中（即接触创伤1个月内）随事件性质及评估背景而变化。在美国和非美国人群中，不涉及人际暴力攻击的创伤性事件后有ASD的个体＜20%，交通事故后为13%～21%，严重烧伤后为10%，工业事故后为6%～12%。在人际创伤性事件，如被攻击、强奸和目击群体性枪杀事件后有更高的患病率，为20%～50%。

PTSD患病率的研究较多，因采用的诊断标准、方法和样本特征不同，患病率也不同。在美国根据DSM-Ⅳ估计，到75岁时PTSD的终身风险为8.7%。美国成年人中12个月的患病率为3.5%。加拿大一般人群中PTSD的终身患病率为9.2%，现患率（1个月）为2.4%。欧洲和大部分亚洲、非洲和拉丁美洲国家的PTSD患病率估计低一些，为0.5%～1.0%。我国目前还缺乏普通人群的大样本调查资料，河北省（2007年）资料显示，PTSD的时点患病率为0.35%，终身患病率为0.85%。在特殊群体中，唐山大地震所致孤儿PTSD的发生率为23%；2008年汶川地震受灾群众震后6个月PTSD的患病率为11.8%；湖南某地矿难的104名幸存者中2个月后PTSD发病率为50%，2年后患病率依然有26.8%。

流行病学资料显示，PTSD的发生率与人群的职业、创伤性事件的性质、发育阶段及性别有关。PTSD的患病率在退伍军人和其他创伤风险较高的职业（例如，警察、消防队员、急救医务人员）中较高。最高的患病率见于下列事件的幸存者，如被强奸、参战人员和被拘禁者，其PTSD发生率＞33.3%。如美国底特律社区创伤调查显示，在强奸、被俘、酷刑或绑架后的人群中PTSD的发生率为50%。儿童和青少年在接触严重创伤性事件后通常表现出较低的患病率。与普通人群相比，老年人中完全符合创伤后应激障碍阈值的患病率也较低，但阈下表现在老年人中更多见，这些症状与显著的临床损害有关。PTSD在性别间存在差异，不同的研究资料一致显示，女性PTSD的终身患病率是男性的2倍。这种性别差异并不意味着女性本身更容易患PTSD，可能归因于通过增加女性风险的其他因素，比如更可能被强奸或性侵犯，还有创伤事件所致的恐惧、威胁及对创伤事件的自我体验等具体方面都可能影响女性PTSD的发生。

据国外报道，适应障碍的患者占精神科门诊的5%～20%。在综合医院住院患者的会诊中诊断达12%，在遭遇过应激（如做过心脏手术）的人群中高达50%。

二、病因与发病机制★△

（一）病因

当个体经历应激事件后，有的个体出现应激相关障碍，而另一些个体不出现应急相关障碍。那么，究竟是哪些因素对疾病的发生产生影响呢？目前认为，应激相关障碍是否发生与精神应激事件的性质、强度及易感因素等有关。

1. 精神应激事件 精神应激事件是应激相关障碍发生的必备条件。这类事件多种多样，大如危及生命的战争、地震；小如一般的家庭矛盾、工作烦恼等都可以称为应激事件。应急事件具有一些共同的特征：事件的性质是负性的、违反了个体的需要与欲求，如生存、爱情、地位等；事件的强度或持续性超出了个体的承受能力或应对能力（即个体认为此情景自己无法或很难应付，此时机体就会启动应激反应）。当应激反应持续不消退或表现为比较严重的症状，损害个体的功能（如学习、工作、社会交往能力），甚至影响个人生活自理能力时，就要考虑应激相关障碍如 ASD、PTSD 可能性。

与 ASD 和 PTSD 发病有关的应激事件包括：洪水、地震、海啸等巨大的自然灾害，战争、恐怖活动或其他威胁生存的突发事件，被强奸或受到严重的躯体攻击等人为的灾害，交通事故、矿难、火灾等意外事故，以及突发的或巨大的丧失性事件（如丧失亲人、财产、自由等）。这些事件的强度几乎能使每个人都产生痛苦的体验，最终导致有易感素质的人发生 ASD 或 PTSD，因此又称为精神创伤性事件。对儿童而言，一些小的应激事件也可能引起 ASD 或 PTSD，这与儿童对应激事件的感知觉水平及他们的应对能力有关，如烧伤、摔伤、慢性躯体疾病、家庭暴力、父母离异、情感忽视、家庭环境改变、同伴关系不良、校园暴力、老师不良的教育方式等。

引起适应障碍的精神应激事件强度较弱，多为日常生活中常见的事件。青少年最常见的事件有父母不和或离婚、迁居外地、学习环境的改变（如从农村升入城市）；成年人中最常见的有婚姻冲突、经济问题或残疾子女的出生等。老年人最常见的是退休、社会地位的变迁及丧失子女等。面对这些需要适应的应激事件，多数人能很好适应，适应能力差的个体可能出现适应性障碍。

虽然不同的精神应激事件导致应激相关障碍的发生率不同，但精神应激事件的致病性不但与事件本身的强度有关，更与个体对事件的主观体验程度有关。例如，一个具有公众形象的媒体主持人与一个电脑操作者被毁容，同一个事件发生的背景不同，其导致的精神创伤后果和程度也不同。因此，就精神应激事件这一发病的必备条件而言，只有其强度与主观体验超出个体的承受能力时，才成为应激相关障碍的致病因素。

2. 易感因素 应激相关障碍的易感因素可分为个体内在的因素（如遗传特征、年龄、性别、HPA 轴功能异常、前额叶和杏仁核或海马的神经可塑性异常、精神障碍的家族史、精神障碍既往史、躯体健康状况不良、不良的心理应对方式等）与个体外在的因素（如社会支持系统不良、童年的精神创伤、创伤前后其他负性生活事件等）。更多学者倾向把易感因素按照精神应激事件发生前后的时间来分，即创伤前变量、围创伤期变量和创伤后变量。

研究比较肯定的创伤前变量有：①遭受创伤的个体具有焦虑或心境障碍的个人史或家族史，不稳定的家庭环境，既往创伤经历如童年期性虐待或躯体虐待史。②个体某些遗传特征，女性，平均水平以下的智商，具有某些神经系统的软体征。③神经质、敌对性、疑病、自卑等个性特征。上述这些因素归纳起来一个共同特点即可能通过影响个体对应激的应对能力而增加应激相关障碍的发生风险，这一点在适应性障碍的患者中表现得尤为明显。

围创伤期变量最主要的有 3 个方面，即应激事件后个体的精神和躯体反应程度、个体对创伤性事件的认知、社会支持的程度。比如说，多数人在应激事件后都会出现程度不等的症状，躯体和精神的应激反应程度越大，症状越丰富，尤其是早期的惊恐症状与分离症状的出现，是随之发生 ASD 或 PTSD 的高危因素。研究发现，围创伤期的惊恐症状程度可以作为早期 PTSD 的预测因素，围创伤期分离症状（如现实解体和时间歪曲感、情感麻木、人格解体、运动性不安和体象障碍等）是 PTSD 的预测因素。

在生物学指标方面，心率增快、外周血低皮质醇水平对 PTSD 的发生可能有预测作用。另一方面，个体对应激事件、应激后躯体和心理症状的不良认知、持久性地应用消极的应对方式来处理自身的症状，缺少社会支持或不良的社会支持也是预测应激后发生应激相关障碍的重要因素。父母自身的悲痛可能减少对孩子的帮助与关注，父母的症状是儿童症状的一个风险因素，因此，应注意评估父母对应激事件的反应。

除了某些创伤前变量及围创伤期变量，创伤后变量还包括事后干预的及时性与有效性、事件后遭受的其他生活事件及个体的一些生物学特点。多数研究发现，PTSD患者的皮质醇水平降低或低剂量地塞米松对皮质醇存在“超级”抑制，这种在创伤事件后中枢神经系统内促肾上腺皮质激素释放因子（corticotropin releasing factor，CRF）增加与低水平皮质醇或相对低下的皮质醇反应的分离有可能加强创伤事件的记忆，加强主观痛苦感，影响个体整合创伤经历的能力，最终导致应激相关障碍的发生或恢复延迟。

（二）发病机制

ASD和适应障碍与个体的应对方式较为密切，有关于这2种障碍的发病机制研究。PTSD因病情严重、病程长、预后不佳，其发病机制的研究一直是国际研究的热点。目前，比较多的研究发现，PTSD患者存在神经影像、脑电生理、神经内分泌、神经营养因子及免疫系统方面的异常改变。

1. PTSD的神经影像学特征 自1995年MRI首次应用于PTSD的影像学研究以来，大量的神经影像学研究对PTSD的发病机制尤其是脑环路的异常进行探讨，取得了不少重要的成果。研究结果比较集中的发现是患者的海马与海马旁回、杏仁核、内侧前额叶（mPFC，包括前扣带回、前额叶眶回、前额中部皮质等脑区）存在结构异常。有学者提出了PTSD的杏仁核-前额叶-海马神经环路模型，并提出该环路的异常是PTSD重要的神经病理基础。这一生物模型认为，PTSD杏仁核活性增强，导致过度的恐惧应答反应；前额叶内侧皮质的活性下降，导致其不能抑制杏仁核的功能，可能与PTSD恐惧记忆消退受损有关；海马功能的异常导致PTSD患者陈述性记忆的损害及识别环境安全性的能力缺陷。近年来，神经影像的研究发现岛叶、丘脑等脑区的功能异常可能参与了PTSD的病理过程。然而，这些脑区神经影像学的改变是疾病发生的病理基础，还是精神创伤导致的后果？在精神创伤性事件和易感因素的相互作用下是如何发生的？都有待深入的研究证实。

2. PTSD的神经电生理研究 事件相关电位（event -related potential，ERP）研究常用指标有P300、N400、N200，其中P300在PTSD中研究较多。研究发现，PTSD患者在靶刺激和工作记忆过程中P300波幅下降。如Veltmeyer等报道，PTSD患者在记忆更新时P300工作记忆波幅明显下降。有研究发现，与健康的战争老兵相比，PTSD老兵除了对刺激引起的P300存在波幅的缩小外，在额区（F3、F4）对与创伤相关的战争线索反应性增高，而与创伤无关的社会性威胁刺激无此反应。ERP其他成分的PTSD研究，文献中也有报道，但结论有待进一步确定。

3. PTSD的神经内分泌特征 神经内分泌在维持机体内稳态及机体适应环境中起着重要作用，在应激反应中发挥着重要作用。应激反应中激素的作用主要由交感肾上腺髓质系统（sympathol adrenomedullary system，SAS）和HPA的兴奋激活。当这2个系统发生异常时会影响机体的整个应激过程。

大多数的研究发现，PTSD患者血中促肾上腺皮质激素释放激素（corticotropin releasing hormone，CRH）较正常人明显升高，提示CRH的脱抑制。因此，控制CRH水平对PTSD高警觉症状的治疗有意义，这点在动物实验中得到证实。另外，许多研究显示，PTSD患者血中皮质醇水平偏低，可能与海马、杏仁核等脑区的糖皮质激素受体（glucocorticoid receptor，GR）异常表达有关，这种GR的异常表达导致PTSD患者对糖皮质激素的敏感性增高，进而导致HPA负反馈增强造成血中的低皮质醇水平。这种现象可能是HPA调节紊乱引发PTSD相关症状的重要因素之一。

SAS的主要中枢效应与应激时的兴奋、警觉有关，并伴有紧张、焦虑的情绪反应，该系统的外周效应主要表现为血浆肾上腺素、NE浓度升高，这一现象在PTSD患者中十分普遍，且持续时间长。SAS激活后，NE能神经递质的大量释放促进海马中的兴奋性氨基酸如谷氨酸的超常释放，使突触后膜上的NMDA受体激活增强，引起细胞内Ca^{2+}异常，最终导致海马神经元的功能紊乱，促进PTSD症状的发生。

4. PTSD与神经营养因子 神经营养因子在近年的PTSD机制研究中被逐渐涉及，其中研究最多的是脑源性神经营养因子（brain-derived neurotrophic factor，BDNF）。有研究表明，PTSD患者BDNF血清浓度相对于正常人显著降低，而动物研究表明BDNF具有保护海马的作用。BDNF含量的减少所导致的海马功能障碍可能是PTSD发病机制的一部分。

5. PTSD与免疫系统改变 关于PTSD与免疫系统的研究相对较少，PTSD通常引起免疫功能异常，但机制不完全清楚。有试验表明，PTSD患者IL-4、IL-2、TNF-α水平异常。另有试验发现，PTSD患者单核细胞内CREB蛋白水平较健康人低，提示CREB途径可能参与PTSD的病理生理机制。免疫系统的改变有可能导致海马体积缩小、细胞丢失，影响PTSD的发生。

三、预后

ASD 多在 1 个月内痊愈，一部分发展为 PTSD。患 PTSD 后，至少 1/3 以上的患者因疾病的慢性化而终身不愈，丧失劳动能力；约 1/2 的患者常伴有物质滥用、抑郁、各种焦虑性障碍等；自杀率是普通人群的 6 倍。

第 2 节 急性应激障碍

一、临床表现★★

ASD 一般在遭遇强烈的精神创伤后数分钟至数小时之内起病，历时短暂，可在几天至 1 周内恢复，临床症状完全消失，预后良好。部分患者病程可达 1 个月，但最终可完全缓解。

临床症状有很大变异性，最初多表现为茫然、意识清晰度下降、注意力狭窄、不能领会外在刺激、定向错误。分离症状多见，经常出现环境及自身真实感的改变，有的患者会出现对周围环境的过度退缩或激动性活动过多。发作后患者会有部分或全部遗忘。

创伤再体验症状、回避与麻木、高度警觉状态是 ASD 的核心症状。创伤再体验症状是指创伤性事件的情境或当时的心理感受反复自动出现在意识中或梦境里，任何与创伤体验有关的情境均可诱发。患者回避各种与创伤有关的人与事，避免参加能引起痛苦回忆的活动或地方，表现对创伤性事件的选择性或防御性遗忘、失忆。几乎每个患者都存在持续的高警觉状态，表现为过度警觉、激惹性增高及明显的焦虑情绪，焦虑的躯体症状有心悸、出汗、头痛、入睡困难、易惊醒、噩梦等。

有些患者病情严重时可出现思维联想松弛、片段的幻觉、妄想，成为急性应激性精神病。

二、诊断与鉴别诊断★★★△△△

（一）诊断

ASD 的诊断主要依靠临床特征，目前的实验室技术及其他辅助检查多无阳性发现。具体包括：①有严重的精神创伤。②在遭遇精神刺激后若干分钟至若干小时内发病。③主要有闯入性创伤再体验、回避、警觉性增高、分离症状。④社会功能严重受损。⑤满足诊断标准的症状至少持续 3 d 至 1 个月。

目前，ASD 的诊断标准是 ICD-10 及 DSM-5 标准。下面介绍 DSM-5 的诊断标准。

DSM-5 中 ASD 诊断标准（适用于成年人、青少年和 6 岁以上儿童）如下。

1. 以下述 1 种（或多种）方式接触于实际的或被威胁的死亡、严重的创伤或性暴力：①直接经历创伤事件。②亲眼看见发生在他人身上的创伤事件。③获悉亲密的家庭成员或亲密的朋友身上发生了创伤事件（注：在实际的或被威胁死亡的案例中，创伤事件必须是暴力的或事故）。④反复经历或极端接触于创伤事件的令人作呕的细节中（例如，急救员收集人体遗骸；警察反复接触虐待儿童的细节）（注：此标准不适用于通过电子媒体、电视、电影或图片的接触，除非这种接触与工作相关）。

2. 在属于侵入性、负性心境、分离、回避和唤起这 5 个类别的任一类别中，在创伤性事件发生后开始或加重。

（1）侵入性症状：①对于创伤性事件反复的、非自愿的和侵入性的痛苦记忆（注：儿童可能通过反复玩与创伤事件有关的主题或某方面内容来表达）。②反复做内容和（或）情感与创伤性事件相关的痛苦的梦（注：儿童可能做可怕但不能识别内容的梦）。③分离性反应（例如，闪回），个体的感觉或举动好像创伤性事件重复出现（这种反应可能连续地出现，最极端的表现是对目前的环境完全丧失意识）（注：儿童可能在游戏中重演特定的创伤）。④对象征或类似创伤性事件某方面的内在或外在线索，产生强烈或长期的心理痛苦或显著的生理反应。

（2）负性心境：持续地不能体验到正性的情绪（例如，不能体验到快乐、满足或爱的感觉）。

（3）分离症状：①个体的环境或自身的真实感的改变（例如，从旁观者的角度来观察自己，处于恍惚之中、时间过得非常慢）。②不能想起创伤性事件的某个重要方面（通常由于分离性遗忘症，而不是由于脑损伤、酒精、毒品等其他因素）。

（4）回避症状：①尽量回避关于创伤性事件或与其高度有关的痛苦记忆、思想或感受。②尽量回避能够唤起创伤性事件或与其高度有关的痛苦记忆、思想或感受的外部提示（人、地点、对话、活动、物体、情景）。

（5）唤起症状：①睡眠障碍（例如，难以入睡或难以保持睡眠或休息不充分的睡眠）。②激惹的行为和愤怒的爆发（在很少或没有挑衅的情况下），典型表现为对人或物体的言语或身体攻击。③过度警觉。④注意力有问题。⑤过分的惊跳反应。

3．这种障碍的持续时间（诊断标准2的症状）为创伤后3 d至1个月（注：症状通常于创伤后立即出现，但符合障碍的诊断标准需持续至少3 d至1个月）。

4．这种障碍引起临床上明显的痛苦，或导致社交、职业或其他重要功能方面的损害。

5．这种障碍不能归因于某种物质（例如，药物或酒精）的生理效应或其他躯体疾病（例如，轻度的创伤性脑损伤），且不能更好地用“短暂精神病性障碍”来解释。

（二）鉴别诊断

1．谵妄状态　某些非成瘾物质中毒、中枢神经系统感染、躯体疾病在急性期常出现谵妄状态，患者表现为精神运动性兴奋、恐惧、意识障碍。有些患者可追溯到发病前有某些应激事件，应注意鉴别。通常ASD没有意识障碍。详细的病史和体格检查、实验室检查对确定有无器质性病因非常重要。谵妄患者即使病前有应激事件，程度也不强烈，与症状的关系不密切。

2．情感障碍　多数情感障碍发病有某些应激事件，主要症状也可表现为精神运动性兴奋或抑制，需与ASD相鉴别。情感障碍多为协调性精神运动性兴奋或抑制，病程一般较长，反复发作。抑郁心境涉及较广，没有固定的应激事件，且有消极、自卑或自杀企图，整个临床相有“晨重夜轻”的变化规律，应激性障碍无上述特征。

3．分离障碍　既往称为癔症的一个亚类，也常在精神应激事件后发病，且症状表现短期内难与急性应激性障碍区别。但癔症表现更为多样化、夸张或表演性。病前个性有自我中心、富于幻想、外向特点，其中很重要的一点是暗示性较强，病情反复多变。

三、治疗★★△△

ASD的治疗因患者和创伤性事件的特点而有所不同。治疗的基本原则是及时、简洁、紧扣重点。除帮助患者尽快脱离创伤性情境外，主要有减轻情绪反应，学习面对应激事件，使用有效的应付技能，帮助患者解决其他相关问题及降低后续PTSD发生风险等。多数患者通过基层医院或社区医师及时有效的处理能得到恢复而不需看精神科专科医师。

（一）减轻情绪反应

如果病情不是很严重，患者又有很好的社会支持系统，那么与亲友或应激事件相关人员（如发生交通事故后的事故处理人员，患急病后的急诊科医师）的有效交流和心理支持，往往就可以使患者的负性情绪得到缓解。如果缺少这样的支持系统或应激事件的内容很难与人交流（如被人强奸），或病情很严重，则需要专业的心理危机干预。焦虑或抑郁情绪严重者，还需短期的抗焦虑或抗抑郁药治疗，有睡眠障碍者可短期给予镇静催眠药。

（二）学习面对应激事件

逐步地和患者讨论应激事件，让患者体验和表达相关的情感，认识到自己可能存在的消极感受和应付方式，有助于防止患者因过久地应用回避或否认机制而延缓疾病的恢复或使其转化为恐惧症或PTSD。

（三）使用有效的应付技能

如果发现患者应用不健康的应付方式或防御机制，如过度使用烟、酒、镇静药等成瘾物质，应指导患者学习有益的应付技能。一般来讲，应激性障碍的患者其情感反应都是呈过度唤起状态，过高或过低的情感唤起状态都会干扰应激问题的解决。因此，第一步是帮助患者把情感反应调整到接近正常水平。例如，与患者逐步讨论应激性事件，教会患者如何在回顾应激事件时学会调节自己的焦虑情绪，鼓励调动自主性，严重者可短期服用抗焦虑药。第二步是仔细评估患者的问题和采用的应付技能。第三步则是和患者讨论各种有效的应付技能，鼓励患者自己选择新的有效的方法。医师在这个过程中不是告诉患者如何做，而是帮助和鼓励患者自己选择和自己做。如果经过治疗后患者觉得自己已经学会了一些应付技能来处理未来的应激事件，治疗就可以结束了。一般治疗的时间无须太长。

（四）帮助解决相关问题

有时一种应激事件可以带来其他的后果，如严重的交通事故导致患者肢体的残疾。因此，除了处理患者因交通事故本身带来的应激反应外，还应该帮助患者改变和适应今后作为残疾人的行为方式。此外，对患者有问题的家庭支持系统给予必要的心理干预，使患者能得到来自家庭的有效支持是十分重要的。

（五）降低后续PTSD发生风险

部分ASD患者有发展为PTSD的可能性，因此，对 ASD 患者进行积极治疗有可能降低后续发生 PTSD 的风险。据报道，认知行为治疗联合催眠治疗 ASD 的患者，6 个月随访期后只有少数人符合 PTSD 的标准。除了心理治疗之外，在创伤事件后的最初几小时内，给予 ASD 患者药物治疗可能会减少围创伤期的恐惧、恐慌和惊恐，降低 PTSD 发生的风险。对那些创伤暴露时心率持续升高、高度惊恐及明显分离症状者可以立即给予肾上腺素阻滞药治疗。Pitman 等报道，在创伤事件发生 6 h 内给予普萘洛尔，连续 10 d，到创伤暴露 1 个月后，受试者对创伤线索的触景生情反应要比安慰剂治疗好。另外，也有研究显示在创伤事件后早期给予 SSRIs 类药物治疗，可以降低后续 PTSD 发生的概率。不过，药物治疗对 PTSD 预防作用的研究证据仍然有限，仍需要进一步的研究进行验证。

第 3 节 创伤后应激障碍

一、临床表现★★

PTSD 一般在精神创伤性事件发生后数天至 6 个月内发病，病程至少持续 1 个月以上，可长达数月或数年，个别甚至达数十年之久。症状的严重程度可有波动性，多年后仍可触景生情，出现应激性体验。临床上主要有以下表现。

（一）创伤再体验症状

在意识清晰的情况下反复出现闯入性的回忆或脑海里重现创伤性事件；或睡眠中反复出现与创伤事件有关的噩梦；或面对与创伤性事件有关的事件、场景、人物等触景生情并产生严重的精神痛苦或生理应激反应即称为创伤再体验症状。创伤性体验的反复重现是 PTSD 最常见也是最具有特征性的症状。儿童患者较成人更多出现短暂的“重演”性发作，又称“闪回”，即再度恍如身临其境，可伴随出现错觉、幻觉及意识分离性障碍。

（二）警觉性增高

几乎每个患者都存在这种症状，为一种自发性的持续高度警觉状态。表现为过度警觉、惊跳反应增强，可伴有注意力不集中、激惹性增高及焦虑情绪。焦虑的躯体症状如心慌、出汗、头痛、躯体多处不适等症状很明显，睡眠障碍表现为入睡困难、易惊醒和噩梦，而且持续时间较长，治疗较困难。

（三）回避或麻木

患者表现为长期或持续性极力回避与创伤经历有关的事件或场景，可分为有意识回避和无意识回避。有意识回避可表现为极力不去想有关的创伤性经历中的人与事；避免参加能引起痛苦回忆的活动或避免去到会引起痛苦回忆的地方。无意识回避可表现为对创伤性事件的选择性或防御性遗忘、失忆，而与创伤性事件无关的记忆则基本能保持完整。无意识回避也可表现为创伤性事件发生后拼命地工作，这些人往往不会认识到他们拼命地工作其实也是一种回避、逃避行为，有时他们会认识到只要自己一旦停下来，创伤性事件就会不由自主地在脑海中浮现(病理性重现)。

患者也可出现情感麻木，对周围的环境刺激普遍反应迟钝，出现社会性退缩。对以往的爱好失去兴趣，疏远周围的人。对未来生活、学习、工作都失去憧憬。外表上给人木讷、淡然的感觉，但机体实际上处于警觉状态。

（四）其他症状

上述 3 类症状是 PTSD 的核心症状，除去这些核心症状外，PTSD 还常有其他一些症状。例如，分离症状；兴趣范围的缩窄；人际关系的改变；人生观和价值观的改变；乃至人格的改变；抑郁、自杀、攻击言行；酒精和安定类药物等精神活性物质的滥用，甚至精神病症状等。这些症状虽然没有单列出来作为诊断标准，但在临床中发生率较高，有些症状常成为残留症状而影响疾病恢复。

二、诊断与鉴别诊断★★★△△△

（一）诊断

PTSD 的诊断过程中，病史采集及临床评估至关重要。患者的自知力多存在，因此病史采集和临床评估时，医患沟通最好是开放性提问，耐心倾听，才能真正了解创伤性事件的细节，有助于明确诊断。

PTSD 患者起病前有一个或多个明确的严重精神创伤性事件，继之出现创伤再体验、警觉性增高、回避与麻木的“三联征”，内容与创伤性事件息息相关，持续 1 个月以上，社会功能受损。体格检查、实验室检查不能发现特异性的病理生理异常。与 DSM-Ⅳ

相比，在2013年发布的DSM-5中，未再做出急性PTSD（病程3个月内）、慢性PTSD（病程3个月以上）及延迟性PTSD（在创伤性事件6个月后才发病）的区别，而代之以“伴延迟性发作”的标注（直到事件后至少6个月才符合全部诊断标准）；同时根据患者是否存在分离症状，提出了“伴分离症状”的标注。另外，PTSD常合并抑郁症、焦虑症和物质滥用等情况，此时可下共病诊断。在诊断时，如果辅以临床诊断评估工具如临床用创伤后应激障碍诊断量表（clinician administered PTSD scale，CAPS）或DSM-Ⅳ定式临床访谈（structure clinical interview for DSM-Ⅳ，SCID-P），可使诊断更为标准化。

目前国际上通用的PTSD诊断标准主要有ICD-10和DSM-5。考虑到当今对应激障碍的认识在ICD-10的基础上有了一些改变，更新的ICD-11尚未出版，而2013年出版的DSM-5加入了这些改变的内容，因此下面主要介绍DSM-5标准。

DSM-5中PTSD诊断标准（适用于成年人、青少年和6岁以上儿童）如下。

1. 以下述1种（或多种）方式接触于实际的或被威胁的死亡、严重的创伤或性暴力：①直接经历创伤性事件。②亲眼看见发生在他人身上的创伤性事件。③获悉亲密的家庭成员或亲密的朋友身上发生了创伤事件（注：在实际的或被威胁死亡的案例中，创伤事件必须是暴力的或事故）。④反复经历或极端接触于创伤事件的令人作呕的细节中（例如，急救员收集人体遗骸、警察反复接触虐待儿童的细节）（注：此标准不适用于通过电子媒体、电视、电影或图片的接触，除非这种接触与工作相关）。

2. 在创伤性事件发生后，存在以下1个（或多个）与创伤性事件有关的侵入性症状：①创伤性事件反复的、非自愿的和侵入性的痛苦记忆（注：6岁以上儿童，可能通过反复玩与创伤性事件有关的主题或某一方面来表达）。②反复做内容和（或）情感与创伤性事件相关的痛苦的梦（注：儿童可能做可怕但不能识别内容的梦）。③分离性反应（例如，闪回），个体的感觉或举动好像创伤性事件重复出现（这种反应可能连续地出现，最极端的表现是对目前的环境完全丧失意识）（注：儿童可能在游戏中重演特定的创伤）。④接触于象征或类似创伤性事件某方面的内在或外在线索时，产生强烈或长期的心理痛苦。⑤对象征或类似创伤性事件某方面的内在或外在线索，产生显著的生理反应。

3. 创伤性事件后，开始持续地回避与创伤性事件有关的刺激，在创伤性事件发生后开始或加重，具有以下2项（或更多）情况：①回避或尽量回避关于创伤性事件或与其高度有关的痛苦记忆、思想或感受。②回避或尽量回避能够唤起关于创伤性事件或与其高度有关的痛苦记忆、思想或感受的外部提示（人、地点、对话、活动、物体、情境）。

4. 与创伤性事件有关的认知和心境方面的负性改变，在创伤性事件发生后开始或加重，具有以下2项（或更多）情况：①无法记住创伤性事件的某个重要方面（通常是由于分离性遗忘症，而不是诸如脑损伤、酒精、毒品等其他因素所致）。②对自己、他人或世界持续性放大的负性信念和预期（例如，“我很坏”“没有人可以信任”“世界是绝对危险的”“我的整个神经系统永久性地毁坏了”）。③由于对创伤性事件的原因或结果持续性的认知歪曲，导致个体责备自己或他人。④持续性的负性情绪状态（例如，害怕、恐惧、愤怒、内疚、羞愧）。⑤显著地减少对重要活动的兴趣或参与。⑥与他人脱离或疏远的感觉。⑦持续地不能体验到正性情绪（例如，不能体验快乐、满足或爱的感觉）。

5. 与创伤性事件有关的警觉或反应性有显著的改变，在创伤性事件发生后开始或加重，具有以下2项（或更多）情况：①激惹的行为和愤怒的爆发（在很少或没有挑衅的情况下），典型表现为对人或物体的言语或身体攻击。②不计后果或自我毁灭的行为。③过度警觉。④过分的惊跳反应。⑤注意力有问题。⑥睡眠障碍（例如，难以入睡或难以保持睡眠或休息不充分的睡眠）。

6. 这种障碍的持续时间（诊断标准2、3、4、5），超过1个月。

7. 这种障碍引起临床上明显的痛苦，或导致社交、职业或其他重要功能方面的损害。

8. 这种障碍不能归因于某种物质（例如，药物、酒精）的生理效应或其他躯体疾病。

（二）鉴别诊断

1. 正常心理反应 对重大灾难性事件的正常心理反应，一般持续时间较短，社会功能保持相对完整，通过有效的心理危机干预能迅速缓解，多表现为一过性的心理生理反应。

2. ASD ASD在创伤性事件发生后紧接发生，除了可以出现PTSD的创伤后再体验、警觉增高、回避与麻木等症状外，分离症状也比较多见。达到诊断的症状至少持续3 d，但大多会逐步缓解，不会超过4周，超过4周则诊断为PTSD。而PTSD大多在创伤事件发生后数天直至半年内才逐渐出现症状，病情至少持续 1 个月以上，有些可持续多年，病情迁延。有研究发现创伤性事件后急性应激障碍的发生在某种程度上可预测 PTSD 的发生，因为一部分会演变为 PTSD，但并没有证据表明 ASD 必然会发展为 PTSD。许多发生 PTSD 的患者创伤性事件后没有即刻发生 ASD。

3. 适应障碍　适应障碍的应激源主要是生活环境或社会地位的改变，而且这些改变是长期存在的，患者的人格基础在此病的发生、发展过程中起了重要作用，临床表现主要为抑郁、焦虑、害怕等，伴有适应不良的行为或生理功能障碍。而创伤后应激障碍的应激源几乎对每一个人来说都是严重的、异乎寻常的，临床表现是与创伤性事件有关的“三联征”。

4. 抑郁症　抑郁症的核心症状是情感低落和兴趣丧失。通常没有明显的生活事件，也没有与创伤事件相关的“三联征”之一的创伤后再体验症状。创伤后应激障碍患者有前述的特征性症状，也可出现明显的抑郁症状，如丧失性事件后失去亲人，感到内疚、自责。如果超出居丧反应的范畴，符合重型抑郁发作的诊断标准，可下抑郁症的共病诊断。

5. 强迫症　强迫症患者，特别是有强迫思维的患者，其脑中也会不由自主地出现挥之不去的强迫思维，多数患者往往能够认识到这些思维是没有必要的，从而出现反强迫的症状。而且这些强迫思维出现之前通常没有明显的创伤性生活事件，即使存在，其强迫思维也不一定与生活事件密切相关，这类患者多具有明显的强迫人格特征。创伤后应激障碍患者的“再体验症状”不是强迫观念，闯入脑海中的是既往发生过的创伤性事件，是相对固定不变的，而且患者并不会认为这种闯入性记忆是不恰当的，他只是希望这些痛苦的经历不要再出现。

6. 惊恐障碍　惊恐障碍可以表现为发作性焦虑、恐惧感、窒息感，持续数分钟缓解，有时容易与 PTSD 的再体验症状混淆。鉴别的要点是有无强烈的精神创伤史，惊恐症状是否与创伤有关。

（三）诊断中需要注意的问题

从临床表现及诊断标准来看，PTSD 的诊断似乎简单明了，但在临床工作中，PTSD 的诊断会受到很多因素的影响，如儿童期 PTSD、阈下 PTSD、性别与文化因素、合并躯体或其他精神障碍等。这些因素使得患者的临床表现显得错综复杂，增加 PTSD 诊断的难度。

1. 儿童 PTSD　尽管不少儿童遭遇过成年人的虐待、校园暴力、自然灾害和人为灾害，但仅有少部分儿童完全符合 PTSD 的诊断标准，这可能是由于先前的诊断标准没有充分考虑到发育状况所致。因此在 DSM-5 的标准中（6 岁以上），特别增加了一些针对儿童的注释，如在侵入性症状中，特别提到了“儿童可能做可怕但不认识内容的梦、可能在游戏中重演特定的创伤”等在儿童中特定出现的症状，同时针对 6 岁及以下儿童的特点提出了单独的诊断标准。另外需要注意的是，对＜9 岁的低龄儿童使用“成人式样”的诊断晤谈是不适合的，因为他们难以详细描述事件的发生、经过和体验。因此，对于低龄儿童 PTSD 的诊断不仅取决于医师对其进行观察和交流，也要注意低龄儿童的自我报告。

2. 阈下 PTSD　创伤性事件后受影响人群中会有个体出现部分 PTSD 临床症状，但又达不到 PTSD 的诊断标准，此种情况即为阈下 PTSD，但目前尚无公认的阈下 PTSD 诊断标准。对这部分个体不能忽视，因为他们的症状可能持续发展为符合症状标准的 PTSD，如果给予及时干预有可能促进病情的尽早恢复。

3. 性别与文化因素　性别在某些情况下会对 PTSD 的诊断评估产生影响。如女性遭受性侵害类创伤性事件的可能性远大于男性，在对这类患者进行诊断评估时，需要与受害者以开放的态度讨论性侵害后的相关问题，如艾滋病、妊娠、愤怨、自责等情况，这有助于帮助受害者避免再次伤害。另外，有研究显示，评定者或治疗者与被诊断者性别的差异可能有助于受害人在事发后更容易接受和配合评估，也有助于治疗。

在 PTSD 的诊断评估过程中，应始终考虑家庭、社会、文化因素对 PTSD 形成的影响，不同的价值取向、文化环境可对创伤性事件产生不同的解释，进而促进或抑制个体自身应付应激的潜能，提供或削弱社会支持系统，最终影响 PTSD 的发生或演变进程。

4. 合并躯体或其他精神障碍　PTSD 常会合并躯体疾病。如儿童期遭受虐待的个体在成人期可发生更多的住院、外科手术、躯体主诉；慢性 PTSD 常导致肠易激综合征、慢性疼痛和纤维性肌痛。另外，在躯体疾病急诊留观患者中（如大面积烧伤、截肢、颅脑损伤），PTSD 常作为伴随疾病，对于这部分患者，在急性期过后，对 PTSD 的评估和心理社会干预应成为重点。

PTSD 患者还常合并其他精神障碍，如情感障碍、物质滥用、人格障碍、焦虑障碍等。

合并躯体或精神障碍的 PTSD 患者，其症状更重，持续时间更长，诊断容易混淆，更易导致新的应激事件。诊断评估过程中，应先评估这类患者的理解判断能力，必要时应待心理功能重建后再进行评估。

三、预防与治疗★★★△△

部分PTSD患者病程迁延，心理、社会功能损害严重。如何早期干预，预防PTSD的发生？如何进行治疗？一直是PTSD研究领域重点关注的问题。目前，PTSD的发病机制还没有完全阐明，预防及治疗方法基本上还是经验性的。循证医学研究的证据倾向于各种治疗方法的联合应用，如心理治疗与药物治疗的联合使用。流行病学的资料显示50%以上的PTSD患者1年之内可以自愈，但医学干预可以提高治愈的比例和加快治愈的速度；积极的治疗对于慢性患者有效。

（一）预防与早期干预

目前有很多研究评估早期心理和药物干预对PTSD发生的预防作用。荟萃分析显示，对于那些暴露于创伤性事件但未表现出任何特征性心理异常者，单次或多次创伤后心理减压并不能预防PTSD的发生，也不能减轻PTSD的严重程度。这些干预可能在某些个体产生相反的作用。这些研究结果仅说明个体减压的效果，而对于群体减压治疗的效果证据仍不充分。对于已经明确的ASD或PTSD患者而言，多次创伤针对性认知行为治疗（trauma-focused-CBT，TF-CBT）是有益的。因此，并不推荐对所有的创伤受害者进行减压治疗，而是需要筛选，选出适合的个体进行治疗。

关于PTSD的药物预防研究较少。有一项队列研究及一项随机对照研究显示，在创伤后早期给予苯二氮䓬类药物治疗是无益的，甚至可能会增加发展为PTSD的风险。回顾性数据显示应用加巴喷丁或普瑞巴林也无益于PTSD的预防。在一项对象为儿童的随机对照研究中，根据父母报告的数据显示，SSRIs类药物可以明显地预防PTSD症状的发生。另外，有研究显示在创伤早期给予吗啡可以降低儿童和成人后续发展为PTSD的风险。

（二）药物治疗

1. 药物治疗的基本方法 针对PTSD的三大主要症状，目前首选SSRIs类药物（舍曲林、帕罗西汀、氟西汀）治疗，这些药物有较多的临床研究证据支持。起始剂量小（氟西汀10 mg，舍曲林25 mg，帕罗西汀10 mg），低起始剂量更适用于对躯体化症状较为敏感的患者；也可用正常起始剂量（氟西汀20 mg，舍曲林50 mg，帕罗西汀20 mg）。其他SSRIs类药物对PTSD也有疗效，但研究证据较少。有证据表明，SNRIs类药物如文拉法辛对PTSD有较好的疗效；使用时应注意高血压和其他心血管系统的不良反应（尤其是在高剂量时）。有研究报道，米氮平对PTSD有效。三环类抗抑郁药物如米帕明、阿米替林，或单胺氧化酶抑制药对PTSD也有效，但应注意不良反应，包括心血管系统不良反应、癫痫风险、抗胆碱能不良反应、饮食限制等。单胺氧化酶抑制药不作为首选药物。

药物治疗一段时间后，治疗反应可分为：充分有效（治疗12周，症状改善>50%），部分有效（治疗4～6周，症状改善在25%～50%）或无效（治疗6～12周，症状改善<25%）。对于部分有效或无效的患者，应对患者的症状结构、共病情况、服药依从性、药物不良反应等进行评估，根据评估结果改变治疗方案。如果是药物对症状不敏感，可以改换药物、加大原有药物的剂量或保留原有药物的基础上辅加第2种药物治疗（如三环类抗抑郁药、哌唑嗪、非典型抗精神病药、抗惊厥药等），但需注意药物疗效及不良反应的平衡。对于充分有效的患者，虽然50%以上的症状得以缓解，但仍需持续治疗。持续治疗不仅能使患者的症状进一步改善，而且还能够使患者的整体功能得到提高，减少复发。由于PTSD具有迁延性及反复发作性的特点，50%的患者在停药后症状出现恶化，建议药物治疗至少持续1年。

2. 睡眠障碍的药物治疗 越来越多的证据显示睡眠紊乱是PTSD的重要症状之一，因此在治疗初始就要进行睡眠问题的评估，并给予积极治疗。

睡眠障碍最常见的症状为噩梦及失眠。有研究认为，睡眠中和入睡时脑内NE活动增加是PTSD睡眠紊乱的重要机制。已有很多文献资料证明，唯一可以通过血-脑脊液屏障的α_1-肾上腺素受体拮抗药哌唑嗪不但对PTSD常见症状的效果优于SSRIs和SNRIs类药物，而且对噩梦是首选药物。哌唑嗪1 mg每晚睡前服用，耐受后以每周1 mg递加；一般最大剂量为每晚4 mg左右，也有研究报道达每晚10 mg。哌唑嗪的缓慢滴定可减少低血压不良反应。

入睡困难的患者使用曲唑酮。曲唑酮的起始剂量为睡前服用50 mg，如镇静作用强可减量至25 mg。曲唑酮改善睡眠的剂量范围是12.5～300.0 mg。可与哌唑嗪合用，但应注意血压。

如果哌唑嗪和曲唑酮无效或不能耐受，可考虑其他催眠药物。这些药物如多塞平、苯二氮䓬类药物、喹硫平等，应用时需注意耐受性及体重增加等不良反应。

（三）心理治疗

现有的研究证据大多是正面评价各种心理治疗方法对 PTSD 的疗效。如 Sherman 等荟萃分析显示，目前常用的一些心理治疗方法如认知行为治疗、精神动力学治疗、团体心理治疗等，对经历战争创伤的士兵、遭暴力袭击的女性受害者及其他创伤事件受害者等总体上均有疗效。以下介绍几种常用于 PTSD 的心理治疗方法。

1. 精神动力学心理治疗　目前精神动力学心理治疗尚缺少随机对照方法治疗 PTSD 疗效的研究资料。尽管如此，临床上仍一致认为精神动力学心理治疗可以帮助患者理解过去的经历是如何影响现在的体验，使患者将过去的创伤整合成能适应性或建设性地应对危险、缺乏信任的情况，由此减少 PTSD 的核心症状。

2. 认知与行为治疗　认知与行为治疗常被用于个体、团体和家庭治疗中。通常将行为治疗和其他形式的治疗合并运用，如认知行为治疗，包括什么是正常的应激反应教育，放松和焦虑管理技术，对病理信念的认知治疗，对创伤事件的想象和情境暴露，以及复发的预防。这样的联合治疗可以增加疗效。目前循证医学的研究证据和临床经验提示，认知行为治疗是对急性和慢性 PTSD 核心症状最有效的心理疗法。

有研究结果显示，认知行为治疗还有早期干预的作用。一项研究显示，在大规模的暴力袭击后马上进行认知行为治疗干预，可以起到早期干预作用，但需要增加治疗次数，并且有躯体严重损伤的案例相对疗效较差。针对交通事故或工业事故的幸存者及强奸或暴力受害者的认知行为治疗研究表明，患者在受创后 2～3 周开始接受治疗，可以加速康复，并阻止 PTSD 的形成。

3. 眼动脱敏再处理　近十几年，眼动脱敏再处理（eye movement desensitization and reprocessing，EMDR）作为一种新的、在时间上非常经济的心理治疗技巧开始得到广泛应用。该技巧主要与创伤性的记忆症状相关。EMDR 是治疗 PTSD 的基础方法，而不是一个孤立的方法。在许多有关 EMDR 治疗 PTSD 疗效的研究报道中，EMDR 在改善急、慢性 PTSD 症状方面都是有效的。

4. 团体心理治疗　许多人希望和有类似经历的人一起讨论他们的创伤，与别人一起分享自己的经历有助于缓解创伤，并应对症状、记忆及其他情况。在团体中患者之间可以在理解的基础上建立人际关系。患者可以在小组中学习处理羞耻、罪恶感、愤怒、害怕等情绪。与小组一起分享有助于患者建立自尊和信任。

随机、对照设计的团体心理治疗研究非常少，团体心理治疗的方法多种多样，如支持性的、心理动力的、各种认知行为治疗、焦虑管理等，因此很难就团体心理治疗的效果得出一个总体的结论。团体心理治疗研究主要集中在战争退伍军人和儿童期受性虐待经历的女性。疗程为 10～24 次，持续 3～6 个月。值得一提的是一项有关海湾战争退伍军人团体心理治疗的研究，接受 12 d 住院高强度团体心理治疗，采用一些结构式小组晤谈的形式。随访 1 年结果显示，原来符合 PTSD 诊断的患者只剩下 14.4% 的患者还符合诊断标准。

5. 其他早期心理社会干预策略　早期支持性心理治疗、心理教育和个案管理都显示对急性创伤个体有所帮助，因这些方法注重及时治疗，且有利于进一步心理治疗与精神药物治疗。鼓励严重受创伤的患者首先依靠自身的内在力量、周围的支持网络及自己的判断，这样可减少更多的治疗。对于反复多次经历创伤的患者，早期支持治疗的结果不清楚，通常不推荐；在某些情况下还会加剧症状，且在 PTSD 的预防上似乎没有效果。

个案全程管理、心理教育和其他支持性治疗可能有利于下一步的治疗，它们似乎并不会使 PTSD 症状恶化。一些研究表明，它们与 PTSD 症状的减轻有关。关注现时和创伤为中心的集体治疗也可能减轻 PTSD 的症状。

在创伤后早期，结构式小组晤谈是否能减少急性应激障碍的症状或 PTSD 的发生，尚未得到确切的结论。有不少文献报道了早期干预的各种方法，如电话支持、个案管理、单次的心理辅导等，这些方法还需要和已经被证明的方法进行对照研究。

6. 其他心理治疗　近年来有研究者用一些新方法探索对 PTSD 的治疗效果。研究表明，依靠互联网进行的干预和开展以集体外出进行创造性活动的方式可以减轻 PTSD 症状，并改善其社会功能。还有研究者尝试“侵入性回忆监测法”、写作法等来治疗 PTSD，取得了一些疗效；但样本量均较小，有待进一步研究。另有研究表明，有些文化宗教仪式对治疗创伤有益，提示结合文化特性开展治疗值得倡导。

（四）其他治疗

1. 生物反馈治疗　PTSD 除了再体验、回避和警觉性增高三大核心症状外，尚有心血管系统、消化系统、神经系统等躯体的生理病理症状。通过学习和训练，生物反馈治疗可以使患者学会在一定范围内对内脏器官活动（如心率、血压、肌电等）进行调整，达到心身反应的平衡状态。生物反馈放松训练4～8周为1个疗程，每周2次，每次20～30 min。对消除应激、紧张、焦虑有较好的效果。

2. MECT 研究显示，MECT治疗可以显著减轻PTSD的闪回反应、警觉性增高、紧张恐惧、抑郁焦虑等临床症状。同时，也明显改善与PTSD共病的抑郁症症状，尤其对严重或难治性PTSD患者具有一定的适用性。每周MECT治疗3次，隔日1次，1个疗程6～10次。治疗参数的选择因人而异。

3. rTMS rTMS是近年来新开展的无痛无创治疗技术。研究表明，rTMS可改善PTSD的临床症状，但疗效是短期的。因此，重复治疗或缩短间隔治疗时间可能会取得较好的疗效。rTMS的快速效应（24 h）可用于急性期的干预治疗。另外，对于PTSD与抑郁障碍共病患者，rTMS（特别是左前额背外侧刺激）可以发挥与抗抑郁药相似的作用，改善患者的情绪和PTSD症状，改善患者的睡眠障碍。

第4节 适应障碍

一、临床表现★★

适应障碍的表现形式多样，主要以情绪障碍为主，如抑郁、焦虑，也可以表现为适应不良的品行障碍为主，这与年龄有某些联系。成年人多见情绪症状，焦虑、抑郁及与之有关的躯体症状，但达不到焦虑症或抑郁症的诊断标准。青少年以品行障碍为主，如逃学、偷窃、说谎、斗殴、酗酒、破坏公物、过早开始性行为等。儿童表现为退化现象，如尿床、幼稚言语或吮拇指等。症状表现不一定与应激源的性质一致，症状的严重程度也不一定与应激源的强度一致。一般而言，症状的表现及严重程度主要取决于患者的病前个性特征。

病程一般不超过6个月。若应激源持续存在，病程可能延长，不论病程长短、起病急缓，预后都是良好的，尤其是成年患者。

二、诊断与鉴别诊断★★★△△△

（一）诊断

1. 有明显的生活事件作为诱因，特别是生活环境或社会地位的改变，精神障碍通常开始于事件后1个月之内。

2. 有证据表明患者的社会适应能力较弱。

3. 以情绪障碍为主要临床表现，如烦恼、焦虑、抑郁等，同时有适应不良的行为（如不愿与人交往、退缩等）和生理功能障碍（如睡眠不好、食欲缺乏等）。但严重程度达不到焦虑障碍、抑郁症或其他精神障碍的标准。

4. 社会功能受损。

5. 病程至少1个月，最长不超过6个月。

（二）鉴别诊断

1. 抑郁症 抑郁是适应障碍患者的常见症状，应与抑郁症相鉴别。一般来讲，抑郁症患者的抑郁症状较重，常出现消极念头，甚至自杀企图和行为。症状有昼夜节律变化，且发病时精神因素不甚明显，既往有抑郁或躁狂发作史，或家族史。

2. 人格障碍 人格障碍一般发病于早年，且无明显的应激源。常有多年持续的人际适应不良史。有时人格障碍患者可被应激源加剧，但应激源不是人格障碍形成的主导因素。如果人格障碍患者在应激源作用下出现新的症状，且符合适应障碍的诊断标准，则应下适应障碍和人格障碍的双重诊断。

三、治疗★★△△

（一）消除应激源

一些症状较轻的适应障碍患者在改变环境或消除应激源后，精神症状可逐渐消失。因此，应尽可能减少或消除应激源。如对住院的儿童应提倡家长陪护，以减少对医院的恐惧。

（二）心理治疗

适应障碍的治疗主要采用心理治疗。可运用心理咨询、心理治疗、危机干预、家庭治疗、团体治疗等方法，鼓励患者把应激所致的恐惧、焦虑、愤怒、绝望、无助感等用言语表达出来。治疗目标是帮助患者正视他们正在遭受的担忧和冲突，找出减少应激源的方法，提高他们的应对能力，帮助他们从不同的角度来看待应激源，建立关系（如支持网络）来帮助他们管理应激源和他们自己。例如，乳房切除术后的患者认为自己的形体和整体感觉毁灭了，这时就很有必要向患者澄清她仍然是个女性，能够与人建立完整的关系。否则，患者会绝望地认为“一切都完蛋了”，然后她的工作或生活就会变得一团糟，陷入悲伤绝望的心境之中。

（三）药物治疗

心理治疗是治疗适应障碍的主流，倘若患者在接受心理治疗或支持性治疗 3 个月后仍没有缓解时，药物治疗依然是很重要的。

可根据患者的主要症状选用药物。如以抑郁为主的患者可选择 SSRIs 类或 SNRIs 类抗抑郁药。以焦虑为主的患者可使用抗焦虑药（抗抑郁药、丁螺环酮或苯二氮䓬类药物），在选用苯二氮䓬类抗焦虑药时要短期使用，以避免药物依赖的形成，尤其是对于那些既往或目前有严重酒精滥用的患者应尽量避免使用。

心理治疗或药物治疗时，需要特别留意病情的变化。如果症状继续恶化、疗效欠佳时，需要回顾患者的全部症状，重新考虑诊断。

对于有自杀企图或暴力行为的患者，应转入精神病专科治疗。

（谭庆荣　张瑞国　李陵江）

参考文献

[1] 江开达. 精神病学. 3 版. 北京：人民卫生出版社，2015.
[2] 美国精神医学学会. 精神障碍诊断与统计手册. 张道龙，等，译. 5 版. 北京：北京大学出版社，2014.
[3] American Psychiatric Association. Practice guideline for the treatment of patients with acute stress disorder and posttraumatic stress disorder. Washington, DC.:American Psychiatric Association , 2010.
[4] Katzman MA, Bleau P, Blier P, et al.Canadian clinical practice guidelines for the management of anxiety, posttraumatic stress and obsessive-compulsive disorders.BMC Psychiatry, 2014, 14 (Suppl 1): S1.

第15章　分离障碍

第1节　概　述

分离障碍即分离性障碍（dissociative disorders，DSM-5诊断系统），又称转换障碍（dissociative and conversion disorders，ICD-10诊断系统），曾称癔症或歇斯底里症（hysteria）。转换障碍是DSM系统中替代癔症的术语，由于本书的编写按照ICD-10标准，故分离障碍与分离（转换）障碍、癔症等术语在本章中通用。

分离障碍是一类由精神因素作用于易感个体引起的精神障碍。一部分患者表现为分离性症状，另一部分患者表现为各种形式的躯体症状，其症状和体征不符合神经系统生理解剖特点，缺乏相应的器质性损害的病理基础。这些症状被认为是患者无法解决的内心冲突和愿望的象征性转换。

分离障碍的共同特点是部分或全部丧失了对过去的记忆、身份和意识，或具有发泄特点的情感爆发。患者可以有遗忘、漫游、人格改变等表现，有些症状具有发作性。起病前心理因素明显。尽管患者本人否认，但旁人看来疾病的发作常有利于摆脱困境，发泄压抑的情感，获取别人的注意和同情，或得到支持和补偿。反复发作者，也可以因回忆和联想与既往创伤经历有关的事件或情境而发病。通过适当的环境调整或心理治疗，患者的分离或“丢失”的症状可部分恢复或完全恢复。

一、分类★★△△

分离障碍包括多种复杂的表现形式，ICD-10和DSM-5诊断分类系统中也反映出这种复杂性和争议。ICD-10将分离（转换）障碍归为“神经症性、应激相关的及躯体形式障碍”（F40～F48中的亚类），而DSM-5则延续DSM-Ⅳ的分类将分离障碍和转换障碍（分类于躯体症状及相关障碍章节的亚类）分别列于2个章节。2个诊断系统之间最主要的区别在于：ICD-10中转换障碍包括在“分离障碍”中，而DSM-5将转换障碍归在“躯体症状及相关障碍”中。以上截然不同的分类原则使得目前推测性的分类诊断更加复杂，本章节中的疾病诊断和鉴别诊断均按照ICD-10标准，但DSM-5的相关内容也予以涉及并讨论两者之间的异同点，表15-1列出了ICD和DSM中各种亚型的区别。

表15-1　ICD和DSM中的分离（转换）障碍亚型的区别

<table>
<tr><th colspan="4">ICD-10</th><th colspan="2">DSM-5</th></tr>
<tr><td rowspan="15">F44 分离（转换）障碍</td><td colspan="3">F44.0 分离性遗忘</td><td rowspan="5">分离障碍</td><td>分离性身份障碍</td></tr>
<tr><td colspan="3">F44.1 分离性漫游</td><td>分离性遗忘症（伴或不伴分离性漫游）</td></tr>
<tr><td colspan="3">F44.2 分离性木僵</td><td>人格解体/现实解体障碍</td></tr>
<tr><td colspan="3" rowspan="2">F44.3 出神的附体障碍</td><td>其他待定的分离障碍</td></tr>
<tr><td>未待定的分离障碍</td></tr>
<tr><td rowspan="4">F44.4～F44.7 分离性运动和感觉障碍</td><td colspan="2">F44.4 分离性运动障碍</td><td rowspan="10">转换障碍</td><td>伴无力或麻痹</td></tr>
<tr><td colspan="2">F44.5 分离性抽搐</td><td>伴不正常运动</td></tr>
<tr><td colspan="2">F44.6 分离性感觉麻木和感觉丧失</td><td rowspan="2">伴吞咽症状</td></tr>
<tr><td colspan="2">F44.7 混合性分离（转换）障碍</td></tr>
<tr><td rowspan="6"></td><td rowspan="5">F44.8 其他分离（转换）性障碍</td><td>F44.80 Ganser综合征</td><td>伴言语症状</td></tr>
<tr><td>F44.81 多重人格障碍</td><td>伴癫痫样发作或抽搐</td></tr>
<tr><td>F44.82 见于童年或青少年的短暂性分离（转换）障碍</td><td>伴麻痹或感觉丧失</td></tr>
<tr><td rowspan="2">F44.88 其他待定的分离（转换）障碍</td><td>伴特殊的感觉症状</td></tr>
<tr><td>伴混合性症状</td></tr>
<tr><td colspan="2">F44.9 分离（转换）障碍，未特定</td><td></td></tr>
</table>

二、流行病学★★△

在普通人群中难以确定分离障碍的患病率，且诊断分类的明显差异导致患病率的巨大差异，例如，在精神科住院患者的研究显示患病率从罕见到 58%。尽管近年来西方国家的临床实践显示分离障碍相当少见，但很多学者认为分离障碍的患病率并不低，该病少见的主要原因可能是诊断的下降。例如，使用特定诊断工具对医院样本的研究显示分离障碍仍较为常见，见表 15-2。英国的一项初级保健研究显示，根据 DSM 诊断系统仅分离障碍的患病率达 0.05%，有充分的理由推断真实的患病率要高很多。国内上海市精神卫生中心的研究数据显示，分离障碍在住院患者中的现患率为 15.3%。

表 15-2　医院就诊人群中分离障碍的患病率

研究者	时间（年）	研究地点	患病率
Ross 等	1991	加拿大	21.0%
Saxe 等	1993	英国（曼彻斯特）	13.0%
Latz 等	1995	美国（科罗拉多）	15.0%
Tutkun 等	1998	土耳其	10.0%
Rifkin 等	1998	美国（纽约）	7.0%
Friedl 等	2000	荷兰	8.0%
Yu 等	2010	中国（上海）	15.3%

三、病因学★★△△

该疾病的病因尚未清楚，且缺乏系统长程的前瞻性研究，目前认为与心理应激因素在内的多种因素有关。

（一）心理因素

心理因素与分离障碍的发生有主要作用。应激性事件的经历是引发本病的重要因素，如经历战争等重大事件。幼年期的创伤性经历，如遭受精神、躯体或性虐待，可能是成年后发生分离障碍的重要原因之一。而人格方面具有暗示性、情感性、自我中心性、表演性、幻想性特征的个体，为分离障碍发生的重要人格基础。

（二）社会文化因素

文化程度较低的个体比文化程度高的个体更易患病。现代化程度越高，以兴奋为主要表现者就少见，而以躯体症状表现者就多见。而一些特殊的表现形式仅仅在特殊的文化环境中才能见到，如我国南方发生的恐缩综合征。在特殊情况下，分离障碍可在一组人群中（特别是关系亲密的年轻女性群体）暴发流行（即流行性癔症）。

（三）遗传因素

由于疾病诊断系统对分类的明显差异，遗传流行病学研究结果也颇不一致。家系研究发现男性一级亲属的患病率为 2.4%，女性一级亲属的患病率为 6.4%。但 Slater 对各 12 对单卵双生子和双卵双生子的研究没有发现同患分离（转换）性障碍者。

四、发病机制★★△△

分离障碍的发病机制主要有以下理论解释。

（一）神经生理学

Janet 的意识分离理论认为意识状态改变是癔症发病的神经生理学基础。Pavlov 的高级神经活动学说认为癔症的发病机制是有害因素作用于神经症类型的患者，导致患者的暗示性和自我暗示性增高，其生理机制在于大脑皮质某些功能弱化的情况下，大脑皮质的其他部位则处于抑制状态，最终导致了患者的转换症状。

（二）神经心理学

相关研究显示，海马具有片段记忆功能，分离可能属于一种干扰，它可能干扰创伤性记忆的编码、储存、检索和整合；而杏仁核作为警报系统面临应激反应导致超负荷时，分离性反应就作为最后的防御机制而避免个体进一步遭受精神创伤。

（三）神经影像学

近年来随着功能性神经影像学研究的进展，分离障碍的发病所涉及的脑功能区逐渐得到阐明。Javier GC 研究显示，高分离性素质基础与高程度的意识回忆有关，可能与认知过程中海马和顶叶后部的脑功能增强有关（图 15-1）。Boeckle 等对转换性障碍进行荟萃分析发现，分离性运动障碍涉及杏仁核、颞上回、中央运动回、岛叶、丘脑、主运动皮质、红核、丘脑等脑区功能异常。

（四）病理心理学

根据临床表现的不同，病理心理机制总结如下。

1. 分离　分离是 Janet 于 1889 年提出的概念。他指出在许多精神障碍中一些观念和认知过程可从意识

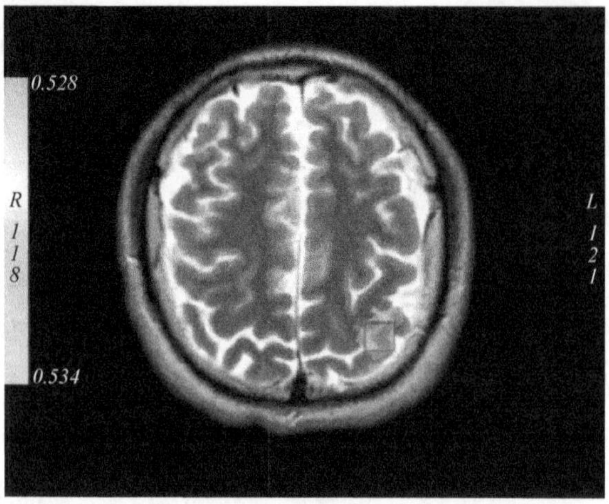

图 15-1 fMRI 显示可能与分离性运动和感觉障碍有关的主运动皮质（图中标注脑区）

注：引自 Javier GC, Nicolas FA, Antoni SB, et al. Brain dysfunction behind functional symptoms:neuroimaging and somato form,conversive,and dissociative disorder. Current Opinion in Psy chiatry, 2009, 22(2): 224-231

的主流中分离出去，转变为“神经症性”症状，如瘫痪、遗忘、意识状态改变和自动症等。意识分离主要是不同意识成分整合的障碍，是催眠现象和各种癔症发生的基础。但 Freud 则认为分离是阻抑的一种变型，是一种积极的防卫过程，它的作用在于将令人感到痛苦的情感和思想从意识中排除掉。现代的一些学者认为分离既是转换障碍也是分离障碍的基本的病理心理机制。

2. 转换 转换是 Freud 于 1894 年提出的概念。他认为癔症患者的性心理发展固着于人格发展的早期阶段，即恋父或恋母情结阶段，其性冲动受到阻抑，于是其精神能量转化为躯体症状，这不仅保护了患者使其不能意识到性冲动的存在，而且这些躯体症状往往是内心冲突的一种象征性表达，从而使患者免于焦虑，产生原发性获益。有些患者并不关注自身躯体功能的恢复，而是想保留症状从中获取某种社会利益。尽管患者本人通常并未意识到这种症状与获益之间的内在联系，但患者有了这类症状，便具有患者角色从而可以享受患者的权利，其症状本身足以说明工作任务未完成并非其本人的过错，或以此达到索取赔偿或驾驭他人的目的（即继发性获益）。

3. 躯体化 指通过躯体症状表达心理痛苦的病理心理过程。躯体化过程的发生通常不为患者意识到，但叙述的躯体症状不是阻抑在潜意识领域的内心冲突的象征化表达，而是与不愉快的情感体验，特别是焦虑和抑郁密切相关，因此有别于“转换”。躯体化是临床和社区中相当常见的现象。

五、诊断与鉴别诊断★★★△△△

分离障碍的分类、临床表现形式、诊断、治疗和预后等相当复杂，可以预见学界存在的长期争议在将来仍可能处于不明确的状态。

故在确诊分离障碍时必须明确以下各点：①具有分离障碍中各种障碍的临床特征。②不存在可以解释症状的躯体障碍的证据。③有心理致病的证据，表现在时间上与应激性事件、问题或紊乱的关系有明确的联系（即使患者否认这一点）。

有时，虽高度怀疑，却难以找到心理致病的有力证据。若存在已知的中枢或外周神经系统的障碍，做分离障碍的诊断时应格外慎重。如果没有心理因素致病的证据，诊断应为暂时诊断，而且应继续从生理和心理两方面进行探究。

第 2 节 分离性遗忘

一、临床表现★★★△△△

分离性遗忘主要表现为突然出现的不能回忆自己重要的事情（例如，姓名、职业、家庭等）。主要特点是记忆丧失，通常是重要的近期事件，遗忘范围之广不能用一般的健忘或疲劳加以解释。遗忘可以是部分性和选择性，通常围绕创伤性事件，如意外事故或意外亡故的亲人，往往有一个固定的核心内容在醒觉状态下始终不能回忆。完全的广泛遗忘多为神游的一部分，相当罕见，若出现则应归于神游。

与遗忘相伴随的情感状态变异极大，但严重抑郁罕见。困惑、痛苦及不同程度地寻求注意的行为可能很突出，但有时也会表现为平静地接受。患者以年轻成人为多见，极端的例子可见于对战场应激敏感的男性，但非器质性分离性遗忘在老年罕见。

二、诊断与鉴别诊断★★★△△△

（一）诊断要点

包括以下 2 点：①对具有创伤或应激性质的近期事件存在部分或完全遗忘（也许只有找到其他知情人时才能掌握这方面的情况）。②不存在脑器质性障碍、中毒或过度疲劳。

（二）鉴别诊断

1. 器质性精神障碍 对当前事件丧失记忆是器质性精神障碍的典型特征，遗忘内容与任何可能的创伤性事件无关；且通常有其他神经系统症状和体征，如意识状态的波动、谵妄、定向障碍、神经系统定位体征等。

2. 精神活性物质所致精神障碍 由于酒精或药物滥用所致的"黑矇"与滥用时间密切相关，且丧失的记忆永远不能重新获得。Korsakov综合征的短期记忆丧失表现为即刻回忆正常，但2～3 min后即丧失，这种情况在分离性遗忘中不存在。

3. 颅脑外伤 脑震荡或严重头部外伤后的遗忘通常是逆行性的，在严重病例也可见顺行性遗忘。分离性遗忘也常为逆行性的，不同的是分离性遗忘可经催眠或发泄加以改变。

4. 遗忘 癫痫发作后的遗忘、精神分裂症或抑郁障碍的木僵或缄默状态发作后的遗忘，均可根据原有疾病的其他特点加以鉴别。

5. 诈病 最困难的是与蓄意模仿的遗忘（诈病）相鉴别。此时需对人格和动机进行反复详尽的评定。蓄意模仿遗忘常与一些明显问题有关，如金钱、战场死亡危险、可能服刑或死刑判决等。

三、治疗★★★△△△

相当高比例的分离性遗忘能够自行缓解，除了给予心理支持，并不需要特殊的治疗。临床上主要采用心理治疗。

（一）催眠治疗

是本症最有效的治疗方法。催眠有助于恢复失去的记忆。催眠治疗也有不成功时，必要时可以进行异戊巴比妥检查，即静脉注射异戊巴比妥，直到患者镇静下来却未入睡，然后在药物作用下进行检查。轻柔的讲解常有助于帮助患者回忆分离的内容。

（二）精神分析治疗

在患者恢复记忆后，仍需要进一步的心理治疗，特别是精神分析治疗，帮助患者领悟促使其产生如此深的分离性症状的内在冲突所在，使人格分离的各部分逐步整合并稳定。

（三）其他心理治疗和药物治疗

支持性心理治疗与药物联合治疗，可能会帮助患者较快恢复。重要的是帮助患者学习新的解决问题方式，从而预防分离性遗忘的再次发作。

第3节 分离性漫游

一、临床表现★★★△△△

分离性漫游表现为遗忘和个体的出走。具体表现为患者突然从家中或工作场所出走，往往是离开一个不能耐受的环境到外地旅行，旅行地点可能是以往熟悉或有情感意义的地方。患者的意识范围缩小，但日常的基本生活能力和简单的社交接触依然保持。有的患者忘却了自己既往的经历而以新的身份出现，他人不能看出其言行和外表有明显异常。通常历时为几十分钟到几天。可以是很短的一段生活或仅是一段不长的旅行，但也可以持续较久，甚至在另一个地方开始全新的生活。清醒之后对病中经过不能回忆。少数患者具有强烈的焦虑和自杀或杀人的冲动意念。

二、诊断与鉴别诊断★★★△△△

（一）诊断要点

分离性漫游和其他疾病的诊断要点主要包括以下3点：①分离性漫游具有分离性遗忘的所有特征。②超出日常范围的有目的的旅行（必须由具备本地知识的人就漫游和旅游做出鉴别）。③保持基本的自我照顾（如进食、洗漱等），并能与陌生人进行简单的社会交往（如买票或加油、问路、点菜）。

（二）鉴别诊断

1. 与颞叶癫痫发作后漫游的鉴别一般比较容易，鉴别可根据癫痫史，不存在应激性生活事件，癫痫患者的旅行具有较少目的性、活动更为片断的特点。

2. 与分离性遗忘一样，本病与蓄意模仿漫游的鉴别可能十分困难。

三、治疗★★★△△△

该症的恢复可如起病一样迅速，且很少复发。这种患者前来就诊时，很少还处于漫游状态。但对于这种患者，催眠或异戊巴比妥检查对于重新获得有关身份的资料有帮助。一旦其基本身份恢复，需要进行精神动力学心理治疗，帮助患者了解使之突然进入神游状态精神内部和人际关系中的应激事件，并使其具有适应性更强的应对能力。

第4节　分离性木僵

一、临床表现★★★△△△

分离性木僵常在精神创伤之后或被创伤体验所触发，患者出现精神活动全面抑制的情况，具体表现为在相当长时间维持固定的姿势，仰卧或坐着，行为符合木僵的标准：完全或几乎没有言语及自发的、有目的运动，对声、光、触等外界刺激的反应消失或极度减少，患者在长时间里几乎一动不动地坐着或躺着，但此时患者的肌张力、姿势和呼吸可无明显异常，以手拨开其上眼睑，可见眼球向下转动或紧闭其双眼，表明患者既非入睡，也不是处于昏迷状态，一般数十分钟即可自行好转。

二、诊断和鉴别诊断★★★△△△

（一）诊断要点

分离性木僵的主要诊断要点包括：①存在如上所述的木僵。②不存在对木僵做出解释的躯体障碍或其他精神科障碍。③有近期发生过应激性事件或目前存在问题的证据。

（二）鉴别诊断

分离性木僵需要与紧张性木僵、抑郁性木僵或器质性木僵相鉴别。在紧张型精神分裂症的木僵之前通常有提示精神分裂症的症状和行为；抑郁性木僵的形成一般相对缓慢，因而从其他知情者那里获取的病史起决定作用，而器质性木僵的患者有脑器质性疾病或躯体疾病史。

三、治疗

分离性木僵的治疗主要是心理治疗，支持性心理治疗和药物的治疗作用可能会帮助患者较快从木僵中恢复。重要的是预防分离性木僵的再次发作，帮助患者学习新的解决问题方式和应付策略十分重要。

第5节　出神与附体障碍

出神与附体障碍临床表现为暂时性同时丧失个人身份感和对周围环境地完全意识。

但也有学者认为，分离性体验是正常体验的一部分，与高度的紧张和创伤性体验相关，可表现为各种出神、附体或其他状态，在世界的很多地方出神与附体体验被认为是正常的，甚至是追求的一种状态。

尽管存在着巨大的争议，但多数学者认为，出神和附体障碍的个体，如不自主的出神状态不能被患者的文化或宗教背景接受为正常，并临床上显著的痛苦或功能缺损，应被视为精神障碍。有些患者的举动呈现被另外一种人格、精灵、神或“力量”所代替。患者的注意力和意识仅局限于或集中在密切接触的环境的一两个侧面，常有局限性且重复性的一系列运动、姿势、发音等。

在DSM-Ⅳ系统中，出神与附体障碍既不在分离障碍中，也不在转换障碍中，而是在附录中（进一步研究所需标准）中列出分离性出神障碍；而在DSM-5中，出神与附体障碍不再属于“障碍”，而是分离性身份障碍（在ICD-10诊断系统中即多重人格障碍）的一种症状和综合征，即“附身体验”。

出神与附体障碍的治疗等详见本章“多重人格障碍”部分。

第6节　分离性运动和感觉障碍

一、概述★★★△△△

在19世纪中叶，躯体化障碍与分离性运动和感觉障碍曾被统称为癔症。分离性运动和感觉性障碍是一种不符合中枢或外周神经系统的解剖学或生理学的躯体功能紊乱，它常发生在应激之后，并导致一定程度的功能障碍。许多分离性运动和感觉障碍类似急性神经病理过程，如卒中、言语障碍等，症状表现取决于患者对医学知识的理解，常常是反解剖和反生理的，通常被认为是引起混乱的、急性冲突的心理能量转换为躯体的功能障碍，应用躯体功能障碍的症状和体征来表达内心的冲突。

大部分的分离性运动和感觉症状是反应性和急性的，但一些症状可能会在心理问题解决后持续相当长的时间并产生并发症，如“瘫痪”的肢体出现失用性萎缩；在一些情况下，慢性分离性运动和感觉症状可能帮助一个有功能缺陷的家庭维持在一个相对稳定的状态。分离性运动和感觉障碍并不随意志控制的，有学者认为心理防御机制在意识之外起作用，一些患者可能对自己的症状泰然漠视，而另一些患者则对症状感到十分痛苦。

二、临床表现与分类★★★△△△

本病的临床表现复杂多样，在ICD-10中，分离性运动和感觉障碍主要包括以下4种类型。

（一）分离性运动障碍

可表现为肢体瘫痪、不随意运动、异常运动、共济失调、失用症、运动不能症、构音困难、抽搐等。肢体瘫痪可表现单瘫、截瘫或偏瘫，伴肌张力增强或弛缓。有肌张力增强者常固定于某种姿势，被动活动时出现明显阻抗。慢性患者可有肢体挛缩或呈现失用性肌萎缩，但检查无神经系统损害证据。肢体震颤、抽动和肌阵挛表现为肢体粗大颤动或不规则抽动。肌阵挛为一组肌肉的快速抽动，类似舞蹈样动作。起立不能、步行不能的患者上肢可有粗大震颤，剧烈摇动，双下肢可活动，但不能站立，需人帮助，否则向一侧倾倒，但通常不会跌伤；不能起步行走，或行走时双足并拢，或呈摇摆步态，但在暗示下，患者可随着音乐翩翩起舞。失音症的患者表现为想说话但发不出声音，或只能用耳语或嘶哑的声音交谈，相关神经系统和发音器官检查均无器质性病变，也无其他精神病症状存在。

（二）分离性抽搐

也称假性癫痫发作，是一种类似于癫痫发作的状态，但没有癫痫发作的临床特征和相应的神经电生理改变，常于情绪激动或受到暗示时突然发生。表现为缓慢倒地或卧于床上，呼之不应，全身僵直，肢体一阵阵抖动；或在床上翻滚，或呈角弓反张姿势。呼吸时急时停，可有揪衣服、抓头发、捶胸、咬人等动作。有的患者表情痛苦，双眼含泪，但无咬破舌头或大小便失禁。大多历时数十分钟症状缓解，发作后没有神情呆滞、睡眠，但可有木僵或意识状态改变，发作时没有EEG的相应改变。

（三）分离性感觉麻木和感觉丧失

该状态常突然发生，经治疗可突然恢复正常。临床表现为躯体感觉麻木、丧失、过敏或异常，或特殊感觉障碍。皮肤麻木的区域与患者对疾病的概念相符，但与神经解剖检查不符。常表现为局部或全身皮肤感觉缺乏，半身痛觉消失或呈手套、袜套型感觉缺失。缺失的感觉有痛觉、触觉、温度觉。感觉过敏表现为皮肤局部对触摸特别敏感，轻微的抚摸可引起剧烈疼痛。有些患者常感到咽部有异物感或梗阻感，咽喉部检查无异常。视觉障碍表现为弱视、失明、管状视野、视野缩小、单眼复视等，但能保留完好的活动能力，且视觉诱发电位正常。听觉障碍表现为突然听力丧失，电测听和听觉诱发电位检查正常。

（四）混合性分离（转换）障碍

另有患者表现为混合性症状，可同时出现以上多种症状的混合发作形式。

三、诊断与鉴别诊断★★★△△△

（一）诊断要点

分离性运动和感觉障碍需要与神经系统疾病进行鉴别，特别对家庭和社会关系正常及既往适应良好的个体，诊断应慎重。确诊需要：①不存在躯体障碍的证据。②对患者的心理社会背景及人际关系应有充分了解，从而有可能对障碍形成原因做出有说服力的推断。

如果对存在或可能存在躯体障碍有任何疑问，或无从理解障碍为什么会发生，诊断应保留为可能诊断或暂时诊断。只要有疑问或不是十分确定，就要时刻记住其后发生严重躯体障碍或精神障碍的可能。

（二）鉴别诊断

根据患者临床表现，需要与多发性硬化、系统性红斑狼疮及神经系统疾病如重症肌无力、周期性瘫痪、脑肿瘤、视神经炎、声带麻痹等疾病相鉴别。

多种及含糊不清的躯体主诉应归类在躯体形式障碍或神经衰弱。

在精神分裂症或重度抑郁症时可见孤立的分离性症状，但重性精神障碍很突出，诊断应优于分离性症状。适应障碍、创伤后应激障碍时也有分离症状。

分离性抽搐应与癫痫发作的共病相鉴别。

蓄意模仿的运动和感觉丧失一般很难与分离障碍鉴别。鉴别有赖于细致的观察及对患者的全面了解，实验室检查是鉴别的重要指标。

四、病程和预后★★★△△△

大多数分离性运动和感觉障碍患者可短期恢复，短期康复的有利条件包括症状新近出现、有自觉康复倾向、症状不恒定和有明显的即时获益。慢性分离障碍患者预后通常不佳。研究显示，分离障碍的预后与疾病的突然发作、可辨认的应激事件、病前健康、没有共患的疾病、没有赔偿诉讼等因素有关。患者出现急性症状后，及时给予相应的治疗对患者症状的消除有利。

长期随访研究发现，分离性运动和感觉障碍易被误诊。一项关于英国住院患者的研究显示，为期11年的随访发现近50%患者存在可以解释最初的所谓分离症状的器质性障碍。而一项美国的研究发现，神经性病变只能解释20%的原发分离障碍，神经性病变在那些没有共病的分离障碍的患者中更易出现。一项随访20年的研究显示，1/3的患者改诊为精神分裂症。

综上所述，临床诊断分离障碍要十分慎重。在诊治过程中，持续性地评估原有症状的性质和变化、新出现症状的临床意义、症状间的相互联系等具有十分重要的意义。

五、治疗

大多数的分离障碍会自然缓解或经过行为治疗、暗示治疗、环境支持治疗后缓解。治疗成功的关键在于，让患者接受躯体症状是心理社会问题的直接表现，建立一种关爱的、权威性的医患关系。给患者提供一个安全的环境，逐步消除症状。可以间接地解释导致分离障碍的病因，但不能与患者直接争论引起分离障碍的原因。

治疗中应贯彻以下原则：①不直接针对症状。②不鼓励症状的残留。③掌握适当的环境。

电刺激、物理疗法、催眠和其他暗示性技术、消除症状的行为治疗、家庭治疗、长程的内省式心理治疗均有效。

口服抗焦虑药能降低患者的焦虑，使其更好地接受心理治疗，通过交流可降低患者的继发性获益。运用各种技巧解决患者的问题，同时也缓解患者的分离障碍症状，是一种好的治疗途径。并非所有的症状都能在数小时或数天内消失，有些症状经过系统的治疗仍不缓解，这种病例通常存在其他的精神病理和不良心理社会因素。如果患者因症状消除不能获得很好的补偿，那症状的消除和临床治愈成功率就低。

第7节　分离障碍的其他形式

一、刚塞（Ganser）综合征★★★△△

Ganser综合征是分离障碍的特殊类型，多见于被拘禁的罪犯。患者有轻度意识模糊，对提问可以理解，但经常给予近似的回答，如2+2=3、牛有五条腿等；叫患者划燃火柴，则将火柴梗倒过来；开门则把钥匙倒过来插向锁孔，给旁人以故意做作的印象。通常认为以上症状是无意识心理防御机制起的作用。鉴别诊断需排除器质性脑部疾病或精神分裂症。尤其伴思维紊乱或视幻觉时，应考虑器质性脑部疾病的可能。Ganser综合征的治疗同前所述。

二、多重人格障碍★★★△△

（一）概述

多重人格障碍在DSM诊断系统中称为分离性身份障碍，其主要临床特征是存在2个或2个以上独立的人格状态，每种身份均有其独有的记忆、观点和社会关系。每种身份都很突出，并可决定患者在不同时间的行为。从一种身份向另一种身份的转换常是突然的。患者均有分离性遗忘，遗忘不能用普通的遗忘或器质性记忆受损来解释。

（二）临床表现

多重人格障碍表现为2种或2种以上明显不同的人格，各有其记忆、爱好和行为方式，完全独立，交替出现，互无联系。初次发病时，人格的转变是突然的，与精神创伤往往密切相关；再次发作时，人格转换可因联想或由特殊生活事件促发；发作时患者突然失去对自己往事的全部记忆。在某一时刻只是显示其中一种人格，此时意识不到另一种人格的存在。例如，一个患者可能有一个害羞的、拘束的身份；另一个却是热衷社交、男女关系随便的身份；第三个可能是充满敌意和怀疑的。常见2种人格交替出现，称双重人格或交替人格，通常以一种人格为主。

（三）诊断与鉴别诊断

在ICD-10中，多重人格障碍中常见的形式是双重人格，应与分离性遗忘、分离性神游、精神分裂症或其他精神病性障碍、快速循环型情感障碍、边缘性人格障碍、创伤后应激障碍和复杂部分性癫痫发作等相鉴别。

（四）治疗

心理治疗是多重人格障碍最重要的治疗方式。主要运用心理动力学的方法进行心理治疗。目的在于帮助患者将不同的身份整合为一个牢固的自我。一旦患者信任治疗师，他们会以不同的身份进入治疗。这样可以了解每种身份特点和各自所关心的问题。通常各个身份之间存在冲突，这些冲突在治疗过程中可被修通。所有身份的重新整合可以突然出现或逐步形成。迄今为止，尚未发现治疗该病的针对性药物，但若患者有明显的焦虑或抑郁症状时，可给予适量的抗焦虑药或抗抑郁药对症治疗。

（徐一峰　苏　亮　杨彦春）

参考文献

[1] 江开达. 精神病学高级教程. 北京：人民军医出版社，2009.

[2] 沈渔邨. 精神病学. 5版. 北京：人民卫生出版社，2010.

[3] WHO. ICD-10精神与行为障碍分类. 北京：人民卫生出版社，1995.

[4] American Psychiatric Association. Diagnostic and statistical manual of mental disorders. 5th edition. Washington, DC: American Psychiatric Association Publishing, 2013.

[5] Gelder EBM, Andreasen N, Lopezibor J, et al.New Oxford textbook of psychiatry. Oxford:Oxford University Press, 2012.

[6] Benjamin JS,Virginia AS,Pedro R.Kaplan and Sadock's comprehensive textbook of psychiatry 9th edition. Philadecphia: Lippincott Williams & Wilkins,2009.

[7] Foote B, Smolin Y, Kaplan M, et al.Prevalence of dissociative disorders in psychiatric outpatients.American Journal of Psychiatry, 2006, 163(4): 623-629.

[8] Friedl M, Draijer N, Jonge PD. Prevalence of dissociative disorders in psychiatric in-patients: the impact of study characteristics.Acta Psychiatrica Scandinavica, 2000, 102(6): 423–428.

[9] Boeckle M, Liegl G, Jank R, et al.Neural correlates of conversion disorder: overview and meta-analysis of neuroimaging studies on motor conversion disorder.BMC Psychiatry, 2016, 18(1): 1-15.

[10] Sar V.Epidemiology of dissociative disorders: an overview.Epidemiology Research International, 2011: 1-8.

[11] Theodore AS,Gregory LF, Ned HC, et al. General hospital handbook of general hospital psychiatry. 6th edition.Amsterdam: Elsevier Medicine, 2010.

[12] Aybek S, Nicholson TR, Zelaya F, et al.Neural correlates of recall of life events in conversion disorder.JAMA Psychiatry, 2013, 71(1): 52-60.

第 16 章 躯体症状及相关障碍

第1节 概 述

传统精神和物质二元论认为精神病学主要关注"非器质性"的精神障碍，其临床表现主要是"非器质性"或"功能性"的精神症状或躯体症状，尤其是在针对躯体症状时，这一理念表现得尤为突出。早在古希腊时期，针对难以用病理生理改变来进行解释的部分躯体症状，西方医学著作中就提出了"癔症"的概念，认为这些"癔症"症状是由于子宫游走所致。公元 1600 年前的中世纪，这种表现被认为是巫术或魔鬼附身所致，不符合解剖分布的感觉损害被当作是与魔鬼契约的证据。19 世纪后叶，法国神经病学家 Charcot（1825—1893 年）认为癔症的症状是由于脑部功能障碍所致，开始逐渐破除了癔症的迷信看法。Sigmund Freud（1856—1939 年）从对癔症的研究开始提出其精神分析理论和方法，认为癔症是由于隐藏的、未表达的潜意识冲突及被压抑的情感向躯体症状转换造成的。在现代的精神病学中，"躯体化症状""转换症状""医学难以解释的症状""功能性躯体综合征""躯体形式障碍""转换障碍"等术语被广泛研究和应用。针对躯体症状为主要临床表现的精神行为障碍，虽然 DSM-5 以前的 DSM 和 ICD 系统在诊断分类及相应的诊断标准方面有一些差异，但都强调了躯体症状综合征是"功能性""非器质性"或"（生物）医学难以解释"这一特点。在 DSM-Ⅲ中，躯体形式障碍被定义为"提示躯体障碍的一些躯体症状，找不到器质性证据或已知的生理机制，但有明显的证据或强有力的推测表明其症状与心理因素或心理冲突有关"。随后的 DSM-Ⅳ及 ICD-10 将这一大类障碍进行了较为详细的分类（表 16-1）。转换障碍在 DSM-Ⅳ中是躯体形式障碍的一个亚型，但在 ICD-10 中却没有被列入躯体形式障碍中，而是沿袭以往癔症概念（主要临床表现为相互关联性很强的转换症状和解离症状两大类），被包括在分离（转换）障碍大类中（分离障碍在 DSM-Ⅳ中独立于包括转换障碍在内的躯体形式障碍，被作为一个独立的大类）。躯体变形障碍在 DSM-Ⅳ中是躯体形式障碍下面的一个亚型，但在 ICD-10 中是包含在疑病障碍的诊断标准中。

表 16-1 躯体症状及相关障碍主要术语在 ICD-10、DSM-Ⅳ及 DSM-5 中的应用

躯体症状及相关障碍术语	ICD-10	DSM-Ⅳ	DSM-5
躯体化障碍	躯体化障碍 *	躯体化障碍 *	躯体症状障碍 *
未分化躯体形式障碍	未分化躯体形式障碍 *	未分化躯体形式障碍 *	部分归入躯体症状障碍
自主神经功能失调	躯体形式自主神经功能紊乱 *	部分归入未分化躯体形式障碍	部分归入躯体症状障碍
疼痛障碍	持续的躯体形式疼痛障碍 *	与心理因素中及一般医学情况相关的疼痛障碍 *	大部分归入躯体症状障碍
疑病	疑病障碍 *	疑病症 *	疾病焦虑障碍 *（大部分有明显躯体症状者归入躯体症状障碍）
其他躯体形式障碍	其他躯体形式障碍 *	其他躯体形式障碍 *	其他特定的躯体症状及相关障碍 *
躯体变形障碍	（归入疑病障碍）	躯体变形障碍 *	躯体变形障碍 ***
转换障碍	分离（转换）障碍 **	转换障碍	转换障碍
分离障碍		分离障碍 **	分离障碍 **

注：* 属于躯体形式障碍或躯体症状及相关障碍的亚型；** 独立于躯体形式障碍或躯体症状及相关障碍的单独大类；*** 划为强迫及相关障碍的亚型

尽管存在以上的差异，但ICD-10与DSM-Ⅳ诊断分类均存在共同的特点。第一，躯体形式障碍的诊断建立在无法找到躯体病因的基础上，而非明确的社会、心理及行为学特征的基础上，这可能存在以下2个方面的问题。一方面，这对疾病诊断的信效度造成极大的影响。研究表明，判断躯体症状是否真的属于“医学上难以解释”，流行病学调查及临床诊断中都存在着较大变数，尤其是随着生物医学研究的深入或个体病情的发展变化，一些之前“难以解释”的症状可能会变得不再“难以解释”。另一方面，其他医学诊断（尤其是精神病学诊断）的主要依据通常也是治疗的重要靶症状，而“医学上难以解释”并不能成为一个治疗的靶标。第二，作为躯体形式障碍的“原型”，在不同国家及文化背景下，躯体化障碍的患病率与临床实践中这一诊断所使用的频率之间存在显著差异。一种可能的解释是，这些诊断分类容易受诊断习惯的影响，这也提示该定义可能不够准确。第三，就定义而言，DSM-Ⅳ及ICD-10中，躯体形式障碍内部的分类有待商榷；躯体化障碍的诊断阈值过高，而未分化躯体形式障碍的诊断阈值又过低，导致绝大部分躯体形式障碍为未分化躯体形式障碍。证据显示，使用不同定义时，躯体化障碍患病率的差异可达20～150倍。还有一个重要的问题是患者对躯体形式障碍这一诊断的接受度较差。很多患者拒绝接受“医学难以解释”或“心因性”之类的解释，因为患者常感觉这种说法暗示其症状的真实性存疑，因而产生抵触情绪。

针对上述问题，DSM-5把以躯体症状为突出表现的精神障碍归类为“躯体症状及相关障碍”，在将DSM-Ⅳ中躯体形式障碍主要内容包括其中的同时，对其定义和亚型分类进行了较大的修改。在定义中，尤其强调基于阳性症状和征象（造成痛苦的躯体症状，加上作为对这些症状的反应的异常想法、感觉和行为）进行诊断，而不再强调将“躯体症状缺少医学解释”作为诊断的主要依据（转换障碍除外）；亚型分类则包括躯体症状障碍、疾病焦虑障碍、转换障碍（功能性神经症状障碍，详见第15章）、影响其他躯体疾病的心理因素、做作性障碍、其他特定的躯体症状及相关障碍、未特定的躯体症状及相关障碍（表16-1）。

第2节　躯体症状障碍

一、流行病学★△

躯体症状障碍是DSM-5中新定义的一个疾病诊断，患病率尚不清楚。然而，考虑到躯体症状障碍包括DSM-Ⅳ“躯体形式及相关障碍”下多个亚型（躯体化障碍、未分化的躯体形式障碍、疑病症及与心理因素及一般医学情况相关的疼痛障碍），估计患病率将高于DSM-Ⅳ中的躯体化障碍（＜1%），但低于未分化的躯体形式障碍（约19%）。欧洲国家调查研究显示，医学无法解释的症状（medically unexplained symptoms，MUS）的发生率在普通人群为4%～10%，约20%就诊于家庭医生的患者的躯体不适并没有足够的器质性原因，而在各专科门诊可能高达50%；而DSM-Ⅳ躯体形式障碍在欧洲成年人中年患病率为6.3%，且女性被诊断为躯体形式障碍的比例远高于男性。综上所述，DSM-5估计躯体症状障碍在一般成人群体中的患病率可能在5%～7%，女性的患病率可能高于男性。

二、临床表现★★★△△△

躯体症状障碍的特征在于患者对于一个或多个令人痛苦的躯体症状的异常关注，导致患者的日常生活受到严重影响。此类患者通常同时主诉多种躯体症状，尽管有时可能只主诉一种严重症状。最常见的躯体症状是不同位置的疼痛（头痛、肌肉或关节痛、腹痛、胸痛等），也可能是涉及多系统的一些非特异性症状，如心悸、胸闷、头晕、头痛、手麻、疲乏、体力或脑力不济感等，表16-2列出了一些躯体症状障碍患者较为常见的主诉症状。

表16-2　躯体症状障碍的常见主诉症状

器官系统	常见症状
心脏	胸痛、阵发性心动过速
血压	血压波动、晕厥（短时间晕倒）
消化道	恶心、饱胀感、腹胀、腹痛、腹泻、便秘
呼吸	过度通气伴感觉异常、喉部异物或梗阻感
运动器官	背痛、关节痛
泌尿生殖系统	泌尿问题，月经问题
神经系统	头晕、晕厥、不自主运动、瘫痪、遗忘、感觉丧失、感觉过敏
一般症状	疲乏，能力下降感，睡眠问题，多部位游走性疼痛、气流、电流感等

这些躯体症状有时代表的躯体感受或不舒服，

一般不预示着严重的疾病，通常没有明确的医学解释，不足以做出明确诊断。有部分医师在发现患者的躯体症状找不到明确的医学解释或疗效不佳时，可能会用带有贬损意味的术语描述患者。例如，认为一般患者的躯体疾病是真的，而躯体化患者的症状则是虚构的。然而，躯体症状障碍对患者的影响一点也不比躯体疾病轻，个体的痛苦是真实的，无论能否被医学解释。有时患者的躯体症状可能与其他躯体疾病有关，因此，躯体症状障碍的诊断与同时存在的躯体疾病并不互相排斥。在儿童中，最常见的症状是反复发作的腹痛、头痛、疲乏和恶心，比成人更多地呈现一种单一的主要症状。幼儿可能有躯体主诉，但与青少年及成人相比，他们很少主诉“疾病”。

此类患者对躯体症状及相关问题的过度想法、感觉或行为、或与健康相关的过度担心异常突出，在求医行为方面常表现为高水平的医疗服务使用率，但这种高水平的医疗服务很少能减轻个体的担忧。因此，个体可能因为相同的症状寻求多个医师的服务，并常会因医师的误判而受害于不必要的检查与治疗，造成痛苦和疾病负担进一步增加。尽管躯体症状障碍对医疗保健利用率影响的文献很少，但一项研究发现，患有躯体化的患者的初始治疗就诊次数增加 1.4 倍，专科就诊次数增加 1.65 倍，急诊室就诊次数增加 2.6 倍，住院次数增加 3 倍；另一项研究发现，在治疗前 2 年内躯体形式障碍患者比没有这一障碍的患者使用门诊和住院服务高 2.2 倍。

部分此类患者的躯体症状可能是多变的，但对躯体症状的关注和相关的行为的严重程度可能有波动，但在未得到有效治疗前常常是持续性和慢性化的，病程常超过半年，持续数年，甚至数十年。

三、辅助检查★★△△

针对可疑躯体症状障碍患者，应进行必要的心理量表及问卷评估。15 条目患者健康症状问卷（patient health questionnaire-15，PHQ-15，表 16-3）是目前国际上筛查和评估人群躯体化障碍最常用的工具，但对其条目进行合并简化后产生的 8 条目躯体症状量表（somatilc selfrating scalle，SSS-8，表 16-4）也展示出良好的应用前景。一项针对该新工具信效度的研究随机抽样调查了 14 岁以上的 2510 例德国志愿者，证实其具有较好的信效度，可以有效区分轻度、中度、重度及极重度躯体症状负担。由于躯体症状障碍与抑郁障碍、焦虑障碍的症状多有重叠，医师应对可能存在的共病采用相关的量表和问卷，对疑病、焦虑、强迫、抑郁、精神病性症状等几个方面进行必要的评估，以利于筛查、鉴别诊断、严重程度判断和开展基于评估的量化治疗。

表 16-3　15 条目患者健康症状问卷

在最近 30 d 中，您在多大程度上受到以下问题的困扰	没有困扰	有点困扰	有很大困扰
胃痛或腹痛	0	1	2
背痛	0	1	2
四肢或关节疼痛	0	1	2
痛经或经期其他问题（限女性填写）	0	1	2
头痛	0	1	2
胸痛	0	1	2
头晕、头昏	0	1	2
短时间晕倒	0	1	2
感觉心跳剧烈或加速	0	1	2
呼吸急促	0	1	2
便秘、腹泻或痢疾	0	1	2
恶心、胃肠道胀气或消化不良	0	1	2
感觉疲乏或精力不足	0	1	2
睡眠问题	0	1	2
性交疼痛或其他相关问题	0	1	2

表 16-4　8 条目躯体症状量表

在最近 7 d 里，您在多大程度上受到以下问题的困扰	完全没有困扰	有点困扰	中度困扰	较严重困扰	非常严重困扰
胃、肠及腹部问题	0	1	2	3	4
腰背痛	0	1	2	3	4
手臂、腿或关节疼痛	0	1	2	3	4
头痛	0	1	2	3	4
胸部疼痛或喘不过气来	0	1	2	3	4
头晕	0	1	2	3	4
感觉疲劳或精力不足	0	1	2	3	4
睡眠问题	0	1	2	3	4

四、诊断与鉴别诊断★★★△△△

（一）诊断标准

DSM-5 关于躯体症状障碍的诊断标准如下。

1. 1 个或多个的躯体症状，使个体感到痛苦或导致其日常生活受到显著破坏。

2. 与躯体症状相关的过度的想法、感觉或行为，或与健康相关的过度担心，表现为下列至少一项：①与个体症状严重性不相称的和持续的想法。②有关健康或症状的持续高水平的焦虑。③投入过多的时间和精力到这些症状或健康的担心上。

3. 虽然任何一个躯体症状可能不会持续存在，但有症状的状态是持续存在的（通常超过6个月）。

除了上述诊断标准以外，DSM-5建议给躯体症状障碍的诊断在符合条件时进行以下标注：①主要表现为疼痛（先前的疼痛障碍），此标注适用于那些躯体症状主要为疼痛的个体。②持续性，以严重的症状、显著的损害和病期长为特征的持续病程（超过6个月）。③目前的严重程度，轻度（只有1项躯体症状符合诊断标准2）、中度（2项或以上躯体症状符合诊断标准2）、重度（2项或以上躯体症状符合诊断标准2，加上有多种躯体主诉或有1个非常严重的躯体症状）。

（二）鉴别诊断

躯体症状可能是某些精神障碍的表现形式，对可疑的躯体症状障碍患者需要鉴别以下疾病：抑郁障碍、惊恐障碍、广泛性焦虑障碍、物质滥用障碍、不明病因的综合征（如非恶性疼痛综合征、慢性疲劳综合征）和一些非精神障碍疾病等。如躯体症状和相关的想法、感受或行为只发生在重性抑郁发作期间，应诊断为抑郁障碍。

以往躯体形式障碍的诊断尤其强调排除器质性疾病，但这一强调使诊断灵敏度降低，很多患者得不到必要的心身治疗。躯体症状障碍患者的躯体症状可能与其他躯体疾病有关，躯体症状障碍共患躯体疾病且两者相互影响的情况并不少见，尤其是在老年人中更普遍。如果存在其他躯体疾病或其他躯体疾病的高发风险（例如，严重的家族史），符合诊断标准2是做出躯体症状障碍诊断的关键。躯体症状障碍个体有疾病焦虑，他们将自己的躯体症状过度评估为有威胁性的、有伤害性的或是麻烦的，经常把自己的健康想象得极为糟糕。严重的躯体症状障碍者对健康的担忧成为他们生活的中心，身份的特征，且主导其人际关系。比如一例发表于*BMJ Case Report*杂志的患者，因腿上的烧灼样疼痛持续超过30年，在他20年的急诊就诊和住院经历中，他的主要问题是许多具有医学解释的症状（如继发于糖尿病和椎间盘病变的双边神经性腿部疼痛），他还因自杀相关言行被诊断为共病抑郁症。但是，当详细了解患者的病史时，该患者表明他曾表达过的自杀想法是因为希望能够获准入院，并且检查他的疼痛状况。患者还解释说，他最近听说他家以前的房客死于癌症，这让他很担心自己可能会得癌症，他建议妻子搬家，因为他担心他可能接触到癌症。根据DSM-5，该患者被诊断为躯体症状障碍与抑郁症共病，并给予相应的认知行为治疗及抗抑郁药治疗，当然其他的躯体疾病共病（如糖尿病）等也继续治疗，6周后病情明显缓解。

五、治疗★★★△△△

为使患者能得到及时有效的治疗，针对基层医疗保健机构和综合医院非精神科医务人员的相关培训非常重要，使他们意识到躯体症状可能不仅仅源自躯体疾病，还可能与心理、社会及文化因素密切相关，并消减他们对“医学不能解释的躯体症状”患者的偏见。

躯体症状障碍治疗的一般原则包括：①规律安排，短间期规律访视以尽量避免因症状变化而不规律访视。②强调症状的真实性及治疗的必要性，与患者建立合作性的治疗联盟。③一旦患者完成其他躯体或精神障碍的评估，在强调症状真实性的基础上与患者及家属讨论症状的合理解释，期间鼓励患者及家属提问，讨论心理因素在所有治疗中的作用。④不进行过度的检查，安慰患者，告知患者已排除严重的躯体疾病。⑤教会患者应对躯体症状，减少及控制躯体忧虑。⑥设定一个促进功能康复的治疗目标。⑦与患者及家属一起讨论治疗方案，使患者接受适当的治疗方案、转诊和精神卫生服务。

目前，有证据显示一些流派的心理治疗和部分药物治疗可能对躯体症状障碍有效，但前述的一般治疗原则仍然是治疗获得成功的基础。

心理治疗方面目前得到较充足循证医学证据支持的有认知行为治疗和正念治疗。多中心随机对照试验及相关的系统综述提示认知行为治疗能有效治疗躯体症状障碍和医学上无法解释的症状，能使“健康焦虑”患者在2年内获得持续的症状缓解，减轻躯体症状、精神痛苦及功能障碍。正念治疗方面，有随机对照研究的荟萃分析提示该治疗可能对躯体症状障碍的某些方面、症状的总体严重程度、伴随的抑郁及焦虑程度有效。

临床上抗抑郁药、抗癫痫药、抗精神病性药均应用于治疗躯体症状障碍或该术语的前身“躯体形式障碍”，但并不是所有药物的有效性都得到临床研究的证实。一项Cochrane系统评估了26项随机对照试验，比较了各种抗抑郁药、抗精神病药和具有抗抑郁作用的天然物提取成分在治疗躯体形式障碍中的疗效，发现仅有较低质量的证据表明部分药物及天然物治疗可能有效，包括阿米替林、西酞普兰、氯米帕明、氟西汀、氟哌噻吨、米那普仑、米氮平、帕利哌酮、帕罗西汀、瑞波西汀、舍曲林、曲唑酮、喹硫平、文拉法辛、蜂王浆、香蜂草叶-Ze185、西番莲、圣约翰草或缬草根。该系统评估的作者指出，由于受到样本量小、研究偏倚风险高和缺乏后续评估等因素的影响，目前得到的关于药物治疗躯体症状有效的证据仍需要谨慎看待。在权衡安全性、疗效等因素下，当前治疗躯体症状障碍最常选用的药物主要包括 SNRIs（度洛西汀和文拉法辛）及 SSRIs。三环类药物（尤其是阿米替林）在疗效方面尽管有明确的证据，但因安全性问题而受到限制。单胺氧化酶抑制药、安非他酮、抗癫痫药及抗精神病药的循证证据少，应慎用。圣约翰草在数项研究中证实对躯体症状有效，且安全性较好，较易被患者接受。

六、预后

躯体症状障碍一般是慢性的，症状的进展及缓解可交替出现。但一些研究提示，部分经过治疗后的患者可以治愈。对疾病的自然病程的观察提示，近50%～75% 患有医学无法解释症状者症状会逐渐好转，但 10%～30% 的患者症状会加重。较好预后的预测因素包括在疾病早期躯体症状较少及社会功能保持较好。医师与患者之间的良好关系及规律的支持性的访视、避免盲目使用没有明确证据的检查及治疗，可能有助于获得较好的预后。

第 3 节　疾病焦虑障碍

一、流行病学★△

DSM-5 将没有或只有很轻微的躯体症状的疑病症定义为疾病焦虑障碍，认为从其临床表现考虑，既可将其归入躯体症状及相关障碍，亦可考虑为一种焦虑障碍。但此类患者聚焦于对躯体健康的担忧而最先就诊于普通医疗机构，这点更类似于躯体症状障碍，因而为了便于使用仍将其归入躯体症状及相关障碍。由于符合 DSM-Ⅲ及 DSM-Ⅳ疑病症诊断的个体中均 75% 都会存在较明显的躯体症状，故按 DSM-5 的标准，其都应被诊断为躯体症状障碍，只有约 25% 因躯体症状轻微或缺乏躯体症状而符合 DSM-5 中的疾病焦虑障碍诊断。目前尚缺乏根据 DSM-5 定义的疾病焦虑障碍患病率调查数据，故患病率估计基于对 DSM-Ⅲ及 DSM-Ⅳ中疑病症的调查结果。调查结果提示，疑病症在不同人群中的患病率差异较大，普通社区人群大样本调查报道健康焦虑和（或）疾病焦虑症状的 1～2 年患病率为 1.3%～10.0%。而门诊求治人群中，半年或 1 年患病率为 3%～8%。该障碍的患病率性别差异不明显。

二、临床表现★★★△△△

疾病焦虑障碍个体有自己患有或即将患有严重的、未被诊断的躯体疾病的先占观念。不存在躯体症状，如果存在，在强度上也仅仅是轻度的。担忧来自于非病理性的体征或感觉时，个体的痛苦不是主要来源于躯体主诉本身，而是来源于他或她对主诉的内容、意义和病因的担忧（即怀疑某种躯体疾病诊断）。此类患者存在的躯体体征或症状，常是一种正常的生理感觉（例如，体位性眩晕）或良性的自限性的功能失调（例如，短暂性耳鸣），或躯体不适，一般情况下不被认为预示着严重疾病（例如，呃逆）。如果存在确诊的躯体疾病，个体的焦虑和先占观念明显过度，与躯体疾病的病情严重程度不成比例。

此类患者常沉湎于自己有病，伴有显著的健康和疾病方面的焦虑。有的个体容易因疾病相关信息而惊慌。例如，听说他人生病或阅读一篇与健康有关的新闻报道后惊慌失措，要求给予医学检查和（或）治疗。他们对未确诊疾病的担忧，并不因恰当的医学确认、诊断测验的阴性结果或良性病程的解释而缓解。对疾病的担忧在个体生命中占据突出的位置，影响其日常活动。疾病变成个体身份和自我形象的中心特征、社交活动的主题，以及对应激性生活事件的特有反应。有该障碍的个体通常反复自我检查（例如，照镜子检查喉咙），过度研究自己所怀疑的疾病（例如，在互联网上），反复向家人、朋友或医师寻求确认，但医师的保证、甚至患者自身症状的减轻都不能缓解个体的担忧。担忧常达到令他人沮丧的地步，从而可能导致家庭关系紧张。部分患者因焦虑及害怕损害健康而出现适应不良的回避行为（例如，回避拜访生病的家庭成员），回避未经加热的食品等。

此类患者由于相信自己患有躯体疾病，常频繁到医疗服务场所求治。他们大多接受了全面但并不令其满意的医疗服务，尽管一些个体过于焦虑以至于无法寻求医疗关注。他们常因同样的问题咨询多位医师后，反复获得阴性的诊断结果而对医疗服务不满意，认为没有帮助或者医师没有严肃对待他们。但这些担忧有时可能是正当的，因为医师有时对其不屑一顾或敌意地应对他们。

疾病焦虑障碍的发展与病程尚不清楚，但一般被认为是慢性、复发性的，常于成年早期和中期起病。在基于人群的样本中，与健康相关的焦虑随年龄而增长，但在医疗场所中，有高度健康焦虑的个体的年龄似乎与那些医疗服务场所中其他患者的年龄并无差异。在老年人中，与健康相关的焦虑经常聚焦于记忆减退；在儿童中，该障碍罕见。

三、辅助检查★★△△

疾病焦虑障碍在辅助检查方面的要求类似于躯体症状障碍。对于健康焦虑（疾病焦虑或疑病症）的筛查和评估，目前国际较常用的工具是7条目Whiteley指数问卷（Whiteley index of hypochondriasis 7，WI-7，表16-5）。

表16-5 7条目Whiteley指数问卷

在最近的1个月里，您在多大程度上受到以下问题的困扰	完全没有困扰	有点困扰	中度困扰	较严重困扰	非常严重困扰
担心您身体出现了严重问题	0	1	2	3	4
担心患上某种您看到过或听说过的疾病	0	1	2	3	4
多种疼痛	0	1	2	3	4
担心可能会患上某种严重疾病	0	1	2	3	4
多种身体症状	0	1	2	3	4
当医师说您身体健康、没必要担心时，担心医师弄错了	0	1	2	3	4
担心自己的健康	0	1	2	3	4

四、诊断与鉴别诊断★★★△△△

（一）诊断标准

DSM-5关于疾病焦虑障碍的诊断标准如下。

1. 患有或获得某种严重疾病的先占观念。

2. 不存在躯体症状，如果存在，则其强度是轻微的。如果存在其他躯体疾病或有发展为某种躯体疾病的高度风险（例如，存在明确的家族史），其先占观念显然是过度的或不成比例的。

3. 对健康状况有明显的焦虑，个体容易对个人健康状况感到警觉。

4. 个体有过度的与健康相关的行为（例如，反复检查他或她的躯体疾病的体征）或表现出适应不良的回避（例如，回避与医师的预约和医院）。

5. 疾病的先占观念已经存在至少6个月，但所害怕的特定疾病在此段时间内可以变化。

6. 与疾病相关的先占观念不能用其他精神障碍来更好地解释，如躯体症状障碍、惊恐障碍、广泛性焦虑障碍、躯体变形障碍、强迫症或妄想障碍躯体型。

DSM-5建议如患者存在以下情况，应专门进行标注：寻求服务型（经常使用医疗服务，包括就医或接受检查和医疗操作）或为回避服务型（很少使用医疗服务）。

（二）鉴别诊断

疾病焦虑障碍的鉴别诊断类似于躯体症状障碍。首先需要排除躯体疾病，但不排除共患躯体疾病的可能。在精神障碍的鉴别诊断方面，重点诊断以下几个方面：①当躯体症状突出且作为患者焦虑和异常关注的主要对象时，应诊断躯体症状障碍而非疾病焦虑障碍。②一些有重性抑郁发作的患者反复考虑他们的健康，过度担忧疾病，如果这些担忧仅发生在重性抑郁发作期间，就不能给予疾病焦虑障碍的诊断，倘若重性抑郁发作缓解后，过度的疾病焦虑仍然持续，应考虑疾病焦虑障碍的诊断。③有疾病焦虑障碍的患者并没有妄想，且可认识到其所害怕的疾病不存在的可能性，他们的观念不符合在精神病性障碍［例如，精神分裂症、妄想障碍（躯体型）、重性抑郁障碍伴精神病性特征］中的躯体妄想定义和强度。真正的躯体妄想通常比疾病焦虑障碍中的担忧更为古怪（例如，认为某个器官正在腐烂或死去），而在疾病焦虑障碍中的担忧尽管非现实但存在可能性的。

五、治疗★★★△△△

疾病焦虑障碍的一般治疗原则、心理治疗及药物治疗的方法同躯体症状障碍。由于疾病焦虑障碍的焦虑特征及强迫症状均较突出，故具有抗强迫及抗焦虑作用的药物如SSRIs应优先考虑。

六、预后★★△△

疾病焦虑障碍常常因生活应激或健康威胁所

促发或加重。尽管疾病焦虑障碍是慢性、复发性的精神障碍，33.3%～50.0%的患者的病程较短。精神障碍共病少、发病早、严重程度轻与较好的预后有关。

（李　涛　郭万军　杨彦春）

参 考 文 献

[1] 郝伟，于欣．精神病学．7版．北京：人民卫生出版社，2013.

[2] WHO．ICD-10精神与行为障碍分类．范肖东，译．北京：人民卫生出版社，1993.

[3] 美国精神医学学会．精神障碍诊断与统计手册．张道龙，等，译．5版．北京：北京大学出版社/北京大学医学出版社，2014.

[4] Gelder MG, Andreasen NC, Lopez-Ibor Jr JJ,et al.New Oxford text book of psychiatry.2nd edition.New York:Oxford University Press,2009.

[5] Gureje O, Reed GM.Bodily distress disorder in ICD-11: problems and prospects.World Psychiatry, 2016, 15(3): 291-292.

[6] Rosic T, Kalra S, Samaan Z.Somatic symptom disorder, a new DSM-5 diagnosis of an old clinical challenge. BMJ Case Rep, 2016.

[7] Gierk B, Kohlmann S, Kroenke K, et al.The somatic symptom scale-8 (SSS-8): a brief measure of somatic symptom burden. JAMA Intern Med,2014, 174(3): 399-407.

[8] Kurlansik SL, Maffei MS.Somatic Symptom symptomdisorder.Am Fam Physician, 2016, 93(1): 49-54.

第17章 进食障碍

第1节 概 述

一、概念★★★△△△

进食障碍（eating disorders，ED）是以强烈害怕体重增加和进食行为异常为特征，伴有显著体重改变和（或）生理功能紊乱的一组综合征。主要包括两大类：神经性厌食和神经性贪食。在精神障碍分类中进食障碍属于“与心理因素相关的生理障碍”，也是心身医学中常见的一类心身疾病。

神经性厌食（anorexia nervosa，AN），即厌食症，是一类患者有意严格限制进食，导致体重明显下降并低于正常，出现身体功能损害为特征的进食障碍。该病最常见于13～20岁的青少年和年轻女性。

神经性贪食（bulimia nervosa，BN），即贪食症，是一类以反复发作性暴食及强烈控制体重的先占观念为特征的进食障碍，患者常采取极端措施以削弱所吃食物的“发胖”效应。该病年轻女性（<30岁）多见，多在青春期和成年初期起病，发病年龄在青少年中常较神经性厌食晚。

暴食障碍（binge-eating disorder，BED），即暴食症，是非典型进食障碍中的一个特殊类型，是以反复发作性暴食为主要特征的一类进食障碍。缺乏规律地采用神经性贪食特征性的不恰当的补偿行为。该类患者易导致肥胖。

其他的进食障碍可归为非典型进食障碍（atypical eating disorders，AED），它是一类缺乏神经性厌食或神经性贪食的一个或多个关键特征的进食障碍，如缺乏神经性厌食的害怕发胖、闭经或显著的体重下降，反复出现暴食发作但没有规律地采用神经性贪食特征性的不恰当的补偿行为，暴食或不恰当的补偿机制发生频度少于神经性贪食的诊断规定，反复咀嚼大量食物并吐出不咽下，但表现出相当典型的神经性厌食或神经性贪食的临床相。

近30多年来各诊断系统的历次修订中进食障碍的分类是修改较多的一组障碍。因为医学界认识AN较晚，将它作为疾病诊断始于19世纪末，BN在1979年才正式被列为临床诊断。BED在DSM-Ⅳ-TR作为未加标明的ED（eating disorder not otherwise specified，EDNOS）的一个暂时分类，在2013年出版的DSM-5和2018年出版的ICD-11中，BED成为一个独立的疾病，与AN、BN并列作为ED的主要疾病。由此可见，这类疾病正处于各国医学专家关注之下，对其疾病本质的认知深度正在逐渐增加，未来的学术分歧在所难免。

二、流行病学★△

（一）国外ED的流行病学

ED的发病率和患病率等流行病学数据依据样本和统计方法的不同而不同。Treasure（2010年）报道目前所有ED的终身患病率约为5%。

1. AN AN的发病年龄及性别特征国内外相仿，主要见于13～20岁的年轻女性，女性与男性患者的比例为11∶1，发病的2个高峰年龄是13～14岁和17～20岁，30岁后发病者少见。Treasure（2010年）综述成人AN的终身患病率为0.6%，其中女性AN的终身患病率为0.9%，而男性为0.3%，女性高于男性。AN的发病率为4.2/10万人（95% *CI*：3.4～5.0）。

2. BN BN多见于中、上社会阶层。发病人群主要是年轻女性（<30岁），90%～95%的BN患者是女性；多在青春期和成年初期起病，平均起病年龄在16～18岁。美国精神病学会（2000年）资料显示，BN的终身患病率为1.0%～4.2%。在某些亚群体，如大学女性，终身患病率可能更高。据报道，在女大学生中BN的偶发症状，如单次的暴食和清除，高达

40%。

3. BED 关于BED的流行病学研究相对较少。BED女性和男性的比例估计为3∶2。不同年龄BED的患病率研究结论不一。一项对全美范围内青少年（13～18岁）的调查发现，BED的终身患病率为1.6%，女性明显高于男性，分别为2.3%和0.8%。另一项汇总14个国家（欧洲、拉丁美洲、大洋洲和北美洲）的成人调查结果发现，BED的终身患病率是1.9%，12个月患病率是0.8%。在特殊人群中，尤其是寻求减重治疗的患者中，BED患病率高达20%～30%。

（二）我国ED的流行病学

迄今，我国尚缺乏有关ED的全国范围的流行病学调查研究，地区性流行病学调查数据亦罕见。2003—2013年，北京、上海、湖南、浙江、江西、山东、安徽等地女学生（11～25岁的不同阶段）采用ED问卷进行调查，ED估计患病率为1.47%～4.62%。一般认为，我国ED患病率低于欧美国家。

来自上海市精神卫生中心、北京大学精神卫生研究所的数据显示，ED的就诊人数有逐年上升的趋势。例如，上海市精神卫生中心2001—2005年、2006—2010年、2011—2015年3个连续5年中，平均每年门诊初诊被诊断为ED的例数分别为23.8例、72.6例和99.4例；平均每年收住入院的ED例数分别为8.4例、21.2例和38.6例。北京大学精神卫生研究所门诊和住院ED患者的人数也均有明显增加。

台湾学者（2009年）采用问卷调查台湾女大学生患ED的风险率，结果显示336例女大学生中43.2%的女大学生有发展为ED的危险，67.6%的女大学生有过度减肥行为。香港李诚等1996年对796例香港、深圳和湖南的10～12年级（17～19岁）的女学生进行问卷调查，发现女学生ED的比率由高到低分别为香港（10.8%）、深圳（5.2%）和湖南（2.5%），香港明显高于内地。

三、病因学★△

ED是与生物、心理、家庭、社会文化等因素密切相关的复杂的多因素疾病。

（一）社会文化因素

全球化发展、媒体广告业发展、人们饮食习惯改变、健身瘦身行业大量涌现、现代妇女社会角色转变等，成为AN产生和维持的社会文化背景。我国改革开放以来，西方“以瘦为美”的审美观随着影视传媒及互联网等一起进入我国。

现代社会文化观念中，把女性的身材苗条作为自信、自我约束、成功的代表，大量的媒体宣传也把减肥、追求苗条作为社会时尚，受到公众的推崇，这无疑给女性极大的压力。当社会压力超过个体所能承受的压力时会产生自主神经系统反应及情感、行为等非躯体反应，如ED。社会发展、职业竞争的强大压力，使脆弱的女性产生严重的心理负担，她们尽量使自己完美化，以适应社会要求，通过节食使体重低于应有的体重，以求达到理想中的体型完美。另一些则以饥饿和发作性暴食、呕吐等交替的方法达到这种目的，同样发展为进食障碍。女权主义者认为，AN是强烈渴望解决传统观念所期望的女性角色与现代的女性角色之间矛盾冲突的一种表现形式。

（二）家庭因素

家庭因素在ED的发生与发展中所起的作用非常重要。例如，家庭内的控制和反控制，家庭关系紊乱（厌食症家庭存在纠缠、过度保护、回避冲突、僵化等特点），家庭观念的影响（母亲很注意自己和女儿的形体；厌食症患者的家庭观念强调完美，避免伤害，情感克制，适当行为和对异议的容忍；贪食症患者的家庭易表现出可变性、激动情绪、矛盾和负性情感），父母养育问题（厌食症的父母传递较多的养育情感而忽略他们女儿表达自身想法和感受的需要，他们倾向于控制；贪食症的父母情感更外露，家庭矛盾更明显，父母责骂和轻视女儿，家庭控制更直接），儿童期虐待（包括躯体、心理、性虐待及忽视）。

（三）心理因素

患者病前常有不良生活事件发生，如遭遇到某些不良生活事件，因体形偏胖受到同学、父母的嘲笑或玩笑，学校或家庭中的人际关系问题等。性格特征是ED高危因素，其中2个最重要的特征是低自尊及完美主义。此外，AN患者还具有保守欠灵活、刻板固执、内向拘谨、严谨耿直、胆怯退缩、不能坚持己见、敏感多虑、犹豫不决、对成功或成就的要求非常高、需要获得控制感等人格特质。相较于AN患者，BN患者情感不稳定、冲动控制能力差、更易愤怒、更冲动、更善于交际，缺少和AN患者相当的超我控制和自我力量。

ED患者常共存人格障碍，有报道称AN与C型人格有关（尤其是回避型人格障碍及强迫型人格障碍），BN与B型及C型人格有关（尤其是边缘型人格障碍及回避型人格障碍）。共病人格障碍在暴食或清除型厌食患者中更常见。

（四）生物学因素

1. 遗传因素 ED存在家族聚集现象，AN、BN及AED之间存在交叉遗传现象。双生子研究发现，同卵双生子AN的同病率约为55%，异卵双生子同病率约为5%，而AN的同病率分别为35%及30%。这些研究表明，AN的遗传性更高。然而，基因对AN及BN的影响程度尚未明确。

候选基因研究证据表明，*5-HT2A*基因（*5HT2A*）、5-HT转运体基因（*SERT*）、NE转运体基因（*NET*）、单胺氧化酶A基因（*MAOA*）、儿茶酚胺氧位甲基转移酶基因（*COMT*）、DA受体2基因（*DA2R*）、阿片基因*OPRD1*等基因多态性与AN有关。当然，这些研究需进一步重复验证。

2. 神经生物因素

（1）单胺及神经肽：研究表明，AN和BN患者均存在5-HT活性增高，可能与BN和AN常在同一患者身上发生有关。例如，33.3%～50.0%的BN患者有AN病史。有研究提示，AN存在NE活性降低，但目前的研究结果不支持这是原发性改变，而认为是继发于体重过低。与AN相比，BN患者血和脑脊液中NE异常变化更明显，家族中抑郁症患病率较高。有研究发现，AN患者发病期脑脊液DA代谢产物高香草酸（herpes virus ateles，HVA）降低，在体重恢复后HVA恢复正常；BN存在DA D_2受体相关的缺陷。

神经肽（neuropeptide，NPY）与进食行为有关，可促进饮食并降低代谢率；研究发现AN患者血NPY浓度上升。瘦素及胃饥饿素与进食障碍相关，瘦素主要由体内脂肪细胞产生，可产生饱足感，对食欲有抑制效应，AN人群瘦素水平显著下降；胃饥饿素是食欲诱导激素，由胃及小肠上部分泌，对体重控制有重要作用，参与AN及BN的发病过程。AN患者及共病抑郁患者脑源性神经营养因子（brain-derived neurotrophic factor，BDNF）水平下降，BNDF作为BN一个可能发病原因正处于研究中。其他NPY包括阿片肽、催生素等，研究发现上述NPY在体重恢复后可恢复正常。

（2）神经内分泌：ED的神经内分泌研究主要集中于下丘脑功能的异常，其中下HPA轴功能异常与ED明显有关。研究发现，AN和BN及抑郁症患者HPA轴功能亢进。性激素与女性食欲及进食有关，与BN起病有关。

3. 脑影像学方面的变化 通过CT或MRI，人们发现部分AN患者的脑沟、脑回增宽，脑室增大，大脑灰质、白质总量减少。但由于大多数患者在体重恢复后可以复原，学者们一直认为这种病理改变是由于体重丢失所引起的。相关特定脑区的变化也有相应报道，包括脑垂体、海马杏仁核体积、前扣带回，且前扣带回体积改变与预后相关。近年来发现，AN患者在发病期及体重恢复后大脑灰质体积下降。还有一些研究发现额叶、顶叶、尾状核体积下降。

SPECT研究发现，AN患者在发病期多个脑区静息态灌注不足或灌注过度，PET研究显示全脑代谢减退及皮质尤其是额叶及顶叶皮质糖代谢相对减退，体重恢复后糖代谢恢复正常。也有一些研究报道下额叶皮质及基底核、尾状核代谢增强，而体重恢复后，糖代谢恢复正常。

第2节 神经性厌食

一、概念★★★△△△

神经性厌食（AN），又称厌食症，是由心理因素引起的一类慢性ED，指个体强烈害怕体重增加、有意造成并维持体重明显低于正常标准为特征的ED。AN主要特征为以强烈地害怕体重增加和发胖为特点的对体重和体形的极度关注，极端追求苗条，体重明显减轻，常低于正常标准体重的85%以下，导致营养不良、代谢和内分泌紊乱，女性出现闭经、男性出现性功能障碍，严重者可因极度营养不良而出现恶病质、机体衰竭，进而危及生命。该病在所有心理障碍中病死率最高，国外曾有报道病死率高达5%～10%。

二、临床表现★★△△

AN患者存在心理和行为障碍，他们极端追求苗条，导致体重过低、营养不良，继而产生全身生理功能紊乱及躯体并发症。

（一）心理和行为障碍

患者追求病理性苗条造成低体重，常采用的方法有故意限制进食甚至禁食，尤其排斥淀粉、蛋白质等高能量食物，进食后抠吐或呕吐，过度锻炼运动，滥用泻药、减肥药等。患者存在明显的认知歪曲，包括体像认知歪曲，即对自己体形和体重有不正确的认知；否认饥饿感和疲劳感；否认愤怒、压抑等不良情绪；否认病情的严重性。此外，患者可伴有抑郁心境、焦虑情绪、情绪不稳定、社交退缩、易激惹、失眠、性兴趣减退或缺乏、强迫症状等精神症状。

（二）营养不良

患者体重明显减轻，比正常平均体重减轻15%以上，或Quetelet体重指数（体重千克数/身高米数的平方）为17.5或更低，或在青春期前不能达到所期望的躯体增长标准，并有发育延迟或停止。营养不良症状至少持续3个月。

（三）生理障碍

厌食症患者的营养不良导致全身生理功能紊乱，产生的躯体并发症可累及全身每一个器官、系统，患者多主诉畏寒、便秘、胃胀、恶心、呕吐、嗳气等胃肠道症状，有疲乏无力、眩晕、晕厥、心慌、心悸、气短、胸痛、头昏眼花等不适，常有停经（未口服避孕药）、性欲减低、不孕、睡眠质量下降、早醒等症状。最严重的急性并发症如电解质紊乱、心律失常等，严重的慢性并发症如骨质疏松、肾衰竭等。详见“并发症”部分。

三、并发症★★△△

AN的一部分并发症与饥饿所致营养不良有关，患者营养不良导致全身生理功能紊乱，产生的躯体并发症可累及全身每一个器官、系统；另一部分并发症与患者的行为问题有关，如呕吐或服用泻药等，导致胃肠道、心脏及水电解质等方面的紊乱。主要并发症如下。

（一）消化系统

1. 口腔 反复呕吐的厌食症患者可出现牙齿舌侧的釉质和牙质的腐蚀。

2. 腮腺 伴暴食行为的厌食症患者由于过度咀嚼和频繁的呕吐使唾液腺分泌增加，引起唾液腺、腮腺肿大，易被误诊为腮腺炎。

3. 食管 通过呕吐来降低体重的患者可出现食管的并发症，如食管炎、食管糜烂和溃疡。自发性食管破裂（Boerhaave综合征）多是在患者大量进食后呕吐时出现。呕吐患者由于胃酸反流导致食管黏膜炎症，患者常有胃灼热、反酸、反胃、吞咽困难、胸痛、上腹部疼痛、胃胀、多涎，严重者食管出血、溃疡，出现血性呕吐物。反流的胃液还可侵蚀咽部、声带和气管而引起慢性咽炎、慢性声带炎和气管炎，临床称为Delahunty综合征。

4. 胃部 胃部并发症非常常见。长期节食影响消化系统的功能和消化酶的分泌，导致胃缩小、胃蠕动减慢、胃排空延迟。胃排空减慢导致患者进食后有腹部不适、腹痛或饱胀感。16%的厌食症患者有消化道溃疡。

5. 结肠 由于食物摄入量不足及滥用泻药或利尿药导致便秘。患者常用的刺激性泻药如番泻叶、酚酞（果导）、甘油栓、开塞露、复方芦荟胶囊（通便灵）等，作用机制是刺激肠管蠕动，阻止肠液被吸收，增加水电解质分泌，润滑肠壁，软化大便。但部分药物中含有蒽醌的化学成分，长期使用后，在结肠黏膜下有黑色素沉着，容易形成结肠黑色病变；长期服用后亦可损害直肠肌丛，使直肠肌疲软无力，出现顽固性便秘。

6. 肝 蛋白质缺乏的患者中可见肝功能异常、可逆转的肝大。1/3的厌食症住院患者表现血清蛋白降低及血脂水平升高、乳酸脱氢酶（lactate dehydrogenase，LDH）升高、碱性磷酸酶（alkaline phosphatase，ALP）升高。厌食症患者常出现的严重低血糖为参与糖原合成的脂肪不足，从而使肝糖原储备耗竭所致。

（二）内分泌改变

1. 闭经 闭经是AN的常见症状，低体重时，血浆黄体生成素（luteinizing hormone，LH）和尿促卵泡素（follicle-stimulating hormone，FSH）的基础水平降低，分泌峰值降低，从而导致卵巢释放的血清雌激素水平降低。患者表现月经停止，青春期早期患者可表现为性发育停止、不来月经或第二性征减退，子宫萎缩变小，无性欲，生育困难，妊娠期和分娩期并发症发生率高。

2. 甲状腺功能减退 患者表现生命体征下降、皮肤干燥、便秘、怕冷、踝反射延迟、头发干燥、稀疏、脆弱、睫毛和眉毛脱落（尤以眉梢为甚）、皮肤苍白、有非凹陷性水肿；内分泌检查提示有“低T_3综合征”，而促甲状腺激素（thyroid stimulating hormone，TSH）正常。这些症状随着体重的增加一般是可逆的，不必要补充外源性甲状腺素。

3. 肾上腺皮质激素分泌增加 疾病早期，由于肾上腺皮质激素分泌增加，患者虽然营养状况下降，但却精力充沛甚至欣快，睡眠少；随着身体状况恶化，出现虚弱无力症状；肾上腺皮质激素增加会导致患者情绪不稳定、烦躁易怒；由于肾上腺皮质激素对雌激素合成的抑制作用，雄性激素分泌相对增多，女性患者出现细毳毛，分布于面部、颌下、腹部及腰背部。这些症状都是可逆的，当患者体重恢复后，可逐渐消失。

（三）心血管系统

87% 的厌食症患者在疾病过程中可能出现心血管系统的异常，包括心动过缓、心动过速、低血压、室性期前收缩、心力衰竭及心电图的多种变化。其中心动过缓（心率＜60 次 / 分）、低血压（＜90/60 mmHg）是最常见的症状。心律失常一般是由于电解质紊乱所致，如低血钾、低血镁或酸碱平衡失调等。厌食症患者最常见的死因是继发于心律失常的心搏骤停。

（四）血液系统

厌食症患者由于营养不良导致造血物质缺乏，如铁缺乏导致缺铁性贫血，叶酸、维生素 B_{12} 缺乏导致巨幼细胞贫血，常同时存在以上 2 种贫血。表现为皮肤苍白、无力、畏冷、头晕耳鸣、记忆力衰退、思维不集中，贫血严重时可有低热和基础代谢率增高。全血检查除红细胞计数下降外，白细胞计数、血小板计数也会下降，患者抵抗力下降、皮肤出现瘀斑等。

（五）泌尿系统

厌食症患者中有 70% 会出现肾功能异常，包括肾小球滤过率降低、肾浓缩功能降低、血尿素水平升高、尿量增多、夜尿增多、电解质异常、下肢及面部等部位凹陷性水肿、胸腔积液及腹水，以及低钾性肾病。

（六）代谢情况

基础代谢率下降，一般下降 20%～40%，故畏寒甚剧、体温低，多在 36℃以下；低血糖，空腹血糖可降低（＜3.5 mmol/L），少数长期饥饿患者会出现低血糖昏迷，甚至猝死；胆固醇水平增高；高胡萝卜素血症，血清胡萝卜素和维生素 A 水平升高。

（七）电解质紊乱

呕吐、滥用泻药或利尿药的厌食症患者中电解质异常更常见，最常见的电解质异常是低钾血症、低钠血症、低氯血症及低氯性代谢性碱中毒。呕吐和滥用泻药可导致低钾血症和代谢性碱中毒，泻药滥用可导致代谢性酸中毒和低钠血症。

再喂养综合征（refeeding syndrome，RFS）是指机体经过长期饥饿或营养不良，重新摄入营养物质导致以低磷血症为特征的电解质代谢紊乱及由此而产生的一系列症状。RFS 的发病机制是再进食使得磷急速转移进入细胞参与糖和蛋白质合成过程中的磷酸化作用，从而使血磷降低，引起心肌功能紊乱和神经系统并发症及由此而产生的一系列症状。低磷血症是 RFS 的主要病理生理特征，低钾血症是 RFS 致死的主要原因，同时还有低镁血症、维生素 B_1 缺乏等表现。因此，营养不良患者在再进食初的几天里需要监测血浆磷水平。一旦发现血磷降低，应立即采用口服方法补充。

（八）骨骼系统

厌食症患者的骨成熟受阻，体重下降出现闭经时患者的骨发育停止。青春期前及青春期早期的患者容易出现生长发育迟缓、身材矮小或骨骼发育停止。厌食症患者可出现骨质疏松和病理性骨折，有患者表现严重的脊椎骨折，易发生骨质疏松的部位是腰椎和髋部。

四、诊断与鉴别诊断★★★△△△

（一）ICD-10中AN 的诊断标准

1. 体重保持在至少低于期望值 15% 以上的水平。

2. 体重减轻是自己造成的，以及下列手段：自我引吐，自行导泻，运动过度，服用食欲抑制药和（或）利尿药。

3. 有特异的精神病理形式的体像扭曲，患者强加给自己一个较低的体重限度。

4. 内分泌障碍在妇女表现为闭经，在男性表现为性欲减退及阳痿。

5. 如果在青春期前发病，青春期发育会放慢甚至停滞。

（二）鉴别诊断

1. 躯体疾病 与某些躯体疾病引起的体重减轻相鉴别，但躯体疾病患者很少有怕胖的超价观念及体像障碍，进一步的躯体检查也可帮助鉴别。

2. 抑郁症 AN 患者常会伴发轻度至中度抑郁，部分 AN 患者病前先有抑郁情绪，这些均需要与抑郁症鉴别。抑郁症患者没有对体重增加的过分恐惧，其体重减轻通常不导致营养不良；AN 伴发的抑郁属于 AN 症状的一部分，无须另做诊断。

3. 焦虑障碍 患者对进食、体重增加感到焦虑不安，回避社交，但这些均为AN症状的一部分，不另做诊断。只有当AN病前存在上述焦虑内容以外的焦虑症状，即病前符合焦虑障碍诊断且与AN无关，才考虑焦虑障碍诊断。

4. 强迫障碍 患者可对食物、体重、体形存在强迫性思维，并有强迫性运动、强迫性暴食、催吐等强迫行为，但这些均为AN症状的一部分，不另做诊断，尤其营养越差，强迫症状越严重。只有当AN病前存在上述强迫内容以外的强迫症状，即病前符合强迫障碍诊断且与AN无关，才考虑强迫障碍诊断。

5. BN 部分BN患者可有间歇性暴食、催吐等清除性行为，这时需要同AN鉴别，AN患者为低体重，而BN患者的体重基本正常。

五、治疗★★★△△△

（一）治疗原则

1. AN的治疗需要由精神科医师和护士、内科和儿科医师、营养学家、心理学家、社工等多学科专业人员之间密切合作，也需要与患者和家庭紧密合作。

2. 由于患者往往不认为自己的症状是病，不愿意治疗，因此治疗中激发和维持患者的治疗动机很重要。

3. AN的治疗是在维护躯体功能正常的基础上突出心理治疗，采用营养治疗、躯体治疗、心理治疗与药物治疗相结合的综合性治疗，治疗方案个体化。

4. 少数病例需采取强制性住院治疗。当患者的精神症状或躯体状况对生命造成威胁，如持续或严重的自杀意念、严重的躯体并发症（如明显水肿、严重电解质紊乱等）而患者又拒绝住院治疗，必须首先考虑强制性治疗。

（二）治疗方法

1. 营养治疗 目的是纠正患者的营养不良、恢复正常的饮食习惯。这是AN最主要的、最紧急的、最基本的治疗。一般遵循经口进食、起始少量、逐渐增加的原则。每周体重增加0.5～1.0 kg为宜，目标体重通常取正常体重低限，如体重指数（body massindex，BMI）为18.5 kg/m^{2}或19 kg/m^2，对儿童、青少年应用BMI百分数更为准确。营养治疗中，肠内营养仅用于严重抢救生命的患者短期治疗。

2. 躯体治疗 造成躯体症状的原因有营养不良、营养不良的病理生理后果、导致体重降低的行为、自伤行为和医源性原因等。产生的躯体症状可涉及全身各系统，对于严重的躯体症状应有针对性地给予相应的治疗。可请内科医师、儿科医师、营养学家协助治疗。

3. 心理治疗 家庭治疗、认知行为治疗和精神动力性心理治疗是AN循证有效的心理治疗方法。

（1）家庭治疗：这是治疗AN循证证据最多的心理治疗方法。对于起病较早（≤18岁）、病期较短（≤3年）的青少年AN患者比较适合。

1）家庭治疗的原理：是以“家庭”为治疗对象的一种心理治疗方法，它以整个家庭为对象来规划和进行治疗，把焦点放在家庭成员之间的关系上，而不是过分关注个体的内在心理构造和心理状态。家庭治疗的理论认为，个体的心理行为问题或症状的产生、发展和维持与家庭成员之间的互动模式和家庭结构有着非常密切的关系；通过改变家庭成员之间功能不良的互动模式和家庭结构，可以达到改变个体心理行为问题或症状的目的。该理论的早期代表人物是Minuchin，他认为AN与3个因素有关：①患者本身具有生理易感性。②患者的家庭模式存在缠结、过度保护、僵化、缺乏冲突解决的能力4种互动特征。③患有AN的患者在避免家庭冲突中起到重要作用。

2）治疗目标：通过改变家庭成员之间功能不良的互动模式和家庭结构，从而达到改变个体的问题行为或改善症状的目的。

3）治疗设置：家庭治疗需要邀请家庭成员共同参与治疗，通常每次治疗60～90 min，6～10次为1个疗程，治疗间隔开始可以每周1次，随着治疗进展，可逐渐延长间隔至每2周1次，后期可以每个月1次，甚至每2个月1次。

4）治疗过程：家庭治疗的过程大致分为初次访谈（家庭评估）、治疗的早期阶段、中期阶段和结束阶段，每个阶段有着各自的目的和任务。家庭评估的目标是明确个人问题是否与家庭系统有关，大致分为4步：①拓展家庭带来的主诉问题，将个人问题转化为家庭关系问题。②着重探索维持问题的家庭互动模式。③结构化地、有重点地探索原生家庭。④探索相关的改变方式。

（2）认知行为治疗：是治疗AN有效的治疗方式，国外已有进食障碍的认知行为治疗手册。适合年龄较大的患者。

1）认知行为治疗原理：强调并运用认知模型诠释患者歪曲的、适应不良的、功能障碍性的思维，认为患者对事件的负性评价，即负性自动思维影响了患者的情绪和行为，思维、情绪、行为之间的关系是相互影响、相互强化的。对ED患者而言，引起厌食、贪食、暴食、导泻或催吐等紊乱行为的原因是由于患者存在功能障碍性思维，过分看重自身的体形、体重，自我评价非常低，缺乏掌控感和认同感，为此感到十分痛苦，为补偿自我的低自尊、低认同感，患者企图通过控制进食、获得理想的体重和体形来获得成就感、价值感、认同感、掌控感等，在问题行为的基础上，造成患者躯体诸多的变化，患者的愿望显然很难实现，由此形成恶性循环。

2）治疗目标：①初期目标，在于建立健康、规则的进食习惯，改善饮食结构，增加体重，增加对治疗的依从性，改善家庭成员对疾病的认知。②中期目标，改善对体形、体重、自我价值等方面的负性认知，进一步规范巩固健康的饮食模式。③后期目标，处理其他方面的心理社会问题，包括人际关系问题（如家庭关系）、婚恋问题、学习工作方面的问题等，处理抑郁、焦虑等共病，巩固疗效，预防复发。

3）治疗设置：BN、BED的认知行为治疗通常需要20次左右的访谈，AN则需要40次左右的访谈，每次访谈时间为50～60 min，每周1～2次，可采取个体治疗或小组治疗的形式，通常认为个体治疗的形式更优。

4）治疗过程：应尽量按照ED认知行为治疗操作手册或指南进行规范化治疗，通常分成6个步骤：①收集信息，充分评估，完成治疗设置。②动机激发和心理教育。③建立治疗关系。④行为改变策略。⑤认知重建。⑥复发预防，结束治疗。

（3）精神动力性心理治疗：精神动力性心理治疗对ED总体是有效的，无论是AN还是BN，有效率类似；对AED的疗效研究尚缺乏。适合有心理学头脑、能够体察自己的情感、能够通过领悟使症状得到缓解、能建立工作联盟的患者。

1）精神动力性心理治疗的原理：是由经典的精神分析治疗发展而来，通过言语交谈，探索患者的内心情感，也探索患者内心世界和人际交流中的行为，将患者过去的体验与现在的症状联系起来进行理解，从而改变患者现在的行为模式，以此达到治疗目的。Glen Gabbard总结了AN的心理动力学解释：①绝望地试图变得独特。②攻击由父母的期望培养出的假性自体。③要求有新生的真实自体。④攻击等同于自己身体的敌对的母性内射。⑤防御贪婪和欲望。⑥试图使他人感到贪婪和无助。⑦是一种防御，以阻止来自父母的、未经消化的投射进入患者体内。⑧试图使父母意识到孩子的痛苦而不只关注他们自身的状态。

2）治疗目标：治疗师可运用精神分析技术，如分析阻抗、移情、反移情、梦等，对患者潜意识的心理冲突和不成熟防御方式表示理解并进行调整，从而缓解症状，促进患者人格的成熟。对ED的精神动力性心理治疗中不同方法的治疗目标略有差异，如自我取向个体治疗的目标是建立自我力量和自主性、对阻碍进食的情绪产生内省力。焦点式心理动力性治疗将治疗目标分为3个阶段，第一阶段聚焦于治疗联盟、厌食前的行为、自我协调的信念，第二阶段聚焦于人际关系、人际关系与厌食行为之间的联系，第三阶段则聚焦于日常生活、对治疗结束的预期及分离。

3）治疗设置：一般治疗师和患者的座位形成约60°的斜角，每周1～2次，每次45～50 min，持续数月至数年，一般全程治疗不多于500次。建立稳固的治疗联盟是治疗成败的关键，治疗师需节制和中立，必须共情性、不带评判地聆听患者的生活叙事，同时鼓励患者自由联想，即尽量自由地、无拘无束地讲，不要在乎所说的是否正确或是否合乎逻辑，不要有任何隐瞒。

4）治疗过程：主要包括3个阶段，即评估、治疗和结束阶段。评估阶段需要治疗师创造出安全的治疗氛围，动力性地聆听患者，从而判断患者是否适合进行精神动力性心理治疗，并对患者做出心理动力学诊断。在治疗阶段，治疗师需要与患者建立良好的治疗联盟，识别和利用移情和反移情，并对患者的防御机制和阻抗做出识别和解释。在这个过程中，对梦的分析是一个重要和有效的途径。在结束阶段，治疗师需要找到合适的结束时间，对治疗进行回顾，并在此阶段再次利用移情和反移情识别和处理此阶段特有的问题。

4. 药物治疗 当AN患者的体重非常低时，以及在再喂养的早期阶段，除非必要，否则最好尽量避免药物治疗。

（1）抗抑郁药：抗抑郁药对AN患者的疗效并不肯定，不宜用于单独治疗AN。如果AN患者在体重恢复正常后仍有贪食、抑郁、焦虑或强迫症状，则可以考虑应用SSRIs。其中应用报道较多的SSRIs是氟西汀、西酞普兰，青少年患者可选用舍曲林、氟伏沙明。

（2）非典型抗精神病药：对于具有类妄想信念如体像障碍等症状的患者，可选用利培酮、奥氮平、喹硫平、阿立哌唑等非典型抗精神病药，宜从低剂量开始使用。

（3）其他药物：如抗焦虑药、抗癫痫药、促胃动力药、锌剂也可对症使用。闭经超过6个月的患者，需咨询妇科医师，必要时采用雌激素序贯疗法治疗1

个疗程，而后停药观察。营养治疗是闭经患者最根本的治疗。

六、预后★△

AN病程以慢性和复发性为特征。本病的预后与发病年龄、病程迁延时间、患者个性特征、家庭环境等因素密切相关。对于发病年龄小、病程短、不伴有人格问题、家庭支持良好的患者、否认体相障碍的非典型的AN患者，预后相对较好。发病年龄大、病程迁延反复、体重过低、伴有人格问题、家庭冲突严重，以及有暴食、呕吐、使用泻药的AN患者，预后较差。资料显示，有40%～50%的患者预后良好；约30%的患者仅躯体症状改善，仍有进食和心理问题；约20%的患者病程反复。5%～10%的患者死于极度营养不良或其他并发症，或情绪障碍所致的自杀。

第3节　神经性贪食

一、概念★★★△△△

神经性贪食（BN），又名贪食症，是以反复发作性暴食，并伴随防止体重增加的补偿行为及对自身体重和体形过分关注为主要特征的一类ED。患者暴食后可因罪恶感或腹痛、恶心等躯体不适终止暴食发作，常伴有内疚感、抑郁或自我厌恶，这也使得BN患者比AN患者更容易接受治疗。30%～80%的BN患者有AN病史，与AN患者不同的是其体重正常或轻微超重。

二、临床表现★★★△△△

BN患者因心理障碍导致反复、持续的进食行为异常，从而导致生理障碍，即躯体并发症。患者短时间内大量进食，然后采用呕吐、导泻等方法将食物排出，故患者体重常处于正常范围或波动范围很大。

（一）行为障碍

BN的行为特征主要为暴食-清除循环，即反复发作的暴食及暴食后的代偿性行为。

1. 反复发作的暴食　暴食为冲动性进食行为，伴有进食时的失控感，表现为在有限的时间里（如任何2 h内）进食绝对超过大多数人在相似时间内、相似情况下会进食的食物，通常为平时进食量的2～3倍或以上；暴食行为反复发作。此外，暴食还具有以下特点。

（1）暴食发生：暴食常与负性情感、人际间应激源、饮食限制、与体重、体形和食物相关的消极感受、无聊感有关，常在没有感到身体饥饿时发生。暴食通常秘密进行或尽可能不引人注意，在某些案例中，暴食也可以是有计划的。

（2）暴食过程：暴食期间消耗食物的种类因人而异。与对某种特定的营养物的渴求相比，暴食似乎更多以消耗食物的数量为特征。暴食时，只是要吃大量食物而并不在乎味道，通常进食迅速，并伴有失控。

（3）暴食期间的情绪：个体在暴食时通常先有满足感，随着继续暴食进而出现罪恶感、极度痛苦，最后因罪恶感或躯体不适（如恶心、腹胀、腹痛）而终止暴食行为。患者吃完后会对自己再次未控制住暴食而深感内疚、自我厌恶，情绪也再度陷入抑郁、沮丧状态。

2. 代偿性行为　暴食行为后患者继之以代偿性行为，以防止体重增加。常用的代偿性行为如用手指抠吐或自发呕吐、过度运动、禁食，以及滥用泻药、灌肠药、利尿药、减肥药［包括食欲抑制药、加速机体代谢的药物（如甲状腺激素等）］。

当进食清除后，又可产生暴食行为，再采取清除行为，这样反复恶性循环。BN患者对体形和体重存在持续的不恰当的自我评价，这也使得暴食-清除循环持续。

（二）心理障碍

BN患者对进食、体重和体形有先占观念，对体形和体重存在持续的不恰当的自我评价，关注自己的体重和外形，在意别人如何看自己，关注自己的性吸引力。患者对身体感到不满意，因而情感低落。与AN患者相比，多数BN患者更具有性吸引力，更能觉察自己的感受，更可能对贪食行为表现出羞耻。BN患者共病心境障碍、焦虑障碍、物质滥用特别是酒精和兴奋药滥用等的比例较高。

（三）生理障碍

BN患者常有恶心、腹痛、腹胀、消化不良和体重增加等与暴食有关的躯体不适，反复呕吐常因胃酸反流导致牙齿腐蚀或溃疡、食管与咽部损害、腮腺和唾液腺肿胀，以及低钾性碱中毒、低氯性碱中毒，甚至出现心律失常或肾损害，还可表现为疲乏无力、抽搐和癫痫发作、慢性胰腺炎等。详见“并发症”部分。

三、并发症★★△△

由于BN患者的暴食、呕吐、导泻等行为，使得BN患者较AN患者更容易出现胃肠道损害及电解质紊乱。BN常见的躯体并发症如下。

（一）消化系统

1. 急性胃扩张 短时间内大量进食会出现急性胃扩张，表现为上腹部饱胀、疼痛、恶心，严重时上腹部可见毫无蠕动的胃轮廓，局部有压痛，叩诊过度回响，有振水音。严重者可导致胃或食管穿孔、出血、纵隔积气或皮下气肿。立位腹部X线片、腹部B型超声检查可提示。

2. 反流性食管炎 很多患者会在暴食后呕吐，有的患者会发生自发性呕吐。呕吐时由于胃酸反流导致食管黏膜炎症，患者常有胃灼热、反酸、反胃、吞咽困难、胸痛、上腹部疼痛、胃胀、多涎；严重者食管出血、溃疡，出现血性呕吐物；长期少量出血可出现贫血症状。反流的胃液还可侵蚀咽部、声带和气管而引起慢性咽炎、慢性声带炎和气管炎，临床称为Delahunty综合征。钡剂X线检查可见食管下端痉挛收缩，吞钡剂后见食管下端轻度缩窄，形态改变；胃镜检查可见胃炎、食管炎、胃食管糜烂、胃食管反流等征象。

3. 食管贲门黏膜撕裂综合征（Mallory-Weiss综合征） 患者在剧烈呕吐后可导致食管、贲门撕裂，甚至出现呕血和黑粪。出血量与黏膜撕裂的位置、范围和程度有关，严重者可引起休克甚至死亡。实验室检查，大便隐血试验阳性；胃镜检查可见下端食管或贲门部黏膜纵行撕裂。

4. 胰腺炎 呕吐者胰腺炎发生率高。急性胰腺炎多在大量进食后突然发作，腹痛性质为持续性刀割样，腹痛以上腹为多，发热、呕吐。检查有腹部深压痛，严重者可出现肌紧张、压痛、反跳痛等腹膜刺激三联征。部分患者可出现慢性胰腺炎。实验室检查见血淀粉酶、尿淀粉酶升高。B型超声可用于判断有无胰腺水肿、坏死。

5. 便秘或腹泻 患者暴食后又将食物吐出，摄入食物量仍偏低。身体由于缺乏营养，便将仅余的水分和养分都吸收，食物残渣减少，对结肠和直肠的刺激减少，因此容易出现便秘。

（二）皮肤和头面部

用手抠喉呕吐者，手背被牙齿咬伤，而出现瘢痕（称为Russell征）。呕吐患者更容易龋齿、牙齿过敏。腮腺、唾液腺肿大而表现面颊和颈部无痛性肿胀。

（三）代谢系统

呕吐患者由于胃酸和钾离子的大量丢失，H^+、Cl^-同时丧失，体内HCO_3^-浓度相对过高引起碱中毒。滥用泻药的患者易出现低钠血症、低镁血症和低磷血症，严重者可出现癫痫发作。血液检查可见血液浓缩、低血钾、低血氯和碱中毒，严重者可有尿素氮升高。

（四）心脏系统

由于呕吐、导泻等行为导致脱水和水、电解质失衡，可诱发心脏功能异常。催吐药如依米丁可导致心脏传导阻滞和心律失常。患者表现为心悸、体位性眩晕、心脏传导阻滞和心律失常，甚至可能出现心肌病。

四、诊断与鉴别诊断★★★△△△

（一）ICD-10对BN的诊断标准

1. 对食物有种不可抗拒的欲望，难以克制的发作性暴食。

2. 患者试图抵消食物的“发胖”作用而进行自我引吐、滥用泻药、间断禁食、使用某些药物（如食欲抑制药、甲状腺素制剂或利尿药）。

3. 患者对肥胖的病态恐惧，患者多有AN发作的既往史。

（二）鉴别诊断

1. 神经系统器质性病变 一些神经系统疾病或综合征，如癫痫等位性发作、中枢神经系统肿瘤、Kleine-Levin综合征、Klüver-Bucy综合征等，也有发作性暴食等表现，通过神经系统体格检查和相应的检查可进行鉴别，如颞叶癫痫常有抽搐史和脑电图或CT的特殊改变。

2. 精神分裂症 精神分裂症继发的暴食以精神病症状为首发症状，故易于鉴别。

3. 抑郁障碍 根据哪个为首发症状和主要症状来鉴别，抑郁障碍不是以贪食为主要症状表现，如果患者BN后出现抑郁，该抑郁为BN的伴发症状。

4. AN BN患者的体重常在正常范围内，患者主动寻求帮助、愿意求治，这2点可与AN相鉴别。

5. BED 与BN患者不同，BED患者无病理性怕胖，因此暴食后无代偿性行为以抵消体重的增加，因此患者常有肥胖。

五、治疗★★★△△△

（一）治疗原则

1. BN的治疗也需要精神科、内科和心理科等多学科专业人员之间的密切合作。

2. 采用营养治疗、躯体治疗、药物治疗和心理治疗相结合的综合治疗，并根据个体特点采用个体化治疗方案。

3. 治疗除控制暴食行为、打破暴食-清除恶性循环链以外，需同时考虑合并的心境障碍、物质滥用及人格障碍等精神障碍的治疗。

4. 根据病情选择门诊治疗或住院治疗。当患者有持续或严重的自杀意念、严重的躯体并发症（如严重电解质紊乱、心律失常等）、严重的反复暴食-清除行为（如一天暴食、催吐数次）、在家有严重的人际冲突或与外界缺乏人际交往等，可首先考虑住院治疗。物质滥用者需要撤除服用的减肥药、泻药或利尿药等后首先考虑入院治疗。

（二）治疗方法

1. 营养治疗 BN患者一般都有与节食、暴食和清除的循环交替饮食模式相关的营养紊乱。大部分BN患者的体重是正常的，营养的再摄取就不再是治疗的重心。即使是对于正常体重患者而言，营养咨询同样是其他治疗方法的有效辅助手段。营养康复最初的着重点应在于帮助患者建立一套规范的饮食计划，这有助于减少与ED相关的行为，如减少对食物的限制，减少禁食及由禁食引发的暴食和清除行为，增加食物种类，促进有别于强迫锻炼的健康运动模式的形成。

2. 躯体治疗 对于BN的电解质及代谢紊乱，需进行静脉补液支持性治疗，对于其他严重的躯体症状应给予相应的躯体对症治疗，可以请内科医师协助治疗。

3. 药物治疗

（1）抗抑郁药：SSRIs类药物对BN症状及伴有的抑郁、焦虑、强迫、冲动控制障碍有一定疗效，对心理治疗反应不佳的BN患者也有进一步疗效。其中氟西汀的有效性证据最多，不良反应最少，是目前唯一获得美国FDA许可治疗BN的药物，并有助于预防复发，氟西汀的推荐用量是60 mg/d。舍曲林可用于未成年患者的治疗。

（2）心境稳定药：抗癫痫药苯妥英钠和卡马西平也有轻微抗贪食作用；托吡酯（平均剂量为100 mg/d）可明显减少暴食和清除等症状，也会减低体重，但对抑郁症状并无明显改善作用，不适用于体重正常或偏低的BN患者。

4. 心理治疗 认知行为治疗、人际心理治疗、精神动力性心理治疗、辩证行为治疗是BN的有效心理治疗方法。

（1）认知行为治疗：治疗的原理、治疗设置和治疗过程详见AN的认知行为治疗部分。

治疗目标：①初期目标，建立健康的饮食规则，减少发作性贪食；减少极端减轻体重的行为，如引吐、导泻、滥用减肥药物或通便药物等。②中期目标，改善对体形、体重、自我控制能力等方面的负性认知，进一步规范巩固健康的饮食模式。③后期目标，处理其他方面的心理社会问题，改善情绪，解决现实生活中的问题，改善人际关系，巩固疗效，预防复发。

（2）人际心理治疗：最初用于BN的个体心理治疗，与认知行为治疗的长期效果相当。

1）人际心理治疗的原理：人际心理治疗是一种短程、限时和操作性强的心理治疗方法，该疗法认为贪食症状是多种原因造成的，通常表现在社会及人际背景中，人际关系的困扰通过各个方面影响ED的症状。治疗的焦点在人际关系上，把贪食症状和情绪及人际关系联系起来，通过适当的人际关系调整和改善，改变患者对人际关系的期望及帮助其改善社会支持网络，以便能更好地处理他们当前的问题。

2）治疗目标：是识别导致ED发生、发展和持续的人际关系问题，并加以改善，从而减轻乃至消除ED的症状。需要注意的是，人际心理治疗焦点始终停留在患者生活的人际关系背景上，一旦治疗目标已经确立，治疗师在每次会谈中都要指向这些治疗目标。

3）治疗设置：人际心理治疗ED的典型过程是在4～5个月内持续16～20次会谈，每次治疗50 min，每周1次。和许多其他治疗方法相似，人际心理治疗中的重点是建立一个积极的治疗联盟。治疗立场是温暖的、支持性的和共情的。治疗师应多给患者积极支持、耐心解释和唤醒希望。

4）治疗过程：分为3个不同的阶段，即初始阶段确定人际关系的主要问题领域、中间阶段对目标问题领域进行工作、最后阶段是巩固工作成果并为将来自己进行工作做准备。

（3）精神动力性心理治疗：当限时的心理教育和认知行为治疗对BN无效时，适合采用精神动力性心理治疗。治疗的原理、目标、治疗设置和治疗过程详见AN部分。

对BN患者的精神动力性理解，不同学派有着不同的理解。通常认为，他们的自我非常脆弱，超我松懈，在此基础上会导致不能延迟释放冲动，暴食行为和清除行为通常与冲动问题联系在一起。BN患者不能满意地调节人际关系，所以将人际关系的冲突置换到食物上。患者通过暴食来象征性地破坏和吞并他人。在许多例子中，BN患者具体显现了内射和投射的客体关系机制，摄入和清除食物可以直接反映出攻击性内射和投射，或将“坏的”内射。在许多案例中，这种分裂的过程由患者来进一步具体化。患者可将蛋白质看作是“好的”食物，因而将其保留而不是清除；而将糖类或垃圾食品看作是“坏的”食物，这些食物仅通过反刍被大量消耗。表面上，这种管理攻击性的策略是强制性的——通过呕吐的形式将坏的部分清除出去了，患者只留下了好的感觉；然而，剩下的“好的”感觉是不稳定的，因为它的基础是分裂、否认和攻击性投射的方式，而不是将好的和坏的部分整合在一起的方式。

（4）辩证行为治疗：对于共病边缘性人格障碍、反复自伤或物质滥用的BN患者，辩证行为治疗是一种可能有效的治疗手段。研究发现，辩证行为治疗方法优于其他针对减少暴食和清除行为的治疗方法。

1）辩证行为治疗的原理：辩证行为治疗是一项综合性治疗，其基本思想来自于传统的认知行为理论，它强调必须在患者与治疗师之间建立一种开放而明确的合作关系，同时在治疗中应用大量自我监测之类的技巧。辩证行为治疗强调在“接受”与“改变”之间找到平衡，而“接受”的主要组成部分就是合理化认同，该策略的基本点就是让患者明白，在特定情况下，人们出现的一些行为反应是自然的，可以被理解的。治疗师的任务是寻找出行为反应的某种合理性，帮助患者承认或接受当时的行为反应。最后，治疗师应用问题行为解决策略再帮助患者纠正或解决这些行为。

2）治疗目标：使患者发展出具有适应性的情绪调节技能，并能在日常生活中应用。

3）治疗设置：可以采用个体、短程的治疗形式，每周1次，每次45～50 min，持续20周；也可以采用团体治疗形式。

（5）其他：当BN起着维系家庭平衡作用时，家庭干预常常是必须的。团体心理治疗是一种有效的辅助治疗方法，能有效地减少贪食症状，但是脱落率较高。

六、预后★△

多数BN症患者有AN病史，症状常迁延数年。研究表明，BN的预后较AN好，<50%的BN患者可以完全康复，33%的患者状况有所改善，20%的患者发展为慢性病程。而康复患者中仍有33%的患者将会复发。

第4节 暴食障碍

一、概念

暴食障碍（BED），又名暴食症，是以反复发作性暴食为主要特征的一类ED。BED和BN的相似之处是两者均有反复发作性暴食，主要区别在于BN患者贪食伴有规律的运用不恰当的补偿行为（如清除、禁食、过度运动），而BED患者无补偿性行为。过去，BED属于“未加表明的进食障碍”。近十多年来，BED在西方受到临床关注，欧美国家在BED方面开展了不少有意义的研究，在DSM-Ⅳ-TR（2000年）提出诊断BED的研究标准，在2013年出版的DSM-5中将BED单列出来成为一类独立的疾病。

二、临床表现★★△△

（一）反复发作的暴食

BED的基本特征是反复发作的暴食，伴有进食时的失控感。一次“暴食发作”是指在一段固定的时间内进食，食物量绝对大于大多数人在相似时间段内和相似场合下的进食量。失控的指征是一旦开始就不能克制进食或停止进食。个体在暴食时缺乏饱腹感或对饱腹失去正常反应，直到不舒服的饱腹感出现。暴食的特点同BN。

（二）无代偿性行为

BED患者对体重、体形无不恰当的自我评价，无肥胖恐惧，因此暴食后无代偿性行为来消除暴食后体重增加，这些代偿性行为包括抠吐或自发呕吐、过度运动、禁食，以及滥用泻药、灌肠药、利尿药、减肥药等。这一点可以鉴别于BN。

三、并发症★★△△

BED患者容易出现消化系统并发症，长期暴食易导致肥胖。

（一）急性胃扩张

患者短时间内大量进食会出现急性胃扩张，表现为上腹部饱胀、疼痛、恶心，严重时上腹部可见毫无蠕动的胃轮廓。严重者可导致胃或食管穿孔、出血。患者立位腹部X线片、腹部B型超声检查可提示。

（二）肥胖

患者反复暴食、无代偿性行为，故可导致体重增加、超重或肥胖，继而产生肥胖相关的并发症，如高血压、糖尿病、脂代谢异常（低密度脂蛋白浓度升高、高密度脂蛋白浓度降低，易发生心血管疾病）；严重肥胖伴有通气不足、高碳酸血症、缺氧及嗜睡（如Pickwickian综合征）；极度肥胖症可出现充血性心力衰竭；肥胖症可促发多种躯体问题，如骨关节炎、皮肤过度伸展、摩擦糜烂和黑棘皮病等；肥胖症与多种肿瘤相关，男性肥胖者前列腺癌、结肠直肠癌高发，女性肥胖者胆囊癌、乳腺癌、子宫颈癌、子宫内膜癌及卵巢癌高发。

四、诊断与鉴别诊断★★△△

（一）诊断

根据DSM-5，BED诊断标准如下。

1. 反复发作的暴食。暴食发作以下列2项为特征：①在一段固定的时间内进食（例如，在2 h内），食物量大于大多数人在相似时间段内和相似场合下的进食量。②发作时感到无法控制进食（例如，感觉不能停止进食或控制进食品种或进食数量）。

2. 暴食发作与下列3项（或更多）有关：①进食比正常情况快得多。②进食至感到不舒服的饱腹感出现。③在没有感到身体饥饿时进食大量食物。④因进食过多感到尴尬而单独进食。⑤进食之后感到厌恶至极、抑郁或感到非常内疚。

3. 对暴食感到痛苦。

4. 在3个月内平均每周至少出现1次暴食。

5. 暴食与BN中反复出现的不恰当的代偿行为无关，也并非仅仅出现在BN或AN的病程中。

（二）鉴别诊断

1. BN BED和BN一样有反复的暴食，但在临床表现方面，BN中所见的反复不恰当的代偿行为在BED中没有。BED患者在暴食发作之间通常没有影响体重和体形的明显或持续的饮食限制行为，但他们可能经常尝试节食；在治疗反应方面，BED个体改善的比例更高。

2. 肥胖 BED与超重和肥胖有关，但有BED的肥胖个体对体重和体形的过度评价水平更高；这些个体在进食行为的试验研究中表现出消耗热量更多；并且功能损害更大、生活质量更差、主观痛苦更多及共病精神障碍的比例更高。此外，对BED的循证心理治疗长期疗效良好。

3. 双相障碍与抑郁障碍 食欲和体重增加可见于抑郁发作，也见于双相障碍。如果患者符合抑郁发作和暴食障碍2种障碍的全部诊断标准，则应给予2种障碍的诊断。如果符合双相障碍和暴食障碍2种障碍的全部诊断标准，则应给予2种诊断。

4. 边缘型人格障碍 暴食包括在作为边缘性人格障碍定义一部分的冲动行为诊断标准中。如果符合这2种障碍的全部诊断标准，则应给予2种诊断。

五、治疗★★△△

BED的治疗包括心理治疗和药物治疗。心理治疗是暴食障碍的首选治疗，多种药物在短期内均可帮助暴食障碍患者有效减少暴食。暴食障碍的治疗目标是减少暴食、改变与进食障碍相关的病理心理、防止体重过度增加或适当减轻体重。

（一）心理治疗

心理治疗是BED治疗中的重要干预方法。一系列随机对照试验及临床实践均显示认知行为治疗、人际心理治疗、辩证行为治疗和行为减重治疗对BED有一定的治疗效果。

1. 认知行为治疗 大量证据支持个体或团体认知行为治疗对BED的行为和心理症状具有疗效。认知行为治疗是BED的心理治疗中研究得最多、疗效得到确定的一种心理治疗。50%的BED患者通过认知行为治疗治疗能达到痊愈，同时存在的ED特定的心理病理也能得到改善（如对体形、体重的过度关注，抑郁，心理社会功能等）。也有大量证据支持指导式自助认知行为治疗对BED的疗效，并可作为序贯治疗的起始步骤。

认知行为治疗的原理、治疗设置和治疗过程详见AN的认知行为治疗部分。治疗目标与BN有部分共同之处：①初期目标，建立健康的饮食规则，减少暴食，增加控制感。②中期目标，改善对体形、体重、自我控制能力等方面的负性认知，进一步规范巩固健康的饮食模式；对肥胖进行干预，以健康的方式减肥。③后期目标，处理其他方面的心理社会问题，处理BED的促发因素，如负性情绪、负性应激生活事件等，改善人际关系，巩固疗效，预防复发。

2. 人际心理治疗 该治疗对BED患者的行为和心理症状有效，可以考虑作为顽固的成年BED患者的替代治疗。无论是短程治疗还是长程治疗，人际心理治疗都与认知行为治疗有相似的疗效。

3. 辩证行为治疗 对于BED共病边缘性人格障碍、反复自伤或物质滥用的患者，辩证行为治疗是一种可能有效的治疗手段。

4. 行为减重治疗 低或极低热量饮食的行为减重治疗可能有助于减轻体重，且通常可减轻暴食症状。大多数BED患者有超重或肥胖，所以行为减重治疗是最常用的治疗之一。行为减重治疗通过适当减少热量摄入和增加运动强度来减重。但是体重减轻往往不会保持，且减重后再增重可能会伴随暴食模式的复发。

（二）药物治疗

多种药物在短期内均可帮助BED患者有效减少暴食，但不少药物可引起严重的不良反应。当BED患者对心理治疗的反应不佳或存在严重的精神科共病时，可考虑加用药物治疗，但应注意预防严重的不良反应。

1. 抗抑郁药 一系列安慰剂对照研究表明SSRIs类药物（西酞普兰、氟西汀、氟伏沙明、舍曲林）和TCAs类药物（地昔帕明、米帕明）可显著减少BED患者的暴食频率。治疗BED抗抑郁药推荐使用最大剂量或接近最大剂量。研究显示，停药后患者的暴食常复发。总体来说，抗抑郁药对BED患者的体重减轻并没有显著疗效。此外，由于SSRIs类药物在其他精神障碍患者中有时会导致体重增加，尤其是长期使用这类药物者，所以在临床上应注意监测这一不良反应。

2. 心境稳定药 有3项研究表明抗癫痫药托吡酯有助于BED患者抑制暴食，促进体重减轻。其不良反应有感觉异常、口干、认知问题、头痛、头晕、嗜睡、疲劳、消化不良。此外，唑尼沙胺有与托吡酯相似的疗效和不良反应。

六、预后★△

BED的纵向病程和结局的研究比较少，但这些研究却表明该病的诊断是不稳定的。观察性研究提示BED的病程通常是慢性的，平均病程为14年，比BN（6年）或AN（6年）的平均病程要长。值得注意的是，随访病例中伴发肥胖的比率有所增加（21%～39%），因此，伴发的肥胖可能是除了BED外评估健康结局的一个重要方面。

（陈 珏 王传跃）

参考文献

［1］王向群，王高华．中国进食障碍防治指南．北京：中华医学电子音像出版社，2015．

［2］陈珏．进食障碍．北京：人民卫生出版社，2013．

［3］Hales，RE．精神病学教科书．张明园，等，译．北京：人民卫生出版社，2010．

［4］American Psychiatric Association. Diagnostic and statistical manual of mental disorders. 5th edition. Washington, DC: American Psychiatric Association Publishing, 2013.

［5］郝伟，于欣．精神病学．7版．北京：人民卫生出版社，2013．

［6］沈渔邨．精神病学．5版．北京：人民卫生出版社，2009．

第18章 睡眠障碍

人的一生有 1/3 的时间在睡觉，这意味着一年要睡近 3000 个小时。睡眠是一个恢复体力和精力的过程，包括精神上和心理上的恢复。不幸的是，有很多人睡眠不足。研究表明，仅仅几天的轻度睡眠剥夺就能影响人们的思维清晰度；长期睡眠不足，会影响人际关系，学习和工作效率明显下降。

睡眠障碍包括睡眠失调和睡眠异常两大类。睡眠失调是指一种原发性心因性状态，主要紊乱是由于情绪原因导致睡眠的量、质、时序的变化，包括失眠、嗜睡及睡眠-觉醒节律障碍。睡眠异常是指在睡眠中出现异常的发作性事件，包括睡行症、睡惊及梦魇等；在儿童期主要与儿童的生长发育有关，在成人主要是心因性的。

第1节 失 眠

失眠（insomnia）是一种持续相当长时间的睡眠的质和（或）量令人不满意的状况，指有充足睡眠时间的个体出现长时间的入睡困难、频繁觉醒或醒后难以再入睡、睡眠质量不佳、持续睡眠时间减少等现象。失眠是在有充足睡眠时间的条件下发生的，与睡眠剥夺不同。失眠在临床上除失眠症状外，有显著的功能损害和痛苦感，常表现为易激惹、发脾气、应激耐受力下降、注意力不集中、学习和工作效率下降、抽象思维能力减退、白天疲倦等。

一、流行病学

失眠是最常见的睡眠障碍，普通人群的年患病率为 30%～40%，初级卫生保健机构或精神卫生机构则高达 66%。失眠已成为困扰 5%～10% 人群的非常重要的问题。根据 2006 年中国睡眠研究会在 6 个城市中的研究结果表明，中国内地成人中失眠患病率高达 57%，工作人群中有 65% 的人存在睡眠障碍，这个比例已经远远高于欧美国家。儿童失眠率在 25%～40%。越来越多的证据表明，青少年的失眠与生物因素及文化因素都有关系，当儿童期进入青春期，自然生物钟倾向于更长的睡眠。美国一项全国调查发现，在 55～64 岁的成人中，26% 抱怨有睡眠问题，但在 65～84 岁的成人中，这一比例下降至 21%，这可能与年龄的增长睡眠的需要减少有关。

导致失眠的高风险因素包括老年、女性、离异或单身、无业、存在其他疾病或精神障碍。具体来讲，年龄是失眠的显著性危险因素，慢性失眠症状的现患率从儿童的 4%、青年成人的 9.3%，到老年人的 38.2%。失眠随年龄增长的原因不明确。有研究发现，随着年龄的增长机体内部的睡眠稳态下降。另外，与年龄相关的躯体疾病和精神障碍也是失眠随着年龄增长的原因之一。失眠的现患率具有显著的女性优势，女性是男性的 1.41 倍。有研究提示，失眠的女性优势主要在青春期发育晚期或青春期发育后显著增加。曾经有过失眠发作的人群新发病率是普通人群的 5.4 倍，既往失眠史是失眠再次发生的危险因素。家系研究显示，失眠具有显著的家族聚集性，家系研究和双生子研究显示失眠的遗传度在 30%～60%。心理社会应激如工作、学习或家庭的压力等，可能诱发失眠和使得失眠迁延。越来越多的研究显示，失眠患者表现出某些个性特征如神经质、内化性、焦虑及完美主义。70%～80% 的精神障碍患者有失眠症状，约 50% 的失眠患者同时患有一种精神障碍。越来越多的研究发现，失眠是精神障碍尤其是心境障碍和焦虑障碍的危险因素。慢性内科疾病患者往往报道有失眠症状，而失眠的人群罹患各类内科疾病的发生率显著高于非失眠人群；越来越多的研究证实，失眠可增加多种内科疾病（如糖尿病、心血管疾病及癌症）的发病风险。

失眠的自然病程还缺乏详细描述。针对临床患者或部分人群的纵向研究结果表明，失眠患者中50%～85%的失眠特点呈现慢性或反复发作性。失眠可以缓解，尤其共病其他疾病或精神障碍得到有效的治疗后，有利于失眠的缓解。

失眠的危害不容忽视，失眠患者可能出现白天功能受损，影响正常的生活和工作，可出现情绪紊乱、精神衰弱；严重者可出现心理障碍、自杀念头；还可导致免疫功能失调，诱发或加重躯体疾病。慢性失眠障碍常共病焦虑、抑郁、慢性疼痛和物质依赖。越来越多的研究显示，失眠是多种精神障碍和躯体疾病的危险因素。失眠障碍与抑郁障碍、焦虑障碍之间存在双向促进、恶性循环的风险。

二、病因★★△△

失眠的病因或病理生理机制目前不清楚。目前，关于失眠的病理机制假说主要是过度觉醒假说和3P假说，分别是神经生物学和认知行为学的代表。

过度觉醒假说认为，失眠是一种过度觉醒的障碍，表现在躯体水平、情感水平、认知水平及皮质水平等不同层面上。这种过度觉醒不仅是夜间睡眠的缺失，并且是横跨24 h的个体高觉醒状态，这是过度觉醒假说。

3P假说，又称Spielman假说，是用来解释失眠的发生、发展和持续的认知行为假说。3P是指易感因素（predisposing factor）、促发因素（precipitating factor）、维持因素（perpetuating factor）。3P假说认为，失眠的发生和维持是由于这3个因素累积超过发病所需要的阈值导致。易感因素包括年龄、性别、性格特征及遗传等，使得个体对失眠易感。促发因素包括生活事件及应激等，引起失眠症状的急性发生。维持因素是指使失眠得以持续的行为和信念，包括应对短期失眠导致的不良睡眠行为，如延长在床上的时间、短期失眠导致的焦虑或抑郁症状等。

其他假说有刺激控制假说、认知假说和快速眼动睡眠不稳定假说。刺激控制假说认为，与睡眠相关的刺激发展为强化睡眠的特定刺激，失眠是由于促睡眠相关刺激不足或阻碍睡眠刺激的出现所导致，针对失眠的刺激控制疗法是将与睡眠相关的刺激跟其他活动相关的刺激分离。

认知假说认为，失眠是具有过度忧虑和不愉快的插入思维，特别是与不能得到足够睡眠和睡眠紊乱相关后果，这些忧虑可能发展成为睡眠相关焦虑、睡眠相关威胁的警觉增加（如频繁检查时间）并最终导致睡眠干扰的幅度增加。失眠的认知疗法是消除这些不良的认知过程及限制维持这些无助信念的行为。

快速眼动睡眠不稳定假说认为，主观的失眠体验与快速眼动睡眠脑电觉醒增加有关。片段化的快速眼动睡眠可促进失眠患者有觉醒增加和非恢复性睡眠的体验，从而导致主观与客观睡眠的差异。

三、临床表现

在失眠患者中，难以入睡是最常见的主诉，其次是维持睡眠困难和早醒。患者通常以上情况并存。典型的表现是，失眠发生于生活应激增加时，多见于妇女、老年人及心理功能紊乱和社会经济状况差的人群。反复失眠，增加患者对失眠的恐惧，过分关注失眠的后果，加重失眠，形成恶性循环。

失眠的人会描述自己就寝时感到紧张、焦虑、担心或抑郁，通常过多地考虑如何得到充足的睡眠、个人问题、健康状况。常以药物或饮酒来对付紧张情绪。清晨常感到心身交瘁，白天感到抑郁、担心、紧张、易激惹和对自身过于专注。

国内目前对睡眠障碍的临床评估提出专家共识。对睡眠状况的临床评估，包括主观评估、体格检查、精神检查和各种辅助检查、实验室检查组成的客观评估。主观评估的基本方法，包括问诊为基础的对患者的主观体验的评估和患者提供的既往史等相关信息，以及基于观察（视诊）获得信息的整理分析。客观测评工具，如多导睡眠图监测（polysomnography，PSG）是进行睡眠研究和睡眠疾病诊断的基本技术，是评估睡眠相关病理生理和睡眠结构的标准方法，是判断清醒或睡眠的客观检查。

四、诊断与鉴别诊断★★★△△△

（一）失眠的诊断标准

本章介绍ICD-10标准和国际睡眠障碍分类标准。

1. ICD-10诊断要点 为了确诊，下列临床特征是必需的。

（1）主诉或是入睡困难，或是难以维持睡眠，或是睡眠质量差。

（2）这种睡眠紊乱每周至少发生3次并持续1个月以上。

（3）日夜专注于失眠，过分担心失眠的后果。

（4）睡眠量和（或）质的不满意引起明显的苦恼

或影响社会及职业功能。

2. 国际睡眠障碍分类标准 根据《睡眠障碍国际分类》（第3版）（International Classification of Sleep Disorders，ICSD-3），失眠症必须满足以下标准（1）～（6）。

（1）患者、患者父母、照顾者观察到患者出现以下1种或多种症状：①入睡困难。②睡眠维持困难。③比期望的起床时间更早醒来。④在适当的时间不肯上床睡觉。⑤难以在没有父母或照顾者的干预下入睡。

（2）患者、患者父母、照顾者观察到患者因为夜间睡眠困难而出现以下1种或多种症状：①疲劳或缺乏精力。②注意力、专注力或记忆力下降。③在社交、家庭、职业或学业等功能损害。④情绪易烦躁或易激动。⑤白天嗜睡。⑥行为问题（例如，多动、冲动或攻击性）。⑦驱动力、精力或动力缺乏。⑧易犯错或易出事故。⑨对自己的睡眠质量感到忧虑。

（3）这些睡眠和觉醒的异常不能完全被不合适的睡眠机会（例如，充足的睡眠时间）或不合适的睡眠环境（例如，黑暗、安静、安全、舒适的环境）所解释。

（4）这些睡眠困难和相关的白天症状至少每周出现3次。

（5）这些睡眠困难和白天相关症状持续至少3个月。

（6）这些睡眠和觉醒困难不能被其他的睡眠障碍更好地解释。

（二）鉴别诊断

诊断失眠症前，需要与其他精神障碍相鉴别，如情感性精神障碍、精神分裂症、神经症性障碍、器质性精神障碍及进食障碍、精神活性物质所致精神障碍。失眠也可伴发于躯体障碍、疼痛不适或服用某些药物，也需要鉴别。可以通过以下步骤进行。

1. 病史主诉 指患者就诊希望解决的睡眠问题。现病史用尽可能简洁的语言做出准确描述，包括失眠的特点、是否伴随日间症状、基本表现及持续时间。

2. 睡前情况 评估从傍晚到卧床入睡前的行为和心理活动，了解患者对失眠的认知、行为特点，这是制订心理治疗方案的基础。

3. 睡眠节律 了解患者日常作息习惯，评估睡眠－觉醒规律；对主诉夜间入睡困难又存在早上起床困难的患者，要评估其睡眠节律。

4. 夜间症状 指从入睡到清晨睡醒的过程中所出现的与睡眠相关的症状，主要存在3组症状或综合征，包括严重打鼾、肢体异常的简单刻板动作或感觉、出现各种本不应该出现的事件。

5. 日间活动和功能 失眠对工作、日常生活的影响，包括觉醒状态或警觉状态、情绪状态、情感痛苦程度、注意力、记忆力、日常生活状态等；患者对失眠感到一定的痛苦，但能保持基本正常的情绪状态和生活工作状态，可能是单纯的失眠，否则需排除其他疾病的可能性。日间活动的不足反过来影响睡眠，导致失眠的严重化和慢性化。重点询问有无慢性躯体疾病和近期的躯体疾病、精神障碍及治疗情况，这也是失眠鉴别诊断和预后评估的重要信息。

五、治疗★★★△△△

治疗失眠，不能单纯依靠镇静催眠药物。需要医患共同努力，密切配合，消除病因，坚持执行治疗计划。治疗目标：①尽可能明确病因，改善睡眠质量和（或）增加有效睡眠时间。②恢复社会功能，提高患者的生活质量。③减少或消除与失眠相关的躯体疾病或与躯体疾病共病的风险。④避免药物干预带来的负面效应。干预方式包括非药物治疗（如认知行为治疗）和药物治疗。

（一）认知行为治疗

失眠的认知行为治疗（cognitive behavior therapy for insomnia，CBT-I）是目前应用最广、研究最多的非药物治疗方法，包括认知疗法和行为治疗。认知疗法主要是提高患者对睡眠的正确认识及减少睡眠前焦虑而达到治疗目的。行为治疗是一系列帮助患者建立有规律的睡眠节律、克服睡前焦虑的行为调整方法，包括放松训练、刺激控制训练、自由想象训练等。认知疗法和行为治疗可以通过个体治疗或团体治疗的形式进行。认知行为治疗的精髓在于消除使失眠持续的不良适应性行为，控制在床时间（使睡眠机会与睡眠能力相符），阻止卧室中与睡眠无关的行为。CBT-I以行为策略为主，加入认知策略。主要用于处理睡眠相关的认知和担忧，减少认知和情绪的高唤醒，增加行为策略的依从性。主要技术有思想记录、挑战不适应想法、行为试验推翻不现实的期待、苏格拉底式提问促进个人的学习和自我效能。目标是认知重建，改变错误态度和负性优势观念。负性优势观念，例如，夸大的后果，“睡不好就会严重影响工作和身体”“失眠是因为我的脑内发生了严重生物化学紊乱”；一些不现实的期望，“我每天都需要8小时的睡眠”；以及过度的担心，“不知今晚我能否睡好？”。认知疗法的要点包括保持现实的期望，不要把白天的不适都归咎于失眠，不要刻意强制自己入睡，不要把睡眠看得太重，在失眠一夜后要转移对失眠的过度关注，逐渐适应失眠带来的影响，以及学习睡眠相关知识。

1. 刺激控制疗法 这是加强睡眠环境与睡意之间的条件发射的一套行为措施。刺激控制疗法通过限制在床时间来储存睡眠驱动，需要患者将在床时间限制为平均总睡眠时间，随着睡眠效率的提高，逐步增加在床时间。

具体技术：①只有感到有睡意并且打算睡觉时才能上床。②如卧床10～20 min（不看表，10～20 min相当于2次试图入睡的时间）仍不能入睡，请起床离开卧室。有睡意时再睡，不在床上做睡眠以外的事情，如读书、看电视、打电话等；每天早晨用闹钟定时起床，白天不打盹或小睡。

2. 睡眠限制疗法（stimulus control therapy，SCT） 这是增加睡眠动力、增强睡眠能力的一套睡眠练习。睡眠限制疗法的目的在于消除床或卧室与睡眠的负性联系，重建床或卧室与正常睡眠的联系，即打破条件性觉醒和加强床和卧室作为睡眠的刺激。

具体技术：限制在床上的觉醒时间，以每天平均实际睡眠小时数为依据，制订严格的床上时间表。若睡眠效率（实际总睡眠时间 / 卧床时间 ×100%）≥85%，可提前15～30 min卧床；无论晚上睡多长时间，定时起床；若治疗10 d后睡眠效率＜85%，将睡眠时间推迟15～30 min。

3. 放松训练 这是降低睡眠中觉醒度和改善夜间睡眠质量的技巧性训练（肌紧张与认知觉醒对睡眠不利）。

具体技术：每天练习放松肌肉，循序渐进的放松训练。应用安慰性想象去替代觉醒性精神活动，回避闯入性观念，从而减轻患者的睡前反复思虑。

4. 睡眠卫生教育 提倡改善睡眠的行为，限制不利于睡眠的行为。

具体技术：避免白天打盹，睡前6 h以前进行规律锻炼，保持每天规律睡眠，避免兴奋药（咖啡因、尼古丁等），睡不着时不看闹钟。

行为治疗依从性的影响因素，如工作压力较大，敏感、强迫、焦虑倾向，有午睡习惯的人，老年人，伴高血压、心脏病等风险的患者会影响行为治疗的效果，需要医师和患者之间的有效互动，及时解释、鼓励。行为治疗的适合人群包括对医师高度信任、对药物高度排斥、有一定暗示性、无午睡习惯、无严重躯体疾病、家庭成员配合的患者。

（二）药物治疗

临床上主要使用苯二氮䓬类药物。近年来，一些非苯二氮䓬类药物也迅速发展。但无论选择哪种药物都要注意短期使用，以免药物依赖。临床上常用的镇静催眠药包括苯二氮䓬类药物（如艾司唑仑、氯硝西泮、劳拉西泮等）和非苯二氮䓬类药物（如唑吡坦、佐匹克隆、扎来普隆）。抗抑郁药如TCAs、SSRIs及SNRIs类药物有改善睡眠的功能；褪黑素受体激动药如雷美尔通等。

六、注意事项

1. 按照起效和维持疗效的时间，苯二氮䓬类药物可分为速效、短效和长效，可根据不同患者的睡眠异常特点选择适合的治疗药物。

2. 苯二氮䓬类药物的不良反应和并发症，如大量使用出现宿醉效果和耐受性增加。

3. 苯二氮䓬类药物不宜长期使用，其可短期内有效治疗失眠，但长期应用苯二氮䓬类药物可产生耐受。突然中断可有撤药反应，反跳性失眠。

4. 非苯二氮䓬类药物治疗失眠症的作用与苯二氮䓬类药物具有类似的催眠疗效。非苯二氮䓬类药半衰期短，次日残余效应程度低，一般不产生日间困倦。产生药物依赖的风险较传统苯二氮䓬类药物低，治疗失眠安全，长期使用药物不良反应较小，但突然停药后可产生一过性的失眠反弹。

5. 抗抑郁药中TCAs类药物（如阿米替林、多赛平）不作为治疗失眠症的首选药物。SSRIs、SNRIs类药物可治疗失眠伴有的抑郁和焦虑症状。米氮平（15～30 mg/d）缓解抑郁患者的失眠（Ⅱ级）；改善睡眠效率、缩短睡眠潜伏期、减少觉醒、增加慢波睡眠，但常造成白天镇静（50%的患者报道嗜睡），治疗剂量下可引起体重明显增加。

第2节 嗜 睡

嗜睡，是指白昼睡眠过度及睡眠发作（并非由于睡眠量不足）或醒来时达到完全觉醒状态的过渡时间延长的一种状况。如果没有肯定的证据表明存在器质性病因，这一状况通常与精神障碍有关。

一、流行病学

嗜睡症的流行病学资料较少，患病率为3%～5%。

二、病因

关于其致病原因的研究还很少。基因影响似乎是病因的一部分，39% 的嗜睡患者具有嗜睡的家族史。部分患者曾受到滤过性病毒感染，如单核细胞增多症、肝炎、病毒性肺炎等，这表明嗜睡的病因可能不止一个。

三、临床表现

嗜睡的特点是持续性或反复发作性日间过度睡眠，典型患者可持续 1 h 或更长时间。患者主诉阵发性倦意或过度犯困，在易于睡眠的情况下（如看书）更易发生。患者对嗜睡问题的主观看法，直接影响其社会功能损害的程度。发病年龄为 10～50 岁，20 岁为高发年龄段。

四、诊断与鉴别诊断★★△△

（一）ICD-10 诊断要点

为了确诊，下列临床特征是必需的。

1. 白天睡眠过多或睡眠发作，无法以睡眠时间不足来解释，和（或）清醒时达到完全觉醒状态的过渡时间延长。

2. 每日出现睡眠紊乱，超过 1 个月或反复的短暂发作，引起明显的苦恼或影响社会或职业功能。

3. 缺乏发作性睡病的附加症状（摔倒、睡眠麻痹、入睡前幻觉）或睡眠呼吸暂停的临床证据（夜间呼吸暂停、典型的间歇性鼾声等）。

4. 没有可表现出日间嗜睡症状的任何神经科及内科情况。如果嗜睡仅仅是某种精神障碍（如情感性精神障碍）的一个症状的话，诊断只应是该精神障碍。然而，如果嗜睡症状在患有其他精神障碍的患者的主诉中占主要地位，那么就应加上心因性嗜睡的诊断。如果其他诊断不成立，本编码应单独使用。

（二）鉴别诊断

嗜睡与发作性睡病相鉴别至关重要。在发作性睡病中，通常伴有一种或多种附加症状，如摔倒、睡眠麻痹及入睡前幻觉。睡眠发作是无法抗拒的，夜间睡眠是片断的、缩短的。而嗜睡在白天发作次数较少，但持续时间较长；患者常能阻止其发生；夜间睡眠通常是延长的，在醒转时要想达到完全的觉醒状态相当困难（睡眠酩酊状态）。

将非器质性嗜睡与睡眠呼吸暂停相关的嗜睡及其他器质性嗜睡相鉴别则很重要。大多数睡眠呼吸暂停患者除了有日间睡眠过多的症状外，还有夜间呼吸暂停、典型的间歇性鼾声、肥胖、高血压、阳痿、认知缺损、夜间多动及多汗、晨起头痛与共济运动不良的病史。当高度怀疑有睡眠呼吸暂停时应借助于睡眠实验室的记录。

由明确的器质性原因（如脑炎，脑膜炎，脑震荡，其他脑损伤，脑肿瘤，脑血管病变、变性，其他神经疾病，代谢障碍，中毒，内分泌异常，放射后综合征）引起的嗜睡，可通过患者的病史、临床表现及相应的实验室检查诊断。

五、治疗★★△△

（一）对因治疗

必须尽可能地了解病因，以便对因治疗。

（二）药物治疗

用药原则是个体化、不同症状使用不同药物、严格用药剂量和服药时间。产生耐药者要更换新药。白天嗜睡可采用小剂量中枢兴奋药，如哌甲酯等。应用中枢兴奋药后，会加重夜间睡眠障碍，可适当加服短效催眠药。

（三）行为治疗

严格遵守作息时间，每天准时入睡和起床，白天可定时小睡。增加活动以克服过度嗜睡。要求患者记录瞌睡时间，检查患者的上床睡眠时间、忘记服药和其他使情况恶化的行为，通过奖励法和惩罚方式规范其行为。

六、注意事项

1. 慢性嗜睡的治疗较为棘手，明确引起嗜睡的原因，通过治疗可以提高患者的生活质量。

2. 患者尽量避免酒精和咖啡因。

3. 嗜睡患者的预后依赖于导致嗜睡的原因。尽管嗜睡本身并不导致危险的发生，但有可能会引发一些严重的后果，如开车时发生嗜睡可引起车祸。

第3节 非器质性睡眠－觉醒节律障碍

睡眠－觉醒节律障碍指睡眠－觉醒节律与环境所允许的睡眠－觉醒节律之间不同步，从而导致患者主诉失眠或嗜睡。这一障碍究竟是心因性的还是假定为器质性的，取决于心理因素或器质性因素影响的大小。起居无常或多变的人群多数有明显的心理紊乱，如人格障碍及情感障碍。在某些比理想的睡眠－觉醒节律提前一个时相的人中，因为生理节奏振荡器（生物钟）出现内部故障或因为驱动生物钟的时间线索的信息处理过程异常导致睡眠－觉醒节律障碍［后者实际上可能与情绪和（或）认知障碍有关］。

一、流行病学★△

昼夜节律调节系统的改变或内源性昼夜节律与外部的自然环境隐私的不同步会影像睡眠的启动和持续时间，导致睡眠障碍。尚没有确定的流行病学资料。

二、病因学★△

（一）生活节律失常

长期形成的习惯与本病的发生有关，常出现于夜间工作和生活无规律的人群中。因为生活节律失调导致生物钟、大脑动力改变，产生脑功能紊乱。

（二）心理社会的压力

约 1/3 患者病前存在生活事件，如人际关系、学习负担、求职、环境变化等产生的焦虑情绪，推迟了入睡时间、易醒、早醒而使整个睡眠节律结构紊乱。

三、临床表现★△

睡眠－觉醒节律紊乱、反常。有的睡眠时相延迟，比如患者常在凌晨入睡，下午醒来；有的入睡时间变化不定，总睡眠时间随入睡时间的变化而长短不一；有时可连续 2～3 d 不入睡，有时整个睡眠时间提前，过于早睡和过于早醒。患者多伴有忧虑或恐惧心理，精神活动效率下降，妨碍社会功能。

四、诊断与鉴别诊断★△

（一）ICD-10 诊断要点

为了确诊，下列临床特征是必要的。

1. 个体的睡眠－觉醒形式与特定社会中的正常情况及同一文化环境中为大多数人所认可的睡眠－觉醒节律不同步。

2. 在主要的睡眠相时失眠，在应该清醒时嗜睡，这种情况几乎天天发生并持续 1 个月以上或在短时间内反复出现。

3. 睡眠量、质及时序的不满意状态使患者深感苦恼或影响社会或职业功能。

（二）鉴别诊断

如果这一障碍在临床中占主要地位，即使存在焦虑、抑郁或轻躁狂症状也不影响非器质性睡眠－觉醒节律障碍这一诊断的有效性。当其他精神症状非常显著，并持续存在时，精神障碍就应另行诊断。

五、治疗★△

主要是调整患者入睡和觉醒的时间以恢复正常节律。可逐步调整或一次性调整达到正常作息时间，需不断巩固、坚持下去。为防止反复，常需巩固效果。

第4节 睡 行 症

睡行症，又称夜游症或梦游，是睡眠和觉醒现象同时存在的一种意识改变状态。

一、流行病学★△

常见于年龄较小的人中。少于 1% 的成人会出现梦游，约 15% 的健康儿童至少有一次梦游经历，1%～6% 的儿童会 1 周内有数次梦游经历，顶峰年龄在 12 岁。

二、病因★△

有专家认为，儿童时期睡行症是发育的延迟所致，中枢神经系统发育不成熟可能是睡行症发生的原因。睡行症的促发因素包括睡眠剥夺、发热或过度疲劳。某些抗精神病药或催眠药物也可能引起睡行症。毒品和酒精使用已认为与睡行症有关联。

睡行症有家族聚集的特点。如果父母一方有睡行症，儿童患睡行症的风险增加45%；如果父母均有睡行症，儿童患睡行症的风险增加60%。遗传因素是睡行症的预知因素，但其表达受到环境因素的影响。目前没有男、女性别差异的数据。

三、临床表现★△

睡行症发作时，个体通常在夜间睡眠的前1/3时段起床、走动，呈现出低水平的注意力、反应性及运动技能。睡行症患者有时会离开卧室，偶尔还会走出家门，面临受伤的危险。然而，大多数情况下，患者会自行或在他人轻柔的引导下安静地回到床上，患者通常无法回忆事情经过。

睡行症与夜惊症关系极为密切。两者都被看作是唤起的障碍，特别是在最深的睡眠时相（第3期和第4期）的唤起。许多患者有此2种状况的家族史或发作的既往史。睡行症与夜惊症多发于儿童期，有些患者2种状况与发热性疾病并存。当首发于成年期时，可能与明显的心理紊乱有关。也见于痴呆的早期。基于睡行症与夜惊症在临床及病因上的相似性，以及两者的鉴别诊断通常是判断何者为主，因而这2种障碍已被看作是同一疾病分类连续谱中的一部分。

四、诊断与鉴别诊断★△

（一）ICD-10诊断要点

为了确诊，下列临床特征是必需的。

1. 突出症状是一次或多次下述发作起床，通常发生于夜间睡眠的前1/3阶段，走来走去。

2. 发作中，个体表情茫然，目光凝滞，他人试图加以干涉或与其交谈，则相对无反应，并且难以被唤醒。

3. 在清醒后（无论是在发作中还是在次日清晨），个体对发作不能回忆。

4. 尽管最初从发作中醒来的几分钟之内，会有短时间的茫然及走向力障碍，但并无精神活动及行为的任何损害。

5. 没有器质性精神障碍如痴呆或躯体障碍如癫痫的证据。

（二）鉴别诊断

睡行症应与精神运动性癫痫发作相鉴别。癫痫很少只在晚上发作。癫痫发作时个体对环境刺激完全无反应，而常见吞咽、搓手等持续动作。脑电图中有癫痫性放电可证实此诊断。但不除外癫痫与睡行症共存的可能。

分离性漫游也应与睡行症相鉴别。在分离障碍中，发作持续时间要长得多，患者警觉程度更高，并能完成复杂的、有目的的行为。分离障碍在儿童中罕见，且典型发作始于清醒状态。

五、治疗★△

治疗以预防伤害为主。当患者发生睡行症时，应引导他回到床上睡觉，不要唤醒他，隔天早上也不要告诉或责备，否则会造成患者挫折感及焦虑感。注意患者的卧室及其活动线路上勿放危险物品，以防意外。发作频繁者可选择苯二氮䓬类药物如地西泮、阿普唑仑、氯硝西泮等睡前口服，减少发作。也可用阿米替林、米帕明、氯米帕明等睡前口服。

六、注意事项★△

1. 应小心地将睡行症患者引导回床上，不要唤醒他们。

2. 一些成人睡行症可能是精神障碍的一种症状。有研究显示，睡行症在精神分裂症、分离障碍及焦虑症患者中出现的机会较多。偏头痛和抽动秽语综合征的患者发生睡行症的风险增加4～6倍。一些抗精神病药如氯丙嗪、奋乃静、锂盐、曲唑酮、阿米替林、唑吡坦、喹硫平和β受体阻滞药也有导致睡行症发生的可能。

第5节 夜 惊 症

夜惊症，又称睡惊症，是出现于夜间的极度恐惧和惊恐的发作，伴有强烈的语言、运动形式及自主神经系统的高度兴奋。

一、流行病学★△

夜惊症在儿童中的出现率是1%～6%，在成人中则非常少见。

二、病因★△

儿童期大脑神经发育尚未健全。中枢神经系统的抑制部分，尤其是控制睡眠－觉醒的大脑皮质发育不成熟，对孩子的睡眠会产生一定的影响。心理因素占有一定的比例，包括焦虑、压抑、紧张不安等。有些情绪刺激是暂时的，如白天玩得太疯狂、晚上看了惊险的影片或听了恐怖故事，使他们做各种各样的梦，出现夜惊；一些情感上的刺激，如亲人突然离世（尤其是自小就生活在一起的老人）或分开（爸爸、妈妈出差），单亲家庭，往往给孩子精神上的压力和紧张感更大；家长对孩子的要求过高或态度激烈，也会让孩子感到焦虑不安，夜晚睡觉出现惊厥。持续的夜惊可能是一些病理因素引起，如大脑神经营养供应不足，大脑发育异常，大脑皮质中枢、丘脑、垂体等之间的相互调节不好，肥胖，严重的钙缺乏症都可能导致夜惊发作。

三、临床表现★△

患者通常在睡眠的前1/3阶段惊叫着坐起或下床，常常冲向门口，似乎要夺路而逃，但很少会离开房间。如果想平息夜间惊恐发作，可能会导致更强烈的恐惧，患者对他人的努力相对无反应，且有几分钟会丧失定向。醒后对发作通常不能回忆。由于这些临床特点，患者在睡惊发作期间极有可能受伤。儿童在夜惊时会表现出生理唤醒（出汗、过度换气、心动过速），当他们惊醒过来通常回忆不起恐惧的内容，通常很快再入睡。第二天早上，他们对昨晚发生的事情没有记忆。夜惊发生在睡眠的慢波期，即睡下去的最初几小时内发生。

夜惊症与睡行症关系密切。遗传的、发育的、器质性的及心因性因素都在它们的发病中起一定作用，两者拥有同样的临床及病理特点。基于其众多的相似之处，近来这2种状况已被视为同一疾病分类连续谱中的一部分。

四、诊断与鉴别诊断★△

（一）ICD-10诊断要点

为了确诊，下列临床特征是必需的。

1. 突出症状是一次或多次发作惊叫一声从睡眠中醒来，以强烈的焦虑、躯体运动及自主神经系统的亢进（如心动过速、呼吸急促、瞳孔扩大及出汗等）为特点。

2. 这些反复发作的典型情况是持续1～10 min，通常在夜间睡眠的前1/3阶段发生。

3. 对他人试图平息睡惊进行的努力相对无反应，而且这种努力几乎总会伴有至少数分钟的定向障碍和持续动作的出现。

4. 对发作即使能够回忆，也是十分有限的（通常只局限于1～2个片断的表象）。

5. 没有躯体障碍如脑肿瘤或癫痫的证据。

（二）鉴别诊断

夜惊症应与梦魇相鉴别。后者仅是普通的“噩梦”，如果有的话，也只是很有限的言语及躯体运动。与睡惊症相反，梦魇可发生于夜间的任一时刻，患者很容易被唤醒，而且对梦的经过能详细、生动地回忆。为了鉴别睡惊症与癫痫发作，医师应牢记癫痫极少只在夜间发作，脑电图异常，更倾向于癫痫的诊断。

五、治疗★△

治疗方法与睡行症相似。主要为减少引起夜惊的相关心理社会因素，部分患者可使用镇静药物和抗抑郁药治疗，辅助心理治疗。夜惊的儿童需要安慰，减少应激或采取一些应对机制。有些患儿通过谈话治疗或咨询可以看到效果。

六、注意事项★△

夜惊症经常是儿童过度疲劳下诱发出现的，培养一个好的睡眠作息习惯，有助于儿童足够的休息，从而预防夜惊症。如果儿童夜惊比较频繁，在儿童通常发生夜惊的时间之前将儿童唤醒，有助于减少夜惊。频繁夜惊，只有在很少的情况下，才会短期应用药物治疗。

第6节 梦 魇

梦魇是为焦虑或恐惧所占据的梦境体验，事后个体能够详细地回忆。

一、流行病学★△

在儿童期频繁出现。10%～50% 的 3～5 岁儿童会经常出现梦魇。

二、病因★△

由于儿童期梦魇通常都与其情绪发展的特殊阶段有关，因此并非所有的儿童都伴有心理紊乱，相反，有梦魇的成人常伴有明显的心理紊乱，通常表现为人格障碍。服用某些精神药（如利舍平、甲硫哒嗪）、三环类抗抑郁药及苯二氮䓬类药物也对梦魇的发生有一定作用。一些抑制快速眼球运动睡眠（此期睡眠与做梦有关）的非苯二氮䓬类催眠药突然戒断时，由于快速眼球运动反跳，导致做梦和梦魇的发生。

三、临床表现★△

梦魇体验十分生动，通常涉及对生存、安全或自尊造成威胁的主题。相同或相似的令人恐惧的梦魇主题反复重现是十分常见的。在典型的发作中，可有某种程度的自主神经兴奋，但没有明显的言语及躯体运动。一旦醒来，患者的警觉性及定向力迅速恢复。通常马上或在次晨都能详述梦境体验。发生梦魇的孩子如果惊醒过来，通常可以详细地描述梦境。对孩子来说，梦魇是折磨人的，因为他们能记住梦的内容。梦魇发生在睡眠的快速眼动阶段，即接近早晨的时候发生。

四、诊断与鉴别诊断

（一）ICD-10 诊断要点★△

为了确诊，下列临床特征是必需的。

1. 从夜间睡眠或午睡中醒来，能清晰、详尽地回忆强烈恐怖的梦境，通常涉及对生存、安全或自尊的威胁；惊醒可发生于睡眠期的任一时刻，但典型情况是发生在后半段。

2. 从恐怖梦境中惊醒时，个体很快恢复定向及警觉。

3. 梦境体验本身，以及随之造成的睡眠紊乱，都会使个体十分苦恼。

（二）鉴别诊断

将梦魇与夜惊症相鉴别十分重要。后者在睡眠期的前 1/3 出现，以强烈的焦虑、惊叫、过多的躯体运动及自主神经高度兴奋为显著特征。且在夜惊症中，无论是刚发作后还是早晨醒后，患者都不能详尽地回忆梦境内容。

五、治疗★△

偶尔发生梦魇属于自然现象，无须特殊处理。对发作频繁者，应予以干预。首先，要对因处理，如睡前不看恐怖书籍和电影，缓慢停用镇静催眠药，睡前放松，调整睡姿以保证良好睡眠。由生活应激事件引起的梦魇要采用心理治疗的方法，使其了解梦魇产生的原因，正确认识梦魇以消除恐惧心理。患者的症状往往随年龄增大而有所减轻。

（贾福军　侯彩兰　王传跃）

参考文献

[1] Stephen M. Stahl. Stahl 精神药理学精要：神经科学基础与临床应用．司天梅，黄继忠，于欣，译．北京：北京大学医学出版社，2011：720.

[2] 中华医学会神经病学分会睡眠障碍学组．中国成人失眠诊断与治疗指南．中华神经科杂志，2012，45（7）：534-540.

[3] Morin AK, Jarvis CI,Lynch AM. Therapeutic options for sleep-maintenance and sleep-onset insomnia. Pharmacotherapy, 2007, 27(1): 89-110.

[4] Passarella S, Duong MT. Diagnosis and treatment of insomnia.Am J Health Syst Pharm, 2008, 65(10): 927-934.

[5] David H. Balow, V. Mark Durand. 异常心理学．杨霞，等，译．4 版．北京：中国轻工业出版社，2006.

[6] Lauren B. Alloy, John H. Riskind, Margaret J. Manos．变态心理学．唐振宇，岳鹤飞，杨茜，译．9 版．上海：上海社会科学院出版社，2005.

[7] Robert E. Hales, stuart C. Yudofsky, Glen O. Gabbard．精神病学教科书．张明园，肖泽萍，译，5 版．北京：人民卫生出版社，2010.

[8] Michael L. Perlis. Carla Jungquist, Michael T. Smith, et al. 失眠的认知行为治疗：逐次访谈指南．张斌，译．北京：人民卫生出版社，2002.

[9] 张斌．中国失眠障碍诊断和治疗指南．北京：人民卫生出版社，2016.

第 19 章　性功能障碍和性心理障碍

按照ICD-10分类，性心理障碍包括性身份障碍、性偏好障碍和性发育与性取向有关的心理及行为障碍。性功能障碍归于伴有生理紊乱及躯体因素的行为综合征。按照DSM-5标准，性心理障碍则包括性功能失调、性别困扰和性偏好障碍。本章借鉴DSM-5标准，将分别介绍ICD-10分类系统中的性功能障碍和性心理障碍（表19-1）。

表 19-1　ICD-10 与 DSM-5 诊断和分类标准比较

ICD-10	DSM-5
伴有生理紊乱及躯体因素的行为综合征	性功能失调
非器质性障碍或疾病引起的性功能障碍	延迟射精
性欲减退或缺失	勃起障碍
性厌恶及性乐缺乏	女性性高潮障碍
生殖器反应丧失	女性性兴趣或唤起障碍
性高潮功能障碍	生殖器－盆腔痛或插入障碍
早泄	男性性欲低下障碍
非器质性阴道痉挛	早泄
非器质性性交疼痛	物质或药物所致的性功能失调
性欲亢进	性别烦躁
成人人格与行为障碍	儿童性别烦躁
性身份障碍	青少年和成人的性别烦躁
性别改变症	其他特定的性别烦躁
双重异装症	性偏好障碍
童年性身份障碍	窥阴症
其他性身份障碍	露阴症
性偏好障碍	摩擦症
恋物症	性受虐症
恋物性异装症	性施虐症
露阴症	恋童症
窥阴症	恋物症
恋童症	异装症
施虐受虐症	
性偏好多相障碍	
其他性偏好障碍	
与性发育和性取向有关的心理及行为障碍	
性成熟障碍	
自我不和谐的性取向	
性关系障碍	
其他性心理发育障碍	

（待续）

（续表）

第 1 节　性功能障碍

一、概述★△

性功能障碍（sexual dysfunction）指个体性唤起、性欲望、性兴趣或性高潮等的障碍，是达到性满足能力上的障碍。性功能障碍有多种不同的形式，可发生在性行为的不同阶段，如性行为的初始阶段、性交过程及性行为的间歇阶段。

性是人的本能，是生活中不可缺少的部分，对生活质量、人际关系、家庭稳定、社会和谐都起着重要作用。性行为涉及两性之间平时的相互关系、双方性观念、性行为的理念和态度等。性功能障碍的病因和发病机制差异很大，临床表现及治疗也各异。

二、病因与发病机制★★★△△△

引起非器质性性功能障碍的病因包括心理社会因素、生物躯体因素和医源性影响等，常是个性特点、生活经历、应激事件、心理社会因素相互作用的结果。

（一）心理社会因素

心理社会因素与性功能障碍关系密切，具体表现为以下几个方面。

1. 性态度 由于害怕性生活失败而产生的性忧虑，是阳痿的最常见原因。对性能力的不适当要求或过分要求对方进行性生活也是导致性功能障碍的原因。此外，性功能障碍的另一个原因就是充当“旁观者”，即在性交过程中过分注重对方的反应，从而使精力分散，妨碍适度的性反应的建立和性高潮的到达。

2. 过去性经历的影响 过去与性有关的经历中如果遭到严格的控制、惩罚、粗暴的对待或伤害，就会留下难以消除的心理创伤，形成条件反射。一旦再次面临性的情景，就会无意识地回想起过去的性创伤，而出现阳痿、性高潮缺乏等性功能障碍。

3. 人际关系 这是指性爱双方之间的人际矛盾，如猜疑、嫉妒、不信任等。一方强烈的失望、敌意会引起对方相同的反应，这对于性欲是有害的。

4. 各种外界环境因素 快节奏的现代生活、繁忙的工作或家务、居住条件紧张、人际关系的不和谐、工作中的竞争及挫折、个人所受教育水平及所处的社会地位，都会使人在心理上产生一种压力。研究发现，心理压力及对性对象的可接受态度与性功能障碍有一定关联性。

（二）躯体疾病和精神障碍

多种躯体疾病包括内分泌疾病，如糖尿病、肾上腺功能不全；妇科疾病，如阴道炎、盆腔炎；心血管疾病，如心绞痛、心肌梗死；呼吸系统疾病，如哮喘；神经系统疾病，如脊髓损伤；外科手术，如乳腺手术、前列腺手术等均可引起性功能障碍。精神障碍如躁狂症常伴性欲亢进，抑郁症常伴性欲减退。

（三）医源性因素

许多药物长期服用会导致性功能障碍，如抗高血压药（如胍乙啶、甲基多巴、氢氯噻嗪等）、抗精神病药物（如舒必利、奋乃静、氯丙嗪等）、抗抑郁药（如氯米帕明、氟西汀等），尤其是勃起障碍更常见。

（四）性染色体异常

XYY 核型可出现性欲亢进与性犯罪行为等。

三、常见的性功能障碍及临床表现★★△△

常见的非器质性性功能障碍有性欲减退或缺失、生殖器反应丧失、性高潮功能障碍、早泄、阴道痉挛、性交疼痛等。

（一）性欲减退或缺失

性欲减退或缺失指成人持续存在性兴趣和性活动降低，甚至丧失，是性功能障碍的首要问题。性欲减退或缺失是性反应周期的欲望阶段的原发性障碍，而不是由于非器质性的性交困难或勃起失败等问题造成的继发性问题。性欲减退或缺失使性活动不易启动，表现为性欲望、性爱好及有关的性思考或性幻想缺乏。这种障碍在女性中更为常见。

（二）性厌恶及性乐缺乏

1. 性厌恶 是一种对性生活或性活动思想的持续憎恶反应。患者丧失正常性生活起始时的性冲动或拒绝对性刺激的接受。较轻的性厌恶患者仅表现为性活动次数少或缺乏性生活兴趣，重症患者对正常性欲发动的各种现象，如接吻、拥抱、抚摸等均表现出焦虑、出汗、心悸、恶心、呕吐、腹泻等病态性反应。本病男、女皆有，但女性为多。

2. 性乐缺乏 指在性活动中没有明显的持续的恐惧和焦虑，且性兴奋中可出现生殖器反应［性欲高潮和（或）射精］，但不伴有愉快感和快乐、兴奋的情绪。

（三）生殖器反应丧失

该类障碍中男性的问题是勃起障碍，又称阳痿，是男性常见的性功能障碍。主要表现在性活动的场合下有性欲，但难以产生或维持满意的性交所需要的阴茎勃起或勃起不充分或历时短暂，以至不能插入阴道完成性交过程。而女性的问题是阴道干燥或缺乏滑润。阳痿的发生与年龄关系密切，随着年龄的增长，患病率不断上升。年轻人的预后较好。

（四）性高潮功能障碍

性高潮功能障碍表现为男性在性交时不射精或射精显著延迟，难以达到性高潮。女性在性交时缺乏性高潮体验但仍有性的冲动，性交时既能动情，又能进入高峰期，主观上也能获得一定程度的性快感，只是不能达到性高潮阶段而已。

（五）早泄

早泄指持续地发生性交时射精过早导致性交不满意，或阴茎未插入阴道时就射精，使性伴侣双方无法享受性交的快感。如射精在阴茎进入阴道前或刚进入阴道后，或阴茎没有勃起时就发生。早泄可作为器质性损伤（如勃起不能或疼痛）的一种心理反应而出现。

（六）非器质性阴道痉挛

非器质性阴道痉挛指性交时阴道肌肉强烈持续的收缩，致使勃起的阴茎插入困难或引起疼痛，通常痉挛部位仅限于阴道口的 1/3 段阴道及肌肉的收缩，有时表现为阴道全部肌肉的收缩致使产生外阴部的感觉异常，对这些部位的任何刺激都将加重阴道痉挛。患者对阴茎插入产生恐惧心理，严重者用手指插入时也能引起痉挛。局部疼痛引起的继发性阴道痉挛反应，不应归为本类。

（七）非器质性性交疼痛

非器质性性交疼痛指性交引起男性或女性生殖器疼痛。这种情况不是由于局部病变引起，也不是阴道干燥或阴道痉挛引起。

（八）性欲亢进

性欲亢进患者整日沉湎于性欲冲动之中，无休止地要求性交；如所求不能满足，则情绪不稳定、焦虑、烦躁、手淫，常伴有性关系紊乱，性交频率过多，甚至卖淫、嫖娼、强奸、乱伦等。患者为此痛苦，多发生于青春期或成年初期，男、女均可。

四. 诊断与鉴别诊断★★★△△△

（一）诊断概述

1. 诊断依据

（1）病史：病史的了解对于诊断至关重要。除躯体疾病史外，还应了解有无手淫史、性生活史、首次性生活是否成功、夫妻感情如何、有无外伤及家族遗传史等。重点了解现病史中发病的时间，有无明显的诱因，病程，病情加重的时间等。

（2）体格检查：除全身检查外，重点检查外生殖器的发育、体形的发育、毛发分布，第二性征情况。对男性患者检查阴茎、睾丸的大小，有无畸形，阴茎海绵体有无结节，尿道口有无狭窄，睾丸及附睾大小，有无触压痛，有无结节等。对于女性患者进行妇科的常规检查。

（3）生殖内分泌检查：性激素水平对男、女性功能障碍有明显的关系，包括雄激素、雌激素、促性腺释放素、促黄体生成素等。

（4）其他：对男性患者，必要时还应做以下检查：①阴茎海绵体试验是鉴别功能性及器质性阳痿的手段之一，也是阴茎海绵体造影的必行试验。②阴茎海绵体造影作为静脉漏性阳痿的诊断手段在国外 20 世纪 80 年代中期即有报道，但关于诊断尚无分型及标准。③夜间勃起试验，阴茎硬度测试环是用于检测男性夜间阴茎勃起程度区分功能性阳痿还是生理性阳痿的简便而有效的手段之一。

2. 常见性功能障碍的诊断与鉴别诊断　本节所述的非器质性性功能障碍，是指一组与心理社会因素密切相关的性功能障碍。

ICD-10 非器质性性功能障碍符合以下要点：①患者不能参与他或她所希望的性活动。②性功能障碍频繁发生，但在某些情况下也可能不出现。③性功能障碍存在至少 6 个月。④性功能障碍不能完全归于其他任何一种精神与行为障碍、躯体疾病或药物治疗因素。应该说明的是，性功能障碍有多种表现形式，互相之间有一定程度的关联，对某一具体患者可以存在 1 种以上的性功能障碍，可以多种诊断并列。

现将常见性功能障碍的诊断标准罗列如下。

（1）性欲减退或缺失：在 ICD-10 诊断标准中，性欲减退包括男性和女性。在 DSM-5 中，对女性性兴趣或唤起障碍和男性性欲低下障碍做了区分，两者均有完整的诊断标准（表 19-2）。

表 19-2　ICD-10 与 DSM-5 性欲减退或缺失诊断标准比较

ICD-10	DSM-5
性欲缺失是本障碍的首要问题，它并不是继发于其他性问题，如勃起不能或性交疼痛。性欲缺失并不排斥性的快感或唤起，只是使性活动不易起动，包括：阴冷、性欲低下障碍	女性性兴趣或唤起障碍 性兴趣或性唤起缺乏或显著降低，表现为下列至少 3 项症状：①缺乏或减少对性活动的兴趣。②缺乏或减少性 / 情色的想法或幻想。③没有或减少性活动的启动，通常不接受伴侣启动性活动的尝试。④在所有或几乎所有（75%～100%）的性接触中的性活动时缺乏或减少性兴奋或性愉悦。⑤对任何内在或外在的性或情色的线索或减少性兴趣或性唤起。⑥在所有或几乎所有（75%～100%）的性兴趣中，性活动时缺乏或减少对生殖器或非生殖器的感觉 男性性欲低下障碍 持续地或反复地缺失对性 / 情色的想法或幻想，或对性活动的欲望。对于此缺少的判断由临床工作者做出，且考虑到那些影响性功能的因素，如年龄、个体生活中总体的和社会文化的背景

（2）性厌恶及性乐缺乏

1）性厌恶：诊断要点是患者想到会与伴侣发生性关系，就产生强烈的负性情绪，由于极度的恐惧或焦虑，个体会回避性活动。

2）性乐缺乏：诊断要点是患者性反应正常，也能体验到性高潮，但缺乏相应的快感。

（3）生殖器反应丧失：诊断要点是患者表现为难以产生或维持进行满意的性交所需要的勃起。若患者在某些特定的场合（如手淫时、睡眠中、与另一个性伴侣在一起时）可正常勃起，那阳痿是心因性的。非器质性勃起功能障碍的诊断需要依靠特殊检查（如测量夜间阴茎膨胀程度）或心理治疗的效果来定。

（4）性高潮功能障碍：在 DSM-5 中，射精延迟作为独立的诊断条目，并给出了详细的诊断标准。女性在触发性高潮的刺激类型或强度上存在极大的差异。女性性高潮功能障碍的诊断必须基于临床医师的判断，女性的性高潮能力比她的年龄、性经验及所受的性刺激所应表现得低。在 DSM-5 中，女性性高潮功能障碍加入了量化指标（表 19-3）。

表 19-3 ICD-10 与 DSM-5 性高潮功能障碍诊断标准比较

ICD-10	DSM-5
性高潮不出现或明显延迟。这可能是境遇性的，其中病因有可能是心因性的或恒定的，除非个体对心理治疗反应良好，否则不应轻易排除躯体因素。性高潮功能障碍女性比男性多见	延迟射精 在所有或几乎所有情况下（75%～100%）与伴侣的性活动中，个体没有延迟射精的欲望，且必须出现下列 2 项症状中的 1 项：①显著地射精延迟。②显著地减少或没有射精 女性性高潮功能障碍 在所有或几乎所有情况下（75%～100%）与伴侣的性活动中，必须出现下列 2 项症状中的 1 项：①显著地延迟，显著地减少或没有性高潮。②性高潮感觉的强度显著地降低

（5）早泄：诊断要点是患者无法控制射精，以使性交双方都能享受性快感。

（6）非器质性阴道痉挛：诊断要点是患者阴道周围的肌肉挛缩，导致阴道入口封锁使阴茎不能插入或引起疼痛。非局部疼痛所致。

（7）非器质性性交疼痛：诊断要点是指性交引起男性或女性生殖器疼痛。它与局部的病理状况无关，而情绪因素显得重要。

（8）性欲亢进：诊断要点是患者整日沉湎于性欲冲动之中，无休止地要求性交。如果性欲过分强烈是继发于情感性障碍或发生于痴呆早期，应记录原有的障碍编码。

（二）鉴别诊断

1. 性欲减退或缺失

（1）躯体疾病所致性欲减退：是由各种躯体疾病影响人的性兴趣所致。通过详细了解病史可提供依据，包括高催乳素血症、神经退行性疾病、心血管疾病、消化系统疾病、泌尿系统疾病等。

（2）药物所致性欲减退：许多药物都有降低性欲的不良反应，停用药物后逐渐恢复正常。常见药物包括抗抑郁药、抗精神病药、抗雄性激素药等。

2. 生殖器反应丧失

（1）躯体疾病所致阳痿：可通过全面性功能状态检查和躯体疾病资料收集，夜间阴茎勃起检测可明确诊断。

（2）药物所致阳痿：多种药物、长期酗酒、吸入尼古丁、某些抗抑郁药、某些抗精神病药等均影响勃起功能。通过搜集用药史及停药后症状的缓解可予鉴别。

五、治疗★★★△△△

非器质性性功能障碍的治疗主要是心理行为治疗，器质性性功能障碍则为对因治疗。

（一）心理行为治疗

性功能障碍的行为治疗和心理治疗方法很多，关键是消除患者的焦虑和恢复性行为的自然性。治疗步骤为：性教育及端正对性的态度、性技术的学习及选择应用特定的治疗技术。

1. 性教育和端正对性的态度 人们因缺乏性知识而引起性生活的苦恼，继而引起性功能障碍。青少年时期缺乏性知识教育，成年后又接受了错误的信息，就容易产生性功能障碍。缺少正确的性知识和对性的不正确态度，可直接引起性功能障碍或使性功能障碍顽固不愈。因此，只有通过性教育使就诊者了解有关性的解剖与生理知识，认识性生活并非简单地指性交或性高潮。性活动是一种生活的乐趣，性反应周期是一种天然的生理本能。

2. 几种特定的行为心理治疗

（1）催眠疗法：该治疗帮助患者控制焦虑情绪。应与患者建立良好的医患关系，给予身体和心理上的安慰，使其建立对治疗目标的期望。同时进行精神状况和能否接受催眠的评估。催眠治疗能缓解其焦虑，改变患者对阴道痉挛的恐惧和忧虑。

（2）行为治疗：开始阶段是缓解焦虑，然后重建行为模式。经典的冲击疗法、系统脱敏均可应用。将患者带入想象的各种等级的性活动情境中，从轻微性活动（如接吻、渐进的抚摸）直到性交分为几个等级。评估患者在各个等级中产生焦虑的程度。可合并使用药物、催眠或肌肉松弛技术对抗焦虑。自我暴露训练方法有助患者更坦率地表达自己的性要求。

（3）认知行为治疗：包括正确的信息传播、阅读疗法、媒介物展示，拒绝不合理信念等。

（4）集体治疗：对一个有性问题又伴有羞愧、烦恼或罪恶感的患者，集体治疗小组提供强有力的支持系统。通过讨论会消除对性的神秘感，纠正不正确观点和提供性解剖生理的正确信息，以及性行为的各种正常变异。

（5）心理分析引导的性治疗：以精神分析结合行为治疗、药物治疗、集体治疗等方法，揭示并理解有关的梦，消除对惩罚的恐惧、对伴侣的不信任、害怕生殖器残缺不全等观念。

（6）双人直接快速治疗：是集各家所长对性功能障碍进行有效的、综合的、有步骤的、短期而直接的治疗。夫妇均需治疗时可采用此方法。帮助他们通过言语或行动更好地交流性的情况；学习性交的解剖生理学；给予分等级的性技术作业。在治疗中一般要求治疗者为一男一女，时间为2～3周，每天均与患者见面。

3. 性治疗的具体步骤

（1）评估：治疗者与患者及其配偶分别单独面谈，了解全面的病史，体格检查和实验室检查。男、女治疗者一起讨论基本问题，如性功能障碍及其有关病因，夫妇间除了性方面以外的其他问题，存在的生理问题、病态心理及对治疗的影响，双方治疗的愿望，需要保密的隐私问题，病史中存在的矛盾，双方治疗的目标，应用快速治疗方法的适用性等。

（2）共同讨论：强调性活动是婚姻关系的一部分，要分别讨论性功能的生理与心理 2 个方面情况，并使其明白言语和非言语的性交往方式和技术。强调性是一种自然功能，应坦诚指出焦虑与恐惧情绪是没有必要的。

（3）确定治疗方案：推荐治疗方法并一起制订合适的治疗方案，使双方都明白治疗目的是建立或重建夫妇间的有效交流，而不仅仅是学会一种新的技术和性反应方式。

（4）重复讨论：在治疗的每阶段进行一次，以总结、交流，调整或提出新的治疗方案。

（5）感觉集中技术：这是一种非言语交流方法，可获得有关性生理与解剖的知识，减少畏惧心理，改变不良习惯。具体做法为患者在家中私下练习相互抚摸、接触对方身体，逐步进行到接触生殖器和乳房。通过抚摸，把注意力集中在身体的线条和温度感方面，以引起性器官的感知觉和深入非语言交流。应注意开始阶段的目的不在于激起对方的性兴奋，也不要急于性交。要把注意力集中在自己的身体感知觉上，通过练习达到自我感觉集中，解除拘束感，唤起自然的性反应。

（6）对不同性功能障碍的特殊处理

1）阳痿：治疗早期就公开患者对性的焦虑，让双方明白此种焦虑是能够克服的。鼓励在安全的环境中进行阴茎刺激。在练习感觉集中时可触摸任何部位，但双方不考虑性交，把注意力集中在身体感觉上。当阴茎勃起时不急于性交，而是停止抚摸让勃起消退，重复练习使之再勃起，使患者体验到自己的勃起功能是正常的，从而减轻焦虑，增强自信心。

2）早泄：最常见的行为疗法是停止 - 开始法和挤压技巧训练，另外还有牵拉阴囊法等。早泄是射精所需要的刺激阈值太低，当阴茎快要射精时应停止刺激，待兴奋消退后重复刺激，以提高阈值。除了停止刺激外，还可以用拇指和示指、中指挤压龟头，直至性唤起消退。也可在高度兴奋或性高潮快到时，向下牵拉阴茎和睾丸以延缓射精。性交时用女上位姿势，逐渐延长性交时间，直到射精。

3）非器质性阴道痉挛：治疗方式包括性心理教育、直接手淫、性幻想探索、体像改善、放松训练、感知集中及性自信训练。教患者做会阴部肌肉的收缩 - 松弛训练，逐步将手指插入阴道或用阴道扩张器，在家中做感觉集中练习，同时进行言语交流。使用阴道扩张器由细到粗，用到 4 号扩张器时如无不适，即可开始性交，性交时应女上位姿势。

4）性高潮功能障碍：治疗目的是帮助患者认识到性兴奋是自然出现的，从而消除其忧虑。定向自慰结合认知行为治疗让女性了解自己的身体，以及让她们认识到用手刺激自己会引发快感。当患者能够通过自慰达到高潮，她的伴侣开始进入定向自我疗程。

5）性欲减退或缺失：重点是改善夫妇性生活的关系，反复向患者讲解，使他们明白和做到性活动的满足和乐趣并不一定要由最初的性兴趣决定；性生活要有变化，丰富多彩；性活动并不一定要引起性交和性欲高潮；可建议患者在卧室完全裸体活动，打消裸体即意味开始性活动的联想。在感觉集中训练时，逐步让患者认识到夫妇双方都可以发起性活动，健全的性生活是增进感情和彼此关心的生活必需部分。

（二）药物治疗

除了对药物过敏或具有严重躯体疾病外，5-磷酸二酯酶（phosphodiesterase-5，PDE-5）抑制药是治疗阳痿的一线药物。目前，最常用的PDE-5抑制药是西地那非，另外有他达拉非和伐地那非。该类药物不增强性欲，也不解决心理问题，只是心理治疗的辅助方法。

（三）其他治疗

不愿使用药物治疗或药物禁忌的阳痿患者还可以使用真空收缩器（vacuum devices，VCD），其是作为首选治疗的手段之一。VCD内的真空环境能够使血液充分流入阴茎，使阴茎逐渐勃起。当获得满意的阴茎勃起后，VCD的乳胶带滑落并固定在阴茎的根部，然后移除其他装置。虽然阴茎勃起是非生理性的，但足以完成性活动。另外，外力按压阴茎背部深静脉可阻止阴茎血液外流，增加阴茎勃起的程度。

激素替代疗法用于治疗内分泌异常。如果病因是源于正在服用的药物就要寻找既对原发病有效又对性功能没有影响的替代药物。对于某些因躯体疾病而出现性功能障碍的患者，原发病的治疗可直接使患者的性功能得到改善。

第2节　性心理障碍

一、概述★★★△△△

性心理障碍泛指在两性性行为方面的心理和行为明显偏离正常，并以这类偏离为性兴奋、性满足的主要或唯一方式，从而不同程度地影响和干扰正常性活动。

二、常见的性心理障碍及临床表现★★★△△△

（一）性身份障碍

性身份障碍（gender identity disorder，GID）指强烈而持久的跨性别身份认同和对既定性别身份的长期不适感。性身份障碍的个体表现为渴望异性的生理特征、性特征或社会角色。流行病学资料主要来自欧洲人群，男性多于女性；但要求性别重塑术的女性是男性的3～4倍。儿童和成人均会发生，但儿童更注重行为和心理的性别身份识别，儿童常见的跨性别的典型行为有：①性身份申明。②着装游戏。③玩具游戏。④角色想象扮演。⑤同伴关系。⑥运动和语言特征。⑦关于解剖学性特征的描述。⑧混战游戏。儿童所表现出的行为特征是集中而持久。青少年GID者对既定性别强烈的不适感可能具有生理和心理双重意义，他们的临床表现同成人类似，但青少年的临床表现更加显著，有时呈极端形式。

（二）性偏好障碍

性偏好障碍指对正常的性交并不感兴趣，而只青睐于离奇的性偏好，分别表现为性对象异常和性行为方式异常。此类患者特点在于正常性行为的缺乏。

1. 露阴症　表现为反复在陌生异性面前暴露自己的生殖器，以满足引起性兴奋的强烈欲望，几乎仅见于男性。患者反复或持续地向陌生人（通常是异性）暴露自己的生殖器，几乎总是伴有性唤起及手淫，但患者并没有与“暴露对象”性交的意愿或要求。

2. 恋物症　表现为在强烈的性欲望与性兴奋的驱使下，反复收集异性使用的物品。几乎仅见于男性。恋物症患者对异性穿着、佩戴的物品，甚至一些与性无关的物品有性兴趣，即所恋物体成为性刺激的重要来源或获得性满足的基本条件。

3. 异装症　又称恋物性异装症，是恋物症的一种特殊形式，患者表现出对异性衣着特别喜爱，反复出现穿戴异性服饰的强烈欲望并付诸行动，由此可引起性兴奋。此症一般只发生于男性。患者并不要求改变自身性别的解剖生理特征，不期望永久变为异性。

4. 摩擦症　一般是男性患者在拥挤场合或乘对方不备之时，伺机以身体某一部分（常为阴茎）摩擦和触摸陌生人（通常是异性）身体的某一部分，以达到性兴奋的目的，但并没有与所摩擦对象性交的要求，也没有暴露自己生殖器的愿望。摩擦症多见于男性。

5. 性施虐症　是指性偏好障碍者长期、多次在性交之前、之中或之后，一定要给对方造成某种程度的肉体伤害及精神凌辱，非如此不能引起性兴奋与获得性满足的病症，是性偏好障碍中引起危险后果的一种类型。

6. 性受虐症　是指长期、多次要求性爱对象对自己施加躯体虐待与心理凌辱，并以此作为引起性兴奋与获得性满足的主要手段的病症。

7. 窥阴症　又称窥淫症，是指长期偷看异性脱衣、入浴、如厕或行房，以达到引起自身性兴奋的一种病症。窥视本身可引起性快感和性满足，可伴有当场手淫或事后回忆窥视景象同时手淫，以获得性满足。这是性偏好障碍中较常见的一种表现形式，只发生于男性。一般于青年早期首次出现症状。

8. 恋童症 指一个成人的性要求和性反应部分或全部有意识地指向儿童或性发育尚未成熟的少年，靠猥亵和奸污他们来引起性兴奋和获得性满足，而对成年对象则相对或完全缺乏性兴趣。受害的儿童或少年一般都是原已熟识的，以完全陌生者为对象的情况少见。恋童症主要见于男性。

9. 其他未特定型 包括以淫秽的语言打电话、与动物发生性活动、以勒颈或缺氧的方式增加性兴奋等。

三、病因与发病机制★★△△

（一）性身份障碍

性身份通常在3岁左右开始建立，可能与按哪种性别进行养育有关，与生物因素无关。如果儿童的外貌性别特征区分不明显，或养育方式并没有一味地倾向男性或女性，那么其性身份的形成就不强烈，在以后的生活中性身份可能改变或混乱。儿童强化了这种认同并进行适当的性别角色行为。

（二）性偏好障碍

迄今对生物学原因仍不能得到公认的确切证明和结论。目前多数学者普遍认为性偏好障碍是通过后天经验获得的。

1. 露阴症 有以下特点：①个性不成熟，露阴症似乎是建立在对性的不了解上，在接近性伴侣时觉得害羞和自卑及对自己男性气质怀疑和害怕，并结合强烈的、需要证实其雄风和性能力的愿望。②人际压力和发泄行为。③伴有其他精神障碍，如精神分裂症或痴呆等。

2. 恋物症 大致上是通过学习使得很多刺激性性兴奋和性满足连接在一起。因此，恋物症首要的先决条件似乎是曾有过一次特殊经验，即当某人接触到某些特定物件的强烈情绪引发了性兴奋和性高潮。

3. 异装症 学习理论认为，异装症者童年时，家长把他们当女孩，赋予或纵容其跨性行为，从而导致男孩出现异性模仿欲。这种欲望引发的行为偶然与性快感结合时，会产生强烈印象。此种印象的进一步强化最终导致异装症的形成。

4. 性施虐症 起因类似于恋物症，包括3个方面：①性兴奋和性高潮体验曾与施加痛苦相联系，强烈情绪刺激与性兴奋之间的联系。②对性持负面态度的人来说，性虐待活动使他们的行为不至于有浓厚的性含义，同时有助于他们表达对性伴侣的轻蔑，并施以惩罚。③在精神分裂症和其他严重的心理问题中，性虐待的仪式和性行为可能缘于内在控制力的降低，并也缘于病理转换的象征历程。

5. 性受虐症 可能是早年经历形成的习惯。在早期经验中个人把痛苦和性快感联系在一起。

6. 窥阴症 精神动力学派认为，窥阴症患者在童年期多有过无意中看到或听到父母行房的经历，这种经历在幼儿心理中引起好奇、惊讶、震荡和紧张，并经心理机制运作，使得“阉割焦虑”长期存在；成年后的窥阴行为是潜意识对抗阉割焦虑努力的行为体现。行为理论则寻找一种由第一次窥视体验与性唤醒之间产生偶然联系的解释。

7. 恋童症 有学者认为恋童症是心理精神因素所致，如心理上、性心理上、智商低下和精神障碍的影响；也有学者认为与身体功能损伤有关，如阳痿、酒精中毒、衰老或大脑损伤等。这些问题使他们无法与成年人进行正常的性交往。在潜意识中对成年性伴侣憎恶、敌视和报复心理的引导下，他们把性活动对象转向儿童。

8. 摩擦症 摩擦症的病因各家意见不一。精神动力学派认为，摩擦行为与性心理发育的停止或倒退有关，是克服潜意识“阉割焦虑”的行为表现。行为学派认为，摩擦是一种条件反射行为，患者过去曾在拥挤场合偶然摩擦异性躯体并获得性兴奋，尔后为了重温这份快感而有意地多次重复行事，终于养成这种不良的习惯。

四、诊断与鉴别诊断★★★△△△

（一）诊断

1. 性身份障碍诊断和评估的步骤 包括以下三步：①判定GID的症状是否存在，包括排除其他可能的诊断。②评估GID的性质和程度。③评估共病情况。

成人GID的诊断几乎完全依赖于患者的自我陈述。在经过临床访谈后，基于患者自我陈述的性心理发育史、性别身份特征、性取向、关注身体性征的感受及希望的性别角色等，根据诊断标准做出诊断。患者的社会支持系统和职业功能也需要评估。儿童GID

患者的症状判断常依赖父母或照料者提供，表述症状时可能会有误差，因此需要一些必要的评估工具。目前使用的儿童性身份访谈及儿童性身份调查问卷主要用于研究，尚未有应用于临床评估或筛查的统一分值。青少年 GID 诊断标准与成人相同。

（1）易性症：渴望像异性一样生活，被异性接受为其中一员，通常伴有对自己解剖性别的苦恼感及不相称感，希望通过激素治疗和外科手术使自己的身体尽可能地与所偏爱的性别一致。转换性别身份至少应持续存在 2 年以上，才能确立诊断，且不应是其他精神障碍的症状，如精神分裂症，也不伴有雌雄同体、遗传或性染色体异常等情况。以上问题产生了具有临床意义的痛苦或社会、职业及其他功能方面的损害。

（2）双重异装症：个体生活中某一时刻穿着异性服装，以暂时享受作为异性成员的体验，但并无永久改变性别的愿望，也不打算以外科手术改变性别。

（3）童年性身份障碍

1）强烈而持久的跨性别身份认同：①反复表述自己想成为另一性别或坚持认为自己是另一性别。②喜欢或坚持换穿异性服饰。③在角色扮演游戏中强烈偏好另一性别角色或坚持幻想成另一性别。④强烈希望参加另一性别的游戏或娱乐。⑤强烈偏好另一性别的游戏伙伴。

2）为自己的性别感到持久不适或认为自己目前的性别角色很不合适：①男孩会断言自己的阴茎或睾丸是令人厌烦的，即将消失，或断言最好没有阴茎，或拒绝莽撞激烈的游戏并拒绝典型的男孩玩具、游戏和活动。②女孩会拒绝坐着小便，断言自己有阴茎或会长出一个阴茎，或断言自己不会长乳房或来月经，厌恶正式的女性服装。

3）此障碍不与躯体上的两性人同时存在。

4）以上问题产生了具有临床意义的痛苦或社会、职业及其他功能方面的损害。

2. 性偏好障碍 ICD-10 诊断标准：①个体通过异常的性对象和异常的性行为方式，从而体验反复强烈的性冲动和性幻想。②个体将其性冲动付诸行动或因其性冲动或性幻想引起明显痛苦。③此类偏好至少持续 6 个月。

（1）露阴症诊断标准：①符合性偏好障碍的标准。②患者反复或持续地有向陌生人（通常是异性）暴露自己生殖器的倾向，几乎总是伴有性唤起及手淫。③患者并没有与“暴露对象”性交的意愿或要求。

（2）恋物症诊断标准：①符合性偏好障碍的标准。②所恋物体成为性刺激的重要来源或获得性满足的基本条件。

（3）异装症诊断标准：①符合性偏好障碍的标准。②个体穿着异性服装，以此创造异性的外表、体验成为异性的感受。③异装与性唤起密切相关，一旦达到性高潮，性兴奋下降，就有强烈去除异装的冲动。

（4）性施虐症和性受虐症诊断标准：①符合性偏好障碍的标准。②性活动中表现为施虐者或受虐者或兼有两者，包括至少下列一条，即疼痛、羞辱、捆绑。③施虐、受虐行为是引起性兴奋与获得性满足的最主要手段。

（5）窥阴症诊断标准：①符合性偏好障碍的标准。②患者反复或持续地偷窥他们行房或私密行为（如脱衣）的倾向，几乎总是伴有性唤起及手淫。③患者并没有与“偷窥对象”性交的意愿或要求。

（6）恋童症诊断标准：①符合性偏好障碍的标准。②持续或主要偏好与儿童或性发育尚未成熟的少年性活动。③个体至少 16 岁，且比标准①中提及的对象至少年长 5 岁。

（7）摩擦症诊断标准（DSM-5）：①至少 6 个月，通过碰触或摩擦未征得同意的人从而激起个体反复的强烈的性唤起，表现为性幻想、性冲动或性行为。②个体将其性冲动实施在未征得同意的对象身上，或其性冲动或性幻想引起有临床意义的痛苦，或导致社交、职业或其他重要功能方面的损害。由于摩擦症患者也有将阴茎掏出直接挨碰对象，达到性兴奋，但不以暴露生殖器本身以达到性兴奋，可与露阴症相鉴别。

（二）鉴别诊断

1. 性身份障碍 童年性身份障碍需与异装症鉴别。异装症患者喜欢穿着异性服装，患者在穿着异性服装时并不伴有性兴奋。

2. 性偏好障碍 除原发性的性偏好障碍外，还有其他多种疾病或情况可出现类似行为，需注意鉴别。①脑器质性疾病、精神分裂症、精神发育迟缓者也可出现异常性行为。这是此类疾病的一种症状，并非真正的“原发性”性偏好障碍，各种疾病本身的特点可资鉴别。②境遇性性偏好障碍（如处在远洋航行、被监禁、夫妻长期分居等特殊环境中），一旦恢复正常的性生活，曾有过的某些性变态行为便可消失。③与性流氓行为相区别。性偏好障碍者缺乏正常性满足要求，仅通过寻求异常性对象或性方式达到性满足；一般仅表现单一的异常性行为，工作表现好而无其他劣迹；性偏好障碍者的行为往往“损人害己”，事后为此痛苦、内疚以致消极自杀。而性流氓行为则相反。

五、治疗★△

（一）性身份障碍

1. 成人性身份障碍治疗 其诊疗指南中提出了心理治疗、激素治疗，以及现实生活体验和外科手术治疗三联疗法。

（1）心理治疗：个体治疗可以让患者在安全和有支持的环境内讨论困难的处境和感受，探索性别认同，检验人际关系和职业关注，讨论以后的治疗方案等。团体治疗可以让患者从同伴得到认可和支持，有助于减少孤立感和焦虑情绪。

（2）激素治疗：对 GID 患者实施交叉性激素治疗，对解剖学性别和心理性别的转变都发挥了重要作用，可以改善患者生活质量并减少精神病性并发症。女性 GID 患者原则性激素治疗是睾酮制剂，男性 GID 患者则使用雌激素及孕激素。在激素治疗过程中定期接受配套医学检测，避免或减少不良反应的出现。

（3）现实生活体验：是充分采取一种全新或变化的性别角色或表现进行日常生活，让 GID 患者在决定改变性别时提前感受这种现实变化和后果，以在日后的生活中能成功解决可能出现的问题。

（4）性别重塑术（sex reassignment surgery，SRS）：是包括胸部手术和生殖器手术在内的外科手术，以及一些有利于增加手术者男子气和女子气的身体其他部位的手术。SRS 的适应证：①达到患者所在国家的法定年龄。②经过 12 个月持续的激素治疗并且没有禁忌证。③经过 12 个月成功的现实生活体验。④若有精神科医师参与，在心理治疗中进行的完全现实生活体验的效果要由精神科医师及患者共同来决定。⑤患者要对手术的花费、住院时间、可能的并发症及术后康复所需的其他手术等知识都有充分的了解。⑥要意识到可能由不同的主管医师来进行。

激素治疗和手术治疗可能会带来风险，接受激素治疗和手术治疗的患者自杀死亡率和其他原因所致的死亡率均高于普通人群和未接受治疗者。SRS 严重后果之一就是对手术的后悔及由此带来的一系列问题（如自杀），因此手术前的心理治疗或评估，以及现实生活体验是必不可少的。

2. 儿童性身份障碍的治疗 与成人不同，因生理及心理均未发育成熟，主要以心理社会干预为主。治疗基本原则包括：①减少社会排斥。②对精神病理的治疗。③对痛苦烦恼的干预。④预防成年 GID。

3. 青少年 GID 的治疗 其治疗手段和原则同成人类似，治疗原则遵循激素治疗、现实生活体验和外科手术治疗的三联疗法。但对未完全做好适应另一性别身份生活的患者主要使用心理社会干预。对青少年 GID 患者的身体干预需要经过详细评估后才可进行，由于患者承担责任的能力相对有限，需要考虑伦理和法律相关问题。

（二）性偏好障碍

1. 露阴症 精神分析、个人和集体心理治疗、厌恶治疗及脱敏治疗已用于临床。没有满意的证据表明这些治疗对大多数病例有效。

2. 恋物症 以心理治疗为主。帮助患者认识这是一种适应不良性行为，共同找出那些适应不良性认知，树立治疗的信心。同时进行疏导，消除自卑、消极等挫折心理和焦虑、紧张等不良情绪。提供“学习”或训练方法来矫正这些适应不良性认知和行为，帮助患者理解人的行为模式是后天学习来的，当然也能通过学习来改变其认知和行为。

3. 异装症 通常采用厌恶疗法，也可以领悟疗法，即发觉个体偏爱女装这一心理产生的情结，然后加以消除。求治者的异装症表现越典型，这种疗法的效果越好；越是希望自己外观像女人者，效果越差。

4. 摩擦症 只要确有求治动机，遵从医嘱坚持治疗，行为治疗或动力心理治疗都有良好疗效。

5. 性施虐症 治疗比较困难，有应用行为治疗的比较报告，但没有适当的临床检验证据。在缺乏任何有效治疗情况下，犯有严重伤害罪的男性，如果有其他犯罪的危险性，必须结合法律手段来处理。

6. 性受虐症 患者自己心甘情愿、乐此不疲，除非出现严重躯体伤害外不易被发现，很少因此求医。治疗方法以心理治疗为主，动力心理治疗或行为治疗都有一定疗效。

7. 窥阴症 常用的治疗方法是动力心理治疗或行为治疗。心理治疗无效时也可试用抗雄性激素类药物，靠全面抑制性欲来减少或消除窥阴行为。

8. 恋童症 是一种很难治的精神障碍。对不造成儿童直接伤害的恋童症者主要采用厌恶疗法，同时辅以心理动力学治疗，应注意纠正个体与成人性交往中存在的问题。对造成儿童伤害的恋童症者，法律制裁是必要的。

药物治疗是在心理治疗的基础上的一种辅助治疗。药物的选择根据患者的性偏好障碍类型、不同发病原因及症状表现、心理治疗效果的好坏来决定。人们发现性偏好障碍与强迫症有不少相似之处，都具有自己难以控制的特点，开始使用某些对治疗强迫症有效的抗抑郁药来控制异常的性行为。抗焦虑药不仅可缓解性偏好障碍者的焦虑、烦躁情绪，有报道可用于控制变态性行为。不过目前抗焦虑药及抗惊厥药只限于个案报道，其确切疗效及作用机制有待进一步考证。

对有性侵犯行为的性偏好障碍患者，出于公共安全及公众利益考虑，可对其进行“化学去势疗法”。倘若患者对药物治疗无法耐受或患者对药物治疗依从性差，而其症状对公共安全构成严重威胁，则需对患者进行“手术去势疗法”。

（陆　峥　刘　娜）

参 考 文 献

[1] 陆峥．性功能障碍与性心理障碍．北京：人民卫生出版社，2012.

[2] 陆峥．性心理咨询．上海：同济大学出版社，2002.

[3] The World Professional Association for Transgender Health.The Harry Benjamin international gender dysphoria association’s standards of care for gender identity disorders, 6th edition.[OL] (2001) [2018-10-07]. http://www.wpath.org/publications_standards.cfm.

[4] Hales RE，Yudofsky SC，Gabbard GO．精神病学教科书．张明园，肖泽平，译．北京：人民卫生出版社，2010.

[5] 张滨．性医学．广州：广东教育出版社，2008.

[6] Smith YL, Van Goozen SH, Kuiper AJ, et al. Sex reassignment: outcomes and predictors of treatment for adolescent and adult transsexuals. Psychol Med, 2005, 35(1): 89-99.

[7] Montorsi F, Adaikan G, Becher E, et al. Summary of the recommendations on sexual dysfunctions in men. J Sex Med, 2010, 7(11): 3572-3588.

[8] Hatzimouratidis K, Amar E, Eardley I, et al. Guidelines on male sexual dysfunction: erectile dysfunction and premature ejaculation. Eur Urol, 2010, 57(5): 804-814.

[9] Brotto LA, Bitzer J, Laan E, et al. Women’s sexual desire and arousal disorders. J Sex Med, 2010, 7(1Pt2): 586-614.

[10] 中国性学会性专业委员会男科学组．早泄诊断治疗指南．中华男科学杂志，2011，17（11）：1043-1049.

[11] 陶林．性偏好障碍．中国计划生育学杂志，2014，22（11）：786-788.

[12] 马晓年．性心理障碍讲义 // 中国中医药研究促进会．首届全国生殖医学论坛暨生殖相关疾病诊疗技术学术研讨会论文集．吉林，2007．中国中医药研究促进会，2007：7.

[13] Holoyda BJ, Kellaher DC. the biological teatment of praphilic dsorders: an udated rview. Curr Psychiatry Rep, 2016, 18(2): 19.

[14] green J. Transgender: why should we care?. Lancet, 2016, 388(10042): 334-335.

[15] Winter S, Diamond M, Green J, et al. Transgender people: health at the margins of society. Lancet, 2016, 388(10042): 390-400.

[16] Atmaca M, Baykara S, Ozer O, et al. Hippocampus and amygdala volumes in patients with vaginismus. World J Psychiatry, 2016, 6(2): 221-225.

[17] 美国精神医学学会．精神障碍诊断与统计手册．张道龙，等，译．5 版．北京：北京大学出版社 / 北京大学医学出版社，2014.

第20章 人格障碍

第1节 概　述

人格亦称个性，是指整个个体心理特征，是性格、气质、才能、兴趣、爱好及智力的总和。它是一个人区别于另一个人的标志，主要反映在对现实生活的态度、意志行为的方式和情绪反应状态等方面。它由遗传决定的个人先天素质及后天发育与习得性有机结合形成，从早年开始形成逐渐趋于稳定。人格障碍的定义很难明确界定，ICD-10和DSM-Ⅳ指出了人格障碍的三要素：①早年开始，于童年或少年起病。②人格的一些方面过于突出或显著增强，导致牢固和持久的适应不良。③对本人带来痛苦或贻害周围。

一、定义★△

人格障碍（personality disorder）是指从早年开始，逐渐形成的恒定、持久、顽固且不易纠正的显著偏离常态的人格，这使患者形成了一贯的反映个人生活风格和人际关系的异常行为模式。这种模式显著偏离特定的文化背景和一般认知方式（尤其在待人接物方面），从而影响其社会功能和职业功能，造成对社会环境的适应不良，患者也为此感到痛苦，并已具有临床意义。

二、分类★★△△

对人格障碍做出科学分类有一定困难。临床实践中，多种人格障碍共病很常见。在不同的分类和诊断系统中，人格障碍的类型是不同的。在ICD-10中，存在"持久的人格改变，不是由于脑损害及疾病所致"一类障碍的诊断名称，主要包括"灾难性经历后的持久性人格改变"和"精神科疾病后持久性人格改变"2种亚型。该类人格改变与"特异性人格障碍、混合型及其他人格障碍"平行，同在"成人人格和行为障碍"分类单元（F60～F62）中，且明确将由于脑部疾病、损伤和脑功能紊乱所致的人格障碍置于"器质性人格障碍"的分类单元（F07.0）中；DSM-5则将"由于其他躯体疾病所致的人格改变"等置于与"A类、B类、C类人格障碍"平行的"其他人格障碍"项下，共同处在"人格障碍"分类单元中，并且没有"持久的人格改变，不是由于脑损害及疾病所致"这一类诊断名称；而CCMD-3中，人格障碍、习惯和冲动控制障碍、性心理障碍同属一个分类单元，由脑部器质性障碍和躯体疾病所致的人格改变置于"器质性精神障碍"分类单元中，也没有"持久的人格改变，不是由于脑损害及疾病所致"这一类诊断名称。狭义的"人格障碍"不包括"人格改变"。现将ICD-10、DSM-5及CCMD-3中有关人格障碍及相关障碍的分类进行比较，见表20-1。

表20-1　3种分类诊断系统人格障碍及相关障碍的分类

分类诊断系统	CCMD-3	ICD-10	DSM-5
所属分类单元	人格障碍、习惯和冲动控制障碍、性心理障碍	成人人格与行为障碍	人格障碍
分类	偏执型人格障碍	特异性人格障碍	A类人格障碍
	分裂样人格障碍	偏执型人格障碍	偏执型人格障碍
	反社会型人格障碍	分裂样人格障碍	分裂样人格障碍
	冲动型（攻击型）人格障碍	社交紊乱型人格障碍	分裂型人格障碍
	表演型（癔症型）人格障碍	情绪不稳型人格障碍	B类人格障碍

（待续）

（续表）

分类诊断系统	CCMD-3	ICD-10	DSM-5
分类	强迫型人格障碍	表演型人格障碍	反社会型人格障碍
	焦虑型人格障碍	强迫型人格障碍	边缘性人格障碍
	依赖型人格障碍	焦虑型（回避型）人格障碍	表演型人格障碍
	其他或待分类的人格障碍	依赖型人格障碍	冲动型人格障碍
			自恋型人格障碍
			C 类人格障碍
			回避型人格障碍
			依赖型人格障碍
			强迫型人格障碍
		混合型及其他人格障碍	其他人格障碍
		混合型人格障碍	由于其他躯体疾病所致的人格改变
		烦扰型人格障碍	其他特定的人格障碍
			未特定的人格障碍
		持久的人格改变，不是由于脑损害及疾病所致	
		灾难性经历后的持久性人格改变	
		精神科疾病后持久性人格改变	
		其他持久性人格改变	
		持久性人格改变，未特定	

第 2 节　病因与发病机制

人格障碍形成的原因比较复杂，大量的研究资料和临床实践表明，生物、心理、社会环境等方面因素都会对人格的形成产生影响。一般认为它是异源性的集合体，在大脑先天性缺陷的基础上，遭受环境有害因素（特别是心理－社会因素）的影响形成的。各类型具有共同的病原因素。总结各因素如下。

一、遗传因素与脑发育因素★△

根据对人格障碍者的家谱调查和双生子、寄养子研究及染色体分析，得出人格障碍与遗传有关的结论，人格障碍患者亲属中人格障碍的发生率较高，双亲中脑电图及生化异常率较高。寄养子的研究发现，人格障碍患者的子女从小寄养出去，与对照组相比，仍有较高的人格障碍发生率，提示遗传因素的作用。脑电图检查发现 50% 的人格障碍患者常有慢波出现，与儿童脑电图近似，故有学者认为人格障碍是大脑发育成熟延迟的表现。大脑皮质成熟延迟在一定程度上说明其冲动控制和社会意识成熟延迟。人格障碍患者到中年以后情况有所改善，可能是大脑皮质成熟程度增高的结果，这与临床观察结果一致。因各种人格障碍的男、女发生比例不一样，于是人们设想某些人格障碍可能与内分泌激素有关。而神经系统疾病如脑炎、颞叶癫痫及脑外伤等可为促发因素。

二、童年期精神创伤和不合理教养★△

许多学者，尤其是精神分析学说认为童年生活经历和精神创伤对人格的形成具有重要作用。婴幼儿时期母爱的剥夺、父母离婚、家庭感情破裂、长辈过分溺爱、家庭或教师对儿童时期的不合理教养方式、父母不良的行为模式（如酗酒、违法乱纪、道德败坏等，以及早年受到重大心理创伤如躯体虐待、性虐待、情感虐待等），均可导致个体处于急性的或持久的焦虑、恐惧与压抑的心理状态下，并逐渐形成难以适应正常社会生活的病态的心理防御机制，从而发展为人格障碍。

三、社会文化因素★△

人格障碍与文化适应不良有关，不同的社会和不同的文化塑造不同的性格。一些学者认为人格障碍患者的异常情绪反应及行为方式都是儿童生长过程中习得的，通过条件反射机制巩固下来。人格障碍可能与下列因素有关：家庭结构不稳定，离婚率高，弃婴私生子多，受大量淫秽、凶杀等内容的小说、网络及影视文化的影响而习得不良行为。此外，社会环境对于人格的发展也有一定的影响，如社会上存在的不合理的社会现象、扭曲的价值观念对人格障碍形成的消极作用不可忽视。

总之，人格障碍的形成有多方面的原因，综合作用。除大脑先天缺陷外，心理、社会与文化、环境的潜移默化影响，可能是人格障碍形成的关键因素。

第3节 临床表现

人格障碍是个体性格学体质与行为倾向上的严重紊乱，通常涉及人格的几个侧面，几乎总是伴有个人与社会间显著的割裂。人格障碍多在儿童后期或青春期出现，持续到成年并渐渐显著。常见的人格障碍的临床表现如下。

一、偏执型人格障碍★★△△

多见于男性，其行为的主要特点是广泛地猜疑和过敏。这种患者极度的敏感，在遭到拒绝或失败时，易感委屈，对侮辱和伤害不能宽容，长期耿耿于怀；思想行为固执己见、心胸狭隘，易将别人无意的或友好的行为误解为敌意或轻蔑而产生歪曲体验；自以为是，自命不凡，对自己的能力估计过高，惯于把失败和责任归咎于他人而原谅自己，在工作和学习上往往言过其实；同时又很自卑，爱嫉妒，总是过多过高地要求别人，但从来不信任别人的动机和愿望，认为别人存心不良；不能正确、客观地分析问题，易从个人感情出发，主观片面性大。因此，这种人容易产生偏执观念。由于患者的敌对和冷漠，常无法建立起亲密的人际关系。

二、分裂样人格障碍★★△△

以观念、行为和外貌服饰的奇特、情感冷漠及人际关系缺陷为特点。人格明显内向（孤僻、被动、退缩），回避社交，离群独处，自得其乐；对人冷漠，缺乏情感体验，缺乏热情和温柔体贴，无幽默感，对于批评与表扬及别人对他的看法等漠不关心；常不修边幅、服饰奇特、行为怪异，其行为不合时宜；言语结构松散、离题、用词不妥、繁简失当，表达意思不清楚，但并非智力障碍或文化程度受限所致；爱幻想或有奇异信念（如相信第六感觉等），有时思考一些在旁人看来毫无意义的事情，如太阳为什么要从东方升起，人为什么没有尾巴等；有些患者在从事抽象思维的领域可有成就；可有牵连、猜疑、偏执观念，或奇特感知体验，如一过性触觉或幻觉等不寻常的知觉体验。

三、反社会型人格障碍（社交紊乱型人格障碍）★★△△

以行为与整个社会规范相背离为主要特点，具有高度的攻击性，缺乏同情心、羞耻感，行为受偶然动机驱使，经常违法违纪，且不能从经历中吸取经验教训，社会适应不良。幼年时常有品行障碍，学习成绩差，并有说谎、偷窃、酗酒、斗殴、破坏公物、逃学、违纪等行为。成年后情感肤浅而冷酷，以自我为中心，脾气暴躁，自控能力不良，法纪观念淡薄，行为受本能欲望或偶然动机和情感冲动所驱使，对他人甚至亲人采取残酷的、令人痛苦的冲动行为。对挫折的耐受力差，遇到失利则推诿于客观或提出一些似是而非的理由为自己开脱。从无内疚感，对自己的行为错误很少自责。

四、冲动型人格障碍（情绪不稳型人格障碍）★★△△

又称为暴发型或攻击型人格障碍，是一种以情绪的易激惹性或暴发性和行为的冲动性为主要特征的人格障碍。由于发作过程中其有突发型，类似癫痫，故又称癫痫型人格。患者往往在童年时就有所表现，因微小的事和精神刺激就会突然暴发强烈的暴力行为，无法自控，从而造成破坏和伤害他人。其特点为情绪急躁易怒，存在无法自控的冲动和驱动力；性格上常表现出向外攻击、鲁莽和盲动性；冲动的动机形成可以是有意识的，亦可以是无意识的；行动反复无常，可以是有计划的，亦可以是无计划的。行动之前有强烈的紧张感，行动之后体验到愉快、满足或放松感，无真正的悔恨、自责感；心理发育不健全和不成熟，经常导致心理不平衡；容易产生不良行为和犯罪的倾向。以上表述为主动攻击型的表现。还有一种表现为被动攻击型，其主要特征是以被动的方式表现其强烈的攻击倾向。这类患者外表显得被动服从、百依百顺，内心却充满敌意和攻击性。如故意晚到，故意不回电话或回信，故意拆台使工作无法进行；固执不听调动，拖延时间，暗地破坏或阻挠。其仇视情感与攻击倾向十分强烈，但又不敢直接表露于外。

五、表演型人格障碍★★△△

也称癔症型人格障碍或歇斯底里人格障碍，是一种过分情绪化和用夸张的言行吸引他人注意为主要特点的人格障碍。其典型的特征表现为心理发育的不成熟性，特别是情感过程的不成熟性。最大特点是做作、情绪表露过分，总希望引起他人注意。此类型人格障碍多见于女性，尤以中、青年女性多见，一般年龄都在 25 岁以下。表演型人格障碍患者常表现出过分做作和夸张的行为引人注意，有较好的艺术表现才能，唱、说、哭、笑，演技逼真，有一定的感染力。有人称她们为“伟大的模仿者”“表演家”。这类患者不仅有很强的自我暗示性，还带有较强的被他人暗示性。好幻想，把想象当成现实，当缺乏足够的现实刺激时便利用幻想激发内心的情绪体验。情感肤浅、丰富、易变化，“大惊小怪”，缺乏固有的心情，给人没有真情实感和装腔作势，甚至无病呻吟的印象，带有戏剧化色彩，容易激情失衡。玩弄多种花招达到自我目的，完全不顾他人的需要和利益，如任性、强求、说谎欺骗、献殷勤、谄媚，有时甚至使用操纵性的自杀威胁。这类人喜欢别人注意和夸奖，只有投其所好和取悦一切时才合自己的心意，表现出欣喜若狂，否则会攻击他人，不遗余力。

六、强迫型人格障碍★★△△

以要求严格和完美为主要特点，容易把冲突理智化，具有强烈的自制心理和自控行为。过分注意自己的行为是否正确、举止是否适当，因此表现得特别死板、缺乏灵活性。责任感特别强，往往用十全十美的高标准要求自己，追求完美，同时又墨守成规；在思想上呆板、保守；在处事方面，过于谨小慎微，自我怀疑，常常由于过分认真而重视细节、忽视全局，怕犯错误，遇事优柔寡断，难以做出决定；焦虑、紧张、悔恨多，轻松、愉快、满意少。他们往往对别人要求也高，不能平易近人，难于热情待人，缺乏幽默感，因此挚友较少。过分认真，注意细节，责任心过强，为自己建立严格的标准，过分专注于工作成效而不顾消遣和人际关系，这种人易产生强迫症状和焦虑、忧郁反应而影响生活与工作。

七、焦虑型人格障碍★★△△

焦虑型人格障碍以一贯感到紧张、提心吊胆、不安全及自卑为特征，总是需要被人喜欢和接纳，对拒绝和批评过分敏感，因习惯性地夸大日常处境中的潜在危险而有回避某些活动的倾向。特点是懦弱胆怯，自幼表现胆小、易惊恐。有持续和广泛的紧张、忧虑感觉。敏感羞涩，对任何事情都表现惴惴不安。有自卑感，常不断追求受人欢迎和被人接受。个人交往十分有限，对与他人建立关系缺乏勇气。

八、依赖型人格障碍★★△△

依赖型人格障碍以过分依赖为特征，表现为缺乏独立性，感到自己无助、无能和缺乏精力，生怕被人遗弃。将自己的需求依附于别人，过分顺从于别人意志。要求和容忍他人安排自己的生活，当亲密关系终结时则有被毁灭和无助的体验，有一种将责任推给他人来对付逆境的倾向。

第 4 节　诊断与鉴别诊断

一、诊断标准★★★△△△

适用于所有人格障碍（此处指狭义的人格障碍，在 ICD-10 中称为特异性人格障碍）。

（一）一般性诊断要点

不是由广泛性大脑损伤或病变及其他精神科障碍所直接引起的状况，符合以下几点：①明显不协调的态度和行为，通常涉及几个方面的功能，如情感、唤起、冲动控制、知觉与思维方式及与他人交往的方式。②这一异常行为模式是持久的、固定的，并不局限于精神障碍的发作期。③异常行为模式是泛化的，与个人及社会的多种场合不相适应。④上述表现均于童年或青春期出现，延续至成年。⑤这一障碍会给个人带来相当大的苦恼，但仅在病程后期才明显。⑥这一障碍通常会伴有职业及社交的严重问题，但并非绝对如此。

在不同的文化中，需要建立一套独特的标准以适应其社会常模、规则与义务。对于下列大多数亚型，通常要求存在至少3条临床描述的特点或行为的确切证据，才能诊断。

（二）常见的人格障碍诊断要点

1. 偏执型人格障碍 这种人格障碍的特征为：①对挫折与拒绝过分敏感。②容易长久地记仇，即不肯原谅侮辱、伤害或轻视。③猜疑及将体验歪曲的一种普遍倾向，即把他人无意的或友好的行为误解为敌意或轻蔑。④与现实环境不相称的好斗及顽固地维护个人的权利。⑤极易猜疑，毫无根据地怀疑配偶或性伴侣的忠诚。⑥将自己看得过分重要的倾向，表现为持续的自我援引态度。⑦将患者直接有关的事件及世间的形形色色都解释为"阴谋"的、无根据的先占观念。包含夸大性偏执、狂信性、好诉讼性及敏感性偏执型人格障碍。不含妄想性障碍、精神分裂症。

2. 分裂样人格障碍 这种人格障碍符合下述描述：①几乎没有可体验到愉快的活动。②情感冷淡，隔膜或平淡的情感。③对他人表达温情、体贴或愤怒情绪的能力有限。④无论对批评或表扬都无动于衷。⑤对与他人发生性接触毫无兴趣（要考虑年龄）。⑥几乎总是偏爱单独行动。⑦过分沉湎于幻想和内省。⑧没有亲密朋友，与人不建立相互信任的关系（或只有一位），也不想建立这种关系。⑨明显地无视公认的社会常规及习俗。

不含Asperger综合征、妄想性障碍、儿童期分裂样障碍、精神分裂症、分裂型障碍。

3. 反社会型人格障碍（社交紊乱型人格障碍） 常因其行为与公认的社会规范有显著差异而引人注目的一种人格障碍，其特征为：①对他人感受漠不关心。②全面、持久地缺乏责任感，无视社会规范、规则与义务。③尽管建立人际关系并无困难，却不能长久地保持。④对挫折的耐受性极低，微小刺激便可引起攻击，甚至暴力行为。⑤无内疚感，不能从经历中特别是从惩罚中吸取教训。⑥很容易责怪他人，或当他们与社会相冲突时对行为做似是而非的合理化解释。

伴随的特征中还有持续的易激惹。儿童期及青春期存在品行障碍，尽管并非总是存在，如果有则更进一步支持本诊断。

包含非社交型人格障碍、精神病态与社会病态型人格障碍。不含品行障碍、情绪不稳型人格障碍。

4. 冲动型人格障碍（情绪不稳型人格障碍） 此类人格障碍有一个突出的倾向，即行为冲动、不计后果，伴有情绪不稳定。事先进行计划的能力很差，强烈的愤怒爆发常导致暴力或"行为爆炸"；当冲动行为被人批评或阻止时，极易会诱发上述表现。本类人格障碍有2个特定的亚型，两者都以冲动性及缺乏自我控制为突出表现。

（1）冲动型：其主要特征为情绪不稳定及缺乏冲动控制。暴力或威胁性行为的暴发很常见，在其他人加以批评时尤为如此。包含暴发型人格障碍和攻击型人格障碍。不含社交紊乱型人格障碍。

（2）边缘型：存在一些情绪不稳定的特征，除此之外，患者自己的自我形象、目的及内心的偏好（包括性偏好）常是模糊不清的或扭曲的。他们通常有持续的空虚感。患者由于易于卷入强烈及不稳定的人际关系，可能会导致连续的情感危机，也可能会竭力避免被人遗弃，并可能伴有一连串的自杀威胁或自伤行为（这些情况也可能在没有任何明显促发因素的情况下发生）。

包含边缘型人格障碍。

5. 表演型人格障碍 这种人格障碍的特征为：①自我戏剧化，做戏性、夸张的情绪表达。②暗示性，易受他人或环境影响。③肤浅和易变的情感。④不停地追求刺激、为他人赞赏及以自己为注意中心的活动。⑤外表及行为显出不恰当的挑逗性。⑥对自己外观、容貌过分计较。

其他特征还包括自我中心、自我放任，不断渴望受到赞赏，感情易受伤害，为满足自己的需要总是不择手段。

包含癔症型人格障碍及心理幼稚型人格障碍。

6. 强迫型人格障碍 这种人格障碍的特征为：①过分疑虑及谨慎。②对细节、规则、条目、秩序、组织或表格过分关注。③完美主义，以至影响了工作的完成。④道德感过强，谨小慎微，过分看重工作成效而不顾乐趣和人际关系。⑤过分迂腐，拘泥于社会习俗。⑥刻板和固执。⑦患者不合情理地坚持他人必须严格按自己的方式行事，或即使允许他人行事也极不情愿。⑧有强加的、令人讨厌的思想或冲动闯入。

包含强迫行为与强迫观念型人格障碍、强迫观念－强迫行为型人格障碍。不含强迫观念－强迫行为障碍。

7. 焦虑型人格障碍 这种人格障碍的特征为：①持续和泛化的紧张感与忧虑。②相信自己在社交上笨拙，没有吸引力或不如别人。③在社交场合总过分担心会被人指责或拒绝。④除非肯定受人欢迎，否则不肯与他人打交道。⑤出于维护躯体安全感的需要，在生活风格上有许多限制。⑥由于担心批评、指责或拒绝，回避那些与人密切交往的社交或职业活动。其他特征包括对拒绝与批评过分敏感。

8. 依赖型人格障碍 这种人格障碍的特征为：①请求或同意他人为自己生活中大多数重要事情做决定。②将自己的需求附属于所依赖的人，过分顺从他人的意志。③不愿意对所依赖的人提出即使是合理的要求。④由于过分害怕不能照顾自己，在独处时总感到不舒服或无助。⑤沉陷于被关系亲密的人所抛弃的恐惧之中，害怕只剩下他一人来照顾自己。⑥没有别人过分的建议和保证时做出日常决定的能力很有限。

其他特征包括总把自己看作无依无靠、无能的、缺乏精力的。

包含衰弱型人格障碍、不当型人格障碍、被动型人格障碍及自我挫败型人格障碍。

二、诊断★★△△

人格障碍作为一个整体，可能属于诊断和治疗中最复杂的精神障碍之一，它主要依据病史来诊断。

诊断人格障碍不仅要注意收集目前的临床表现，还需要重点收集有关人格的既往资料。18岁以前的个人史资料，尤其早年创伤性事件更为重要，但有时候难于得到。由于人格障碍患者的临床特点，常导致其本人不能客观陈述自己的问题，因此在收集病史时，不仅要认真听取患者本人的陈述，也要注意收集相关知情人提供的材料。

诊断困难的部分原因是人格障碍本身的特点，另外原因是这些障碍与其他障碍不易鉴别，且正常与异常间无明确的界定方式。所谓正常人格的个体有能力适应不同环境的需要和生活的改变，而人格障碍的患者其适应能力非常有限，甚至可能完全丧失，两者的区别主要在程度上而非结构上，有无人格障碍并不是非此即彼的区别，而是人格问题对个体影响程度的大小。

从临床实际出发，一个人的行为模式（尤其是人际关系模式）已经持续2年以上，既不与某种精神障碍或症状直接相联系，又没有任何相反的证据（数年前和现在大不相同的证据），便可以认为是人格特性的表现。

人格是从小逐渐发展形成起来的，人格障碍也是如此。年龄越小，人格的可塑性越大。一般地说，到了18岁人格已基本定形，不容易有大变化了。因此，临床精神病学以18岁作为诊断人格障碍的年龄下限。18岁以下的人一概不诊断人格障碍，必要时可诊断为情感障碍、行为障碍或品行障碍等。

从发病机制看，人格障碍明显不同于器质性疾病所致的人格改变及非器质性疾病所致的持久性的人格改变。人格改变的患者既往无人格障碍史，是在罹患脑器质性疾病或导致大脑功能紊乱的躯体疾病后，或在经历灾难或长期的严重应激，或在罹患严重的精神科疾病后所发生的持久性的人格改变。仔细询问相关的病史有助于人格改变的诊断和鉴别诊断。全面细致的体格检查、神经系统检查及相关的辅助检查如脑电图、头颅影像学检查、记忆智力测定等，有助于器质性障碍所致的人格改变的诊断和鉴别诊断。

此外，因人格障碍既可以作为其他精神障碍的发病基础，也可以作为一个独立的疾病单元与其他精神障碍共存，因此必要时可以做出人格障碍与其他精神障碍共病的诊断。

人格评估可在一定程度上有助于人格障碍的诊断。进行人格评估的前提是承认存在个体差异，并且这种差异是可测的。理论是评估的指导，不同的理论导致不同的人格评估技术和方法。人格评估可分为4类，即投射、主体、自陈和行为测验。人格自陈量表是一种问卷式测验，自问世以来已经有多种，临床上常用的有明尼苏达多项人格调查表、卡特尔16人格因素问卷、艾森克人格问卷等。投射测验是一种对行为的无意识的内容尤为敏感的工具，就像一台心理显微镜。该测验常用的有主题统觉测验和罗夏墨迹图测验。需要强调的是，人格测验的结果只能作为诊断人格障碍的参考，而不能仅根据人格测验的结果诊断人格障碍或排除人格障碍。

三、鉴别诊断★★△△

人格障碍一般需与人格改变、一般犯罪、焦虑障碍、精神分裂症及双相情感障碍等鉴别。

（一）人格改变

要考虑2类情况：一是器质性疾病（包括脑器质性疾病和躯体疾病等）所致的人格改变；二是非器质性疾病所致的人格改变，主要包括灾难性经历后的持久性人格改变和精神科疾病后持久性人格改变。人格改变者，病前的人格基本正常，在罹患器质性疾病或在灾难性经历后或罹患精神科疾病后出现人格异常，有明确的致病因素和相对明确的发病时间和病期。

器质性疾病所致的人格改变，还常有与原发性躯体疾病相关的阳性体征和辅助检查（如脑电图、头颅影像学检查、实验室检查等）的阳性结果，记忆力、智力可能受损。

灾难性经历之后持久性人格改变常有强烈应激史，如被关押于集中营、受酷刑折磨、重大灾难、长期处于生命受威胁的环境中等。精神科疾病后持久性人格改变常有严重、反复发作或持续的精神障碍史并在其后形成人格改变，且持续时间超过2年。

人格障碍与人格改变的鉴别要点见表20-2。

表20-2 人格障碍与人格改变的鉴别要点

	起病原因和形式	起病时间和病期	病程特点	症状特征
人格障碍	病因不明，早年开始，属原发性	无或不明显，持续多年	一贯如此	以情感意志行为障碍为主，思维、智力基本正常
人格改变 器质性疾病所致人格改变	病因明显，成年后患器质性疾病后出现，属继发性	有且明显，持续6个月以上（CCMD-3标准）	逐渐加重	思维、情感、意志行为和智力均有障碍，可有相应阳性体征和辅助检查阳性发现
非器质性疾病所致人格改变	成年后经历重大应激事件或罹患精神障碍后出现，属继发性	有且明显，持续2年以上	突然改变或逐渐加重	以情感意志行为障碍为主，思维、智力基本正常

（二）一般犯罪

人格障碍的行为障碍可能导致触犯法律，甚至构成犯罪行为。人格障碍而导致的犯罪行为常有其特点，其与一般犯罪行为的鉴别要点见表20-3。

表20-3 人格障碍与一般犯罪的鉴别要点

	犯罪目的	犯罪动机	作案手法	后果
人格障碍	冲动性	模糊	简单粗暴	害己为甚
一般犯罪	获利性	明显	隐蔽狡诈	害人为主

（三）焦虑障碍

焦虑障碍可有一定的焦虑性人格，但焦虑障碍常有明确的诱发因素及相对明确的病期，可呈发作性，有相对的缓解期。具有焦虑特征的人格障碍则在早年逐渐形成，没有明确的发病日期和病期，没有明确的缓解期。两者的鉴别要点见表20-4。

表20-4 人格障碍与焦虑障碍的鉴别要点

	焦虑障碍	人格障碍
临床特点	是不固定的暂时神经功能障碍，有缓解期	是恒定、顽固、难以改变的人格偏离，无缓解期
起病诱因	在人格已形成后发展起来，一定的精神因素作用下起病，故有明显的起病时间和病期	自幼逐渐形成后一贯如此，无明显起病时间和病期，但在精神因素作用下症状可明显加剧
自我体验	患者能体验到自己患病的痛苦，自知力完整	患者对自己的人格偏离正常缺乏痛苦体验和自知之明
适应能力	适应社会环境尚好，能保持一定的与人正常的交往功能	适应社会环境不良，与他人格格不入
预后	经治疗一般能使之好转	用各种方法治疗亦难以使之正常

（四）精神分裂症

精神分裂症早期可表现为人格和行为的改变，如劳动纪律松懈、情绪不稳、态度恶劣、学习工作效率下降、越轨行为等，易与偏执型人格障碍、分裂样人格障碍、分裂型人格障碍及边缘型人格障碍等人格障碍混淆。精神分裂症常有明确的起病时间和病期，病期明显时有明确的幻觉、妄想等可资鉴别。两者的鉴别要点见表20-5。

表20-5 人格障碍与精神分裂症的鉴别要点

	精神分裂症	人格障碍
疾病性质	病前没有明显的社会适应不良，发病后有明显的质的情感行为变化	个性发展的偏离，不是一个疾病过程，属于量的变化
病程特点	有明显病期，在一段时间内逐渐出现行为改变和一系列精神障碍	无明显病期，是自幼形成的一贯性表现。当处于困难环境或严重应激的情况下，精神障碍可较突出
思维活动	偏执型精神分裂症是在无明显原因的基础上出现幻觉妄想，其内容较荒谬、离奇	偏执型人格障碍是在过分敏感的基础上对日常事务和人际关系产生一些牵连观念。内容较接近现实，无幻觉等感知障碍
情感活动	淡漠或不适切	分离现象
协调性	知、情、意互不协调	精神活动大致协调

（五）双相障碍

双相障碍轻躁狂或躁狂发作可以表现为易激动、好挑剔、惹是生非、无理取闹、攻击或侵犯他人等意志行为异常，如果既往情况不详，往往误诊为人格障碍。但仔细观察还可发现情感高涨、言语动作增多、兴奋性强等基本症状，且病程呈发作性，可自行或药物缓解，如结合病史及患者以前的性格特征不难鉴别。两者的鉴别要点见表20-6。

表 20-6　人格障碍与双相障碍的鉴别要点

	双向障碍	人格障碍
疾病性质	病前没有明显的社会适应不良，发病后有明显的质的情感行为变化	个性发展的偏离，不是一个疾病过程，属于量的变化
病程特点	有明显病期，在一段时间内逐渐出现行为改变和一系列精神障碍	无明显病期，是自幼形成的一贯性表现。当处于困难环境或严重应激的情况下，精神障碍可较突出
思维活动	联想加快，可有音联、意联；可以有与心境相一致的妄想，且常为夸大妄想	偏执型人格障碍是在过分敏感的基础上对日常事务和人际关系产生一些牵连观念；内容较接近现实，无幻觉等感知障碍，无音联、意联
情感活动	易激惹，情感高涨，自我感觉良好	分离现象
协调性	知、情、意协调，常具有感染力，常会对自己的过激行为主动道歉	精神活动大致协调，但一般不具备感染力，一般无发自内心的主动道歉行为

第5节　治疗与预防

一、治疗★△

人格障碍的治疗较为困难，主要原因在于患者在漫长的成长过程中形成的行为模式或思想方式很难轻易改变。因此，治疗越早越好，且常需较长时间的治疗。治疗方法主要有以下几种。

（一）心理治疗

心理治疗是人格障碍的主要治疗手段，目标着重强调人格重建，改善患者的心理和社会环境，使其适应社会。常用的方法有分析性治疗、认知治疗、行为治疗、家庭治疗等。

人格障碍者是自我协调的，他们一般不会主动求医，常常是在环境及社会地位改变后不能适应感到痛苦，或出现情绪、睡眠方面的症状危机时才到医院寻求治疗。由于社会化问题是人格障碍的最关键和最重要的因素，所以心理干预首先是重建他们的心理和社会环境，创造关心、爱护和不受歧视的氛围。另一方面帮助其认识个性缺陷，鼓励他们改变自己的行为模式，矫正其适应不良习惯，改善社会适应能力，通过加强自我调节和进行各种治疗（包括环境适应能力训练、就业及行为方式指导、人际关系调整等），人格障碍可以在一定程度上得到纠正，动员其多参加一些公益活动，控制和纠正偏离行为与习惯，逐渐改造不良人格，重建健全的行为模式。

目前，备受推崇的是习惯养成法矫正人格障碍，具体操作为治疗人员教给孩子们和他们的家长做生活记录，以改变他们的生活方式，使他们的粗暴行为的次数逐渐减少。习惯养成法的示范如下：孩子迟到20 min，第2天清早必须要求他提前30 min到校；如果孩子很好地完成学习任务，即给予增加2 h的娱乐时间以示奖励。这样通过奖惩正负强化来纠正人格障碍可收到一定的效果。

精神分析和精神动力学取向的心理治疗强调有良好设置的长程系统治疗，并把重点放在探索患者人格障碍的早年经历尤其是创伤性经历对患者人格形成的影响，以共情、接纳、抱持的态度，利用移情、反移情、梦及面质、澄清、解释等分析技术，阐释其的移情和核心的防御机制，揭示其异常行为的功能和潜意识的意义，突破其的阻抗，最后达到修通，逐渐改变其病态的防御机制，建立起新的相对成熟的防御机制和行为模式。

（二）药物治疗

总的来说，没有一种药物对人格障碍治疗有效。但出现异常应激与情绪反应时临时少量对症用药则很有帮助，某些药物可减轻某些症状。对具有冲动、攻击行为、情绪不稳定人格障碍者，给予少量抗精神病药或碳酸锂、丙戊酸钠治疗往往能收到较好效果。对有焦虑表现者可适当应用少量苯二氮䓬类药物，这些方法对人格障碍的矫正可有一定作用。但是这种方法并非一劳永逸，且对于改善其他症状疗效不佳，因为与人格障碍有关的问题很顽固，对药物治疗有效的症状通常在停药后复发。

（三）精神外科治疗

实践已证明，大脑一定部位（杏仁核、扣带回、内束前肢、尾状核下）的定向破坏手术可改善人格障碍的冲动攻击行为。但外科手术会导致大脑的不可逆损伤，且手术治疗的损伤也会导致人格改变，故很少开展。《中华人民共和国精神卫生法》实施以后，进一步从法律层面限制了人格障碍的外科治疗。

（四）教育、训练和安排

大多数学者指出惩罚对这类人是无效的，需要多方面紧密配合对他们提供长期而稳定的服务和管理，特别是卫生部门和教育系统的配合。以精神科医师为媒介组织各种服务措施。丹麦有处理人格障碍的特殊中心，由精神科医师、社会工作者和律师组成，一名全日制工作的管理人员组织日常工作，并与精神病福利官员、社会治安部官员、职业介绍所官员等密切联系。管理人员根据不同情况召开会议，不仅起矫正和整顿中心的作用，而且提供全日性门诊咨询服务，给患者持续的关照和支持。管理人员与寄宿舍、监护车间、工业复原部门、综合医院、急诊室等机构取得密切配合，实践证明这种做法对于慢性人格障碍是有益的。

二、预防★△

人格障碍是在早年就开始形成了，除了做到优生优育，尽可能避免先天性因素的影响之外，首当其冲的是强调科学的育儿方式。良好的亲子关系，尤其是3岁以前的良好的母子关系至关重要。出生早期照料者（主要是母亲）应尽量满足处于共生状态的婴儿的生理和心理需求，帮助婴儿首先建立基本的安全感和亲密感；在此基础上，再根据婴儿和幼儿成长的情况和心理的承受能力，逐渐与其保持适当的距离，帮助孩子逐渐成长并最终独立。良好的母婴关系与恰当的早期教育，同时关心孩子的生理和心理的发展，对培养健全的人格，预防人格障碍的发生、发展至关重要。当儿童出现行为问题时，父母及老师决不能疏忽大意、听之任之，而应及时设法矫正，及早寻求心理医师或精神科医师的帮助。父母自己不亲自照料和教育孩子，过早地交由他人包括交由祖辈抚养，或父母对孩子过度宠爱、放纵孩子的个性任其发展，都容易使孩子的个性形成偏离正常，贻误终身。家庭、幼儿园和学校要对孩子予以良好教育，及时纠正孩子的不良行为。减少家庭纠纷，避免父母离异，保持良好的人际关系和生活环境，对人格障碍的预防亦大有裨益。

（李晓驷　陆　峥）

参考文献

［1］郝伟．精神科疾病临床治疗规范教程．北京：北京大学医学出版社，2009：568-591.

［2］沈渔邨．精神病学．4版．北京：人民卫生出版社，2005：524-531.

［3］Robinson DJ．失序的人格．唐子俊，唐慧芳，李珣合，译．中国台湾：五南图书出版社，2003：47-48.

［4］江开达．精神病学．2版．北京：人民卫生出版社，2005：216-229.

第 21 章　儿童青少年期精神障碍

第 1 节　概　　述

儿童青少年期是个体生理和心理发育的特殊时期，是个体从儿童过渡到青年的关键时期。由于他们心理发育不成熟和不同年龄阶段的特殊性，儿童青少年期精神障碍与成人精神障碍的区别也很大。首先，儿童青少年期精神障碍通常是根据父母而不是儿童本人的主诉来就诊，父母带孩子来就诊并不一定意味着孩子的精神障碍严重到了什么程度，而是反映出父母对孩子精神障碍的态度。其次，判断儿童心理行为正常与否依赖于儿童不同心理发展水平。再次，儿童青少年期精神障碍的发生往往与家庭成员，尤其是父母关系有关。最后，儿童青少年期精神障碍会表现出正常的心理活动，正常的心理活动与异常的精神障碍之间的界限不清，要善于从他们的正常心理活动中识别出异常，在异常心理现象中认识到正常的部分。

一般来说，对儿童青少年期精神障碍的评估需要包括以下 4 个方面：①发育评估，以儿童心理发展相关的理论为指导，评估包括躯体发育和心理发育的状况。②家庭评估，对儿童家庭结构和家庭功能的评估。③临床评估，是评估儿童的重要手段，主要围绕疾病演变过程、生活事件、治疗经历及其效果等进行。④量表评估，是对临床评估的辅助和补充，是一种量化的收集资料的方法，它能全面、系统地收集临床资料，增加资料的客观性，便于统计、分析和交流，方便、省时，容易掌握。

儿童青少年期精神障碍的主要治疗方法是以药物治疗和心理治疗的有机结合。药物治疗是基础，心理治疗来辅助。药物治疗和心理治疗相辅相成，缺一不可。

第 2 节　孤独症谱系障碍

一、流行病学

孤独症谱系障碍（autism spectrum disorder，ASD）（DSM-5）以前被称为儿童孤独症，是神经发育性障碍的一种类型。

基本特点是人际交往与沟通模式异常，言语和非言语交流障碍，兴趣和活动内容局限、刻板、重复。起病于 3 岁前，通常在 5 岁以内已经比较明显。

1943 年，美国约翰·霍普金斯大学儿童精神科医师 Leo Kanner 首次报道了 11 例特殊病例，当时被命名为“早发性婴儿孤独症”。1980 年，DSM-Ⅲ使用了“广泛发育障碍”，直到 1994 年 DSM-Ⅳ仍然将其划归到“广泛发育障碍”的范畴。2013 年，美国 DSM-5 将其划归于神经发育性障碍。

儿童孤独症患病率为 0.04%～0.05%（1966 年，UK）。美国疾病控制中心调查显示孤独症患病率从 0.66%（2007 年）增加到 1.47%（2014 年）。男孩多于女孩，男、女比例为（6～9）：1。

二、病因与发病机制★△

ASD 的病因至今未明。可能的病因包括以下几个方面。

（一）遗传因素

ASD 遗传度为 90%，同胞同病率是一般人群的 50 倍，单卵双生子的同病率达 95.7%。研究显示，致病候选基因大概位于性染色体、7 号染色体、15 号染色体和 17 号染色体等上面，染色体 16p11.2 缺失或重复与孤独症的发病有关。近年来，随着全基因组 SNP 芯片技术（genome-wide association study，GWAS）、二代测序技术、拷贝数变异（copy number variation，CNV）杂交分析技术等的兴起，ASD 的遗传学研究取得了一些突破性的进展，不少疾病易感基因得以被发现，如 *RELN*、*SHANK3*、*NLGN3*、*NLGN4X*、*MET*、*PTEN*、*TSC1*、*TSC2*、*HLA-DRB4*、*MIF*、*C4B* 等。在这些易感基因中有遗传性的常见多态（如 *SNP*）和罕见的变异，也有新生突变，这些遗传变异的发现给 ASD 的遗传学诊断提供了可能，也给 ASD 高危家庭的预防性筛查和优生优育提供了可能。正如 *Mecp2* 基因在诊断 Rett 综合征中具有非常重要的意义，随着基因诊断芯片技术的发展，基因诊断在 ASD 疾病的筛查、早期诊断等精准医疗方面会有重大突破。

（二）围生期因素

约 1/3 的 ASD 患儿围生期有并发症，母妊娠期患感冒、风疹、腹部 X 线照射，产时损伤、窒息、缺氧等，出生后患婴幼儿痉挛、癫痫等围生期并发症，它们以不同形式直接或间接地影响大脑的发育过程。

（三）病毒与免疫学因素

围生期的病毒感染可引起个体免疫缺陷，损害中枢神经系统。孤独症还可能存在自身免疫缺陷，可以导致神经细胞凋亡过程出现异常，从而表现为神经发育障碍。

（四）心理理论障碍

“心理理论（theory of mind，TOM）”是指个体明白自己及他人的心理状态，得以预测行为，同时给予适当配合的能力。TOM 认为 ASD 患儿缺乏这种理解自己和他人心理状态的能力，导致他们出现明显社交障碍，不能做假象游戏或角色扮演的游戏，不能预测他人的愿望。

三、临床表现★★★△△△

ASD 患儿在社会交往方面存在质的缺陷，缺乏社会交往的兴趣、技巧和方法。婴儿期，患儿回避目光接触，对人的声音缺乏兴趣和反应，抱起时身体僵硬、不愿与人贴近。幼儿期，患儿仍回避目光接触，与他说话似未听见，对主要抚养者不产生依恋。学龄期，患儿目光对视增多，对父母、同胞可能变得友好而有感情，但仍明显缺乏主动与人交往的兴趣和能力。成年后，患者仍缺乏社会交往的兴趣和技能，虽然部分患者对异性产生兴趣，但不能建立恋爱关系。

患儿虽然更倾向于用动作、姿势进行交流，但除了常拉着大人的手走向他想要的物品外，其他用于表达的动作、姿势却很少。在言语交流方面存在明显的缺陷，语言理解力有不同程度的受损；言语发育迟缓或不发育；存在模仿言语、刻板重复言语，言语内容常与他人问话或周围情景无关；人称代词常用错，语调、语速、节律、重音等也存在异常；不会用已经学会的言语表达自己的愿望。

兴趣范围狭窄，甚至怪癖，对玩具、动画片等正常儿童感兴趣的内容不感兴趣，却迷恋于看广告、看天气预报、自己旋转及看转动的物品。行为刻板，会用同一种方式做事或玩玩具，要求物品放在固定位置、不能变动；出现各种刻板重复的动作和奇特怪异的行为。

约 75% 的患儿存在精神发育迟缓，1/4～1/3 的患儿合并癫痫。80%～90% 的患儿存在认知和智力障碍。

四、诊断与鉴别诊断★★△△

（一）诊断

对 ASD 的诊断，主要从 2 个方面进行考虑，即社交交流和社交互动方面存在持续性的缺陷和受限的、重复的行为模式、兴趣或活动。

社交交流和社交互动方面存在持续性的缺陷：①社交情感互动中的缺陷，从异常的社交接触和不能正常地来回对话到分享兴趣、情绪或情感的减少，到不能启动或对社交互动做出回应。②在社交互动中使用非语言交流行为的缺陷，从语言和非语言交流的整合困难到异常的眼神接触和身体语言，或在理解和使用手势方面的缺陷到面部表情和非语言交流的完全缺乏。③发展、维持和理解、维持及理解人际关系的缺陷，从难以调整自己的行为以适应各种社交情境的困难到难以分享想象的游戏或交友的困难，到对同伴缺乏兴趣。

ASD 诊断框架下不主张区分孤独症、Asperger 综合征和未在他处注明的全面发育障碍的诊断，统一以 ASD 进行诊断。

（二）鉴别诊断

1. Rett 综合征　社交互动的破坏可能在 Rett 综合征的退行阶段（一般在 1～4 岁）被观察到，主要发病在女孩，患儿出现人际交往和互动障碍，刻板的双手在胸前绞动，有时出现傻笑。在这个阶段之后，大多数Rett综合征患儿社交交流技能会有所改善，且ASD的特征不再是主要表现。

2. 瓦解性精神障碍 童年瓦解性精神障碍是一种较少见的疾病，过去称为婴儿痴呆、Heller综合征。男孩较多见，男、女比例约为4∶1。

瓦解性精神障碍具有以下特征：①发病前有一段明显正常的发育阶段，通常是3～4岁。②患病后短时间内（数月到2年）既往所获得的各种技能的全面、迅速丧失。③游戏和生活技能退化。④行为紊乱，运动增多，行为难以自控，出现刻板和重复行为。⑤孤独症样表现，丧失与周围人交往和对周围环境的兴趣，孤僻离群。⑥社会技能衰退阶段后，常有一段病情相对稳定的“平台期”。⑦预后较差。

3. 智力发育障碍 有智力发育障碍的患儿当社交交流和互动相对于个体非言语技能（精细的运动技能、非言语问题的解决能力）的发育水平显著受损时，诊断ASD是恰当的。当社交交流技能和其他智力技能的水平没有显著差异时，诊断智力发育障碍更为合适。

4. 刻板运动障碍 运动的刻板性是ASD的诊断特征之一，因此，当这样的重复行为可以更好地用ASD来解释时，不需要再额外给予刻板运动障碍的诊断。然而，当刻板动作引起自我伤害和成为治疗的焦点时，可以给予2种诊断。

5. 精神分裂症 在对ASD认识的初期曾被诊断为精神障碍，而且部分ASD患儿还伴有精神症状，更容易混淆。儿童期起病的精神分裂症通常在一个正常或接近正常的发育阶段。前驱期状态是指社交损害、非典型兴趣和信念，这些症状可能会与ASD中的社交缺陷相混淆。作为精种分裂症特征性症状的幻觉和妄想不是ASD的特征性表现。

五、治疗★★★△△△

（一）药物治疗

药物治疗仅仅是对症治疗，用于改善精神症状，对核心症状没有效果。

1. 抗精神病药 主要用于改善ASD患儿的各种精神症状。

2. 抗抑郁药 可改善ASD患儿及成人的拒绝变化、重复行为、自伤行为、攻击行为和情绪症状。

3. 中枢兴奋药 ASD患儿常存在过度活动和注意障碍。

（二）教育训练★△

目前在没有药物能够治愈ASD患儿的情况下，教育训练显得非常重要。教育训练能够最大限度地促进患儿各方面能力的发展和促进患儿的社会适应，改善患儿的生活质量。

1. 应用行为分析法 是运用行为治疗原理和方法对ASD患儿进行早期强化干预的一种方法，基于各种行为治疗的原理和方法，有一系列较为完整的、规范的操作系统、步骤和方法。该方法主要用于2岁以上ASD患儿的一对一教育训练，其基本操作称为回合式操作教学法，即指令、辅助、反应、强化、停顿。

2. 图片交换沟通系统 图片交换沟通系统的理论基础仍然是斯金纳的操作条件反射，着眼于交流的起始部分，适用于无语言发育、不能用语言做社交沟通的学龄前儿童，利用代偿的非语言的交流方式传递信息。交流是由儿童发起的，是自然的、有意义的和有强烈动机的，有强烈的奖励作用，容易被孩子接受。

3. 地板时光 针对患儿的社会交往缺陷，用符合孩子的能力水平及跟随儿童的自然的、感兴趣的引导技术，与孩子互动，创造建立专注及亲密关系，建立双向的有目的的交流，鼓励患儿表达情绪、感受及想法，建立逻辑性思维。

（三）物理疗法

重复经颅磁刺激疗法在脑的特定部位给予磁脉冲刺激，以此来调节大脑皮质的活动。高频重复经颅刺激可以促进海马神经元的活性，改善记忆功能；促进神经干细胞的增殖和分化，促进神经细胞的再生和损伤后神经功能的恢复；促进不同脑区神经元的联结，增进神经网络的建立。

（四）微生物疗法

富含益生菌的食物可提供大量有益细菌和促进有益生菌生长的物质，服用含有益生菌的发酵食物，ASD患儿的便秘、腹泻、肠炎或肠易激综合征等消化道疾病均得到明显改善。粪菌移植（fecal microbiota transplantation，FMT）是将健康人粪便中的菌群移植到患者的肠道中，帮助其恢复正常的胃肠道菌群，治疗其胃肠道疾病和ASD症状。2013年，美国FDA将FMT技术作为研究性新药纳入监管范围。有研究认为该技术可能对ASD患儿有一定疗效，但尚缺乏进一步的研究。

第 3 节　注意缺陷多动障碍

一、流行病学

注意缺陷多动障碍（attention deficit hyperactivity disorder，ADHD），又称多动性障碍，是儿童期常见的神经发育性障碍，主要特征是在认知参与的活动中出现与年龄不相适应的注意缺陷、活动过多和行为冲动。通常起病于 12 岁以前，学龄期症状明显，随年龄增大逐渐好转，部分病例可延续到成年期，成为成人注意缺陷多动障碍。智力可以正常或接近正常。

儿童 ADHD 患病率约为 5%，成人患病率约为 2.5%（DSM-5）。杜亚松（2012 年）调查结果显示，学前儿童 ADHD 患病率为 3.9%，而学龄期 ADHD 患病率为 4.6%，2 个年龄段儿童的 ADHD 患病率接近，男孩与女孩患病比为（6～9）：1。

二、病因与发病机制★△

（一）遗传因素

家系研究、双生子研究和寄养子研究显示 ADHD 具有家族聚集性。遗传度在 65%～90%。

（二）电生理变化

1. 脑电图异常　从 20 世纪 70 年代开始就有学者对 ADHD 患儿的脑电活动进行研究，发现 ADHD 儿童脑电图异常率在 10.0%～72.5%，主要表现为慢波比例增多、波幅增高、频宽加大、左右不对称或调节不佳。

2. 诱发电位　听觉诱发电位发现 ADHD 患儿几个波的潜伏期延长且波幅比较低，提示 ADHD 患儿大脑发育成熟延迟。视觉诱发电位的 N140 和 P200 的峰间波幅出现有意义的增大，P100 和 P200 潜伏期明显缩短，N140～P200 的波幅随刺激程度增大而增大。

（三）神经影像学变化

1. CT 和 MRI　CT 显示 ADHD 患儿额叶发育不良、脑室扩大和小脑体积变小。MRI 发现 ADHD 患儿胼胝体在矢状面的体积较小，尤其是在膝部、压部和压部前端，这些部位的联络纤维分别与额叶、枕叶和颞叶下回皮质有密切的联系，提示双侧前额叶皮质 - 纹状体和前额叶皮质 - 纹状体 - 顶叶神经网络均存在缺陷。

2. SPECT 和 PET　SPECT 可以观察大脑局部的血流供应情况，丹麦学者 Lou（1984 年）对多动症患儿局部脑血流的研究发现，患儿额叶和新纹状体部位的血流灌注量降低，初级感觉区的灌注量相对增加。PET 则是对大脑局部的葡萄糖代谢进行检查，两者都是对大脑功能的研究。研究显示，具有多动症状的成年人有一半脑区葡萄糖代谢下降，最明显的是前运动皮质和额上回皮质。

（四）单胺类神经递质系统

NE、DA 和 5-HT 3 种单胺类神经递质在多动障碍的发生中起重要作用。一般来说，DA/NE＋5-HT 的相对强度影响某一时点的行为，儿童表现为注意力持久和对环境的良好辨别能力；反之，注意力难以保持，外化行为较多，临床上类似 ADHD 的表现。

（五）神经认知功能的改变

Zelazo（2002 年）根据背外侧前额叶皮质（dorsolateral prefrontal cortex，DL-PFC）和眶前额叶皮质（orbitofrontal cortex，OFC）在功能上的差异，将执行功能划分为“冷”和“热”2 个方面。“冷”执行功能由相对抽象的、去情景化的问题引发，对应 DL-PFC 功能。“热”执行功能则由卷入了较多的情感和动机，需要对刺激的情感意义做出灵活评估的任务引发，对应 OFC 功能。

（六）心理社会因素

环境、心理社会和家庭因素的持续存在是诱发和促进多动症的关键。

三、临床表现★★★△△△

（一）注意缺陷

主动注意保持时间达不到患儿年龄和智力相应的水平，是 ADHD 的核心症状之一。注意力不集中，易受环境的干扰而分心。听课时容易分心，容易走神、开小差，不易集中注意力；做功课时不能全神贯注。

（二）活动过多

在需要相对安静的环境中，活动量和活动内容比预期的明显增多，是 ADHD 的一核心症状之一。小动作多、不能静坐、在座位上扭来扭去、话多、插话和喧闹。

（三）冲动性

冲动性是指在信息不充分的情况下引发的快速、不精确的行为反应，是ADHD的核心症状之一。行为唐突、冒失、不顾后果，容易与人发生冲突，事后不会吸取教训。

ADHD患儿还会伴随学习困难、人际关系障碍和睡眠问题。ADHD患儿的执行功能异常表现在选择性注意、抑制控制、工作记忆、计划、决定、监控能力等方面和行为抑制差。

四、诊断与鉴别诊断★★△△

（一）诊断

1. ICD-10关于ADHD的诊断要点 主要包括：①起病于5岁以前（DSM-5诊断时要求起病于12岁之前），在需要认知参与的活动中，表现为注意缺陷和活动过度，必须在学校、家庭或其他2个或以上场合中表现突出。②冲动性、行为鲁莽、学习困难、品行问题可以存在，但不是诊断之必需条件。③同时存在多动和品行障碍的特征，多动广泛而严重则诊断为“多动性品行障碍”。④与其他行为障碍、情感障碍或智力低下共同存在时，应优先考虑此类疾病，而非先诊断多动障碍。⑤排除情感障碍、精神发育迟缓和儿童精神分裂症。

2. DSM-5则对ADHD严重程度进行了分级 轻度，存在非常少的超出诊断所需的症状，且症状导致社交或职业功能方面的轻微损伤；中度，症状或功能损害介于“轻度”和“重度”之间；重度，存在非常多的超出诊断所需的症状，或存在若干特别严重的症状，或症状导致明显的社交或职业功能方面的损害。DSM-5认为，年龄在17岁以上仍然存在症状而且严重影响到社会功能者，可以诊断为成人注意缺陷多动障碍。

共病是ADHD的一个突出问题，国内学者杨莉等对千余例ADHD患儿进行的精神障碍现患调查，结果发现，年龄较大的患儿发生共病的情况较多，尤其是进入青春期以后的患儿。破坏性行为在高年龄组（15～17岁）的发生率为72.5%，中年龄组（12～14岁）的发生率为51.5%，低年龄组（6～8岁）的发生率为41.7%；心境障碍在高年龄组的发生率为20%，中年龄组的发生率为7.5%，低年龄组的发生率为2.3%；抽动障碍在中年龄组的发生率为20.8%，在低年龄组（＜12岁）的发生率为12.5%～13.4%；学习困难在高年龄组的发生率为70%，中年龄组的发生率为68%，低年龄组的发生率为20.9%～31.5%。可以发现，随着年龄的增长，ADHD合并出现共病的情况呈增多的趋势，分析其原因，可能仍然体现了在对ADHD患儿进行诊断和干预时，对共病的重视不足，早期预防的力度不够。

（二）鉴别诊断

1. 正常活泼儿童 正常活泼儿童尤其是学龄前期儿童在生长发育过程中，天真活泼、调皮爱动、对新鲜事物或陌生环境有好奇心，活动量较大，在需要安静的时候可以安静下来。ADHD患儿从活动量上较正常儿童显著增多，多动不分场合，且行为常具有冲动性、破坏性、不计后果。

2. 对立违抗障碍 对立违抗障碍患儿的行为特征是消极、敌对和违拗，抵抗需要自我投入的学业或工作。ADHD患儿往往因为维持脑力劳动有困难、忘记指示和冲动行为所致的对学校或需要认知活动的任务而不能完成。当对立违抗障碍与ADHD共病时则更难于鉴别。

3. 间歇性暴怒障碍 ADHD和间歇性暴怒障碍都有高水平的冲动行为，然而，有间歇性暴怒障碍的患儿对他人有严重的攻击性，这一点不是ADHD的特征；间歇性暴怒障碍不会遇到在ADHD中所见的注意缺陷问题；间歇性暴怒障碍罕见于儿童期；存在ADHD时，可以同时诊断间歇性暴怒障碍。

4. 智力发育障碍 对于部分轻、中度智力发育障碍患儿，当他们处于和他们智力能力不相符的学业场所时，表现为上课注意力不集中、学习成绩不佳，一般常识、理解和判断能力较差，社会适应能力低下。

5. 品行障碍 表现为违反与年龄相应的社会规范和道德准则的行为，如打架、说谎、偷盗、逃学、纵火、欺诈、破坏和攻击行为。与环境影响和教育不当有关，智力正常，注意缺陷和活动过多可以存在但不占据重要位置，严重时触犯法律。

6. 双相障碍 双相障碍患者冲动性或注意障碍通常伴随情感高涨、夸大和其他特异的双相特征出现，ADHD患儿可以在同一天内表现出明显的心境变化但不同于躁狂发作；双相障碍罕见于青春期前，即使严重的易激惹和愤怒很显著，而ADHD在表现出过度愤怒和易激惹的儿童和青少年中很常见。

7. 精神分裂症 儿童精神分裂症早期可以有注意力涣散、健忘、坐立不安、烦躁等表现，一般起病年龄在学龄期或更晚，深入检查患儿就会发现精神分裂症的特征性症状，各种幻觉、情感淡漠、行动怪异、妄想等，往往呈慢性过程，应用精神兴奋药治疗无效或加重病情。

五、治疗★★★△△△

对 ADHD 患儿的治疗主要采取综合治疗原则，将药物治疗、心理治疗、学校教育、对父母的建议等方法综合起来，不同时期要采取不同的治疗手段。

（一）药物治疗

1. 中枢兴奋药治疗

（1）哌甲酯速释片（利他林）：疗效可达 60%～80%，是治疗 ADHD 患儿的一线药物。一般用于 6 岁以上患儿及成人 ADHD 患者，6 岁以下儿童要慎重使用，共病癫痫患者禁用。为了保持药物治疗的连续性，不再主张节假日停药的“药物假日”。

（2）哌甲酯渗透泵控释片（专注达）：服药后 1～2 h 开始起效，7～9 h 达最佳效果，有效浓度持续 10～12 h。治疗剂量为 18～54 mg/d。服用哌甲酯渗透泵控释片的患儿家长对患儿回家后的表现更满意，对其具有更高的依从性。常见的药物不良反应有食欲减退、口干、腹痛、头晕、头痛、心率加快、失眠等。

2. 非兴奋药治疗　托莫西汀（择思达）是一种高度 SNRIs，可提高 NE 神经元突触间隙 NE 浓度。它不会增加伏膈核部位的 DA 活动，因而不会导致滥用或成瘾现象；不增加纹状体部位的 DA 活动，因而不会诱导抽动症状。

托莫西汀的治疗剂量为 0.5～1.4 mg/（kg·d），托莫西汀初始剂量为 0.5 mg/（kg·d），以后根据疗效和不良反应来调整剂量，最大剂量不超过 1.4 mg/（kg·d）。托莫西汀对存在共病的 ADHD 患儿同样具有良好的治疗效果，尤其是对于共病抑郁障碍、焦虑障碍时效果更好。

3. 其他药物治疗

（1）三环抗抑郁药（TCAs）：60%～70% 的 ADHD 患儿获得疗效，可改善多动和注意障碍，但改善认知的作用不像哌甲酯那样明显。TCAs 不引起 ADHD 症状的反跳及失眠，并可防止使用哌甲酯后症状的反跳；但由于不良反应较大，应用已逐渐减少。

（2）文拉法辛：一种新型的抗抑郁药，主要抑制突触间隙 5-HT 和 NE 再摄取。文拉法辛治疗儿童和成人 ADHD 后多动症状有减轻，儿童剂量为 60 mg/d。不良反应有厌食、恶心、呕吐，对心脏和血压无明显影响。

（3）α_2 受体激动药：结合突触前膜的 α_2 受体，导致 NE 释放减少，主要有可乐定和胍法辛。临床应用于共病抽动障碍、对立违抗障碍的 ADHD 患儿。

（二）心理治疗

以认知行为治疗效果较好，在进行治疗以前，要确定好治疗的靶症状，如活动多、学习问题、与同学关系差、冲动或破坏行为、自尊心不足等。在实施的过程中，还要结合认知治疗技术，不断改变治疗计划和教会患儿掌握控制自己的技术。

治疗目标选择要恰当，一般选择核心症状或严重行为问题作为治疗目标，如果选择目标不恰当会使治疗无的放矢或适得其反；在确立“新”目标时要考虑安排不同的进度，先从简单、容易的程度开始，一步步慢慢进行，不可操之过急；当新的行为建立以后，为使新的可接受行为能保持下去，要进行适当的奖赏或惩罚，所给奖赏或惩罚的信号要明确，让患儿能心领神会。

（三）对父母亲的管理和教育

建议患儿的父母亲改变原有的教育方法，在接纳和尊重孩子的基础上，增加孩子的责任感，与之讨论要解决的问题和解决方法。更重要的是要教会父母亲如何去做“合格父母亲”，以儿童心理发展的特征和良好的方法来教育和引导孩子，而不是随心所欲的教育。

第4节　行为障碍

在 DSM-5 中，行为障碍被放入破坏性、冲动控制及品行障碍部分，在儿童青少年期主要有对立违抗障碍、间歇性暴怒障碍、品行障碍。成人期的有关障碍（纵火狂、偷窃狂和反社会人格障碍）则不在本节介绍。

在对立违抗障碍和品行障碍之间存在发展上的相关性，大多数的品行障碍之前都符合对立违抗障碍的诊断标准，至少在青春期前出现的品行障碍是这样。然而，大多数有对立违抗障碍的患儿最终并没有发展为品行障碍。此外，有对立违抗障碍的患儿存在最终发展为除了品行障碍之外的其他问题的风险，包括焦虑障碍和抑郁障碍。

一、流行病学

对立违抗障碍的患病率在1%～11%，平均为3.3%。青春期前，男孩比女孩更易患病（1.4：1）。在美国，间歇性暴怒障碍1年的患病率约为2.7%。在具有高中或高中以下教育背景的个体中更常见。品行障碍患病率估计在2%～10%或以上，平均为4%。

二、病因与发病机制★△

（一）遗传因素

1. 染色体异常 性染色体异常患者的暴力和攻击行为增加，例如，47XYY和47XXY与反社会行为有关。

2. 双生子研究 对双生子的研究发现，愤怒和寻找刺激行为有遗传倾向。犯罪父亲的寄养子与非犯罪父亲的寄养子相比，犯罪父亲的寄养子更可能具有反社会行为。

（二）神经递质异常

研究结果提示，中枢神经系统的5-HT浓度降低与攻击行为密切相关。有学者对暴力犯罪者与非暴力犯罪者的比较发现，暴力犯罪者脑脊液中的5-HT的中枢代谢产物5-羟吲哚醋酸的浓度较非暴力犯罪者的浓度明显低。

（三）心理社会因素

影响行为障碍的心理社会因素繁多，不良的家庭环境、家庭暴力、父母亲有精神障碍、社区环境中犯罪人员多、严重的环境污染、不健康的生活环境等都是导致行为障碍发生的原因。

三、临床表现★★★△△△

情绪和行为的控制不良是这类障碍的主要特征，攻击行为和反社会行为是儿童青少年期行为障碍的主要表现。

（一）对立违抗障碍

多见于10岁以下儿童，主要为明显不服从、违抗或挑衅行为，持久性的违抗、敌意、对立、挑衅和破坏行为。特征性表现为：经常说谎，经常暴怒，好发脾气；常怨恨他人，怀恨在心或心存报复；拒绝或不理睬成人的要求或规定，长期严重的不服从；常因自己的过失或不当行为而责怪他人；常与成人争吵，常与父母或老师对抗；经常故意干扰别人。

（二）间歇性暴怒障碍

间歇性暴怒障碍表现为无法控制的、反复（间歇）的攻击行为，可以为言语或躯体攻击，反复（间歇）的攻击行为不是有预谋、有目的的行为。可以由心理社会因素诱发，但与引起发作的心理社会因素不成比例。通常起病在6岁以后，并非重性抑郁障碍、双相障碍、破坏性心境失调障碍、躯体疾病等所致。

（三）品行障碍

品行障碍患儿主要表现为：侵犯和攻击他人的行为，如躯体攻击或言语攻击；破坏他人或公共财物的行为；经常有意地说假话；偷窃；逃学或离家出走；恶作剧；纵火；物质滥用和性攻击。

品行障碍中也常出现较轻微的多动和注意力不集中，如果同时存在多动性障碍和品行障碍的特征，ICD-10则建议诊断“多动性品行障碍”。

四、诊断与鉴别诊断★★△△

（一）诊断

1. 对立违抗障碍 ICD-10关于对立违抗障碍的诊断要点：频繁主动地蔑视成人的要求或规定，故意招惹别人，易怒，常怨恨别人，别人也易招患儿生气，会因自身的错误或困难而责备他人，对挫折的耐受力一般都很差，好发脾气。在与熟知的成人或同伴的交往中表现得最突出。

2. 间歇性暴怒障碍 间歇性暴怒障碍是一种无法控制攻击性冲动的反复的行为暴发，是DSM-5新列出来的行为障碍。诊断时需要满足下列2项之一：①言语攻击（发脾气、长篇的批评性发言、口头争吵或打架）或对财产、动物或他人的躯体性攻击，平均每周出现2次，持续3个月。躯体性攻击没有导致财产的损坏或破坏，也没有导致动物或他人的躯体受伤。②在12个月内有3次行为暴发，涉及财产的损坏或损毁，和（或）导致动物或他人躯体受伤的攻击。

3. 品行障碍 ICD-10关于品行障碍的诊断要点强调了品行障碍的反复而持久的社交紊乱、攻击性或对立品行模式。作为诊断依据的症状：过分好斗或霸道，残忍地对待动物或他人，严重破坏财物，放火，偷窃，反复出现的谎话，逃学或离家出走，过分频繁地大发雷霆，反抗性挑衅行为，长期严重的不服从。

明确存在上述任何一项表现均可做出诊断。品行障碍分为局限于家庭的品行障碍、未社会化的品行障碍和社会化的品行障碍。

（二）鉴别诊断

1. ADHD　ADHD 的主要表现是注意力不能持久集中、活动过多、行为冲动，40%～60% 的 ADHD 患儿可以共病品行障碍，可以影响儿童的学习成绩、同学关系等，一般不会出现严重的反社会行为。

2. 抑郁性品行障碍　抑郁性品行障碍患者既要符合抑郁症的诊断标准，又要符合品行障碍诊断标准。从行为上看，表现为品行障碍、行为冲突、攻击、逃学、打架等，但实际上情绪体验为抑郁情绪，明显的情感低落、没有兴趣、没有动力，甚至有轻生念头。

五、治疗★★★△△△

行为障碍的治疗是个比较棘手的问题，目前还缺乏特殊性的治疗方法，单一治疗方法的效果较差，多采用个体化的教育、药物治疗、心理治疗和行为治疗为主的综合治疗模式。

（一）行为治疗

行为治疗的方法主要包括阳性强化疗法和消退疗法，利用操作性条件反射的原理，改变品行障碍儿童的行为方式，逐渐减少不良行为。

（二）问题解决技巧

有学者认为行为障碍患儿存在认知缺陷，因此可通过训练其交流技巧、解决问题的技巧、冲动和情绪控制的技巧等方面，来帮助他们提高各种能力。

（三）家庭治疗

家庭治疗的目的是通过各种治疗改变家庭成员之间的关系和家庭功能，继而改变患儿的行为。研究显示，家庭治疗比其他方法更为有效，特别是对应激性较高的家庭更为实用。家庭治疗以整个家庭为一个治疗对象，找出家庭成员之间的关系特征和处理问题的方法，使家庭成员能够互相接纳、理解、和谐。

（四）社交技能训练

训练的焦点是针对行为障碍患儿各种影响人际互动的言语和非言语行为。训练策略包括提供指令、治疗者示范、由儿童进行练习、矫正反馈及对于适当行为的社交性强化等，并且这种训练要求与父母、同伴或兄弟姊妹之间进行互动。

（五）药物治疗

儿童的行为障碍尚无特效的药物治疗，因此单用药物治疗是无效的，药物治疗只能作为辅助治疗，主要是用于缓解其伴随症状。

第 5 节　抽 动 障 碍

一、流行病学★△

抽动障碍是儿童期常见的异常谱系运动性障碍，抽动是指不自主的、突然的、重复的、快速的、无目的性刻板运动或发音。抽动障碍的形式主要为运动性抽动和发音抽动。从简单的短暂抽动障碍到多发性运动和发音联合抽动障碍。

抽动障碍在儿童期很常见，至少 5% 的儿童经历过抽动，持续时间可由数周到数月不等，多数为一过性的，病程持续不超过 1 年。抽动障碍患病率为 1%～7%，男孩发病率较高，起病年龄多见于 4～7 岁。短暂性抽动障碍多发生于儿童期和少年期，男孩多于女孩，男、女之比约为 3∶1。Tourette 综合征（tourette syndrome，TS）多见于男性，患病率为 0.03%～0.08%。男、女发病率之比为（2～4）∶1。TS 在不同种族之间人群患病率基本相似（DSM-5）。

二、病因与发病机制

（一）心理因素

心理因素是造成抽动障碍的重要因素，主要是学习紧张、在幼儿园或学校受到批评、在家中受到责备、家庭气氛不和睦、父母观点不一致、生活中经历了不愉快的事件等。

（二）遗传因素

30%～50% 的病例有家族史，单卵双生子 TS 的同病率为 53%，异卵双生子同病率约为 8%。TS 患儿家族成员中患抽动症和 TS 的较为多见，发生率为 10%～66%。家庭调查的研究结果提示，家庭成员对抽动障碍和强迫障碍具有易感性，并可以用常染色体遗传解释易感性的原因。多基因多位点的遗传方式为主。

（三）器质性因素

TS 患儿尸体解剖发现，大脑半球内部的基底核及其与皮质、丘脑、中脑的联系纤维走向不规则、紊乱。也有研究表明 TS 属于器质性疾病，TS 患儿非特异性脑电图异常发生率较高，有 50%～60% 的 TS 患儿脑电图异常，如伴发注意力不集中和过度活动脑电图异常则更多见，脑电图改变主要为慢波或棘波增加。

（四）β 溶血性链球菌感染

与链球菌感染自动免疫相关的儿科神经精神障碍（pediatric autoimmune neuropsychiatric disorder associated with streptococcalinfection，PANDAS）是指发生在儿童期 β 溶血性链球菌感染后强迫症和抽动障碍。Swedo（1998 年）对 PANDAS 患儿进行如下的临床描述并提出 PANDAS 的工作用诊断标准：①确实存在强迫症和（或）抽动障碍。②儿童期发作，通常有风湿热史。③症状突然出现或突然加重，发作间歇症状或减轻或消失。④与 A 族溶血性链球菌感染有关。⑤存在神经系统异常。

三、临床表现★★★△△△

（一）短暂性抽动障碍

短暂性抽动障碍是儿童期最常见的抽动障碍类型，表现为不自主的、突然的、重复的、快速的、无目的性刻板运动或发音。以单纯性运动抽动为多见，单纯性发音抽动较少见。

一般以眼、面肌抽动为多见，在数周或数月内症状波动或部位转移，可向颈部或上下肢发展。可出现同一组肌肉快速、频繁、刻板、重复、不自主、无目的的抽动。抽动频率和程度变化较大，兴奋、睡眠不好、精神紧张、人多场合、受到批评时抽动症状可以加重、抽动次数增加。有意克制时可以少发，但克制解除后发作更多。睡眠时可以无任何症状，此特点是与癫痫相区别之处，癫痫可发作于睡眠中。

少数患儿可出现简单发声抽动，如单纯反复咳嗽、哼气或清嗓等。发音抽动不应与运动抽动同时出现。

（二）慢性运动或发音抽动障碍

慢性运动或发音抽动障碍是指抽动症状持续时间较久，往往超过 1 年以上，而抽动症状不会有很大改变。多起病于 18 岁之前。

单一或多种运动或发声抽动持续存在于疾病的病程中，但并非运动和发声两者都存在。抽动的频率可以有强有弱，但自第一次抽动发生起持续至少 1 年。

（三）多发性运动和发声联合抽动障碍

多发性运动和发声联合抽动障碍表现为不自主、多发运动抽动和发声抽动的共同出现，常起病于 21 岁以前，病程多为慢性过程。此综合征由法国医师 Tourette 于 1885 年首次进行详细描述，所以后人在文献中多称之为 Tourette 综合征（TS）。

通常 TS 起病多数是从眼、面肌开始抽动，如眨眼、歪嘴动作，而后逐步向肢体近端发展，而涉及全身多部位肌肉抽动，从简单性抽动发展为复杂性抽动。一般多从头面部发展至颈、肩、上肢、躯干及下肢。抽动形式可能改变，可从一种形式转变为另一种形式。这一类症状往往在精神紧张时或躯体疾病后加重，注意集中于某项兴趣活动时可暂时减轻，主观努力可短暂克制，睡眠时症状消失。

无论是运动抽动症状，还是发声抽动症状，在疾病过程中其严重程度都会有波动，受到批评、指责、过度兴奋、过度疲劳、睡眠不足、突然停药等因素都可以使症状加重。睡眠时抽动症状消失，是与癫痫相区别的主要临床特点。

四、诊断与鉴别诊断★★△△

（一）诊断

ICD-10 关于抽动障碍的诊断标准如下。

1. 短暂性抽动障碍 符合抽动障碍的一般标准，抽动持续时间不超过 12 个月；是抽动障碍的最常见类型，4～5 岁儿童最常见。抽动方式通常是眨眼、拌鬼脸或头部抽动。某些病例的抽动只有单次发作，但其他病例的缓解与复发可在数月内交替出现。

2. 慢性运动抽动或发声抽动 符合抽动障碍的一般标准，具有运动抽动或发声抽动（但两者不并存）；抽动可以是单一的，也可以是多种的（通常是多种的），持续 1 年以上。

3. 多发性运动和发声联合抽动障碍（Tourette 综合征） 一种抽动障碍，具有或已有过多种运动性抽动和一种或数种发声抽动，但不一定同时存在。几乎总是发病于童年或少年。在发声抽动出现前常有过运动抽动，症状常在少年期加重，并且常延续到成年。

发声抽动常有多种，具有暴发性反复发声、清嗓子和呼噜声，也可以发出污秽下流的词句。有时伴手势的模仿动作，也有猥亵性质的行为（秽亵行为）。与运动抽动一样，发声抽动也可在短时间内受意志控制，在应激下加剧，睡眠时消失。

（二）鉴别诊断

1. 小舞蹈症　通常也多发生于 5～15 岁的患儿，以舞蹈样异常运动为特征，并有肌张力减低等风湿热体征，实验室检查有红细胞沉降率增快、抗溶血性链球菌“O”抗原增高。风湿性感染所致的小舞蹈症病程呈自限性，无发声抽动，抗风湿治疗有效。

2. 肝豆状核变性　是铜代谢障碍所引起，有肝损害、锥体外系症状及精神障碍。可见角膜 K-F 色素环，血浆铜蓝蛋白减低等特征。

3. 躯体疾病　抽动症状开始时往往因为躯体疾病的局部刺激而产生，眼睛结膜炎、眼睫毛倒睫、沙眼可引起眨眼；鼻炎、鼻中异物可使患儿出现清理鼻腔动作；上呼吸道感染和咽喉部不适时则可出现清嗓子或咳嗽。当疾病痊愈后，所诱发的局部抽动症状就便会遗留并保持下来。

4. 癫痫　癫痫也是具有反复发作的特点，短暂性抽动障碍与癫痫的失神发作有时很难区别，尤其是抽动障碍发作频度比较低时，主要的鉴别重点在于癫痫发作时可存在意识丧失、发作后遗忘、可供鉴别的脑电图改变。当以上方法仍不能进行鉴别时，可以考虑试用抗癫痫药的鉴别性治疗。

五、治疗★★★△△△

（一）一般支持性心理治疗

1. 短暂性抽动障碍通过减轻心理压力、解除造成心理紧张的各种因素后，抽动症状即可消失。合理安排患儿日常作息时间和活动内容，避免过度兴奋、过度疲劳。

2. 多发性运动和发声联合抽动障碍虽然相对比较严重，但是在发病、症状转归、预后等方面都与心理因素有关。所以，一般支持性心理治疗也占有极为重要的地位。

3. 从心理上消除患儿的困惑，患 TS 以后，除少数患者（约 20%）症状迁延，对学习、社会生活和日常生活造成一定影响外，大多数患儿的预后较好，运动抽动和发声抽动症状会逐渐减轻甚至消失。即使不能痊愈，遗留部分症状不会影响生活和工作，不会造成残疾。

（二）心理治疗

1. 习惯反向练习　是比较常用的一种治疗方法，集多种治疗因素于一体的综合治疗方法，主要包括记录、意识训练、对抗反应、控制习惯的动机培养及广泛练习，主要方法是意识训练和对抗反应，让患儿意识到抽动先兆及如何使用与抽动所需肌肉相拮抗的肌肉完成一个特定的对抗反应。临床效果比较好。

2. 认知行为治疗　将认知疗法和行为疗法结合起来的一种心理治疗方法，将对疾病或症状的认知和改变情绪、行为的技术结合起来，通过减轻焦虑、控制抽动、促进合适行为等方法达到治疗的目的。

3. 行为治疗　每日定期进行韵律性身体锻炼和运动可抑制抽动症状的发生，以减轻症状。可以让患儿学会在深吸气的同时向两侧伸直双臂；也可以在深吸气时练习“直立 - 下蹲”动作。学会深呼吸并控制呼吸节律对发声抽动效果非常显著，关键是要坚持练习，不可间断。

（三）药物治疗

1. 抗焦虑药　短暂性抽动症状明显影响患儿情绪、睡眠、学习时，可考虑使用小剂量的抗焦虑药，可以改善患儿的主观感受和临床症状。

2. 抗精神病药　是减轻症状、改善功能的主要方法，也是心理治疗的基础。①氟哌啶醇，治疗有效率达 70%～85%。常用剂量范围变异较大，可以为 2～12 mg/d，最低有效血药浓度为 2.0 ng/ml，超过 6.0 ng/ml 会出现不良反应。②硫必利，常用剂量为 300～600 mg/d，分 2～3 次口服。大多数患者疗效出现于用药后 2 周左右，有效率为 40%～60%。③利培酮，开始剂量为 0.5～1.0 mg/d，每隔 5 天增加 0.5～1.0 mg，平均日剂量为 2～3 mg。

3. 可乐定　国内已生产可乐定透皮贴片，每周更换 1 次。常见的不良反应为嗜睡、头晕、口干、直立性低血压等。对抽动障碍共病 ADHD 的患儿效果较好。

4. 抗抑郁药　如果伴有严重焦虑、易激惹、抑郁和强迫症状的患者可加用氟西汀、氟伏沙明、舍去林等药物治疗。

5. 免疫调节药　应用调节药治疗时比较安全，没有太多的不良反应。Perlmutter（1999 年）使用静脉注射用免疫球蛋白，对 PANDAS 有一定的疗效，强迫症状、焦虑、抑郁或整体功能都有改进，50% 的患者原来所用的抗精神病药停药或剂量减半。

（四）精神外科治疗

适用于长期、规范、合适剂量用药治疗无效者；有明显攻击行为、自伤行为、伤人行为或其他暴力行为者；抽动症状严重影响患儿生活者。在严格掌握适应证的情况下，可以考虑实施精神外科治疗。

第6节　儿童期情绪障碍

儿童期情绪障碍的常见类型有儿童分离焦虑障碍、儿童恐惧性焦虑障碍和儿童社交性焦虑障碍等。根据发育年龄来说，不同类型儿童期情绪障碍则根据典型的起病年龄排序。

一、儿童分离焦虑障碍

（一）概述及流行病学

只有当焦虑发生在儿童早期，在与依恋对象离别时出现的过度焦虑情绪，害怕依恋对象会受到伤害或失去依恋对象时被称为儿童分离焦虑障碍。

儿童6～12个月的患病率约为4%。青少年12个月的患病率为1.6%。在社区中，该障碍多发于女性（DSM-5）。国内苏林雁等调查565例6～13岁小学生，儿童分离性焦虑症患病率为1.24%。

（二）病因与发病机制

1. 遗传因素　焦虑症患儿父母和同胞中约15%也有焦虑表现，单卵双生子的焦虑患病率可达50%。在6岁双胞胎的社区样本中，遗传性被评估为73%，女孩更高一些（DSM-5）。

2. 生活事件　例如，父母突然分离、不幸事故、亲人重病或死亡、在幼儿园受到挫折等。在年轻人中，生活应激还包括离开父母家、恋爱和成为父母。父母的过度保护和侵扰可能与儿童分离焦虑障碍有关。

3. 环境因素　分离焦虑障碍通常发生于遭受生活应激之后，尤其是亲人或宠物的死亡、个体或亲人的患病、转学、父母离异、搬到新社区、移民、涉及与依恋对象分离的灾难。

（三）临床表现★★★△△

当儿童与主要依恋对象分离时，有分离焦虑的儿童可能显示出社交退缩、冷淡、悲伤或难以集中注意力于工作或玩耍中。每当个体离开家就变得想家而不舒服，甚至达到感觉受难的地步。分离焦虑障碍的儿童可能拒绝上学，进而造成学业困难和社会隔离。当独处时，尤其在晚上或黑暗中，患儿可能有不寻常的感性体验。个体过度的需求通常变成家庭成员挫折的来源，引起家庭内部的怨恨和冲突。

（四）诊断与鉴别诊断★★△△

1. 诊断　ICD-10对于儿童分离焦虑障碍的诊断要点是指儿童与其依恋对象分离时产生的过度焦虑情绪。这种焦虑会影响到儿童的日常生活、导致学业和人际关系的困难。

2. 鉴别诊断　在做出诊断之前，需要与以下现象或疾病相鉴别。

（1）正常儿童分离焦虑情绪：部分幼儿初次与依恋对象分离，会产生焦虑和回避行为。症状表现从一般感觉不安到严重的焦虑。但经过一段时间能够自行缓解。鉴别诊断的要点是：是否与发育水平相称、症状持续时间及严重程度是否对学习和生活造成了影响。

（2）其他焦虑障碍：儿童分离焦虑障碍常和其他焦虑障碍和情感障碍共病，如单纯性恐惧症和（或）社交恐惧症、学校恐惧症、抑郁症等。儿童分离焦虑障碍最主要的主诉是不愿意与亲人分离，而其他障碍各有其核心症状，如患儿不肯离开父母是因为害怕被小朋友欺负、害怕小朋友不和他玩，则应该诊断社交焦虑障碍。

（五）治疗★★★△△△

1. 一般性心理治疗　对焦虑时表现出的担心和痛苦要表示理解，消除顾虑，以儿童可以理解的言语解释原因；存在显而易见的原因时，尽量与家长一起去除原因；改变不适当的教育方法，增加儿童的安全感。

2. 分散患儿注意力　用活泼、生动、多彩的户外活动或游戏，将儿童的注意力吸引过去，取代对依恋者的过分注意。让儿童有足够时间去适应新环境，避免过快的环境变化或活动内容变化。

3. 改善亲子关系　家庭气氛要民主和谐，让儿童有安全感，既要让儿童感到家长的温暖，又要使儿童自己独立。

4. 行为治疗　当儿童出现期望的行为时，要及时加以强化，使出现的行为得以固定下来。

5. 药物治疗　躯体症状明显、焦虑症状影响饮食和睡眠时，使用小剂量的抗焦虑药物进行治疗。

二、选择性缄默症

选择性缄默症是指起病于儿童期，表现为在特定的场所（学校、陌生环境）保持沉默不语的现象，而在其他场所保持正常或接近正常的语言能力。

选择性缄默症患病率为 0.03%～0.71%，一般以女孩多见，男、女之比为 1：（1.2～1.6）。

（一）病因与发病机制

1. 遗传因素　选择性缄默症和儿童社交性焦虑障碍显著重叠，两者有共同的遗传因素。

2. 气质因素　负性情感或行为抑制可能有一定的作用，父母的害羞、社会隔离和社交焦虑的病史也可能起作用。

3. 环境因素　父母的社交抑制可能成为儿童的社交无语和选择性缄默的原因。父母的过度保护和控制性强也是因素之一。

（二）临床表现★★★△△△

在社交互动中遇见其他个体时，有选择性缄默症的患儿无法开始讲话，或当别人与其说话时无法给予回应。缄默常发生在与其他儿童或成年人的社交互动中。表现为过度的害羞、害怕或社交窘迫、社会隔绝和退缩、依赖、强迫特质、违拗、发怒或轻度的对立行为。高度的社交焦虑使儿童经常拒绝在学校发言，造成学业或教育方面受损。患儿有时使用无言的或非语言性的方式来交流，他们在不需要言语的场合可能愿意、渴望或参与社交。

（三）诊断与鉴别诊断★★∧∧

1. ICD-10 对选择性缄默症的诊断要点　①在某种或多种特定的社交场合（如学校）长时间拒绝说话，但在另一些场合说话正常或接近正常，其语言理解和表达能力正常。②症状至少已持续 1 个月，但不包括初入学的第一个月。③排除言语技能发育障碍、精神分裂症及其他精神病性障碍。

2. 鉴别诊断　需要与以下疾病相鉴别。

（1）交流障碍：交流障碍可以更好地用交流不流畅来解释，语言障碍、语音障碍、儿童期起病的口吃或语言交流障碍。不像选择性缄默症，这些疾病的言语紊乱不是仅限于一种特定的社交情境。

（2）儿童社交性焦虑障碍：在社交场合中感到紧张、害怕，可有缄默不语的表现，但主要是害怕在人群中被审视或怕自己做出难堪的行为，从而避免与人对视，甚至回避社交场合，可有脸红、手抖、恶心、尿急等生理反应，发作场所是局限于社交情境下。

（3）神经发育障碍、精神分裂症与其他精神病性障碍：ASD、精神分裂症或其他精神病性障碍或严重智力障碍的个体可能有社交交流的问题，不能在社交场合中恰当地讲话。只有当儿童有确定的在一些社交场合讲话的能力时（通常在家里），才应被诊断为选择性缄默症。

（四）治疗★★★△△△

选择性缄默症有一定自限性，通常在几周或几个月内自愈，有的患者的缄默症及其伴随症状可持续几年甚至几十年，影响患者的自尊及社会适应能力，长期存在会导致交友困难、学业失败等，而早期的诊断和干预治疗可以减少社会功能的受损。

1. 心理治疗　多采用行为治疗。行为治疗中以阳性强化治疗和系统脱敏治疗最为常用。阳性强化治疗的基本思路是当讲话行为出现之后，给予强化，使讲话的行为增加或得以保持。当出现回避、退缩等不良行为时，则不予以强化或给予负性刺激，以逐渐消除过分敏感、紧张、害怕、害羞的不良情绪。系统脱敏治疗则是首先在有陌生人的场合与父母讲话，然后父母在场时鼓励患儿与一个陌生人讲话，并给予奖励，然后逐渐增加人数、拉近距离，直到父母不在身边时也能自如地与人聊天沟通，将放松技巧与逐步递增的社交难度相结合，最终达到相同的目标。

2. 药物治疗　对于选择性缄默症的治疗，通常首选心理疗法，但当心理治疗无效时，应及时给予药物治疗。针对焦虑、抑郁、强迫等伴随症状，可以选择合适的药物对症治疗。

三、儿童恐惧性焦虑障碍

恐惧性焦虑情绪是儿童期较常见的一种心理问题，几乎每个儿童在其心理发育的某一阶段都曾出现过恐惧反应。不同的年龄阶段有不同的恐惧对象，如害怕黑暗、陌生人、雷鸣闪电、想象中的事物等。

儿童患病率约为 5%，13～17 岁约为 16%。女性比男性更易受影响，比率约为 2：1。动物、自然环境和情境型的特定恐惧症多发生于女性，而血液 - 注射 - 损伤型的恐惧症患病率几乎无性别差异（DSM-5）。

（一）病因与发病机制

1. 个性特征 内向、胆小、依赖性强、过虑、不安、事前焦虑是儿童恐惧性焦虑障碍的风险因素，也是其他焦虑障碍的风险因素。

2. 遗传因素 同卵双生子产生陌生人恐惧的年龄比异卵双生子接近；对隔离喂养的猴子，通过放映不同内容的幻灯片，来观察猴子的恐惧反应，结果显示威胁性幻灯内容引起猴子骚动、恐惧的时间相似。个体可能存在对一定类别的特定恐惧症的遗传易感性。

3. 学习的结果 行为心理学家认为恐惧是学习的结果，是后生天获得的。恐惧可以是直接学习、观察和模仿而来，也可以是通过条件反射而建立。

4. 环境因素 例如，父母养育中的过度保护，失去父母和亲子分离，以及躯体的和性虐待，也倾向于预示着其他焦虑障碍。

（二）临床表现★★★△△△

当有特定恐惧症的儿童恐惧性焦虑障碍患儿在预期或正在暴露于一种恐惧性物体或情境时，通常会体验生理觉醒的增强。然而，对所害怕的情境或物体的生理反应各有不同。有情境、自然环境、动物型的特定恐惧症的儿童恐惧性焦虑障碍患儿可能会表现出交感神经系统的觉醒；有血液-注射-损伤型的特定恐惧症的儿童恐惧性焦虑障碍患儿经常表现出血管迷走神经性晕厥或近似晕厥的反应，其标志是开始时心率短时加速、血压上升，随后心率减慢、血压下降。

（三）诊断与鉴别诊断★★△△

1. 诊断 儿童恐惧症的诊断并不困难，只要患儿对某一种事物或情境感到恐惧，出现强烈的焦虑反应或回避行为，并严重干扰患儿正常的生活、学习和人际交往，患儿为此感到苦恼，并且排除了其他精神障碍，即可进行诊断。

当儿童被诊断为特定恐惧症时，应考虑2个问题：①少儿通过哭泣、发怒、惊呆或依赖来表达他们的害怕和焦虑。②少儿通常不能理解回避的概念。因此，临床工作者应从父母、老师或较了解该儿童的其他人那里获取更多的信息。

2. 鉴别诊断 儿童恐惧性焦虑障碍要与以下情绪或障碍相鉴别。

（1）正常儿童的恐惧情绪：正常儿童在不同年龄阶段会出现对某些情境、事物的恐惧，并表现对恐惧情境的回避，其反应是与恐惧情境的危险性相适应的。正常儿童的恐惧是与发育年龄阶段相适应的；正常儿童恐惧程度轻，一般不会影响社会功能。

（2）其他精神障碍伴随的恐惧：恐惧常是其他精神障碍的伴随症状，如儿童精神分裂症患者常诉说害怕，但患儿常不能清晰表达他怕什么，而是一种莫名的紧张、恐惧，仔细检查，常可以发现其他精神分裂症的症状，如情感淡漠、孤僻、退缩等。

（四）治疗★★★△△△

1. 心理治疗 以行为治疗为主，系统脱敏治疗、阳性强化治疗、示范治疗、冲击治疗均可取得良好的疗效。

2. 生物反馈治疗 利用生物反馈仪进行全身放松，可以取得一定的疗效。

3. 药物治疗 以抗焦虑药和抗抑郁药为主。

四、儿童社交性焦虑障碍

社交性焦虑障碍的基本特征是一种对社交情境显著的或强烈的害怕或焦虑，在儿童中，这种害怕或焦虑必须发生在同伴环境中或不仅在与成年人互动时。当接触此类社交情境时，个体害怕自己将被给予负面评价，担心自己会被评价，害怕自己会表现出焦虑症状或被他人拒绝。

社交性焦虑障碍患病率为0.5%～2.0%，欧洲为2.3%。儿童和青少年在12个月内患病率与成年人差不多。患病率随着年龄的增长而降低。

（一）病因与发病机制

1. 遗传因素 是个体更易罹患社交性焦虑障碍的特质。例如，行为抑制就有极强的遗传影响。一级亲属有2～6倍的概率罹患社交性焦虑障碍和其他交流障碍。

2. 气质因素 潜在的特质使得个体更易罹患社交性焦虑障碍，包括行为抑制和对负面评价的害怕。

3. 环境因素 社交性焦虑障碍的产生与儿童期受虐待或其他早期出现的心理社会逆境的概率升高不存在因果关系。然而，儿童期受虐待和逆境是产生社交性焦虑障碍的风险因素。

（二）临床表现★★★△△△

儿童社交性焦虑障碍指儿童对新环境或陌生人

产生恐惧、焦虑情绪和回避行为。

主要表现：在新的环境中或与陌生人（包括同龄人）交往时，存在持久的焦虑和紧张，显示出过分僵硬的身体动作或目光接触不够，声音也过分微弱，往往有社交回避行为。在与陌生人交往时，患儿对自己的行为有过多的关注，特别在乎别人对自己的看法，行为上表现出尴尬或过分关注。对新的环境感到痛苦、不适、哭闹、不语或退出。与家人或熟悉的人在一起时，社交关系良好，交往能力基本不受影响。

（三）诊断与鉴别诊断★★△△

1. ICD-10关于社交性焦虑障碍的诊断要点　对新环境或陌生人产生恐惧、焦虑情绪和回避行为。与陌生人（包括同龄人）交往时，存在持久的焦虑，有社交回避行为；与陌生人交往时，患儿对其行为有自我意识，表现出尴尬或过分关注；对新环境感到痛苦、不适、哭闹、不语或退出；患儿与家人或熟悉的人在一起时，社交关系良好。显著影响社交（包括与同龄人）关系，导致交往受限。

2. 鉴别诊断　需要与以下现象或疾病相鉴别。

（1）正常的害羞：害羞（即社交沉默）是常见的人格特质，本身并不是病理性的。在某些社会，害羞甚至被积极地评价。当在社会职业和其他重要领域功能上存在显著的负面影响时，就应考虑为社交性焦虑障碍。

（2）广场恐惧症：有广场恐惧症的个体害怕和回避社交情境（例如，看电影），因为一旦发生失能或惊恐样症状，可能难以逃离或无法获得及时救助，而有社交性焦虑障碍的个体更害怕被他人评判。

（3）广泛性焦虑障碍：在广泛性焦虑障碍中，社交担忧很普遍，但更多地聚焦于持续的关系的问题，而不是害怕负面评价。广泛性焦虑障碍的儿童，可能极端地担忧他们社交表现的质量，但这些担忧在非社交表现中也存在，而且当个体没有被他人负面评价时仍持续存在。

（四）治疗★★★△△△

1. 心理治疗　针对社交性焦虑障碍的儿童、青少年的主要治疗方法是心理治疗。第一，要熟悉所选用治疗方法的主要理论、具体操作步骤、适应证和注意事项；第二，建立良好的治疗关系，包括儿童及其家长，得到他们的充分合作。对于社交性焦虑障碍的儿童效果比较好的治疗方法有行为治疗、认知行为治疗、家庭治疗和音乐治疗。

2. 药物治疗　辅以小剂量的抗焦虑药或抗抑郁药。

五、破坏性心境失调障碍

破坏性心境失调障碍（disruptive mood dysregulation disorder，DMDD）是DSM-5新增加的一个疾病类型，以持续的易激惹和频繁发作的极端脾气爆发、行为失控为特征。

（一）临床表现★★★△△△

DMDD常起病于10岁前，临床表现两大特征：其一，慢性、持续的严重易激惹。常常在受到挫折后大发雷霆，可以表现为恶语伤人或毁物、打人，这些儿童特别爱生气、小事发大火，父母说什么都引起他(她)愤怒。这种情况往往在家里最明显，也有的在学校发作，如攻击、谩骂同学，公开和老师顶撞，发作次数非常频繁，其强度和持续时间与所处的环境和事件明显不相称。其二，持久的不愉快的心境。即使在不发脾气时，这些孩子常诉说烦恼、自我评价低，感觉大家都对他不好，可以有自杀意念和行为，病程为持续性，没有完全的缓解时期。由于这些症状，导致儿童交不到朋友，也无法维持伙伴关系；由于对挫折耐受性极低，他们不能克服困难获得活动和学习等方面成功的快乐，家庭生活严重紊乱。

（二）鉴别诊断★★★△△△

DMDD与抑郁症相鉴别。抑郁症患儿可以伴随易激惹和攻击行为。据报道，16.4%的重性抑郁障碍患儿伴有DMDD的表现。鉴别要点为：抑郁症呈发作性病程，在抑郁缓解后易激惹症状也随之消失。如果儿童的易激惹仅出现在抑郁障碍发作时，应诊断抑郁障碍而不诊断DMDD。如果患儿在DMDD的基础上又出现重症抑郁发作，可以诊断为DMDD共病抑郁症。

（三）治疗★★★△△△

一般认为，临床上治疗DMDD首选心境稳定药或SSRIs治疗，由于对该疾病认识时间比较短，药物干预的长期疗效和安全性也有待于进一步验证。心理治疗和康复治疗也是药物治疗之外的治疗方法。

（杜亚松）

参考文献

[1] 杜亚松. 青少年心理障碍咨询与治疗. 北京：北京大学医学出版社，2008.

[2] 杜亚松. 注意缺陷多动障碍. 北京：人民卫生出版社，2012.

[3] 杜亚松. 儿童青少年情绪障碍. 北京：人民卫生出版社，2013.

[4] 杜亚松. 儿童心理障碍诊疗学. 北京：人民卫生出版社，2013.

[5] 杜亚松. 注意缺陷多动障碍多模式干预. 北京：人民卫生出版社，2014.

[6] 美国精神医学学会. 精神障碍诊断与统计手册. 张道龙，等，译. 5版. 北京：北京大学出版社，2014.

[7] 金文岚，阿依努尔•吾买尔，杜亚松，等. 上海市闸北区5～15岁儿童注意缺陷多动障碍患病率及其影响因素的研究. 上海精神医学，2010，22（4）：211-216.

[8] 阿依努尔•吾买尔，金文岚，杜亚松，等. 上海市闸北区学龄前儿童注意缺陷多动障碍患病率及症状分布特征的研究. 中国医疗设备，2012，27（4）：32-36，27.

[9] Willcutt EG, Doyle AE, Nigg JT, et al. Validity of the executive function theory of attention-deficit/hyperactivity disorder: a meta-analytic review. Biol Psychiatry, 2005, 57(11): 1336-1346.

[10] Barkley RA. Behavioral inhibition, sustained attention, and executive functions: constructing a unifying theory of ADHD. Psychol Bull, 1997, 121(1): 65-94.

[11] Brown TE. Executive functions and attention deficit hyperactivity disorder: implications of two conflicting views . International Journal of Disability, Development and Education, 2006, 53(1): 35-46.

[12] Rachel Y, Katie E, John K, et al. Habit reversal training and educational group treatments for children with tourette syndrome: a preliminary randomised controlled trial.Behav Res Ther, 2016, 80: 43-50.

[13] Piacentini J, Woods DW, Scahill L, et al. Behavior therapy for children with Tourette disorder: a randomized controlled trial.JAMA, 2010, 303(19): 1929-1937.

[14] Jeon S, Walkup JT, Woods DW, et al.Detecting a clinically meaningful change in tic severity in Tourette syndrome: a comparison of three methods.Contemp Clin Trials, 2013, 36(2): 414-420.

[15] Remschmidt H, Belfer M, Goodyer IM. Facilitating pathways: care, treatment and prevention in child and adolescent mental health.Berli: Springer, 2004.

[16] Rutter M, Bishop DVM, Pine DS, et al. Rutter's child and adolescent psychiatry. 5th edition. London: Blackwell Publishing Limited, 2008.

[17] Herbert M, Weintraub K. The Autism revolution: whole-body strategies for making life all it can be.Boston: Harvard Health Publications, Harvard Medical School, 2013.

[18] Mak-Fan KM, Morris D, Vidal J, et al. White matter and development in children with an autism spectrum disorder. Autism, 2013, 17(5): 541-557.

[19] Frazier TW, Keshavan MS, Minshew NJ, et al. A two-year longitudinal MRI study of the corpus callosum in autism. J Autism Dev Disord, 2012, 42(11): 2312-2322.

[20] Barnea-Goraly N, Frazier TW, Piacenza L, et al. A preliminary longitudinal volumetric MRI study of amygdala and hippocampal volumes in autism. Prog Neuropsychopharmacol Biol Psychiatry, 2014, 3(48): 124-128.

第22章　精神发育迟缓

第1节　概　述

精神发育迟缓（mental retardation）是指一组起病于18岁以前精神发育不全或受阻的综合征；指生长发育阶段的儿童，由遗传因素、环境因素或心理社会因素等原因引起，以智力发育不全或受阻为特征，以各种技能不同程度的损害和社会适应困难为主要临床表现的一组疾病。该组疾病可单独出现，也可与其他精神障碍或躯体疾病并存。

儿科常称精神发育迟缓为智力低下，国外如英国称之为学习能力低下，但在ICD-10 、DSM-Ⅳ-R都采用精神发育迟缓。DSM-5将精神发育迟缓划入神经发育障碍，改称为智力缺陷，但内容变化不大。本章仍采用国际上通用的术语“精神发育迟缓”。

最早描述精神发育问题的是Sir Anthony Fitzherbert，他于1534年揭示了这一异常现象。到1850年医学上才首次使用“精神缺陷”这一术语。1877年，John L.H.Down对遗传性的精神发育迟缓提出“蒙古样痴呆”一词。1905年，Binet和Simon研发了智力测验。我国于20世纪30年代开始注意“精神发育问题”，引入智力测验并用于临床。

智力，又称智能，是人们认识客观事物并运用知识解决实际问题和适应环境的能力。通常由各种技能体现出来，包括记忆、观察、想象、思考、判断、语言及社会能力等。智力是一种受遗传和环境双重影响的认知性状，有明显的个体差异。衡量人的智力高低的数值是智商（intelligence quotient，IQ）。早期采用比率智商，即以个人的智力年龄（mental age，MA）除以他的实际年龄（chronological age，CA）乘以100所得的值（IQ=MA/CA×100）。考虑到年龄增长与智力发展不同步，目前多使用离差智商，如韦氏儿童智力测验（Wechsler intelligence scale for children，WISC-R）。智商在（100±15）为正常范围，低于平均水平的2个标准差即IQ<70为智力低下。但是，智力内涵复杂，任何现有的测验都不能得到全部智力，所有的测验方法都难免受习俗、环境、学习、经验和个人生长过程中种种因素的影响。因此，必须结合临床表现及适应环境能力来综合判断。

精神发育迟缓是一种比较常见的临床综合征，是导致残疾的原因之一。据WHO报道，世界任何国家、任何民族的精神发育迟缓患病率不低于1%～3%。WHO 1985年报道精神发育迟缓患病率，轻度约为3%，中、重度为0.3%～0.4%。我国1988年5月1日对全国8个城市地区及6个农村地区抽样调查0～14岁儿童精神发育迟缓的患病率，结果显示总患病率为1.2%，城市地区为0.7%，农村地区为1.41%，边远山区患病率更高。男孩患病率为1.41%，女孩患病率为1.16%。3岁以下儿童的患病率为0.76%，3～7岁为1.1%，7～11岁为1.44%，11～14岁为1.5%。在全部精神发育迟缓患儿中，轻度占60.6%，中度、重度和极重度共占39.4%。

2001年，中国残疾人联合会的六省市0～6岁残疾儿童抽样调查显示，智力残疾患病率为0.93%。精神发育迟缓的患病率的分布特点为农村高于城市、男孩高于女孩。精神发育迟缓的患病率随着年龄的增长而增高，婴幼儿期最低（0.76%），到学龄期达最高（小学期为1.44%，中学期为1.5%）。年龄越小，越难以做出精神发育迟缓的诊断，常要等到运动和智力达到一定界限时才被发现。学龄前智力低下多为中度和重度，学龄期轻度智力低下明显增多，这与学龄前期缺乏较敏感的智力测验和行为评定量表及学龄前期学业难度小有关，有些轻度智力低下在学龄前期易被漏诊有关。

第2节 病因与发病机制

精神发育迟缓的病因复杂，涉及范围广，包括生物学因素和心理社会因素等。由美国精神发育迟缓协会（American Association on Mental Retardation，AAMR）提供的数字显示，至少有350多种原因可以引起精神发育迟缓。随着医学和分子生物学的发展，每年均有新的致病因素被发现。目前认为至少有750多个基因与智力有关，约有95种精神发育迟缓与X染色体异常有关。一般而言，重度精神发育迟缓以生物因素为主，心理社会因素为次；轻度精神发育迟缓者生物因素较轻，以心理社会因素为主。特别是与儿童忽视和虐待，神经发育关键期脑损伤或教育缺乏有关。

WHO对精神发育迟缓的病因分类为：①感染、中毒。②脑机械损伤、缺氧。③代谢、营养、内分泌因素。④肉眼可见的脑部疾病。⑤先天脑畸形及其综合征。⑥染色体病。⑦围生期因素。⑧伴发于精神病。⑨心理社会因素。⑩特殊感官缺陷及其他因素。可以将上述因素概括为生物医学因素和心理-社会文化因素2个方面。

从精神发育迟缓病因作用的时间看可分为产前、产时和产后3个时期。其中，产前因素包括染色体病、遗传代谢病、先天畸形、宫内感染、宫内窒息、母妊娠期接触有害理化因素、孕妇患严重疾病等。产时因素包括早产、低体重儿、未成熟儿、窒息、颅内出血、产伤等。产后因素包括颅内感染、颅脑外伤、核黄疸、中毒、脑变性病、脑血管病、营养不良、文化剥夺及特殊感官缺陷等。

需要指出的是，相当一部分精神发育迟缓患儿的病因尚不明确，其所占比例为30%～50%。国外报道轻度精神发育迟缓患儿有40%～55%病因不明，重度精神发育迟缓患儿有20%～30%病因不明。

一、遗传因素★△

国内外的大量研究表明，精神发育迟缓患儿中的遗传因素是很明显的。家系研究、双生子研究、寄养子研究均支持这一观点。

（一）染色体数目异常

可见于常染色体和性染色体，分为单体型、三体型、四体型、非整倍体等。以三体型最为常见，发生的主要原因是生殖细胞在减数分裂时染色体不分离，不分离也可发生在第二次减数分裂，即2个染色体单体在分裂末期未能分离，共同进入一个配子细胞，形成合子后即为三体型。如唐氏综合征（21-三体综合征、先天愚型）、47-XXY综合征。

（二）染色体结构异常

有倒位、缺失、易位、重复、环形染色体和等臂染色体等。常染色体结构异常，如5p-综合征（猫叫综合征）；性染色体结构异常，最常见者为脆性X综合征。

（三）单基因遗传疾病

染色体是基因的载体，主要成分是脱氧核糖核酸（deoxyribonucleic acid，DNA）和组蛋白，DNA是遗传物质，储藏着大量遗传信息。如果基因发生突变，也就是DNA分子结构上有关碱基在组成或排列顺序上发生变化，遗传信息的“转录”和“翻译”将发生紊乱。其结果使蛋白质、氨基酸的组成或排列顺序发生相应的变化，从而引起遗传性状的改变，导致遗传性疾病。如苯丙酮尿症、半乳糖血症、结节性硬化症、神经纤维瘤病、小头畸形、家族性脑积水、Lesch-Nyhan综合征（高尿酸血症）等。

（四）多基因遗传

由2对或多对基因病变引起，无显性或隐性的特点。多基因各自或相互起作用，虽每个基因的作用微小，但有积聚效应，再加上环境因素的影响，就决定了个体的性状或疾病的易患性。大多数人具有中等程度的易患性。如果易患性高，超过该病的阈值，就导致患病。亲缘关系越近，发病率越高。发病率随性别和种族的不同而有差异。人的智力是多基因控制的数量性状，受600多对基因（且不等值）控制。常见的伴有智力低下的多基因遗传病有无临床症状的智力低下，是指不伴有明显器质性征候的家族性轻型智力低下及神经管畸形，此类疾病有明显的器质性和生化异常。

二、母妊娠期损伤★△

（一）感染

母妊娠期感染包括病毒、细菌、螺旋体、寄生虫等的感染，以病毒感染为最常见，目前认为至少有

12 种病毒可以通过胎盘感染胎儿。以风疹病毒、巨细胞病毒、单纯疱疹病毒、弓形虫对胎儿的影响最大，引起胎儿的发育异常或死胎。

（二）毒性物质和药物

经常接触铅的妇女出现不孕、流产、死胎、早产及婴儿死亡率较高。有机汞是由农药污染食物而侵入。汞进入人体后与酶蛋白及细胞膜中巯基结合，可抑制多种酶的活性，影响细胞的正常功能。汞蒸气具有脂溶性，可通过血 - 脑脊液屏障进入脑组织，影响脑功能，出现智力低下。

孕妇服用某些药物有时可导致胎儿畸形，其中一部分出现智力低下。这些药物一般在妊娠最初 3 个月影响最大，4 个月后较安全，但仍有一定的影响。易致畸的药物有水杨酸类、地西泮（安定）、氯氮䓬（利眠宁）、苯妥英钠、三甲双酮（抗癫痫药）、甲氨蝶呤（抗肿瘤药）、碘化物（治疗先天性甲状腺肿药）、黄体酮（保胎药）等。

（三）烟和酒

孕期吸烟过度易引起早产，且生下的婴儿体重过轻。葵碱可降低子宫内绒毛间隙中对胎儿的供氧，进而影响胎儿脑的发育，引起智力低下。酗酒对胎儿发育影响较大，所生的婴儿常发育差、小头和智力低下。母妊娠期长期过度饮酒易引起胎儿酒精综合征，导致脑回小和发育不全，出生后常有轻度至重度注意缺陷和活动过度，智力发育也受影响。

（四）物理因素

从受精卵到卵裂期是胚胎对放射线最敏感的时期，放射线可使 DNA 断裂而危害发育中的胚胎，产生畸形，影响中枢神经系统的发育。妊娠期特别是最初 3 个月，以直接照射盆腔危害性最大。

（五）妊娠期疾病

孕妇患有高血压、心脏病、严重贫血、缺碘、肾病、糖尿病、癫痫、严重感染及多次堕胎未成等，均可引起胎儿缺氧、中毒、代谢障碍，从而影响胎儿脑发育。地方性单纯性甲状腺肿，由于缺碘直接影响胎儿甲状腺素的合成，导致中枢神经发育受阻，引起智力低下。另外，高龄孕产、孕期营养不良、胎盘功能低下、不良情绪因素也易发生精神发育迟缓。

三、围生期有害因素★△

围生期指胎龄 12 周至出生后 28 d 这一阶段。围生期儿易受内、外环境因素的影响，重者可发生死胎，较多的是脑损伤引起精神发育迟缓或其他残疾。

围生期危险因素包括产前出血、前置胎盘、胎盘早期剥离、妊娠高血压综合征、妊娠贫血、早产等。

四、出生后有害因素★△

出生后是指从出生到 18 岁左右，这一阶段可能接触到的致病因素较多，其中以学龄前期最重要，其次为学龄期。

（一）婴幼儿期感染

各种中枢神经系统感染，如化脓性脑膜炎、流行性乙型脑炎、流行性脑脊髓膜炎、结核性脑膜炎、中毒性脑病和疫苗接种性脑炎后神经系统损害等，均可导致智力低下。

（二）严重颅脑外伤

一般指较严重的颅脑外伤并伴有意识障碍，可能造成神经系统损伤或继发智力障碍。外伤程度越重，受伤时年龄越小，后遗损伤也就越重，部分患者伴有癫痫发作。

（三）各种原因引起的脑缺氧

尤以 3 岁以内婴幼儿为多见，由于其中枢神经系统处于迅速发展时期，任何原因引起的小儿惊厥、小儿癫痫，以及窒息、缺氧持续时间较长等，均可造成婴幼儿智力低下。

（四）新生儿黄疸

新生儿黄疸是指新生儿时期，由于胆红素代谢异常，引起血中胆红素水平升高，从而出现以皮肤、黏膜及巩膜黄染为特征的病症，是新生儿中最常见的临床问题。本病有生理性黄疸和病理性黄疸之分。生后 24 h 即出现黄疸，每日血清胆红素升高＞5 mg/dl 或每小时＞0.5 mg/dl；持续时间长，足月儿＞2 周，早产儿＞4 周仍不退，甚至继续加深、加重或消退后重复出现，或生后 1 周至数周内才开始出现黄疸，均为病理性黄疸。如不及时治疗，极易导致神经系统损伤，导致智力低下。

（五）婴幼儿期营养不良

婴幼儿的脑神经元处于快速分化时期，需要丰富的营养供应，如果母乳不足、喂养不当、慢性腹泻或呕吐等会造成严重营养不良，影响智力的发育。

（六）内分泌和代谢障碍

1. 甲状腺功能低下 是造成智力低下的主要病因之一，发生越早，对中枢神经系统的影响越大。我国缺碘地区颇为广泛，累计查出地方性甲状腺疾病患者约为3.7亿人、地方性甲状腺功能减退症（克汀病）患者有20多万人。地方性克汀病均伴有智力低下，以中度为多。

2. 促性腺激素功能低下 可引起Laurence-MoonBiedl综合征，表现为身材矮小、肥胖、夜盲，常伴有智力低下。

3. 先天性代谢障碍 先天性代谢异常以苯丙酮尿症引起重度智力低下最为严重。几乎所有的先天性代谢异常患者都有神经系统障碍，主要表现为智力低下和惊厥发作。

（七）心理社会因素

儿童智力发育不仅需要丰富的营养，还需要良性的社会环境刺激。从妊娠期母亲的情绪变化到出生后的母爱缺乏；从早年缺乏文化教育机会到社会交往的不足；从亲子关系不良到虐待儿童，都不同程度地影响着儿童的智力发展。部分儿童因为贫穷或被忽视、被虐待，幼年文化教育的机会被剥夺，影响智力发展；有的儿童患有先天性聋或眼盲，不能感受外界刺激，感觉被剥夺，从而影响脑的发育。儿童出生即有与人交往的愿望，如果早期被隔离、缺乏与别人的交往和情感沟通、缺乏良性环境刺激、缺乏学习模仿的机会，其智力和社会适应能力的发育必然受影响。

第3节 临床表现及分型

精神发育迟缓的临床特征为显著的智力发育落后及社会功能的低下。国际及我国精神障碍诊断分类中均将本症分为轻度、中度、重度和极重度。

一、早期症状 ★★★△△△

精神发育迟缓患儿早期往往有以下表现：①喂养困难，吸吮能力差，咀嚼晚，吃固体食物容易出现吞咽困难和呕吐。②睡眠过多，不易唤醒，不爱哭闹，显得很乖。③哭声异常，哭声尖锐或尖叫，也有表现哭声无力。④3～4个月后才会笑，对外界刺激缺乏反应，表情呆滞。⑤注视手和玩手的动作在6个月后还持续存在。⑥对周围事物缺乏兴趣或兴趣短暂，反应迟钝，注意力不集中，无目的地多动，不喜欢与人交往，无依恋情感；似乎听力、视力异常，但客观检查无异常。⑦精细动作和大动作较正常儿童落后2～3个月或以上。⑧语言发育落后，发音不清，1岁半还不会说出有意义的词。⑨具有特殊的外貌，如眼距过宽等。

二、主要临床表现及分型 ★★★△△△

精神发育迟缓的主要临床症状是智力低下，社会适应能力差，可伴有一些精神症状和躯体疾病。但不同类型、不同程度的患儿表现各异。智力水平可按标准智力测评方法测出其低于正常水平。

一般根据智力水平及适应能力、缺陷程度、训练后达到的水平分为轻度、中度、重度、极重度4型。智商在70～89为边缘智力，属于精神发育迟缓与正常智力之间的过渡状态，属于边缘智力状态，严格地讲不应被归入精神发育迟缓。

（一）轻度精神发育迟缓

较常见，占精神发育迟缓总数的85%。智商在50～70，有轻度社会适应缺陷（适应功能评分为55～70分）。临床表现言语发育及社会适应能力的获得迟缓，但日常生活用语及实际生活能力问题少，关键是学习能力差，运算困难，难以达到小学毕业程度。一般入学后才被发现，患儿对抽象概念理解困难。通过特殊教育可获得实践技术与实用的阅读与计算能力，在不需要学术知识的社会背景下，适应良好。但主动性、积极性较差，遇到不良刺激易产生应激反应或心理障碍。

（二）中度精神发育迟缓

约占精神发育迟缓的10%。言语理解及使用能力发育明显迟缓，不能完整表达意思。一般智商为35～49，适应功能评分为40～55分。生活自理和运动技能的发育也出现迟缓，有时情绪不稳、易冲动。一些患儿终身需要监护。学习能力低下，词汇贫乏，理解力极差，略识数，只能完成10以下的简单计算。经过特殊训练后可学会简单的人际交往、基本卫生和安全习惯，可从事简单非技术工作。

（三）重度精神发育迟缓

占精神发育迟缓总数的3%～4%，智商在20～34，适应功能评分为25～40分。普遍合并器质性疾病，运动功能受损明显。仅能学会极简单的语句，生活不能自理，无社会行为能力。

（四）极重度精神发育迟缓

仅占1%～2%，智力损害明显，智商＜20，适应功能评分＜25分，理解和遵从要求或指令的能力也受到严重损害。大多数患者无法活动或活动严重受限，大小便失禁，无言语能力，不认亲人，仅有原始情绪反应，哭闹、尖叫、冲动。全部生活需人照料。在特殊训练下仅可获得极其有限的自理能力。大多数患儿因生存能力弱及严重疾病而早年夭折。

三、其他症状

除以上主要临床表现外，精神发育迟缓患儿常伴有以下症状。

（一）躯体发育及功能的异常

由于各种致病因素的影响，精神发育迟缓患儿常存在各种躯体发育的异常，包括头颅畸形、面部畸形、唇裂或腭裂、四肢及性器官畸形、先天性心脏病等。部分致病因素所导致的精神发育迟缓还存在一些特殊提示该病因的躯体特征。如唐氏综合征患儿，头小且前后径短，双睑裂向外上方倾斜，眼距宽，鼻梁低，张口伸舌，舌体厚，舌沟裂深，小耳垂，耳郭畸形，双手短而宽厚，常见通贯掌，小指末端向内侧弯曲，足第一、第二趾间距明显增宽，可见多指（趾）和指节缺如等；脆性X综合征患儿，头大，脸长，前额突出，下颌大而突出，嘴大、唇厚，虹膜颜色变淡，耳大且向前，巨睾等；苯丙酮尿症患儿，金发，皮肤白皙，蓝色虹膜等。

（二）受到各种致病因素的影响

精神发育迟缓患儿还常合并各种神经和精神症状，最重要的是视觉和听觉障碍、运动障碍、大小便失禁，这类问题在重度、极重度患儿中存在较多。

第4节 诊断与鉴别诊断

需要全面采集病史，进行精神检查和躯体检查，其中详细的生长发育史特别重要，据此可对儿童生长发育情况做出全面的临床评估。同时，根据年龄、智力损害和社会适应的程度，选择适用于患儿的标准化发育量表或智力测验以辅助诊断。国内常用韦氏智力量表和儿童社会适应行为评定量表。

一、诊断★★★△△△

（一）精神发育迟缓的诊断标准（ICD-10）

1. 智力明显低于同龄人的平均水平，一般智商＜70。

2. 社会适应能力不足，表现在个人生活能力和履行社会职能有明显缺陷。

3. 起病于18岁以前。

4. 程度标准按临床表现和智力测定水平分为轻度、中度、重度、极重度4型（详见分级诊断）。

（二）诊断原则

1. 确定精神发育迟缓的存在。

2. 评定其严重程度。

3. 在确诊精神发育迟缓的同时，应积极寻找病因，尽可能做出病因学诊断。

4. 对同时存在的其他躯体疾病和精神障碍，也应单独列出诊断，如苯丙酮尿症、儿童孤独症、精神分裂症等，从而使患儿得到更全面、更合理的治疗。

（三）分级及分级诊断（表22-1，表22-2）

1. 轻度精神发育迟缓 智商在50～69，语言理解和使用能力有不同程度的延迟，影响独立性发展的执行性语言功能问题可延续至成年。

2. 中度精神发育迟缓 智商在35～49，在这组患儿中，能力的差异表现很大，某些人的视觉空间技能比语言技能要高，有些人动作很笨拙，却乐于社会交往和简单交谈。语言发展水平各异，大多数患儿可独自行走，但癫痫、神经系统和躯体障碍仍很常见。

3. 重度精神发育迟缓 智商在20～34，临床表现同中度精神发育迟缓，神经系统和躯体障碍仍很常见，但较中度精神发育迟缓患儿的相关能力水平更低。

4. 极重度精神发育迟缓 智商＜20，语言理解和使用能力有限，最多只能理解最基本的吩咐，提简

表 22-1　精神发育迟缓临床 4 级分类

分级	IQ 智商水平	相当 MA	适应能力缺陷	从特殊教育中受益水平
轻度	50～69	9～12 岁	轻度	通过特殊教育可获得实际技巧及实用的阅读和计算能力，并能在指导下适应社会
中度	35～49	6～9 岁	中度	可学会简单的人际交往、基本卫生习惯和简单手工技巧，但阅读和计算方面不能取得进步
重度	20～34	3～6 岁	重度	可从系统的训练中受益
极重度	<20	<3 岁	极重度	对于进食、大小便训练有反应

表 22-2　精神发育迟缓各级诊断标准

	重度	中度	轻度
语言思维理解能力	无语言或发音不清，或仅能只言片语，生活用语也不能理解，有时吐字不清	可有语言，但词汇贫乏，仅能表达有限的意愿和要求，能理解日常简单用语	言语发育较好，但理解能力仍差，仅能反应事物的表面现象
计算力	不识数	略识数	运算困难，难以达到小学毕业程度
情感及动作	原始情感或愚蠢表情，不能行走、站立，或可行走而步态不稳，动作笨拙，生活不能自理	能辨认亲疏，部分患者有羞怯感，情绪不稳，兴趣少，精细动作困难	情感较丰富，有一定的兴趣，但主动性和积极性仍差
社会适应能力及劳动力	对陌生环境表现恐惧、不安或无反应，无劳动能力	主动活动少，大部分患者可在指导下做简单劳动，长期训练后，生活可部分自理	大部分患者能在他人照顾下从事较简单劳动，遇到不良刺激易产生反应状态

单要求，可以掌握最基本、最简单的视觉空间技能，如将实物分类与配对，在适当的监督和指导下，患儿可参加一小部分家务和简单操作。大多数病例都可以找到明确的器质性病因，常有严重的神经系统和躯体障碍影响其运动能力。

（四）病因学诊断

对所有确诊的患儿，应通过病史和躯体检查，遗传学、代谢、内分泌等实验室检查及颅脑特殊检查，尽量寻找病因，做出病因学诊断。这样有利于治疗和康复，也为患儿家庭的优生、优育提供有用的资料。

二、鉴别诊断★★★△△△

（一）暂时性发育迟缓

各种心理因素或躯体因素（如营养不良、慢性躯体疾病、学习条件不良或缺乏，视觉、听觉障碍等）都可能影响儿童心理，包括智力的正常发育。但这些原因去除或纠正以后，心理发育速度可在短期内追上，甚至赶上同龄儿童的智力水平。

（二）痴呆

18 岁以后，任何原因导致的智力低下，皆不能称之为精神发育迟缓，而归属于痴呆。痴呆的程度不同，症状各异。

（三）分离障碍

发作时可有痴呆样表现，如有的患者表现为不语、无能、呆滞，不能听懂别人讲话等；有的患者虽然讲话，却又显得什么也不懂；但是，这类患者未发作时，基本正常，各方面活动皆如常人。发作时间短，平时聪明，而且查不出相应体征，无痴呆史，发育正常。

（四）孤独性障碍

孤僻，有不同程度的人际交往障碍，行为方式刻板，可对某物有特殊爱好如绒毛娃娃，兴趣狭窄，可自娱自乐，75% 的患者伴明显精神发育迟缓。对这类患者，可将 2 个诊断并列。

（五）特殊发育障碍

特殊发育障碍儿童也常有学习困难，易误认为是智力问题。但仔细检查多数患儿能力正常，学习成绩不平均，有些课目有困难，如阅读、计算或诵读困难，而其他成绩较好，社会适应能力缺损不明显。

（六）注意缺陷多动障碍

由于注意力不集中和多动影响学习和社会适应，但病史中发育迟缓不明显，智力检查一般正常，经教育训练或服用提高注意力的药物，症状明显好转，学习成绩显著提高。

（七）儿童精神分裂症

一般病前无躯体及智力发育障碍。病后虽然有学习成绩下降、反应迟钝、淡漠、环境适应不良，但主要特征是思维、情感与行为的不协调，并不是真正的智力低下。

第 5 节　治疗及康复

精神发育迟缓的治疗原则是早期发现、早期诊断、早期干预。对精神发育迟缓的干预包括医学治疗和康复。

一、医学治疗★★△△

（一）病因学治疗

精神发育迟缓大部分患儿不能进行病因治疗，只有一小部分患儿明确病因如遗传代谢病、感染、营养不良、感官功能障碍等，在教育干预的同时及时进行病因治疗，以免病情发展。由心理－社会文化因素引起的精神发育迟缓，应通过及时改变生活环境，加强教育训练，可以改善智力水平。

（二）对症治疗

有些精神发育迟缓伴随病症应给予相应的对症治疗。例如，伴随注意缺陷多动障碍可给予哌甲酯对症治疗，伴随癫痫给予抗癫痫治疗。

（三）促智治疗

近年来研究发现，脑活素和神经生长因子等对促进脑细胞功能发育可能有一定的疗效。

（四）干细胞及基因治疗

应用干细胞和基因治疗工作主要是研究阶段，精神发育迟缓患儿的基因治疗将改变许多精神发育迟缓不能治疗的局面。

二、康复★★△△

教育干预是精神发育迟缓患儿的主要治疗方法。教育干预计划制订的重要依据是对精神发育迟缓患儿严重程度分级的评估，按照小儿正常的发育程序，根据评估的智力水平，制订有针对性、有目标、循序渐进的教育训练计划。教育干预的目的是通过教育训练，使精神发育迟缓患儿的潜在能力发挥到最大限度。轻度精神发育迟缓患儿和一部分中度精神发育迟缓患儿重点训练劳动技能，使其能承担大部分家务，学会一些知识和技能，达到自食其力。大部分轻度精神发育迟缓患儿通过教育训练，在成年后可过接近正常人的生活。中度精神发育迟缓患儿应重点训练生活自理能力和社会适应能力，可望通过训练掌握简单的卫生习惯和基本生活能力。重度精神发育迟缓患儿重点训练生活自理能力，可望生活自理或半自理，以减轻家长的负担。

常用的方法有临床教学辅导法、主题单元教学法、任务分析法、行为矫正法、开发右脑增智训练等。

第 6 节　预后与预防

一、预后★△

精神发育迟缓病因复杂，大多数患儿难以查出确切病因，而且这些致病因素一般都造成不可逆的脑结构或功能性损害，使病因治疗困难。所以，智力损害一旦发生，其严重程度一般是不可能减轻或消除，预后不良。对于少数病因明确者，若能及时采用病因治疗，可以阻止智力损害程度的进一步加重。可见对于精神发育迟缓重在预防。

二、预防★△

预防是降低精神发育迟缓儿童发病的关键措施，也是避免损伤或减轻损伤程度的重要方法。联合国儿童基金会 1981 年提出了三级预防的概念。初级预防是针对精神发育迟缓的病因进行预防。二级预防是早期发现可能引起精神发育迟缓的疾病，做到早期发现、早期诊断、早期干预和及时治疗，以预防和减少损伤。三级预防采取综合措施，以预防损伤进一步发展。

（郑　毅　陆　峥）

参 考 文 献

[1] 陶国泰，郑毅，宋维村. 儿童少年精神医学. 2版. 南京：江苏科学技术出版社，2008：161-180.

[2] Maulik PK, Mascarenhas MN, Mathers CD, et al. Prevalence of intellectual disability: a meta-analysis of population-based studies. Research in Developmental Disabilities，2011, 32(2): 419-436.

[3] 苏林雁. 儿童精神医学. 长沙：湖南科技出版社，2014：175-182.

[4] Robert Weis. Introduction to abnormal child and adolescent psychiatry. Los Angeles: SAGE Publications, 2014: 88-94.

[5] Jerry M, W, Mina K D. Textbook of child and adolescent psychiatry. 3rd edition. Washington, DC: American Psychiatric Publishing, 2004: 221-260.

第23章　精神药物治疗

第1节　概　　述

在精神病学中，精神药物治疗是一门复杂的科学，不仅仅是“一个诊断一种药物”的治疗方法，影响精神药理学实践的因素有很多，包括药物的选择与使用、药物对个体患者的疗效、患者家庭及环境的影响等。临床实践中有的患者将药物视为灵丹妙药，也有的患者极端抵触精神药物治疗。因此，精神卫生专业人员必须详细了解精神药物及精神药理学，在临床实践中，须向患者、患者亲属及照料者解释使用精神药物治疗的理由、预期的益处和潜在的风险。在使用药物时，须根据既往的临床研究和临床经验，选择有效的剂量、持续足够的时间，治疗中须密切监测疗效和不良反应，相应地调整药物剂量，早期识别和积极处理治疗中出现的不良反应。

一、精神药物的分类★★△△

精神药物（psychotropic drug），有时被称为精神治疗药物，传统上分为4类：①用于治疗精神病性障碍的抗精神病药。②用于治疗抑郁障碍的抗抑郁药。③用于治疗双相障碍Ⅰ型的抗躁狂药或心境稳定药。④用于治疗焦虑障碍的抗焦虑药。但是，目前这种分类遇到了新的挑战，原因包括：①某一类药物常用于治疗以前由另一类药物治疗的障碍。例如，目前许多抗抑郁药被批准用于治疗各种焦虑障碍，一些抗精神病药被批准用于治疗抑郁障碍或双相障碍等。②上述4类药物常被用于治疗以前不用药物治疗的精神障碍（如进食障碍和冲动控制障碍）。③一些非精神科药物，如可乐定、普萘洛尔和维拉帕米等药物，也常用于治疗精神障碍，但这些药物很难归入前面提到的4类药物中。此外，随着人口老龄化，对于一些老年性疾病的诊治也越来越重视，不断有新型药物问世治疗老年痴呆相关疾病，这类药物过去称为“促智药”，目前暂称为“认知改善药”。为了便于理解和记忆，本书仍然按照传统的分类方法，分别介绍各种常用的抗精神病药、抗抑郁药、心境稳定药、抗焦虑药和认知改善药，治疗适应证，治疗中可能出现的不良反应及其处理。

二、用药原则★★★△△△

各类精神药物由于药理作用不同，治疗的精神障碍病理机制或患病人群不同，药物的使用有各自原则。总体上，精神药物的共性原则如下。

（一）早期治疗

一旦确诊疾病，应早期积极进行药物治疗。治疗前，应当评估患者的病史、目前症状表现和功能水平，根据患者的年龄、既往治疗反应、评估自伤和自杀风险（是否有蓄意过量服药的企图）、耐受性、患者对治疗药物的偏好、药物治疗费用等因素，选择合适的药物和治疗场所进行治疗。建议处方有治疗适应证的药物。治疗前向患者及其家属告知药物性质、作用、可能发生的不良反应及对策。治疗期间密切观察病情变化和不良反应。

（二）综合治疗

在药物治疗过程中，加强心理治疗，有助于提高患者的服药依从性。一些研究结果提示，药物治疗合并心理治疗或其他辅助治疗策略在某些情况下可以取得更佳的疗效，有利于患者的康复，全面改善患者的预后。

（三）长期治疗

大多数精神障碍为慢性病程，需要长期治疗，包括急性期治疗和长期维持治疗。急性期治疗药物应当足量、足疗程，控制患者的各种精神症状。长期维持治疗，减少复发，恢复社会和职业功能。长期维持治疗的时间视药物种类和所治疗的疾病，以及患者的疾病病程发展而定。

（四）个体化治疗

药物疗效取决于药物药理作用、患者的个体差异及患者对药物治疗的态度。治疗前应评估患者合并躯体疾病状况、药物相互作用、药物耐受性、有无并发症，个体化合理用药。药物从小剂量起始，可以降低药物早期的不良反应。以后根据疗效和耐受性，调整药物剂量。对于妊娠和哺乳期间用药，治疗应当特别关注。大多数精神药物属于C类等级，少数属于D类等级。一些药物可以在母乳中分泌，如果妊娠或哺乳期间妇女接受药物治疗，必须权衡胎儿和婴儿暴露于药物的潜在风险与母亲不用药的疾病的发展风险。部分精神药物需要逐渐递减剂量停药，以减少药物的停药反应。

三、影响药物疗效的因素★★★△△△

精神药物治疗是一门复杂的科学，不是简单的"一个诊断一种药物"的治疗方法，临床实践中，很多因素都会影响药物的疗效。这些因素包括疾病因素、个人因素和环境因素。

（一）疾病因素

包括临床特征、病程特征、可能的病因、有无共病等。首先，应当对患者确切诊断，仔细评估患者的既往病史、目前症状的严重程度和病程、社会功能受损程度、社会支持状况、是否共病躯体疾病或其他精神障碍。基于患者的临床特征，选择相应的治疗药物及治疗方案。同时，实施治疗的医师应知道药物治疗的目的、疗效评估时间、减少不良反应的用药途径、药物无效时的替代方案、是否需要长期维持使用该药。医师应向患者及其家属解释治疗计划，考虑患者对治疗药物的看法和意见。

（二）患者的个人因素

包括年龄、性别、医疗保险形式、患者对治疗的目标、既往用药史、接受药物治疗的情况及治疗初期的反应、躯体健康情况。因此，用药前应评估患者是否共病躯体疾病或其他精神障碍、患者既往的治疗及对治疗的反应、患者家属对药物治疗的反应、是否正服用其他药物等情况，以便合理选择用药，考虑到对药物疗效的影响及避免药物相互作用，保证患者对治疗的依从性。

（三）环境因素

包括患者的社会支持系统、生活环境和方式等。仔细向患者及其家属解释药物的特点、疗效、不良反应，以及服药方式和服药的重要性。向患者家属介绍可能的药物不良反应及家属应当注意的处理方式，增加患者的服药依从性。

四、影响药物安全性的因素★★★△△△

精神药物是一类以中枢神经系统为作用靶点的药物，药物的疗效是一个相对效应，疾病需要的效应为疗效，疾病不需要的效应为不良反应。很多因素都会影响精神药物的安全性，包括药物的药理作用、临床使用方法、患者的因素等。

（一）药物的药理作用

1. 传统的4类精神药物，即抗精神病药、抗抑郁药、抗躁狂药或心境稳定药及抗焦虑药，主要作用于脑内DA、5-HT、NE、GABA、Glu等神经递质的受体、转运体或影响神经递质的代谢。药物作用于中枢靶点，发挥治疗效果。作用于中枢神经系统病变部位以外的靶点，产生的效应可能是不良反应。如SSIRs通过阻断位于5-HT神经元突触前膜的转运体，抑制5-HT神经递质的再摄取，增高5-HT的神经传递，发挥抗抑郁疗效。5-HT神经传递增高可以产生相应的消化道不良反应（如恶心、呕吐、腹泻等）和中枢性不良反应（如头晕、头痛、焦虑等）。

2. 精神药物的药理作用谱越广，其不良反应风险越高，如传统的三环类抗抑郁药或传统低效价抗精神病药，因受体作用谱较广，这些药物对其他多种受体的作用可能与不良反应有关，如抗胆碱能作用所导致的口干、便秘、视物模糊、尿潴留等，抗组胺作用导致镇静和体重增加，抗肾上腺素能作用可引起直立性低血压和反射性心动过速，药物对离子通道的影响引起QTc间期延长等。

3. 高蛋白结合率或对肝代谢酶的诱导或抑制作用的药物，可能与合并使用的药物发生药物相互作用，增加合并药物的不良反应。

4. 对某些器官或组织有较高结合力的药物，可能会在这些器官或组织蓄积，产生不良反应。

（二）临床使用方法

1. 治疗初始 应采用剂量递增策略，降低药物的不良反应。

2. 治疗过程中 应定期评估疗效和安全性。由于存在药物间相互作用，增加或停用合并的药物前，应仔细评估，降低药物间不良反应。如果按常规增加新药物的剂量，但不停用前一药物，如抗抑郁药治疗不成功时加用锂盐增强疗效，常导致不依从性和不良反应增加。

3. 停药 由于大脑是处于复杂的稳态中的神经元交互作用网络，因此突然停用任何精神药物，都有可能破坏脑功能。例如，突然停用高效价抗精神病药，尤其是传统抗精神病药，可能会导致迟发性运动障碍的发生风险增加。

（三）患者因素

1. 年龄 特别是儿童和老年人群，由于个体发育和组织器官的退行性变化，可影响药物的安全性。

（1）儿童：给儿童使用精神药物时应特别小心，儿童的药物分布容积小，提示使用的剂量应低于成人；但是，儿童的代谢率高，提示药物的毫克数与体重的千克数比值应高于成人。因此，剂量应个体化，从小剂量开始，逐渐增加剂量，直到出现临床作用。但是，若该剂量无效，且不良反应可以接受，应考虑使用成人剂量。抗抑郁药治疗儿童青少年期抑郁症时，可能会增加自杀企图或自杀风险，尤其是治疗初期或剂量变动时，应当特别监测，发生机制尚未明确。

（2）老年：应用精神药物治疗老年患者应注意 3 点：①老年人对不良反应比较敏感（特别是心血管作用），药物的代谢和排泄比较慢，因此需要药物剂量较低。②老年患者往往服用多种药物，医师需要考虑可能的药物相互作用。③老年患者常伴有多种躯体疾病，如肝功能和肾功能异常、低蛋白血症等，对药物的耐受性降低，易发生不良反应。医师治疗老年患者时应从小剂量开始，一般是常规起始剂量的一半，剂量增幅要小，速度要比成年人慢，直到产生临床疗效或出现不能接受的不良反应为止。

（3）妊娠和哺乳期妇女：对于孕妇（特别是妊娠前 3 个月内）或哺乳期妇女，基本原则是避免使用任何药物。然而，当母亲的病情严重时，可能需要继续服用药物。若在妊娠期需要使用精神药物，应仔细评价药物治疗对胎儿的不良影响和不治疗对母亲及胎儿的不良影响，谨慎用药。目前的资料显示，在精神药物中，致畸性最强的药物是锂盐、常用的心境稳定药（丙戊酸盐、卡马西平）和抗抑郁药帕罗西汀（属于 D 类等级）。妊娠期服用锂盐时，出生缺陷发生率高，包括心脏发育过程中的严重异常——埃布斯坦畸形。其他精神药物与出生缺陷的联系不太明确，但是在妊娠期间也应尽量避免使用。如果决定不终止妊娠，最好用抗精神病药或 ECT，不用锂盐。分娩或临产时使用抗精神病药，可能会导致婴儿出生时过度镇静，需要解毒治疗或治疗戒断综合征。事实上所有精神药物均可分泌于母亲的乳汁中，建议服用这类药物的母亲停止哺乳。

2. 躯体状况 患有躯体疾病的患者可能对不良反应的敏感性增加，药物在体内的代谢和排泄增加或减少，不良反应的发生风险可能增高，临床治疗应从小剂量开始，缓慢增加剂量，同时观察临床疗效和不良反应。监测血药浓度。

3. 合并用药 在应用精神药物治疗时，合并其他药物有可能发生药物间相互作用。如合并使用抑制精神药物代谢的药物，可能会增加精神药物的不良反应。由于精神药物作用靶点在中枢神经系统，与其他作用于中枢神经系统的药物合并使用，可能会出现中枢作用的协同效应，出现不良反应。

4. 滥用物质或药物 精神障碍共病物质滥用的比例较高，这些物质多是中枢神经系统兴奋药或作用靶点在中枢神经系统，可能会与精神药物发生药效学相互作用，导致滥用物质或治疗药物的不良反应。

在处方精神药物前，医师应当全面了解患者是否存在影响药物安全性的因素，告知患者或家属可能出现的药物不良反应和处理措施，以及治疗中的注意事项，尽可能将药物的安全性问题降到最低。

第 2 节 抗精神病药

一、作用机制及分类★★△△

抗精神病药始于 20 世纪 50 年代，第一个药物是氯丙嗪（chlorpromazine），其抗精神病作用机制主要是药物对 DA 受体的拮抗作用所致，并在此基础上又陆续开发了其他吩噻嗪类（phenothiazines）药物，包括奋乃静（perphenazine）和氟奋乃静（fluphenazine）。1958 年，第一个有效的丁酰苯类（butyrophenones）

药物氟哌啶醇（haloperidol）由比利时的 Paul Janssen 开发成功。同年，第一个硫杂蒽类（thioxanthenes）药物由 P.V. Peterson 及其同事引入临床。后来又开发了许多其他疗效近似而不良反应不尽相同的药物。20 世纪 60 年代第一个长效抗精神病药氟奋乃静庚酸酯（fluphenazine enanthate）问世，给人们提供了又一种治疗方法。

1958 年，氯氮平（clozapine）在瑞典被发现；1972 年，在奥地利和瑞典上市。由于具有诱发粒细胞缺乏症的风险，在全球有 50 例患者死亡后，氯氮平撤出了大部分欧洲市场。1988 年，经过美国 FDA 讨论，在美国进行了一项多中心研究，证明了氯氮平对难治性精神分裂症的疗效。1990 年，美国 FDA 同意将氯氮平用于治疗难治性精神分裂症患者和因为严重锥体外系症状和严重迟发性运动障碍而不能耐受典型抗精神病药物的精神分裂症患者。氯氮平在我国从 20 世纪 70 年代初期上市后很快广泛用于临床，成为主要的抗精神病药之一，直到目前在我国的很多地区仍被广泛使用。在氯丙嗪等抗精神病药上市 50 年后，出现了新一代抗精神病药，如利培酮（risperidone）、舍吲哚（sertindole）、奥氮平（olanzapine）、喹硫平（quetiapine）、齐拉西酮（ziprasidone）、阿立哌唑（aripiprazole）、氨磺必利（amisulpride）和帕利哌酮（paliperidone）。新一代抗精神病药与氯丙嗪类药物相比，其药理特点和临床作用谱不同，被称为非典型抗精神病药或第二代抗精神病药。氯丙嗪类药物被称为第一代抗精神病药或典型抗精神病药。

（一）第一代抗精神病药

第一代抗精神病药，也被称为典型抗精神病药，其作用机制及临床疗效有很大的相似性，主要通过阻断脑内 DA 受体发挥抗精神病作用，因此被称为 DA 受体拮抗药。包括：①吩噻嗪类，氯丙嗪、硫利达嗪（thioridazine）、奋乃静、氟奋乃静及长效剂、三氟拉嗪（trifluonerazine）等。其中吩噻嗪类分为高效价药物（如奋乃静、三氟拉嗪）和低效价药物［如氯丙嗪、硫利达嗪（效价分类适用于第一代药物）］。②硫杂蒽类，氯哌噻吨（clopenthixol）及长效剂、三氟噻吨（flupentixol）及长效剂、氯普噻吨（chlorprothixene）等。③丁酰苯类，氟哌啶醇及长效剂、五氟利多（penfluridol）等。④苯甲酰胺类，舒必利（sulpiride）等。

第一代抗精神病药自 20 世纪 50 年代以来广泛用于各种精神病性障碍的治疗。大量临床研究及临床应用的经验证明，第一代抗精神病药治疗精神分裂症阳性症状有效而安全。主要作用机制为阻断脑内 D_2 受体，属于 D_2 受体拮抗药。临床上用于幻觉、妄想、思维障碍、行为紊乱、兴奋、激越、紧张综合征的治疗，疗效明显。对阴性症状及伴发抑郁症状疗效不确切。主要适应证有：①急、慢性精神分裂症和分裂情感性精神障碍。②精神分裂症和分裂情感性精神障碍的维持治疗，预防复发。③抑郁障碍、谵妄和痴呆患者的行为障碍。④躯体疾病伴发的精神病性症状。⑤精神活性物质所致的精神障碍。⑥妄想性障碍。⑦边缘型人格障碍。⑧儿童精神分裂症。⑨广泛性发育障碍。⑩ Tourette 综合征、Huntington 病等。这类药物对其他受体的作用，包括对 α_1 肾上腺素能受体、α_2 肾上腺素能受体、毒蕈碱能 M_1 受体、组胺 H_1 受体等，与药物治疗的不良反应相关。

第一代药物治疗中表现出一些不足，主要为：①对认知功能的改善作用小，典型抗精神病药对执行功能、工作记忆、口语、视觉运动、语流、精细运动功能的疗效较差，但有时能改善注意力的某些指标。药物的抗胆碱能作用可能使记忆恶化。②对阴性症状作用微小，诱发锥体外系症状或使情感症状加重，产生继发性阴性症状。③约 30% 的患者其阳性症状不能有效缓解。④引发锥体外系症状和迟发性运动障碍的比例较高。⑤患者用药的依从性不好。⑥药物对患者工作能力的改善作用较小。目前临床使用频率明显下降。

（二）第二代抗精神病药物

第二代抗精神病药，也称非典型抗精神病药，是一类作用机制和临床疗效差异较大的药物，其非特异性表现在 4 个方面：①对 $5\text{-}HT_{2A}$ 受体的阻断作用。②对 $5\text{-}HT_{1A}$ 受体的部分激动作用。③对 D_2 受体结合的快速解离。④对 D_2 受体的部分激动作用。第二代抗精神病药包括氯氮平、利培酮、奥氮平、喹硫平、齐拉西酮、阿立哌唑、氨磺必利和帕利哌酮。这些药物的药理作用及临床特点不完全一样，临床治疗谱广、引发 EPS 比率较小，应用前景广。

二、临床应用的一般原则★★★△△△

1．一旦确定诊断，应尽快开始药物治疗，单一用药。急性发作病例，包括复发和病情恶化的患者，根据既往用药情况继续使用原来有效的药物，剂量到有效治疗剂量。如果已达有效治疗剂量仍无效者，酌情加量或换用另一种化学结构的非典型或典型抗精神病药，以单一治疗为主。治疗个体化，因人而异。

2．经上述治疗疗效不满意者，可考虑 2 种药物合并治疗，以化学结构不同、药理作用不尽相同的药物联用为宜，达到预期治疗目标后仍以单一用药为宜。

3．小剂量起始，逐渐滴定直到有效剂量范围，药物滴定速度视药物特性及患者特质而定。维持剂量可酌情减少，但需足疗程治疗。

4．治疗过程中定期评价疗效，及时调整治疗方案。观察药物不良反应，并积极处理。

5．根据美国、欧洲、世界精神卫生协会（World Psychiatric Association，WPA）治疗规则系统的建议，一般推荐第二代（非典型）抗精神病药作为一线药物选用。第一代及第二代抗精神病药的氯氮平作为二线药物使用。根据我国目前实际用药情况调查，典型药物氯丙嗪、奋乃静、氟哌啶醇和舒必利在不少地区仍为治疗精神分裂症的首选药物。氯氮平在国内应用广泛，但考虑氯氮平导致粒细胞缺乏，建议谨慎使用，定期监测血常规。

三、主要抗精神病药★★★△△△

（一）第一代抗精神病药

1．氯丙嗪（chlorpromazine） 口服、注射均易吸收，2～4 h 达血药浓度峰值，1 周左右达稳态水平。口服药物的生物利用度为 10%～33%，98% 与血浆蛋白结合，易透过血－脑脊液屏障和胎盘屏障，主要经肝代谢，有百余种代谢产物，半衰期为 8～35 h，排泄以肾为主，少量经粪便排泄和乳汁分泌。氯丙嗪属于低效价药，治疗剂量偏高，多受体作用。具有明显的抗精神病效果，兼有明显的镇静作用。适用于治疗以阳性症状为主的患者。注射或口服控制兴奋、激越的疗效比较满意。主要的不良反应有过度镇静、中枢和外周的抗胆碱能样作用、心血管反应和致痉挛作用等。急性期有效治疗量为 200～600 mg/d。常用有效量为 400 mg/d，从小剂量开始，缓慢加量；恢复期巩固治疗以原有效量为宜，维持期剂量可酌情减至 200 mg/d。若治疗 6～8 周后疗效不佳，可换用其他不同化学结构的典型抗精神病药或非典型抗精神病药。

2．奋乃静（perphenazine） 属于哌嗪类化合物，口服易于吸收，1～4 h 达血药浓度峰值，生物利用度约为 25%，90% 以上与血浆蛋白结合，口服后 3～5 个半衰期达血药稳态浓度，主要经肝 P450 同工酶 CYP 2D6 代谢，血药清除半衰期为 8～21 h。主要经肾排泄。奋乃静属于高效价的 D_2 受体拮抗药，治疗精神分裂症阳性症状，起始剂量为 4～6 mg/d，常用临床有效剂量为 20～60 mg/d。主要不良反应为锥体外系症状。对躯体器官系统影响较小。

3．氟哌啶醇（haloperidol） 是 1958 年合成的第一个丁酰苯类药物，口服易吸收，生物利用度为 40%～70%，92% 与蛋白结合，口服后 3～5 h 达血药浓度峰值，连续给药 1 周达稳态浓度。主要在肝代谢，代谢产物之一还原氟哌啶醇有抗 DA 作用，作用程度明显小于母体药物。然而，还原氟哌啶醇可以转换为母体药物，从而产生抗精神病作用。母体药物的血药半衰期为 15～25 h。氟哌啶醇属于高效价抗精神病药，是目前对 D_2 受体选择性最强、最纯的阻滞药，对阳性症状疗效肯定。肌内注射对兴奋、激越、躁狂症状及行为障碍效果较好，对阴性症状及伴发的抑郁症状疗效不肯定。有效治疗剂量为 6～20 mg/d，维持治疗量以 2～6 mg/d 为宜。主要的不良反应为锥体外系症状。对躯体器官影响较小。可引发心脏传导阻滞，有猝死病例报道。

4．舒必利（sulpiride） 口服吸收较慢，3～8 h 达血药浓度峰值，透过血－脑脊液屏障略困难，半衰期约为 8 h。舒必利属于苯甲酰胺类药物，是选择性 D_2 受体阻滞药，主要作用于边缘 DA 系统，对纹状体 DA 受体作用较弱，临床引发椎体外系症状作用较其他典型抗精神病药低。该药低剂量 200～600 mg/d，有一定抗焦虑、抑郁作用。治疗阳性症状的剂量可高于 1000 mg/d。静脉滴注舒必利 200～600 mg/d，连续 1～2 周，能较好地缓解紧张症。伴发抑郁症状的精神分裂症患者可选用。主要的不良反应为失眠、烦躁、高泌乳素血症，也可出现心电图改变，一过性谷丙转氨酶升高。

5．长效类制剂 目前第一代抗精神病药长效制剂有 2 种剂型。

（1）油剂：长效氟奋乃静和氟哌啶醇与酯类结合形式溶解在芝麻油中注射使用。芝麻油经注射进入肌肉，药物逐渐从油媒介物中扩散进入周围组织，限速步骤为药物的扩散速度；药物一旦进入组织即迅速水解，将母体药物释放出来。此外，长效化合物在 2 次注射之间也不断地吸收，经过多次注射的患者同时从多个注射部位吸收药物。因此，长效药物达到稳态所需的时间要长得多，其消除也慢得多。氟哌啶醇癸酸酯（haloperidol decanoate）和氟奋乃静癸酸酯（fluophenazine decanoate）需要约 3 个月达到稳态，停止治疗数月后仍能检测到相当水平的血药浓度。

常用的长效抗精神病药治疗剂量为：哌普嗪嗪棕榈酸酯，每个月（pipothiazine palmitate）50～200 mg（肌内注射）；氟奋乃静癸酸酯，每 2～3

周 12.5～25.0 mg（肌内注射）；三氟噻吨癸酸酯（flupentixol decanoate），每 2～3 周 20～40 mg（肌内注射）；氟哌啶醇癸酸酯，每 2 周 50～100 mg（肌内注射）。

（2）微粒结晶水溶液：药物在体内形成微粒结晶储存库，然后在组织中缓慢溶解释放，药效可持续 1 周。代表药物有口服长效药五氟利多（penfluridol），属二苯丁哌啶类（diphenylbutylpiperidines）衍生物。其特点是进出脑组织较慢，作用时间相对较长。五氟利多的半衰期是 65～70 h，作用时间可达 1 周。五氟利多，每周 20～60 mg。

长效抗精神病药的疗效、不良反应与母药相同，适用于依从性不良或用药不便的患者，主要用于慢性精神分裂症的维持治疗，预防复发；也用于某些急性病例。

（二）第二代抗精神病药

1. 氯氮平（clozapine）

（1）药理作用：氯氮平现只有口服制剂，服药约 2 h 后达血药浓度峰值，生物利用度为 27%～47%，消除半衰期约为 12 h，1 周后达稳态血药浓度，蛋白结合率 94%。氯氮平的血药浓度个体差异很大，服用同一剂量血药浓度差异可达 45 倍，女性血药浓度轻度高于男性，吸烟者轻度低于非吸烟者，老年人比年轻人高约 2 倍。研究显示，患者氯氮平血药浓度＞350 ng/ml 时产生疗效更好，如果血药浓度＜250 ng/ml 时，治疗 6 周后仍无效时应调整剂量，将血药浓度升高到约 350 ng/ml。如果患者出现较多的不良反应，且药物血药浓度较高时，应降低剂量。氯氮平主要在肝经去甲基和氧化代谢，80% 以代谢产物形式从尿液或粪便中排泄，不足 5% 的母体药物在尿中以原型存在。

氯氮平对多个受体（包括 $5\text{-}HT_{2A}$ 受体、$5\text{-}HT_{2C}$ 受体、肾上腺素能受体和胆碱能受体）有亲和性，与 D_2 受体的亲和性相对较低。氯氮平对 $5\text{-}HT_2$ 受体亲和性较高，也具有 $5\text{-}HT_{2A}$ 激动作用，可抗焦虑和抗抑郁。氯氮平的临床特性主要有 3 种药理学假说：①氯氮平的低 D_2 受体 /$5\text{-}HT_2$ 受体作用比例。②氯氮平对中脑边缘区域 DA 系统的作用有选择性。③氯氮平的 $5\text{-}HT_3$ 受体阻断作用和它的强 α_1 肾上腺素能受体及 α_2 肾上腺素能受体阻断作用，对组胺 H_1 型受体和乙酰胆碱毒蕈碱样 M_1 受体的强亲和性及对 σ 受体的亲和性比典型抗精神病药低。由于氯氮平具有上述多受体作用，显示了其临床作用的广谱性及产生多种不良反应的特点。

（2）治疗适应证：①难治性精神分裂症。②迟发性运动障碍。③锥体外系不良反应发生阈值低者。④分裂情感性障碍、难治性躁狂和严重精神病性抑郁症。⑤继发于抗帕金森病药的精神症状有效。⑥其他难治性精神障碍，如广泛性发育障碍、难治性孤独症。

（3）常见不良反应：有过度镇静、流涎、中枢或外周抗胆碱能作用、心血管系统影响、体重改变等，已有氯氮平致葡萄糖、脂肪代谢障碍和引发 2 型糖尿病的病例报道。

（4）严重不良反应：主要是白细胞减少和粒细胞降低，约是其他抗精神病药的 10 倍。可降低癫痫阈值，引发剂量相关性癫痫发作。

（5）撤药症状：氯氮平慢性治疗期间突然停药，常出现撤药症状，具体表现为胆碱能症状反跳、精神症状恶化及一些躯体症状如寒战、震颤、激越和意识紊乱。还有严重运动障碍和肌张力障碍的报道，患者在停用氯氮平 5～14 d 出现严重的肢体、躯干和颈部肌张力障碍及运动障碍，运动不稳，蹒跚步态，吞咽时出现哽噎等。氯氮平的多受体作用可能是产生撤药症状的原因，发生机制包括胆碱能受体超敏、DA 能受体超敏，可能还涉及 D_4 受体和 5-HT 能系统、NE 能系统及 GABA 能系统。氯氮平的撤药症状对典型抗精神病药治疗的反应差，因此应严格控制，并逐渐停用氯氮平。如果必须即刻停用氯氮平，建议患者住院，以预防胆碱能反跳症状。目前没有任何可操作性的防治指南。

（6）过量中毒：氯氮平过量中毒的表现类似于典型抗精神病药，但是很少有锥体外系不良反应。主要表现为警觉性程度的降低、从嗜睡到昏迷、心动过速、低血压、脑电图改变、严重心律失常、抗胆碱能症状等。口服量＞2 g 的患者，病死率高达 12%，主要死亡原因为心力衰竭、肺衰竭。此外，过量氯氮平可以造成心肌炎或心肌病而发生猝死，如一例 40 岁患者服用 3～4 g 氯氮平后出现意识不清、瞳孔收缩、窦性心动过速、肢体颤搐，并有肺部感染体征，镜检发现横纹肌溶解。另一例患者服用过量氯氮平后 12 d 出现便血，进一步检查发现为糜烂性出血性肠炎，经对症治疗缓解。服用过量氯氮平，测定血浆中氯氮平和去甲氯氮平浓度，对于识别和监测氯氮平过量中毒非常有帮助。

2. 利培酮（risperidone） 利培酮是第一个继氯氮平之后获得美国 FDA 批准的第二代 SDAs 抗精神病药。口服用药后，生物利用度为 70%～82%，在肝内经 CYP 2D6 代谢为 9- 羟利培酮，9- 羟利培酮与母体药物有同样的药理作用。母体药物的血药浓度峰值出现在 1 h 以内，而 9- 羟利培酮出现在 3 h 以内，食物不影响药物在肠道内的吸收。血浆蛋白结合率为 88%，母体药物的消除半衰期为3 h，9-羟利培酮为24 h，主要由尿液及粪便排出。利培酮有很强的中枢5-HT，尤其是$5\text{-}HT_{2A}$受体和D_2受体拮抗作用，对D_2受体的拮抗作用与典型抗精神病药氟哌啶醇相似。此外，还对α_1受体和α_2受体的高亲和性，但是对β受体和毒蕈碱样胆碱能受体的亲和性较低。对阳性症状的疗效与典型抗精神病药相似，低剂量时锥体外系不良反应少，对阴性症状的疗效好，镇静作用小，没有明显的抗胆碱能不良反应。临床疗效与其血药水平的关系不明确。常见不良反应为剂量相关性锥体外系症状和催乳素水平增高，其他不良反应包括镇静、头晕等。

利培酮适用于急、慢性精神性障碍的治疗：①首发和复发的精神分裂症、分裂情感性精神障碍。②精神分裂症和分裂情感性精神障碍的维持治疗。③锥体外系不良反应阈值较低的患者。④器质性精神病性障碍。⑤难治性精神分裂症。⑥双相情感障碍。治疗剂量为2～6 mg/d。

尽管报道利培酮和奥氮平过量时相对安全，但已有报道一例45岁的男性精神分裂症患者吞服几百片利培酮后致死，尸体解剖发现利培酮的血药浓度是正常治疗范围的500倍。一例29岁的男性患者吞服245 mg利培酮后，检查发现有心脏传导异常、电解质失衡，经支持治疗后完全康复。

3. 奥氮平（olanzapine） 奥氮平是噻吩苯二氮䓬类衍生物，口服后5 h达血药浓度峰值，半衰期为31 h（21～54 h），每日1次用药。食物不影响奥氮平的吸收。93%的药物呈蛋白结合形式，年龄、性别或人种对奥氮平血药浓度的影响很小，血药浓度与临床疗效的关系研究不多。在肝经CYP1A2、CYP2D6代谢，未发现有药理活性的代谢产物。老年人半衰期延长，主要由尿液及粪便排出。奥氮平为多受体作用药物，特异性地阻断$5\text{-}HT_{2A}$受体、D_2受体、D_1受体和D_4受体，另外还阻断毒蕈碱样胆碱能受体（M_1）、H_1受体、$5\text{-}HT_{2C}$受体、$5\text{-}HT_3$受体、α_1受体。它对5-HT的阻断作用约是其DA阻断作用的8倍。奥氮平的药理特性与氯氮平相似，但没有粒细胞缺乏的不良反应。研究显示，奥氮平对中脑边缘与纹状体D_2受体均有阻断作用，某些敏感的患者可发生轻微锥体外系不良反应。动物研究发现，奥氮平阻断苯环己哌啶（phencyclidine，PCP）效应，PCP是一种NMDA受体拮抗药，诱发的症状在许多方面非常类似于人类精神分裂症的阳性症状、阴性症状和认知损害症状，提示奥氮平治疗精神分裂症的作用涉及谷氨酸系统。精神分裂症的谷氨酸功能低下病因学假说已引起精神病学界的高度重视。奥氮平的主要不良反应为镇静、直立性低血压和体重增加，血糖、血脂代谢异常。锥体外系症状较低，有恶性综合征、暂时性催乳素水平升高的个案报道。

治疗适应证包括：①首发和复发的精神分裂症、分裂情感性精神障碍。②精神分裂症和分裂情感性精神障碍的维持治疗。③锥体外系不良反应阈值比较低的患者。④器质性精神病。⑤难治性精神分裂症。⑥双相情感障碍躁狂发作。治疗剂量为5～20 mg/d。

据报道，服用过量奥氮平可出现严重的中枢神经系统抑制、心动过速和锥体外系不良反应。具体表现为发热、缄默、激越、肌张力障碍、静坐不能、瞳孔缩小、肌酸激酶浓度升高和白细胞计数增高等，非常类似于恶性综合征。经支持治疗可以缓解。此外，有服用奥氮平过量致死的报道，一例43岁的门诊患者服用奥氮平600 mg后几小时内死亡。尸检分析血药浓度和尿液浓度分别是1238 μg/L和6987 μg/L，根据多方面的取证，认为是奥氮平过量死亡。另一例奥氮平过量致死的患者血药浓度为4.9×10^7 μg/L，胃肠道浓度为4.1×10^7 μg/L。一例72岁的白种人女性，服用奥氮平6 d出现腹痛，12 d后因胰腺炎激发恶性腹膜炎死亡。

4. 喹硫平（quetiapine） 喹硫平属二苯西平类化合物。口服后1.0～1.5 h达血药浓度峰值，血浆蛋白结合率为83%。消除半衰期为6.9 h，服药后48 h达稳态浓度。喹硫平有多种代谢途径，大部分为无活性代谢产物，95%以上以代谢产物排泄，不足1%以原型药排泄，食物和吸烟对代谢无明显影响。老年和肝功能、肾功能损害的患者，药物清除率减低，需要降低剂量30%～50%。喹硫平对$5\text{-}HT_2$受体、H_1受体、$5\text{-}HT_6$受体、α_1受体和α_2受体有很高的亲和性，与D_2受体和σ受体有中度亲和性，对D_1受体亲和性很低，对M_1受体和D_4受体有极低亲和性。对不同精神分裂症动物模型（例如，DA能和非DA能行为模型）的深入研究显示，喹硫平有很强的抗精神病作用。该药治疗阳性症状、阴性症状有效，锥体外系不良反应较小，但可引起催乳素浓度的暂时升高。主要的不良反应是嗜睡、头晕和直立性低血压。此外，喹硫平可引起甲状腺激素水平轻度降低，不伴有促甲状腺激素水平升高，偶尔出现QTc间期延长。

临床适应证包括：①首发和复发精神分裂症、分裂情感性精神障碍、帕金森病性精神障碍或抗帕金森病药物引发的精神障碍。②精神分裂症和分裂情感性精神障碍的维持治疗。③锥体外系不良反应阈值比较低的患者。④器质性精神病。⑤难治性精神分裂症。⑥双相情感障碍，包括躁狂发作和抑郁发作。治疗剂量为 300～750 mg/d。

过量中毒：喹硫平几乎没有抗毒蕈碱样胆碱能作用，过量报道非常有限。最高喹硫平过量报道为 20 g，但是经过支持治疗，恢复正常。喹硫平急性中毒表现为心动过速、低血压、QTc 间期延长、嗜睡和快速进行性昏迷、潜在的血流动力学不稳定性，意识水平突然恶化。处理包括使用活性炭、静脉输注生理盐水和呼吸道插管，保持呼吸道通畅。患者的精神状态可在几小时后迅速改善，QTc 间期延长和心动过速也可在 2～3 d 后恢复。文献报道一例 26 岁的女性患者，吞服剂量＞10 g 的喹硫平，吞服 30 min 后患者醒来，步态不稳，对语言刺激有反应。吞服 2.5 h 后，患者意识水平降低，只对深痛觉刺激有反应，窦性心动过速、瞳孔 3～4 mm 且反应迟钝，血压 135/70 mmHg。16 h 后，患者清醒，非常警觉。血浆电解质和血细胞计数没有明显改变。吞服 18 h 后，心电图显示窦性心动过速；吞服 40 h 后，恢复正常。这例过量患者表现出意识丧失，需要呼吸道通畅，且有持续的心动过速。建议喹硫平服用过量者心电监护 12～18 h。

5. 齐拉西酮（ziprazidone） 齐拉西酮是一种苯异噻唑哌嗪类抗精神病药，其化学名为 5-［2-41.2-苯并异唑 -3- 基哌嗪 -（- 基）乙基］-6-6 氯吲哚啉 -2-酮盐酸盐。口服吸收完全，血药浓度达峰时间为 6～8 h，生物利用度为 60%，与食物同服生物利用度增加 1 倍，达 100%，蛋白结合率＞99%，多次用药 1～3 d 达稳态，稳态时其消除相半衰期为 6～10 h。齐拉西酮在肝内广泛代谢，在体内主要通过 3 个代谢途径清除，产生 4 种主要循环代谢产物，即苯并异噻唑哌嗪亚砜、苯并异噻唑哌嗪硫代酮、齐拉西酮亚砜及 S- 甲基 - 二氢齐拉西酮。通过乙醛氧化酶还原是齐拉西酮代谢清除的主要途径。超过 2/3 的齐拉西酮通过这条途径代谢，临床上没有拮抗药或诱导药。齐拉西酮清除的第 2 条途径主要通过细胞色素 P450 同工酶 CYP3A4 氧化，其主要代谢产物的药理活性不及母药的 1%。不到 1% 的母药由尿液和粪便排泄。年龄、性别或肾功能损害对齐拉西酮的药代动力学无明显影响。轻、中度肝功能损害者口服齐拉西酮后血药浓度比正常人升高 30%，终末半衰期比正常人长 2 h，应用时应考虑降低剂量。

齐拉西酮是 5-HT_{2A} 受体和 DA D_2 受体的强拮抗药，对 5-HT_{2A} 受体和 DA D_2 受体的作用比值为 11∶1。齐拉西酮对 D_3 受体有强亲和性，对 D_4 受体有中等程度的强亲和性，对 D_1 受体的亲和性较弱。齐拉西酮也是 5-HT_{2C} 受体、5-HT_{1D} 受体的强拮抗药，同时还是 5-HT_{1A} 的强激动药，并对 NE、5-HT 的再摄取具有中度抑制作用的优点。该药对精神分裂症的阳性症状、阴性症状、情感症状有治疗效果，且锥体外系症状少。齐拉西酮对 α_1 受体只有中度亲和性，对组胺 H_1 受体、M_1 受体有轻度亲和性。

美国 FDA 曾因为齐拉西酮延长 QTc 间期而未批准该药。早期对齐拉西酮治疗引起 QTc 间期延长比较关注，可能与该药代谢途径被几种常用的药物所抑制有关。药物相互作用可能导致严重的真正的心脏搏出延长，尖端扭转痉挛和心脏性猝死；关键是使用西沙必利（cisapride）和羟苯哌啶醇（terfenadine，特非那丁）治疗的患者，应避免齐拉西酮与其他可能导致 QTc 间期延长的药物合用，纠正可能增加心律失常风险的电解质紊乱等情况。

治疗适应证包括：治疗急性精神分裂症，剂量为 80～160 mg/d，分 2 次与食物同用。慢性患者或维持治疗剂量为 40～160 mg/d，分次服用。齐拉西酮注射液肌内注射，每次注射 10～20 mg，每 2～4 小时注射 1 次，不超过 40 mg/d。也可用于伴急性躁动的具有精神病性症状的患者。

常见的不良反应为嗜睡、头晕、恶心，偶有心动过速、直立性低血压和便秘。由于对毒蕈碱 M_1 受体亲和性弱，抗胆碱能作用不明显；与其他非典型抗精神病药比较，齐拉西酮引起体重增加非常轻微，对葡萄糖、脂肪代谢亦无明显影响。

齐拉西酮对 CYP 2D6、2C9、2C19、3A4、1A2 酶的抑制作用很弱，与其他药物发生有临床意义的相互作用较小。齐拉西酮不影响锂盐的稳态血药浓度和肾清除率。

目前尚未发现齐拉西酮过量中毒的文献报道。

6. 阿立哌唑（aripiprazole） 阿立哌唑是一种喹诺酮衍生物，化学名为 7-{4-［4-（2，3- 二氯苯基）-1- 哌嗪基］丁氧基 }-3，4- 二氢 -2（1H）- 喹诺酮。1988 年由日本大冢制药有限公司开发，2002 年 11 月美国 FDA 批准上市，国产阿立哌唑于 2004 年上市。阿立哌唑口服吸收良好，血药浓度达峰时间 3～5 h，生物利用度 87%，进食无影响。多次服药 14 d 达稳态血药浓度。服用 2～30 mg 时，药代动力学呈线性。蛋白结合率＞99%。平均消除相半衰期为 75 h。在肝内该药经 P450 CYP 3A4、2D6 多重生物转换途径消除，药物之间可能通过细胞色素 P450 酶发生相互作用。代谢产物脱氧 - 阿立哌唑对 D_2 受体具有亲和性。年龄、性别、种族、吸烟、肝功能、肾功能对药物的剂量无明显影响。

阿立哌唑的药理作用与第一代、第二代抗精神病药不同，为 5-HT-DA 系统稳定药。阿立哌唑对突触 DA D_2 受体具有阻断作用，可以拮抗过高的 DA 活动，治疗精神分裂症阳性症状。该药对突触前膜 DA 自身受体具有部分激动作用，可加强 DA 功能，治疗精神分裂症和认知功能损害。

阿立哌唑对突触后膜 5-HT_{2A} 受体具有阻断作用，有助于 5-HT、DA 系统功能的协调，起平衡作用，减少锥体外系症状的产生，提高抗精神病的疗效。药物对突触后膜 5-HT_{1A} 受体有部分激动作用。此外，阿立哌唑对 D_3 受体、D_4 受体、毒蕈碱 M_1 受体、α_1 肾上腺素能受体和组胺 H_1 受体有一定亲和力。

治疗适应证：用于精神分裂症的治疗，疗效与利培酮相当，耐受性好，对阳性症状和阴性症状均有显著改善。长期治疗预防精神分裂症、分裂情感性精神障碍、分裂样精神障碍的复发。有研究观察，阿立哌唑作为增效药治疗抑郁症，特别是难治性抑郁障碍，获得较好疗效。起始剂量为 10～15 mg，每日 1 次。有效剂量为 10～30 mg/d，提高剂量，疗效并不增加。优点为几乎不引起体重增加、对血糖、血脂代谢的影响小，较少引起血清泌乳素水平变化。

常见的不良反应包括头痛、困倦、兴奋、焦虑、静坐不能、消化不良、恶心等。多项研究提示，阿立哌唑治疗中锥体外系症状量表评分与基线比较无明显变化；所引起的静坐不能症状与剂量无明显关系。阿立哌唑短期临床研究结果显示，血清泌乳素水平与基线比较有轻度下降，长期研究未发现泌乳素水平升高。5 项短期研究阿立哌唑治疗 4～6 周，体重增加与剂量无关。26 周、52 周的长期研究显示，低体重者有所增加。短期或长期临床试验显示，血糖相关的不良反应发生率阿立哌唑与安慰剂相似；阿立哌唑对脂代谢影响不显著。

阿立哌唑对肾上腺素能 α_2 受体有拮抗作用。目前尚未发现阿立哌唑过量中毒的文献报道。

7. 帕利哌酮（paliperidone） 帕利哌酮又名 9-羟基利培酮，是利培酮在体内经肝 CYP 2D6 酶代谢后的活性代谢产物，在体内主要消除途径是肾，约 59% 的药物以原型从尿液中排出，约 25% 在肝通过非细胞色素 P450 酶（CYP 酶）的脱氢反应或脱烷基反应形成代谢产物排泄，仅少部分（＜10%）经过肝 CYP 酶发生氧化反应而消除，半衰期约为 23 h。

帕利哌酮的剂型为缓释胶囊，采用渗透泵控释口服给药系统（osmotic-controlled release oral delivery system，OROS®）缓释技术形成的胶囊剂型。OROS 结构是由一层半渗透性膜包裹的，内含 3 个小室；其中 2 个室为活性药物室，此设计使药物的释放速度逐渐递增，因此这 2 个室的活性药物浓度不同。第 1 室为一定浓度的活性成分，早期释放；第 2 室活性药物的浓度较高，在穿过胃肠道期间，第 2 室的药物浓度可通过这个渗透性过程来稀释。这一技术延缓了药物的释放，使血药浓度的上升较平稳，且血药峰谷浓度波动较小。临床应用，开始即可给予有效治疗量，使药物快速发挥疗效。

帕利哌酮主要通过阻断 5-HT_{2A} 受体和 DA D_2 受体发挥抗精神病作用。帕利哌酮与利培酮在化学结构上的主要区别是帕利哌酮存在一个 9 位羟基，该基团对帕利哌酮的药理学特征具有显著影响，故帕利哌酮被认为是一种独立的新型抗精神病药。帕利哌酮对肾上腺素能 α_2 受体、D_3 受体及 5-HT_7 受体的亲和力明显高于利培酮，临床前研究发现，帕利哌酮和利培酮对 5-HT 能神经元和 NE 能神经元的放电活动有不同影响。

治疗适应证为急性期和维持期精神分裂症，包括首发、复发及使用其他抗精神病药治疗疗效不佳或耐受性不佳的患者。一项纳入 4114 例患者的帕利哌酮缓释胶囊在中国精神分裂症患者中疗效及安全性的荟萃分析结果显示，帕利哌酮缓释胶囊在精神分裂症急性期的治疗有效率与利培酮、奥氮平等药物相当，不良反应导致的脱落率显著低于其他第二代抗精神病药组（*RR*：0.32，95% *CI*：0.17～0.58）及利培酮组（*RR*：0.31，95% *CI*：0.14～0.67）。国外对 3 项设计类似的精神分裂症 1306 例患者急性期治疗研究进行汇总分析，结果显示帕利哌酮缓释胶囊各剂量组阳性和阴性症状量表（positive and negative syndrome scale，PANSS）总分及 PANSS 亚量表分的改善、个人与社会功能量表（personal and social performance scale，PSP）分的改善都是帕利哌酮缓释胶囊各剂量组显著优于安慰剂组（$P<0.001$）；不良事件发生率两组相近（帕利哌酮组 66%～77% 和安慰剂组 66%）。与安慰剂组相比，帕利哌酮缓释胶囊可以显著延缓复发时间，降低复发率。帕利哌酮缓释胶囊常见的不良反应是锥体外系症状、失眠或嗜睡及泌乳素升高。

建议起始剂量为 6 mg/d，早晨服用。首次发作、既往从未服用过抗精神病药、年老体弱、伴有躯体疾病或已知对药物不良反应非常敏感的患者建议从 3 mg/d 起始，在 1～3 d 加至 6 mg/d。复发、住院治疗、年轻体壮或兴奋激越明显的患者，从 6 mg/d 起始。治疗过程中评估患者的症状变化及不良反应，大部分患者治疗剂量需要 9～12 mg/d。有研究显示，帕利哌酮缓释胶囊治疗 2 周时的 PANSS 减分值可预测临床有效率，早期加量组精神症状改善显著优于晚期加量组和维持剂量组。

8. 氨磺必利(amisulpride) 氨磺必利是一种针对阴性症状具有显著优点的新型非典型抗精神病药，系苯甲酰胺类衍生物。生理状况下，DA与2种DA能受体结合，与D_3、D_2突触前自身受体结合，通过突触前抑制，减少DA进入突触间隙。与DA能突触后受体结合，传输生物信号。氨磺必利作为苯甲酰胺的替代衍生物，优先和边缘系统中（而非纹状体）DA D_2受体和D_3受体结合，动物实验证实氨磺必利对边缘系统D_3受体、D_2受体的结合明显高于对纹状体（ED_{50}在两者的数值分别为17.3 mg/kg、43.6 mg/kg，比值为1∶2.6）。对肾上腺素能受体、组胺能受体、5-HT能受体和胆碱能受体几乎没有亲和力。氨磺必利低剂量时以阻断D_3受体、D_2突触前自身受体为主，消除突触前抑制，使DA进入间隙量增加；高剂量时主要阻断突触后受体，使DA结合位点减少。氨磺必利的主要药理作用是选择性阻断DA能D_2受体和D_3受体，低剂量主要针对阴性症状有效，剂量＞400 mg/d对阳性症状发挥疗效。

氨磺必利对精神分裂症的阳性症状和阴性症状都有疗效。一项为期8周的随机、双盲、对照研究比较氨磺必利与利培酮治疗急性精神分裂症患者的疗效，结果显示氨磺必利疗效不劣于利培酮。氨磺必利对精神分裂症阴性症状疗效研究显示，氨磺必利改善阴性症状更有优势。氨磺必利在精神分裂症治疗中的总体疗效与氯氮平相当，较少发生代谢综合征。泌乳素升高是氨磺必利最为常见的不良反应，即使在小剂量治疗时也会出现。药物相互作用较少，目前未见氨磺必利过量致死的报道。

9. 长效非典型抗精神病药

（1）注射用利培酮微球（risperdal constatm)：注射用利培酮微球是第一个长效非典型抗精神病药，是利培酮的长效注射剂型。传统的长效抗精神病药是由药物的羟基与长链脂肪酸（庚酸、癸酸、棕榈酸、十一稀酸）形成的酯类。将这种酯类作为前体药物溶于油媒之中，注入体内后经酯酶水解为脂肪酸和发挥作用的药物。利培酮的化学结构中没有供酯化作用的羟基，因此采用微球体（Medisorb®）药物控释技术，即用医用聚合物将肽类和小分子药物包裹起来形成微粒，加入水制成混悬液，然后进行肌内注射。注射后利培酮微球在体内发生3个阶段：第1个阶段是水合作用，发生在注射后的最初2～3周，水合聚合物和少量的利培酮从微粒表面释放出来；第2个阶段是药物扩散，发生在注射的第3周后，聚合体侵蚀后利培酮从微粒中大量释放；第3个阶段是注射第7周后的聚合体破裂。药物经过水合作用扩散到组织中发挥作用，聚合物逐渐分解成甘醇酸及乳酸，并以固定速率释放出利培酮进入人体。甘醇酸及乳酸（分解产物）代谢为二氧化碳和水而排出体外。因此，注射用利培酮微球经由水性载体输送，与油性注射针剂相比较，水性注射针剂更容易注射，注射部位的疼痛程度较轻。

1）单剂量药动学特点：注射用利培酮微球特殊的剂型决定了其独特的释放机制，以及药代动力学特点和作用过程。在水合阶段，药物活性成分（利培酮＋9-羟利培酮）的血药水平很低，因此在第1次注射后的3周内，务必给患者一种可达治疗剂量的抗精神病药作为补充。注射3周后，药物活性成分达到治疗浓度，在4～5周达到峰值，7周后聚合体完全侵蚀，血药浓度迅速降至治疗水平以下，代谢终产物为利培酮、水和二氧化碳、羟乙酸与乳酸，完全排出体外。注射用利培酮微球的血药浓度个体差异很大。随着剂量的增高，药物在脑内D_2受体占有率比例增加。

2）多剂量药物动力学特性：单剂量药物动力学特性显示，每2周注射1次是注射用利培酮微球较为理想的给药方法。血浆中的有效成分浓度与给药剂量呈正比，并于8周后（注射4次后）达到稳定浓度。与口服利培酮相比，注射用利培酮微球的血药浓度相对稳定，波动幅度小，有效药物成分的峰谷比值低于口服制剂。患者在注射药物后，最高血药浓度较口服药物低30%。

3）临床应用：用于治疗急性和慢性精神分裂症及其他各种精神病性障碍的阳性症状（如幻觉、妄想、思维紊乱、敌视、怀疑）和阴性症状（如反应迟钝、情感淡漠、社交淡漠、少语），可减轻与精神分裂症有关的情感症状（如抑郁、负罪感、焦虑）。

一项为期1年的开放性、多中心、可变剂量的研究评价了注射用利培酮微球治疗精神分裂症的长期疗效。在25 mg及50 mg治疗组中，有56%的患者PANSS总分下降≥20%，与基线比较，各组的PANSS总分均显著下降（$P \leqslant 0.001$）。对于需要长期接受抗精神病药治疗但依从性差的患者，或依从性较好但症状控制不太理想的患者，或对治疗不能耐受的患者，服药不方便的患者，可考虑使用本药。在美国进行的一项为期1年的研究显示，注射用利培酮微球可以改善患者的生活质量。

4）不良反应：注射用利培酮微球的活性药物成分是利培酮，其主要不良反应与利培酮近似。常见的不良反应是过度运动（包括锥体外系症状和震颤）、焦虑、失眠、头痛和鼻炎。与口服利培酮相比，注射用利培酮微球的血药浓度相对稳定，波动幅度较小，因此，安全性比利培酮更好。药物相互作用与口服利培酮相似。

5）用法与剂量：临床试验曾探讨注射用利培酮微球的 3 种剂量，即 25 mg、50 mg 及 75 mg。使用最小有效剂量（25 mg）不良反应的发生率降到最低。75 mg 剂量的疗效并未优于 25 mg 或 50 mg，出现不良反应的可能性较高。一般建议剂量为 25 mg 与最大剂量 50 mg。由于注射用利培酮微球特殊的剂型及药代动力学特点，首次注射后的 3 周内需要合并一种可达治疗剂量的抗精神病药作为补充。

（2）棕榈酸帕利哌酮注射液（paliperidone palmitate）：棕榈酸帕利哌酮注射液是一种长效的肌内注射用水性混悬液，活性成分为帕利哌酮。帕利哌酮和棕榈酸通过酯化反应，形成帕利哌酮棕榈酸酯。因棕榈酸帕利哌酮的水溶性极低，颗粒比较大，故采用纳米晶体湿磨技术，将棕榈酸帕利哌酮制成细微颗粒，颗粒的表面积增加，水溶性提高。经配方形成适合肌内注射给药的水混悬液制剂，增加了药物的吸收率和生物利用度。肌内注射后缓慢溶解，小颗粒先溶解，大颗粒后溶解，随后被酯酶完全水解为帕利哌酮，限速环节是棕榈酸帕利哌酮在注射部位的溶解。水解后的帕利哌酮逐渐进入全身循环系统，发挥疗效。目前我国仅有 75 mg、100 mg 和 150 mg 3 种剂型。

棕榈酸帕利哌酮注射液单次注射后，药物从第 1 天开始释放，持续到注射后的第 126 天，约在注射后第 13 天达到血药浓度峰值。三角肌部位注射的平均血药峰浓度比臀肌注射的血药峰浓度高出 28%，三角肌注射安全性较高，达到稳态后，2 个部位注射药物的稳态浓度没有明显差异。故推荐该药前 2 针在三角肌注射，便于药物快速起效。棕榈酸帕利哌酮注射液在体内的浓度 - 时间曲线下面积（area under the curve，AUC）在 25～150 mg 呈剂量相关性。高剂量时药物的半衰期延长，吸收率减缓，剂量标准化后峰浓度降低，因此高剂量时峰浓度的剂量相关性减低。单次注射 25～150 mg 帕利哌酮剂量的棕榈酸帕利哌酮注射液后，平均的消除半衰期为 25～49 d，注射部位不影响药物的半衰期。本药的群体药代动力学会受到体重指数、肌酐清除率、注射部位、注射体积和针头长度的影响。高体重指数（≥25 kg/m^2）的个体，帕利哌酮的血药浓度低于低体重指数（<25 kg/m^2）个体，但是连续注射后，体重指数的影响消失。针头长度的影响与体重指数相关，因此体重≥90 kg 的个体，建议使用 1.5 in（标号为 22）的针头，体重 <90 kg 的个体，建议使用 1.0 in（标号为 23）的针头，臀肌注射推荐选择 1.5 in（标号为 22）的针头（1 in=2.54 cm）。

棕榈酸帕利哌酮注射液室温保存。起始给药为固定方式。即第 1 天注射 150 mg，第 8 天注射 100 mg，三角肌注射。从未使用过利培酮、帕利哌酮治疗的患者，首次注射棕榈酸帕利哌酮前，需要口服利培酮或帕利哌酮口服剂型进行敏感性测试。之后每个月（±7 d）注射 1 次，根据患者的疗效和耐受性在帕利哌酮剂量 70～150 mg 的范围内选择合适的剂量，需要几个月才能达到稳态浓度水平。研究发现，50 mg、75 mg 和 150 mg 帕利哌酮剂量的棕榈酸帕利哌酮注射液注射 4 周后的体内暴露量，分别相当于口服帕利哌酮 3 mg/d、6 mg/d 和 12 mg/d 4 周末的水平。100 mg 和 150 mg 帕利哌酮剂量的棕榈酸帕利哌酮注射液是最常选择的剂量。

该药适用于精神分裂症急性期和维持期治疗。一项国际多中心、为期 13 周、随机双盲、安慰剂对照、纳入急性恶化精神分裂症患者 652 例的研究中，3 种剂量的棕榈酸帕利哌酮注射液在 PANSS 评分上均优于安慰剂，且早在治疗第 8 天，PANSS 减分就有显著差异。一项为期 1 年的随机、双盲预防复发的研究发现，相对于安慰剂组，棕榈酸帕利哌酮注射液显著延迟患者的复发时间，安慰剂相对于棕榈酸帕利哌酮注射液的复发危险比（relative risk，RR）为 3.6。

相比于口服帕利哌酮，棕榈酸帕利哌酮注射液的峰谷浓度波动小，不良反应更少。注射部位疼痛较少发生。注射时应严格按照标准肌内注射方法操作，垂直进针并缓慢将药物注入肌肉深部。每剂药物都应一次性注射完毕，不能分次注射。应将药物注射到臀肌的外上象限。应交替使用两侧的三角肌或臀肌。对帕利哌酮或利培酮过敏者禁用，对棕榈酸帕利哌酮注射液任何辅料过敏者禁用。

四、不良反应及处理★★★△△△

（一）常见不良反应

1. 过度镇静　抗精神病药治疗早期最常见的不良反应是镇静、乏力、头晕，发生率>10%。氯丙嗪、氯氮平和硫利达嗪多见，与药物拮抗组胺 H_1 等受体作用有关。奥氮平、喹硫平和齐拉西酮也可出现。利培酮、帕利哌酮、舒必利、氨磺必利和阿立哌唑少见。镇静作用多见于治疗开始或增加剂量时，治疗几天或几周后可耐受。将每日剂量的大部分在睡前服用，可以避免或减轻白天的过度镇静。镇静严重者应减少剂量，并告诫患者不能驾车、操纵机器或从事高空作业。

2. 直立性低血压 直立性低血压与药物对α肾上腺素能受体作用有关。表现为改变体位时血压骤然下降，可引起患者猝倒。多见于低效价药物快速加量或剂量偏大时。直立性低血压时应让患者平卧，头低位监测血压。必要时静脉注射葡萄糖，有助于血压恢复。需要减量或换药。

3. 流涎 流涎与药物的胆碱能作用有关，抗胆碱能药可治疗流涎，但抗胆碱能药因其毒性反应一般不主张使用。可乐定（clonidine，0.1 mg 或 0.2 mg 贴剂，每周 1 次）和阿米替林（amitriptyline）用于睡眠时的流涎。最近发现，氯氮平不增加唾液流量而是减少吞咽，故在睡眠时流涎最明显。建议患者侧卧位，以便口涎流出，必要时减量或换药。

4. 锥体外系不良反应 锥体外系不良反应是抗精神病药常见的不良反应，包括急性肌张力障碍、震颤、类帕金森病、静坐不能、迟发性运动障碍等，与药物阻断 DA 受体作用有关。常见于高效价的第一代抗精神病药，如氟哌啶醇的发生率可达 80%，迟发性运动障碍的发生率也较其他抗精神病药为高。低效价第一代抗精神病药及第二代抗精神病药锥体外系不良反应比较少见。利培酮高剂量或个体敏感者可出现锥体外系不良反应，氯氮平、奥氮平、喹硫平、齐拉西酮和阿立哌唑的锥体外系不良反应的风险较低。有报道氯氮平可以改善迟发性运动障碍。

锥体外系不良反应可发生在治疗的任何时期，低剂量起始或药物剂量滴定速度缓慢常可减少锥体外系不良反应的发生；急性肌张力障碍、类帕金森病，可以合并抗胆碱能药如苯海索等治疗；静坐不能（严重的运动性不安），可通过降低药物剂量或使用β受体拮抗药治疗；抗焦虑药可以控制抗精神病药所致的急性激越。

5. 泌乳素水平升高 典型抗精神病药常引起泌乳素水平升高及高泌乳素血症相关障碍，如闭经、溢乳及性功能改变。舒必利、氨磺必利、利培酮、帕立哌酮较常见。该不良反应与药物拮抗下丘脑－垂体结节漏斗区 DA 受体有关。可通过减药、停药，中药或 DA 激动药和激素治疗。

6. 体温调节紊乱 多见于氯氮平治疗者，与药物影响下丘脑体温调节中枢有关。氯氮平治疗的最初 3 周，部分患者出现良性发热，最长持续至治疗第 10 天左右。体温增高一般不会超过 1℃或 2℃。偶尔可见体温超过 38.5℃，需监测血常规，停止氯氮平治疗。同时鉴别诊断是药源性发热、并发感染，还是继发于粒细胞缺乏症的感染。脱水、高热、休克、严重木僵可能是恶性综合征的症状。曾出现过高热的患者可以再次给药，但加量要缓慢。如果仍然出现高热，需停止氯氮平治疗。体温升高的发生率约是 28%。

7. 抗胆碱能反应 多见于低效价抗精神病药如氯丙嗪、硫利达嗪等，以及非典型抗精神病药氯氮平等。外周不良反应表现为口干、视物模糊、便秘和尿潴留等。临床上对症处理，如用肠道软化剂、泻药、补充含纤维较多的饮食或增加体液摄入等治疗便秘。中枢抗胆碱能不良反应表现为意识障碍、谵妄、言语散漫、出汗、震颤和认知功能受损等，多见于老年人、伴有脑器质性病变和躯体疾病患者。应减药或停药，并对症治疗。临床用药须注意避免抗胆碱能作用强的药物联合使用。

8. 体重增加 长期抗精神病药治疗常出现不同程度的体重增加，随着生活质量的改善，体重增加成为康复期治疗的常见问题。体重增加容易并发其他躯体病如糖尿病、高血压，已引起人们的关注。氯氮平引起的体重增加最明显，其次为奥氮平、利培酮和喹硫平。阿立哌唑、齐拉西酮、帕立哌酮和氨磺必利的体重增加报道较少。体重增加与药物较强的 $5\text{-}HT_{2C}$ 受体、H_1 受体和 M_3 受体亲和性有关。

9. 代谢综合征 包括糖代谢异常（血糖升高）、脂代谢异常（血脂异常）、血压升高，腹型肥胖。

（1）目前的诊断标准为：三酰甘油 1.65 mmol/L（150 mg/dl），高密度脂蛋白胆固醇（highdensity lipoprotein cholesterol，HDL-C）中男性＜0.9 mmol/L（＜40 mg/dl）和女性＜1.1 mmol/L（＜50 mg/dl），血压 130/85 mmHg，空腹血糖 6.1 mmol/L（110 mg/dl），餐后 2 h 血糖 7.8～11.1 mmol/L，异常肥胖中男性腰围＞102 cm 和女性腰围＞88 cm。符合以上 3 项者可考虑诊断为代谢综合征。

（2）发生率：2005 年来自美国的一篇综述分析了 8 种非典型抗精神病药，包括氯氮平、奥氮平、利培酮、喹硫平、佐太平、阿米舒必利、齐拉西酮和阿立哌唑，氯氮平和奥氮平引起明显的体重增加、2 型糖尿病和脂代谢异常的风险最高，利培酮、喹硫平、阿米舒必利和佐太平可引起中度的体重增加，对糖代谢、脂代谢的影响较小，齐拉西酮和阿立哌唑引起体重增加、糖代谢、脂代谢异常的风险很小。美国 CATIE Ⅰ期研究结果显示，奥氮平体重增加、血糖升高、胆固醇升高、三酰甘油升高均较其他抗精神病药如利培酮、喹硫平、阿立哌唑、齐拉西酮及第一代抗精神病药奋乃静更为显著。奥氮平治疗代谢综合征的发生率男性为36%，女性为51.6%。美国糖尿病学会、精神科学会、内分泌学会建议：年龄45岁以上，有高血糖、高脂血症、高体重史的患者及一级亲属有糖尿病者为代谢综合征的高危人群，用药应慎重。

（3）发生机制：代谢综合征发生的可能机制比较复杂。就患者来说，包括易感基因、活动过少的生活方式、不科学不合理的膳食及应激反应等。就药物而言，包括非典型抗精神病药对5-HT_{2C}受体拮抗作用会减少胰导B细胞对血糖值的反应。药物对组胺H_1受体阻断会引起体重增加，而体重增加、脂代谢失调和糖代谢紊乱互为因果。

（4）处理：预防为主。早期识别高危人群，告知患者及家属相关的风险，详细了解患者及其亲属有无肥胖史、糖尿病病史，收集患者糖代谢、脂代谢指标的数据。帮助患者制订预防计划，如合理饮食、实施运动锻炼计划等。监测体重、腰围、血糖、血脂等指标，如治疗第8周体重即增加2磅（1磅=0.453 592 kg）为快速体重增加，应予以注意。注意有无高血糖的临床症状，如口渴、多尿、乏力等，注意高酮血症的发生。考虑代谢综合征时，建议内分泌科会诊，必要时换药。

10. 酮症酸中毒 糖尿病酮症酸中毒是2型糖尿病常见的急性并发症。表现为厌食、恶心、呕吐和尿量增多，可有腹痛，如不予以治疗，可发生意识障碍或昏迷。

由于非典型抗精神病药有引起代谢综合征及2型糖尿病的风险，近几年有不少个案报道涉及抗精神病药与酮症酸中毒的关系。2002年国外发表的一篇文献，综述了45例新发糖尿病或酮症酸中毒的个案报道，20例患者服氯氮平、19例服奥氮平、3例服喹硫平、3例服利培酮。87%的患者为男性，47%的患者为非洲裔美国人。42%的患者发生酮症酸中毒，50%的患者伴有体重明显增加。发生酮症酸中毒的患者明显年轻、基线时不伴超重。另有一些个案报道，包括2例服利培酮、1例服喹硫平和2例服阿立哌唑治疗者。1例33岁男性患者在阿立哌唑治疗18个月后发现高血糖和酮症酸中毒。另一例34岁女性患者，服阿立哌唑4 d后出现恶心、呕吐和皮疹。临床诊断酮症酸中毒。

酮症酸中毒的治疗主要是静脉补液、补钾、纠正低血压及使用胰岛素等。大多数患者经适当治疗可以恢复。大规模调查报道病死率在10%左右，患者常由于并发感染或心肌梗死死亡。

11. 心血管系统不良反应 抗精神病药的心血管系统不良反应表现为直立性低血压、心动过速、心动过缓、心电图改变（可逆性非特异性ST-T波改变，T波平坦或倒置和QT间期延长）和传导阻滞。目前对抗精神病药引起的QTc间期延长比较关注。

（1）QTc间期延长：QT是指从QRS波群开始至T波结束的时间，反映心室肌从开始除极至复极完毕的时间。QT间期受心率的影响很大，心率越快，QT间期越短，反之则越长。心率在60～100/分时，QT间期的正常范围为320～440 ms。常用校正的QT间期（QTc）来表示，QTc的正常上限值为440 ms。QTc间期延长被认为与多源性室性期外收缩和多形性室性心动过速有关，可引起晕厥、心脏停搏和心室颤动性猝死。QTc间期延长具有诱发扭转型室性心动过速（torsade de pointes，TDB）的潜在风险。TDB是一种严重的室性心律失常，发作时可见一系列变形的QRS波群，每次发作持续数秒到数十秒而自行终止，但极易复发或转为心室颤动 。临床上表现为反复发作心源性晕厥或称为阿－斯综合征，猝死的风险很高。老年及伴有心脑血管疾病的患者是发生猝死的高危人群，即使服用中等剂量的抗精神病药，猝死危险也相对较大。

低效价第一代抗精神病药（如氯丙嗪、硫利达嗪）引起QTc间期延长与其药理特性有关，包括迷走神经松弛反射性心动过速及α肾上腺素能受体阻断作用，呈剂量依赖性关系，某些国家已停止硫利达嗪的临床使用。氯氮平可延长患者的QTc间期，发生率高达71.43%，0.025%～0.033%的患者会发生猝倒，伴有呼吸抑制或心脏停搏。有报道称服用氯氮平12.5 mg时发生猝倒和呼吸抑制，可暂时停服氯氮平，停药36 h以上再开始氯氮平治疗。齐拉西酮引起轻度至中度、剂量依赖性的QTc间期延长。齐拉西酮治疗中，12.3%（976/7941）的患者QTc间期延长30～60 ms，安慰剂组为7.5%（73/975）；QTc间期延长超过60 ms者发生率为1.6%（128/7941），安慰剂组为1.2%（12/975）；在3266例齐拉西酮治疗者中，QTc间期>500 ms者有3例（1.0%），538例安慰剂组仅1例（0.2%）。因此，齐拉西酮不应和这些已知延长QTc间期的产品合并使用。

预防抗精神病药引起的QTc间期延长的建议是：①服药前全面检查，收集患者既往史和相伴治疗史等，避免有长QTc间期、显著心动过缓、电解质紊乱（如低钾血症和低镁血症的患者）。如果患者心脏病已稳定需要接受治疗，治疗前应评估心电图结果。②治疗中进行电解质和心电图监护，降低危险。治疗中如出现心脏症状如心动过速、眩晕、晕厥或癫痫，应考虑恶性心律失常的可能，检查心电图。如果

QTc 间期＞500 ms，建议停止治疗。

（2）其他心血管反应：①高效价药物氟哌啶醇对躯体器官作用较弱，虽无明显的降低血压、加快心率的作用，但可引发心脏传导阻滞，有猝死病例报道。②舒必利也可诱发心电图改变。③喹硫平可出现心率轻度加快，窦性脉率每分钟增加 3.3～4.9 次，偶尔出现 QTc 间期延长，这些改变多为剂量依赖性，一般可以耐受，可使用 β 受体拮抗药阿替洛尔（atenolol）、普萘洛尔（propranolol）治疗，但应用氯氮平治疗者避免使用普萘洛尔，因增加氯氮平有致粒细胞缺乏症的危险。通常的处理是起始剂量低，缓慢加量；一旦出现直立性低血压，减低药物剂量，嘱咐患者体位改变时速度缓慢。④ 4% 的应用氯氮平的患者发生高血压。对于以前有心脏疾病如心肌梗死或心律失常的患者，慎用氯氮平。建议在开始氯氮平治疗的几周内要监测生命体征。

12. 肝损害 很早就有氯丙嗪引起胆汁淤积性黄疸的报道，但更常见的是无黄疸性肝功能异常，一过性的谷丙转氨酶（alanine transaminase，ALT）升高，多能自行恢复。低效价抗精神病药及氯氮平常见，舒必利、利培酮、奥氮平、喹硫平、齐拉西酮及高效价典型抗精神病药也有肝酶升高的报道。可合并保肝药物治疗并定期复查肝功能。

（二）严重不良反应

1. 恶性综合征（neuroleptic malignant syndrome，NMS） 抗精神病药治疗中均可发生 NMS。我国的调查资料显示，其发生率为 0.12%～0.20%，欧美国家为 0.07%～1.40%。男、女比例为 2∶1。NMS 的发生机制尚不清楚，可能与 DA 功能下降有关。药物品种更换过快、剂量骤增骤减、合并用药、脑病患者、紧张症者、酒精依赖者、药物依赖者是发生 NMS 的危险因素。临床表现为肌紧张、高热（可达 41～42℃）、意识障碍、自主神经系统症状（大汗、心动过速、血压不稳等），即典型的四联症表现。实验室检查发现白细胞计数升高、尿蛋白阳性、肌红蛋白尿、磷酸激酶活性升高、肝酶升高，血铁、镁、钙含量降低。病程持续数小时至 7 d。严重者出现肾衰竭和呼吸衰竭，病死率为 20%～30%。诊断须与脑炎、致死性紧张症鉴别。一旦诊断是抗精神病药所致恶性综合征，应立即停药，并进行支持治疗，如补液、降温、预防感染、抗痉挛、吸氧等，大剂量胞磷胆碱可增加 DA 受体活性，也可用 DA 激动药溴隐停（bromocriptine，5 mg，每 4 小时 1 次）治疗。

非典型抗精神病药中，有氯氮平、利培酮、奥氮平所致恶性综合征的个案报道。有报道氯氮平合并锂盐的患者出现类似于恶性综合征的症状。氯氮平常引发一些非常类似于恶性综合征的症状或体征，如高热、心血管症状、谵妄、多汗、磷酸激酶升高和白细胞降低等，医师应警惕是否氯氮平所致恶性综合征。

2. 诱发癫痫发作 抗精神病药有诱发癫痫发作的可能，氯氮平多见。氯氮平可以引起脑电图改变，引发剂量相关性癫痫（一年的累计发生率，300 mg/d 为 1%～2%，300～600 mg/d 为 3%～4%，600～900 mg/d 为 5%）。有研究显示，氯氮平剂量＞500 mg/d，癫痫危险明显增高。有癫痫发作史或头部创伤者，危险性更高。建议氯氮平治疗中：①监测氯氮平血药浓度。②剂量增加至 600 mg/d 前查脑电图。③使用曾诱发癫痫发作的剂量时，应加用抗惊厥药物。④如有癫痫发作，应降低药物剂量。⑤咨询神经科医师或寻找氯氮平以外的病因和避免与降低癫痫发作阈值的药物合用。

合并抗癫痫药的患者需调整精神药物剂量，避免药物相互作用。避免氯氮平和卡马西平合并使用，以防粒细胞缺乏症发生。同时要根据药物代谢的相互作用适当调整药物剂量。

3. 血液系统改变 抗精神病药可诱发血液系统改变如粒细胞缺乏症，氯氮平多见，发生率约是其他抗精神病药的 10 倍。目前尚未发现奥氮平、喹硫平、齐拉西酮和阿立哌唑对血液学指标的影响。

氯氮平治疗者发生粒细胞减少或粒细胞缺乏的概率为 1%～2%，发生率约是其他抗精神病药的 10 倍。患者的白细胞数常突然降低，有致命危险。发生率在治疗第 1 年为 0.73%，第 2 年为 0.07%，常出现在治疗的第 6～18 周。粒细胞缺乏症的危险随年龄而增高，女性患者多见。氯氮平治疗常见白细胞计数减少，发生率在治疗第 1 年为 2.32%，第 2 年为 0.69%。要谨慎使用氯氮平，在开始治疗期间，每 1～2 周进行白细胞计数监测，6 个月后改为每 2～4 周监测 1 次，直到停药后 1 个月。氯氮平治疗期间出现任何发热或感染体征（如咽喉炎）都需即刻查白细胞计数，尤其在治疗的前 18 周内。此外，接受氯丙嗪和氯氮平治疗的患者中，偶尔可见到其他的血液学改变，包括白细胞增多、红细胞增多或减少、淋巴细胞减少、白细胞计数降低或中性粒细胞减少，以及非常罕见的血小板减少。

建议当患者的白细胞计数＞3.5×10^9/L（3500/mm^3），可以考虑接受氯氮平治疗。如果患者白细胞计数＜3.0×10^9/L（3000/mm^3）或中性粒细胞＜1.5×10^9/L

（1500/mm^3），需监测白细胞分类和计数，每周 2 次；如果患者白细胞计数<2.0×10^9/L（2000/mm^3），或中性粒细胞计数<1.0×10^9/L（1000/mm^3），必须停用氯氮平，且每日检查白细胞分类和计数，进行骨髓穿刺检查。给予支持疗法，隔离、严防感染，重症者给予升白药。如无并发症，1 周后白细胞回升，2～3 周恢复正常。氯氮平治疗发生粒细胞缺乏症的患者，血液系统恢复正常后再次使用氯氮平，可重新发生粒细胞缺乏症，且比前一次发生更快，引发的剂量更低，因而发生粒细胞缺乏症的患者不应该再使用氯氮平治疗。白细胞计数低的患者应避免使用氯氮平。此外，卡马西平可增加氯氮平发生粒细胞缺乏的风险，应避免合用。

氯氮平诱发血液系统不良反应的可能机制：①毒性代谢产物假说，氯氮平代谢过程中产生了高于通常的 N- 去甲氯氮平浓度的毒性代谢产物。②毒性自由基假说，中性粒细胞及其前体干细胞能将氯氮平代谢为具有毒性作用的自由基。建议使用维生素 E、维生素 C 和其他抗氧化剂或示踪剂（如铜、锌等），以防粒细胞缺乏症的发生。

4. 猝死 发生率约 0.05%，发生机制尚不清楚，有报道认为猝死可能为阿 - 斯综合征，即心源性脑缺血综合征，可能与药物抑制三磷酸腺苷（adenosine triphosphate，ATP）酶，影响细胞膜泵，使细胞内外 K^+失衡致心肌应激性升高，异位自律性增加，致心律失常，进而引起室性心动过速、心室扑动、心室颤动、心室收缩骤停。临床表现为昏厥、抽搐、发绀、心搏骤停、呼吸骤停。积极的处理措施是进行复苏抢救，但成功率不高。预防措施：对接受抗精神病药治疗的患者在用药前询问病史和家族史，进行体检和心电图检查，治疗中定期随访心电图检查，药物从小剂量开始，剂量滴定速度缓慢，减少药物联合使用所致的药物相互作用。

（三）其他不良反应

1. 少数接受抗精神病药治疗的患者，可出现皮疹，如斑丘疹或多形性红斑等。可用抗过敏药物氯苯那敏等进行对症处理。如同时发热，应警惕剥脱性皮炎的发生。

2. 非典型抗精神病药如喹硫平可导致甲状腺激素水平轻度降低，但不伴有促甲状腺激素水平升高，目前尚未发现其临床意义。

3. 有报道氟哌啶醇在妊娠期使用可致胎儿肢体畸形，哺乳期使用可造成新生儿血小板聚集等。妊娠期大剂量使用氯丙嗪可导致胎儿血管充血、中枢神经系统水肿、新生儿高血糖症、病理性黄疸及染色体畸变等，哺乳期使用可致婴儿过度镇静等。其他抗精神病药的安全性尚不肯定，建议孕妇及哺乳期妇女慎用抗精神病药。

（四）超量中毒

1. 第一代抗精神病药

（1）临床表现：过量的特征是常见不良反应的扩大。高效价药物过量表现出严重的锥体外系症状，包括肌张力障碍和严重的肌紧张，以及低血压和镇静。低效价药物出现中枢神经系统抑制、镇静、抗胆碱能作用和低血压，临床上可见激越、不安、抽搐、发热；自主神经系统不良反应如口干、肠梗阻、心律失常等。第一代抗精神病药严重过量，可出现瞳孔放大，深反射减弱或无反射，或出现心动过速和低血压，脑电图显示弥散性的低频和低电压；还可出现瞳孔缩小、体温下降，易并发肺水肿、脑水肿、急性呼吸循环衰竭和弥散性血管内凝血（disseminated intravascular coagulation，DIC）。严重者出现谵妄、昏迷、呼吸抑制和低血压，可致休克、死亡。硫利达嗪（thioridazine）和美索达嗪（mesoridazine）有类奎尼丁（quinidine）作用，过量可造成心脏性猝死和心室颤动，这些药物半衰期较长，药物过量后需要监测心脏较长时间。

（2）诊断：根据患者的服药史，首先查明服药时间、品种和剂量，根据临床表现及体格检查所见，以及体液内药物的定性和定量检测进行诊断。

（3）解救措施：包括早发现、早诊断、洗胃和支持治疗及对症治疗。如果合并其他药物尤其是中枢神经系统抑制药如酒精、巴比妥类或苯二氮䓬类药物，后果较严重。处理的第一步是洗胃和导泻，以 1∶5000 高锰酸钾溶液 5～10 kg 反复彻底洗胃或使用活性炭类药物。不建议使用催吐药，因为抗精神病药会降低催吐药物的疗效，且这些催吐药物有可能导致吸入性肺炎，后果严重。抗精神病药大多是高蛋白结合药物，脂溶性高，利尿和血液透析效果不佳。第二步要给予支持治疗，保温、吸氧、预防感染、抗惊厥，维持水电解质和酸碱平衡。同时给予对症治疗，包括抗休克、纠正心律失常等。慎用中枢兴奋药物，以防惊厥发生，必要时可用贝美格（megimide）50 mg 于 5% 或 10% 葡萄糖注射液 100～200 ml 中静脉滴注，或哌甲酯（ritalin）30～50 mg 肌内注射或静脉注射，有助于促进意识恢复。

2. 第二代抗精神病药

（1）氯氮平：过量中毒的表现类似于典型抗精神

病药，但没有锥体外系不良反应。主要表现为警觉性不同程度的降低、从嗜睡到昏迷、心动过速、低血压、脑电图改变、严重心律失常、抗胆碱能症状等。口服量>2 g的患者，病死率高达12%，主要死亡原因为心力衰竭、肺衰竭。此外，过量氯氮平可造成心肌炎或心肌病而发生猝死。一例40岁患者服用3～4 g氯氮平后表现意识不清、瞳孔收缩、窦性心动过速、肢体颤搐，肺部感染，镜检发现横纹肌溶解。另一例患者服用过量氯氮平后12 d出现糜烂性出血性肠炎。服用过量氯氮平，消除半衰期与单次用药一致，测定血浆中氯氮平和去甲氯氮平药物浓度，对于识别和监测氯氮平过量中毒非常有帮助。

（2）利培酮：药物过量较典型抗精神病药和氯氮平相对安全。有报道一例45岁的男性患者吞服几百片1 mg利培酮致死，尸体解剖发现利培酮的血药浓度是正常治疗范围的500倍。另有报道，一名29岁的男性患者吞服245 mg利培酮后，检查发现有心脏传导异常、电解质失衡，经支持治疗后完全康复。

（3）奥氮平：过量出现严重的中枢神经系统抑制、心动过速和锥体外系不良反应。具体表现为发热、缄默、激越、肌张力障碍、静坐不能、瞳孔缩小、肌酸激酶浓度升高和白细胞计数增高等，非常类似于恶性综合征，经支持治疗可以缓解。有奥氮平过量致死的报道，一例43岁患者服用奥氮平600 mg后几小时内死亡。尸检分析血药浓度和尿液浓度分别是1238 μg/L和6987 μg/L。另一例奥氮平过量致死的患者血药浓度为4.9×10^7 μg/L胃肠道浓度为4.1×10^7 μg/L。报道奥氮平过量患者年龄最小的为1岁男孩，口服奥氮平30～40 mg，出现呼吸抑制、精神状态改变等症状，经支持治疗后缓解。

（4）喹硫平：最高过量报道为20 g，经支持治疗后恢复正常。喹硫平急性中毒表现为心动过速、低血压、QTc间期延长、嗜睡和快速进行性昏迷、意识水平可突然恶化。处理包括使用活性炭、静脉输注生理盐水和呼吸道插管保持呼吸道通畅。患者的精神状态可在几小时后迅速改善，QTc间期延长和心动过速也可在2～3 d后恢复。文献报道一例26岁的女性患者，吞服>10 g的喹硫平，30 min后患者醒来，步态不稳，对语言刺激有反应；2.5 h后，患者意识水平降低，只对深的痛觉刺激有反应，有窦性心动过速、瞳孔3～4 mm且反应迟钝，血压135/70 mmHg；16 h后患者清醒，非常警觉，血浆电解质和血细胞计数没有明显改变；18 h后心电图显示窦性心动过速；40 h后恢复正常。喹硫平过量者需要心电监护12～18 h。

（5）目前尚未发现齐拉西酮、阿立哌唑、帕立哌酮和氨磺必利过量中毒的文献报道。

五、药物相互作用★★△△

（一）影响肝药酶代谢

参与药物代谢的细胞色素P450酶系统（cytochrome P450，CYP450），因人种差异、抑制或诱导同工酶系统的药物可以影响血药浓度。氟伏沙明（fluvoxamine）是强CYP 1A2抑制药，可增高经CYP1A2酶代谢的药物浓度，如氯氮平。氟西汀（fluoxetine）和帕罗西汀（paroxetine）对CYP 2D6有抑制作用，可阻断经CYP2D6代谢的药物代谢过程，如抑制利培酮和阿立哌唑的代谢。利培酮是一个弱CYP 2D6抑制药，与氯氮平合用可升高其浓度。西咪替丁（cimetidine）、SSRIs、TCAs和丙戊酸钠（sodium valproate）可能会降低氯氮平、奥氮平的代谢，增加药物浓度，易发生不良反应。苯妥英（phenytoin）和卡马西平（carbamazepine）诱导CYP 2C和3A4同工酶，降低氯氮平、利培酮、奥氮平、喹硫平、齐拉西酮和阿立哌唑血药浓度（≤50%）。合并使用喹硫平和硫利达嗪，使口服喹硫平清除率增加60%，需要调整剂量。但抗精神病药本身对肝代谢酶影响很小，对其他药物的代谢清除影响较小。

（二）增强中枢抑制作用

阿立哌唑对肾上腺素能α_2受体有拮抗作用。酒精可增加奥氮平的吸收（>25%），增强抗精神病药尤其是典型抗精神病药的中枢抑制作用，导致注意力、定向力、判断力损害，并表现嗜睡和懒散；增强对锥体外系的作用，加重锥体外系症状；可能发生呼吸抑制、低血压和肝毒性。因此，应用抗精神病药治疗时不能饮酒。抗精神病药与MAOIs合用增加发生恶性综合征的危险，增加抗胆碱能样作用和锥体外系不良反应。与苯二氮䓬类药物合用可能会增强镇静作用和影响认知功能。已有报道碳酸锂（lithium carbonate）与氟哌啶醇合用发生意识障碍，与氟奋乃静等合用时恶性综合征的危险性增加，与氯哌噻吨（clopenthixol）、洛沙平（loxapine）、氟奋乃静等合用增加锥体外系症状的发生。如在联合用药时出现锥体外系症状和发热，宜停用，以防恶性综合征发生。另外，锂盐可明显降低氯丙嗪、氯氮平的血药浓度，建议联合治疗时测定血锂浓度。

第3节 抗抑郁药

一、作用机制及分类★△

抗抑郁药既往分类按化学结构进行，包括三环类（tricyclic antidepressants，TCAs）、四环类等。目前按功能（作用机制）分类：选择性 5-HT 再摄取抑制药（selective serotonin reuptake inhibitors，SSRIs），如氟西汀等；选择性 5-HT 及 NE 再摄取抑制药（serotonin and noradrenergic reuptake inhibitors，SNRIs），如文拉法辛；NE 及特异性 5-HT 能抗抑郁药（noradrenergic and specific serotonergic antidepressants，NaSSA），如米氮平；选择性 NE 再摄取抑制药(NRI)，如瑞波西汀；5-HT 平衡抗抑郁药(SMA)，如曲唑酮；NE 及 DA 再摄取抑制药（NDRIs），如安非他酮；选择性 5-HT 再摄取激活药（selective serotonin reuptake activators，SSRAs），如噻奈普汀；可逆性单胺氧化酶抑制药（reversible monoamine oxidase inhibitors，RMAOsI），如吗氯贝胺，以及非单胺抗抑郁药，如阿戈美拉汀等。TCAs 作为经典抗抑郁药，仍保留三环类这个名称。

精神药理学研究发现，利舍平可耗竭 5-HT 导致抑郁；双相障碍抑郁发作患者尿中 NE 代谢产物 3- 甲氧 -4- 羟苯乙二醇（MHPG）较对照组明显降低，转为躁狂症时 MHPG 含量升高；酪氨酸羟化酶（tyrosine hydroxy lase，TH）是 NE 生物合成的限速酶，而 TH 抑制药 α- 甲基酪氨酸可以控制躁狂症，导致轻度的抑郁，使去甲米帕明治疗好转的患者出现病情恶化；TACs 抑制 NE 的回收，可治疗抑郁症。基于这些研究，提出了抑郁障碍的单胺递质异常假说，目前的抗抑郁药主要通过改善单胺递质的神经传递，发挥治疗作用。

（一）TCAs

包括叔胺类三环化合物，如阿米替林、米帕明、三甲米帕明、多塞平和氯米帕明，在侧链末端有 2 个甲基。这些化合物可被甲基化为仲胺，如去甲米帕明和去甲替林，仲胺类抗抑郁药还包括普罗替林。四环类化合物马普替林和阿莫沙平有一个四环中心结构。国内上市的只有 4 种叔胺化合物（阿米替林、氯米帕明、多塞平和米帕明）。

1. 阻断再摄取 三环类和四环类抗抑郁药阻断 5-HT 和 NE 的转运体位点，影响突触前神经元对这些胺类的再摄取。叔胺对 5-HT 转运体有较强的亲和性，仲胺主要阻断 NE 的再摄取。叔胺经过去甲基化生成仲胺，服用阿米替林、米帕明或氯米帕明时存在仲胺，对 5-HT 和 NE 均有影响。

2. 受体敏感性改变 叔胺类药物，如氯米帕明抑制 5-HT 的摄取。摄取被阻断后，突触前 5-HT_{1A} 自身受体减少突触前 5-HT 神经元的放电速率，5-HT 的主要代谢产物 5- 羟色吲哚乙酸浓度迅速降低。2 周以后，突触前自身受体敏感性降低，使放电速率恢复正常，5-HT 的传递增强。经过长期治疗，TCAs 还使突触后 5-HT_{1A} 受体的敏感性增强或出现受体上调。这些突触前受体和突触后受体敏感性的改变发生在治疗 2 周以后，与抗抑郁疗效的出现时间一致，而与最初对摄取的阻断作用不一致。

抑郁障碍还与突触后 5-HT_2 受体密度增高有关。许多抗抑郁药（包括 TACs）可使 5-HT_2 受体下调。5-HT_2 受体主要介导兴奋作用，5-HT_{1A} 受体在脑内有抑制作用，这 2 个系统的作用相反。在临床前试验中，给予 5-HT_2 拮抗药能增强 5-HT 的作用。使用 TCAs 治疗时，5-HT_2 受体的下调增强 5-HT 对突触后 5-HT_{1A} 受体的作用。

在 NE 能系统中，由于 NE 转运体被阻断，NE 的更新率下降，代谢产物 MHPG 浓度在 24 h 内迅速下降。推测这种作用来源于突触前 α_2 肾上腺素能自身受体，但是人们对 NE 能系统突触前自身受体的作用及脱敏作用的了解不像对 5-HT 能系统那样透彻。在此期间，突触后 β 肾上腺素能受体下调或密度降低，造成 β 肾上腺素能受体第二信使环磷酸腺苷（cyclic adenosine monophosphate，cAMP）活性降低。

早期的理论认为，抑郁障碍是 5-HT、NE 或两者均被耗竭，TCAs 可能增加这 2 种神经递质的数量。后来的理论认为，突触前受体或突触后受体的改变可能是这些药物起效滞后的原因。5-HT 系统中，突触前 5-HT_{1A} 自身受体脱敏和突触后 5-HT 能受体致敏均与 5-HT 能传递增强一致。但是，随着对突触后 β 肾上腺素能受体下调的了解，NE 作用的理论变得更为复杂。有学者提出，即使突触后受体出现下调，阻断再摄取的净效应仍然是第二信使 cAMP 的形成增加。这些改变是受体后信号传导级联反应的一个部分，这是目前抗抑郁药作用机制的研究重点。

色氨酸耗竭的研究显示，食用无色氨酸饮食可以快速耗竭5-HT。色氨酸耗竭后，使已经治疗成功的患者病情复发，且复发的患者均是使用5-HT能药物，而使用NE能药物的患者相对不受影响。反之，服用α-甲基-旁-酪氨酸干扰儿茶酚胺合成时，造成应用NE能药物的患者病情复发，而应用5-HT能药物者相对不受影响。但是，在未经治疗的患者中，色氨酸耗竭对患者的抑郁障碍没有影响。研究结果提示，这2类药物的作用由5-HT和NE介导。根据5-HT和NE代谢产物的相对缺乏程度，有可能识别出5-HT能和NE能抑郁障碍，从而预测哪类抗抑郁药更有效。许多研究探讨了治疗前MHPG的预测价值，但结果不一。

3. 继发效应 TCAs和四环类抗抑郁药物对其他受体也有药理作用。如阻断毒蕈碱受体，产生抗胆碱能作用；阻断组胺H_1受体、α_1肾上腺素能和α_2肾上腺素能受体，影响快速钠通道，产生心脏不良反应。这些药物对其他受体的作用程度差异很大，如阿米替林的抗胆碱能作用最强，多塞平的H_1拮抗作用最强等。

（二）新型抗抑郁药

1. SSRIs 包括氟西汀、帕罗西汀、舍曲林、氟伏沙明、西酞普兰和艾司西酞普兰。这类药物在突触前5-HT能神经末梢特异性地抑制5-HT的再摄取。采用离体突触小体测定系统进行研究发现，氟西汀对5-HT再摄取的阻断作用比对NE再摄取的阻断作用大23倍，两者的K_{is}值分别为12 nmole和278 nmole。与TCAs相比，氟西汀对毒蕈碱样胆碱能受体、H_1受体、α_1肾上腺素能受体和$5\text{-}HT_1$受体或$5\text{-}HT_2$受体亚型基本上没有亲和性。与传统的抗抑郁药相比，SSRIs类抗抑郁药物因受体阻断作用产生的不良反应明显减少。与TCAs不同，SSRIs对心脏快速钠通道也没有亲和性，安全性好。

2. SNRIs 包括文拉法辛、度洛西汀和米那普仑，主要是选择性抑制NE、5-HT和少量DA的再摄取。文拉法辛和度洛西汀对5-HT再摄取的抑制作用比对NE再摄取的抑制作用强3～4倍，而米那普仑对NE再摄取的抑制作用是其对5-HT再摄取抑制作用的2倍。文拉法辛、度洛西汀和米那普仑对胆碱能受体、肾上腺素能受体、组胺能受体和阿片受体没有明显的亲和性。文拉法辛和米那普仑不抑制MAO活性。

3. NaSSA 如米氮平，作用机制为增强NE能活性和特异性的5-HT能作用。临床前研究证明，米氮平拮抗中枢突触前α_2肾上腺素能自受体或异受体。米氮平阻断突触前α_2肾上腺素能自受体，增加NE的释放，加强NE能的神经传递；同时NE能神经元通过位于5-HT能神经元胞体的α_1肾上腺素能受体调控5-HT能神经元的放电率。米氮平在体外对中枢突触前α_2肾上腺素能自受体的亲和性比对中枢和外周α_1肾上腺素能受体的亲和性约高30倍。米氮平也阻断位于5-HT末梢的α_2肾上腺素能异体受体，防止NE对5-HT释放的抑制作用，由此增加5-HT的释放；因此，米氮平的终作用是增强NE能和5-HT能神经传递。米氮平特异地阻断$5\text{-}HT_2$受体和$5\text{-}HT_3$受体，很少发生与5-HT相关的不良反应，如焦虑、失眠、恶心、呕吐、头痛和性功能障碍（$5\text{-}HT_2$受体阻断作用是睡眠改善和抗焦虑效应的原因，$5\text{-}HT_3$受体阻断能够防止发生恶心、呕吐、头痛）。但是，米氮平对$5\text{-}HT_{1A}$受体和$5\text{-}HT_{1B}$受体亚型的亲和力较低，不影响$5\text{-}HT_1$通路的激活效应，发挥抗抑郁和抗焦虑作用。米氮平还能减少快速眼动（REM）睡眠，延长REM睡眠潜伏期，改善深睡眠。米氮平对DA D_1受体和D_2受体的亲和力低，对毒蕈碱和胆碱能受体的亲和力中等，抗胆碱能和DA能不良反应发生率较低。米氮平对组胺H_1受体有较强的拮抗作用，出现嗜睡，但是常规的治疗剂量时，这种作用被药物对NE能系统的作用部分抵消（米氮平激活NE系统，具有唤醒作用，α_2受体介导的唤醒作用部分代偿米氮平的抗组胺效应——镇静作用）。

4. NDRIs 主要指安非他酮。早期研究发现安非他酮抑制DA再摄取，从而增强DA能作用。安非他酮的3个已知的活性代谢产物（羟化安非他酮、红细胞-氢-安非他酮和苏氨-氢-安非他酮）阻断NE的再摄取，增强NE能系统的功能效率。

5. SMA 如曲唑酮，曲唑酮选择性阻断5-HT向突触小体膜制备物内转运，对$5\text{-}HT_{2A}$受体部位有明显的拮抗作用。长期使用曲唑酮使$5\text{-}HT_2$受体下调，导致中枢神经系统的受体结合位点数目减少。药物除了对5-HT系统的作用外，还阻断H_1受体和α肾上腺素能受体，尤其突触前α_2受体，具有很强的镇静作用和抗焦虑效果。

6. 褪黑激素受体激动药和$5\text{-}HT_{2C}$受体拮抗药 阿戈美拉汀是一种褪黑激素的萘类衍生物，主要通过对褪黑激素受体MT_1、MT_2激动和$5\text{-}HT_{2C}$受体拮抗的协同作用，使患者紊乱的生物节律恢复同步化，从而发挥抗抑郁疗效；另外，通过$5\text{-}HT_{2C}$受体拮抗作用，增强前额叶皮质DA和NE的神经传递，促进神经再生，改善抑郁状态，并对焦虑症状、睡眠及性功能有改善作用。

7. 其他抗抑郁药 包括单胺氧化酶抑制药（monoamine oxidase inhibitors，MAOIs）。MAO是存在于线粒体外膜的一种黄素蛋白，它们催化许多烷基胺的氧化脱氨基作用，形成过氧化氢和胺的醛类衍生物。而后进一步分别还原或氧化成相应的醇或羧酸。胞质和神经元外游离的胺类神经递质对MAO代谢最为敏感。血－肠屏障和血－脑脊液屏障起着保护或解毒的作用。苯乙肼和苯环丙胺等药物抑制MAO，升高许多脑胺浓度，也通过直接作用于儿茶酚胺、5-HT或两者的受体起神经调质的作用。MAOIs导致胺类或氨基酸神经递质浓度升高，随后出现几种突触前和突触后受体的改变，发挥抗抑郁疗效。新一代MAOIs有吗氯贝胺（moclobemide），是可逆性选择性单胺氧化酶A的抑制药。

8. NRI 如瑞波西汀，通过对NE再摄取的选择性阻断，提高脑内NE的活性，发挥抗抑郁作用。该药不影响DA及5-HT的再摄取，它与NE受体、毒蕈碱受体、胆碱能组胺受体、DA受体及5-HT受体的亲和力较低。

9. SSRAs 主要是噻奈普汀，结构上属于TCAs，但具有独特的药理作用，增加突触前5-HT的再摄取，增加囊泡中5-HT的储存，使突触间隙5-HT浓度减少，对5-HT的合成及突触前膜的释放无影响。在大脑皮质水平，增加海马锥体细胞的自发性活动，加速其功能抑制后的恢复；增加皮质及海马神经元再摄取5-HT。

二、抗抑郁药的使用原则★★★△△△

抗抑郁药是当前治疗各种抑郁障碍的主要药物，能有效解除抑郁心境及伴随的焦虑、紧张和躯体症状，有效率为60%～80%。

根据对抑郁障碍的基本知识和多年临床实践，抗抑郁药的治疗原则如下。

1. 诊断要确切。
2. 全面考虑患者症状特点、年龄、躯体状况、药物耐受性、有无并发症，因人而异的个体化合理用药。
3. 剂量逐步递增，从最小有效剂量开始，逐渐加量，提高服药依从性。
4. 小剂量疗效不佳时，根据不良反应和耐受情况，增至足量（药物有效剂量的上限）和足够长的疗程（>4周）。
5. 如仍无效，可考虑换药。改用同类其他药物或作用机制不同的另一类药物。应注意氟西汀需停药5周才能换用MAOIs，其他SSRIs需停药2周。MAOIs停用2周后才能换用SSRIs。
6. 尽可能单一用药，并足量、足疗程治疗。当换药治疗无效时，可考虑2种作用机制不同的抗抑郁药联合使用。一般不主张联用2种以上的抗抑郁药。
7. 治疗前向患者及其家属阐明药物性质、作用和可能发生的不良反应及对策，争取他们主动配合，遵医嘱按时、按量服药。
8. 治疗期间密切观察病情变化和不良反应，并及时处理不良反应。
9. 心理应激因素在本病发生发展中起到重要作用，在药物治疗基础上辅以心理治疗，可望取得更佳效果。积极治疗与抑郁障碍共病的焦虑障碍、躯体疾病、物质依赖等。

三、主要抗抑郁药★★★△△△

（一）传统抗抑郁药

1. TCAs TCAs为常用的传统抗抑郁药，该类药物口服吸收快，18%～90%与血浆蛋白结合，血药浓度达峰时间为2～8 h，大部分经尿排出，半衰期为32～48 h，达稳态时间5～14 d。主要药理作用抑制突触前神经元对NE和5-HT摄取，增加2种神经递质在突触间隙的浓度而发挥作用。但抗胆碱能、抗α_1肾上腺素和抗组胺作用，产生镇静、口干、便秘等不良反应。药理作用主要是阻断5-HT转运体，抑制5-HT的再摄取。

（1）禁忌证：①严重心、肝、肾病患者禁用。②癫痫患者禁用。③急性闭角型青光眼患者禁用。④12岁以下儿童、孕妇、前列腺肥大者慎用。⑤TCAs过敏者。⑥禁与MAOIs联用。

（2）不良反应：①中枢神经系统，过度镇静，记忆力减退，转为躁狂发作。②心血管系统，直立性低血压、心动过速、传导阻滞。③抗胆碱能，口干、视物模糊、便秘、排尿困难。

（3）推荐剂量：一般为50～250 mg/d，剂量缓慢递增，分次口服。减药宜慢，突然停药可出现胆碱能活动过度，引起失眠、焦虑、易激惹、胃肠道和抽动等症状。

（4）药物相互作用：主要有2种类型，即药效动力学相互作用与药代动力学相互作用。

1）药效动力学相互作用：TCAs对胺的摄取有急性效应，与MAOIs合用时有潜在的危险。给已用

MAOIs 治疗的患者服用大剂量 TCAs 时，会导致儿茶酚胺浓度突然增加，发生 5-HT 综合征，出现可能致死的高血压反应。仅用于治疗难治性抑郁障碍者，并仔细监测不良反应。治疗从小剂量开始，一旦开始治疗，应维持常规的 MAOIs 饮食。TCAs 可能会影响胍乙啶的作用。

许多药物能阻断 TCAs 的代谢途径，导致药物水平升高或可能造成中毒。如去甲米帕明经肝 CYP 2D6 同工酶代谢，代谢途径简单。因没有其他的替代途径，抑制 CYP 2D6 可造成去甲米帕明血药浓度升高。许多药物抑制 CYP 2D6，如奎尼丁、氟西汀和帕罗西汀。在常规治疗剂量（如 20 mg/d）时，氟西汀平均使快代谢者的去甲米帕明水平升高 3～4 倍。一些服用去甲米帕明发生较大变化者，很可能是快代谢者，故一般治疗剂量时药物的水平较低。在慢代谢者中，因患者已经缺少该酶，所以酶抑制药的影响较小。帕罗西汀的作用与氟西汀类似。舍曲林对 CYP 2D6 的影响较小。舍曲林 50 mg/d 可使去甲米帕明水平升高 30%～40%。较大剂量可产生较强的抑制，但仍显著低于氟西汀或帕罗西汀（后 2 种药物可使去甲米帕明水平增加 300%～400%）。

2）药代动力学相互作用：是酶诱导作用。酶抑制作用出现较快，而酶诱导则不同，它涉及新酶的合成。酶诱导药可能需要 2～3 周才能发挥全部作用；同样若停用酶诱导药，也需要 2～3 周消除其全部作用。巴比妥类药物和卡马西平是 2 种最常见的酶诱导药。尽管 CYP 2D6 不被诱导，但苯巴比妥可使去甲米帕明减少 40%。CYP 3A4 等其他酶也可被诱导，从而加速 TCAs 的代谢。存在巴比妥类药物或卡马西平时，TCAs 很难达到有效的血药浓度。苯妥英也是一种酶诱导药，但是它对 TCAs 的影响似乎不大。尼古丁诱导 CYP 1A2，对叔胺族 TCAs 可能有影响；去甲米帕明等仲胺族 TCAs 似乎受尼古丁的影响较小。

酒精和 TCAs 间的相互作用比较复杂。由于饮酒与 TCAs 过量之间的关系，推测可能是造成 TCAs 过量后浓度升高的一个重要因素。此外，长期饮酒可诱导肝同工酶，降低 TCAs 的水平。

2. 其他传统抗抑郁药 新一代 MAOIs 有吗氯贝胺（moclobemide），是 RMAOIs，口服易吸收，血药浓度达峰时间 1～2 h，$t_{1/2}$ 为 1～2 h，母药 $t_{1/2}$ 为 8 h。适用于各类抑郁障碍，包括非典型抑郁障碍、恶劣心境和老年抑郁障碍。无抗胆碱能和心脏传导抑制作用。常用剂量为 300～600 mg/d，分 2～3 次口服。不良反应有头痛、头晕、恶心、口干、便秘、失眠，少数患者血压降低。MAOIs 不能和 SSRIs 同时应用，2 种药物的使用间隔时间至少为 2 周。

（二）SSRIs

SSRIs 的药理机制是抑制突触前 5-HT 能神经末梢对 5-HT 的再摄取。但是，每种 SSRIs 有其独特的结构，在药物相互作用和药代动力学方面存在差异。这类药物的镇静作用较轻，可白天服用；为减轻胃肠道刺激，通常在早餐后服药。若出现倦睡、乏力，可在晚上服用。年老体弱者从半量或 1/4 量开始，酌情缓慢加量。禁忌证：①对 SSRIs 类过敏者禁用。②严重心、肝、肾病患者慎用。③禁与 MAOIs、色氨酸联用。④慎与锂盐、氯米帕明、抗心律失常药、降血糖药联用。主要不良反应：①神经系统，头痛、头晕、焦虑、紧张、失眠、乏力、困倦、口干、多汗、震颤、痉挛、兴奋，转为狂躁发作。少见的、严重的神经系统不良反应为中枢 5-HT 综合征，这是一种 5-HT 受体活动过度的状态，主要发生在 SSRIs 与 MAOIs 合用时。由于 SSRIs 抑制 5-HT 再摄取，MAOIs 抑制 5-HT 降解，两者对 5-HT 系统具有激动作用，合用可出现腹痛、腹泻、出汗、发热、心动过速、血压升高、意识改变（谵妄）、肌阵挛、动作增多、激惹、敌对和情绪改变。严重者可导致高热、休克，甚至死亡。②胃肠道，恶心、呕吐、厌食、腹泻、便秘等。③过敏反应，皮疹等。④性功能障碍，阳痿、射精延缓、性感缺失等。⑤其他，罕见的有低钠血症，白细胞减少。抗胆碱能不良反应和心血管不良反应比 TCAs 轻。青少年使用 SSRIs 类药物注意易激惹或自杀念头。英国研究显示，在 SSRIs 等抗抑郁药处方增长同时自杀人数下降。抗抑郁药给抑郁症带来的益处远超过不治疗的风险。一旦使用抗抑郁药早期有易激惹、焦虑现象，可用苯二氮䓬类药物短期使用，有利情绪稳定。

长期使用 SSRIs 类药物治疗突然停药后，有些患者会出现停药症状，现有的临床前和临床证据都没有显示 SSRIs 类药物可以导致依赖。建议逐渐减药，减药的时间可持续几周。

药物相互作用：①置换作用，SSRIs 蛋白结合率高，如与其他蛋白结合率高的药物联用，可出现置换作用，使血浆中游离型药浓度升高，药物作用增强，特别是治疗指数低的药物如华法林、洋地黄毒苷。②诱导或抑制 CYP P450 酶，CYP P450 酶诱导药如苯妥英将增加 SSRIs 类药物的清除率，降低 SSRIs 类药物的血药浓度，影响疗效；而抑制药会降低 SSRIs 类药物的清除率，使 SSRIs 类药物的血浓度升高，导致不良反应。

1. 氟西汀 氟西汀是第一个上市的 SSRIs 抗抑郁药，在肝中进行去甲基化，形成具有生物活性的去甲氟西汀。

（1）药代动力学：氟西汀口服后吸收良好，不受进食影响。生物利用度高，口服 40 mg 后 6～8 h 达到血药浓度峰值。血浆蛋白（清蛋白和 α_1- 酸性糖蛋白）结合率约为 95%。氟西汀及生物活性代谢产物去甲氟西汀的分布容积为 20～45 L/kg，血浆清除率分别是 20 L/ h 和 9 L/ h。氟西汀在体内分布广泛，可在乳汁中分泌。短期用药后，氟西汀的消除半衰期为 1～3 d；长期用药后，消除半衰期为 4～6 d。去甲氟西汀的消除半衰期为 4～16 d，与用药时间长短无关。氟西汀和去甲氟西汀的半衰期长，在停止该药治疗以后，仍有可能在一段时间内出现药代动力学性药物相互作用。

（2）禁忌证：对氟西汀及代谢产物或任一辅料过敏者禁忌使用。禁忌与非选择性、不可逆 MAOIs 合用。

（3）不良反应：常见不良反应为胃肠道症状，包括恶心、腹泻、口干、厌食和消化不良，通常与剂量有关，且随着治疗时间延长而减轻。故氟西汀与食物同服，敏感者起始剂量低，可降低胃肠道不良反应的发生率。偶尔出现体重减轻，少数患者出现体重增加。中枢神经系统不良反应包括紧张、失眠、困倦、焦虑、震颤、头晕和疲倦。性功能障碍包括男性射精延迟或阳痿，女性性高潮延迟或性高潮缺乏，以及男、女均有的性欲降低。有些患者出现多汗，其发生率为安慰剂的 2 倍。偶见静坐不能（患者描述为坐卧不安）、异常的或比较生动的梦境。少数患者偶尔产生出血和瘀斑，可能与药物抑制血小板聚集有关。偶有过敏反应的报道，在上市前试验的 5600 多例受试者中，约 4% 的患者出现皮疹或风疹，其中 1/3 患者因皮疹或风疹中断治疗。癫痫发作的发生率为 0.2%，与其他抗抑郁药类似。一项安慰剂、活性药物对照研究中，比较氟西汀、TCAs 或安慰剂治疗后患者出现的自杀观念，结果提示氟西汀治疗者出现紧急的自杀观念少于 TCAs，且 2 种药物治疗后出现的紧急的自杀观念均少于安慰剂组。

（4）药物相互作用：氟西汀与 MAOIs 合用时，发生 5-HT 综合征危险性较高。当 MAOIs 换用氟西汀治疗前，清洗期至少需要 2 周。而开始治疗前，停用氟西汀治疗最少间隔 5 周，因为去甲氟西汀的半衰期较长。L- 色氨酸与 SSRIs 合用也可引起 5-HT 综合征。氟西汀蛋白结合率高，可以置换其他与蛋白结合紧密的药物，如华法林或地高辛。氟西汀是相当强的细胞色素 P450 CYP 2C 和 CYP 2D6 同工酶抑制药，对 CYP 3A4 系统没有作用。多数抗精神病药是经细胞色素 P450 CYP 2C、CYP2D6 和 CYP3A4 代谢，与抗精神病药合用时应注意监测血药浓度。在糖尿病患者中，氟西汀可产生低血糖，可能需要减少降血糖药或胰岛素的剂量。

2. 帕罗西汀

（1）药代动力学：帕罗西汀口服后吸收良好，食物不影响药物的吸收。服药后约 5.2 h（2～10 h）达到血药浓度峰值。生物利用度 50%，与血浆蛋白结合率高（95%），主要经肝细胞色素 P450 酶代谢，帕罗西汀的主要代谢途径是氧化和甲基化，未发现活性代谢产物。帕罗西汀使细胞色素 P450 系统的 CYP 2D6 同工酶达到饱和，因而呈非线性药代动力学。主要经肾排泄，少数从粪便排出。大多数人在用药 5～10 d 达到稳态血药浓度。帕罗西汀的半衰期约为 20 h（单次或多次用药），连续使用帕罗西汀治疗 3 个月以上，一旦达到稳态浓度，就不再继续发生药物蓄积。

（2）药效动力学及临床研究：在 SSRIs 中帕罗西汀对 NE 的抑制作用最强。长期使用帕罗西汀后，神经末梢的 5-HT 自身受体下调。帕罗西汀对 α_1 受体、α_2 受体、β 体、D_2 受体、H_1 受体、5-HT_1 受体和 5-HT_2 受体的亲和性均很小。对脑内 NE 受体没有作用，提示该药的镇静作用很小，对认知过程或精神运动功能的损害也很小。在 SSRIs 中，帕罗西汀对毒蕈碱样胆碱能受体的亲和性最强，少数患者出现口干、便秘、视物模糊或排尿困难。帕罗西汀对毒蕈碱受体的亲和力比阿米替林低 15 倍。帕罗西汀对心脏快速钠通道没有作用，不影响心脏传导。帕罗西汀也不抑制 MAO 的活性。帕罗西汀是临床上治疗焦虑障碍最广泛的一种药物，美国 FDA 批准 5 种焦虑障碍的适应证（广泛性焦虑障碍、惊恐障碍、强迫性神经症、社交性恐惧障碍、创伤后应激障碍）。

（3）禁忌证：①已知对帕罗西汀过敏者。②严重心、肝、肾病患者慎用。③禁与 MAOIs、氯米帕明、色氨酸联用。④慎与锂盐、抗心律失常药、降血糖药联用。

（4）不良反应：帕罗西汀比较安全，不良反应少而轻微，对各脏器的影响较小。帕罗西汀常见的不良反应包括胃肠道不良反应和中枢神经系统不良反应。消化道不良反应包括恶心、口干和便秘。恶心可能与剂量相关，缓慢增加剂量，或药物与食物同服可降低其发生率。另见便秘或腹泻。常见的中枢神经系统不良反应包括镇静、失眠、头晕和震颤。与其他 SSRIs 一样，少数患者出现性功能障碍，包括男性射精延迟、女性性高潮延迟或缺乏、性欲减退。帕罗西汀的撤药反应与突然停药有关，建议接受大剂量帕罗西汀治疗的患者，逐渐减药，减少撤药反应发生。帕罗西汀对心率或血压没有明显影响。国内研究显示，帕罗西汀适合于有心脏疾病的抑郁障碍患者。偶见血液系统不良反应，国内个案报道帕罗西汀治疗引起白细胞降低，血小板减少，停药后恢复正常。

（5）药物相互作用：与帕罗西汀发生的药物相互作用包括蛋白结合性相互作用，与经细胞色素 P450 同工酶系统介导的酶抑制作用。帕罗西汀有较高的蛋白结合率，因此帕罗西汀与其他高蛋白结合率的药物如华法林有可能发生药代动力学相互作用，虽然凝血酶原时间没有改变，但可以延长出血时间。因此两药合用时，在剂量调整期间必须仔细观察。另外，帕罗西汀是一种比较强的 CYP 2D6 抑制药，帕罗西汀与经 CYP 2D6 代谢的底物药物合用时，可能会升高经 CYP 2D6 代谢的药物的血清浓度。但是，对 CYP 1A2、CYP 2C 或 CYP 3A4 缺乏具有临床意义的影响。帕罗西汀禁止在停用 MAOIs 14 d 内使用。

3. 舍曲林 舍曲林是强效的 SSRIs，口服易吸收，服药 4～7 d 达稳态血药浓度，血浆蛋白结合率 97%，主要从尿液排泄，舍曲林的分布容积约为 20 L/kg，血浆清除率为 96 L/ h。舍曲林可进入乳汁，产妇乳汁中舍曲林的浓度在服药后 5～9 h 浓度最高，但乳汁和婴儿血清中的浓度较低，婴儿在断奶后无任何行为反应。舍曲林对胎儿的影响被美国 FDA 定为“C”类。在肝中经去甲基作用代谢为 N- 去甲舍曲林，半衰期为 26 h。健康志愿者在 50～200 mg/d 剂量范围内呈线性药代动力学。肝病会损害舍曲林的代谢。因此，有肝病的患者需要减少剂量，老年人舍曲林的清除率降低。

（1）禁忌证：对舍曲林及其代谢产物或任一辅料过敏者禁忌使用。禁忌与非选择性、不可逆 MAOIs 合用。

（2）不良反应：舍曲林可以很好耐受，胃肠道症状主要表现为恶心、呕吐、便秘和腹泻等，与食物同服可以减轻，但是与食物同服可能会升高舍曲林的血药浓度峰值。中枢神经系统主要表现头痛、失眠、嗜睡、激越、紧张、焦虑、哈欠、注意受损、头晕、震颤、颤搐、感觉减退和肌张力增高等。这些不良反应相对较轻微，通常随着治疗时间延长而耐受。舍曲林治疗性功能障碍发生率为男性 15.5%、女性 1.7%，包括性高潮延迟、性高潮缺乏及性欲减退。少数特异体质的患者可以出现皮疹。罕见异常出血或瘀斑。有低钠血症的报道，停用舍曲林后可以逆转，可能是继发于抗利尿激素分泌异常综合征。危险人群包括老年人、合并利尿药治疗和血容量衰竭。不少国内外文献报道舍曲林能有效治疗不稳定型心绞痛患者的情绪症状和伴发的抑郁症状，并能安全有效地用于治疗与冠心病共病的抑郁症状。

（3）药物相互作用：舍曲林与血清蛋白紧密结合，建议与其他蛋白结合率高的药物合用时，注意发生药物间相互作用，如华法林和地高辛。舍曲林细胞色素 P450 酶（CYP 2D6）同工酶有轻度的抑制作用，对 CYP 1A2 和 CYP 3A4 没有抑制作用。停用 MAOIs 治疗至少 14 d 后才能使用舍曲林。舍曲林停用至少 14 d 后，才能使用 MAOIs 治疗。

4. 氟伏沙明 氟伏沙明是一种结构独特的 SSRIs，在美国被批准用于治疗强迫症，其他国家用于治疗抑郁障碍。该药也是 SSRIs 中最早治疗焦虑障碍的药物。我国批准的适应证是抑郁症和强迫症。氟伏沙明马来酸盐的生物利用度为 53%，口服后吸收不受食物影响。给药后 3～8 h 达到血药浓度峰值。体外研究氟伏沙明血药浓度为 20～2000 ng/ml 时，血清蛋白结合率约 80%，主要是清蛋白。氟伏沙明的分布容积约为 25 L/kg。氟伏沙明主要在肝内经氧化性去甲基作用和脱氨基作用代谢。根据放射示踪研究测定，人体内的主要代谢产物是氟伏沙明酸。氟伏沙明在体内代谢不是线性药代动力学。年轻的健康志愿者服用氟伏沙明 100 mg/d 和 50 mg/d 的稳态时平均血药半衰期分别为 15.6 h 和 13.6 h。多次给药后，半衰期增至 17～22 h。一般需要 7 d 达到稳态水平。老年患者服用氟伏沙明，半衰期延长。

（1）禁忌证：对氟伏沙明及其代谢产物或任一辅料过敏者禁忌使用。禁忌与非选择性、不可逆 MAOIs 合用。

（2）不良反应：常见的不良反应为恶心、嗜睡、头痛、失眠、口干、无力、紧张、头晕和便秘。与其他 SSRIs 类药物相同。

（3）药物相互作用：在细胞色素 P450 酶系统中，氟伏沙明是 CYP 1A2、CYP 2C9 和 CYP 3A4 同工酶的抑制药。当氟伏沙明与经 CYP 1A2、CYP 2C9 和 CYP 3A4 同工酶代谢的药物合用时，会使这些药物浓度升高。建议氟伏沙明不与特非那定、阿司咪唑或西沙必利合用。这 3 种药物在口服时均为无活性的前体药物，经过 CYP 3A4 的作用产生活性代谢产物。代谢抑制导致前体药物蓄积，可能会引起心脏传导延迟，甚至致命的尖端扭转型心律失常。国内 5 项研究观察氟伏沙明与其他药物之间的相互作用。如氟伏沙明与奥氮平合用，氟伏沙明明显抑制奥氮平在体内的代谢。另一项研究观察氟伏沙明对健康志愿者体内米帕明去甲代谢的影响，结果显示氟伏沙明使口服单剂量氯米帕明的体内消除过程发生显著改变，抑制氯米帕明的去甲基代谢，导致氯米帕明 Cmax 和 AUC 约增高 1 倍，$t_{1/2}$ 显著延长。同时，氯米帕明的主要代谢产物去甲氯米帕明的生成减少，表现在 Cmax 和 AUC 均明显降低。停用 MAOIs 14 d 内禁止使用氟伏沙明，停用氟伏沙明 2 周后再开始用 MAOIs。与其他 SSRIs 一样，氟伏沙明与舒马曲坦或 L-色氨酸等 5-HT 能药物合用时，应谨慎。

5. 艾司西酞普兰 艾司西酞普兰是西酞普兰的 S- 消旋异构体，2002 年在美国上市。该药是由 R- 西酞普兰和 S- 西酞普兰以 1 : 1 的比例合成。动物研究显示，R- 西酞普兰对 5-HT 转运体的抑制活性较弱，且呈剂量依赖性拮抗大鼠皮质 S- 西酞普兰对 5-HT 转运体的抑制作用，发挥抗焦虑和抗抑郁作用。

（1）药代动力学：艾司西酞普兰口服吸收良好，不受进食影响。口服给药后约 4 h 达到血药浓度峰值，分布容积约 12 L/kg。西酞普兰的血浆清除率约为 330 ml/ h，其中 20% 为原型药。血浆中主要以母体药物为主，去甲西酞普兰和去二甲西酞普兰的浓度分别约为艾司西酞普兰的 50% 和 10%。母体药抑制 5-HT 再摄取的强度约是其代谢产物的 8 倍以上。消除半衰期约为 35 h，药代动力学呈线性，常规剂量为 10～60 mg/d。达稳态时，受试者服用艾司西酞普兰 20 mg/d 和 60 mg/d 时，艾司西酞普兰的平均血药浓度分别是 120 nmol/L 和 367 nmol/L。

（2）药效学和临床研究：艾司西酞普兰的主要作用是突触前 5-HT 能神经末梢特异性地抑制 5-HT 的再摄取。体外结合动力学研究结果显示，在 SERT 上有 2 个结合位点，一个是高亲和力结合位点，也是抗抑郁药的基本结合位点，大部分抗抑郁药与该位点结合。此外，还存在一个低亲和性的变构调节结合位点，该位点调节着配体与 SERT 基本结合位点的结合或解离，大多数抗抑郁药对该位点的亲和力极低，不会影响这些药物对 SERT 再摄取活性的抑制作用。艾司西酞普兰是选择性最强的 SSRIs，对 5-HT 再摄取的抑制作用比对 NE 再摄取的抑制作用强 3000 多倍，体外试验发现艾司西酞普兰对 5-HT、NE 和 DA 的 Ki 值分别是 1.3 nmol/L、4000 nmol/L 和 28 000 nmol/L。艾司西酞普兰对毒蕈碱样胆碱能受体、H_1 受体、α_1 肾上腺素受体、α_2 肾上腺素受体和 β 肾上腺素受体、DA D_1 或 D_2 受体、5-HT_{1A} 或 5-HT_{2A} 受体、GABA 和苯二氮䓬类受体的亲和性很低。

（3）禁忌证：对艾司西酞普兰草酸盐或任一辅料过敏者禁忌使用。禁忌与非选择性、不可逆 MAOIs 合用。

（4）不良反应：常见的不良反应包括恶心、口干、嗜睡、出汗、震颤、腹泻和射精异常。研究报道，艾司西酞普兰治疗者鼻炎和鼻窦炎的发生率为 5% 和 3%（安慰剂为 4% 和 2%），对心率或血压、血液系统几乎没有影响。总体上讲艾司西酞普兰的耐受性较好。

不良反应多发生在治疗的第 1～2 周，持续治疗后不良反应的严重程度和发生率都会降低。艾司西酞普兰的停药症状表现为头晕、头痛和恶心，大部分表现轻微，且自限性，为了避免停药症状，推荐逐渐停药，需 1～2 周或以上。

（5）药物相互作用：包括药物动力学或药物代谢方面的相互作用。在 SSRIs 中，西酞普兰和艾司西酞普兰引起不良的药物相互作用危险性很小，该药对细胞色素 P450 同工酶系统的作用比较温和。西酞普兰的蛋白结合率为 80%，低于其他 SSRIs。但已有西酞普兰与西咪替丁和美托洛尔发生药物相互作用的个案报道，西咪替丁可增加西酞普兰的 AUC 和最大血药浓度。西酞普兰 40 mg/d 治疗 22 d 使美托洛尔的血药浓度增加约 1 倍。美托洛尔是一种 β 肾上腺素能受体拮抗药，由 CYP 2D6 同工酶代谢。药物相互作用的第 3 种途径可能是干扰肾排泄。地高辛通过肾清除而无明显的生物转换，尤其易受相互作用的影响。因为地高辛治疗范围很窄，其清除率受到影响后会导致严重的不良反应。合并使用地高辛和西酞普兰或艾司西酞普兰在健康志愿者中没有产生明显的药物相互作用。

禁止西酞普兰与 MAOIs 合用，可能会产生 5-HT 综合征。西酞普兰或艾司西酞普兰与 MAOIs 在互相转换时，需有 14 d 的清洗期。

（三）SNRIs

代表药物主要有文拉法辛（venlafaxine）和度洛西汀（duloxetine）。

1. 文拉法辛 文拉法辛为二环结构，有速释制剂及缓释制剂 2 种。具有 5-HT 和 NE 双重摄取抑制作用，对 M_1 受体、H_1 受体、α_1 受体作用轻微，不良反应较少，起效相对较快，对焦虑障碍伴有明显抑郁和躯体症状的患者有较好的治疗作用。

（1）药代动力学：文拉法辛口服易吸收，主要代谢物为去甲基文拉法辛，血浆蛋白结合率仅为 27%，因而极少引起与蛋白结合率高的药物之间的置换作用。普通型制剂 $t_{1/2}$ 短，为 4～5 h，故每日应分次给药；缓释剂可每天 1 次给药；主要代谢产物经肾从尿液排出。对肝药酶 P450 2D6 抑制作用小，提示药物相互作用较少。

（2）禁忌证：无特殊禁忌证，严重肝、肾疾病，高血压，癫痫患者应慎用。禁与 MAOIs 和其他 5-HT 激活药联用，避免出现中枢 5-HT 综合征。

（3）不良反应：常见不良反应有恶心、口干、出汗、乏力、焦虑、震颤、阳痿和射精障碍。不良反应的发生与剂量有关，大剂量时血压可能轻度升高。

（4）药物相互作用：现有资料表明，文拉法辛与锂盐、地西泮或酒精之间没有相互作用。但是，西咪替丁能增加文拉法辛及其代谢产物的药理学活性。因此，高血压患者、老年人及有肝功能或肾功能异常的患者合用文拉法辛和西咪替丁时应慎重。应用红霉素及其衍生物（如克拉霉素）治疗的患者也应慎用文拉法辛。

文拉法辛是一个相对较弱的 CYP 2D6 抑制药，但文拉法辛与抑制 CYP 2D6 代谢的药物之间可能会发生相互作用。在氟西汀换文拉法辛时，建议从剂量的 1/4～1/2 开始，随着去甲氟西汀水平的降低，根据耐受情况在数周内逐渐增加文拉法辛的剂量。因为氟西汀同时抑制 CYP 2D6 和 CYP 3A3/4，而文拉法辛及其代谢产物 O- 去甲文拉法辛由这些酶代谢，可以减少母体药物及其代谢产物的清除，导致文拉法辛的血液浓度升高。

O- 去甲文拉法辛由 CYP 3A3/4 代谢，若合用抑制该酶的药物（酮康唑及其相关的抗真菌药、氟西汀、氟伏沙明、奈法唑酮），可降低其肝清除率；若合用诱导该酶的药物（如卡马西平等抗惊厥药），则增加其肝清除率。因此，当文拉法辛与这些药物合用时，最好调整文拉法辛的剂量。老年人和肝功能受损的患者必须减少药物剂量。

2. 度洛西汀 度洛西汀是继文拉法辛后上市的一种 SNRIs 类药物。口服后吸收完全，6 h 后达到血药浓度峰值。进食不影响 Cmax，但延迟达峰时间 6～10 h，略微降低吸收程度约 10% 。晚间一次服药与晨间一次服药相比，度洛西汀的吸收滞后 3 h，表观清除增加 1/3。消除半衰期约为 12 h（变化范围为 8～17 h），在治疗范围内其药动学参数与剂量成正比。一般服药 3 d 后达到稳态血药浓度。度洛西汀的消除主要经肝代谢，涉及 2 种 P450 酶，即 CYP2D6 和 CYP1A2。

（1）禁忌证：已知对度洛西汀或产品中任何非活性成分过敏的患者。禁与 MAOIs 和其他 5-HT 激活药联用。未经治疗的闭角型青光眼患者应避免使用度洛西汀。

（2）不良反应：主要的不良反应是胃肠道和中枢神经系统不良反应。胃肠道症状表现为恶心、口干、便秘、腹泻、呕吐、食欲减退。观察到体重下降、给药后疲乏。神经系统症状表现为眩晕、嗜睡、震颤、出汗增多、热潮红、视物模糊、失眠等。少数患者有性功能不良反应。

（3）药物相互作用：度洛西汀是一个 CYP2D6 中度抑制药，能够增加经 CYP2D6 代谢药物的 AUC 和 Cmax，应谨慎。度洛西汀对 CYP1A2、CYP2C9、CYP3A 、CYP2C19 同工酶活性无诱导作用，不会因为酶诱导作用而使 CYP1A2、CYP2C9、CYP3A 、CYP2C19 同工酶底物浓度改变。度洛西汀不会增加酒精导致的精神和运动功能的损害。考虑到度洛西汀主要作用于中枢神经系统，与其他作用于中枢神经系统的药物合用或换用其他作用于中枢神经系统的药物包括作用机制相似的药物时，应慎重。

3. 米那普仑 米那普仑属于我国上市比较晚的一种 SNRIs，尚未在我国临床实践中广泛使用。口服药物 2～3 h 后达到血药浓度峰值，半衰期约为 8 h，吸收完全，不受食物影响。老年人的吸收比年轻成年人慢 50%，蛋白结合率约为 13%，在肝经葡萄糖醛酸结合，形成脱乙基化合物及脱乙基葡萄糖醛酸结合物。给药后 48 h 原型药物及代谢物合计约 85% 由尿中排泄。肝功能、肾功能损害者，剂量适当减小。该药主要用于治疗抑郁症。

（1）禁忌证：已知对米那普仑或产品中任何非活性成分过敏的患者。禁与 MAOIs 和其他 5-HT 激活药联用。未经治疗的闭角型青光眼患者应避免使用米那普仑。

（2）不良反应：主要表现为胃肠道和中枢神经系统症状，如眩晕、嗜睡、出汗增多、热潮红、排尿困难、恶心、呕吐、口干、便秘、震颤、心悸、烦躁不安、头痛、荨麻疹、皮疹、斑丘疹或红斑、瘙痒症。不良反应通常出现在服药后的第 1 周，可持续至第 2 周，随后逐渐减弱。不良反应一般较温和，很少需要停止治疗。需提醒患有心血管疾病或同时接受心脏治疗的患者，常见的心血管系统的不良反应可能加重（例如，高血压、低血压、直立性低血压、心动过速或心悸）。少见的不良反应有 5-HT 综合征、转氨酶升高、尿潴留、抽搐、睾丸痛、射精障碍。罕见的不良反应有低钠血症、瘀斑、皮下或黏膜出血等。

（3）药物相互作用：米那普仑对 CYP1A2、CYP2C9、CYP3A 、CYP2C19 同工酶活性无明显诱导作用，不会因酶诱导作用而使 CYP1A2、CYP2C9、CYP3A 、CYP2C19 同工酶底物浓度改变。米那普仑可增加酒精导致的精神和运动技能的损害，米那普仑与碳酸锂或其他锂剂合用，有发生 5-HT 综合征的报道；与可乐定等降压药合用，有减弱降压药作用的可能；与地高辛合用，有引起直立性低血压和心动过速的报道，应慎重。

（四）NaSSAs

代表药物为米氮平，单次或多次口服后在胃肠道快速完全吸收，2 h 内达到血药浓度峰值。米氮平的吸收速率和吸收程度受胃内食物的影响较小。单次和多次口服给药后，米氮平的生物利用度为 50%。米氮平与人类血浆蛋白的结合为非特异性、可逆性的，给予治疗剂量内米氮平的血浆蛋白结合率约为 85%。青年男性米氮平的血药浓度略低于青年女性，但差异细微，无须调整常规的服药剂量。给予治疗剂量范围（15～45 mg）内的米氮平遵循线性药代动力学，血药消除半衰期为 20～40 h，每日 1 次用药。米氮平在 3～5 d 达到稳态血药浓度。

口服米氮平经肝完全代谢，主要途径为去甲基化、羟化和 N- 氧化，然后与葡萄糖醛酸结合。体外人肝微粒体研究资料表明，米氮平由多种细胞色素 P450（CYP）同工酶代谢，包括 CYP 2D6、CYP3A4 和 CYP1A2。其中 CYP 2D6 和 CYP1A2 参与羟化代谢反应，CYP3A4 参与去甲基化和 N- 末端 - 氧化代谢。去甲米氮平是唯一显示有药理活性的代谢产物，其活性仅为母体药的 1/10，占米氮平总药效动力学的 3%～6%。米氮平及其代谢产物主要通过尿液消除（占 80%），少量通过粪便消除（15%），口服药物以原型药从尿内消除者达 4%。肝功能、肾功能损害患者可能改变米氮平的药代动力学，降低米氮平的清除率，延长半衰期长达 40%，可引起米氮平血药浓度的升高，增加剂量时需要慎重。

1．禁忌证　严重心、肝、肾病患者，白细胞计数偏低的患者慎用。不宜与酒精、地西泮和其他抗抑郁药联用。禁与 MAOIs 和其他 5-HT 激活药联用，避免出现中枢 5-HT 综合征。

2．不良反应　本药耐受性好，不良反应较少，无明显抗胆碱能作用和胃肠道症状，对性功能几乎没有影响。常见不良反应为镇静、倦睡、头晕、疲乏、食欲和体重增加。

3．药物相互作用　米氮平不抑制肝的细胞色素 P450 酶系统，治疗剂量（15～45 mg）内的米氮平对代谢也没有诱导作用，不抑制通过 CYP 1A2、CYP 2D6 或 CYP 3A4 代谢的药物代谢。米氮平的血浆蛋白结合率相对较低（85%），一般不会由于竞争结合导致药物相互作用。米氮平与酒精或地西泮合用，不影响酒精的吸收率，地西泮的药代动力学过程也没有变化，但可能会损害精神运动性行为。米氮平与其他中枢神经系统抑制药合用时应慎重，禁止与酒同服。

目前没有米氮平和 MAOIs 之间存在相互作用的报道，但是不建议米氮平与 MAOIs 同时服用。也不宜在开始或停用 MAOIs 治疗 2 周内使用米氮平。目前还没有资料显示米氮平对尿液分析、光谱检查或其他实验室检查有影响。

（五）SARIs

曲唑酮（trazodone）为四环结构的三唑吡啶衍生物，曲唑酮口服后能快速有效地吸收。空腹受试者在用药后 1 h 内达到血药浓度峰值。与食物同服减慢药物的吸收速率，增加药物吸收的总量，血药浓度峰值出现在服药后 2 h，且峰浓度降低。曲唑酮与食物同服可减少剂量依赖性不良反应，因为减缓了吸收速率，降低了血清峰浓度。服用药物 50 mg，每日 2 次时，36 h 达到稳态血清浓度；增加剂量后，在 12 h 内达到新的稳态浓度。在 50～150 mg、每日 2 次的剂量范围内，曲唑酮呈线性药代动力学。在服用相同剂量的受试者中，曲唑酮血清浓度有明显的个体间差异。曲唑酮在血液中与血浆蛋白的结合率为 85%～95%，分布没有组织选择性。母体化合物和 m- 氯丙基哌嗪均能透过血 - 脑脊液屏障。曲唑酮在肝中经细胞色素 P450 2D6 同工酶代谢。曲唑酮可进入乳汁中，在乳汁中的浓度约为血清中浓度的 10%。曲唑酮的半衰期为 5～9 h，平均为 4.1 h。肝功能异常的患者药物半衰期发生改变。老年患者半衰期较长。曲唑酮的消除呈双相，起始相的半衰期为 3～6 h，平均为 4.4 h；第二时相的半衰期为 5～9 h。曲唑酮在肝内的代谢途径有羟化、氧化和 N- 氧化，至少有一种活性代谢产物，且活性代谢产物在脑内浓度高于血药浓度。曲唑酮在肝内的代谢产物经肾排泄。代谢产物 m- 氯丙基哌嗪比母体药物的半衰期长［14 h：（5～9 h）］，清除更慢。

1．禁忌证　低血压、室性心律失常。

2．不良反应　常见头痛、镇静、直立性低血压、口干、恶心、呕吐、无力，少数患者阴茎异常勃起。

3．药物相互作用　可加强中枢抑制药，包括酒精的抑制作用。不宜与降血压药联用，与其他 5-HT 能药联用可能引起 5-HT 综合征，禁与 MAOIs 联用。

（六）NDRIs

安非他酮为单环胺酮结构，化学结构与精神兴奋药苯丙胺类似。口服吸收快，2 h 达血药浓度峰值，蛋白结合率为 85%，清除 $t_{1/2}$ 第一时相约为 1.5 h。不良反应常见失眠、头痛、坐立不安、恶心和出汗。少数患者可出现幻觉、妄想。少见严重的不良反应，如抽搐，发生率与剂量相关。本药的优点是无抗胆碱能不良反应，心血管不良反应小，无镇静作用，不增加体重，不引起性功能改变，转躁可能性小。但可能会引起精神病性症状或癫痫大发作。主要用于治疗各种抑郁障碍。据报道该药转躁风险小，适用于双相抑郁患者。禁忌证为癫痫、器质性脑病的患者，禁与 MAOIs、SSRIs 和锂盐联用。用法：剂量为 150～450 mg/d，缓慢加量，因半衰期短，分为 3 次口服，每次剂量≤150 mg。

（七）其他抗抑郁药

1. 褪黑激素受体激动药（MT_1 受体和 MT_2 受体）和 $5\text{-}HT_{2C}$ 拮抗药 阿戈美拉汀（agomelatine）为 N［2-（7- 甲氧基 -1- 萘基）乙基］乙酰胺，是第一个兼有褪黑激素受体激动活性和 $5\text{-}HT_{2c}$ 拮抗特性的抗抑郁药。对单胺递质再摄取没有影响，对 α 肾上腺素受体、β 肾上腺素受体、组胺受体、胆碱能受体、DA 受体和苯二氮䓬类受体没有亲和性，可以恢复生理节律紊乱动物模型的生理节律。特异性地增强前额皮质 NE 和 DA 的释放，对胞外 5-HT 水平没有影响。在动物模型（习得性无助实验、绝望实验、慢性轻度应激）中表现出抗抑郁疗效，在生理节律紊乱、应激和焦虑相关模型中均表现出治疗作用。在人体研究中，阿戈美拉汀对睡眠具有正性调节作用，可诱导睡眠时相、调节体温和褪黑素的作用。在 5800 例患者的临床研究中验证了阿戈美拉汀治疗抑郁症的疗效和安全性，25～50 mg/d 显示抗抑郁疗效，尤其对严重抑郁症患者（基线 HAM-D≥25 分）治疗有效。在预防复发的研究中，阿戈美拉汀持续治疗能够保持抗抑郁疗效，25～50 mg/d 继续治疗 6 个月，对抑郁复发的预防及复发前保持有效的时间显著优于安慰剂（P=0.000 1）。对于抑郁症患者 25 mg/d 治疗可以增加慢波睡眠，但不改变快速眼动（REM）睡眠时间或 REM 潜伏期，还能诱导快速入睡和减缓心率。患者评估入睡和睡眠质量均显著改善，且不影响白天的活动，对性功能的影响较少。

药代动力学特点为口服后快速、完全吸收（≥80%），个体间差异较大，与男性相比，女性的生物利用度增高。口服避孕药或吸烟诱导可升高药物的生物利用度。服药后 1～2 h，达到血药浓度峰值。在治疗剂量范围内，阿戈美拉汀的系统暴露与剂量显著相关，随着剂量升高而增高，高剂量时，首关效应达饱和。进食（标准饮食或高脂饮食）不影响生物利用度或药物的吸收，高脂饮食增加个体间差异。血浆蛋白结合率为 95%，与药物血药浓度无关，不受个体年龄或肾功能的影响。肝功能损害者，游离药物浓度升高约 1 倍。口服后阿戈美拉汀主要经肝 CYP1A2 同工酶快速代谢，CYP2C9 和 CYP2C19 同工酶也参与阿戈美拉汀的代谢，但是代谢比例较低。主要代谢产物羟化阿戈美拉汀和去甲基阿戈美拉汀均无活性，经尿液排泄。药物很快消除，平均血药消除半衰期为 1～2 h，清除率较高（约 1100 ml/min），主要经尿液（80%）以代谢产物形式排泄，尿液中原型药物可以忽略不计。重复给药不会改变药物的药代动力学过程。

严重肾功能损害者中没有发现药代动力学参数有相应改变。应慎用于中、重度肾功能损害的患者，因临床资料有限。一项专门研究中，受试者为肝坏死伴轻度或中度肝损害患者，与相匹配的无肝损害受试者相比，25 mg /d 阿戈美拉汀的体内暴露量显著升高（分别升高 70 倍和 140 倍）。阿戈美拉汀药代动力学的人种资料暂无。

阿戈美拉汀使用剂量范围为 25～50 mg/d，每日 1 次用药，睡前服用。

2. SSRAs 噻奈普汀（tianeptine）口服吸收快、完全，与蛋白结合率高（约 94%）。生物利用度高。半衰期较短，为 2.5 h。肝首关效应小，在肝通过 β-氧化和 N- 脱甲基过程被广泛代谢，代谢产物主要通过肾排泄。适用于各种抑郁症，尤其是老年抑郁症。常见不良反应有上腹疼痛、腹痛、口干、厌食、恶心、呕吐、便秘、胀气、失眠或多梦、虚弱、眩晕、头痛、心动过速等。

（1）禁忌证：对噻奈普汀或产品中任何成分过敏的患者；禁止与 MAOIs 联用；未满 15 岁的儿童禁用。

（2）剂量和用法：推荐剂量为 12.5 mg，每日 3 次（37.5 mg/d）。肾功能损害者及老年人应适当减量，建议服用 25 mg/d。

3. NRI 瑞波西汀（reboxetine）口服吸收快，血药浓度达峰时间为 2.5 h，$t_{1/2}$ 平均为 12.5 h，每天 2 次。蛋白结合率为 98%，主要代谢途径 1，4- 氧氮杂环乙烷的氧化，乙氧苯基环脱羟及羟基化，大部分由尿液排出。适用于治疗抑郁症。长期治疗能有效预防抑郁症的复发。

（1）禁忌证：妊娠、分娩、哺乳期妇女禁用；对本品过敏者禁用；肝功能、肾功能不全的患者禁用；有惊厥史者（如癫痫）禁用；青光眼患者、前列腺增生引起的排尿困难者禁用；血压过低（低血压）患者禁用；心脏病患者，如近期发生血管意外的患者禁用。

（2）不良反应：本药耐受性好，不良反应较少，常见不良反应为口干、便秘、失眠、勃起困难、排尿困难、尿潴留、心率加快、静坐不能、眩晕或直立性低血压。

（3）药物相互作用：该药主要经 CYP3A4 酶代谢，凡能抑制 CYP3A4 酶活性的药物，如酮康唑，可增加本品的血药浓度。与下列药物有协同作用：MAOIs，如吗氯贝胺；SSRIs；锂盐；TCAs；抗心律失常药，如普萘洛尔；抗生素，如红霉素；降血压药及利多卡因、美沙酮等药物。

用法和剂量：开始剂量为 8 mg/d，分 2 次服用，起效时间为 2～3 周。用药 3～4 周后疗效欠佳者可增至 12 mg/d，分 3 次服用。最大剂量不超过 12 mg/d。

4. α_2 拮抗和 5-HT_1、5-HT_2 拮抗药　米安舍林（mianserin）是一种四环类抗抑郁药。吸收快，血药浓度达峰时间为 3 h，达稳时间 6 d，主要由尿液排出，$t_{1/2}$ 平均为 32 h。抗抑郁疗效和 TCAs 相近或稍逊，具有镇静、抗焦虑作用，没有抗胆碱能作用和心血管毒性作用。主要用于治疗各种抑郁障碍，特别适用于有焦虑、失眠的抑郁症患者。禁忌用于低血压、白细胞计数低的患者。该药抗胆碱能、心血管不良反应小，对肝功能、肾功能影响小。主要不良反应有头晕、乏力、嗜睡。罕见粒细胞减少。

用法和剂量为 30～90 mg/d，可晚上 1 次顿服，从小剂量开始。

5. 阿莫沙平（amoxapine）　是苯二氮䓬类药物的衍生物，对 NE 摄取抑制作用强及 5-HT 摄取抑制作用弱，代谢产物 7- 羟代谢物对 D_2 受体有较强的抑制作用，和氟哌啶醇近似。化学结构类似于抗精神病药克噻平，四环结构、性能和米帕明相似。

（1）代谢及药理作用：口服吸收快，起效快，1～2 h 达血药浓度峰值，母药 $t_{1/2}$ 为 8 h，7- 羟代谢物为 6.5 h，主要从尿液排泄。镇静及抗胆碱能作用轻。适用于抑郁障碍，尤其是精神病性抑郁。

（2）禁忌证：心律失常患者、帕金森病患者禁用，老年人慎用。

（3）不良反应：给药治疗剂量范围内不良反应轻，常见不良反应有口干、直立性低血压。老年患者可能出现心律失常。大剂量对 D_2 受体有较强抑制，可出现静坐不能和运动障碍。少数患者有性功能障碍、溢乳，偶见粒细胞减少。过量时可能致命。

（4）用法和剂量：治疗剂量为 100～400 mg/d，起始剂量为 50 mg/d，3d 后视病情缓慢加量，可单次或分次口服。

6. 贯叶连翘植物提取物（neurostan，SWE，LI 160）　从草药（贯叶连翘、圣约翰草）中提取的一种天然药物。主要药理成分为 Hyperforin 和 Hypericum Perforatum，药理机制复杂，对 5-HT、NE、DA 再摄取均有明显的抑制作用，并具有相似的效价。疗效与马普替林、阿米替林相当，耐受性优于阿米替林。适用于轻、中度的抑郁症。同时能改善失眠及焦虑。由于为天然药物，即使大量服用也是安全的。在欧洲及美国，该药为非处方用药。

（1）不良反应：有胃肠道反应、头晕、疲劳和镇静。相对严重的不良反应是皮肤的光过敏反应。

（2）用法和剂量：每次 300 mg，每天 3 次，口服。严重肝功能、肾功能不全者慎用或减量，出现过敏反应者禁用。

四、药物治疗中需要考虑的问题

（一）常见抗抑郁药治疗不良反应和禁忌证比较

见表 23-1。

表 23-1　常用的几种抗抑郁药的比较

	剂量范围	主要不良反应	禁忌证
SSRIs			
氟西汀（fluoxetine）	20～60 mg/d，早餐后顿服，剂量大，可分 2 次口服	胃肠道反应，头痛，失眠，焦虑，性功能障碍	禁与 MAOIs、氯米帕明、色氨酸等联用
帕罗西汀（paroxetine）	20～60 mg/d，同氟西汀	同氟西汀，抗胆碱能反应、镇静作用较强	同氟西汀
舍曲林（sertraline）	50～200 mg/d，同氟西汀	同氟西汀	同氟西汀
氟伏沙明（fluroxamine）	50～300 mg/d，晚顿服或中午、晚上分次口服	同氟西汀，镇静作用较强	同氟西汀
西酞普兰（citalopram）	20～60 mg/d，早餐后顿服，剂量大，分 2 次口服	胃肠道反应，头痛，失眠，焦虑，性功能障碍	同氟西汀

（待续）

（续表）

	剂量范围	主要不良反应	禁忌证
艾司西酞普兰（escitalopram）	10～20 mg/d，早餐后顿服	同西酞普兰	同氟西汀
SNRIs			
文拉法辛（venlafaxine）	75～225 mg/d，速释剂分 2 次口服，缓释剂早餐后顿服	胃肠道反应，血压轻度升高，性功能障碍，体重增加少	禁与 MAOIs 联用
度洛西汀（duloxetine）	60～90 mg/d，分 2 次口服，或早餐后顿服	胃肠道反应，口干，疲乏，嗜睡，出汗增多	禁与 MAOIs 联用
米那普仑（milnacipran）	50～100 mg/d，分 2 次口服	胃肠道反应，眩晕，出汗，焦虑，发热和排尿困难	禁与 MAOIs 联用
NaSSAs			
米氮平（mirtazapine）	15～45 mg/d，分 1～2 次口服	镇静，口干，头晕，疲乏，体重增加、胆固醇升高，粒细胞减少（罕见），性功能障碍少	禁与 MAOIs 联用，出现感染症状应查血常规
TCAs			
阿米替林（amitriptyline）	50～250 mg/d，分次口服	过度镇静，直立性低血压，抗胆碱能不良反应	严重心、肝、肾病患者禁用
米帕明（imipramine）	50～250 mg/d，分次口服	同阿米替林	严重心、肝、肾病，患者禁用
多塞平（doxepine）	50～250 mg/d，分次口服	同阿米替林	严重心、肝、肾病，患者禁用
氯米帕明（chlornip-ramine）	50～250 mg/d，分次口服	过度镇静，直立性血压，抗胆碱能不良反应，抽搐	严重心、肝、肾病，癫痫患者禁用
马普替林（maprotiline）	50～225 mg/d，分次口服	过度镇静，直立性血压，抗胆碱能不良反应，抽搐	严重心、肝、肾病，癫痫患者禁用
NRI			
瑞波西汀（reboxetine）	8～12 mg/d，分次口服	口干，便秘，失眠，勃起困难，排尿困难，尿潴留，心率加快，静坐不能，眩晕或直立性低血压	孕妇、哺乳期妇女，青光眼、前列腺增生、低血压、心脏病患者禁用
NDRIs			
安非他酮（bupropion）	150～450 mg/d，分次口服	厌食，失眠，头痛，震颤，焦虑，幻觉妄想，抽搐，体重增加和性功能障碍少	癫痫、精神病患者禁用，禁与 MAOIs、氟西汀、锂盐联用
SMAs			
曲唑酮（trazodone）	50～300 mg/d，分次口服	口干，镇静，头晕，倦睡，阴茎异常勃起	低血压，室性心律失常
奈法唑酮（nefazodone）	50～300 mg/d，分次口服	头晕，乏力，口干，恶心，镇静，便秘，直立性低血压，体重增加和性功能障碍少	禁与地高辛、特非那定（terfenadine）联用
褪黑激素受体激动药和 5-HT 受体拮抗药			
阿戈美拉汀（agomelatine）	25～50 mg/d，睡前顿用	头晕，乏力，镇静，肝转氨酶水平升高	乙肝病毒携带者禁用
SSRAs			
噻奈普汀（tianeptine）	25～37.5 mg/d，分次口服	口干，便秘，失眠，头晕，恶心，紧张	孕妇、哺乳期妇女禁用禁与 MAOIs 药联用
MAOIs			
吗氯贝胺（moclobemide）	150～600 mg/d，分次口服	头痛，便秘，失眠，直立性低血压，肌阵挛，体重增加	禁与交感胺、SSRIs，SNRIs 等药联用

（二）抑郁药在儿童、青少年的使用和自杀风险

2004 年美国 FDA 签署了一项警告——抗抑郁药短期治疗儿童青少年抑郁症和其他精神障碍研究中增加了自杀观念和行为的风险。目前尚不知道是否抗抑郁药在儿童、青少年中长期使用会增加自杀的风险。美国 FDA 的警告主要是依据对 24 项安慰剂对照的 9 种抗抑郁药治疗儿科患者的临床研究进行汇总分析的结果。这些分析提示，接受抗抑郁药治疗的患者在治疗的最初几个月出现自杀观念和行为的风险是安慰剂对照组患者的 2 倍（活性药物组为 4%，而安慰剂组为 2%）。在所有的临床研究中，均未发现有自杀成功的病例。

由于抑郁障碍和焦虑障碍疾病谱系患者的自杀

观念和自杀企图风险高于一般人群，且有共病的患者，自杀率更高。建议使用抗抑郁药治疗时，特别是开始治疗或剂量滴定时，注意监测患者的自杀观念和行为。这类药物在儿童、青少年中使用，应当严格评估疗效和风险后决定，并在治疗期间仔细监测。

（三）药物治疗中的停药反应

停药反应常发生于长期治疗基础上突然停药，甚至药物减量后的 1～2 周。症状持续时间较短，在 1 d 和 3 周内消失，常引起患者的担心，需要处理。处理前首先与疾病潜在的症状鉴别，如确定是停药反应，应尽快恢复原来的治疗，并建议减慢减药速度、逐渐停药，甚至需要 2～3 个月的停药过程。

（四）抗抑郁药的选用

抗抑郁药的疗效和不良反应存在个体差异，这种差异在治疗前很难预测。一般而言，几种主要抗抑郁药疗效大体相当，又各具特点，药物选择主要取决于患者躯体状况、疾病类型和药物不良反应。几种主要抗抑郁药在选择时的比较见表 23-2。

表 23-2　几种主要抗抑郁药的比较和选择

类别	抗抑郁	抗焦虑	相对毒性	不良反应	优点	缺点
SSRIs						均有性功能障碍，焦虑，失眠
氟西汀	++	+		+	停药反应少	$t_{1/2}$ 长，清洗期长，药物相互作用（CYP2D6、CYP 3A4）
帕罗西汀	++	++		+	镇静作用较强	头痛，困倦，抗胆碱能不良反应，药物相互作用（CYP 2D6）
舍曲林	++	++		+	药物相互作用较少	消化道症状较明显
氟伏沙明	++	++		+	镇静作用较强	恶心，药物相互作用（CYP 1A2）
西酞普兰	++	++		+	药物相互作用少	恶心
艾司西酞普兰	+++	++		+	药物相互作用少	恶心
SNRIs						
文拉法辛	+++	++		+	重度抑郁疗效较好，药物相互作用小	焦虑，恶心，头痛，血压轻度升高，性功能障碍
度洛西汀	+++	++		+		
NaSSAs						
米氮平	++	++		+	胃肠道不良反应少，性功能障碍少	镇静，倦睡，体重增加，粒细胞缺乏罕见，如有感染应检查白细胞计数
TCAs	++	++	++	+++	价格便宜	不良反应较多，过量危险
NRI						
瑞波西汀	++	+	+	++	可预防抑郁症复发	低血压，药物相互作用（CYP 3A4）
SMA						
曲唑酮	+	++	+	+	改善睡眠，抗焦虑	镇静，头晕，低血压，阴茎异常勃起
奈法唑酮	++	+++	+	+	改善睡眠，抗焦虑，性功能障碍少	镇静，药物相互作用（CYP 3A4）
阿戈美拉汀	++	++		+	改善睡眠，性功能障碍少，停药反应少，胃肠道不良反应少，药物相互作用小	需要监测肝转氨酶水平，乙肝病毒携带者禁用
NDRIs						
安非他酮	++	—	++	+	转躁少，性功能障碍少	过度兴奋，抽搐，失眠，恶心，头痛，震颤，精神病性症状
SSRAs						
噻奈普汀	++	++		+	抗焦虑，无镇静作用，性功能障碍少	口干，恶心
MAOIs						
吗氯贝胺	+	+	+	+	无镇静作用，无性功能障碍	头痛，失眠，焦虑，药物相互作用

注：+. 轻；++. 中；+++. 重

抗抑郁药的选用，要综合考虑下列因素：①既往用药史，如有效仍可用原药，除非有禁忌证。②药物遗传学，近亲中使用某种抗抑郁药有效，该患者也可能有效。③药物的药理学特征，如有的药物镇静作用较强，对明显焦虑激越的患者可能较好。④可能的药物间相互作用，有无药效学或药动学配伍禁忌。⑤患者躯体状况和耐受性。⑥抑郁亚型，如非典型抑郁可选用SSRIs或MAOIs，精神病性抑郁可选用阿莫沙平。⑦药物的可获得性及药物的价格和成本问题。

第4节 心境稳定药

一、概述★△

目前，公认的心境稳定药包括碳酸锂及抗惊厥药丙戊酸盐、卡马西平。已有临床证据显示，其他一些抗惊厥药，如拉莫三嗪、托吡酯、加巴喷丁，以及非典型抗精神病药可能也具有一定的心境稳定药作用，可列为非典型的心境稳定药。

二、常用的心境稳定药★★★△△△

（一）碳酸锂（lithium carbonate）

锂盐是治疗躁狂发作的首选药物，总有效率约为70%，但起效较慢，需要持续用药2～3周才能显效。锂盐对躁狂和抑郁的复发有预防作用。锂盐也用于治疗分裂情感性精神障碍。对抑郁障碍的治疗作用不够理想，但对双相抑郁有一定的疗效，对难治性抑郁有增效作用。一般来说，锂盐对轻躁狂效果比重症躁狂好；对躁狂发作比混合性发作或分裂情感性精神障碍好；对快速循环发作的疗效欠佳，有效率仅约25%。锂盐可使双相障碍维持治疗阶段的自杀行为减少85.7%，而停用锂盐后自杀危险性会增加7.5倍。因此，许多学者强调在双相障碍维持治疗应使用锂盐，尤其对自杀观念者及双相障碍Ⅱ型患者。

1. 不良反应 常见不良反应有口干、烦渴、多饮、多尿、便秘、腹泻、恶心、呕吐、上腹痛。神经系统不良反应有双手细震颤、萎靡、无力、嗜睡、视物模糊、腱反射亢进。可引起白细胞升高。上述不良反应加重可能是中毒的先兆，应密切观察。长期服用锂盐可引起甲状腺功能低下（多为临床下功能低下，尤以女性多见）和肾功能损害。脑器质性疾病、严重躯体疾病和低钠血症者应慎用。在体液大量丢失，如持续呕吐、腹泻、大量出汗等情况下，易引起锂中毒。服药期间不可低盐饮食。肾功能不全者、严重心脏疾病患者禁用。

2. 过量中毒 当血锂浓度≥1.5 mmol/L，会出现不同程度的中毒症状。早期中毒表现为不良反应的加重，如频发的呕吐和腹泻、无力、淡漠、肢体震颤由细小变得粗大、反射亢进。血锂浓度＞2.0 mmol/L可出现严重中毒，表现为意识模糊、共济失调、吐字不清、癫痫发作乃至昏迷、休克、肾功能损害。血锂浓度＞3.0 mmol/L可危及生命。一旦发现中、重度的锂中毒征象，应立即停药，关注水电解质平衡，应用氨茶碱碱化尿液，甘露醇利尿排锂，不宜使用排钠利尿药。严重患者可进行血液透析，并给予对症治疗和支持疗法。

3. 用法与注意事项 抗躁狂治疗剂量一般在每日500～2000 mg，分2～3次饭后服用，减少对胃的刺激。从小剂量开始，逐渐加量，并在治疗的最初3周参照血锂浓度调整剂量，达到有效血锂浓度。维持剂量一般为每日500～1500 mg。老年体弱者酌减用量，并密切观察不良反应。12岁以下儿童、妊娠前3个月禁用。哺乳期妇女使用锂盐治疗时应改用人工哺乳。

由于锂盐的治疗量和中毒量较接近，应监测血锂浓度，调节治疗剂量，及时发现急性中毒。急性治疗期在连续服用5 d左右达到稳态血药浓度后，进行血锂浓度检测，调整剂量以达到理想水平。维持治疗期视情况安排复查。急性治疗期的血锂浓度为0.6～1.2 mmol/L，维持治疗期的血锂浓度为0.4～0.8 mmol/L。血锂浓度1.4 mmol/L为有效浓度的上限，超过容易出现锂中毒。老年患者的血锂浓度＜1.0 mmol/L为宜。

4. 药物相互作用 ①锂盐与氨茶碱、咖啡因或碳酸氢钠合用，可增加锂盐的尿排出量，降低血药浓度和药效。②锂盐与氯丙嗪及其他吩噻嗪衍生物合用时，可使氯丙嗪的血药浓度降低。③锂盐与碘化物合用，可促发甲状腺功能低下。④锂盐与吡罗昔康合用，可导致血锂浓度过高而中毒。⑤锂盐与SSRIs抗抑郁药合用时，增加5-HT综合征的危险性，故应控制SSRIs的剂量。

（二）丙戊酸盐（valproates）

主要药物为丙戊酸钠（sodium valproate）与丙戊酸镁（magnesium valproate）。

1. 药理作用　用于治疗双相情感障碍的躁狂发作，特别是快速循环发作及混合性发作效果较好，对双相情感障碍有预防复发的作用。在美国，丙戊酸盐与碳酸锂一样，是目前使用最为普遍的心境稳定药。疗效与碳酸锂相仿，对碳酸锂反应不佳或不能耐受的患者是较为理想的替换药物。

2. 不良反应　不良反应发生率较低。常见有恶心、呕吐、厌食、腹泻等。少数患者可出现嗜睡、震颤、共济失调、脱发、异常兴奋与烦躁不安等。偶见过敏性皮疹、血小板减少症或血小板凝聚抑制引起异常出血或瘀斑、白细胞减少、中毒性肝损害。极少数患者发生急性胰腺炎，为罕见的特异质性反应。药物过量的早期表现为恶心、呕吐、腹泻、厌食等消化道症状，继而出现肌无力、四肢震颤、共济失调、嗜睡、意识模糊或昏迷。一旦出现中毒征象，应立即停药，并依病情给予对症治疗及支持疗法。

3. 用法与注意事项　丙戊酸盐空腹时吸收良好，2 h 可达血药浓度峰值，饭后服药会明显延迟药物吸收。半衰期为 5～20 h。治疗应从小剂量开始，每次 0.2 g，每日 2～3 次。逐渐加至每次 0.3～0.4 g，最高剂量不超过每日 1.8 g。可参考血药浓度调整剂量，有效治疗血药浓度为 50～100 μg/ml。白细胞减少与严重肝病者禁用。肝功能、肾功能不全者应减量。治疗期间应定期检查肝功能与白细胞计数。用药期间不宜驾驶车辆、操作机械或高空作业。孕妇禁用。哺乳期妇女使用本药时应停止哺乳。6 岁以下儿童禁用。6 岁以上儿童剂量为每日 20～30 mg/kg，分 3～4 次口服。老年患者酌情减量。

4. 药物相互作用　①本药能抑制苯妥英钠、苯巴比妥、扑米酮、乙琥胺的代谢，使血药浓度升高。②本药与氯硝西泮合用可引起失神性癫痫状态，不宜合用。③阿司匹林能增加本药的药效和毒性作用。④与抗凝血药如华法林或肝素，以及溶血栓药合用，出血的危险性增加。⑤与卡马西平合用，由于肝酶的诱导使药物代谢加速，使两者的血药浓度和半衰期降低。⑥与氟哌啶醇及噻吨类、吩噻嗪类抗精神病药、TCAs、MAOIs 合用，可降低丙戊酸的效应。

（三）卡马西平（carbamazepine，tegretol）

1. 药理作用　用于急性躁狂发作的治疗，适用于碳酸锂治疗无效，或快速循环发作或混合性发作患者。该药也可与碳酸锂合用，但剂量要相应减小。

2. 不良反应　治疗初期常见的不良反应有复视、视物模糊、眩晕、头痛、嗜睡和共济失调。少见的不良反应有口干、恶心、呕吐、腹痛和皮疹等。偶见白细胞减少，血小板减少，再生障碍性贫血及肝功能、肾功能异常，黄疸等。有报道出现系统性红斑狼疮与剥脱性皮炎。其他有心脏传导阻滞、充血性心力衰竭等。大剂量中毒可引起精神错乱、谵妄，甚至昏迷。处理措施为洗胃、服用活性炭和对症支持治疗等。

3. 用法与注意事项　口服吸收慢，半衰期约为 25 h。为了减少胃肠道反应，应缓慢增加剂量。治疗剂量为 600～1200 mg/d，分 2～3 次口服。治疗血药浓度为 6～12 μg/ml。维持剂量为 300～600 mg/d，血药浓度 6 μg/ml。突然停药可诱发癫痫发作，应逐渐减量停药。长期应用者应定期检查肝功能、血常规及尿常规。孕妇、哺乳期妇女，有骨髓抑制病史及心、肝、肾功能损害者禁用。青光眼及老年患者慎用。

4. 药物相互作用　卡马西平可诱导某些药物如多西环素、口服抗凝血药、丙戊酸盐、氟哌啶醇等的代谢，降低这些药物的疗效。与苯妥英钠合用可相互加快代谢。丙氧酚、红霉素等可抑制本药的代谢，使血药浓度升高，容易引起中毒反应。

（四）拉莫三嗪（lamotrigine）

本药为抗惊厥药。治疗快速循环型双相障碍、双相抑郁发作及预防双相抑郁的复发。也作为难治性抑郁的增效药。对双相抑郁的疗效达 72%，但对双相躁狂的疗效不好。治疗剂量为 50～500 mg/d，分次服用。口服易吸收，2.5 h 血药浓度达到峰值。半衰期约为 24 h。蛋白结合率为 55%。主要代谢物为 N-葡萄糖醛酸结合物。对药酶无自身诱导作用。卡马西平、苯妥英钠等可加速其代谢，使半衰期缩短至 14 h；但丙戊酸可抑制其代谢，使半衰期延长至 59 h。主要不良反应有皮疹、共济失调、抑郁、复视、困倦、无力、呕吐及眼球震颤。

（五）第二代抗精神病药

第二代抗精神病药如氯氮平、利培酮、奥氮平、喹硫平、齐拉西酮和阿立哌唑也具有抗躁狂疗效，在双相障碍躁狂发作的急性期治疗阶段，可作为补充或辅助治疗措施与常规心境稳定药联合使用。这类药物的不良反应及处理，参见本章第 2 节。

第5节 抗焦虑药

一、概述★△

临床上根据药物受体作用特点分为抗焦虑药和有抗焦虑作用的药物，目前使用最多的抗焦虑药有苯二氮䓬类药物、5-HT_{1A}受体部分激动药，而有抗焦虑作用的药物有不同化学结构的抗抑郁药及抗精神病药。由于抗抑郁药的抗抑郁和抗焦虑的双重作用，被广泛用于焦虑谱系障碍的治疗，但每一种焦虑症亚型的临床特点不同，具体选择用药的有效性不尽一致。临床上常用的SSRIs、SNRIs和NaSSAs较TCAs和MAOIs更为安全和耐受性更好。SSRIs和SNRIs循证证据多于NaSSAs。苯二氮䓬类药物可作为早期的辅助用药，尤其对于急性焦虑或激惹时，用于急性干预。由于依赖、镇静和认知损害等，苯二氮䓬类药物限于短期应用，安全有效。

理想抗焦虑药物应符合以下标准：①能消除焦虑，但无过度的镇静作用。②能产生松弛作用，不引起锥体外系症状或共济失调。③不抑制呼吸。④安全系数好，治疗指数高，无成瘾危险，耐受性好，应用范围广泛，对老年人也适用，使用方便。

二、常用的抗焦虑药物★★★△△△

（一）苯二氮䓬类药物

苯二氮䓬类药物的作用与抑制性神经递质γ-氨基丁酸系统（GABA）密切相关。苯二氮䓬类药物本身没有直接作用，主要通过增强内源性GABA的作用。苯二氮䓬类药物和GABA均能增加彼此与受体部位结合的倾向。打开氯离子载体，使氯离子内流，增加氯离子通道开放的频率和数量，因而降低细胞的兴奋性。

另外，苯二氮䓬类药物通过增强小脑GABA神经元的作用，使个体表现出共济失调；通过对网状结构神经元的作用，发挥镇静效应；通过对海马神经元的作用，影响记忆；通过对脊髓神经元的作用，表现出肌肉松弛的作用。临床上有镇静、催眠作用，长期使用能引起记忆减退。

1. 不良反应 这类药物的最大缺点是容易产生耐受性，多种药物之间具有交叉耐受现象。长期应用会产生依赖性，包括精神依赖和躯体依赖，估计连续用药>6个月者为5%～50%，短半衰期的药物容易发生，故不宜单一长期使用。但在下述情况下可以短期内优先使用：①短期应激所致广泛性焦虑障碍样反应。②伴有严重的焦虑（惊恐）发作。③存在躯体医疗情况需要尽快控制的焦虑症状。

最常见和最突出的不良反应是中枢性不良反应，如镇静、白天困倦，药物过量时出现共济失调或言语不清。尤其老年人随着年龄的增长，药物的代谢率降低，更容易出现用药过量的危险。年轻人在操作重型机械时也应谨慎本药对认知功能的影响。长期治疗可能会影响对新事物的注意和记忆。罕见出现大小便失禁和性功能障碍。

30%～90%的患者出现戒断症状，症状多为轻、中度，可以耐受。突然停用较大剂量的苯二氮䓬类药物时，可发生癫痫发作，应缓慢减药。对于惊恐障碍患者，减药需要8～24周。短期治疗或小剂量苯二氮䓬类药物不需要很长的停药时间。

停用苯二氮䓬类药物时，可能发生几种类型的症状：①患者原来的症状可能复发。②患者可能出现戒断症状，常发生在停药后的数天内，一般在2～3周减轻或消失。常见的戒断综合征的症状包括焦虑、易激惹、失眠、疲倦、头痛、肌肉颤搐或疼痛、震颤、摇摆、出汗、头晕、集中注意困难、恶心、食欲减退、明显抑郁、人格解体、现实解体、感知觉增强（嗅觉、视觉、味觉、触觉）、异常知觉或运动觉等。治疗过程中应给予患者及家属支持性教育，引导正确的停药过程。最近的研究提示，集体认知行为治疗有助于患者终身长期使用苯二氮䓬类药物。

2. 药物相互作用 当苯二氮䓬类药物合用其他中枢神经系统抑制药时，如酒精、巴比妥类药物、阿片类物质和抗组胺药物，可能会增强药物的中枢抑制作用。一些制酸药，可能会影响药物的吸收。氟伏沙明和其他细胞色素P450酶CYP3A4抑制药也可抑制苯二氮䓬类药物代谢，明显增强其作用效果。地高辛的半衰期可被苯二氮䓬类药物延长，机制未明。

（二）5-HT_{1A}受体部分激动药

目前临床常用的药物有丁螺环酮（buspirone）和坦度螺酮（tandospirone）。因无耐受性、依赖性，停药后无戒断反应，与其他苯二氮䓬类药物无交叉耐受现象而受到关注。这类药物的抗焦虑作用主要与5-HT_{1A}受体具有较强的亲和力，能够激活突触前5-HT_{1A}受体抑制神经元放电，减少5-HT的合成与释放，但对突触后5-HT_{1A}受体具有拮抗作用，可降低焦虑障碍过高的5-HT活动，产生抗焦虑效果。这类抗焦虑药的优点是镇静作用轻，不易引起运动障碍，无呼吸抑制，对认知功能影响小，无肌肉松弛和抗惊厥作用，无明显交叉耐受现象和依赖性；但起效相对较慢（2～4周），个别需要6～7周，持续治疗可增加疗效。

丁螺环酮口服吸收快而完全，0.5～1.0 h达血药浓度峰值。存在肝首关效应，半衰期为1～4 h，血浆蛋白结合率为95%。大部分在肝内代谢，代谢产物为5-羟基丁螺环酮和1-（2-嘧啶基）-哌嗪，仍有一定生物活性。口服后约60%由肾排泄，40%由粪便排出。肝硬化时由于首关效应降低，可使血药浓度增高，药物清除率明显降低，肾功能障碍时清除率轻度减低。老年患者中药动学无特殊变化。起始剂量为15 mg/d，每日2～3次服用；根据病情逐渐增加剂量。常用治疗剂量为20～40 mg/d，分2～3次服用。常见不良反应有头晕、头痛、恶心、坐立不安等。孕妇及哺乳期妇女不宜使用，心、肝、肾功能不全者慎用。禁止与MAOIs合用，青光眼、重症肌无力、白细胞减少及对本药过敏者禁用。

坦度螺酮可用于治疗各种神经症所致的焦虑状态，如广泛性焦虑障碍，以及原发性高血压、消化性溃疡等躯体疾病伴发的焦虑状态。口服后吸收良好，不受进食影响。一次口服20 mg，0.8～1.4 h达到血药浓度峰值（为2.9～3.2 ng/ml），半衰期为1.2～1.4 h，连续服药，体内无蓄积。坦度螺酮主要经CYP3A4代谢，仅小部分由CYP2D6代谢。主要代谢产物1-嘧啶基哌嗪（1-PP）为α_2肾上腺素能受体拮抗药，具有抗焦虑作用，且呈量效关系。在体内代谢完全，70%经尿液排泄，21%经粪便排泄，粪便中原型药物仅0.3%～0.5%。每次10 mg，每日3次口服。可根据患者年龄、症状调整剂量，治疗剂量为30～60 mg/d。常见不良反应有嗜睡、恶心、倦怠感、食欲下降、恶心、肝转氨酶升高。对本药过敏者禁用。

（三）具有抗焦虑效果的抗抑郁药

由于安全性和耐受性较好，临床上常用的有SSRIs、SNRIs和NaSSAs，SSRIs和SNRIs的循证证据多于NaSSAs，详细介绍参见本章第3节。

（四）其他药物

1. 氟哌噻吨/美利曲辛 每片含相当于0.5 mg氟哌噻吨（flupentixol）的二盐酸氟哌噻吨，以及10 mg四甲蒽丙胺。氟哌噻吨是一种抗精神病药，因氟哌噻吨是突触后D_1、D_2受体的抑制药，通过D_2受体起抗精神病的作用。美利曲辛是一种TCAs，抑制神经递质再吸收，使突触间的5-HT和NE浓度增加，来调节中枢神经系统的功能。低剂量应用时，具有兴奋性，此药具有抗焦虑、抗抑郁和兴奋特性。长期使用应注意锥体外系症状的发生，老年人应用时应密切观察。

氟哌噻吨口服吸收4 h血药浓度达到峰值，生物利用度为40%～50%，药物效应广泛，主要在肝代谢，没有活性产物，本药可通过胎盘屏障，也可通过乳汁排泄。美利曲辛吸收3.5 h血药浓度达峰值，半衰期为19 h，蛋白结合率为89%，可经过乳汁排泄，以肾排泄为主。

此药适用于轻、中度的焦虑及伴发抑郁患者，尤其是心因性焦虑、躯体疾病伴发焦虑、更年期焦虑、酒精依赖及药瘾伴发的焦虑和抑郁。

2. β受体阻滞药 以普萘洛尔为代表的β受体阻滞药常用于治疗伴有自主神经功能紊乱的焦虑患者，能够有效减轻躯体性焦虑症状，但单独用于治疗广泛性焦虑障碍的作用有限。禁用于心脏传导阻滞、心动过缓、心功能不全及支气管痉挛、代谢性酸中毒、禁食的患者。

3. 抗精神病药 已有研究认为典型抗精神病药和非典型抗精神病药用于焦虑症治疗时，最好与一线抗抑郁药合并使用，如氯丙嗪有较强的镇静作用，对于兴奋、激越、焦虑症状有良好的疗效，可以小剂量25～50 mg/d，酌情适量增加。另外，小规模安慰对照试验提示第二代抗精神病药如奥氮平和利培酮，可增加SSRIs类药物的对抗焦虑反应。但此类药物常导致体重增加、血糖升高或其他代谢反应，糖代谢、脂代谢紊乱在氯氮平和奥氮平中更为显著，泌乳素水平增加常见于利培酮。此类药物作为抗焦虑的二线或三线药物使用。

第6节 认知改善药

一、概述★△

痴呆是一种逐渐损害脑功能的进行性神经变性疾病。主要症状包括认知功能损害（涉及记忆、语言、应用、高级执行功能）和行为改变。几个方面的证据提示，胆碱能功能在痴呆患者的发病中起重要作用。

胆碱能神经传递与学习和记忆有关。痴呆的治疗策略包括病因治疗和对症治疗2个方面。病因治疗是针对致病原因进行治疗，涵盖对部分病理机制的干预，如阿尔茨海默病的淀粉样蛋白沉积的免疫疗法和防治神经细胞退化的神经生长因子基因疗法等。对症治疗则是针对痴呆患者的具体临床症状进行处理。无论是病因治疗还是对症治疗，目的都是为了延缓患者的认知功能减退和疾病进程，改善患者的精神行为症状，提高或保持患者的生活质量。因此，这类药物被称为认知改善药或促认知药。

抗胆碱能药物可造成动物和人的记忆缺陷和注意缺陷。破坏动物前脑基底部或人的胆碱能回路可导致认知缺陷。在临床试验中，胆碱能药物可改善认知功能，延缓痴呆患者的衰退。这类药物目前主要是胆碱酯酶抑制药。改变胆碱能神经传递的尝试包括乙酰胆碱的前体、选择性毒蕈碱受体激动药及胆碱酯酶抑制药。

二、常见的改善认知药物

（一）多奈哌齐（donepezil）

★★★△△△

多奈哌齐口服吸收好，生物利用度为100%。服药时间与进食不影响药物吸收。口服给药后3～4 h达血药浓度峰值。稳态分布容积为12 L/kg。与人血浆蛋白的结合率为96%。多次给药可在15 d内达到稳态。在肝内由CYP 3D4和CYP 2D6代谢，经葡萄糖醛酸化最终从尿液排泄。消除半衰期为70 h。有4种主要代谢产物，其中2种有活性，还有许多微量代谢产物。肝病（稳定的酒精性肝硬化）患者多奈哌齐肝清除率比健康人低20%。肾病患者多奈哌齐清除率与健康人没有差异。本药适于治疗轻、中度阿尔茨海默病。

常见的不良反应有腹泻、恶心、失眠、呕吐、肌肉痛性痉挛、疲倦和厌食。不良反应通常很轻，持续时间短，继续治疗常可缓解。不良反应较多见于女性患者和老年患者。中止治疗的不良反应是恶心、腹泻和呕吐。多奈哌齐5 mg/d，应用6周时间将剂量加至10 mg/d的患者发生不良事件的比例低于在1周内将剂量加至10 mg/d者。

多奈哌齐的药物相互作用风险较低，多奈哌齐对华法林、茶碱、西咪替丁和地高辛没有明显的药代动力学影响。但可以增加琥珀胆碱的肌肉松弛作用。抑制CYP 2D6或CYP 3A4的药物可以抑制多奈哌齐代谢。CYP 2D6和CYP 3A4酶诱导药可以增加多奈哌齐的消除率。胆碱酯酶抑制药也可以干扰抗胆碱能药的作用，临床意义尚不明显。

（二）卡巴拉汀（rivastigmine）

★★△△

该药同时抑制乙酰胆碱酯酶和丁酰胆碱酯酶，为胆碱酯酶的假性不可逆性抑制药，即虽然与不可逆性抑制药一样同胆碱酯酶结合，但能被胆碱酯酶代谢。半衰期为10 h，生物利用度为40%，血药浓度达峰时间为0.5～2.0 h，血浆蛋白的结合率为40%。该药不通过肝代谢。每日2次给药，推荐剂量为6～12 mg/d。临床试验表明，在日剂量＞6 mg时，临床疗效较为肯定，能提高阿尔茨海默病评估量表认知部分（Alzheimer’s disease assessment scale，ADAS-cog）得分和改善日常生活能力。但高剂量治疗时，患者的脱落率也随之升高，达25%。主要的不良反应是胃肠道不适，发生率与剂量升高相关。

该药是一个氨基甲酸酯类假性非可逆性乙酰胆碱酯酶抑制药，选择性作用于海马和皮质。该药不经肝代谢，没有肝毒性的报道。通过胆碱酯酶代谢，不与蛋白结合。在前脑基底部损害的动物中证实，卡巴拉汀能改善记忆的获取与保留。Ⅲ期临床试验发现ADAS、临床医师诊视印象变化量表（clincian’s interview based impression of change，CIBIC）指标和日常活动指标均有明显改善。在Ⅰ期临床对照研究中发现，卡巴拉汀组与安慰剂组之间的病死率没有统计学意义的差异，卡巴拉汀组为0.8%，安慰剂组为0.5%；在Ⅲ期临床试验中卡巴拉汀组为0.3%，安慰剂组为0.1%。以Kaplan-Meier生存分析法比较两组的死亡率发现，卡巴拉汀长期治疗的患者病死率与安慰剂组没有差异。在卡巴拉汀临床试验中死亡的原因很多，与文献中报道的阿尔茨海默病患者人群的死亡原因类似。

（三）加兰他敏（galantamine）

★★△△

加兰他敏是一个苯蒽类叔胺，能竞争性抑制乙酰胆碱酯酶，但不抑制丁酰胆碱酯酶。该化合物是来源于植物的天然物质，是一个烟碱受体位点的变构激动药，不会产生脱敏作用，同时它还是一个胆碱酯酶抑制药。能增强乙酰胆碱受体敏感性的药物只有加兰他敏和毒扁豆碱。其作用机制类似于苯二氮草类药物在$GABA_A$受体位点的作用。因此，该药在体内具有拟胆碱作用，其强度甚至超过单纯根据其乙酰胆碱酯酶抑制作用得到的估计值。加兰他敏的作用非常有趣，在动物体内激动药和胆碱酯酶抑制药合用可以有相加效应，而不良反应较少。安慰剂对照临床试验显示，该药能改善 ADAS 和日常活动指标。通常加兰他敏的有效剂量为 20～40 mg，分次服用。

（四）美金刚（memantine）

★★△△

美金刚的化学名为 1- 氨基 -3，5- 二甲基金刚烷胺，是一种电压依赖性、中等程度亲和力的非竞争性 NMDA 受体拮抗药。它可以阻断谷氨酸浓度病理性升高导致的神经元损伤。临床研究结果显示，美金刚可以减少中、重度的阿尔茨海默病临床症状的恶化，改善患者的生活质量，减轻护理人员的负担。美金刚的绝对生物利用度约为 100%，Tmax 为 3～8 h，食物不影响美金刚的吸收。在 10～40 mg 的药代动力学呈线性。血浆蛋白结合率为 45%。在人体内，约 80% 以原型存在。主要代谢产物为 N-3、5- 二甲基－葡萄糖醛酸苷、4- 羟基美金刚的同质异构体混合物以及 1- 亚硝基 -3、5- 二甲基－金刚烷胺。这些代谢产物都不具有 NMDA 拮抗活性。在离体实验中未发现美金刚经细胞色素 P450 酶系统代谢。

在一项口服 ^{14}C- 美金刚的研究中，84% 在 20 d 内排出体外，99% 以上经肾排泄。美金刚的消除半衰期为 60～100 h。在肾功能正常的志愿者中，总体清除率（Cltot）为 170 ml/min。肾小管可重吸收美金刚，可能与阳离子转运蛋白的参与有关。在尿液呈碱性条件时，药物的肾清除率下降到 11%～14%。

1. 临床应用　特殊患者人群在肾功能正常或减退［肌酐清除率 50～100 ml/（min·1.73 m^2）］的老年志愿者中，肌酐清除率与美金刚的总肾清除率显著相关。肝病对美金刚药代动力学的影响不清楚。由于美金刚只有很小部分被代谢，且代谢产物不具有 NMDA 拮抗剂活性，因此当存在轻、中度肝功能障碍时，美金刚的药代动力学特性不会发生具有临床意义的改变。

2. 药代动力学 / 药效学关系　美金刚剂量为每日 20 mg 时，脑脊液中的美金刚浓度达到其 Ki 值（Ki 抑制常数），即在人体的额叶皮质为 0.5 μmol。

3. 适应证　中、重度阿尔茨海默型痴呆。

4. 用法与注意事项　每日最大剂量为 20 mg。为了减少治疗初期不良反应的发生，在治疗的前 3 周应按每周递增 5 mg 剂量的方法逐渐达到治疗剂量。如治疗第 1 周的剂量为每日 5 mg（半片，晨服），第 2 周每天 10 mg（每次半片，每日 2 次），第 3 周每天 15 mg（早上服片，下午服半片），第 4 周开始以后服用推荐的维持剂量每天 20 mg（每次 1 片，每日 2 次）。美金刚片剂可空腹服用，也可随食物同服。

5. 不良反应　美金刚的不良事件总发生率与安慰剂相当，通常为轻、中度。常见的不良反应（发生率＜2%）有幻觉、意识混沌、头晕、头痛和疲倦。少见的不良反应（发生率为 0.1%～1.0%）有焦虑、肌张力增高、呕吐、膀胱炎和性欲增加。有癫痫发作的报道，多发生在有惊厥病史的患者。

6. 药物相互作用　根据美金刚的药理作用和作用机制，可能有下列相互作用：①在合并使用 NMDA 拮抗药时，左旋多巴、DA 能受体激动药和抗胆碱能药的作用可能会被增强，巴比妥类和神经阻滞药的作用可能减弱。美金刚与抗痉挛药物（如巴氯芬）合用时可以改变这些药物的作用效果，因此需要进行剂量调整。②因为美金刚与金刚烷胺在化学结构上都是 NMDA 拮抗药，应避免合用，以免发生药物中毒性精神病。也不能与右美沙芬合用。在已发表的一个报道中，美金刚与苯妥英合用可能风险增加。③由于其他药物（如西咪替丁、雷尼替丁、普鲁卡因酰胺、奎尼丁、奎宁及尼古丁）与金刚烷胺共用相同的肾阳离子转运系统，因此也有可能与美金刚产生相互作用，导致血药水平升高的潜在风险。④美金刚与双氢克尿噻或任何一个含氢氯噻嗪的复方制剂合用时，有可能使氢氯噻嗪的血清水平降低。⑤美金刚在离体条件下不抑制细胞色素酶（CYP1A2、CYP 2A6、CYP 2C9、CYP 2D6、CYP 2E1、CYP 3A）、环氧化物水解酶和硫酸化以及含单氧化酶的黄素的活性。

（五）石杉碱甲（huperzine A）

★★★△△△

石杉碱甲是从石杉科植物千层塔［huperzinaserrata（thumb.）trev］中提取的生物碱，是一强效的胆碱酯酶可逆性抑制药，其作用特点与新斯的明相似，但作用维持时间比后者为长。动物实验表明，石杉碱甲对胆碱酯酶具有较强的选择性抑制，抑制方式为竞争性和非竞争性的混合型抑制；对 AChE 的抑制强度进行的不同药物间的效价比较，结果为石杉碱甲＞毒扁豆碱＞新斯的明＞石杉碱乙＞加兰他敏。对 BuChE 的抑制强度依次为毒扁豆碱＞新斯的明＞石杉碱甲＞石杉碱乙。石杉碱甲易通过血－脑脊液屏障进入中枢，兼具有中枢及外周治疗作用，起效时间长；胃肠道吸收良好。石杉碱甲可加强间接电刺激神经引起的肌肉收缩振幅作用，以及增强大鼠记忆功能的作用均强于毒扁豆碱，但毒性低于毒扁豆碱，作用时间长。急性毒性试验，结果无明显不良反应，也未见致畸、诱变作用。

由于石杉碱甲的用量极少，尚无用于人体药代动力学研究的药物检测方法。动物实验表明，石杉碱甲喂饲后吸收迅速而完全，分布亦快，分布相半衰期（$t_{1/2\alpha}$）为9.8 min，排泄缓慢，消除相半衰期（$t_{1/2\beta}$）为247.5min，主要通过尿液以原型及代谢产物形式排出体外。

石杉碱甲适用于治疗良性记忆障碍、脑血管疾病、脑创伤、器质性精神障碍、外周血管阻塞性疾病、糖尿病神经病变、急慢性跟腱疼痛、运动性肌肉创伤。

1. 用法与注意事项 口服剂量为每次0.1～0.2 mg，每日2次，最大剂量为0.45 mg/d。肌内注射每次0.2～0.4 mg。

2. 不良反应 少数患者服药后出现耳鸣、头晕、肌束颤抖、出汗、腹痛等，个别患者出现瞳孔缩小、呕吐、大便增加、视物模糊、心率改变、流涎、嗜睡等不良反应，上述不良反应的发生率，除恶心外均较新斯的明为低，且均可自行消失。严重者可用阿托品对抗。

3. 注重事项 ①禁用于心绞痛、支气管哮喘、机械性肠梗阻患者。②慎用于妊娠妇女。

（司天梅）

参考文献

[1] 舒良. 精神分裂症防治指南. 北京：北医联合出版社，2007.

[2] 江开达. 抑郁障碍防治指南. 北京：北医联合出版社，2007.

[3] 沈其杰. 双相障碍防治指南. 北京：北医联合出版社，2007.

[4] 吴文源. 焦虑障碍防治指南. 北京：人民卫生出版社，2010.

[5] 舒良. 精神障碍的生物学治疗. 北京：科技文献出版社，2005.

[6] 张均田. 神经药理学. 北京：人民卫生出版社，2008.

[7] 赵靖平，施慎逊. 中国精神分裂症防治指南. 2版. 北京. 中华医学电子音像出版社，2015.

[8] 李凌江，马辛. 中国抑郁障碍防治指南. 2版. 北京. 中华医学电子音像出版社，2015.

[9] 于欣，方贻儒. 中国双相障碍治指南. 2版. 北京. 中华医学电子音像出版社，2015.

第24章 心理治疗

第1节 概　　述

一、心理治疗的概念★★★△△△

心理治疗是在良好的治疗关系的基础上，由经过专业训练的治疗师依据心理学的理论与技术，帮助来访者消除问题或心理障碍，促进其人格成长和发展的过程。心理咨询与心理治疗的概念类似，是在良好的咨询关系的基础上，由经过专业训练的咨询师依据心理学的理论与技术，帮助来访者认识自己，克服心理困扰，充分发挥个人潜能，促进其人格成长的过程。两者既有联系，又有差异。两者的联系表现在，心理治疗与心理咨询均是心理干预的主要方法，均以良好的咨访关系为基础，均依据心理学的理论与技术，并由经过训练的专业人士实施，最终目的均是促进来访者的人格成长。两者的差异见表24-1。

表24-1　心理咨询与心理治疗的差异

	服务对象	主要实施者	工作模式	侧重点
心理咨询	有现实问题或心理困扰的正常人	教育工作者或社会工作者	发展与教育模式	教育、指导、启发和支持来访者
心理治疗	有心理障碍的患者	临床心理学工作者或精神科医师	生物-医学-社会模式	消除症状、治疗疾病、促进康复

二、心理治疗的基本原则★★△△

心理治疗有很多流派，虽然各个流派在理论框架、治疗方法与技术及治疗理念等方面各有不同，但是，无论哪一种心理治疗流派，都需要遵循以下基本原则。

（一）信任原则

治疗师在治疗过程中需要向来访者表达真诚、共情与无条件积极关注，以建立彼此接纳、相互信任的工作同盟。

（二）整体性原则

治疗师需要以整体观来看待来访者的心理与行为问题，对问题进行全面考察与系统分析。

（三）发展性原则

治疗师需要以发展的眼光看待来访者的问题。

（四）个性化原则

治疗师既要注意来访者与有同类问题的人的共性，又不能忽视来访者的具体情况和特殊性。

（五）中立性原则

治疗师需要在治疗过程中保持中立的态度与立场。

（六）保密性原则

治疗师需要尊重来访者的权利与隐私。

三、心理治疗的基本过程★★△△

心理治疗一般包括初期阶段、中期阶段和结束阶段。

（一）初期阶段

该阶段的主要任务是建立治疗关系、收集信息、评估和确认问题及制订治疗方案。

（二）中期阶段

该阶段的主要任务是依据治疗方案，采取适宜的治疗措施帮助来访者解决心理问题，达到预期的治疗目标。

（三）结束阶段

这是治疗的最后阶段，主要任务是处理结束治疗时产生的问题，并帮助来访者巩固治疗效果。

四、心理治疗的作用与不良反应★★△△

（一）心理治疗的作用

1. 促进来访者建立新的人际关系 一个真正富有成效的心理治疗过程应能够在治疗师与来访者之间建立一种不同以往的新型人际关系，并促进来访者逐渐在日常人际中发展出新的、更加适应性的人际关系。

2. 帮助来访者认识内部冲突 心理治疗可以帮助来访者认识到大部分心理困扰是源于自己尚未解决的内部冲突，而不是源于外界。

3. 纠正来访者的错误观念 心理治疗促进来访者对自己的非理性观念进行认真思考，代之以更准确的理性观念。

4. 深化来访者的自我认识 心理治疗师引导来访者进行自我探索，只有认识了自己，才可以根据自己的情况规划自己的人生。

5. 帮助来访者学会面对现实 需要进行心理治疗的来访者一般都会逃避现实。治疗师需要使来访者充分认识到这个问题，引导其充分面对现实。

6. 增加来访者的心理自由度 大多数前来寻求心理治疗的来访者至少在一个相当重要的方面缺乏心理自由度。心理治疗师协助他们给自己的心理以更大自由的机会，接受矛盾和自身的不完美。

7. 帮助来访者做出新的有效行动 心理问题的要害不在于来访者控制不住自己的思想和情欲，而是在于他们不能通过有效的行动去改变或满足。因此，治疗师需要协助来访者采取合理而有效的行动，这样才能减少内心烦恼。

（二）心理治疗的不良反应

心理治疗作为一种干预方法与其他所有的方法一样，不可能只有积极的作用。来访者因素（如对治疗持有过高或过低的期望）、治疗师因素（如缺乏共情、维系治疗关系的能力与个人品质欠缺）、心理治疗理论与方法本身的不足等因素均有可能导致心理治疗出现不良反应。心理治疗的不良反应是指按正常方法进行心理治疗时所出现的与治疗特性相关，但与治疗目的无关的作用，包括正性不良反应与负性不良反应。心理治疗的不良反应可能包括新症状的出现、现有症状的恶化、疾病没有得到改善或疾病恶化、治疗期顺延、来访者的不合作、治疗关系紧张或过好、来访者依赖治疗、社会关系（如家庭或工作关系）紧张或变化、来访者生活环境变化、污名化等。

由于不良反应的定义和分类没有达成共识，治疗师的知觉偏倚，可能将不良反应归因于来访者，有时难以区分不良反应是否是不恰当的干预造成的，心理治疗的不良反应还未引起心理治疗界的足够关注。因此，治疗师在关注心理治疗的“有益”作用的同时，还需要警惕不良反应的发生。

五、心理治疗关系★★△△

心理治疗是一种特殊的人际相互作用过程，心理治疗关系可被视为一种特殊的人际关系。不同的理论流派对心理治疗关系的理解有所不同。但是，以罗杰斯为代表的来访者中心疗法对治疗关系的理解被大多数治疗师所接受。来访者中心疗法认为，心理治疗关系是一种协助关系，在这种关系中，治疗师是非指导性的，治疗师在治疗中力图使来访者和自己变得更有能力去体验、欣赏，更能表露，更能发挥个人内在潜能，从而达到促进人格成长、发展和成熟的治疗目的。

心理治疗关系具备所有人际关系的共同特点，如目的明确、非强制性、专业性和人为性等。除此之外，心理治疗关系还具备以下特点。

（一）治疗关系是一种职业关系

治疗关系是治疗师与患者为了特定目的，在特定时间、特定地点而建立的一种职业性联系，治疗师与来访者不应该有除此之外的任何人际关系。

（二）治疗关系是一种动态关系

治疗关系根据治疗需要而不断变化，同一治疗师在治疗的不同阶段及对待不同的来访者时，其角色特征会有所不同，可能有时会像师长，有时又会像朋友。但治疗关系是一种非现实的现实关系，不应该成为真正意义上的现实关系。

（三）治疗关系是一种新的关系

在治疗过程中，治疗师对来访者的真诚、接纳、理解、鼓励、支持和积极关注等营造了温暖的治疗氛围。对于来访者来说，在这种氛围下建立起来的人际关系是有别于其他现实关系的一种全新体验。

（四）治疗关系是一种建设型关系

建设性意味着治疗师在治疗过程中需要借助这段关系，促进来访者的自我理解及潜能的发挥，增进来访者的自尊、自信和独立自主，并使得来访者能够把他与治疗师的关系及发展关系的经验应用于其他人际交往之中。

在如今的心理治疗实践中，无论何种理论取向的心理治疗师都会意识到治疗关系是影响治疗效果的重要因素。治疗关系贯穿于整个治疗过程，良好的治疗关系是心理治疗的基础，是来访者发生改变的催化剂，可以使来访者降低防御，信任并接受治疗师。但是，治疗关系并非一成不变，随着治疗的进行可能会发生变化和波动，甚至对立。治疗师保持自我觉察，监控并及时调整治疗关系是心理治疗顺利进行并取得疗效的重要保障。

六、心理治疗督导★★△△

心理治疗督导是指心理治疗师在有经验的督导师的指导和帮助下，实践咨询技巧，监控治疗服务质量，改进治疗工作，提高自身专业水平，促进个人成长的过程。

心理治疗的实践性与专业性决定了心理治疗督导的必要性。美国心理学会规定，治疗师取得心理学博士学位后，必须至少具有2年（3000 h）被督导的心理健康服务的经验，方可申请咨询的资格，即使在通过行业资格考试取得独立执照后，也必须接受终身的专业督导。中国心理学会专业人员注册系统也要求，临床或咨询心理学专业硕士申请注册心理师的必要条件之一是其在获得学位后的2年内，接受有效注册的督导师的规律的、正式的、面对面的案例督导时间不少于50 h，集体案例督导小时数不少于50 h，或两者累计不少于100 h。前面提及心理治疗存在不良反应的问题，为了尽可能地预防或减少不良反应的发生，质量监控是必不可少的措施，而督导则是质量监控的有力手段。

（一）心理治疗督导的作用

1. 提高被督导者的专业能力 在督导过程中，被督导者可以在督导师的指导、反馈之下，学习各种技能，如干预技能、个案概念化的技能等，进而获得专业上的成长。

2. 促进被督导者的个人成长 在心理治疗中，治疗师非技术性的个人因素对治疗的影响不容小觑。这些非技术因素包括治疗师的人格特征、对自我的觉察能力、对外界的开放程度和对自我的认识与接纳程度等。在督导过程中，督导师需要与被督导者讨论这些因素对治疗过程产生的潜移默化的影响，并不断完善自己。

3. 管理被督导者对来访者提供的服务 督导师通过监督与评估被督导者对来访者提供的服务来保护来访者的利益。

（二）心理治疗督导的内容

1. 评估与诊断 正确的评估与诊断不仅有助于治疗师选择合适的个案进行治疗，也有助于治疗师对来访者实施恰当的治疗。在督导过程中，治疗师在督导师的指导与协助下，逐步学会抓住来访者问题的重点与本质，从而做出恰当的评估与诊断。

2. 干预技术 干预技术的督导是督导中最不容易被忽略的内容。心理治疗具有很强的专业性和实践性，这决定了治疗师不可能只通过学习理论就能达到掌握治疗技术的目的，实践是必经之路。但是，单纯自我摸索的实践并不能成就一位合格的治疗师。因为治疗师需要在实践中得到明确的反馈，只有督导才能提供心理治疗实践所需要的有目的的、明确的反馈。

3. 治疗师的个人成长 治疗师对良好咨询关系的建立起到了决定性作用，在治疗师对来访者的影响中，治疗师的人格对来访者的影响远甚于技术对来访者的影响。理想的治疗师应拥有丰富的治疗经验，能熟练使用各种干预技术，具备完善的人格和良好的职业道德。固然先不提理想的治疗师是否存在，但是从一名初学者到理想的治疗师并非一蹴而就，而是需要一段漫长的历程。在治疗师成长的漫长历程中，人格的不断完善是最艰难的过程。治疗师虽然可以通过自我觉察、自我探索、自我反省和自我实践来完善自己，但是每一位治疗师的成长道路还需要有督导师的陪伴与引导，因为人的内心总会存在他知而自己不知的一部分。有时，治疗师不仅不能正面影响来访者，反而会因为自身的某些个人因素而对来访者造成伤害。

4. 伦理 伦理、道德问题是治疗中必须要重视的内容，因此，在督导过程中，伦理督导也是必不可少的。一方面，治疗师在对来访者进行治疗的过程中会存在一些伦理方面的困惑，需要与督导师讨论。另一方面，督导师出于维护来访者利益的考虑，需要在督导中监督治疗师的行为是否违背伦理和职业道德。未经正规训练的“治疗师”通常会忽略或轻视伦理。经过正规训练的初学者，甚至是经验颇丰的治疗师也通常会在伦理问题上存在困惑。保密和双重关系是伦理问题中最常被提及的议题。

七、心理治疗的伦理★★△△

为了保证在心理治疗过程中治疗师的行为不会损害到来访者的利益，大多数国家心理治疗或心理咨询的专业组织都有保证治疗实践的伦理规范。

2002年，美国心理协会制定了《美国心理学工作者的伦理学原则和行为规范》，指出“伦理学规范的主要目的是保护接受心理学服务的个体和群体的利益，每个心理工作者有责任追求最高的行为准则，尊重和保护个人及公民的权利，不能故意参与或宽恕不公平的有差别的行为”。在该伦理规范的总则中包含以下几个方面：①善良和无伤害，指心理学工作者应该关心与其专业行为有关的人的利益，有责任保护他们的权利。②诚实和责任，指心理学工作者对社会及他们工作的领域应该具有明确的专业和科学责任意识，拥护专业行为标准，澄清专业责任和义务，承担自己的行为责任。③正直，指心理学工作者在工作实践中要诚实、公正并尊重他人，不能误导或欺骗他人，避免与来访者建立不恰当及有潜在伤害作用的双重关系。④公平，指对于寻求心理帮助的所有人都应秉持公平和公正的原则。⑤尊重人的权利和尊严，指心理学工作者应该充分尊重每个人的基本权利、尊严和价值，尊重个人隐私、保密、自我判断、自主权等。

2007年，中国心理学会制定了《中国临床与咨询工作伦理守则》，指出“制定伦理守则的目的是让心理师、寻求专业服务者及广大民众了解心理治疗与心理咨询工作专业伦理的核心理念和专业责任，并借此保证和提升心理治疗与心理咨询专业服务的水准，保障寻求专业服务者和心理师的权益，增进民众的心理健康、幸福和安宁，促进和谐社会的发展”。该守则包含总则，以及专业关系、隐私权与保密性、职业责任、心理测量与评估、教学培训与督导、研究和发表、伦理问题处理8项内容。其中，总则包括善行、责任、诚信、公正和尊重。善行指心理师的工作目的是使寻求专业服务者从其提供的专业服务中获益，心理师应保障寻求专业服务者的权利，努力使其得到适当的服务并避免伤害。责任指心理师在工作中应保持其专业服务的最高水准，对自己的行为承担责任，认清自己专业的、伦理及法律的责任，维护专业信誉。诚信指心理师在临床实践活动、研究和教学工作中，应努力保持其行为的诚实性和真实性。公正指心理师应公平、公正地对待自己的专业工作及其他人员，心理师应采取谨慎的态度防止自己潜在的偏见、能力局限、技术的限制等导致的不适当行为。尊重指心理师应尊重每一个人，尊重个人的隐私权、保密性和自我决定的权利。

第2节　心理动力学治疗

奥地利的神经精神科医师弗洛伊德于19世纪末创立的经典精神分析治疗是现代心理治疗的开端。经典的精神分析疗法认为，来访者的心理障碍是由于压抑在潜意识中的某些幼年时期所受的创伤所致。治疗的目标便是通过自由联想、释梦等技术将压抑在潜意识中的心理冲突（主要是童年期的创伤）释放到意识层面，产生顿悟，从而产生行为和情感上的变化，实现人格重建。

弗洛伊德的经典精神分析思想和以此为基础的经典精神分析治疗吸引了一大批才华横溢的跟随者。但是，弗洛伊德过度强调本能驱力和性欲的作用，也受到了一些心理学家的批评与反对，甚至是一些跟随他的弟子也与之分道扬镳，其理论观点和治疗技术在其后的传承中也遭受不断分化和重组。经典精神分析治疗与其后的现代精神分析取向的各种治疗，统称为心理动力学治疗。在现代精神分析疗法中，客体关系取向的心理疗法认为，来访者的痛苦来源于没有能力与他人建立并维持令人满意的关系，而非内在的心理冲突，因而治疗时应重点关注内部客体关系在建立和维持关系中所起的作用。

一、主要理论★★△

（一）经典精神分析理论

经典精神分析理论，即弗洛伊德的理论学说，主要包括潜意识理论、人格结构理论、性心理发展阶段理论和心理防御机制理论。

1. 潜意识理论 弗洛伊德把意识结构划分为意识、前意识和潜意识3个层面。

意识（consciousness），位于意识结构的表层，是与现实相联系，能被个体注意到的那部分心理活动，通常可以通过语言来表达。

前意识（pre-consciousness），介于意识与潜意识之间，主要指未被注意到的，但通过集中注意或他人提醒又能注意到的那部分心理活动，如个体在说话时不经意间表现出的口头禅或小动作。

潜意识（unconsciousness），又称为无意识，是个体无法感知的那部分心理活动，通常是不被现实、道德、理智所接受的本能冲动或欲望，若被觉察则会引起焦虑，所以常被意识所排斥，但又常会通过口误、梦等形式表达出来。

弗洛伊德用"冰山"来形象地描述意识结构，他认为"意识"只是裸露在海面上的冰山一角，是意识结构中极小的一部分，而"潜意识"才是掩藏在海面下的大部分冰山。潜意识的内容虽然未被个体感知，但却暗自影响着个体的行为，而这部分内容的长期、过分压抑则是部分心理障碍形成的原因。所以，在精神分析治疗中，通常要通过自由联想、梦的分析、处理阻抗等技术来使潜意识的内容意识化。

2. 人格结构理论 弗洛伊德将人格看作是一个动力系统，该动力系统由本我、自我和超我这3个心理结构组成。

本我（id），又称为伊底（音译）或原我，位于潜意识层面，是人格的最原始部分，由先天的生物本能和欲望组成。本我是人格的动力部门，为人格活动提供能量，具有即刻被满足的倾向，遵循"快乐原则"，即不具备理性，不受道德、规范的约束，趋利避害，仅以快乐为准则。

自我（ego），主要存在于意识层面，是人格中最重要的部分。自我是人格的执行部门，是本我与超我的协调者，遵循"现实原则"，一方面要满足本我的需要，另一方面又要接受超我的监督。自我的发展水平决定了个体的心理健康水平。

超我（superego），大部分属于意识层面，代表个体的良心和道德，是个体在社会化的过程中，由社会规范、伦理和道德内化而成。超我象征着理想，是人格的监管部门，其职能是限制本我中不符合规范的本能冲动，遵循"道德原则"。个体若缺乏超我的监管与限制，就会做出违反社会规范或道德的行为，但过度的超我则会因产生过多的内疚和自责而使个体倍感压抑。

弗洛伊德认为，本我、自我和超我这3种力量既相互独立又相互矛盾，健康的个体能够协调三者的矛盾与冲突，使得自我在人格中占主导地位。相反，若个体不能很好地协调三者的矛盾与冲突，使得本我或超我在人格中占主导地位，那么个体便会出现心理或行为问题。例如，本我占主导的个体由于超我力量的薄弱而可能成为罪犯或具有反社会人格。超我过于强大的个体，其自我在限制本我的时候需消耗大量能量，当自我的能量被消耗殆尽时，一部分本我的欲望便以神经症性症状这一伪装或歪曲的形式释放出来。例如，一位少年因对"性"产生好奇与渴望（本我）而出现手淫行为，但是他又认为性是肮脏的、令人羞耻的（超我），若该想法过于强大，他的自我便会限制自己的手淫行为，并禁止与"性"有关的想法。当自我能量耗尽，难以抑制本我的欲望时，个体便可能会出现神经症性焦虑。该人格结构理论不仅能解释临床中的某些心理障碍，还能解释生活中很多心理现象。例如，不想上学的孩子可能会对家长说自己的身体不舒服（如肚子痛），其中"不想上学"是本我中的欲望，"上学是学生的责任与义务"是超我的要求，自我通过"身体不舒服"使得本我的需要符合超我的要求，因为社会规范允许"生病的学生不上课"。

3. 性心理发展阶段理论 弗洛伊德认为，人的精神活动的基本动力来自于生物本能或性驱力，即力比多（libido），这里的"性"代表的是愉快感，而不单指性爱。弗洛伊德认为，随着个体的发展，力比多投注的区域，即愉快感的源泉会发生变化。根据力比多的投注与转移，人的心理会经历口欲期、肛欲期、性蕾期（前生殖器期）、潜伏期和生殖器期这5个阶段（表24-2）。由于心理发展的动力来源于性驱力，因此弗洛伊德的心理发展阶段理论又称为性心理发展阶段理论。

表24-2 弗洛伊德的性心理发展阶段

心理发展的阶段	年龄	力比多的投注区域	心理特征
口欲期	0～1岁	口腔，婴儿通过嘴部吮吸获得快感	婴儿在与母亲的互动中获得最初的安全感，这是人格发展中信任与自信的重要源泉
肛欲期	2～4岁	肛门，幼儿通过排泄获得快感	幼儿控制大小便是对意愿的一种躯体表达，这与形成自主控制与攻击性有关，幼儿在这一阶段也逐步建立起与父母的关系

（待续）

（续表）

心理发展的阶段	年龄	力比多的投注区域	心理特征
性蕾期（前生殖器期）	4～6岁	不成熟的生殖器，幼儿对还未发育成熟的生殖器官产生兴趣	幼儿因产生对异性父母的爱恋，即出现恋父或恋母情结，而仇恨同性父母，但由于超我的约束，自我会以认同同性父母的方式处理本我与超我的冲突
潜伏期	6～12岁	游戏与学习，儿童通过游戏与学习获得快乐	儿童通过学习、游戏、与同伴交往等活动形成自信、自强的个性品质
生殖器期	12岁以后	逐渐成熟的生殖器，个体通过生殖器获得性快感	个体与父母分离，建立起与家庭外的亲密客体的关系，同化与顺应社会文化价值观，逐步完成社会化，形成独立人格

在性心理发展的每一阶段，个体都可能受挫，弗洛伊德将由于力比多不能满足或过分满足而使得心理停止在早期发展阶段的现象称为固着（fixation）。口欲期需要的过度满足会使个体形成口欲期－依赖型人格。需要未得到足够的满足，则会形成口欲期－攻击型人格，产生不安全感，形成对他人的不信任，甚至攻击，害怕与他人建立亲密关系。肛欲期的固着会使个体表现出“肛门性格”，如刻板、不灵活、固执、爱清洁、过分注意细节、过分认真。性蕾期的固着可能会让男孩子怀疑自己的男子气概，出现异性癖、露阴癖等性变态，女孩则会可能会出现对男性的虐待、与男性乱交等不良行为。潜伏期的固着会使个体出现孤僻、自卑的个性特点。在生殖器期，个体在前面4个阶段未解决好的冲突被激活，若这些冲突在这一阶段仍未被解决，个体便会出现崩溃、自动退行、物质滥用、攻击性和反社会行为。

4．心理防御机制理论 防御机制是指个体无意识或半意识地采用非理性的歪曲现实的方式来应对心理冲突。这种心理冲突通常来源于本我欲望与道德超我之间的冲突，自我通过防御机制来协调两者之间的冲突，从而减轻焦虑。下面介绍一些常见的防御机制。

（1）压抑：即通过克制本我欲望来缓解冲突。压抑是最基本的防御机制，被包含在其他各个防御机制中。

（2）否认：即拒绝承认存在引起自己焦虑的事实。例如，当得知亲人离世时，有些人的第一反应是“这不是真的”。在临床中，一些患有重大疾病（如癌症）的患者在刚得知自己的诊断时，会拒绝接受事实，怀疑诊断有误。

（3）投射：即将自己心中不为社会接受的欲望冲动和行为归咎于他人。例如，在人际关系中，常有可能把“他（她）不喜欢我”说成“我不喜欢他（她）”。有被害妄想症状的精神分裂症患者可能把“我想伤害别人”说成“别人要伤害我”。

（4）退化：即个体以早期发展阶段的幼稚行为来应付心理冲突。例如，已养成良好生活习惯的儿童在遭遇压力时，可能会表现出尿床、吸吮拇指、好哭等婴幼儿时期的行为。

（5）转换：即将潜意识的心理冲突转换成躯体症状。临床上常见的有心因性疼痛、痉挛、皮疹、感觉缺失等症状，若无相应的疾病基础，便可能是个体难以应对心理冲突时采取的可以帮助其暂时摆脱困境的一种方法。

（6）转移：即个体的本能冲动不能在某种对象上得到满足，便会转移到其他对象上。例如，在工作中受领导责备的员工不敢对领导发泄情绪，但可能会在回家后将情绪发泄到家人身上。

（7）合理化：即在遭遇挫折或做了不符合社会规范的事情时，为自己找一些被自我和社会接受的理由来解释。例如，把得不到的东西说成是不好的，用于丑化失败的动机（酸葡萄效应）。或当得不到葡萄而只有柠檬时，就说柠檬是甜的，用于美化被满足的动机（甜柠檬效应）。

（8）反向作用：即以与本我欲望完全相反的方式来应对心理冲突。例如，有些人可能会以“讨厌某位异性”的方式来表达对他（她）的喜爱。

（9）抵消和隔离：其中抵消是指个体用于摆脱不愉快经验及其后果的自我防御方式，隔离是自我试图把不愉快经历和相应的情感体验隔离开来。抵消作用常产生强迫性行为，隔离作用常产生强迫性思维。

（10）升华：即将本能的冲动转移为社会赞许的方面。例如，有着攻击冲动的个体成为了一名出色的拳击手。

（二）现代精神分析的发展

此部分主要介绍现代精神分析理论中的自我心理学理论、客体关系理论与自体心理学理论。

1．自我心理学理论 该理论主要由弗洛伊德的女儿安娜·弗洛伊德提出。安娜不再像其父亲一样，强调本能驱力的作用，而是关注自我在人格中的作用。她认为，自我并非被动地应对本我欲望和道德超我的冲突，而是主动地适应和调节心理冲突，自我并非本我的仆人，而是了解本我与超我的媒介。个体在幼儿时期，自我的力量弱小，行为更多受本我驱使。但随着儿童的发展，自我的力量开始逐渐增强，其不再一味地服从本我，并会在超我的支持下，开始克制本我的欲望。但随着青春期的到来，本我欲望日益强烈，其与超我的冲突也日益加剧，这时自我便会尽可能多地使用防御机制来应对本我与超我的冲突。因此，自我的防御机制有着重要意义。

2. 客体关系理论 由克莱因、科恩伯格等从经典精神分析发展而来的客体关系理论强调母亲与婴儿的亲密关系对婴儿心理发展的影响。其中，客体是指对个体发展具有重要影响的人或物，母亲无疑是婴儿最重要的客体。客体关系是指个体与重要人物之间的关系。科恩伯格认为，早期健康的客体关系会使个体获得一个整合的自我，而早期不健康的客体关系会导致矛盾的自我状态，甚至出现不同程度的心理障碍。儿童的人格组织是外部客体（如母亲）及客体关系内化的结果。克莱因描述了人格发展经历的2个重要阶段，即偏执分裂状态与抑郁状态。偏执分裂状态是指婴儿将母亲体验分为2种对立、矛盾的客体，即好妈妈与坏妈妈，但婴儿幻想着只能接受好妈妈而排斥坏妈妈。随着婴儿的长大，他开始意识到妈妈很好，但也有不好的一面，会因为内心曾经攻击过坏妈妈而满怀内疚，伴随着全能感的丧失而出现抑郁状态。

3. 自体心理学理论 由温尼科特及科胡特等提出的自体心理学理论强调自体在个体心理发展中的作用。所谓自体并非一个概念，而是一个人精神世界的核心。自体包含2个主要成分：被夸大的、自恋的自体，即自己是完美的；儿童的被理想化的意向，即别人是完美的。弗洛伊德认为，心理障碍源于潜意识的心理冲突，但自体心理学却认为，心理障碍是由于心理功能的缺陷所致。而心理功能的缺陷主要来自于2种自体的隔离。

二、基本技术★★△

此部分主要介绍经典精神分析治疗的技术——自由联想、释梦、阻抗分析、移情和解释。

（一）自由联想

自由联想是探索潜意识的路径之一，也是精神分析常用的治疗技术，贯穿于整个精神分析的治疗过程中。所谓自由联想是指治疗师鼓励来访者尽量无拘无束地想，而不管想的内容有多荒谬或不合逻辑。自由联想受来访者的内在冲突、来访者希望治愈的需求及来访者想取悦治疗师的愿望这3种潜意识的力量控制。在来访者自由联想的过程中，治疗师需要发现阻碍来访者自由表达的障碍物，去识别来访者的潜意识中被压抑的内容。

（二）释梦

梦是通往无意识的捷径，梦的内容与被压抑的潜意识有关，可作为自由联想的补充和扩展。因为当个体处于睡眠状态时，防御水平会降低，那些白天被压抑的欲望、冲动等便会借助于梦得以表达。但是，很多时候，这种潜意识欲望并非直接表现为梦的实际内容，而是被伪装后加以表达，所以需要治疗师分析梦背后的意义。因而，梦又分为梦的显意与梦的隐意2个部分。梦的显意是梦的实际内容，梦的隐意是指梦背后的象征意义，即潜意识的冲突和愿望。

（三）阻抗分析

阻抗是指来访者不愿将以往被压抑的潜意识内容在意识层面表现出来，因此，来访者阻抗的内容通常也是被压抑的潜意识的冲突和愿望。阻抗可以表现为在自由联想的过程中，来访者不愿意提及某些想法、感觉或体验，不愿深入某些话题，也可能表现为长时间的沉默、不遵循治疗设置、无故迟到等。在治疗过程中，治疗师需要帮助来访者克服各种形式的阻抗，使来访者将压抑的冲突和愿望表达出来。

（四）移情

移情是由于来访者潜意识中将咨询师当作他生命中曾经出现的重要人物，将内心冲突的情感转移或发泄到咨询师身上的现象。移情分为正移情与负移情。正移情是指来访者将治疗师看作爱慕、喜欢的对象，从而对治疗师带有友好、顺从、信任或与性爱有关的情感。负移情是指来访者将治疗师看作仇恨、讨厌的对象，从而对治疗师带有敌对、攻击、猜疑等情感。移情是来访者与重要人物的关系在治疗关系中的重现。此外，治疗师在治疗过程中也会将自己的体验投射到来访者身上，这称为反移情。适当的反移情是治疗的重要工具，但治疗师需要时刻保持对反移情的警觉，并妥当处理。对移情的处理是精神分析和精神分析取向治疗中的核心技术。治疗师通过对移情的处理，可以让来访者意识到妨碍其人格成长的情感和行为模式，使来访者以一种成熟、现实的人际交往方式来替代幼稚的、不成熟的、幼儿的非理性的幻想。

（五）解释

解释是指治疗师对来访者表现出的心理或行为问题进行解释，使之从潜意识层面上升到意识层面。解释是一个循序渐进的过程，必须选择适当的时期，等到解释的现象开始接近意识的层面时开始，否则会引起来访者的阻抗。治疗师通过解释帮助来访者意识到自己潜意识的冲突与愿望，并将这些冲突与愿望通过自由联想与梦的形式表达出来，从而达到治疗疾病的目的。

第3节 行为治疗

行为治疗是继精神分析治疗之后，于20世纪50年代创立的基于行为主义理论和实验心理学成果的心理治疗方法。

行为主义理论的创始人是美国的心理学家华生。该理论认为，人的行为都是通过后天学习而获得的，因而该理论又被称为行为学习理论。狭义的行为是指个体行为活动中可以直接观察的部分，而广义的行为则指个体内在的和外在的各种形式的运动。行为治疗的基本假设是人的正常或异常行为（包括外显的和伴随的心身反应）都是通过学习而形成的，因而可以通过对学习各环节的干预来矫正不恰当的行为。因此，行为治疗是帮助患者消除不良行为和（或）建立适应行为，从而达到治疗目的的一种心理治疗方式。

一、主要理论★★△△

行为学习理论主要包含3个方面的内容：经典条件反射理论、操作性条件反射理论与社会学习理论。

（一）经典条件反射

经典条件反射的出现源于俄国生理学家巴甫洛夫的实验。狗看到食物会分泌唾液是无条件反射。在实验中，巴甫洛夫将食物与铃声多次结合后，使得狗在只听到铃声时也出现唾液分泌，这便是经典条件反射。因此，经典条件发射是某一中性环境刺激反复与非条件刺激相结合，最终成为条件刺激，引起原本只有非条件刺激才能引起的行为反应的强化过程。

经典条件反射包含强化、泛化和消退这3种基本规律。

1. 强化 是指刺激增加个体某种行为反应的过程。例如，经常去医院打针的儿童会使得儿童对医师的恐惧增加。

2. 泛化 是指某些与条件刺激相似的刺激也可引起条件反射的效果。例如，经常去医院打针的儿童不仅对医师产生恐惧，而且对穿白衣服的人也都产生恐惧。

3. 消退 是指非条件刺激长期不与条件刺激结合，已经建立的条件反射消失的现象。例如，巴甫洛夫的实验中，若食物与铃声长期不结合，那么铃声会引起狗唾液分泌的条件反射便会逐渐消退。

（二）操作性条件反射

操作性条件反射源于美国心理学家斯金纳的实验。斯金纳将老鼠在饥饿的情境下放进斯金纳箱，箱子中有一个杠杆，当老鼠按压杠杆时，便会得到食物。另一种情境是将老鼠放入有电击的斯金纳箱，当老鼠按压杠杆时，电击便会被取消。实验结果发现，当老鼠多次按压杠杆均能获得食物或回避电击后，老鼠为了获得食物或避免电击，会出现更多按压杠杆的行为。这种当某行为反应出现时总能获得某种刺激结果（获得奖励或厌恶性刺激消除），则个体逐渐会表现出更多该行为反应的现象便称为操作性条件反射。

操作性条件反射与经典条件反射的区别在于，前者强调行为反应后的刺激变化对行为的影响，而后者强调刺激对行为反应的影响。

操作性条件反射包含正强化、负强化、消退和惩罚这4种基本规律。

1. 正强化 行为结果导致积极刺激增加，从而使该行为增强的过程称为正强化。一位因上课积极发言总被老师表扬的学生会表现出更多上课积极发言的行为。

2. 负强化 行为结果导致消极刺激减少，从而使该行为增强的过程称为负强化。一位总是被老师批评的学生因上课积极发言而使得老师对自己的批评减少，那么该学生也会表现出更多上课积极发言的行为。

3. 消退 行为结果导致积极刺激减少，从而使该行为减弱的过程称为消退。一位曾因上课积极发言而被老师表扬的学生，可能会因后来老师不再对其积极发言的行为给予表扬，而减少上课积极发言的行为。经典条件反射也存在消退，但其强调的是刺激减少导致反射行为减弱，而此处的消退强调的是行为结果后的刺激减少导致行为减弱。

4. 惩罚 行为结果导致消极刺激增加，从而使该行为减弱的过程称为惩罚。一位因上课迟到总被老师批评的学生，会减少上课迟到的行为。

（三）社会学习理论

社会学习理论的代表人物是美国心理学家班杜拉。社会学习理论认为，通过对具体模型或榜样的行为活动的观察和模仿，可以使个体学会一种新的行为。这种观察学习或模仿学习是一种替代性强化，而经典条件反射与操作性条件反射则属于自我强化。

班杜拉提出了观察学习的4个过程：①注意过程，学习者注意观察所要模仿的行为。②保持过程，学习者把观察到的信息进行编码并储存在记忆中。③行动阶段，学习者呈现被模仿的行为。④强化过程，学习者增加或减少该行为再次发生的次数。被模仿人的特征、行为的性质及行为的后果均会影响观察学习的效果。

二、基本技术★★★△△△

行为治疗的主要技术包括放松训练、暴露技术、厌恶疗法、自信心及社交技能训练和自我管理技术。

（一）放松训练

放松训练是最简单的行为治疗技术，最初的训练方法是由雅各布森发明的渐进式肌肉放松。放松训练通过训练患者调整呼吸，从前臂开始，依次放松面部、颈部、肩部、背部、胸部、腹部、臀部和下肢的肌群，以达到放松全身的目的。对肌群的放松均遵循先紧张再放松的规则，并反复多次，目的是让个体体会紧张与放松的感觉。放松训练时要求周围环境安静，灯光柔和，每次训练20～30 min。放松训练需要反复练习，最终使得个体在日常生活环境中也可以随意放松，从而缓解紧张、焦虑的情绪。

（二）暴露技术

暴露技术是指让患者暴露于使其产生紧张、害怕情绪的情境中，减少回避行为，常用于恐惧症的治疗。根据暴露场景的不同，暴露技术可分为2种：一种是现场暴露，是指患者暴露于诱发焦虑的实际情境中；另一种是想象暴露，是指患者暴露于想象中的恐怖情境当中。根据暴露方式的不同，暴露技术又可以分为系统脱敏暴露与满灌暴露。

1. 系统脱敏疗法 系统脱敏疗法基于交互抑制的原理。交互抑制是指如果引发不良反应的刺激又诱发出一个正常的反应，那么原来的不良反应就会被抑制。在系统脱敏疗法中，交互抑制具体表现为一个可引起焦虑的刺激，由于暴露在处于全身松弛状态下的患者面前，逐渐会失去诱发患者焦虑的作用。

系统脱敏治疗的治疗程序如下：首先列出引起焦虑的情境，并按照引起焦虑的大小由弱到强排序，约选出10个情境，设计出焦虑等级表。同时，患者学会放松训练。在上述2个任务完成后，患者逐步按上述等级次序从轻到重进行脱敏训练。让患者想象或接触等级表上的每一个情境并尽量自我放松，完成对接触每一个情境所致焦虑的去条件化。当患者经过反复训练，对某一情境不再出现焦虑或焦虑程度大大降低时，可进入高一等级情境，直至顺利通过所有情境。对每一情境的训练一般需要反复进行多次，直至患者面对该情境不再焦虑为止。系统脱敏治疗主要用于治疗恐惧症、PTSD等。

2. 冲击疗法或满灌疗法 与系统脱敏治疗不同，冲击疗法或满灌疗法是指治疗师让患者一开始就进入焦虑等级表中最高的情境，并一直停留在该情境当中，直至焦虑消失为止。患者面对暴露场景的刺激，通常会表现出极度恐惧和焦虑，但即使没有放松的过程，只要持久地让患者暴露于情境之中，焦虑的反应就会逐渐减轻并消失。这种暴露方法一旦成功，患者的焦虑就会迅速减轻。满灌治疗可以很有成效地治疗单纯恐惧，如飞行恐惧、对特定动物的恐惧，也可以用于治疗一些与焦虑有关的障碍，如PTSD、广场恐惧等。

持久、高强度的暴露可有效地缓解患者的焦虑，但由于随之产生的明显的焦虑可能使患者很不舒服，因此一些患者不愿意接受这种治疗方式。在治疗之前，治疗师应认真向患者介绍治疗的原理和过程，并如实告诉患者在治疗当中可能出现的情绪体验，并做必要的体检，严重心脑血管疾病患者、癫痫患者、心理素质过于脆弱的患者和妊娠期妇女都不宜接受该治疗。

（三）厌恶疗法

厌恶疗法是最早的行为治疗技术之一，是一种通过惩罚来消除适应不良行为的治疗方式。当不良行为即将出现或正在出现时，立即给予一定的痛苦刺激，如轻微的电击、针刺、催吐药或不愉快的想象，使其产生厌恶或不适的主观体验。经过反复实施，适应不良的行为与厌恶的体验就会建立条件联系，以后每当想实施不良行为时，厌恶的体验就会出现，为避免厌恶体验的出现，患者就会终止或放弃原有的适应不良行为。

厌恶疗法主要适用于酒精依赖、药物成瘾、恋物癖和窥阴癖等性心理障碍、强迫症、冲动控制障碍等。但对厌恶疗法存在争议，目前已不常用。主要原因一是技术方面的问题，惩罚的使用具有一定危险性，如对酒精依赖的患者使用电针刺激，可能诱发心脏病的发作；另一原因是伦理问题，把惩罚作为一种治疗手段，即使患者事先知情同意，也可能与医学伦理学规范相冲突。

（四）自信心及社交技能训练

社交行为可被看作通过学习获得的技能，通过模仿、指导训练、角色扮演及录像反馈等方法可以提高患者的社交技能、增强自信心。这些方法主要用于社交不良的群体，以及作为慢性精神障碍患者康复训练的一部分。

自信心训练的基本假设是人们有权利表达自己，它的目标是通过增进个体的行为技能，使他们能够在特定的情况下做出决定，教会个体表达自己，同时也不使他人感到不悦。在治疗中，治疗师教给患者他所需要的行为技能并做出榜样。患者在治疗室中练习，然后在每天的生活中巩固强化。这种训练通常可以在小组内进行。治疗师可以把具有类似问题的患者组成一个小组，在小组中示范，然后让小组的每个成员在角色扮演中练习，并给予反馈，最后让每个成员在模拟情境中继续练习直至掌握为止。

（五）自我管理技术

自我管理技术用于增强个体直接控制自己行为的能力，使个体更有效地管理自己的生活。它不是通过改变认知或情绪来达到此目的，而是基于操作性条件反射和社会学习理论。其基本思想是教给个体处理问题情境时所需要的应对技能，并将之应用到日常生活中，从而改变个体的问题行为。自我管理技术主要包括自我监督、自我奖赏、自我契约、刺激控制和自我榜样。该已经被用到很多人群中，并用于很多实际问题的解决，如焦虑、抑郁、疼痛、药物滥用、自我健康管理等。

第4节　认知治疗

认知治疗是20世纪50年代继精神分析和行为治疗之后发展起来的一套治疗体系。认知治疗强调人的思维过程及其与情绪、行为的交互作用，认为人的各种心理障碍都源于不合理的信念、错误的认知，因而可以通过改善不合理的认知达到治疗心理障碍的目的。

认知治疗主要包括艾里斯的理性情绪疗法、贝克的认知疗法及迈肯鲍姆的认知行为矫正。

一、主要理论★★△△

与认知治疗有关的理论主要包括艾里斯的理性情绪理论、贝克的认知理论及迈肯鲍姆的认知行为矫正理论。

（一）理性情绪理论

20世纪50年代末，美国心理学家艾里斯提出了理性情绪疗法。艾里斯认为，在人们情绪产生的过程中有3个重要的因素，即诱发情绪发生的事件（activating events），对该事件所持的信念、态度和解释（beliefs），由此引发的情绪和行为结果（consequences）。人们通常会认为，是发生的事件导致情绪的产生，而忽略了个体对事件的信念、态度与解释才是导致情绪产生的根源，即非理性信念才是情绪和行为问题的症结。所谓非理性信念是指那些不以客观事实为依据，主观臆想的、偏激的或不合理的使个体长期陷入情绪困境的信念。该理论认为，这些非理性信念一方面是个体后天（儿童时期）从重要他人那边学习而来，另一方面也源自个体自创的非理性教条。但是，人们生而具有理性的、正确思考的潜能，所以个体也有能力控制自己的情绪。根据情绪三要素的英文首字母，理性情绪理论又简称为ABC理论，该理论也是理性情绪疗法的精华所在。

ABC理论之后又进一步发展，增加了D和E两部分，将治疗中有关因素归纳成ABCDE（图24-1）。

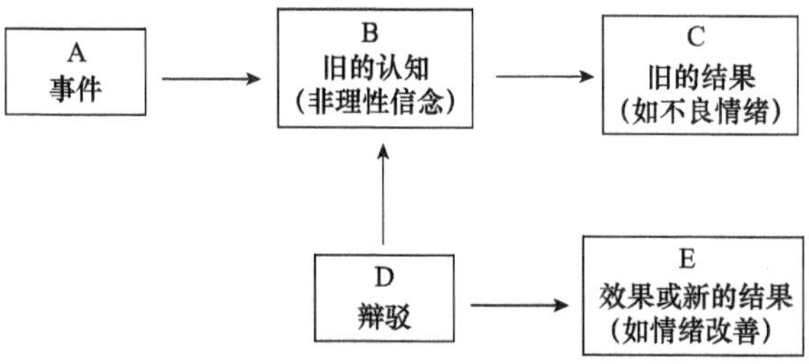

图24-1　理性情绪疗法ABCDE

D（disputing）指对非理性信念的辩驳。E（effective）指理性信念替代非理性信念后的效果（如形成的新的情绪和行为结果）。

（二）贝克认知理论

贝克于20世纪70年代创立的贝克认知疗法是目前主流的认知疗法。贝克认知疗法根据认知过程影响情绪和行为的理论假设提出其基本治疗理念。该疗法认为，当个体的认知过程出现偏差，就会出现不良的情绪和不适应的行为，如果要改变个体不良的情绪和行为，就必须修正功能失调的认知。因此，认知治疗的关注点不仅仅是适应不良的情绪和行为，更重要的是产生不良情绪和行为背后的认知。治疗的目标就是找出错误的认知，加以纠正，从而改善适应不良的情绪和行为。

贝克的认知理论包括以下几个重要概念。

1. 图式 指过去经验中有组织的知识构型，人们用它来解释新的经验。它是用儿时开始建立起来的一种比较稳定的内部心理模式，决定着个体对自我和对外部世界如何知觉和编码。例如，抑郁症患者的早年经历使得他们形成消极评价和解释事件的思维模式，这种模式便是图式，决定着个体在今后的生活中依然采取这种模式去认识自我，评价和解释其所经历的事件。

2. 核心信念 从童年开始，人们已经对自我、他人及世界形成了一定信念。核心信念是根深蒂固的，即使通常不能被清晰表达，但自己却认为是绝对真实和正确的信念。

3. 中间信念 核心信念影响着信念中间阶段的发展，中间信念包括个体对自我、他人及世界形成的态度、规则和假设。

4. 自动思维 自动思维是介于刺激事件与个体在事件后的情绪反应之间的想法。由于它们总是自动出现在头脑当中，使得人们的许多判断、推理像是一些模糊的、跳跃的自动化反应。

依然以抑郁症患者为例来解释自动思维、中间信念与核心信念的概念。抑郁症患者一般会有“我不好”的核心信念。这一核心信念下可能会衍生很多的中间信念，如“我只有表现好了，别人才会喜欢我”“我必须把每件事情都做好”“我不允许自己失败”等。这些中间信念会使得个体在不同的生活情境中出现类似的自动思维，如在拒绝别人要求时会想“他以后肯定会对我有不好的看法了”，考试失败时会想“我很差劲，同学会瞧不起我”，在面临升职时会想“万一我做不好怎么办，领导会很失望”。

5. 认知歪曲 认知歪曲将功能失调的图式与自动思维联系在一起，使个体在面临一定事件时产生消极的自动思维。认知疗法认为，消极自动思维的背后必然有功能失调的图式或信念，而每种自动思维及图式或信念均可能包含一种或多种认知歪曲。常见的认知歪曲有以下6种。

（1）任意推断：在证据缺乏或不充分时便草率地做出结论，包括“灾难化”的思维和在大部分情境中都想到最糟糕的情况和结果。例如，在医学检查结果还未出来前便认为自己患有重大疾病。

（2）选择性概括：仅根据事件的个别细节而忽略其他信息或整体背景的重要性便对整个事件做出结论。例如，考试时因为有几道选择题不会，便认为自己考试考砸了。

（3）过度引申：在一个事件的基础上做出关于能力、操作或价值的普遍性结论，即从一个具体事件出发引申出一般规律性的结论。例如，一次数学考试没考好，便认为自己学习数学的能力很差。

（4）夸大或缩小：夸大自己的失误或缺陷的重要性，而贬低自己的成绩或优点。例如，因为忘记提醒同事回复某客户的电话而认为自己犯了一个不可饶恕的错误。

（5）两极思维：用全或无的极端化方式来思考和解释，要么全对，要么全错，采用二分法的思维，把生活往往看成非黑即白的单色世界，没有中间色。例如，认为人只分好人与坏人，答案只分正确与错误。

（6）个体化：在没有根据的情况下，将外部事件的发生全部归因于自己，主动为他人的过失承担责任。例如，面对因疾病恶化而离世的患者，其主治医师认为是自己没有尽力医治才导致患者去世，从而深感内疚和自责。

（三）认知行为矫正理论

与其他认知疗法一样，迈肯鲍姆的认知行为矫正理论也同样认为消极情绪来源于不良的认知。迈肯鲍姆认为，要改善情绪需要纠正不良认知，实现认知重组。在认知重组中，对自我陈述的纠正是重要的内容。所谓自我陈述是指一个人对自己的陈述。梅琴鲍姆认为，自我陈述影响着个体的行为。来访者必须敏感地意识到自己是如何想、如何感受以及如何行动的，以及意识到自己对他人造成的影响，这些都是行为改变的先决条件。在治疗过程中，治疗师需要帮助来访者发现自己的消极自我陈述，并加以纠正，从而改变对问题的适应方式。

认知行为矫正理论不仅强调认知矫正，也强调行为矫正。迈肯鲍姆把行为改变分为 3 个阶段：自我观察阶段、新的自我陈述阶段及学习新技能阶段。

1. 自我观察阶段 在这个阶段，治疗师需要训练来访者对自己的想法、情感、行为、生理反应及对别人的反应方式的敏感性。随着这种自我观察的进行，来访者开始逐渐能够以一种新的角度看待他们所面临的问题，即产生新的认知结构。

2. 新的自我陈述阶段 来访者在这一阶段开始学习新的自我对话，其结果是，在新的自我陈述的指导下，他们的行为也会发生改变，反过来，新的行为又会以反馈的方式进一步巩固新的认知结构。

3. 学习新技能阶段 在这一阶段，治疗师需要教授来访者一些实用的技能，这些技能可以使来访者应对所遇到的问题。同时，来访者还需要持续地观察和评价自身行为所产生的后果，以进一步调整自己的行为。

二、基本技术★★★△△△

在实施认知治疗时，识别和检验负性自动思维，识别和改变其潜在的功能失调性假设是治疗的关键问题。围绕着这 2 个关键问题，认知疗法常使用以下技术。

（一）识别负性自动思维

治疗师可以采用提问的方法或 ABC 技术来帮助来访者识别负性的自动思维。当来访者描述自己情绪抑郁时，即视为有负性自动思维存在的信号，此时仔细询问来访者的情绪与行为（C- 结果），然后请他说明情绪不好时的情境（A- 事件）；最后询问来访者情绪不好时头脑内的想法和想象，即负性自动思维（B- 信念）。此外，治疗师还可以请来访者每天填写功能失调性思维记录表（表 24-3）或采用角色扮演的方式，来帮助患者发掘和识别负性自动思维。

表 24-3 功能失调性思维记录表

	事件 / 情境	功能失调性思维	情绪 / 行为结果
示例	职业资格考试没通过	我真笨，太失败了	沮丧、哭泣

（二）检验负性自动思维

认知治疗采用协同检验的方法来改变来访者的自动思维，即把来访者的自动思维当作一种假说，通过苏格拉底式提问、行为实验等加以检验。当患者的负性自动思维得不到充足的证据支持或得到相反的证据时，患者的负性思维就会逐渐发生改变。

1. 苏格拉底式提问 苏格拉底式提问是指治疗师依据来访者的观点进行推理，进而引出谬误的一种辩论方式。其主要包括 4 种提问方式：实证提问、逻辑提问、功能提问及伦理道德提问。实证提问是指针对来访者提出的证据的有效性进行提问，如“您有什么证据来支持您的观点呢”。逻辑提问是针对来访者叙述过程中的逻辑矛盾进行提问，如“别人拒绝您的要求时您不生气，那为什么您拒绝了别人的要求，您会认为别人一定会生气呢”。功能提问是指针对来访者的想法或行为的功能进行提问，如“您这样想对您解决问题有用吗”。伦理道德提问是针对来访者的伦理与道德原则进行提问，如“您又想离婚，又不愿意伤害对方，怎么办呢”。

2. 行为实验 行为实验是治疗师鼓励来访者在真实情境中去检验自身想法的真实性或行为的真实结果的一种方法。行为实验一般包括计划、实践、观察和反思 4 个阶段。例如，来访者担心自己如果拒绝别人的要求，那么对方一定会生气。治疗师可以在帮助来访者学会合理拒绝别人要求的基础上，在生活中加以实践，并询问别人是否真的生气了？

（三）识别潜在的功能失调性假设

功能失调性假设是来访者多年经验形成的，是其行为的潜在规则，通常不为意识察觉。负性的自动思维通常源于功能失调性假设。在来访者能够熟练识别与检验自动思维后，治疗的重点可以开始转向识别潜在的功能失调性假设上来。治疗师可以从来访者的诸多自动思维中找出共同的、潜在的功能失调性假设，也可以通过自动思维反映出的逻辑错误来发现功能失调性假设。此外，治疗师还可以通过认知概念化、盘根问底法、行为实验等方法来帮助来访者识别功能失调性假设。例如，治疗师利用描述核心信念、中间信念及自动思维之间关系的认知概念化图表，来呈现心理病理学的认知图，并帮助来访者将提供的资料组织起来。治疗师通过反复提出“假如那是真的，对您意味着什么”的问题，追索想法背后的一般信念。

（四）改变潜在的功能失调性假设

如果患者的功能失调性假设已被识别出来，则可以继续采用苏格拉底式提问和行为实验使其发生改变。治疗师可以从以下几个方面启发来访者去挑战功能失调性假设：假设是否符合现实？假设有哪些不利的方面？假设从何而来？有什么可供选择的假设可以替代那些功能失调性假设吗？帮助来访者寻找合理的替代想法还可以通过三栏作业法（表 24-4）来增强治疗效果。另外，治疗师还可以与来访者共同设计一种行为作业来检验假设的真实性，使来访者认识到他原有的观念是不符合实际的，并能自觉加以改变。

表 24-4 三栏作业法

	自动思维	认知歪曲类型	合理思维
示例	考试没过，我真笨，太失败了	过度引申	一次考试并不能说明我笨，我曾经也通过了很多考试。这次没通过也可能是我学习方法不对，或还不够努力，身边也有其他人没通过，可能试卷也比较难

三、认知行为治疗的新发展★★△

认知治疗最初的对象是抑郁症患者，后来认知治疗与其他流派的技术相结合，特别是与行为治疗相互补充，发展成为认知行为治疗（cognitive behavior therapy，CBT）。通过改变个体非适应性的思维和行为模式来改善心理问题，减少失调的情绪和行为，目前已被广泛用于治疗多种精神障碍，成为适用范围最广、循证研究最多的一种主流心理治疗方法。

CBT 发展至今主要经历了 3 个阶段：第 1 个阶段始于 20 世纪 50 年代，其特点是完全遵循刺激－反应的行为主义理论，将学习理论和原则系统应用于情绪障碍的治疗；第 2 个阶段始于 20 世纪 60 年代，以认知治疗的兴起为标志，强调刺激－反应之间认知的中介作用；目前处于的第 3 个阶段，始于 20 世纪末，在前 2 个阶段的相应部分融入了更多新的元素，比如正念。正念是南传佛教的一种古老的修行方式，通过对各种感受的观察与觉知，发展起对一切感受毫无贪嗔、完全接纳的平等心，通过日益微细与敏锐的觉知力和日益扩展的平等心，使人达至最终的觉悟与解脱。20 世纪 70 年代末，乔·卡巴金将正念带出宗教，引入心身医疗保健领域，创建了基于正念的减压疗法，并将正念定义为“通过有目的地将注意力集中于当下，不加评判地觉知一个又一个瞬间所呈现的体验，而涌现出的一种觉知力”。正念自引入心理治疗领域后，因其所蕴含的“自我指导”“关注当下”“不加评判”“顺其自然”等思想及对健康的新的看法，已成为心理治疗领域的一个新趋势。融入正念元素的认知行为疗法，如正念认知疗法、辩证行为疗法、接纳与承诺疗法，是第三代认知行为治疗的主要代表。

正念认知疗法是融合了正念减压疗法和传统认知疗法的一种治疗方法。该疗法一般持续 8 周，每周 1 次，每次约 2 h，治疗形式一般为团体治疗。训练内容包括正式和非正式冥想的各种做法，主要有引导全身扫描、静坐冥想和行走冥想、注意运动、3 min 呼吸空间、关注日常活动等。每次训练结束时均会布置家庭作业，作业一般是鼓励来访者每天花 45 min 练习正念活动。此外，正念认知疗法也包括一些认知和行为元素。不过，在认知方面，正念认知疗法并非如传统的认知疗法一样着重于发现并改变非适应性的思维，而是去观察并接受它们，进而减少这些思维。行为方面，会鼓励来访者用心完成增进幸福感的活动，如洗澡、听悦耳的音乐或出去散步等，并制订行动计划。正念认知疗法最初只用于治疗抑郁症及抑郁症的复发预防，目前，已被应用于治疗焦虑症、强迫症、双相情感障碍等多种精神障碍，以及慢性疼痛、癌症等临床心身问题，有着较好的疗效。

辩证行为疗法的一个重要部分便是正念，该疗法强调患者与治疗师、理性与感性、接受与改变之间的辩证平衡与协调，而不是一味强调改变非适应性的思维和行为。该疗法的基本思想是主张通过学习“中道”思想而消除极端行为，并达到一种平衡状态。中心方法是社会心理技能训练和治疗策略的应用，其中治疗策略主要包括辩证法策略、合理化认同策略和“啦啦队”鼓励策略。辩证行为疗法最初用于治疗边缘性人格障碍，目前的应用范围正逐渐扩大，在治疗其他精神障碍，如抑郁症、进食障碍、焦虑症、人格障碍及物质依赖等方面均有明显效果。

接纳与承诺疗法以功能情境主义为哲学基础，强调一个事件是否要被改变取决于其功能，而不再局限于“原始认知内容的改变”（如直接改变不良情绪或不合理信念本身）。该疗法的治疗目标在于更多地与此时此刻联结，通过平衡接纳与改变来提高心理灵活性，进而实现有价值的结果。以此为目标，该疗法包括提高心理灵活性的两大过程，即正念与接受、接纳与改变，具体又包含 6 个关键过程：完全接纳、认知解离、以己为景、关注当下、明确价值和承诺行动。临床研究已证明，接纳与承诺疗法在抑郁症、焦虑症、进食障碍、物质滥用等相当广泛的临床问题上都取得了良好效果。

第5节 来访者中心治疗

来访者中心治疗是由美国心理学家罗杰斯于20世纪40年代创立并发展的具有重大影响的一种心理治疗流派。

来访者中心治疗的基本理念包括：人是具有潜能的、正在成长着的个体，人有能力解决自己的问题；如果人各方面发展良好，则可以让意识指引其行为直到完全实现其最大潜能；心理或行为障碍的产生是由于其个人成长受阻所致；个体成长受阻是因为个体在成长的过程中遭受“条件性积极关注”，这迫使个体歪曲自己真实的感觉，并不自觉地将这些本属于父母或他人的价值观念内化，变成自我人格结构的一部分，以至于渐渐地出现自我意识不良以及“现实自我”与“理想自我”的差距；治疗本身是指导来访者认识和了解自我、发挥潜能。

相比较传统的心理治疗，来访者中心治疗的特点包括：不把治疗对象称为患者而称“来访者”；整个治疗是非指导的，以来访者为中心，不强调专家的作用，只引导来访者抒发自己的情感，发挥本人的潜能；关注治疗的环境和气氛，强调情感理解，使来访者感到治疗师与他产生了共鸣，不进行“心理分析”，也不实施行为“矫正”；注重人格发展过程的改变，而不是人格结构的改变。

一、主要理论★★△

来访者中心治疗的理论基础是人本主义心理学理论。人本主义心理学理论主要包括人本主义的人性观、马斯洛的需要层次理论、罗杰斯的自我论。

（一）人本主义的人性观

人本主义理论持有人性本善的人性观，其观点主要包括：①人是理性的，善良和值得信任的。②人对自己也有一定的信任。③人的取向是成长、健康、独立自主、自我认识和自我实现。④每个人都是有价值的，有尊严的独特个体。⑤人有能力认识和主掌自己的命运。⑥人有自发性，可以自然地成长。⑦人的行为常会被自己的自我形象所影响。

（二）马斯洛的需要层次理论

马斯洛是人本主义心理学的主要代表人物。他认为人类行为的驱动力并非如弗洛伊德所说是性本能，而是人的需要。需要有先天的遗传基础，但需要的满足与表现主要取决于后天的环境。马斯洛将人的需要分为5个层次，好像一座金字塔，由下而上依次是生理需要、安全需要、归属与爱的需要、尊重需要和自我实现的需要。位于金字塔下方的为低层次需要，位于上方的是高层次需要。马斯洛认为，人类的各种需要不仅是有层次的，而且也是彼此关联的，只有较低层次的需要满足了，个体才会产生较高层次的需要。自我实现是人类最高层次的需要。所谓自我实现是指成为我们应该成为的人，包括完美人性的实现及全部潜在能力的实现。

（三）罗杰斯的自我论

自我论是罗杰斯人格心理学的基本理论。罗杰斯认为，自我是人格形成、发展和改变的基础。自我可以分为主体自我（行动者和观察者）、客体自我（个体对自己本身的知觉和认识）。

在自我的发展过程中，个体应遵循有机的价值过程。有机的价值过程是指个体对经验进行评估的参照标准是自我实现的倾向，而非他人的价值标准。凡是与自我实现的倾向相一致的经验就会被个体喜欢和接纳，反之，就会被回避和拒绝。与有机的价值过程相对应的是价值条件化或条件性积极关注。每一个儿童都有被爱和被重视的强烈需要，特别是父母的爱和关注。父母的爱可以是无条件的，也可以是有条件的。如果父母的爱是无条件的，那么孩子便可以自由地表达自己内心的感情和感受，并能够认可自己的感受。但是，如果父母的爱是有条件的，是根据孩子的行为选择性地给予的，那么，儿童就会学会根据父母的价值观去重新定义自己的行为。这个过程，罗杰斯称之为“价值条件化”。由此可见，价值条件化就是儿童把父母的价值观内化为自己的自我概念中的一个过程。一旦这样，儿童的自我概念就会受到扭曲。罗杰斯认为，条件性积极关注是儿童心理障碍产生的根源。因此，他强调对儿童的各种行为都应给予关注，无条件不加批判地接受，创造一种平等、和谐、真诚、理解的环境，这样儿童才能够健康成长。

二、基本技术★★△

来访者中心疗法并没有如同心理动力学疗法、行为疗法等其他疗法一样，拥有具体的治疗技术。该疗法特别强调治疗的条件与氛围，以及良好的治疗关系的建立。

罗杰斯认为，心理治疗是一种过程而非技术，只有治疗者营造一个真诚、积极关注和共情的氛围，才能使来访者认识与理解自己的问题，并开始自我成长与改变。真诚指的是治疗师要做到真实、坦诚，要以开放的心态表达他与来访者在一起时的真实情感、思想和态度，这是治疗最基本的条件。如果治疗师能够真诚地表达并接纳来访者的弱点和困惑，那么来访者也更容易接受自己的这些情感。无条件的积极关注指的是以一种平等、深切的关心来对待来访者，对来访者的所有思想、感情和行为给予无条件的接纳。这当然并不意味着治疗师可以接受来访者的所有行为，有时治疗师会真诚地表达出自己对来访者的反对意见和看法，这也是治疗师真实地表达自己思想感受的具体表现。但总体来说，治疗师仍然把来访者作为一个值得尊敬的、可信赖的人加以看待。罗杰斯认为，来访者无条件的关心、珍视、接纳和重视的程度越深，治疗成功的可能性也就越大。准确的共情指的是治疗师要有能力准确地理解来访者的内心体验，即一种设身处地、站在对方的立场去理解对方感受的能力。同时，治疗师还要能够准确地向来访者表达自己的这种共情。

罗杰斯认为，建立良好的治疗关系，是治疗取得效果的充分与必要条件。如果治疗师能够建立这种治疗关系，来访者就会通过这种关系发生积极的改变，如果不具备这种关系，改变也不会发生。罗杰斯把这种能够促进积极改变的治疗关系归纳为以下几个特征：①来访者和治疗者有心理意义上的接触。②来访者处于一种不协调的状态，带有攻击性或焦虑的情绪。③治疗师处于一种一致的、内部整合的状态。④治疗师无条件地接受和关注来访者。⑤治疗师对来访者的体验表示共情，努力与来访者交流。

（张 宁 杨 华 李晓白）

参考文献

[1] 沈渔邨．精神病学．5版．北京：人民卫生出版社，2009.

[2] 马辛，赵旭东．医学心理学．3版．北京：人民卫生出版社，2015.

[3] 姚树桥，杨彦春．医学心理学．6版．北京：人民卫生出版社，2013.

[4] 许又新．心理治疗关系．中国临床心理学杂志，1993，1：8-10.

[5] 李孟潮，田玉荣．如何理解心理治疗中的治疗关系及其特点？中国心理卫生杂志，2002，16（2）：135-139.

[6] 孙远．正念认知疗法的兴起与发展［C］// 心理学与社会和谐学术会议论文集，武汉：武汉大学，2014.

[7] 石林，李睿．正念疗法：东西方心理健康实践的相遇和融合．中国临床心理学杂志，2011，19（4）：566-568.

[8] 王蕾．辩证行为疗法治疗策略应用探析．中国心理卫生杂志，2009，23（6）：381-384.

[9] 曾祥龙，刘翔平，于是．接纳与承诺疗法的理论背景、实证研究与未来发展．心理科学进展，2011，19（7）：1020-1026.

第25章　电休克治疗

电休克治疗（electroconvulsive therapy，ECT），又称为“电抽搐治疗”或“电痉挛治疗”，是用适量的电流刺激大脑，引起患者意识丧失、皮质广泛性脑电改变和全身短暂痉挛，以达到治疗精神症状的目的。ECT应用于临床已有80余年的历史，对抑郁发作、双相障碍、精神分裂症等疾病疗效肯定。目前，广泛应用于临床的为改良电休克治疗（modified electroconvulsive therapy，MECT）。

第1节　发展与沿革

16世纪瑞士医师Paracelus使用口服樟脑酊使患者产生全身抽搐来治疗精神错乱。20世纪初，匈牙利人Lazlo Meduna使用降低痉挛阈值的化学制剂戊四氮（卡地阿唑）诱发全身性痉挛发作，达到治疗某些精神障碍的目的。

1938年意大利人Lucio Bini第一次使用电流诱发痉挛发作来治疗精神障碍，即ECT。20世纪80年代始，在ECT前加用静脉麻醉药和肌肉松弛药，治疗时选择短脉冲刺激，在不出现痉挛的情况下达到治疗目的，即MECT。MECT减轻了患者的恐惧感，也没有骨关节方面的禁忌证和并发症，使治疗的安全性有了进一步的改善。MECT治疗自问世以来，已被广泛应用至今。

第2节　作 用 机 制

目前ECT的作用机制仍不清楚，与治疗作用相关的假说多建立在精神障碍的病因学假说基础上。研究重点涉及癫痫发作及终止、神经生化、神经内分泌及神经营养等。

一、癫痫发作假说

癫痫发作假说认为，ECT是通过诱发癫痫波而发挥治疗作用的。研究显示，ECT诱导出的癫痫波越强，激活脑干的作用则越强，治疗作用也越强。与ECT相比，不诱发癫痫波的脑部刺激治疗的疗效较差，如rTMS、迷走神经刺激（vagus nerve stimulation，VNS）等。

二、抗抽搐假说

抗抽搐假说认为，ECT的治疗作用与抑制性神经递质释放增加有关。ECT治疗时中枢神经系统会释放降低大脑兴奋性的抑制性神经递质（如γ-氨基丁酸等），这些神经递质一方面抑制抽搐发作，另一方面发挥治疗精神障碍的作用。

三、神经生化假说

神经生化假说认为，ECT可以逆转精神障碍所致的单胺类神经递质浓度异常。如ECT对情绪的改善作用可能是通过广泛激活中枢神经系统的DA及5-HT活性而实现的。

四、神经内分泌假说

神经内分泌假说认为，ECT可以通过调节内分泌功能紊乱而发挥治疗精神障碍的作用。如躁狂发作或抑郁发作时，患者存在下丘脑－垂体－肾上腺轴（HPA轴）紊乱，ECT可以影响下丘脑相关激素的分泌，改变与HPA轴功能紧密相关的激素浓度，包括催乳素、促肾上腺皮质激素、精氨酸加压素及神经肽等，进而缓解情绪症状。

五、神经营养假说

神经营养假说认为，ECT 引发的电活动对边缘系统起到类神经营养作用，从而达到治疗精神障碍的目的。研究证实，抑郁发作患者双侧海马体积缩小，经 ECT 治疗后双侧海马体积有所增加，抑郁症状也随之缓解。动物实验发现 ECT 可促进成啮齿类动物的海马神经增殖及增加齿状回神经突触密度。

第3节 适 应 证

ECT 可用于抑郁发作（包括双相情感障碍抑郁发作）、躁狂发作、精神分裂症等精神障碍。ECT 疗效确切，在临床治疗中可单一用于自杀、兴奋等紧急情况，也可作为二、三线的辅助治疗。

一、抑郁发作★★★△△△

在抑郁发作的治疗中，MECT 的疗效肯定。对于拒食、自杀等紧急情况，MECT 可作为治疗的首选方案。抑郁发作在以下几种临床状况下可优先药物联合 MECT 治疗：①重度抑郁发作伴自伤行为、明显自责自罪者。②抑郁发作时充分的抗抑郁药治疗无效患者。③伴精神病性症状、紧张综合征、木僵状态的抑郁发作患者。④因躯体疾病不能给予药物治疗的患者。

MECT 在抑郁发作急性期治疗通常需隔日 1 次。充足的疗程有助于最大限度地缓解症状。巩固期治疗，MECT 治疗参数不变，MECT 持续治疗时间应从每周 1 次连续 4 次，到每 10 天 1 次连续 3 次，再到每 2 周 1 次；在 6 个月的治疗中，间隔时间最长不超过 2 个月。如在治疗过程中症状再次出现，可缩短间隔时间直至病情稳定，通常治疗不需要超过 6 次。维持期治疗，可对多次反复发作的患者选择 MECT 维持治疗 6 个月以上。

二、躁狂发作★★★△△△

在躁狂发作的治疗中，MECT 是一种非常有效的治疗手段。治疗中可根据患者的临床表现在各个治疗步骤中考虑联合 MECT 治疗。下列几种临床状况下，躁狂发作患者可优先选择药物联合 MECT 治疗：①严重躁狂发作（如极度兴奋躁动、冲动伤人）需尽快控制症状者。②躁狂发作在充分药物治疗下无效者。③伴精神病性症状者。④其他治疗的风险超过 MECT 治疗风险者。MECT 对躁狂发作的持续和维持治疗报道较少。

对躁狂发作特别兴奋躁动患者需控制时，治疗的最初 3 d 每天 1 次 MECT 以控制症状。之后隔日 1 次直至治疗完成，通常总次数为 6～12 次。MECT 存在耐受性问题，尽可能避免短期内频繁重复治疗。采用 MECT 治疗时，应根据患者的具体情况，选择单一使用或合用一种或多种心境稳定药治疗。

三、精神分裂症★★★△△△

MECT 对精神分裂症是有效的。在中国精神分裂症防治指南中建议在以下几种临床状况下可优先药物联合 MECT 治疗：①以严重幻觉、妄想等精神病性症状为主的且不合作患者。②以兴奋、激越和暴力行为为主的患者。③以紧张综合征或精神运动性抑制为主的患者。④以阳性症状为主同时伴抑郁等心境症状患者。⑤拒食、违拗的患者。⑥其他有严重威胁患者生命的患者。⑦难治性精神分裂症的患者。在世界生物精神病学会联合会（the World Federation of the Societies of Biological Psychiatry，WFSBP） 和 APA 指南中，MECT 仅推荐用于难治性的精神分裂症。

MECT 治疗次数视患者的疗效及不良反应而定，一般为 10～12 次。对于症状较多的患者，采用 MECT 治疗合并药物治疗可以缩短患者的住院时间。MECT 持续治疗的研究刚起步，部分专家推荐，患者如存在药物预防复发失败，不能耐受药物的不良反应，对药物依从性差的患者可考虑 MECT 的持续治疗。

四、其他精神障碍★★★△△△

其他精神障碍如具有混合特征、快速循环特征、伴有精神病性症状的双相情感障碍，一些神经症如强迫障碍、焦虑障碍、分离障碍、躯体症状障碍、进食障碍和功能性疼痛在精神药物治疗无效或对药物治疗不能耐受者可考虑选用 MECT 治疗。

五、器质性疾病所致精神障碍★★★△△

器质性精神障碍如系统性红斑狼疮、闭合性脑外伤、精神发育迟缓、癫痫等疾病伴发的精神障碍，在其他治疗无明显效果的情形下可考虑 MECT。

六、特定人群的精神障碍★★★△△

（一）儿童和青少年患者

儿童和青少年的 MECT 适应证与成人相似，尤其在儿童青少年期的情感障碍、紧张型精神分裂症等方面疗效显著。以下情形中可优先选择 MECT 治疗：①病情危重可能危及生命（如自杀倾向或木僵、拒食等）。②有严重冲动伤人、毁物行为者。③对药物治疗不敏感或不能耐受的精神分裂症患者。④采用其他治疗无效的患者。同时 MECT 也可用于儿童孤独症和神经发育障碍伴有精神和行为障碍的治疗。对儿童和青少年的研究显示，MECT 的安全性较高；但临床治疗中，医师必须根据疾病、患者和家人态度及可选择的其他治疗方案，权衡风险和益处来决定是否进行 MECT 治疗。治疗前必须获得患者监护人的知情同意，包括向相关家属详细介绍 MECT 治疗及 MECT 对患者可能存在的影响。

12 岁以下儿童使用 MECT 应谨慎。虽然报道显示 12 岁以下儿童进行 MECT 治疗后患者的症状有明显改善，且尚未发现大脑有组织病理学损伤，但很多国家对 12 岁以下儿童使用 MECT 治疗持谨慎态度，个别地方如美国的加利福尼亚州禁止 MECT 治疗应用于 12 岁以下儿童。

（二）老年患者

老年患者以下情况适用 MECT：①抑郁发作及双相情感障碍伴明显自杀倾向、兴奋、躁动、严重激越、拒食、木僵者。②精神分裂症患者幻觉、妄想明显但药物治疗效果不明显，既往对 ECT 有效，更愿意接受 MECT 治疗的患者。MECT 也可用于有骨折病史或骨质疏松者、年老体弱者和部分心血管疾病的抑郁发作患者，治疗前需知情同意。对于老年患者，疗程一般为 4～6 次，如仍无效，应重新进行临床讨论和评估。

（三）妊娠期患者

据国外文献报道，对于妊娠期抑郁发作患者，伴明显精神病性症状、有严重自杀风险且其他治疗均无效时，MECT 作为最后的治疗手段，且必须经过严格临床适应证评估后才能实施。因为 MECT 会导致胎儿心率下降、子宫收缩、新生儿早产等诸多不良反应。但研究发现 MECT 致畸的风险小于药物。对于重度抑郁发作的妊娠期妇女在病情危及生命时，为尽快控制症状、缩短病程可以在治疗早期使用。对于妊娠期妇女疗程一般为 4～6 次，如仍无效，应重新进行临床讨论和评估。

第 4 节　禁　忌　证

有些疾病可增加治疗的危险性，但并非都绝对不能进行 ECT 治疗，应根据具体情况掌握。ECT 或 MECT 的主要禁忌证如下。

一、ECT 的禁忌证★★★△△

1. 急性全身感染性疾病和未痊愈的化脓性疾病。
2. 严重电解质紊乱，血钾＞5.0 mmol/L 或血钾＜3.3 mmol/L，内分泌疾病（血糖＞10 mmol/L）。
3. 颅内高压，如大脑占位性病变、颅内出血、脑血管意外、颅脑损伤、炎症及其他增加颅内压的病变。
4. 严重心血管疾病，冠心病、原发性高血压（血压＞150/95 mmHg）、高血压心脏病、主动脉瘤、严重心律失常（心电图示频发房性期前收缩、室性期前收缩、左束支传导阻滞等）及心脏功能不稳定的疾病。
5. 严重呼吸系统疾病，严重支气管炎、哮喘、活动性肺结核。
6. 严重的消化系统疾病，如严重消化性溃疡。
7. 严重的血液系统疾病，贫血者血红蛋白＜80 g/L、血小板严重减少。
8. 严重的肝病。
9. 严重的肾病如嗜铬细胞瘤。
10. 营养不良或胆碱酯酶缺乏症。
11. 严重青光眼和先兆性视网膜脱离。
12. 新近或未愈的骨关节疾病。
13. 其他严重躯体疾病、对麻醉药品过敏者。

二、MECT 的禁忌证★★★△△

MECT 无抽搐发生，无绝对禁忌证，但有些疾病的存在可增加治疗的风险，必须高度注意。

1. 颅脑占位性病变及其他增加颅内压的病变。
2. 最近的颅内出血。
3. 出血或不稳定的动脉瘤畸形。
4. 心脏功能不稳定的心脏病。
5. 视网膜脱离。
6. 嗜铬细胞瘤。
7. 导致麻醉危险的疾病，如严重呼吸系统疾病、肝肾疾病和胆碱酯酶缺乏症。
8. 正在使用利舍平、碳酸锂治疗者。
9. 抗胆碱药物、某些抗生素如卡那霉素、奎尼丁、苯乙肼等药物均有抗胆碱酯酶的作用，可影响肌肉松弛药琥珀酰胆碱的水解而延长半衰期。

第 5 节　治 疗 方 法

治疗室应为一个令人愉快、光线充足、能使工作人员及设备正常运转的空间，应设有候诊区及观察区，以最大限度地减少外界干扰。治疗室应有足够大的面积，配备治疗台、电休克（抽搐）治疗仪、人工呼吸机、多功能监护仪（含心电、血氧、呼吸等方面的监护功能）、负压吸引器、抢救车及常规抢救药品等基本设施。观察区内放置观察床，供已结束治疗的患者休息并使治疗者能够对患者进行观察。

一、ECT 的治疗方法

（一）治疗准备

治疗前常规测量脉搏、呼吸和血压。患者平躺在治疗床上，松开腰带和领扣，两肩胛间部放一枕头。用包裹纱布的橡皮牙垫置于患者的两侧牙齿间，并让患者咬住，医师用力托住患者下颌并固定牙垫以防牙齿损害、咬伤唇舌和下颌脱位。ECT 治疗医师坐在治疗床头前面，两侧各有一名护士保护患者的肩关节、肘关节、髋关节、膝关节，防止在抽搐时出现关节脱臼和肌肉拉伤。施用导电剂，电极放在头部双颞侧（太阳穴）或单侧大脑非优势半球的顶颞侧（百会穴－太阳穴）。

（二）治疗过程

准备就绪后，医师开动治疗机，电压 70～130 V，时间 0.1～0.5 s；或电流 90～120 mA，时间 1～3 s，可得到一次成功的发作。发作时，首先是强直期，10 s 后，缓慢地过渡到阵挛期，整个发作持续 30～50 s。发作时，肩部由一名护士轻轻扶住即可，不需用力按住，以防止上肢过度运动造成肩关节或肘关节脱臼；下肢不必扶住，让其自由运动即可，这样可以防止由于强有力的“保护”而造成骨盆或股骨颈骨折。强直期心跳停止，阵挛期心率每分钟增加 20～30 次，可有一过性心律失常，心肌的改变是轻微、暂时的，由于发作时呼吸暂停和缺氧所致。治疗时收缩压增加 6.5～7.8 kPa（50～60 mmHg），舒张压不增加，30 min 内血压恢复正常。发作时呼吸暂停 40～60 s，接着是短促吸气，而后变深，有鼾声，后来呼吸加快，一般在 1～2 min 恢复自主呼吸。

（三）治疗后观察与护理

治疗后，医护人员首先应注意患者呼吸。作为一种安全措施，应立即常规给予胸部按压式人工辅助呼吸，并用吸痰器吸净患者口鼻处的分泌物。如果患者发绀明显，应当给氧。待患者呼吸恢复正常后，才能送回病房卧于床上，应密切观察以防止患者坠床。待患者安静、合作、能够正确回答简单问题、认识周围环境以后，才能起床活动。若患者出现兴奋或有攻击行为，应当暂时约束在床上或给予地西泮 5～10 mg 静脉注射。

二、MECT 的治疗方法★★★△△

（一）治疗前准备

1. 治疗前 2～3 d 的准备

（1）评估患者：详细了解现病史、既往史、用药史、过敏史、麻醉史等；进行系统的体格检查、神经系统和精神状况检查；注意患者有无牙齿松动及义齿、脊柱及四肢有无畸形等。明确患者有无治疗适应证。

（2）辅助检查：常规进行血常规、生化、肝功能、肾功能、心肌酶、心电图、脑电图、头颅 CT、X 线胸片、脊柱 X 线片等辅助检查，以排除治疗禁忌证。

（3）药物调整：如停止使用利舍平等药物，因为治疗期间曾有患者死亡的报道。若应用 TCAs 或 MAOIs，治疗前需停用以减少操作上的危险性。特别是应用 MAOIs 的患者，通常应停药 10～14 d 再给予MECT。由于锂盐可能减少双相情感障碍患者诱发躁狂的机会，治疗前应尽可能地停用锂盐药物及所有能够提高抽搐阈值的药，如苯二氮䓬类药物、抗痉挛药，最好停用，若继续使用，治疗时需要更强的电流。

2. 治疗前1 d的准备

（1）获得知情同意：包括MECT治疗知情同意和麻醉知情同意。向家属交代进行治疗的必要性、疗效、可能出现的不良反应和风险，获得家属的知情同意；同时，麻醉师应在对患者充分评估的基础上与患者家属签订麻醉知情同意书，交代麻醉可能出现的风险。对于有自知力的患者，还应取得患者本人的知情同意，签署知情同意书。

（2）禁食、禁水：患者在治疗前一天晚饭后应禁饮食，保证在治疗时已禁食、禁水6 h以上，以免治疗时腹部肌肉收缩引起机械性反流，导致呼吸道阻塞。

3. 治疗当天的准备

（1）安全核查：①知情同意核查，再次核查治疗及麻醉知情同意书签署情况。②禁食、禁水核查，再次核对患者已禁食、禁水6 h以上。③其他核查，如摘掉义齿、义眼、发卡和其他金属物品，清除所有化妆及去除指甲油（以免影响血氧饱和度测查）。排空大小便。

（2）生命体征监测：测量体温、血压、心率、呼吸等。

（3）急救药品准备：抢救车及常规抢救药品齐备。

（4）医务人员相关准备：治疗医师核对医嘱，再次确定已排除禁忌证患者，建立患者治疗单并做好登记、记录，检查抢救设备和药品准备情况。麻醉医师查对检查项目有排除麻醉禁忌证患者、查验抢救设备和药品准备情况。正确计算患者应使用的麻醉药剂量和肌松药剂量。护理人员查验抢救设备和药品准备情况，核对患者的病室、床号、姓名，指导患者卧床。严格执行无菌静脉穿刺，确保药物安全注入。

（二）治疗过程

1. 打开MECT治疗仪和多参数监护仪，开通氧气，确保仪器运转正常。

2. 患者平躺于治疗床上，连接好脑电图仪、心电图仪及MECT电极。电极有单侧和双侧2种。单侧放置是将2个电极均放置在患者的非优势半球侧，一个电极放置在一侧外眦和外耳屏连线中点上方垂直距离1 cm处，另一个电极放置在百会穴和同侧耳郭连线的中点；双侧放置是将2个电极分别放置在头部两侧外眦和外耳屏连线中点上方垂直距离1 cm处，为避免患者紧张可在麻醉后安放。观察患者血氧饱和度及心率变化。

3. 测量电阻（应为200～3000 Ω，低为短路，高为断路）。此时尽量减少与患者的接触，不调试设备。

4. 依据患者体重计算麻醉药及肌松药的用量。开通静脉通道，用25%葡萄糖20 ml，确保静脉通畅后，依次静脉注射下列3种药物。静脉注射药物过程中，以葡萄糖注射液或生理盐水间隔。静脉注射完成后，保持静脉通道，以便必要时抢救使用。

（1）硫酸阿托品0.5 mg，用生理盐水稀释至2 ml（心率＞100/min不用或减半），以使分泌物减少，并减少心血管系统并发症。

（2）丙泊酚200 mg（1.5～2.5 mg/kg）或依托咪酯20～40 mg（0.2～0.6 mg/kg）做诱导麻醉。至睫毛反射迟钝即可，不宜过深。静脉注射时间应在30～60 s，静脉注射依托咪酯时宜选用大血管，以减轻注射疼痛。

（3）氯琥珀胆碱100 mg用生理盐水稀释至5 ml（0.8～1.0 mg/kg），迅速静脉注射，使肌肉松弛。年轻人、肌肉发达者和年老体弱者个体差异较大，剂量酌情而定。

5. 使用麻醉药和肌松药时，注意观察患者血氧饱和度变化，保持呼吸道通畅，同时面罩加压给氧，使患者的血氧饱和度尽量保持在90%～100%，待患者肌肉完全松弛（60～90 s）后放好牙垫，行MECT治疗。

6. 电量调节原则上以引起痉挛发作的最低电量为准，以后根据上次的治疗情况进行调整，并根据不同的治疗机确定适当的通电参数，包括电流及通电时间。直流电治疗机电流量为80～110 mA，通电时间为1～3 s。MECT一般不出现痉挛发作，但会表现口角、眼轮匝肌、手指、足趾的轻微抽动，或仅皮肤出现鸡皮样的小疙瘩，持续30～40 s，为有效发作。

7. 发作结束后取出牙垫，待仪器描记完毕后，取下所有头部电极片。使患者头部后仰，保持呼吸道通畅，根据血氧饱和度变化随时加压给氧。直到患者自主呼吸恢复、呼吸频率均匀、血氧饱和度平稳不再下降，拔除静脉穿刺针，解除监护设备，将患者送入恢复室观察。记录治疗情况。

（三）治疗后监护

当发作终止时，治疗阶段也就结束了。发作后的主要任务是维持患者呼吸道通畅直至自主呼吸的恢复，到最后意识完全清晰。

1. **治疗区管理**　生命体征监测应持续到患者自主呼吸回复、有足够的潮气量并恢复咽反射后，未发生需要紧急医学评估或干预的不良反应，患者才可以离开治疗区转移到观察区。

2. **观察区管理**　观察区患者的管理应在麻醉医师监督下进行，在患者出现紧急情况时要随叫随到。观察区护士应继续观察患者情况，至少每隔 15 min 测量一次生命体征，并及时处理各种异常情况。待患者安静、合作、能够正确回答简单问题、认识周围环境、生命体征稳定后才能离开观察区返回病房。

3. **恢复后护理**　患者离开观察区后的 1 h，必须继续接受一定程度的恢复后护理。护理范围根据患者情况而定，总体来说包括观察生命体征、治疗身体任何部位的不良反应、进食等。条件允许时要卧床休息，直至恢复独立活动能力。

第6节　不良反应及处置

一、气道及呼吸系统症状★★△△

（一）舌后坠

头后仰，托起下颌。

（二）口腔内分泌物及异物

头转向一侧，吸除分泌物。

（三）喉痉挛

加压给氧，严重者给予环甲膜穿刺后加压给氧，对无效者可静脉注射氯琥珀胆碱 25～50 mg。

（四）支气管痉挛

解除痉挛诱因，可用氨茶碱 0.25 mg 加入 5% 葡萄糖溶液中缓慢静脉滴注。地塞米松 2～5 mg 皮下或静脉注射。

（五）肺不张

加压给氧，使潮气量＞800 ml/min。

二、循环系统症状★★△△

（一）低血压

补充血容量，给予升压药，如麻黄碱 10～30 mg 静脉注射，DA 20～40 mg 静脉注射。

（二）高血压

舒张压＞100 mmHg，收缩压高于基础值的 30% 可进行临床处置。如改善通气，可静脉注射乌拉地尔 25～50 mg；或硫酸镁 5 ml，深部肌内注射。

（三）窦性心动过缓

静脉注射阿托品 0.25～0.50 mg。

（四）窦性心动过速

吸氧，补充血容量，静脉注射毛花苷 C 0.2～0.4 mg 或新斯的明 0.5 mg。

（五）频发室性期前收缩

吸氧，利多卡因 1.0～1.5 mg/kg 静脉注射。以后需停止 MECT。

三、消化系统症状★★△△

（一）恶心、呕吐

通常 25% 的患者主诉恶心，可在治疗前给予甲氧氯普胺和昂丹司琼加以预防；密切观察患者有无颅内压增高的体征，是否有脑血管意外迹象。

（二）误吸引起的吸入性肺炎或化学性肺炎

给予对症处理。两者死亡率极高，故术前应绝对禁食、禁水。

四、认知功能改变★★△△

（一）记忆损害

无论是接受 ECT 还是 MECT 的患者，均可出现较为明显的近记忆损害，损害的程度因人而异。APA ECT 小组认为，记忆损害的发生与电极放置有关，双侧治疗发生率大于单侧。治疗的次数、高刺激强度也会影响记忆。在治疗结束后的记忆损害可能还与中枢神经系统缺氧有关。记忆减退多在停止治疗后6个月内恢复，无须特殊处理。

（二）谵妄

MECT引起的谵妄可以出现在整个治疗过程中或在治疗停止后还可持续数天。主要表现有：①不宁、激越。②定向障碍。③意识模糊。④反复出现刻板动作。⑤理解力受损。⑥不能应答指令。⑦继发阶段性记忆障碍。大多数患者5～45 min便可自行恢复，倘若出现严重谵妄，则需要支持治疗和药物治疗。可给予地西泮10～20 mg静脉注射，并在以后的ECT中减少频率和减低刺激电量。

五、其他并发症★★△△

（一）头痛

约45%的患者ECT后存在头痛症状，无须特殊处理，重者对症给予解热镇痛药，如非甾体抗炎药酮咯酸静脉注射。

（二）骨折和骨关节脱臼

这种情况只在ECT中发生，特别是肌肉发达的患者，抽搐时会产生强烈的牵拉而引起。

（三）牙龈损伤、舌咬伤、牙龈出血

在治疗时应注意保护。

（四）抽搐发作

在接受ECT后，极少数患者可以出现自发的抽搐发作。有的仅发作1次，有的可发作多次。

（五）肌肉疼痛

一些患者在ECT治疗后会出现肌肉疼痛，尤其是首次治疗后。主要是由于使用了去极化的肌松药后强烈的肌肉自发性收缩造成，可以用非去极化的肌松药来缓解这一症状。此外，如果肌肉疼痛是由于肌肉过度痉挛造成的，可以通过增加肌松药的剂量来缓解疼痛。也可以用阿司匹林、对乙酰氨基酚或非甾体抗炎药对症治疗。

（六）死亡

美国的资料显示，ECT的死亡率为0.002%～0.003%。四川大学华西医院心理卫生中心近5年对患者施行MECT 10万余例，死亡1例。总体情况而言，如果严格掌握治疗的适应证和禁忌证，并注意操作中的各种问题，ECT可视为一种较安全的治疗手段。

第7节　合并用药问题

一、ECT前可以使用的药物★△

患者在治疗当日早晨应限制其他的药物摄入，因药物需用水吞服。但对ECT诱导的生理改变起保护作用的药物和能够使患者达到最佳医学状态的药物可以在ECT前给予。如抗高血压药、抗心绞痛药、抗心律失常药、抗反流药、皮质类固醇激素、除茶碱外的支气管扩张药等。

二、ECT前应该停服或限制使用的药物★△

茶碱会出现癫痫的持续发作，青光眼患者应用依可碘酯会延长呼吸暂停的时间，因此建议在使用ECT时停用或换用其他的药物。因阿尔茨海默患者需服用胆碱酯酶抑制药如盐酸多奈哌齐、利斯的明、他克林和加兰他敏等，尽管临床上还没有相关的证据，但在临床上需加以注意。利尿药及降血糖类药物需停服。

在ECT时，使用苯二氮䓬类药物会干扰抽搐的发作和影响疗效，所以在临床治疗过程中应尽可能降低或减少苯二氮䓬类药物使用，且在治疗前24～48 h保持剂量稳定以免延迟发作。既往在ECT前48 h应停用锂盐，目的为减少谵妄的发生和认知功能的损害。但新近研究显示，治疗期间同时服用锂盐并未增加上述反应的发生。MAOIs及抗抽搐药需限制使用。

三、ECT中药物的协同作用★△

ECT不能治愈任何疾病，但能缓解急性期症状。因此，使用ECT的同时应根据具体情况合并药物治疗，以便停止ECT后继续服用药物维持疗效。抗精神病药联合ECT治疗精神分裂症可能比单纯使用其中一种方法更有效。抑郁症患者，在ECT的同时可以继续

服用抗抑郁药。ECT 疗效维持时间不长，治疗后必须加用其他治疗。可以预防性使用以预防复发。有些观察表明，每个月给患者进行一次 ECT 能够有效预防患者抑郁症状的复发。但有些研究未发现同样的结果。

（张克让　李忻蓉　周东丰）

参考文献

[1] Vallejo-Torres L, Castilla I, Gonzalez N, et al. Cost-effectiveness of electroconvulsive therapy compared to repetitive transcranial magnetic stimulation for treatment-resistant severe depression: a decision model. Psychol Med, 2015, 45 (7): 1459-1470.

[2] Song GM, Tian X, Shuai T, et al. Treatment of adults with treatment-resistant depression: electroconvulsive therapy plus antidepressant or electroconvulsive therapy alone? evidence from an indirect comparison meta-analysis. Medicine (Baltimore), 2015, 94 (26): e1052.

[3] Liu Y, Du L, Li Y, et al. Antidepressant effects of electroconvulsive therapy correlate with subgenual anterior cingulate activity and connectivity in depression. Medicine (Baltimore), 2015, 94 (45): e2033.

[4] Hagen E, Shprung D, Minakova E, et al. Autism-like behavior in BTBR mice is improved by electroconvulsive therapy. Neurotherapeutics, 2015, 12 (3): 657 666.

[5] Guloksuz S, Arts B, Walter S, et al. The impact of electroconvulsive therapy on the tryptophan-kynurenine metabolic pathway. Brain Behav Immun, 2015, 48: 48-52.

[6] Deng ZD, McClintock SM, Oey NE, et al. Neuromodulation for mood and memory: from the engineering bench to the patient bedside. Curr Opin Neurobiol, 2015, 30: 38-43.

[7] GM Goodwin, Haddad PM, Ferrier IN, et al. Evidence-based guidelines for treating bipolar disorder: Revised third edition recommendations from the British Association for Psychopharmacology. Psychopharmacol, 2016, 30 (6): 495-553.

[8] Thibaut F, Boutros NN, Jarema M, et al. Consensus paper of the WFSBP task force on biological markers: criteria for biomarkers and endophenotypes of schizophrenia part I: Neurophysiology. World J Biol Psychiatry, 2015, 16 (5): 280-290.

[9] Yatham LN, Kennedy SH, Parikh SV, et al. Canadian network for mood and anxiety treatments (CANMAT) and international society for bipolar disorders(ISBD)collaborative update of CANMAT guidelines for the management of patients with bipolar disorder: update 2013. Bipolar Disord, 2013, 15 (1): 1-44.

[10] Galletly C, Castle D, Dark F, et al. Royal australian and new zealand college of psychiatrists clinical practice guidelines for the management of schizophrenia and related disorders. Aust N Z J Psychiatry, 2016, 50 (5): 410-472.

[11] Piccinni A, Del Debbio A, Medda P, et al. Plasma brain-derived neurotrophic factor in treatment-resistant depressed patients receiving electroconvulsive therapy. Eur Neuropsychopharmacol, 2009, 19: 349.

[12] Okamoto T, Yoshimura R, Ikeno-uchi-Sugita A, et al. Efficacy of electroconvulsive therapy is associated with changing blood levels of homovanillic acid and brain-derived neurotrophic factor (BDNF)in refractory depressed patients: a pilot study. Prog Neuropsychopharmacol Biol Psychiatry, 2008, 32: 1185.

[13] Ota M, Noda T, Sato N, et al. Effect of electroconvulsive therapy on gray matter volume in major depressive disorder. J Affect Disord, 2015, 186: 186-191.

[14] Joshi SH, Espinoza RT, Pirnia T, et al. Structural Plasticity of the Hippocampus and amygdala induced by electroconvulsive therapy in major depression. Biol Psychiatry, 2016, 79: 282.

[15] Dukart J, Regen F, Kherif F, et al. Electroconvulsive therapy-induced brain plasticity determines therapeutic outcome in mood disorders. Proc Natl Acad Sci USA, 2014, 111: 1156.

[16] Tendolkar I, van Beek M, van Oostrom I, et al. Electroconvulsive therapy increases hippocampal and amygdala volume in therapy refractory depression: a longitudinal pilot study. Psychiatry Res, 2013, 214: 197.

[17] Nobler MS, Oquendo MA, Kegeles LS, et al. Decreased regional brain metabolism after ect. Am J Psychiatry, 2001, 158: 305.

[18] Perrin JS, Merz S, Bennett DM, et al. Electroconvulsive therapy reduces frontal cortical connectivity in severe depressive disorder. Proc Natl Acad Sci USA, 2012, 109: 5464.

[19] Abbott CC, Jones T, Lemke NT, et al. Hippocampal structural and functional changes associated with electroconvulsive therapy response. Transl Psychiatry, 2014, 4: e483.

[20] Lyden H, Espinoza RT, Pirnia T, et al. Electroconvulsive therapy mediates neuroplasticity of white matter microstructure in major depression. Transl Psychiatry, 2014, 4: e380.

[21] Sackeim HA, Luber B, Katzman GP, et al. The effects of electroconvulsive therapy on quantitative electroencephalograms. Relationship to clinical outcome. Arch Gen Psychiatry, 1996, 53: 814.

第 26 章　重复经颅磁刺激治疗及其他非药物治疗

第 1 节　重复经颅磁刺激治疗

一、概述

经颅磁刺激（transcranial magnetic stimulation，TMS）是一种神经刺激和神经调节电生理技术，原理基于电磁场转换和磁场在大脑中产生感应电场，该电场强度和密度足以使神经元去极化。Barker 等在 1985 年首先创立 TMS，其具有无损伤、无痛苦、定位准确和安全可靠的特点，很快被用于一些神经系统疾病的检查。实施 TMS 时，将一绝缘线圈放在头皮的特定部位上，当 TMS 刺激仪的电容器瞬间放电的电流通过这个线圈时，会在与线圈垂直的方向上产生强度为 1.5～4.0 T 的局部磁场，这个局部磁场会穿透头皮和颅骨，进入皮质并达到一定深度。刺激电流脉冲形成脉冲磁场，脉冲磁场又会导致在皮质等神经组织中产生感应电流，这个感应电流影响神经细胞功能状态，起到兴奋或抑制效应。

重复经颅磁刺激（repetitive transcranial magnetic stimulation，rTMS）是新型物理治疗技术。重复施加 TMS 脉冲时，可以调节大脑皮质兴奋性水平，调节效果（减少或增加皮质兴奋性）取决于刺激参数，并且刺激停止后作用效果仍会持续一段时间。刺激频率＜1 Hz 为低频 rTMS，＞1 Hz 为高频 rTMS。一般而言，低频 rTMS 降低皮质的兴奋性，高频 rTMS 使刺激部位大脑皮质的兴奋性增加。TMS 仪器主要包括 2 个部分，即产生快速变化电刺激脉冲的电路部分（包括电容充 / 放电系统和控制系统）和产生时变磁场的线圈。TMS 的刺激线圈有多种，主要形状有圆形、蝶形（也称“8”字）、锥形和 H 形等。圆形线圈作用面积比较大，8 字线圈作用面积小，聚焦性更好。除了线圈形状外，线圈半径对刺激性能也有很大影响，线圈半径越大，刺激深度越深，但聚焦性能相对减弱。

磁刺激和电刺激一个重要的不同点是，颅骨对大多数电刺激有很高的阻抗，而且电刺激通过头皮组织在 2 个电极之间产生较多分流；但颅骨对磁场是可通透的，没有阻抗。另外，电场的产生需要阳极和阴极，而单电极就可产生磁场。这些特点使磁场的能量比电场的能量更加聚焦，可使刺激聚焦在直径为 5 mm 的范围内，因此，TMS 可以精准刺激某处皮质。

在应用方面，单脉冲刺激或配对刺激对皮质的生理功能研究有很大价值，可用于测量皮质的抑制性、易化性、连接性或反应性等。rTMS 可用于抑郁障碍和精神分裂症等精神障碍的治疗。

二、治疗参数★★★△△△

rTMS 治疗参数包括刺激部位、强度、频率、每天刺激脉冲数、刺激时间、疗程等。刺激部位根据不同的疾病和干预的靶症状而选择，如治疗抑郁障碍时，目前应用较多且有明显疗效的位置有左背外侧前额叶及右背外侧前额叶，而对于精神分裂症的幻听症状，颞顶叶的刺激治疗效果较好。刺激强度，用运动阈值（motor threshold，MT）进行定量，MT 是指将线圈置于运动皮质 M1 处，目标肌群（如拇短展肌）完全放松状态下，逐渐增加刺激强度，使 50% 的刺激（10 次中有 5 次）引出运动诱发电位（motor evoked potential，MEP）峰 - 峰波幅＞50 μV（EMG 记录）的最小刺激强度值，即为 MT。rTMS 治疗精神障碍多使用 80%～120% 的 MT，最大不超过 120%。首日刺激强度建议不超过 100% MT，以降低刺激时患者的不适感。连续进行超过 2 周以上的治疗时，建议重新确定 MT。rTMS 治疗时的刺激频率一般在 0.3～30.0 Hz。目前，也有新型的 rTMS 模式 θ 短阵刺激（theta burst stimulation，TBS），也被称为双频刺激模式。TBS 基本短阵刺激频率为 5 Hz，属于 θ 频段；而被包埋在刺激短阵中的单个脉冲则以 50 Hz

的频率呈现，每个短阵刺激包含3个脉冲。临床应用rTMS时的剂量参数，包括每日刺激的总脉冲数、每日治疗持续时间、每天治疗次数、每周治疗天数、急性期治疗周数和巩固期rTMS治疗频度等。上述治疗参数，在不同治疗方案中都是不一样的。一般来说，每天给出的rTMS脉冲数不应小于2000次，治疗时间取决于治疗频率与刺激串的间隔时间，每次治疗30 min左右，急性期时建议治疗每周5次，持续4～6周。rTMS治疗有效者，巩固期建议进行每周2次的巩固治疗，持续3个月以上。

三、基本操作技术★★★△△△

与MECT不同，rTMS治疗不需要全身麻醉，在门诊很容易操作，并且安全性高，不良反应少，操作过程如下。

（一）治疗前准备

首先经具有rTMs经验的医师排除禁忌证，判断患者是否适合磁刺激治疗，并确定治疗参数。向患者及家属介绍rTMS治疗方案和可能出现的不良反应，签订治疗协议书。负责操作的工作人员，核对患者的姓名及诊断。同时确定患者有无下述情形：心脏起搏器、头颅内金属异物、体内金属置入物、耳蜗置入物、听力辅助装置等。治疗开始前将rTMS治疗仪刺激强度旋钮旋至最小。患者，尤其是门诊治疗患者，在治疗过程中应注意做好安全防范措施。

（二）确定MT

患者准备就绪后，请其坐在一张椅子上测定MT。目前，确定MT有2种常用方法。有条件的情况下，可借助肌电图诱发电位仪或磁刺激自带的MEP记录模块，确定对侧拇指相对应的皮质运动区，再进一步确定MT。如果磁刺激仪器没有配备MEP记录模块，可以使用目测法，即目测对侧拇指运动。

配有肌电图诱发电位仪的MT测定步骤如下：①开机后，调试出运动阈值测定界面。将时间基线调整为每格5 ms，灵敏度调整为每格10～20 μV，可根据目标肌群实际波形再调整。②患者取坐位，将手臂放在与臀部同一个平面上并放松，两手自然放置在椅子两侧扶手上，使手掌充分得到支撑，保证靶肌肉充分放松。如果测试的肌群不是在静息状态，则MT会有明显不同。如果想尽快确定测试肌群的皮质定位，可以让患者使该肌群紧张，这时MT降低，肌肉收缩也更容易被看到。③用酒精棉球擦拭皮肤，去除皮肤表面油脂，将肌电仪的3个表面电极，贴到治疗对侧手上；接地电极放在手背或上肢皮肤，2个检测电极放置在外展拇短肌部位。④TMS通过刺激运动皮质引出MEP而确定MT。

刺激大脑运动皮质诱发拇指运动的部位，位于国际脑电图学会标定的10～20电极导联定位标准中的C3（左侧）或C4部位（右侧）附近。所以，也可以C3或C4为刺激中心点，可略微移动，寻找最敏感的部位，确定MT。以最低的刺激强度获得10次中至少5次引出峰-峰波幅超过50 μV的MEP，即为MT，此刻操作界面显示的仪器输出功率强度值即为阈强度，rTMS治疗时的刺激强度又经常以MT的百分数表示。

国际临床神经电生理协会建议的MT测定步骤如下：先从阈下强度开始，每次增加5%仪器输出值，直到10～20个刺激脉冲中有50%可以诱发出MEP；或先从阈上强度开始，每次下降2%或5%仪器输出值，直到10～20个刺激脉冲不再有50%比例诱发MEP。在确定静息TMS过程中，应随机采用不同的脉冲间隔，一般间隔5 s以上，目的是为了避免前一个TMS刺激脉冲的后遗影响。

（三）确定及标记常用治疗部位

临床上常用的治疗部位主要有前额叶背外侧和颞顶叶。抑郁障碍和精神分裂症的阴性症状的治疗部位均为前额叶背外侧。精神分裂症的幻听症状治疗部位为颞顶叶。

1. 前额叶背外侧皮质

（1）运动皮质M1前移5 cm估测法：通过刺激大脑的运动皮质可以诱发拇指短肌肉收缩的位置而估测前额叶背外侧区。确定MT后，患者头部保持固定，线圈方向保持不变，平行向前移动5 cm，即为前额叶背外侧区。有些生产商制造的蝶形线圈的中心到线圈弧形交叉点的距离正好是5 cm，可以直接标记。这种经典的“前移5 cm”估测前额叶背外侧区的方法，来源于George和Wasserman的一项研究，他们利用概率大脑图谱确定一种通过运动皮质估测前额叶皮质位置的方法，建议TMS操作者在旁矢状平面从拇指运动皮质部位向前移动5 cm而确定前额叶背外侧的刺激位点。不过，最近也有学者提出“前移6 cm”可能更接近前额叶背外侧皮质（dorsolateral prefrontal cortex，DLPFC）中心。

（2）国际脑电图电极放置10-20/10-10系统的辅助定位方法：为了减小头颅大小对DLPFC定位的影响，Fitzgerald等建议使用国际脑电图电极放置10-

20/10-10 系统的辅助定位方法。这个系统是以识别解剖标志为基础，如鼻根、枕骨隆突和耳前点，根据这些解剖位点和头颅比例确定电极放置部位。这种方法需要操作者熟悉国际脑电图电极放置系统。左侧或右侧 DLPFC 分别对应于 F3 或 F4。因为这种定位方法考虑到了头部大小对治疗部位的影响，比“前移 5 cm”定位方法可能更为精确。

2. 左侧颞顶皮质 Hoffman 等为治疗幻听的定位估测提供了一种方法，即 T3P3 中点，此部位是 T3 和 P3 两点连线的中间位置，在 Wernicke 区的后缘。

3. TMS 定位导航系统 如果治疗室购买的 TMS 仪器配备有一套神经导航定位系统，操作者可以清楚地看到手中的线圈与受试者头脑内相对位置变化。以刺激大脑语言功能区为例，首先通过 fMRI 影像来确定受试者的语言功能区，再将图像调取到 Brain Sight 系统中。将受试者与其自身影像进行匹配，之后将配有定位跟踪感应器的线圈放置到受试者头上，这样可以在影像上清楚地看到语言功能区的位置与当前线圈刺激点的关系。图像中线圈刺激点将随着线圈的实际位置移动，操作者根据图像指示可以精确地将线圈定位到语言功能区，并调整好线圈与头颅之间的角度，开始实施刺激，使整个刺激过程完全在可视化状态下进行。

4. 对治疗部位标记 为便于患者在接下来的治疗中不用再重新寻找刺激位点，所以在第一次治疗时应对治疗部位进行标记，可用中性马克笔或甲紫标记，也可使用其他方便操作方法，如借助于白色游泳帽或电极帽进行标记。

（四）治疗参数的设置和保存

治疗参数设置时，应遵守国际 rTMs 安全操作指南建议的单串刺激持续时间及串与串的间隔时间等标准范围。不过，这个指南主要是针对经典 rTMS 范式而提出的。如果应用短阵快速脉冲刺激（theta burst stimulation，TBS）范式，刺激强度需要更保守些，有学者建议 90% MT 以下。治疗参数设定完之后，以不同文件名保存该参数，下次治疗时，直接调用。

（五）治疗实施

再次核对治疗参数，确认无误后开始治疗。卸掉肌电电极。患者取卧位或半卧位，躺在治疗床上，按照标记部位，将治疗线圈的中心放置在治疗部位，注意线圈纵轴方向与头颅成 45°。患者也可以坐在椅子上接受治疗。为了使患者感到舒适可以将椅背倾斜。一些制造商还设计了一种专用的 TMS 治疗枕椅，用于每次实施过程中精确固定线圈。头枕也可作为一个软约束来限制头部运动。TMS 手臂支架，它可以将线圈固定在一个精确的位置，以确保在治疗期间患者头部始终与线圈保持紧密接触。也有设备带有立体框架，可用于固定头部，患者将下颌依托在框架上，头部和肩膀略微前倾，框架高度可以调节，以使患者在治疗期间感到舒适为宜。

如果患者不能忍受磁刺激的声音或对声音敏感，可以佩戴耳塞。睡眠期间大脑皮质兴奋性可能发生变化，所以在治疗中，我们应鼓励患者放松，但不能入睡。

随后 TMS 操作者告诉患者治疗开始的时间、治疗的频率、持续时间和治疗的总串数。这可以帮助受试者减少每次治疗时的预期性焦虑。前几次治疗时，有些患者会感到刺激部位疼痛或眼角等处不适，应向患者解释这些感觉通常是一过性的或可以很快耐受，在治疗几天后会消失，一般只在治疗过程中出现，治疗结束后消失。对于反应较敏感的患者，治疗开始的第 1～2 天，可以适当降低刺激强度，待其适应后，再将刺激强度调上去。

在治疗过程中，操作人员的视线不能离开患者，要注意观察患者的面部表情反应和肢体反应等。刺激强度偏大的患者，嘴角部也会出现抖动等。更要注意刺激线圈位置偏移甚至滑脱等问题，以免意外发生。出现严重不良反应或意外事件时，应立即终止 rTMS 治疗。

（六）治疗结束后的处理

单日治疗结束时，患者取坐位，询问当日有何感觉或不适反应；老年患者在床边稍坐片刻，再离开。连续进行 2 周以上的治疗时，建议重新确定 MT。当线圈使用结束后，应放到磁刺激设备上固定的位置，不要随便放置，以免损坏线圈。停止工作后，先将刺激强度回零，按线圈控制钮，让线圈退出工作状态，指示灯为红色。先关闭仪器上的开关，再关闭接线板上的开关或拔下电源插座，确保仪器处于非工作状态时才可拔下插座，避免电容异常对操作人员产生伤害。

四、适应证★★★△△△

目前，rTMS 在精神科主要用于治疗抑郁症，它治疗抑郁症的效果已经获得很多临床证据支持。也有研究探索它对精神分裂症幻听及阴性症状、焦虑障碍、强迫障碍等的辅助治疗效果，研究结论尚无定论。

（一）抑郁障碍

rTMS 作为一种新型无创物理治疗技术，2008 年被美国 FDA 批准用于抑郁障碍的治疗，并建议若成年抑郁障碍患者经过一种抗抑郁药治疗后疗效不佳，就可以应用 rTMS 治疗仪进行治疗。

基于神经影像学研究发现，抑郁障碍患者左侧前额叶代谢异常降低，而右侧代谢则异常增高，并且这种大脑半球的不对称性程度与临床症状的严重程度呈正相关。rTMS 可能正是通过改善抑郁障碍患者的左、右侧前额叶功能不对称性，达到缓解患者抑郁症状的效果。高频 rTMS 刺激可以提高患者皮质兴奋性，而低频 rTMS 刺激则会降低皮质兴奋性。因此，应用高频率 rTMS 刺激左侧 DLPFC 区或低频率 rTMS 刺激右侧 DLPFC，均可以起到治疗抑郁障碍的效果。在抑郁障碍治疗参数的选择上，1 Hz 属于低频，一般刺激右侧 DLPFC 时选用；5 Hz、10 Hz、20 Hz 等属于高频，一般刺激左侧 DLPFC 时选用，其中 10 Hz 刺激左侧 DLPFC 是目前最常使用且效果较为明确的治疗方案。

研究表明，rTMS 具有中度抗抑郁作用。目前至少有 3 个大样本多中心研究显示，在左侧 DLPFC 应用高频的 rTMS 刺激，可以明显改善患者的抑郁症状。多项荟萃分析也证明 rTMS 具有抗抑郁效果，这些随机对照临床研究观测到的样本量已超过 4000 例抑郁障碍患者。有几项研究报道低频刺激右侧 DLPFC 与高频刺激左侧 DLPFC 效果相当，也有一个关于低频刺激右侧 DLPFC 的多中心研究，报道低频刺激右侧 DLPFC 治疗难治性抑郁症，疗效与文拉法辛或 rTMS 联合文拉法辛相当。同时，也有不少专家建议，如果高频刺激左侧 DLPFC 效果不佳，可以进一步试用低频刺激右侧 DLPFC。

关于 TMS 治疗抑郁障碍，2016 年美国临床经颅磁刺激学会提出以下建议：①推荐 TMS 作为缓解抑郁障碍患者抑郁发作的急性期治疗手段，这些患者可以是抗抑郁药治疗临床效果不佳或耐受不良的群体。治疗时应采用标准高频刺激，刺激部位选择左侧前额叶，其他治疗参数可视患者实际情况而调整。②对于急性期 TMS 治疗有效的患者，如有复发迹象，推荐应用 TMS 进行巩固和维持治疗。③ TMS 治疗，在合并或未合并应用抗抑郁药或其他精神科药物的情况下均可进行。但在 TMS 治疗期间，任何用药调整时，均需重新测量患者的运动阈值，以保证治疗参数的准确。④对于急性期应用 TMS 治疗疗效较好的患者，可以应用 TMS 巩固或维持治疗。⑤针对既往 TMS 治疗有效的抑郁症患者，如果出现抑郁复发，可以再次接受 TMS 治疗。

（二）精神分裂症

精神分裂症患者往往有一部分症状，对药物治疗抵抗，例如，幻听或阴性症状。目前，rTMS 也被应用于对这些症状进行增效治疗。

1. 幻听　大部分学者应用低频 1 Hz rTMS 刺激精神分裂症患者的左侧颞顶区（脑电图 T3P3 记录电极 T3P3 中点），部分患者的幻听症状出现明显改善，尤其是间断性真性幻听患者。也有学者应用 1 Hz rTMS 刺激右侧颞顶区（脑电图 T4P4 记录电极 T3P3 中点），探索辅助治疗部分患者幻听的效果。

2. 阴性症状　早年，部分学者应用高频 10 Hz rTMS 刺激左侧 DLPFC 来辅助治疗精神分裂症阴性症状，获得阳性结果。但是，2016 年，Wobrock 等实施的大样本多中心研究，其结果是阴性的，然而他们仅仅干预了 3 周，而且每天只有 1000 个 TMS 脉冲。如果应用高频 10 Hz rTMS 刺激左侧 DLPFC 来辅助治疗阴性症状，建议每天给予 2000 个以上的 TMS 脉冲，并且至少持续 1 个月或更长时间。

（三）其他精神障碍

近年，有临床研究初步探讨 rTMS 治疗焦虑障碍（广泛性焦虑障碍、惊恐障碍）、PTSD、强迫障碍、孤独症及迟发型运动障碍的疗效。然而，目前已有证据仍比较有限，需要进一步积累。

五、禁忌证★★★△△△

患者在刺激线圈或刺激磁头附近有金属异物存在（如颅内金属置入物），如人工耳蜗、内置脉冲发生器（如脑起搏器、心脏起搏器）等。在这种情形下，rTMS 将容易导致内置脉冲发生器出现工作故障。

严重躯体疾病患者、正在使用明显降低癫痫发作阈值药物的患者或严重酒精滥用者等，需谨慎应用 rTMS 治疗。

六、不良反应与处理★★★△△△

rTMS 安全性高，不良反应轻微而且是一过性的，患者一般都能耐受。常见 rTMS 不良反应及其相应处理方法如下。

（一）头痛

这与头部皮肤神经和肌肉受到刺激有关，发生率在 10% 左右。持续时间多较短暂，多可自行缓解。对于开始治疗时头痛感觉明显的患者，建议在第 1 天和第 2 天将 rTMS 刺激强度逐渐滴定至治疗时需要的强度。

（二）意外抽搐

应用 rTMS 治疗最严重的不良反应是诱发意外抽搐，其发生率<0.1%，与刺激频率过高、刺激强度过大或刺激串间隔过短等有关。应谨慎应用超 rTMS 安全参数指南范围的刺激。如果应用 TBS 刺激范式，建议的刺激强度上限是 90% MT。作为 rTMS 治疗不良反应的意外抽搐，一般发生在治疗过程中或治疗刚结束时。一旦发现正在接受 rTMS 治疗的患者出现抽搐先兆或抽搐发作，应立即终止治疗，保护患者不再出现意外窒息或摔伤等。抽搐一般是自限性，不需要药物干预。患者清醒后，做好解释工作，并总结出现意外抽搐的可能原因。

（三）听力

小孩的外耳道短，应注意听力保护，治疗时建议佩戴耳塞。患者有听觉不适主诉时，也建议佩戴耳塞。

第 2 节　深部脑刺激

一、概述

深部脑刺激（deep brain stimulation，DBS）指通过内置的脉冲发生器对深部脑组织特定部位进行连续电脉冲刺激的一种技术。DBS 损伤轻微，具有可逆性和可调节性，目前主要用它来治疗部分帕金森病和肌张力障碍患者。也有研究尝试应用它来治疗严重抑郁障碍、强迫障碍等。

DBS 系统一般由 3 部分组成：置入式脉冲发生器（implanted pulse generator，IPG）、探头和延长线。IPG 是一个装在钛合金盒子里的神经刺激脉冲发生器，可以发射各种参数可调控的方波刺激。持续时间一般为 60～450 μs，振幅即电压范围为 0～10.5 V，脉冲频率为 2～250 Hz。探头可以放置到大脑不同部位，通过置入皮下的延长线与埋藏在锁骨下的 IPG 相连。刺激电极根据所要治疗疾病的种类不同，其定位也有显著差异。所有 3 个组件均通过手术置入人体。可以通过 fMRI 或 PET 确认病灶点，将刺激电极置入靶点区域，通过患者的反应来确定最佳位点。刺激一侧的脑区来控制对侧身体的病状，根据患者的情况可以选择单侧或双侧同时置入 DBS。

二、作用机制★△

DBS 的确切作用机制尚不明确，依据现有研究结果，DBS 治疗中常采用的高频电刺激（≥100 Hz）可能通过以下几种机制达到抑制神经元活动的效应。①去极化阻断，即刺激改变神经元上电压门控通道的活性，从而阻滞刺激电极周围的神经信号输出。②突触阻抑，高频刺激使传出突触的神经递质耗竭，阻碍突触信息传递，从而影响电极周围的神经信号输出。③突触抑制，刺激通过作用于与刺激电极周围神经元有突触联系的轴突终末，间接调节神经信号的输出。④神经网络改变，刺激改变病理性神经网络功能。刺激点的定位、刺激部位的功能特点、频率、脉冲宽度、刺激时程等因素会影响 DBS 的临床效果。

三、适应证★★△△

（一）难治性抑郁障碍

近年来，情绪调节的神经网络逐渐得到深入认识，有学者开始应用 DBS 治疗难治性抑郁障碍。多项临床试验表明，DBS 可以显著降低难治性抑郁障碍患者的抑郁评分，而且安全、不良反应小。治疗抑郁障碍涉及的刺激靶点包括下述几个部位：①扣带回膝状亚部，神经影像研究表明，扣带回膝状亚部是大脑的情绪调节神经网络的重要结构，与伏隔核、杏仁核、下丘脑、眶额叶皮质的联系密切，对情绪的调节起整合作用。抑郁发作时，这些脑区的血流增加，代谢增强。有一项长达 6 个月的临床试验发现，对扣带回膝状亚部高频率电刺激（130 Hz，强度 4 V，波宽 60 μs），6 例患者中 4 例的抑郁障碍症状完全消失，1 例得到缓解。②伏隔核和腹侧纹状体，是奖赏回路中的重要结构。有研究提示，抑郁障碍患者存在奖赏回路功能受损。以往研究表明，持续给予高频电刺激可以立即提高难治性抑郁障碍患者的快感，降低抑郁评分。③腹侧内囊和腹侧纹状体，电刺激腹侧内囊 / 腹侧纹状体部位对难治性抑郁障碍可能有治疗作用。

（二）难治性强迫障碍

早期 DBS 治疗强迫障碍的靶点是内囊和腹侧纹状体，其中伏隔核是最受关注的治疗靶点。对于伴有强迫障碍症状的帕金森病患者，丘脑下核被认为是可能的治疗靶点。对强迫障碍合并抑郁障碍的患者，刺激腹侧壳核可能改善症状。目前，美国 FDA 已经正式批准 DBS 治疗严重的慢性强迫障碍。

（三）不良反应★★△△

DBS 手术属于微创伤性，但是技术要求很高，需要手术置入装置，存在手术并发症和装置、刺激不良反应等问题，其中较常见的有以下几个方面。①与手术操作有关，包括颅内出血、出血后偏瘫、癫痫、感染、伤口不愈合等。②与 DBS 装置有关，包括电极移位，电极断裂、腐蚀、排斥反应，刺激器意外关闭。③与刺激有关，包括异动症、复视、头痛、麻痹、感觉异常、意识紊乱、人格改变、情绪改变等。④可能导致患者出现精神异常，如癫痫、抑郁障碍，甚至自杀倾向。这些不良反应大部分是短暂和可逆的。

（王继军　郭　茜　周东丰）

参考文献

[1] 王继军. 精神障碍的物理治疗. 北京：人民卫生出版社，2012.

[2] 王继军. 精神障碍诊疗新技术——经颅磁刺激. 内科理论与实践，2011，6（3）：171-175.

[3] Barker AT, Jalinous R, Freeston IL. Noninvasive magnetic stimulation of the human motor cortex. Lancet, 1985, 1(8437): 1106-1107.

[4] Rossi S, Hallett M, Rossini PM, et al. Safety, ethical considerations, and application guidelines for the use of transcranial magnetic stimulation in clinical practice and research. Clin Neurophysiol, 2009, 120(12): 2008- 2039.

[5] Dougall N, Maayan N, Soares-Weiser K, et al. Transcranial magnetic stimulation for schizophrenia. Schizophr Bull, 2015, 41: 1220-1222.

[6] Lefaucheur JP, Andre-Obadia N, Antal A, et al. Evidence-based guidelines on the therapeutic use of repetitive transcranial magnetic stimulation (rTMS). Clin Neurophysiol, 2014, 125: 2150-2206.

[7] Perera T, George MS, Grammer G, et al. The clinical TMS society consensus review and treatment recommendations for TMS therapy for major depressive disorder. Brain Stimul, 2016, 9: 336-346.

[8] Rachid F, Bertschy G. Safety and efficacy of repetitive transcranial magnetic stimulation in the treatment of depression: a critical appraisal of the last 10 years. Neurophysiol Clin, 2006, 36(3) : 157-183.

[9] Fitzgerald PB, Daskalakis ZJ. A practical guide to the use of repetitive transcranial magnetic stimulation in the treatment of depression. Brain Stimul, 2012, 5(3) : 287-296.

[10] Montagne-Larmurier A, Etard O, Maïza O, et al. Repetitive transcranial magnetic stimulation in the treatment of auditory hallucinations in schizophrenic patients. Curr Opin Psychiatry, 2011, 24(6): 533-540.

[11] George MS, Nahas Z, Li X, et al. Novel treatments of mood disorders based on brain circuitry(ECT, MST, TMS, VNS, DBS) . SeminClin Neuropsychiatry, 2002, 7(4): 293-304.

[12] 陈忠，张世红. 深部脑刺激在神经精神障碍治疗中的应用研究进展. 浙江大学学报（医学版），2009，38（6）：549-558.

[13] 王雪梅，肖泽萍. 强迫症治疗方法及进展. 中华行为医学与脑科学杂志，2009，18（11）：1054-1056.

[14] Shah RS, Chang SY, Min HK, et al. Deep brain stimulation: technology at the cutting edge. J ClinNeurol, 2010, 6(4): 167-182.

[15] Baltuch GH, Machado AD, Kondziolka D, et al. A randomized sham-controlled trial of deep brain stimulation of the ventral capsule/ventral striatum for chronic treatment-resistant depression. Biol Psychiatry, 2015, 78(4): 240-248.

第 27 章　精神障碍的康复治疗

第 1 节　康复医学的基本概念

一、康复★★★△△△

（一）康复的定义

WHO 医疗康复专家委员会于 1981 年对康复的定义为："康复是指应用各种有用的措施以减轻残疾的影响和使残疾人融入社会。康复不仅是指训练残疾人使其适应周围的环境，而且也指调整残疾人周围的环境和社会条件以利于他们重返社会。在拟订有关康复服务实施的计划时应有残疾者本人、他们的家属以及他们所在的社区的参与。"

联合国在 1993 年提出："康复是一个促使残疾人身体的、感官的、智力的、精神的和（或）社会生活的功能达到和保持在力所能及的最佳水平的过程，从而使他们能借助于一些措施和手段，改变其生活而增强自立能力。康复可包括重建和（或）恢复功能，提供补偿功能缺失或受限的各种手段。"

著名的康复医学专家 DeLisa（1998 年）认为"康复是一个帮助伤病员或残疾人在其生理或解剖缺陷的限度内和环境条件许可的范围内，根据其愿望和生活计划，促进其在身体上、心理上、社会生活上、职业上、业余消遣上、教育上的潜能得到最充分发展的过程"。

（二）康复的内涵

1. 康复的对象　功能有缺失和障碍以致影响日常生活、学习、工作和社会生活的残疾人和伤病员。

2. 康复的领域　包括医疗康复（身心功能康复）、教育康复、职业康复、社会康复等方面，以便促进残疾人全面康复。

3. 康复的措施　包括所有能消除或减轻身心功能障碍的措施，以及有利于教育康复、职业康复和社会康复的措施，不但使用医学技术，而且也使用社会学、心理学、教育学、工程学、信息学等方面的方法和技术，并包括政府政策、立法等举措。

4. 康复的目标　实现全面康复，使残疾人和伤病员能融入社会，在家庭和社会有意义地生活，从而改善生活素质。

5. 康复的提供　提供康复医疗、训练和服务的不仅有专业的康复工作者，而且也包括社区的力量，而残疾人及其家属也参与康复工作的计划与实施。

二、康复医学★★★△△△

（一）康复医学的定义

康复医学是一门有关促进残疾人和伤病员康复的临床医学学科，也是一门由医学与残疾学、心理学、社会学、工程学等相互渗透而成的边缘学科（亦称跨科性学科），它的任务是研究和处理残疾与功能障碍的预防、诊断评估及康复治疗，它的目的是减轻或消除功能障碍及其影响，帮助伤病员和残疾人根据其实际需要和身体潜力，最大限度地恢复其生理上、心理上、职业上和社会生活上的功能，提高其独立生活、学习和工作能力，改善其生活质量，促进其融入社会。

WHO 把保健、预防、治疗、康复并列，作为人类医疗卫生事业体系中 4 个组成部分。以现代医学新模式和健康新概念为建设基础的康复医学，它的兴起被视为对常规的临床医学的一次重大革新和突破。

（二）康复医学的特点

现代康复医学属于临床医学范畴。但它与其他临床医学学科不同，有自己的特点。

1. 功能取向　康复医学是一个跨器官系统、跨年龄性别的学科，它不以疾病为中心，不以器官为目标，而是以功能为基础或以功能为中心，面向各类功能障碍患者，帮助患者改善功能（主要是日常生活、心理、认知、社会生活等方面的功能），提高生活质量。因此，康复医师亦被称为“功能医师”和“提高生活质量的医师”。

从功能取向性出发，康复治疗着眼于功能治疗。功能治疗虽然包括有利于功能改善的手术治疗和药物治疗，但更多的、主要的是使用非手术和药物的功能评估、功能训练、功能补偿、功能增强、功能代替、功能适应等康复手段和方法，如运动治疗、作业治疗、语言治疗、假肢及矫形器装配，心理－行为治疗等。

2. 跨科干预　康复治疗的各种干预需要功能康复学科进行跨科性合作，协同完成，即采取跨科性工作方法。各学科间不仅发挥本学科的技术专长，而且在完成任务时要围绕一个共同目标——患者功能最大限度的恢复而相互配合、沟通、协调地完成各自应尽的职责。在患者康复的全过程中，从功能评估和康复目标的拟定、治疗训练、复查、修订方案到最后总结都应该用这一协作组工作方法。

3. 社会性强　康复医学有很强的技术性和社会性。广义的康复不仅包括对残疾的预防和康复治疗，而且也包括使残疾人平等参与社会和融入社会。Rusk 博士曾说过：“医护人员和患者都应把康复看作是一种新的观念和生活方式。在这种观念的指导下，不仅依靠技术，更重要的是依靠人们的爱心和人道主义精神，以及社会的支持、帮助和鼓励，促进残疾人改善功能，振奋精神，达到生活自立的目标，并在社会上取得平等的地位。”康复医务人员不能只凭单纯的技术观点行事，应当具备社会观点和社会意识，更好地通过康复医疗促进患者全面康复。

（三）康复医学工作的基本原则

1. 功能训练　康复医学工作着眼于保存和恢复人体的功能活动，包括运动、感知、心理、语言交流、日常生活、职业活动和社会生活等方面的能力，重视功能的检查和评估，采取多种方式进行训练，尽可能满足残疾人和功能缺陷者对功能康复的需求。

2. 全面康复　从生理上（身体上）、心理上（精神上）、职业上和社会生活上进行全面的、整体的康复。康复的对象不仅仅是器官和肢体，而是整个人。因此，全面康复就是整体康复。全面康复也是指残疾人在医疗康复、教育康复、职业康复、社会康复等领域上全面地得到康复，即综合康复。

3. 融入社会　残疾使人暂时离开社会的主流生活。康复的目的就是使残疾者通过功能的改善和（或）环境条件的改善而能重返社会、融入社会，成为社会上有用的成员，重新参加社会生活，履行社会职责。

有能力参加社会生活，这是人类健康的重要标志之一。世界卫生组织对健康所下的定义是：“在身体上、精神上和社会生活上处于完全良好的状态，而不仅仅是没有病或衰弱。”人们为了能参加社会生活和履行社会职责，须具备以下 6 个方面的基本能力：①意识清楚，有辨人、辨时、辨向的能力。②个人生活能自理。③可以行动（步行或乘坐交通工具或利用轮椅）。④可进行家务劳动或消遣性作业。⑤可进行社交活动。⑥有就业能力，以求经济上能自给。康复医学就是为了帮助患者恢复以上能力，促使患者重新与社会相结合。

4. 提高生活质量　生活质量反映残疾人或伤病员对日常生活各方面的能力水平和个人感受，主要反映在健康状况、职业和工作状况、经济状况、婚姻、家庭及居住环境状况、业余休闲生活状况、参与社会生活和政治生活状况、个人对生活的心理感受等。通过康复治疗带动全面康复，其结果必然在不同程度上对上述有关生活质量的诸多因素起到良好的影响，从而提高生活质量。

第 2 节　《国际功能、残疾和健康分类》简介

一、《国际功能、残疾和健康分类》产生的背景★★△△

（一）《国际功能、残疾和健康分类》产生的经过

WHO 于 1995 年开始对原有的残疾分类系统进行修订，建立新的残疾分类体系，在随后 5 年中，WHO 的几个合作中心及政府和非政府组织参与了连续几个版本的修定和现场试用，最终制定了《国际功能、残疾和健康分类》（International classification of functioning, disability and health, ICF），在 2001 年 5 月第 4 届世界卫生大会上通过，WHO 鼓励各成员国在研究、监测和报告中适当应用 ICF。经过长期的努力，ICF 中文版已经完成，并作为 WHO 6 种正式

语种版本之一出版发行。

（二）原有国际残疾分类的模式及其存在问题

原有的国际残疾分类是1950年由WHO制定的，命名为《国际损害、弱能、残障分类》（International classification of impairment，disability and handicap，ICIDH）。

按照ICIDH提出的定义，损害（损伤、缺陷）（impairment）是指心理上、生理上或解剖上的结构或功能的不同程度的丧失或异常；弱能（disability）是指由于损害（损伤、缺陷）而造成的活动能力受限或缺乏，以致不能按人类正常的模式或范围进行活动；残障（handicap）是指由于损害（损伤、缺陷）或弱能而造成的个人在社会生活上的障碍，这种障碍限制或妨碍个人在社会上按其年龄、性别和社会及文化背景而应发挥的正常作用。ICIDH的理论模式见图27-1。

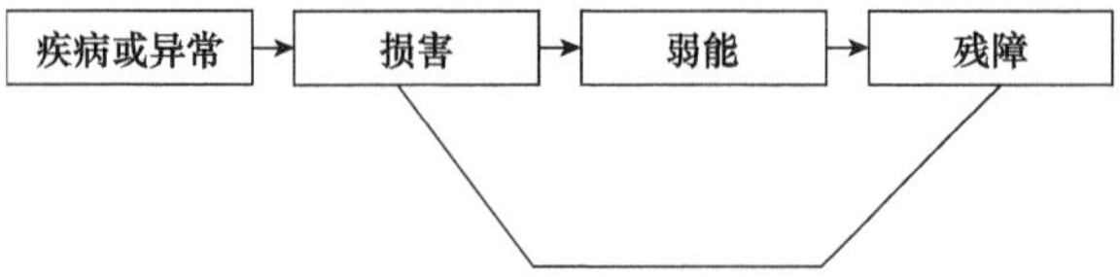

图27-1 ICIDH理论模式

该模式存在如下缺点。

1. 没有准确地说明损害、弱能和残障概念之间的适当联系。根据该模式，疾病或失调、损害、弱能和残障之间的联系（如箭头所指）被理解为一种因果联系模式，并且有随时间而变化的特征。

2. 这种模式不能从弱能和残障向相反的方向说明损害，因此，它是一种单向的，从损害到弱能最后到残障的变化模式。

3. 它未能适当反映出社会和物理环境在残疾发生过程中所扮演的角色。

二、《国际功能、残疾和健康分类》的理论模式★★△△

新版ICF依据残疾发生、发展的社会模式，从残疾人融入社会的角度入手，将残疾作为一种社会性问题，残疾不仅仅是个人的特性，而且也是社会环境所形成的一种复合体。因此，对残疾问题的管理要有社会行动。强调这是一种社会集体行动，要改造环境以使残疾人充分参与社会生活的各个方面。ICF基于的功能和残疾模式如图27-2所示。

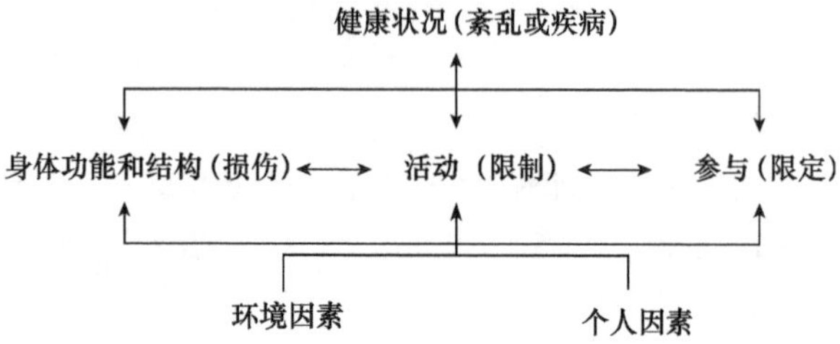

图27-2 ICF基于的功能和残疾模式

根据该模式，将残疾理解为一种健康因素和情境性因素（即环境因素和个人因素）之间交互作用而出现的复杂联系的结果。这种交互作用是动态的，有其特殊的方式，在某一水平上进行干预可以使其他因素发生变化。

新模式中加入了“背景性因素”，残疾过程与一定的情况相关。这些因素与残疾人起互动作用，并且决定其在一定环境中的参与水平。背景性因素分为环境因素和个人因素。环境因素是个人之外的因素，如社会的态度或建筑物的特点、法律系统等，它们列入ICF的背景性因素部分。而个人因素是区别于环境因素的，但对个体如何面对残疾将会产生影响。个人因素包括性别、年龄、其他方面的健康状态、身体素质、生活方式、习惯、教养、应对方式、社会背景、教育、职业、过去和现在的经历、整体的行为方式和性格特点、个体的心理品质以及其他在残疾过程中发挥重要作用的特征。

第3节 精神康复的基本理论

一、精神康复的概念★★★△△△

（一）精神康复概念的演变

1. 精神康复概念

（1）Anthony 1978年的定义：精神康复的总任务是帮助精神残疾者适宜地重返社区和（或）保持精神残疾者原有的能力，以便他们继续在社区中起作用。换言之，康复工作者要尽力减少康复对象对精神卫生服务系统的依赖性或尽力保持其现存的独立自主水平。

（2）Bennett 1983年的观点：精神康复是指一个

帮助精神残疾者的过程，即促使最大限度地使用其保留的能力，以便尽可能正常地起作用。

（3）Anthony 和 Liberman 1986 年的描述：精神病康复是通过学习（训练）措施和环境支持，以尽可能使社会性及职能（职业）性角色功能恢复到最大限度；当恢复功能受到持续性缺陷与症状的限制时，应致力于帮助该个体对象获得补偿性的生活、学习和工作环境（如庇护工场、中途宿舍等），以及将其功能调整或训练到实际上可达到的水平。他们又指出，精神病康复应在精神病急性发病或加重后立即开始；而专业人员的目标是维持长时间症状改善，建立或再建立人际关系与独立生活技能，以及帮助个体对象达到满意的生活质量。同时，强调不能忽视患者生活环境中的自然照顾者，如家庭成员、亲友及寄宿处工作人员等，还提到近年来改变家庭环境的干预（家庭干预）可降低精神分裂症的复发率和再住院率。Anthony 1993 年进一步认为，精神障碍康复与躯体疾病康复一样在原则上包含 2 项基本干预，即发展技能和发展环境支持。指出精神残疾者的技能与康复训练结果显著有关，实践证明可学习各种躯体性、情绪性及智力性技能而不顾及他们的症状。

2. 精神康复的 2 项重要措施 一是对精神病患者及残疾者进行功能或技能的训练和再训练，其侧重点是心理社会功能训练。训练时必须适应精神障碍的特点和固有规律。另一项重要措施是调整周围的环境与社会条件，以补偿、加强或支持患者的现有的功能水平，由于人们普遍对精神障碍认识不足，当今贯彻这项要求更为重要。

3. 精神康复的特点 精神康复既重视心理治疗和心理教育，又重视药物维持治疗。前者改善患者的心理处境，促进其再社会化；后者使患者的异常精神活动（或称心理功能障碍）得到控制或缓解，以促进功能训练时提高患者的合作程度，从而提高康复效果。

（二）精神康复、复元与精神康复医学

1. 精神康复 美国精神康复协会（U.S. Psychiatric Rehabilitation Association，USPRA）（2007 年）将精神康复定义为："精神康复是促进被确诊患有严重影响功能的任何精神健康状况的个体复原、融入社会和提高生活质量。精神康复服务是协作的、以人为导向的和个性化的，是人类服务的重要元素，并且应当以证据为基础。精神康复专注于个体发展技能和需要的资源，以提高他们成功和满意地生活、工作、学习和选择社会环境的能力。"

精神康复也称为心理社会康复，着眼于个人的心理和社会需要，而不仅仅是关注疾病的表现，精神康复采用整体康复的策略。

2. 复元

（1）复元的概念："recovery"也有学者翻译为"复原"或"恢复"。1993 年，Anthony 提出了复元理念的定义，他认为复元理念是"一种与个体密切相关的、独特的过程，在这个过程中个体的态度、价值观、情绪、目标、能力和角色等发生变化；是一种生活方式，这种生活方式下个体虽受疾病限制但仍感到满足和充满希望，并能做出贡献。复元理念包含了超脱精神障碍的灾难性后果而不断成长，并在生命中找寻新的意义和目标"。

（2）复元的含义：美国药物滥用和精神健康服务管理局（The Substance Abuse and Mental Health Services Administration，SAMHSA）提出复元理念的基本内容有 10 项：①自主自决。强调精神障碍患者是自己生命的享有者和决策者，相信他们能够行使自己的选择权，决定自己的康复历程，同时能承担选择的结果。②个体化服务。认为每位精神障碍患者的需求都是不同的，复元理念的开展应该以个体的特点为基础。③赋权。精神障碍患者拥有权利，可以自主选择适合自己的康复服务，可以参与有关其康复的所有决定，可以和其他人一起生活，表达自己的愿望。④整体性。复元理念强调整体，认为精神障碍只是个体生命中的一小部分，不是全部。复元不聚焦于消除症状或稳定病情，而是着重于个体全方面参与，注重覆盖生活的不同层面，强调个体作为整体的重要性及个体的各个部分相互依存。⑤起伏中成长。个体的康复不是一步一步逐渐上升的过程，而是有起伏的。在这个过程中，精神障碍患者可能遭遇挫折或病情复发，但这些困难都是个体成长所必需的。⑥重视个体优势。强调建立和发展个人的资源、个人内在所具有的多种优势和能力；通过建立优势，重拾自信，使个体能够以新角色重新参与生活。⑦同伴支持。精神障碍患者相互之间不但可以分享自己的康复经验和生活技能，同伴的成功经验更可成为榜样，同伴支持鼓励精神障碍患者之间互相效仿、互相学习，并勇于做出尝试。⑧尊重。尊重每一位精神障碍患者的价值，独特性，不因其患有精神障碍而歧视。⑨个人责任感。精神障碍患者有照顾自己、参与自己精神康复的责任，他们需要在康复过程中体验和明晰自己，并将复元理念中学到的经验赋予意义。⑩希望。复元理念提供美好的愿景，相信精神障碍患者可以跨越困难和障碍。希望是复元的推动力，可以帮助启动整个复元过程，

并使其延续。

3. 精神康复医学 精神康复医学是康复医学的一个学科分支，是指运用一切可采取的手段，尽量纠正精神障碍的病态表现，最大限度地使患者恢复适应社会生活的精神功能。精神康复医学服务的主要对象包括各类精神障碍患者和精神残疾者，其中大部分是重性精神障碍患者，且主要是慢性精神障碍患者。

1983 年，Bennett 描述了精神康复医学的演变与发展过程，并提出其形成的 6 个不同阶段：①试图改变患者的精神残疾状态，然后增强患者其他方面的能力来代偿其残疾，并将他们安排在能够发挥其能力的环境中。②帮助精神残疾者解决工作问题。③尽量使精神残疾者能够恢复到病前状况，甚至优于病前，尤其是指帮助他们摆脱长期住院状况。④通过训练患者的技能来帮助他们重返家庭、学校、工作和社区。⑤增强残疾者的生活技能及社会适应功能，其重点是强调改善功能而不是指望治愈。⑥帮助精神残疾者最大限度地利用其所残存的能力，以一种相适应的功能状态尽可能地生存于正常的社会环境中。

二、精神康复的实施★★★△△△

（一）精神康复实施过程

1. 康复诊断 精神康复过程始于诊断，精神康复诊断与精神病学诊断不同。精神病学诊断指的是疾病分类诊断，对康复治疗帮助不大。康复诊断应指明关于目前患者技能的状态及患者康复后回到所生活的环境，对其生活技能的要求或患者对自己应具备的技能的愿望。这种描述性的诊断，有助于康复治疗师与患者共同努力，使患者向着目标前进。精神康复诊断包括功能性评估和资源评估：①功能性评估是评估患者在特定环境下拥有或缺少的技巧，Charles Rapp 和他的同事（1997 年）强调，精神康复专业人员把注意力聚焦在患者的长处上比聚焦在缺陷上更重要。②资源评估指一些能够帮助患者达到目标的资源，如交通工具、特殊训练等。对于一些患者，直到他们确定一个有意义的目标，并致力于实现这一目标的工作，康复诊断才能成立。

2. 康复计划 康复计划的制订必须个体化。应按患者的康复诊断做出康复计划，有步骤地达到预期目的，其内容包括患者选择的生活环境、功能评估和资源评估及患者达到康复目标的最佳途径。康复计划要做到：①循序渐进，先学比较容易的技能，且患者愿意学，以取得患者的合作。第一个学习计划必须按期完成，患者能够学会，才能更加合作，增强信心。②详细交代每个学习的步骤，并在计划中详细列出。③康复治疗师分工要明确，每个治疗师负责一个训练内容。④有评价计划，对不同的训练内容，制订出不同的评价间隔。康复计划应列出一些在功能和康复评估中发现的关键技术和资源的缺陷，以确保康复过程从诊断阶段到计划阶段的连续性。

3. 康复干预措施 康复干预措施是指获得所需的技巧、行为、资源的策略，撰写的康复方法、方式需具体、客观、可测量，并包含时间描述。其中康复对象和精神康复专业人员共同确定和采用特定的干预策略，以实现确定的康复计划目标。康复干预的主要类别是技能发展和资源的开发。住院患者实施康复计划时，应邀请家属或其他照料者参加，让患者家属或其他照料者学会在家中继续进行技能训练。精神康复过程中的一些干预方法将在下面的内容中进行描述。

（二）精神康复实施中的注意事项

1. 精神康复从急性期开始 康复贯彻整个疾病过程。各类精神障碍的急性和慢性患者原则上都是康复对象，都存在不同程度和形式的功能障碍。因此，改善功能障碍的措施尽可能从疾病的急性期开始，才能收到更好的康复效果。将精神康复作为临床治疗的最后一站的观点，将贻误患者的最好康复时机。

2. 精神康复对象 精神障碍患者是康复服务的消费者，应积极参与到精神康复过程的每一个环节，包括康复目标选择、康复计划和实施、促进目标实现等。康复治疗专业人员设定的目标，如果没有真正从患者的角度考虑，即使再好的意图也不可能激励患者完成康复计划。所以，康复治疗专业人员与患者应拥有一个共同的康复目标。

3. 环境的选择 精神康复关注怎样使康复对象在他选择的特定环境中得到使他感到成功和满意的生活、工作、学习、社会交往。针对特定环境，康复任务更聚焦、更易于管理。在所选择的环境中只有必要的技能和资源得到成功的发展，症状或消极行为才不会成为突出问题。

4. 康复对象要承担有价值的社会角色 这个观念是把康复重点从康复对象的一生的角度考虑，康复治疗专业人员除了注重康复对象在选择的生活、学习、工作和社会环境中帮助他们承担一定的角色，还要承担在社区环境中有价值的特定角色。精神康复服务旨在帮助康复对象承担他们有价值的角色。

5. 精神康复过程的特点　①康复不是静止的而是动态的、连续的过程，这个过程的目标是防止患者功能的丧失和心理瓦解的发生，帮助患者获得最大可能的自主性。②康复过程的另一个重要特点是时间同化性。照料者常渴望获得既快又好的结果，可这往往不符合康复的实际情况。

第 4 节　精神康复的评估

康复评估是康复治疗的基础，没有评估就不能有效地规划治疗和评价康复效果。评估亦可以帮助康复者检验康复的效果，调整个体康复计划。Hall 早在 1981 年就指出康复评估的目的包括：①判定患者的功能残疾状况。②制订出康复计划。③观察康复疗效。④进行临床科研。由于患者的社会功能受损情况各不相同，且常与临床症状交织在一起，因此专业工作者必须具备一定的评估技巧，才能综合判断出患者残疾状况的全貌。

一、评估过程★★△△

（一）康复评估的目标

精神残疾者因各自不同的原因而接受康复服务，如缺乏独立生活、工作或长期管理药物的能力，存在严重的行为异常或是期待保持病情稳定，改善社会功能等。了解这些不同的就诊原因，对评估者有的放矢进行评估是有帮助的。

评估的作用包括：①对患者现存主要问题做出诊断，这样才有可能勾画出其社会功能残疾的全部维度。②制定出最适宜的干预措施，为患者的社会功能缺陷及症状提供最佳的选择机会。注重患者的生存环境状况，如家庭、居住、工作等。③可以评估患者的预后，包括治疗方案成功的可能性、远期疗效及是否需要进一步的干预措施等。④患者的评估结果是指导临床康复实践的基础，有助于不断完善各项配套性服务措施及相应的方针政策。⑤评估对于临床科研也是十分重要的。一方面可以促进临床科研的发展，产生更为准确的评估方法；另一方面有助于开拓更为有效的干预措施。

（二）康复评估的背景资料

评估本身是一个平衡各项判定变量的过程。首先，医师要知道导致患者产生社会功能障碍的因素；然后，在此基础上制定出适宜的干预措施，以使患者技能在特定的环境条件下得到提高；最终，减轻或克服患者的功能障碍。因此，必须弄清楚患者的既往经历、目前的社会功能水平、所处的社会环境、躯体和精神状况、患者的观点及对未来的希望等。

评估过程的核心内容：①病史应包括患者既往精神障碍和躯体疾病状况，发病前家庭和社会背景资料，如家族遗传史、家庭关系、受教育程度和工作情况，人际交往能力和社会角色胜任程度，既往住院次数和治疗方案。②对影响患者社会角色功能的社会和环境因素应予以重视，尤其是患病后患者的工作职能及人际关系的稳定性和持久性。③精神科诊断和目前主要症状，以及其对患者行为的影响。行为要比症状本身对患者的社区生存和工作保持更具有决定性作用。④了解患者的自知力、对自身残疾的反应及自信程度。

（三）评估的注意事项

康复中所使用的评估方法各不相同，常用访谈（定式、半定式和非定式）和量表评估的方法进行。康复评估取决于准确的观察和正确、合理地应用访谈和评估手段。由于社会残疾这一概念涵盖面较广，评估时要吸收各类人员参加，如临床医师、护士、心理医师、职业治疗师、社会工作者、照料者，包括患者本人。Hall（1976 年）在总结 200 余篇文献后对评估提出下述建议：①可使用多种评估方法。②使用大家认可的标准化的评估方法。③测量应该准确、可行，并对患者状况的变化很敏感。④易于工作人员掌握和应用。

既往多年的临床和科研经验提示，医师在运用各类评估方法时一定要注意以下几点。

1. 不提倡快速评估方法，最好要有一段特殊的观察期限，并将患者未来可能发生的变化考虑在内。为了更好地说明问题，大多数评估内容均需定期反复进行，且时间间隔不宜过短，因为患者的行为改变常是缓慢进行的。

2. 单次（横断面）评估时，往往只重视患者的缺陷和异常，而忽略了他们的能力和自身条件，尤其是评定社会功能时，这一点更为突出。患者可能会由于长期缺乏实践而被评估者低估能力；相反，如患者在院内能很好地料理生活，也容易被误认为在家中也能如此。因此，评估要在不同的观察背景下多次进行。

3. 技能缺乏并不是患者外在表现欠佳的唯一原因，有时也可能是由于缺乏兴趣和动机所致。

4. 评估要从全局出发，依据患者的具体要求做出判断。例如，某些缺陷行为在特定的环境中可以被接受，而其他背景下则很难被接受。

5. 评估者的技能需不断提高。

（四）初始评估

在为患者提供康复服务前，均要对其进行访谈和评估。初始评估的目的包括了解患者的一般性背景资料、进行康复治疗的原因、现存的主要问题、需求和愿望。内容有患者的姓名、年龄、婚姻状况、住址、简要病情及治疗情况、家庭环境背景、工作和业余活动及康复后所要达到的目标等。初始评估结束时，应明确患者今后康复治疗的方向，并简要为患者介绍一些将要进行的康复治疗内容，同时与其商定全体康复治疗工作组成员正式评估患者社会功能的时间，并尽量邀请其知情亲属一起参加正式评估。

（五）正式评估

所有参与康复治疗的工作人员均应参加正式评估。评估的主要任务是找出患者目前的劣势和优势，并根据评估结果制定康复目标，选择适宜的干预措施。此外，评估时还应包括目前的精神检查、药物治疗、不良反应及躯体健康状况、家庭环境、社会功能、经济来源、人际交往能力、目前工作和娱乐消遣情况。

正式评估讨论的重点是患者的康复需求，下述各方面均应考虑：①减轻症状和自我处置药物。②工作、生活安排。③教育和训练课程。④长期的帮助和照料。⑤介绍其他可以为精神残疾者提供服务的机构。⑥使其家庭成员参与到康复过程中。

值得注意的是，康复的当前目标一定要明确，康复措施不宜过多，通常4～5项较为合适。此后，定期进行评估，有利于监测患者的情况变化并及时修订康复方案。

二、评估方法★★△△

（一）症状表现和社会功能评估

1. 精神症状的评估 精神症状的类型和严重程度对精神残疾者的社会行为和康复干预会产生极大的影响。有严重妄想和重度抑郁的患者如不能充分地控制或缓解症状，那么康复治疗措施是很难发挥作用的。精神分裂症患者的社会功能低下会使其阴性症状更加突出。临床实践中，患者的症状变化往往是缓慢而轻微的，并且在表达自己需求方面也存在一定困难，故每隔一段时间就要重复这样的症状评估，以免遗漏有用信息。患者的自知力对其康复疗效影响很大，故自知力程度的判定很重要。

临床中常用的症状评定量表如简明精神病量表（brief psychiatric rating scale，BPRS）、阳性与阴性症状量表（the positive and negative syndrome scale，PANSS）、阴性症状量表（scale for the assessment of negative symptoms，SANS）、阳性症状量表（scale for the assessment of positive symptoms，SAPS）等。

2. 躯体症状的评估 精神障碍患者共病躯体疾病时，其精神状态、社会功能和生活质量会受到很大的负面影响。但精神障碍患者的躯体症状常被人忽视。慢性躯体疾病的变化常是缓慢而隐匿的，且相当一部分患者缺乏必要的医疗知识或解释不清自己所具有的症状，或本身就不愿看病，担心医师会误认为是精神症状而继续加药治疗。因此，康复工作人员要对患者的问题高度重视，及时发现和解决。抗精神病药治疗所致的不良反应也是值得注意的问题。除了常规的实验室检查如血药浓度测定外，量表评定锥体外系症状应定期评估，以便及时发现不良反应。由于患者症状常有波动性，应由同一评定者定期进行评定。

3. 社会功能的评估 社会功能的评估对于制订患者的康复计划十分重要，同时它也是这一过程的最基本环节。临床中常用的社会功能的评定量表有以下几种。

（1）康复评估量表（rehabilitation evaluation of Hall and Baker，REHAB）：是Hall和Baker于1983年编制的，主要用于评估住院患者。共包括5个分量表，分别评定社会活动、言语紊乱程度、交谈技巧、自我照料能力和社区生存技能这5个方面的内容。本量表简单、易于掌握，反复使用可以有效地检测出患者的功能变化。该量表常被广泛用于筛选可以适应社区生活的患者。

（2）独立生活技能调查（independent living skills surrey，ILSS）：是由Wallace（1986年）设计的用于测量患者社会适应能力的问卷。共有112个条目，包括饮食、服饰、家务活动、健康照料、钱物管理、运输、娱乐活动和工作等方面。此外，它有2个量表可以测量上述内容的频率和严重程度。本量表的优点在于其调查范围广泛，但这也是它的缺点之一。

（3）康复状态量表（morning side rehabilitation

status scale，MRSS）：是 Affleck 和 Mcguire 于 1984 年特地为评定康复效果而编制的。主要内容包括依赖性和独立性、职业和休闲活动、社会退缩和融合、现有症状和怪异行为。以评分值来表达评定的结果，总分代表患者的总体功能水平，工作人员无须培训即可应用此量表。临床实践证实，其评定住院患者的准确性要比评定社区患者好。

（4）社会功能量表（social functioning scale，SFC）：是 Birchwood 于 1990 年最初为评定家庭干预效果而编制的。它是在 WHO 的残疾评定量表基础上修订而来的。具体的评定内容包括社会退缩、人际关系、娱乐、工作和独立性。本量表常被用于评定某一干预措施的疗效，但其真正的价值仍有待进一步临床验证。

（5）个人和社会功能量表（personal and social performance scale，PSP）：是在 DSM-Ⅳ社会和职业功能评定量表（social and occupational functioning assessment scale，SOFAS）基础上开发的一个评估患者社会功能的量表。由 P.L.Morsini 等编制。PSP 总分为 100 分，分为 10 个等级。由于为主观评分，同一患者最好由同一医师评定。主要评估患者 4 个方面的功能：①社会中有益的活动，包括工作和学习。②个人和社会关系。③自我照料。④扰乱及攻击行为。PSP 中每个功能方面均按无至极严重，共 6 级评分，以评定功能受损的严重度。前 3 个方面评分标准一致，一般来讲，71～100 分，指有轻度困难者；31～70 分，表示有不同程度的残疾；30 分以下，代表功能极差，患者需要积极的支持或密切监护。该量表操作简单，是精神分裂症患者个人和社会功能的一种敏感、简洁的评估工具，并能敏感地反映患者随着治疗病情的改善，其个人和社会功能逐步提高。该量表适合经过短期培训的各种专业背景从事康复功能的人员使用。

（二）人际关系的评估

近些年来，越来越多的文献报道家庭关系和社会交往体系对患者康复过程可产生极大的影响，并由此研制出各种可以评估其范围和质量的方法以指导临床康复。

1. 家庭评估 在康复的临床实践中，家庭干预治疗已为残疾者及其亲属显示出极强的积极作用。家庭干预治疗的成功与否，取决于对患者家庭因素的评估结果，包括家庭成员对患者精神状态的态度［如高情感表达（high expressed emotion，HEE）与症状复发的关系］、就医态度、经济收入及康复专业工作者的影响。目前仅有情感表达方式，Brown 和 Rutter 于 1966 年已制定出切实可行的评估方法，但操作相当费时，且需要一定的专业技术训练。大多数情况下，评估仍依靠临床观察的结果。评估患者的家庭负担是十分必要的，既有助于了解患者残疾的状况，又提示家庭支持所应涉及的范围。

2. 其他社会关系 Dunn 等（1990 年）首创了社会关系量表（social network schedule，SNS），并将各种社会行为分类进行评估。有研究指出，约 1/3 的重性精神障碍患者都是社会孤立的，社会交往的质量和数量均很低，这类患者往往都是严重残疾。这一研究结果提示，医师应选择社会功能稍强的患者先出院，而那些社会功能差的或是社会孤立的患者在院外很难适应社会交往。医师可以为这些患者提供额外的社会支持，帮助他们不断扩展自己的交往范围。

（三）生活质量的评估

Wing 和 Brown（1970 年）的经典研究指出，充满活动力的环境对于精神分裂症的阴性症状具有极显著的积极作用，而家庭的高情感表达则与阳性症状的复发和抑郁情绪有直接关系。Malm、May 和 Dencker（1981 年）建议生活质量的评估是对环境条件的主观判断和客观测量，同时还要评估患者的生活状况及满意程度。具体内容包括医疗服务质量、人际关系、物质条件、业余活动、交通运输、工作和生活经历等。相关研究显示，患者和康复工作者对生活质量的感知在很多方面存在极大差异。因此，我们在对患者的生活质量状况做出结论时一定要慎重，注重患者生活环境的评估则十分有益。

第 5 节 精神残疾的评定

一、精神残疾评定的目的★★★△△△

精神残疾是指各类精神障碍持续 1 年以上未痊愈，存在认知、情感和行为障碍，影响日常生活和活动参与的状况。

精神残疾评定的主要目的有：①确定患者社会功能的缺损状况及残存的精神症状。②根据患者的主要问题及环境状况，确定康复方案和康复程序。③作为资源配置、人员配置的依据。④实施康复干预后的效果评价，并据此做出下一步的康复措施。

二、精神残疾评定的原则★★★△△△

精神残疾的评定直接体现社会的关爱与公正，不仅是严肃的学术性工作，还是一项政策性很强的政府行为。被评残的精神残疾者可以获得相应的救助与福利，和（或）被减免某些责任，获得特殊的照顾。

精神残疾评定时需要注意下述原则。

1．全面收集患者的背景资料，包括精神障碍和躯体疾病的各种有关信息。

2．确定患者目前的社会功能情况及最近 1 年社会功能最佳状态，确定可能影响其社会角色表现的环境因素。

3．评定时应使用临床观察、询问、量表等多种方法进行。

4．要使用一种以上的、标准化的、有信度和效度测定的、易于掌握和管理的量表进行评定；此外，还要在不同环境下对同一患者进行重复测试。

5．不同方面的精神残疾应由不同的人员进行评定。精神科医师全面评定残余精神症状及精神缺损状态；精神科护士主要评定生活自理能力、异常行为对日常的影响和依从治疗情况；心理工作者主要评定人格改变和认知缺损程度、应激处理能力及防御方式；社会工作者主要评定人际资源、社会资源利用及开发的可能；职业治疗师主要判定职业功能现状及可开发潜力等。可能情况下，精神残疾者本人及照料者也要参与评定。

三、精神残疾评定方法★★★△△△

精神残疾的评定要求在一个私密、安静的环境中进行。所有问题都应该按照实事求是的原则进行提问，并尊重被调查者的隐私。精神残疾的评定人员要具有县级及以上医院精神科医师，具有 5 年及以上相关临床工作经验，有量表评定基础；参加省级精神残疾评定人员培训且考核合格。

（一）诊断工具

1．ICD-10-AM 精神障碍症状检查表 ICD-10-AM 精神障碍症状检查表是一个半定式的工具，用于 18 岁及以上人群精神残疾的诊断。此检查表是由 WHO ICD-10-AM 精神障碍症状检查表 1.1 版改编而成。

工具包括首页、筛查表和以下模块。

F00～F19 模块：器质性精神障碍和使用精神活性物质所致的障碍。

F20～F39 模块：精神病性障碍和情感性障碍。

F40～F59 模块：神经症性障碍和行为综合征。

F60～F69 模块：人格障碍。

每个模块包括一个症状列表，附有说明，帮助使用者考虑其他可能的综合征，进而采用检查表中的其他模块。

2．WHO 残疾评定量表（WHO disability assessment schedule，WHO-DAS Ⅱ） WHO-DAS Ⅱ是一个总体健康状况测量工具，它基于 ICF 提供的健康和残疾评定的基本概念和理论模式，与国际分类系统相联系，认为健康不仅是诊断和死亡原因方面的事情，也是功能和残疾方面的事情，明确地将健康信息与其他信息区别开来，提供了一种共同语言和一致性的概念基础及一种整体性的健康评定方法。这种评定方法具有跨文化适用性，而且完全满足评定工具的标准心理测量特性。WHO-DAS Ⅱ现已吸引了大量各种各样用途的使用者。

WHO-DAS Ⅱ的评定是依据临床医师从患者、家庭成员、病历记录或其他书面记录及对患者观察等获取的资料进行判断。WHO-DAS Ⅱ适用于 18 岁及以上人群的精神残疾评级。评定时限为最近 30 d，包括理解与交流、四处走动、自我照料、与他人相处、生活活动和社会参与 6 个维度，共 36 个条目。所有条目都直接根据 ICF 的“活动和参与分类”进行描述。量表为 5 级评分：①无残疾。②轻度残疾。③中度残疾。④重度残疾。⑤严重残疾。一般原则是“就低不就高”。

（二）精神残疾评定方法

0～2 岁儿童的精神障碍具有症状多变、可塑性强、早期干预效果较好的特点，残疾评定存在一定的困难。为避免可能出现的争议，对于 2 岁以下的儿童不进行精神残疾评定。对于 2～17 岁疑似者，评定人员使用精神残疾相应等级的适应行为进行分级评定；对于 18 岁及以上疑似者，评定人员使用 WHO 残疾评定量表进行残疾评定。

（三）精神障碍的诊断

确定为残疾并予以定级后可进入精神残疾诊断阶段，用诊断工具进行归因。精神障碍的诊断，依靠可靠、全面的病史，神经系统和精神状态的检查，必要的实验室辅助检查。

精神障碍患者对精神症状没有正确的认识，否认自己有病或夸大自己的症状。因此，采集病史时，除了与患者面谈之外，还应向患者家属及周围人了解患者的整体情况。但是，由于病史提供人的主观性和局限性，提供的病史可能不完整或不准确。因此，医师除记录外，还应观察病史提供者的心理状态，善于引导，才可取得较为客观、全面的材料。

精神检查是提供诊断依据的重要步骤之一。精神检查反映了检查者对精神障碍临床表现的掌握程度，和对患者内心体验的理解程度。精神科医师可以根据病史中提供的异常现象和可能的病因作为线索，有重点地进行检查。检查时应注意从认知、情感和意志行为活动等方面了解患者的精神状态。

（四）操作流程

对于 2～17 岁的疑似者：①采用 WHO 精神残疾相应等级的文字表述进行评残定级。②根据 ICD-10 诊断标准并结合儿童精神病学的临床经验，对精神残疾进行归因诊断。

对于 18 岁及以上的疑似者：①采用 WHO-DAS Ⅱ残疾评定量表进行评残定级。②采用 ICD-10-AM 检查表，对精神残疾进行归因诊断。

四、精神残疾的分级与鉴定 ★★★△△△

（一）精神残疾的分级

我国现行的残疾评定标准为 WHO-DAS Ⅱ，它也是我国第二次全国残疾人抽样调查时所使用的精神残疾分级标准。18 岁以上（含）的精神障碍患者根据 WHO-DAS Ⅱ分数和下述的适应行为表现，18 岁以下者根据下述的适应行为的表现，把精神残疾划分为 4 级。

精神残疾一级：WHO-DAS Ⅱ值≥116 分，适应行为严重障碍。生活行为严重障碍。生活完全不能自理，忽视自己的生理、心理的基本要求；不与人交往，无法从事工作，不能学习新事物；需要环境提供全面、广泛的支持，生活长期、全部需他人监护。

精神残疾二级：WHO-DAS Ⅱ值在 106～115 分，适应行为重度障碍。生活大部分不能自理，基本不与人交往，只与照顾者简单交往，能理解照顾者的简单指令，有一定学习能力；监护下能从事简单劳动。能表达自己的基本需求，偶尔被动参与社交活动；需要环境提供广泛的支持，大部分生活仍需他人照料。

精神残疾三级：WHO-DAS Ⅱ值在 96～105 分，适应行为中度障碍。生活上不能完全自理，可以与人进行简单交流，能表达自己的情感；能独立从事简单劳动，能学习新事物，但学习能力明显比一般人差；被动参与社交活动，偶尔能主动参与社交活动；需要环境提供部分的支持，即所需要的支持服务是经常性的、短时间的需求，部分生活需由他人照料。

精神残疾四级：WHO-DAS Ⅱ值在 52～95 分，适应行为轻度障碍。生活上基本自理，但自理能力比一般人差，有时忽略个人卫生；能与人交往，能表达自己的情感，体会他人情感的能力较差，能从事一般的工作，学习新事物的能力比一般人稍差；偶尔需要环境提供支持，一般情况下生活不需要由他人照料。

（二）精神残疾的鉴定

精神残疾鉴定是《精神残疾证》发放管理工作中最基础性的工作，残疾鉴定的准确性与否，直接关系到残疾人的切身利益。《中华人民共和国残疾人证》自 1995 年统一制发以来，对保障残疾人合法权益发挥了积极的作用。残疾人的鉴定均由指定医院按照中国残疾人联合会文件（2008 年 10 号）要求的《第二次全国残疾人抽样调查残疾标准》进行鉴定。

1. 凡需鉴定者，根据申领自愿、属地管理的原则，符合鉴定条件者到户口所在地的残联领取残疾鉴定申请表，按要求填写后，经街道（乡、镇）及残联盖章后，到指定医院进行鉴定。准备近期二寸彩色照片 4 张。

2. 需患者家属（知晓患者病情的监护人）或单位了解情况的有关人员，陪同做鉴定，同时带上病历等既往诊疗记录。鉴定预约时间，以相应残联通知为准。

3. 鉴定医师应严格按照《精神残疾评定标准》，进行精神残疾的鉴定，规范书写鉴定结果，写明残疾类别和残疾等级，等级必须用罗马字母书写，写明残疾原因和致残时间。对不符合残疾人条件者写明结果，并注“不符合残疾人标准”字样。字迹要清楚，不得潦草和涂改。

4. 鉴定结果由医院直接送到相应残联。

5. 由相应残联通知患者家属领取残疾证。患者及家属可以在中国残疾人联合会网站上查看残疾证办理的进度。

第6节 精神康复措施与服务形式

一、精神康复措施★△

（一）教育患者及其家庭成员正确认识并处理精神障碍治疗和康复过程中出现的问题

1. 心理教育 心理教育是由精神卫生工作者向精神障碍患者和家属传授有关疾病系统化和结构化的信息，以协助其更有效地应对疾病。其内容包括疾病的病因、诊断、症状、治疗和预后、家庭支持、危机干预等方面的知识。心理教育的核心是通过教育增加患者和家属有关精神障碍的知识，帮助其正确认识疾病，维护和增强患者及家属的心理健康。

研究表明，家庭心理教育可以让患者的病情恶化或住院推迟6～9个月，可以减少精神障碍的复发，减轻家庭的负担。家庭心理教育包括家人支持、教育，在危机时刻寻求帮助、解决问题的技能。心理教育项目使患者2年内的再住院率从58%降至41%，住院时间从78 d降至39 d。家庭心理教育可以提高精神障碍患者的社交及职业成果，减少压力，加强家庭成员对患者提供专业支持及社会支持。短于6个月的家庭心理教育也对患者有积极作用，包含治疗依从性的提高、家庭成员的精神分裂症的知识提高、家庭关系的改善。心理教育可以在医院、社区或患者家中进行，可以仅家属参与，也可以患者和家属共同参与。

2. 家庭干预 家庭是精神障碍患者一生中最坚实的支柱。约60%的出院患者要返回到家庭中生活。家庭关系与家庭支持的好坏是影响精神障碍康复结局的重要因素。测量家庭态度的指标是情感表达，处在高情感表达环境（对患者经常批评、责骂、显示激动或敌意）和缺乏关爱的家庭，患者复发率较高，患者在这种环境中生活的时间越短，复发的危险性就越小。

家庭干预把治疗的重点放在改变家庭成员的人际关系上，治疗的过程是发现与个体心理障碍发生、发展有关的家庭内部因素。

家庭干预主要包括：提高家庭对疾病的认识，支持、关心家庭中的照顾者，促进家庭中其他成员的成长，教会家庭一些具体的应对措施，促进家庭内部的交流，提高服药的依从性，减少指责和过度保护，建立对未来的自信心，鼓励家庭建立家庭以外的支持网，帮助家庭减低对疾病完全恢复的期望值。

通过家庭干预治疗，可改变患者原来不适应的家庭关系，有利于患者有一个良好的居住环境。另外，对患者及家庭成员进行相关知识的健康教育，积极开展家庭治疗，能唤起良好的家庭支持与家庭互动，提高家庭的监护质量，从而提高患者服药依从性，对巩固疗效、预防复发非常重要。良好的家庭干预治疗还能给医师及时提供患者在院外的信息，以便及时调整治疗方案，保证药物维持治疗的有效完成。有效的家庭干预至少需要6个月，长期的家庭干预（>9个月）可显示出持久的疗效，持续2年或更长。

（二）聚焦患者的优势，强化技能训练，提高精神障碍患者的各项技能

1. 独立生活和社交技能训练 精神障碍患者常表现出多种技能缺陷，如生活技能、社交技能和工作技能等。这些技能可能由于疾病的原因从来没有良好地发展或由于长时间的不使用而衰退。技能的缺乏阻碍患者完成一些必要的任务，如协调社会关系、疾病的自我管理、参加娱乐活动、理财及基本的自我照顾。技能训练涉及的内容较广，包括生活技能训练、社交技能训练、学习技能训练、职业技能训练等。

目前，有2种较为成熟的社会和独立生活技能训练模式。

（1）Liberman R. P. 的社会独立生活技能训练模式。该项训练模式包括基本交谈技巧、娱乐休闲、药物自我管理、症状自我管理、回归社会技能等模块。每一模块都设计了训练者手册、患者练习簿和示范录像带，专门教授一种技能。例如，在药物自我管理模块中，重点教会患者如何礼貌地向医师询问自己所服药物的种类、剂量和益处。这个模式已被翻译成23种语言，超过30个国家使用。

（2）Bellack 将精神分裂症患者社交技能缺陷的表现概括为不会主动发起谈话、难以表达自身情感和解决现实问题的能力差等多个方面。社交技能模式将社交技能总结为接受技能、处理技能和表达技能。接受技能指准确判读社交信息的能力，包括对表情、声调、姿势和谈话内容、上下文关系等的察觉判断；处理技能包括对社交信息的分析，以及对当前信息和历史信息（包括对方以前的社交行为方式和自己的社交

经验）的整合；表达技能是指合理的语言表述，恰当的姿势、表情、动作等。精神分裂症患者缺乏流畅地配合使用以上 3 个方面技能的能力，因而他们在建立和维持社会关系，以及独立生活和就业方面就受到影响，并严重影响他们的生活质量和社会功能。

2. 作业治疗（occupational therapy，OT） OT 是一项重要而有效的医疗措施，目的旨在通过让患者参加一些适合其病情需要的生产劳动，来改变患者的精神状态，消除病态表现，促进患者的康复。

OT 的内容和方式要根据患者的具体情况制定。对于思维紊乱、妄想型的精神分裂症患者，可以安排他们做些自己感兴趣的编织、缝纫、装订、绘画等细心的作业，把注意力引导到工作上，使之无法分心，从而逐渐减轻症状。对于孤僻、内向、退缩、懒散的精神分裂症患者，可以组织他们参加室外集体劳动，譬如饲养猪、鸡、鸭等家畜、家禽，种植果木、花草、蔬菜等。对躁狂症患者，可以给他们破旧被单、衣服等，撕成长条扎墩布，进行作业过程中，可以放些优雅动听的音乐，发挥抚慰作用。对情绪抑郁的患者，要及时肯定他们的劳动成效，不断鼓励和表扬，使其克服自卑、自责和无能的想法，并建立自信心；其创造条件，如做游戏、欣赏音乐或舞蹈等，使患者互相交往，保持愉快的情绪，消除寂寞和无聊感，增加生活的乐趣。

3. 职业康复 精神康复工作者通过帮助出院后症状稳定的患者获取和维持职业，来帮助患者训练工作和社会技能，获取收入，增强自信和自我认同，提升生活质量，较好地回归社会。

职业康复不仅是一种治疗方法，还是一种系统，是帮助残疾人就业的重要领域。在西方，大部分的研究者认为就业是康复的重要指标。精神障碍患者出院后在就业上面临众多的困难，特别是在获得竞争性的工作上。竞争性的工作包括如下条件：每周工作 20 h 以上，全职或兼职，工作场所大部分的员工是精神正常的人，经常接触的是精神正常的个体，并且工资在最低工资线以上。为帮助精神障碍患者出院后重新找到工作，精神康复工作者设计开发了多种职业康复方法。

（1）日间治疗：指给予那些无法参加庇护性就业或竞争性工作的出院后精神障碍患者提供日间照顾和训练活动。主要训练内容包括日常生活技能训练、心理教育和心理咨询、职前技能训练。具体训练项目包括很多手工装配活动、群体活动、娱乐休闲活动等。在日间治疗项目中，为精神障碍患者提供基本技能训练和日间照顾是首要目标，而帮助精神患者就业是次要目标。很多患者在日间治疗机构接受很长时间的服务。

（2）庇护性就业：指由政府、医院或非政府组织提供工作场所，帮助出院后但暂时无法参加竞争性工作的精神障碍患者在此工作，提供实际工作培训，帮助患者逐渐适应工作，培养工作技能。Oldman（2005 年）的研究显示，庇护性就业中的患者在技能水平和自信心等方面有所改善，但获得竞争性工作的比率＜5%，就业效果不太理想。

（3）职业俱乐部：职业俱乐部在美国纽约州发展起来，给每位参加俱乐部的患者提供模拟的工作。出院后患者可以通过他人引荐或直接联系的方式自愿参加俱乐部，并且选择他们愿意尝试的工作。俱乐部的成员没有时间限制，可以享受永久的服务。职业俱乐部的主要目标是帮助出院的患者逐步接受教育、常规技能培训和工作训练。在这种职业俱乐部项目中，俱乐部的职员（正常人）和俱乐部成员（精神障碍患者）之间角色模糊。俱乐部成员负责操作俱乐部的日常运作，比如准备午餐等，工作时间与常规工作时间一样，没有报酬。俱乐部职员协助患者一起工作。如果俱乐部的成员认为自己已经具有足够的能力，俱乐部则帮助他们参加其他的就业计划，如过渡性就业。在职业俱乐部中，帮助出院的精神障碍患者就业是重要的目标，但不是唯一目标。

（4）过渡性就业：是职业俱乐部的一种特殊形式，指康复工作者通过和雇主协商，帮助出院后精神障碍患者在真实的工作场所找到短期的工作机会。工作岗位属于职业俱乐部所有，工作时间一般短于 6 个月，每周的工作时间一般短于 20 h，患者薪水逐步提高，但往往低于最低工资水平。Henry（2001 年）研究发现，在接受过渡性就业服务之后再接受 1 年跟踪支持的患者中，30.4% 的患者出院后获得了竞争性的工作岗位。这说明过渡性就业具有一定的职业康复效果，但这些研究缺乏对照组，其结果的可推广性具有一定的局限。

（三）应用心理治疗改善精神障碍患者症状和认知功能，改善社会功能

1. 认知行为治疗（cognitive-behavioral therapy，CBT） CBT 是一组通过改变思维或信念和行为的方法来改变不良认知，达到消除不良情绪和行为的结构性短程的心理治疗方法。最初主要针对抑郁症、焦虑症等精神障碍的治疗。1952 年，CBT 主要代表人物美国精神病学家 BeckA. T. 首次将 CBT 用于精神分裂症的治疗。但直到近 20 年，精神分裂症的 CBT

才被逐渐重视起来。

对精神分裂症患者沿用Beck认知治疗的几项有对照或无对照的研究，显示了较佳的临床效果，包括幻觉和妄想症状的减少或消除。Scott等的研究认为CBT能改善患者的精神障碍症状，特别是妄想，重点改善患者以下几个方面的社会适应功能：工作、生活满意度、人际关系及家庭功能。Neil等研究认为CBT对阳性症状改善不明显，但可以减少患者的阴性症状，而且症状的改善不是继发于其他症状的改善。

2. 艺术治疗 艺术治疗是以艺术活动为中介的一种非语言性心理治疗，通过艺术让患者产生自由联想来稳定和调节情感，消除负性情绪，为精神障碍的康复服务。艺术治疗包括美术治疗、音乐治疗、舞动治疗、陶艺治疗、心理剧治疗等治疗形式。艺术疗法有其独特的优点：①患者自身在艺术活动中边参与、边观察。②治疗过程中有转移、象征、解释、潜意识等行为融入。③可以结合患者自身表现和诉说。④治疗师以第三者出现，避免医患的直接接触。⑤显著改善患者的苦闷。⑥非语言性的作品有助于达到表现自我，解放被压抑的情绪、欲望。⑦语言作为辅助手段，有利于缓解紧张。

艺术治疗的缺点为急性期应用困难，无法强制性参与。艺术治疗可由有丰富治疗经验的艺术治疗专家负责实施，艺术治疗应当分组予以提供。艺术治疗的目标包括：①帮助精神障碍或精神分裂症患者对自己产生不同的体验，并发展出与他人交流的新渠道。②帮助这些患者表达自身的感受，并将他们的体验组织成为一个令其满意的美学形式。③帮助这些患者感知和理解在创造性工作中可能浮现的感觉（包括在某些案例中，他们如何开始拥有这些感觉），这些感觉往往以个人独有的节奏出现。

3. 认知增强治疗（cognitive enhance treatment，CET） CET不仅针对精神分裂症认知功能损害，同样注重对社会认知功能的矫正。该方法主要适用于临床症状相对稳定的精神障碍患者，一般采取小组治疗形式。其内容主要包括认知功能训练和社会认知训练2个部分。①认知功能训练，一般采用计算机辅助练习，常借用CogRehab、Captain Log等软件，内容包括注意、记忆、执行功能训练，每次1 h，每周5次，通常安排2名患者一起进行计算机辅助练习，便于相互支持和鼓励，提高治疗的依从性。②社会认知训练，该训练内容不仅涉及言语表达、言语记忆、执行功能，而且还包括社会信息处理、情感认知和人际关系处理等方面。每周1次，每次1.5 h，采用结构化的训练方式，包括家庭作业、现场演练、信息反馈和教育几个步骤。

4. 神经心理教育式矫正治疗（neuropsychological educational approach to cognitive remediation，NEAR） NEAR的理论基础是神经心理学、教育心理学、学习理论及认知心理学。适用人群较为广泛，但低于4年级阅读水平、广泛发育障碍和物质滥用者不适合本方法。研究发现，NEAR可以改善注意力和解决问题的能力，提高社会功能，患者的临床症状也有显著改善。

NEAR过程：①初次访谈需要了解患者的主要诊断、起病时间、治疗经过、教育和职业情况及个人喜好、学习风格和时间安排等与治疗相关的内容。②治疗前，治疗师在电脑软件的帮助下，确定患者治疗的目标和选择恰当的学习情境。③治疗前、治疗阶段和治疗后评估指标为认知功能、社会功能及其他可能影响治疗结局的因素。④治疗方式采用小组形式，每例患者的治疗都有个体化的治疗方案。⑤整个治疗过程为6个月，每周治疗1次，每次治疗为3节，每节1 h，每节学习2～3个任务。每周以小组形式讨论1次，在讨论会上，患者分享他们的学习体会，从而促进他们将学到的知识转化为解决现实生活问题的能力。⑥通常患者完成为期6个月的学习后，再进行相关的职业技能训练，帮助患者就业、学习知识和独立生活。

5. 整合心理治疗（integrated psychological therapy，IPT） Brenner（1992年）首先提出，IPT是目前使用最普遍的认知功能矫正的方法，并且在精神分裂症患者得到了很好的应用。IPT是基于基本的认知功能损害广泛地影响更高功能水平的社交技能、社会适应和独立生活能力这一假设。矫正神经认知功能及相关的认知缺陷，建立独立生活、自我照料和职业技能是IPT的主要内容。IPT可以改善患者的临床症状、认知功能和社会功能，对于急性或慢性患者、住院或门诊患者都有显著的治疗作用。IPT是一种结构性的干预计划，有详细的步骤来训练认知和行为的紊乱。它包括4个模式：①认知区分，其目的是提高基本的认知功能，如注意力（选择性记忆、记忆转移、注意的持续）、概念化的能力（刺激的提取、概念的区分、概念的调制、概念的回忆）。这种干预主要通过卡片的分类和口头概念的训练来实施。②社会认知，其目的是提高对社会信息的分析（集中在提高分辨相关和无关社会刺激的能力）。③信息交流，是第1个和第2个2个模式的“桥梁”，强调认知功能直接影响个体的信息交流，如言语交流和执行功能。④基本的社会技能及解决人际交往中的问题，这2种模式是个体技能

（角色演练）练习和小组形式的问题解决练习，提高患者社会竞争水平。整合心理治疗采用的是小组内互动式联系，患者学习不同的策略来完成自己的目标。

6. 社会认知训练（social cognitive training，SCT） 社会认知是指在社会生活中，理解他人的心理状态，预测他人的想法，判断他人的行为，并指导自身的社会行为的高级认知过程。与一般认知功能相比，社会认知对社会功能影响更为显著。精神分裂症患者存在多方面的社会认知功能缺陷，表现在情感概念、社会概念、归因方式和心理理论等 4 个方面。社会认知训练最适合生活在社区中，临床症状稳定的精神分裂症患者。

社会认知训练有 2 种方法：①“广泛治疗”，是由基本的认知功能训练结合社会认知训练。研究显示本方法可以改善心理社会功能和某些社会认知。②“靶向治疗”，只针对某些特定的社会认知缺陷进行训练，没有其他干预成分。Wolwe 等对情感概念有缺陷的精神分裂症患者进行 12 节的情感识别训练，结果显示患者在面部情感概念和言语工作记忆功能得到改善。

7. 计算机辅助认知功能康复（computer-assisted cognitive rehabilitation，CACR） CACR 是通过计算机软件对患者进行认知功能的训练，从而矫正其认知缺陷的一种方法。患者借助计算机可以很方便地反复练习事先设计的标准化任务。其理论前提是通过反复训练与认知功能缺陷相关的任务，可以帮助患者改善这些功能缺陷。优点有：①计算机能够提供标准化的刺激，而且比治疗师或观察者更准确、真实、客观地记录各种数据。②计算机提供的刺激内容生动、更具吸引力，有助于集中患者的注意力。③计算机能够根据患者的具体情况随时调整康复进度。④计算机能够及时、准确地对患者做出客观、准确判断并将结果反馈给患者。缺点是不能很好地扩展到训练场地以外的范围和场所。计算机辅助认知功能康复通常每周进行 3 次，每次持续 45～90 min。CACR 可以改善处理速度、注意、工作记忆、视觉记忆、问题解决能力。

二、精神康复服务形式★△

（一）减少患者住院时间，建立多种形式的过渡性机构，安置患者居住

1. 中途宿舍 精神障碍康复者中途宿舍又称 1/2 康复站或护理之家，主要解决居住条件的设施问题，是精神障碍患者回归家庭、独立社会的中间站。精神障碍康复者在回归社会前，先到这里接受适应社会的多种技能训练，学会人际交往，学会人生的本领，恢复和保持一个正常人的责任意识与工作能力。

这类寄宿处通常由经过专业训练的护士或社会工作者负责管理。一般接收缺乏独立生活能力或无家可归的慢性患者，配备一些基本的医疗条件并开展行为康复训练。白天尽可能将患者送往就业场所或日间医院。

2. 治疗旅馆 大量的研究证实，尽管替代精神障碍医院的各类康复设施已有了很大的进展，但住院的慢性精神障碍患者的人数却未见减少。有些患者已不能适应社区中的生活，而不得不长期住院。这些长期住院的患者往往是最难安置的群体，就目前的环境和社区资源而言，这一问题很难解决。假如所有的精神科专科医院都被关闭，这些长期住院的患者将如何处置，为能够接纳此类患者，治疗式的旅馆或医院式旅馆或旅馆式病房因此产生。

Wing 和 Furlong（1986 年）建议旅馆式病房可接纳以下 4 类患者：①年轻的持续患病者及短期住院者。②长期重性残疾并伴有躯体疾病的患者。③慢性精神障碍的老年患者。④没有危险倾向可适度活动的患者。此外，他们还建议工作人员是否可以逐渐降低对患者的监管程度，以便于最大限度地发展患者的独立生活能力。

3. 照顾之家 护理照顾服务的绝大部分由非官方的机构组成。政府充当出资者、政策法规制定者与监督者的角色，然后交给志愿组织和私人机构去操作和执行。志愿者包括固定的慈善机构和分散的个人。这些非正式的服务，即指家人、朋友、邻居和其他人给年老的、患病的和残疾者提供无偿的照顾。护理人员主要是女性，其中大部分是社区自愿组织承担的。这样，增加了社会服务内容的多样化和个性化，为社会服务注入了活力。

4. 辅助公寓（过渡性康复站） 这一社区照顾方法由 Fairweather 等在 1960 年提出，他们从住院机构中挑选那些能和睦相处或在症状及社会功能上彼此互补的患者，先在医院内接受训练，然后转到监护下过渡性康复站继续恢复性治疗，最终达到自治、自理之目的。该方式强调患者的自理能力，并对其临床情况微小的进步、体现的内聚力和相互支持，进行鼓励。这些康复站与医院通常保持着密切联系。

（二）利用各种资源，为精神障碍患者建立支持性的环境

1. 支持性就业 支持性就业是最新发展的康复技术，在帮助患者获取竞争性工作方面有较好的成

效。支持性就业帮助出院后的患者尽可能地在竞争性市场中找到并从事他们喜欢的工作，从专业工作者那里得到所需技能的培训，与正常人一起工作并获得经济收入，得到长期的持续支持。Drake 和 Becker 提出的个体支持性就业（individual placement and support，IPS）是目前最为典型、应用最广泛的一种支持性就业方法。IPS 采用“安置－培训”的方式，显著地提高了精神障碍患者的求职成功率。IPS 包括 6 个原则：①将康复治疗整合到精神卫生治疗中。②治疗目的是帮助患者在正常的工作环境中获得竞争性的工作。③参与者立即参加工作，而不是经过长期的职前培训再就业。④根据患者实际的工作经历提供持续服务。⑤跟踪支持服务没有时间限制。⑥根据患者的偏好和选择，提供针对性的服务，而不是根据服务提供者的主观判断。IPS 包括 6 个步骤：①引荐患者。②和患者建立关系。③职业测评。④个体求职计划。⑤获得工作。⑥持续跟踪支持。

近来的研究进一步证明它在帮助精神分裂症患者获得竞争性就业机会、挣更多工资、工作更久等方面扮演着重要角色。如提供支持性就业的模式，患者的工作结果会更好，近期研究旨在通过增加包含认知矫正、社交技能训练、认知行为治疗的支持性就业模型，让患者能够进行长期工作以及达到经济独立。

2. 支持性教育 精神分裂症多发病于青少年，据美国一项研究显示，至少有 400 万人因起病早而无法完成本科学位。患者在生活上往往属于低收入的人群，因无法完成大学学业，不但让人感到失败、羞耻和失望，而且竞争力低、缺乏就业机会。

首个支持性教育项目出现在美国波士顿大学，患有精神障碍的青年人被安排到校园上课，接受教育和就业训练，最后在大学工作。Unger 在 1990 年制定出 3 个支持性教育模式，分别是：①独立的教室，集中一批精神障碍患者一起学习统一的课程。②在校支持模式，帮助在校患有精神障碍的学生使用教学资源。③流动支持模式，由流动支持工作者提供个人化教育支持。Mowbray 等（2003 年）指出，美国现存超过 100 个不同类型的支持教育项目，并归纳为全会所模式、部分会所模式、在校模式和独立模式。

3. 支持性居住 为了提高患者的社区参与程度，美国在 20 世纪 90 年代为精神障碍患者提出新的居住模式——支持性居住，这个模式的精髓是让患者可以在自己选择的社区里独立生活，强调社区融入和正常化，并同时得到持续和有弹性的专业支持。这些支持包括每周 7 d、每天 24 h 有职员帮助处理危机、经济援助、金钱管理协助、购买家具等。支持性居住降低患者的住院率、提高动机、增加希望、增强社会角色功能和加快正常化、提高生活质量。

（三）调动利于患者复元的积极因素，尽早建立治疗联盟

治疗联盟是在精神障碍患者家庭、精神科医师及社区卫生支持系统间建立的有机组织，是基于传统治疗模式的全面升级，也是对目前单纯靠药物主导治疗的有力补充。建立良好的医患关系和构建积极的治疗联盟有利于提高患者依从性。传统的医患关系忽视了患者的主观能动性，患者缺乏表达自己意愿与体验的机会，导致患者不认同治疗计划时，不依从治疗可能是一种合理的选择。积极的治疗联盟使医患之间能经常互相沟通，能了解患者不依从的原因并进行有效的干预，帮助其治疗依从并协调日常生活。Frank 和 Gunderson 调查了治疗联盟的建立和治疗结果之间的关系，结果表明那些最初 6 个月与医师建立良好治疗联盟的患者与那些未建立治疗联盟的患者相比，更愿意接受治疗，对他们服用的药物更依从。

1. 同伴支持 康复方面有一个关键部分就是要加强患者的角色，他们进行的服务传递及他们各自的经验都是有治疗意义的。这个程序已被发展为患者传递传统的服务，然后像回报员工或志愿者一样回报他们，同时向其他患者提供支持。对等服务包含本人自助小组、网络支持小组、对等交换服务、同伴竞争或同伴合作小组。把精神障碍患者个人作为一个向另一个患者提供支持或服务的资源。

当同伴对等的服务引起重视时，医师注意到这些形式的治疗项目与传统的以诊断驱动的治疗系统是分开的。以同伴为基础的服务或项目是不重视精神科诊断的。研究表明，同伴间平等服务是可行的，尽管目前同伴服务的确切好处尚不明晰。未来的工作重点不仅要研究同伴服务的优势，还要评估它对标准的临床结局（如症状、住院等）的效果，还有其他维度，如提高自尊、社会支持的改善及趋于逐渐复原等。

2. 治疗性自助团体 治疗性自助团体的目的在于使患者及其家庭在治疗计划及实施方面扩大影响，较少地依赖专业人员，减少对精神障碍的偏见，并致力于为治疗和研究精神障碍获得充分的支持。这类组织主要分为 3 种形式，每种形式都有自己的会员、目的及宗旨。包括：①患者自己创建的独立社团，主要目标是倡议并致力于维护患者在治疗上的选择权利，包括不做任何治疗的可能性。②治疗性自助组织，基本属于教育和认知性质的。③家属组织，多由精神分裂症家属组成，主要通过教育及倡议，使精神科的综

合服务有所改善。

3. 心理社会俱乐部 这种社区照顾模式的主要功能在于积极推动患者自助和体现反偏见价值。在俱乐部中有专职人员负责管理并做临床判断，同时鼓励成员自己做决策，并参与到治疗中。俱乐部的活动集中在休闲、职业及履行住所功能。这种俱乐部模式的关键是一种过渡形式，依靠俱乐部的成员，在娱乐、工作及居所监管范围内，逐渐承担越来越多的责任和权力。

（四）社区个案管理和主动式社区服务

1. 个案管理 个案管理的概念最早用于精神科是在 20 世纪 60 年代。个案管理的目的就是协调各种社区服务，避免相互脱节，提高社区服务质量，以满足患者的多种需求。个案管理是社区干预中的一项关键技术。社区中的每一位精神障碍患者都由一个案管理者负责，个案管理者是患者接触的关键人物，相当于患者的经纪人，帮助患者得到各种精神卫生服务并协助解决其他问题。个案管理者通常是精神科护士、社会工作者、心理治疗师或职业治疗师，他与患者、患者家庭成员及其他服务机构是一种合作的关系。

个案管理中所用的具体计划就叫作个体服务计划（individual service plan，ISP），指定某一个人或一组人为个案管理员，确保患者获得持续性及综合性的服务。有些患者常因在不同社区性机构或团体之间被疏漏而得不到所需的照管。例如，某个案管理员可陪同一位患者去一所福利机构，如果患者错过一次复诊，个案管理员可上门家访或针对患者的服务召集一次不同机构人员参加的会议，共同制订一项有精神科医师参与的完整的治疗方案。开展这一工作的特点是根据每一位患者和家属的需求制订治疗、护理、康复计划，并在实际运作过程中不断调整。

具体包括以下的连续过程：①识别个案对象。②评估服务需求（包括治疗和护理需求、康复训练等）。③设计个案管理服务方案。④协调与监控服务的内容和质量。⑤再评估服务方案实施质量和效益。⑥修改服务方案并重复运行。这一工作是由一组分工不同的人员进行的，其中包括精神科医师、护士、街道办事处工作者，有时也有志愿者参加。这时大部分医疗服务和康复训练工作深入到患者的家庭中进行，并且提供 24 h 的服务监控。其内容几乎涵盖社区康复的所有项目。个案管理是现代精神障碍康复中划时代的成果。

个案管理是一种根据不同患者的需求，量身订制针对性的服务，这种服务有几个特点：①是一种充分尊重患者的参与、喜好及选择的服务。②是整合治疗及康复的整体的服务。③是协同且持续的服务。④是以成果为导向，以就业为目标的服务。⑤是适度调整环境条件以支持不同功能程度的患者的服务。⑥是重视技能训练的服务。⑦强调患者的优点，彼此尊重伙伴关系。⑧专注于此时此地，同时着眼远期疗效。⑨鼓励患者勇于尝试，不要害怕失败。⑩鼓励患者独立自主地生活，与家属建立伙伴关系。

2. 主动式社区服务 主动式社区服务（assertive community treatment，ACT）是欧美国家社区精神卫生发展的新组织、新模式，在 20 世纪 90 年代开始提出并实施。它是以有关专业人员为基础，对社区的精神障碍患者广泛开展多种服务措施的一种称呼。这是一个综合性的过程，特点是全面开展各个项目，可以主动积极推进。

ACT 主要针对每位患者的技能缺陷、资源能力及社区生活需要，采用一种因人而异的社区治疗。治疗由团队实施，多在患者家中、邻舍及工作场所进行。主动式社区服务是专门为那些适应及功能较差的精神障碍患者而设计，以利于预防复发、增强社会及职业功能。治疗由团队人员随时实施，提供的治疗多在患者家中、邻舍及工作场地。要帮助患者进行日常生活，如洗衣、购物、烹饪、梳洗、理财及使用交通工具。还应尽量支持和帮助患者寻找工作、继续学业，或安排在一个庇护性工场内工作。做这类安排后，为了化解危机、烦恼，有利于预防复发，工作人员继续与患者保持接触，并指导患者积极地享用闲暇时间和运用社会技能。关键在于强调增强患者社区生活适应（而非侧重精神病理学处理），为患者的家庭、雇主、朋友、熟人及社区机构等自然支持系统提供支持及咨询，主动延伸服务以确保患者处在主动式社区服务治疗程序中。主动式社区服务还强调服药的依从性，及时与精神科医师取得联系。一些对照研究表明，对于依从性较差的重性疾病（如精神分裂症）患者受益匪浅，而其他社会功能尚好或依从性较好的患者，则不需要这类高强度的服务。

美国至 2004 年为止，已有 38 个州开展了主动式社区服务。日本自 2002 年开始探索，2004 年正式实行，其利用的基础则是源自 1988 年的“家庭病床实施委员会”、1992 年实施“访问看护制度”、1996 年实施“社区照料科”，在“社区照料科”下面实行。

（五）具体实施方法

目前，以美国的威斯康星州麦迪逊市（Madison）为典型方案。

1. 具体方法

（1）建立一个小组，由精神科医师、护士、社会工作者、工疗师、心理师等10名人员组成。

（2）以提高保健、医疗、社会福利方面的帮助为主，兼顾其他各方面。

（3）负责社区内80～120名患者。以重性精神障碍患者为主。

（4）24 h值班工作，每周7 d工作制。

（5）使用主动式社区服务精确性量表（assertive community treatment fidelity scale，ACTFS）来测评入组患者。

（6）1名医师负责100名患者。同时有2名护士参与。

2. ACT可以提供的服务

（1）处方药物及药物知识简介。

（2）促进自己管理药物。

（3）个别心理支持性治疗。

（4）危机干预。

（5）住院期间继续关心。

（6）起居生活的援助。

（7）日常生活的援助。

（8）躯体健康关心。

（9）经费管理的协助。

（10）职业培训和介绍。

（11）家庭成员间协调的援助。

（12）回归社会的其他方面。

3. 需要解决的问题 若要开展主动式社区服务，尚需要解决以下几个问题：①要有财政经费投入。②工作人员要定期轮流，避免长久、固定在某一处。③工作人员不能过度工作，要有轮休。④要开设后继的过渡的机构，如疗养院、康复之家等。⑤要有职业培训、职业介绍的专门人员参与，以使患者能顺利进入就业渠道。

（杨甫德　崔　勇　李　娟　王传跃）

参考文献

［1］卓大宏．中国康复医学．2版．北京：华夏出版社，2003．

［2］Walter R. Frontera, Alan M. Jette, Gregory T. Carter，et al. DeLisa物理医学与康复医学理论与实践．励建安、毕胜，等，译．5版．北京：人民卫生出版社，2013．

［3］Jerome Bickenbach, Alarcos lieza, Alexandra Rauch，et al. ICF核心分类组合临床实践手册．邱卓英、励建安，等，译．北京：人民卫生出版社，2012．

［4］Glen O. Gabbard. Gabbard精神障碍治疗学．赵靖平，译．4版．北京：人民卫生出版社，2010．

第 28 章　精神科急诊和处理

急诊相对于日常诊疗，最大的特点就是患者病情“急”，所以需要医师反应要“快”。这个“急”有可能是“危急”，患者的生命体征不稳，同时有必须要紧急处置的精神症状，如谵妄。但精神科急诊的大多数“急”都是“紧急”，即患者的精神症状和行为问题对自身和他人的安全造成威胁。所以精神科急诊的诊疗过程中，第一个需要牢记的准则就是安全，即保证自身和工作人员的安全，保证患者的安全。所谓“快”，就是要迅速判断患者情况，做出初步诊断，并采取必要措施，控制病情。急诊条件下，患者的既往病史信息很可能不全，陪同人员也不一定熟悉患者情况，精神科医师必须利用有限的信息做出“最可能”的临床判断，并采取安全有效的治疗措施。

大脑及躯体的疾病都可能以精神症状作为首发表现，所以急诊精神科医师应具备扎实的医学知识，快速鉴别可能造成精神症状的躯体状况，以免贻误病情。第二个精神科急诊需要牢记的准则就是慎重。检查患者要仔细，必要的检查坚持做，患者的情况复杂可请会诊，不要大包大揽。本章对精神科常见的急诊情况如自杀或自伤、拒食、冲动和暴力行为、兴奋躁动状态、缄默和木僵状态、幻觉妄想急性发作、惊恐发作、戒断综合征及精神药物中毒等分别从临床表现和临床处置简要介绍。

第 1 节　自杀或自伤

一、自杀

（一）概述★△

自杀是指个体蓄意或自愿以某种手段结束自己生命的行为。WHO（2004 年）将其定义为：“自杀是自发完成的、故意的行动后果，行为者本人完全了解或期望这一行动的致死性后果。”

学者们对自杀分类有不同的看法。根据自杀的结果，一般分为自杀意念、自杀未遂和自杀成功 3 种形态。有自杀行为并导致死亡者，称成功自杀；有自杀举动但未导致死亡者，称自杀未遂；自杀意念则指存在自杀想法但未付诸行动。美国国立精神卫生研究所自杀预防研究中心将自杀分类为“完全性自杀、自杀企图、自杀观念”。

2006 年，我国肖水源等提出了一个分类方案。这个分类方案以自杀行为的客观后果和主体的客观行动为主要依据，结合考虑死亡意愿的强烈程度，以指导自杀预防实践为主要目标。

1. **自杀死亡**　基本特征是采取了伤害自己生命的行动，该行动直接导致了死亡的结局。死者在采取行动时，必须有明确的死亡愿望，才能认为是自杀死亡。但死亡愿望的强烈程度不作为判断是否自杀的主要依据。

2. **自杀未遂**　基本特征是采取了伤害自己生命的行动，但该行动没有直接导致死亡的结局。自杀未遂者通常存在躯体损伤，但躯体损害不是自杀未遂的必备条件。必须将自杀未遂与蓄意自伤、类自杀、自杀姿势之类的术语区别开来，因为一定强度的死亡愿望是自杀未遂的必备条件。蓄意自伤、类自杀、自杀姿势的含义基本上是一致的，指的是明确的没有死亡愿望情况下出现的故意自伤行为。

3. **自杀准备**　基本特征是做了自杀行动的准备，但没有采取导致伤害生命的行动。这一类包括实际准备了用于自我伤害的物质、工具、方法，如购买了用于自杀的毒物、药物，或枪支弹药，或到自杀现场做实际的考察。

4. **自杀计划**　基本特征是有了明确的伤害自己的计划，但没有进行任何实际的准备，更没有采取任何实际的行动。如一个人考虑用催眠药自杀，但还没有购买或积存催眠药。

5. 自杀意念 基本特征是有了明确的伤害自己的意愿，但没有形成自杀的计划，没有行动准备，更没有实际的伤害自己的行动。

6. 自杀率 通常被当作自杀死亡率的简称，是指一年内某一特定人群中自杀死亡的发生情况，一般用每10万人口每年自杀死亡数表示。2014年WHO发布首份预防自杀报告，称全球每年有80万人死于自杀，约每40秒就有一人轻生。自杀在>50岁的人中较为常见，但也是15～29岁年龄段的青少年死亡的主要原因之一。2012年全球平均自杀率为0.011 4%，自杀未遂率则是自杀死亡率的8～20倍，为0.1%～0.3%。

（二）精神障碍患者自杀的评估与干预★★★△△△

1. 评估 精神障碍患者是自杀的高危人群，国外报道的自杀者中有90%可被诊断出各种精神障碍。在我国，这一比例为63%。在各种精神障碍中，以抑郁症、药物和酒精滥用最常出现自杀行为，其次为精神分裂症，这3种疾病的终身自杀率依次为6%～15%、7%～15%、4%～10%。其他精神障碍如进食障碍、双相情感障碍、人格障碍及分离障碍、脑器质性精神障碍也都可能出现自杀相关问题。毫无疑问，对自杀进行预防和及时处理是精神科急诊实践中的主要任务。对自杀进行及时评估与干预，同时了解各种精神障碍自杀的危险因素对于预防自杀很重要。

（1）精神障碍患者自杀的危险因素：①既往未遂自杀史、自杀家族史及冲动史。②严重的负性生活事件或应激。③未婚、单身或寡居、家庭冲突。④低社会经济地位或失业。⑤病前人格特征突出，如依赖性、边缘性人格特征。⑥伴发严重躯体疾病。⑦明显的抑郁、焦虑情绪等。

抑郁症出现自杀行为者的抑郁症状往往较重，常伴明显的生物学症状，如早醒、自主神经功能紊乱、严重躯体不适。应当注意伴有明显的精神运动性迟滞的抑郁症患者较少有自杀行为，而抑制一旦解除，自杀的危险性反而增加；另外，某些有自杀企图的抑郁症患者为了转移他人的注意，情绪可能表现出突然的“好转”，此时更要警惕自杀行为的发生。

药物和酒精滥用患者自杀的危险因素包括：① 24 h内患者暴饮或吸食毒品。②出现戒断综合征。③出现幻觉或妄想内容。④伴发抑郁情绪。

精神分裂症自杀的危险因素有年轻、疾病急性期、妄想型精神分裂症等。伴中、重度的抑郁症状是精神分裂症患者自杀的主要因素；其次为幻觉和妄想等精神病性症状，如受命令性幻听的支配而出现自杀行为，或由被害妄想而产生绝望、恐惧，以自杀来逃避“迫害”。

国外报道近1/3的自杀者患有人格障碍，尤其多见于边缘型人格障碍者，其中多表现为自杀姿势或自杀未遂。人格障碍易加重自杀的共同危险因素，如低社会经济地位、家庭冲突等，从而增加自杀发生率。另外，人格障碍患者常合并严重的抑郁症状及药物和酒精依赖，增加自杀的风险。

进食障碍，特别是神经性厌食增加个体的自杀风险，伴有神经性厌食的女性较神经性贪食的女性更容易出现自杀念头。进食行为紊乱的年轻女性如伴有其他精神障碍时则会增加其自杀的风险。

双相情感障碍的患者在混合发作期可能出现自杀行为。

（2）精神障碍患者自杀评估：①自杀念头的评估，了解患者自杀念头的内容及背景情况，如精神分裂症患者是否存在被害妄想或命令性幻听等。需要注意，自杀念头并非自杀风险的有效预测因素。②自杀计划的评估，自杀计划的即时性和致死性，包括时间、方法及方法的可获得性等。③自杀企图或行为的严重程度。除了一般性高危因素的评估外，对患者是否存在自杀行为线索进行评估。例如，有无流露自杀企图或计划的谈话或留有遗嘱、拒绝与医务人员讨论自杀观念、常独处、收集自杀相关资料或准备自杀用品等。通过对各种危险因素及自杀行为线索的评估，对患者急性自杀发生的危险度进行预测。

有研究表明精神障碍患者自杀危险的2个高峰期是住院后刚接受治疗早期及出院后的1周或3个月内。自杀危险的评估不应只做一次，随着时间的推移评估的准确性也随之降低。对高危者应当保持高度警觉，定期进行评估。

2. 处理 患者的自杀企图或行为往往较为隐蔽，很难预防。应当密切关注高自杀风险患者的病情变化，加强监护。如果在院外出现自杀企图或行为，应保证24 h有人陪伴监护，并尽早住院得到医疗监护和治疗。在急诊主要给予一级预防措施，如保证患者得到24 h的有效监护，取走患者身边所有可用来自杀的物品等。

对于自杀行为如自杀未遂和自杀姿势，自杀意念如自杀观念和自杀企图的患者，应及时、积极地提供预防自杀的措施。抑郁症和精神分裂症的自杀企图患者以MECT联合药物治疗为主，辅助心理治疗。

药物和酒精依赖者如酒精中毒和吸毒患者以戒酒、戒毒治疗为主，辅助心理治疗；脑器质性精神障碍患者以治疗原发疾病为主，辅助药物治疗和心理治疗；人格障碍、癔症和心理因素所致的自杀企图患者以心理治疗为主，辅助药物治疗。应及时处理自杀未遂引起的躯体损害，并及时进行自杀危险性评估，采取相应措施，防止再度自杀。

二、自伤

自伤指有意伤害自体的行为。自伤按患者的行为动机区分为蓄意性自伤和非蓄意性自伤 2 种，前者可能是自杀未遂的表现。非蓄意性自伤常见于精神障碍患者，与患者的精神症状和认知功能有关。自伤方式有：用刀、剪等器械切伤皮肤，吞食异物，过量服药等。

（一）鉴别诊断★★△△

1. 蓄意性自伤

（1）自杀未遂导致的自伤：可见于各种有自杀行为的精神障碍患者，这类患者有明确的死亡意愿，只是由于自杀方法不当或及时被发现而造成自伤。

（2）蓄意自伤综合征：典型表现为青春后期发病，反复造成躯体自伤，自伤的形式各不相同，包括切开皮肤、割腕、咬伤、烧伤、使皮肤溃烂等。

（3）患者反复伪装患有严重躯体疾病，反复住院或多次手术，或辗转就诊，为了伪装患病甚至不惜采用自伤的方法，如吞食金属物、自己注射药物、自己造成身体外伤。多伴有病理性谎言，夸大自己的症状。本综合征多见于年轻的女性医务工作者，病前多有精神创伤史。

2. 非蓄意性自伤

（1）精神分裂症：患者在幻觉或妄想的影响下可出现自伤行为，如自剜、断指等，因其他精神病性症状的存在，不难诊断。

（2）抑郁症：抑郁症患者的自伤可能是自杀未遂的结果，但也可能是罪恶妄想影响下，以自伤痛苦来惩罚自己。

（3）精神发育迟缓和痴呆：由于患者存在智力障碍，缺乏有效的自我保护能力，易误伤自己的身体。或因缺乏自制能力，缺乏对危险的判断能力造成自伤或在受刺激时做出自伤行为。常见自伤方式有以头撞墙、咬伤自己等。

（4）癫痫：患者在意识朦胧下可发生暴力行为、自伤行为。

（5）人格障碍：边缘型人格障碍和表演型人格障碍患者都可发生自伤行为，有时这种自伤是一种自杀姿势或威胁行为，特别是边缘型人格障碍多见。

（二）处理★★△△

1. 处理自伤所致的躯体外伤及其并发症。

2. 针对不同的精神障碍，给予相应治疗。精神分裂症和抑郁症患者在分别给予抗精神病药和抗抑郁药的同时，可以考虑 MECT，其可迅速见效。精神发育迟缓和痴呆患者的自伤行为，主要是加强对患者的监护，有报道称锂盐和卡马西平对精神发育迟缓患者的自伤行为可能有效。Münchhausen 综合征、人格障碍，以心理治疗为主，辅助药物治疗。

3. 对于自杀未遂的蓄意自伤，需要加强监护，预防患者再次自杀的发生。

第2节　拒　　食

拒食，也属于本能行为的障碍，指在意识清晰的状态下有意拒绝进食，还可拒绝饮水。拒食可出现于多种精神障碍。

一、鉴别诊断★★△△

（一）精神分裂症

精神分裂症患者可受命令性幻听影响，听从或违抗其命令而拒绝进食。或由于幻嗅、幻味，患者可从食物或水中闻到或尝到特殊的气味或味道，令患者难以忍受，或认为对身体有害而拒绝进食；或受被害妄想的支配，坚信食物或饮料“有毒”而拒绝进食。精神分裂症出现木僵的患者，由于精神运动受抑制而不能进食。

（二）心境障碍

抑郁症患者可在自罪妄想影响下，以拒食来终结生命。也可在精神运动性抑制下无主动进食行为。躁狂症患者自觉精力充沛或受夸大妄想支配，认为自己无须进食来延续生命；或因活动增多、兴奋躁动而无暇进食。

（三）神经性厌食

神经性厌食患者为了限制自己的体重而减少进食，甚至拒绝进食，但较少出现长时间拒食。

（四）谵妄

患者可在幻觉或妄想的影响下拒食，诊断要点参见本书第5章。

二、处理★★△△

应当积极处理拒食，以防所致的躯体衰竭和营养不良的发生。鼻饲和静脉补液保证其基本营养需要。

针对不同的精神障碍，给予相应治疗。除了药物治疗外，辅助心理治疗。MECT对拒食的疗效较好，若无禁忌，应当尽早应用。对于伴发躯体疾病而致食欲下降或缺乏，如伴严重肝病，应同时针对躯体疾病积极治疗。谵妄在患者针对病因治疗后，谵妄消失后可自行进食。

第3节　冲动和暴力行为

一、概述★△

冲动行为指突然产生、通常导致不良后果的行为。暴力行为指故意造成财物或他人身心伤害的行为，攻击对象可以是自己、他人或物体。对他人的攻击包括躯体攻击和性攻击，可造成致伤、致残、致死的后果。对物体攻击可引起轻重不等的经济损失。精神障碍患者的冲动暴力行为是一种十分严重的临床紧急状态，如不及时处理，可能会对患者本人、周围的患者或家属及医务人员造成伤害，或造成财物损害。除了显现的具体行为外，冲动和暴力倾向尚可表现为潜在行为，如威胁性言语或姿态。

这类行为的高危人群多为初发精神病患者、药物和酒精依赖者及人格障碍患者。而且暴力的受害者也易出现心理行为问题，所以冲动和暴力行为是需要精神科紧急处理的情形之一。需要指出的是，大多数精神障碍患者没有冲动或暴力行为，涉及精神障碍患者的暴力行为的统计数据，往往是极少数患者反复发生的暴力行为。

与冲动和暴力行为有关的精神症状包括妄想、思维逻辑障碍、幻觉、病理性激情、意识障碍等，其中以妄想最多见。攻击对象最多为亲属，其次为亲密朋友、熟人、同事、邻居。患者一般事先已对受害者抱敌对态度。

二、鉴别诊断★★△△

（一）精神分裂症

精神分裂症患者的冲动和暴力行为是受到幻觉或妄想的影响而发生的，以被害妄想最多见，基于出现“自卫”或“同归于尽”的心理。其次是嫉妒妄想和命令性听幻觉及关系妄想，患者认为别人有意针对自己而产生敌对感，可能引发冲动和暴力行为。非妄想型患者冲动和暴力行为的原因多为精神病性紊乱和精神运动性兴奋。合并人格障碍、药物和酒精依赖则会增加精神分裂症患者的冲动和暴力行为。另外，家属由于长期照料患者或无法工作，久而久之流露出对患者的厌恶不满，使患者易产生敌对态度。加之患者自身挫折耐受力较低，可能“激发”患者的暴力行为，有研究者发现59.5%的精神分裂症冲动和暴力行为发生前对受害者抱有敌对态度。此外，抗精神病药产生的不良反应，特别是静坐不能，可能增加患者冲动和暴力行为。据研究，患者脑内DA水平降低，NE水平升高，可能与静坐不能相关的暴力行为有关。

（二）心境障碍

躁狂症、抑郁症、双相障碍的混合发作都可发生冲动和暴力行为。急性躁狂状态时，易出现冲动行为。由于冲动控制能力下降、判断及自省能力受损、易激惹、活动受限等因素，躁狂症患者易对周围环境产生暴力性反应。据国外报道，26%的躁狂症患者在入院的24 h内发生冲动和暴力行为。抑郁症患者可以出现怜悯杀亲或谋杀性自杀，即害怕自己的罪恶连累亲人或担心自己死后子女因无人照料而陷入悲惨境地，故以杀死亲人的方式使其“解脱”，然后再自杀，故又称为扩大性自杀。抑郁症患者还可以出现间接自杀，即通过杀人来达到对自己判处死刑的目的。需要指出的是，尽管有些抑郁症患者，特别是伴有精神病性症状特点的抑郁症患者可能出现暴力伤人的念头，但由于动机缺乏或精神运动性迟缓往往并未付诸行动，这类患者相关症状缓解时，要警惕可能出现的冲动和暴力行为。有暴力行为的抑郁症易误诊为精神分裂症，特别是伴有精神病性症状时，需认真鉴别。由于躁狂症的症状较易识别，伴冲动和暴力行为的躁狂症诊断并不困难。

（三）药物和酒精依赖

精神活性物质中毒及戒断时都可出现暴力攻击行为。拟交感神经活性药物如可卡因、安非他明可以引起被害妄想或伴易激惹的欣快感而出现激越行为。患者的交感神经兴奋症状如血压升高、心动过速、出汗等明显，精神分裂症、双相障碍缺乏交感神经兴奋症状，可借此鉴别诊断。苯环利定可导致定向障碍、激越和谵妄构成的急性综合征，出现冲动和暴力行为。体格检查时可见眼球震颤、肌肉僵硬及流涎。药物和酒精依赖者的冲动和暴力行为常发生在渴求得到药物或毒品遭到拒绝时，可卡因过量可致躁狂样谵妄状态，出现严重暴力行为。

据研究，酒精依赖者暴力行为的终身发生率为46.5%，较正常人高10倍以上。醉酒时患者处于“去抑制”状态，患者的情绪不稳定、判断受损、控制力削弱，容易导致冲动和暴力行为。而突然戒酒，又可使患者处于易激惹或谵妄状态，容易发生冲动和暴力行为。据国外报道，攻击行为及他杀中有50%发生在饮酒后。长期的酗酒史或吸毒史有助于本病诊断。

（四）器质性精神障碍

脑器质性精神障碍，无论是急性的（如谵妄、脑外伤）还是慢性的（如痴呆），均可致冲动和暴力行为。通常具有突发性、紊乱性、波动性和突然消失的特点，可能由于患者判断能力下降或意识障碍或病理性激情所致。其中，癫痫性精神障碍可在意识模糊时发生冲动和暴力行为，而癫痫性人格改变的患者因固执、记仇而易发生冲动和暴力行为。内科疾病也可出现暴力行为，如缺氧、甲状腺功能亢进，一般而言，该行为与原发躯体症状呈平行关系。

（五）精神发育迟缓

患者通常对事物判断和理解较幼稚、冲动控制能力较差及生理本能要求亢进，容易发生性犯罪、凶杀、破坏等暴力行为。患者的攻击通常缺乏计划性，且难以预料。

（六）人格障碍

反社会型人格障碍发生暴力行为的终身概率为50.1%，高于药物和酒精依赖者，而后者往往合并人格问题。反社会型人格障碍的诊断标准之一就是对暴力攻击的控制能力差。边缘型人格障碍者也易暴发冲动攻击，不过其攻击更倾向于指向自身，作为操纵他人的一种手段。

（七）妄想性障碍

患者有可能对其妄想中的人（如受其嫉妒的配偶或钟情者）采取攻击行为，妄想具有系统性和内容固定性，人格相对保持完好是这类精神病的特征。

（八）焦虑症

惊恐障碍急性发作及广泛性焦虑患者可能出现激越状态，恐惧症患者及PTSD患者也可出现激越，进而可能出现冲动行为。

三、评估★★★△△△

（一）评估发生冲动和暴力行为的可能性

暴力的预测非常困难，在评估暴力行为发生风险时可以考虑以下因素。

1. 一般危险因素包括无冲动和暴力行为史，这是发生冲动和暴力行为最强的预测因素；酗酒或吸毒史，目前状况如何；自控能力降低的精神障碍史，尚未服用药物；人口学特征，如青年、男性、生活贫困、曾生活在暴力频发的环境中、近期有遭受羞辱的生活事件。

2. 检查中患者是否出现激动不安、震颤、牙关紧咬等兴奋激越征象，是否易激惹、警觉性高、多疑；是否出现声音高昂、辱骂言语或威胁言语，或突然言语中断、目光对抗，这些线索提示迫近的暴力行为出现的可能。

（二）评估冲动和暴力行为可能招致的危害

评估可能招致的危害以便采取干预措施，尽可能减少人员伤亡和财产损失。查看患者手中是否有武器，如枪、刀斧或汽油瓶等危险物品。患者所处环境一定程度上也决定危害的大小。

四、处理★★★△△△

（一）非药物性干预措施

1. 一般的安全技巧 如果患者存在出现冲动和暴力行为的危险因素，要注意不要单独会见患者、会谈前尽可能移去会谈环境中可能造成伤害的物品或会谈时与对方保持一定的距离。避免对抗性目光及对抗性言语，不要随便打断患者的谈话，及时发现患者愤怒的迹象，避免处于封闭环境，要有安全的逃离通道。

2. 检查技巧 尊重患者的个人空间，检查时保持合适距离，一般不小于患者手臂和检查者手臂长度之和。有些病例中，选择肩并肩站立以免面对面给患者造成压力或不适感。与患者目光接触时，既不要紧盯着患者，也不要目光游移不定。避免给予患者过度的刺激（声响、强光），尽量保持从容的姿态和平静的表情，不要双臂交叉，避免因焦虑不安而握拳，以免患者误解。尽可能保持言语交流，尽可能用词精简，避免使用可能激怒患者的言语。尊重、镇静、耐心、认可患者有意义的感受，向患者表示随时随地的帮助意愿，多做言语安抚和教育指导（症状、用药、不良反应）以减少患者对治疗的恐惧，劝阻患者停止暴力行为无效时，则给予身体约束，必要时给予入院约束保护。

（二）临床干预

快速镇静（rapid tranquilization，RT）是迄今最为常用的药物干预冲动和暴力行为的方法。传统的RT方法是在较短时限内给予患者一定剂量的抗精神病药，如氟哌啶醇、氯丙嗪肌内注射。近年来，为安全起见，临床上倾向于在RT时使用苯二氮䓬类药物，如氯硝西泮、劳拉西泮等。尤其对初次发病者或既往用药情况不详者，使用苯二氮䓬类药物比较安全。目前最常用的RT疗法是：反复肌内注射劳拉西泮或氟哌啶醇，或交替注射劳拉西泮和氟哌啶醇。MECT也可用于快速控制冲动和暴力行为。近年来问世的非典型抗精神病药的快速注射剂型如齐拉西酮注射液，也被推荐用于治疗精神病性冲动和攻击行为。

（三）长期治疗

主要是原发疾病的治疗，如精神分裂症，用抗精神病药治疗，心境障碍用心境稳定药或抗抑郁药治疗，癫痫患者给予抗癫痫药治疗，器质性精神障碍引起的冲动和暴力行为，应治疗原发疾病。丙戊酸盐和卡马西平可能对有冲动和暴力行为的癫痫、精神分裂症、人格障碍有一定疗效；锂盐可能对精神发育迟缓的成年人的攻击行为有效。行为治疗对慢性精神分裂症和精神发育迟缓患者有效。长期的心理治疗适应于非精神病性患者。

第4节　兴奋躁动状态

兴奋躁动状态，或称精神运动性兴奋，是指患者情绪亢奋、躁动不安、动作和言语明显增加。患者常因易冲动、扰乱四邻、危害公共秩序、不服管理而被送至精神科急诊。患者因缺乏自我保护意识导致外伤、骨折或其他外科疾病。如果患者较长时间处于兴奋状态时，体力消耗过度，饮食少，睡眠不足，容易导致脱水、电解质紊乱或继发感染，严重者可能全身衰竭。根据患者的动作、语言、思维、情感与环境是否协调分为协调性精神运动性兴奋和不协调性精神运动性兴奋2类。

一、鉴别诊断★★△△

（一）精神分裂症

多为不协调性精神运动性兴奋，包括：①青春型，表现为言语增多、内容零乱，思维破裂，行为幼稚、愚蠢，本能活动亢进，如性欲及食欲亢进，情感喜怒无常，无法预测。也可出现意向倒错，可伴片段的幻觉和妄想。②紧张型，以突发的运动性兴奋为特点，患者突然出现毁物或冲动行为。言语内容单调刻板，可出现模仿言语和动作。此类兴奋往往可自动缓解，转入木僵状态或与木僵交替出现。③幻觉妄想型，又称偏执型，兴奋躁动状态呈阵发性，持续时间不长，与幻觉和妄想密切相关。如听到有人议论自己，高声反驳或对空叫骂，情绪激动。上述3型因精神分裂症症状比较典型，诊断并不困难。

（二）双相障碍

躁狂发作多数表现为协调性精神运动性兴奋，包括情感高涨、易激惹；言语增多，内容夸大，思维奔逸甚至出现音联意联；动作增多，整日忙碌。典型的躁狂症状较易诊断。

（三）分离障碍

过去称为癔症，在精神刺激后出现情感爆发以宣泄委屈，表现夸张做作，可表现为捶胸顿足、号啕大哭、撕衣毁物、滚地撞墙，有些表现威胁性的自杀姿势等。每次发作持续1～2 h或几小时，严重者彻夜哭闹。发作前有精神因素、癔症人格、症状的表演性和情感发泄特点均有助于诊断。

（四）反应性精神病

在急剧的、强烈的精神刺激下突然起病，表现为情绪兴奋、言语增多、动作增多甚至躁动不安等类躁狂症状。发作持续 1～3 d。根据发病过程、患者临床表现与精神因素密切相关等特点可以明确诊断。

（五）人格障碍

某些人格障碍患者易出现兴奋冲动表现，包括：①冲动型人格障碍，患者遇事冲动，常因琐事而暴怒，与人争执、毁物或伤人，事后虽懊悔，但依然再犯，一般可保持较好的人际关系。②反社会型人格障碍，患者自控能力差，行为冲动而缺乏计划，具有攻击性，行为不符合社会规范，明知有错，却了无悔意，社会适应不良，呈阵发性发作。一般不主动求医。③表演型人格障碍，女性多见，以人格不成熟和情绪不稳定为特点，易激动，行为冲动而具暗示性和表演性，一般兴奋程度不严重。

（六）精神发育迟缓

因患者自我控制能力降低，易出现冲动性兴奋，如被激怒时发生毁物、自伤或伤人，但持续时间很短。诊断主要依靠智力测评、生长发育史及学习成绩。

（七）癫痫性意识蒙眬状态

有些患者癫痫发作时，不表现抽搐发作而表现意识范围缩小，清晰度下降，多有精神运动性兴奋，或恐惧或暴怒性激情发作，可伴幻觉妄想，兴奋冲动时可有毁物、伤人及残暴行为，持续数分钟至数小时，可突然终止，清醒后对发作常完全遗忘。脑电图检查可发现尖波或棘波，均有助于诊断。

（八）器质性精神障碍

躯体疾病、中毒或脑器质性精神障碍出现谵妄状态或类躁狂症状，可出现精神运动性兴奋，多以不协调兴奋为主，类躁狂症状表现情绪高、言语动作增多，多为阵发性的，患者易疲劳，感觉欣快，不似躁狂症患者精力充沛，情感具感染力。诊断主要依靠病史、阳性体征和实验室检查的结果。

二、处理★★△△

兴奋躁动状态的处理原则和具体方法与本章第 3 节类似。

第 5 节　缄默和木僵状态

缄默指患者在意识清晰状态下没有普遍的运动抑制，却始终保持沉默，不用语言回答任何问题，有时可用表情、手势或书写表达自己的意见。木僵状态指患者在意识清晰度相对完整时出现的普遍的精神运动性抑制，一般木僵状态需持续 24 h 才有诊断意义。轻度木僵状态的患者表现言语和动作明显减少、减缓，称亚木僵状态；严重时随意运动完全抑制，全身肌肉紧张，对内、外刺激毫无反应。木僵患者也可缄默不语，不另诊断为缄默状态。

木僵与昏迷不同，木僵患者因无意识障碍，各种反射均保存，患者通常注视检查者或追视移动物体；患者常抗拒检查，可出现违拗行为；木僵解除后患者可回忆木僵期间的事情。而昏迷患者有严重意识障碍，各种反射减弱或消失，常闭眼，但眼睑松弛，清醒后不能回忆期间发生的事情。

一、鉴别诊断★★△△

（一）缄默

缄默需同以下 3 种状况相鉴别：①癔症性失音症，患者想说话却苦于不能发音或仅发耳语声，发病与精神因素有关。②运动性（表达性）失语症，这类患者由于大脑的言语运动中枢受损（如外伤或肿瘤压迫），言语运动肌肉缺乏中枢指令而丧失言语功能。患者能理解他人话语，轻者可讲单词但无法成句，严重者完全不能说话。③去皮质状态，又称为无动性缄默症，由于大脑皮质弥散广泛的损害而脑干某些功能尚存所致，属于一种特殊的意识水平改变，不是真正的缄默。患者貌似清醒，眼睑可开闭，眼球可灵活转动或凝视，但不能随光或物体做跟随运动。患者不语不动，无任何意识活动和反应，痛刺激存在，角膜反射及对光反射正常。双侧病理征阳性。

（二）木僵状态

1. 紧张型精神分裂症　紧张型精神分裂症患者可表现为缄默不语或用书写作答，也可表现为紧张性木僵，轻时患者言语、动作、行为明显减少。严重时运动完全抑制，患者不语、不动、不食、不饮，双目凝视，面无表情，无吞咽动作，大小便潴留，全身肌张力增高，甚至出现蜡样屈曲或被动性服从；有时则相反，出现主动性违拗症状，此时可出现模仿动作、刻板动作。紧张性木僵持续时间不一，短则几小时，长则数天、数月。部分木僵患者可突然转入紧张性兴奋、行为冲动、难以理解、言语内容刻板。兴奋与木僵可交替发生。

2. 抑郁发作 抑郁性木僵通常由急性的严重抑郁发作引起，随着患者情感低落的加重，运动减少，逐渐发展为没有自主性的行为，多为亚木僵状态。患者通常无违拗表现，肌张力正常。反复耐心地劝导和追问下尚能有相应的反应，或点头示意，或低声作答。患者的情感活动无论在表情、姿势方面和他内心体验相符，这一点有别于精神分裂症紧张性木僵。

3. 反应性精神障碍 心因性木僵是在急速而强烈的精神创伤作用下所产生的精神运动性抑制，有时会伴有轻度意识模糊。常伴自主神经系统功能失调的症状，如心动过速、面色苍白、出汗等。心因性木僵在环境改变或外因消除后可较快恢复，恢复后患者对木僵期间的经历多不能完全回忆。

4. 脑器质性疾病 严重的急性脑损害可导致木僵。各种病因如感染、中毒、脑肿瘤、脑血管病、脑外伤、脑变性疾病、癫痫都可能引起木僵。患者除木僵外，可有肌张力增高、意识障碍和病理反射体征，部分患者可有被动进食或排便动作。一般除病史外，还可以在神经系统和实验室检查中发现相应的阳性所见。

5. 药物性木僵 某些抗精神病药在治疗中可引起木僵，常在药物治疗早期、快速加量或药物剂量较大时发生。

6. 癔症性缄默症 是癔症转换症状之一，患者不以言语，而以点头、手势、表情或书写来表达自己的意思，缺乏积极的求治愿望。癔症性缄默症起病多有精神因素，患者病前癔症人格特征突出。

7. 选择性缄默症 多见于儿童或青少年患者，仅在一种或多种社交场合（常为学校）拒绝讲话，而在其他场合则可正常讲话。选择性缄默症并非由社交场合所需的口语知识不足或感到不自在所致，持续时间至少 1 个月。

二、处理★★△△

尽快确定引起缄默和木僵状态的原因，根据不同病因采取不同的措施，具体如下。

（一）癔症性缄默症

暗示治疗有效。如先检查患者的声带，将检查结果告之，鼓励其发声，由发单音逐渐转为发单词和句子。可配以针灸、药物或电刺激治疗。选择性缄默症以心理治疗为主。

（二）紧张性木僵

MECT 可迅速见效，一般数次后木僵即可缓解。不适宜做 MECT 者，可考虑应用舒必利静脉滴注疗，起始剂量为 50～100 mg/d，3～5 d 滴定至目标治疗剂量 200～600 mg/d，可持续治疗 1～2 周。治疗有效后，可继续口服舒必利。

（三）抑郁性木僵

首选 MECT，同时给予口服抗抑郁药治疗。

（四）反应性木僵

发作短暂者可自行缓解，无须特殊治疗；若木僵状态持续时间较长或已经转入兴奋状态，可给予苯二氮䓬类药物如氯硝西泮 1～2 mg 肌内注射，或给予小剂量有镇静作用的抗精神病药如氯丙嗪 25 mg 肌内注射或氟哌啶醇 2.5～5.0 mg 肌内注射。

（五）器质性木僵

主要是对因治疗，应积极治疗原发躯体或脑部疾病，如抗感染、抗癫痫、手术切除肿瘤等，小剂量使用抗精神病药对症治疗。

（六）药源性木僵

停用原治疗药物数天后，根据临床情况将原来使用的药物剂量减少，减轻药物不良反应或换用其他药物。

由于木僵患者进食多有困难，需要时可置胃管以补充液体和营养等支持疗法，并应预防褥疮，加强护理。

第 6 节　幻觉妄想急性发作

急性幻觉发作指患者无明显意识障碍的情况下突然出现大量持久的幻觉。以幻听和幻视多见，也可出现触幻觉、味幻觉和嗅幻觉等。幻觉内容多为对患者不利的、引起情绪不愉快的幻觉，如听到辱骂、威胁或恐吓的声音。幻觉后可以继发妄想，多为被害妄想。持续的幻觉常引起患者恐惧、愤怒的情绪反应，并可引起逃避、自伤、自杀或暴力攻击行为。急性妄想发作，指患者突然出现大量妄想内容，发展迅速。妄想内容杂乱，如被害妄想、关系妄想、影响妄想等相互混杂或交替出现。妄想内容结构较松散，无系统性，可表现为妄想知觉或妄想心境，患者受到其强烈的妄想的支配而言语、行为、情感明显异常。可伴有幻觉，内容生动，妄想常因幻觉而强化。患者常因强烈的情绪反应、不安全感而产生拒食、逃避或攻击行为，患者往往因为这些异常行为而来急诊。急性幻觉和妄想发作时，彼此之间密切结合并相互影响。

一、鉴别诊断★★△△

（一）精神分裂症

精神分裂症急性期可出现大量幻觉、妄想。幻觉多以幻听为主，通常以迫害性质的内容为主，妄想以原发性妄想为主，如妄想心境或妄想知觉等。内容荒谬怪异，急性幻觉或妄想状态下患者常伴强烈的情绪反应，出现过激行为，甚至产生自伤、自杀或冲动伤人行为。

（二）心境障碍

严重抑郁症患者可出现听幻觉，多为不连贯的片段言语，内容多为负面的评论性或命令性内容；同时可伴有罪恶妄想、虚无妄想和被害妄想。严重的躁狂症患者，行为可以受夸大妄想影响，亦可有与心境障碍不相协调的被害妄想等。

（三）精神活性物质所致精神障碍

1. 酒精中毒性幻觉症 酒精依赖患者在大量饮酒后（通常 24 h 内）出现的以幻觉为主的精神病状态。幻觉是在患者意识清晰状态下出现的，多为大量而丰富的幻听，内容充满敌意，如斥责、威胁等，患者多产生强烈的情感、言行反应，甚至冲动行为，可伴继发性被害妄想。

慢性酒精中毒患者在戒断酒后出现震颤谵妄时也可有明显的幻觉，多为幻视，常为小动物或昆虫，如蚂蚁、毛毛虫，幻觉的出现多具暗示性。患者多伴轻度的意识障碍。

2. 致幻药或麻醉品引起的幻觉症 摄入致幻药如南美仙人掌毒碱或大麻及麻醉品如可卡因、苯环利啶后，可出现急性幻觉状态，患者有听幻觉、视幻觉、时空感知综合障碍等。幻触是可卡因依赖的特征性症状，患者感到有小动物在身上，幻觉强烈难忍，在此背景下可有冲动伤人行为。

服用精神活性物质史，血、尿中该物质或其代谢产物检测呈阳性，均有助于诊断。

（四）癔症性精神病

患者在精神刺激后可出现鲜明的听幻觉或视幻觉，也可出现鬼神附体、成仙、夸大等妄想症状。幻觉和妄想内容多涉及患者以往的生活经历，带有强烈的情感色。与心因性幻觉症不同，这类患者多伴有意识范围缩窄，一般精神刺激后急性发作，症状具暗示性。

（五）急性器质性精神障碍

谵妄状态时可有内容不固定的片断妄想如关系妄想、被害妄想，同时伴大量恐惧性的错觉和幻视，在此背景下患者可有逃避、冲动行为。

（六）感应性精神病

又称二联性精神病，系 2 个或多个彼此关系亲近的人（通常是来自同一封闭式家庭的成员）先后出现相似的妄想，即感应性妄想，内容以被害、附体或夸大为主。其中，原发精神病患者对其他患者具有权威性。若将感应双方隔离开，则被感应者的妄想可迅速消失，可借此诊断。

二、处理★★★△△△

（一）优先处理

若患者出现兴奋或自伤、自杀、攻击等行为时，须优先处理。

（二）抗精神病药治疗

各种典型抗精神病药和非典型抗精神病药均可应用，药物剂量因人而异，精神分裂症患者应用常规剂量，效果不佳者可给予 MECT。严重抑郁发作者需合并抗抑郁药治疗；严重躁狂发作者可合并心境稳定药（如碳酸锂、丙戊酸盐或卡马西平）治疗。

（三）心理治疗

癔症性精神病患者可给予小剂量有镇静作用的抗精神病药，待幻觉妄想缓解后可合并心理治疗。

（四）酒精中毒性幻觉症

以戒酒为主，可给予抗神病药如奥氮平、利培酮、喹硫平、奋乃静等药物治疗，并补充 B 族维生素。

致幻药或麻醉品引起的幻觉症，以戒毒为主，幻觉持续时间较久者可应用抗精神病药治疗。

感应性精神病将被感应者与原发患者隔离开，被感应者的妄想可迅速消失。对感应者则需用抗精神病药治疗。

第7节 惊恐发作

惊恐发作的典型表现是，患者在进行日常活动时，突然感到心悸、胸闷、胸痛或呼吸困难、喉头堵塞、窒息感，也可出现过度换气、手足发麻、头昏脑涨、多汗、面部潮红或苍白、步态不稳、震颤、胃肠道不适等自主神经过度兴奋症状，以及运动性不安。患者常伴强烈的恐惧感、濒死感。这种紧张心情使患者难以忍受，或觉得自己会失去控制，或即将失去理智，患者往往惊叫呼救。此种状况往往也使家属倍感惊骇，一般都带惊恐发作的患者去内科急诊。惊恐发作，历时较短，一般5～20 min，少有超过1 h者，可自行缓解。

一、鉴别诊断★★△△

（一）惊恐障碍

以反复惊恐发作为主要临床表现，患者在惊恐发作间歇期，常存在预期焦虑，担心再次发病，因而惴惴不安，也可出现一些自主神经功能紊乱的症状。部分患者因害怕惊恐发作时无法得到及时帮助，因而主动回避一些活动，如不愿独自外出或不愿去人多喧哗的场所，可继发广场恐惧。诊断惊恐障碍需要：①1个月至少3次惊恐发作。②排除其他如躯体疾病和药物引起的惊恐发作。

（二）其他焦虑障碍

广泛性焦虑障碍偶尔也可出现惊恐发作，但主要以缺乏明确对象和具体内容的浮游焦虑症状为主，尽管患者的担忧可能与现实相关，但其担心的程度和范围远远超过正常水平。患者常伴明显的交感神经功能亢进的表现，故躯体主诉多见，患者多有程度不等的运动性不安。需要注意的是，惊恐障碍在间歇期往往存在预期焦虑，指向明确，主要是对再次惊恐发作的恐惧。惊恐发作间歇期较短时，需与广泛性焦虑障碍鉴别。强迫障碍和单纯恐惧也可能出现惊恐发作，但其频度较低，达不到惊恐障碍的诊断标准，且患者具有强迫症或恐惧症的临床特点。

（三）重性精神病

精神分裂症急性期、抑郁症也可出现惊恐发作。

（四）药物相关的惊恐发作

摄入过量精神活性物质如咖啡因、苯丙胺等也可出现类似惊恐发作的表现。药物依赖或酒精依赖者在戒断时也可出现惊恐发作。

（五）躯体疾病

二尖瓣脱垂易与惊恐发作混淆，二尖瓣脱垂也可突然发生心悸、胸痛以及气紧、疲乏甚至晕厥，但较少人格解体、濒死感及失控感。超声心动图检查可资鉴别。有研究发现，二尖瓣脱垂可以与惊恐障碍共病，从而出现典型的惊恐发作。其他可引起惊恐发作的躯体疾病还有甲状腺功能亢进、甲状旁腺功能亢进、嗜铬细胞瘤、低血糖、急性心肌梗死等。

二、处理★★★△△△

对于惊恐发作中的患者，可立即给予肌内注射或口服氯硝西泮，该药作用迅速。也可给予地西泮缓慢静脉注射（肌内注射吸收不好）。如患者出现过度换气，可用纸袋罩住患者的口鼻，增加二氧化碳的摄入，避免出现呼吸性碱中毒，后者可引起头晕、意识模糊和人格解体症状。

对于惊恐障碍，控制惊恐发作后，常需配合支持性心理治疗，减少惊恐障碍患者的预期焦虑和恐惧性回避。认知行为疗法，如通过呼吸的行为训练，患者练习调节呼吸频率，减少惊恐发作时的过度换气。其他如暴露疗法、放松训练及认知重建也有效。其他疾病引起的惊恐发作的预防主要针对原发病的治疗。

第8节 戒断综合征

戒断综合征指使用精神活性物质产生依赖后，减少或停止使用后所致的精神症状、躯体症状或社会功能受损。精神活性物质如酒精、阿片类药物、大麻、镇静催眠药、抗焦虑药、中枢兴奋药、致幻药等都可以导致相应的戒断症状。除了减少或停用精神活性物质导致戒断综合征外，也可以由于使用拮抗药，使药物作用暂时减弱或阻断引起，成为诱发性戒断综合征。戒断综合征的早期症状往往表现为焦虑、抑郁情绪、睡眠障碍，同时伴恶心、呕吐、心悸、血压升高等自主神经症状。随着病程发展，可出现意识障碍、抽搐及幻觉等。戒断综合征与病程、使用物质种类和剂量有关。

一、鉴别诊断★★△△

（一）酒精戒断综合征

按戒断时程分为：①急性戒断症状，通常停饮4～8 h后可出现焦虑、易激动、抑郁情绪及心动过速、恶心、呕吐等自主神经功能紊乱。震颤往往在7～8 h后出现，可由于活动或情绪被激惹而出现或加重。②癫痫发作，停饮后7～48 h出现。③震颤谵妄，通常发生于停饮72～96 h后，可有严重的听幻觉和视幻觉、定向障碍、注意缺损。常有脱水和电解质紊乱，若不加治疗，可因呼吸或心力衰竭而死亡。

（二）苯二氮䓬类戒断综合征

症状出现于停药后1～3 d，表现为焦虑、震颤、恶心或呕吐、心慌、头痛、虚弱、失眠，严重者表现类似震颤谵妄或癫痫发作，并可能伴有肌阵挛。一般持续3～14 d。

（三）吗啡戒断综合征

停药后5～6 h出现症状，患者表情痛苦、流涕流泪、浑身疼痛或抽搐、极度渴求药物、跪地哀求，伴胃肠道痉挛、恶心、呕吐、心动过速、失眠等。严重时患者可发生虚脱，瞳孔扩大。

（四）中枢兴奋药戒断综合征

苯丙胺停用1～3 d时也可出现戒断症状，表现为焦虑、抑郁、精神运动性迟滞或激越、胃肠道痉挛等，严重者可出现自杀行为。

诊断一般不困难，长期的精神活性物质使用史，停用精神活性物质后出现上述戒断症状，可资诊断。

二、处理★★★△△△

（一）戒酒、戒毒

最好在戒毒中心或精神科戒酒病房进行。

（二）预防戒断综合征

可使用作用较弱的代用品替代，并逐渐递减代用品，直至停用。

（三）对症处理

可口服苯二氮䓬类药物如地西泮10 mg，每天3次；或劳拉西泮2 mg，每天3次，剂量应逐渐减少。对震颤谵妄患者，可给予地西泮10 mg，每天4次；或劳拉西泮2 mg，每天4次。出现癫痫发作者，可给予苯妥英钠100 mg，每天2次或每天3次。药物持续应用1周后逐渐减量，直至停药。必要时给予支持疗法，如补液、纠正电解质紊乱等。具体参见第7章。

第9节 精神药物中毒

药物中毒是指有意（自杀）或无意食入、吸入或经皮肤黏膜吸收过量药物而导致中枢神经系统受到影响甚至完全抑制的一种紧急状态。精神药物所致的中毒反应，因药物种类不同，临床表现各异。

一、鉴别诊断★★△△

（一）苯二氮䓬类药物中毒

苯二氮䓬类药物治疗浓度与中毒浓度有较大差距，中毒大多发生于有自杀企图的患者，是精神科急诊中常见的精神药物中毒。轻度中毒者表现为乏力、倦怠、嗜睡、肌张力降低、眼球震颤、构音困难和共济失调等。严重中毒者可出现昏迷、呼吸抑制，个别患者出现兴奋躁动或谵妄。

（二）抗精神病药中毒

临床中常用的抗精神病药种类较多，如氯丙嗪、奋乃静、氟哌啶醇、氯氮平等。氯丙嗪、氯氮平中毒主要表现为意识障碍、低血压、低体温、心动过速、呼吸急促、瞳孔缩小，可有癫痫发作。氟哌啶醇和奋乃静中毒表现为轻度意识障碍、烦躁不安、急性锥体外系反应（如动眼危象、角弓反张和扭转痉挛等），中毒1周后可出现黄疸及肝功能损害。非典型抗精神病药的安全系数高，大剂量顿服亦较少出现中毒反应。

（三）TCAs 中毒

TCAs 的急性中毒，危险性较抗精神病药中毒严重，如成人顿服米帕明 1.5～2.0 g 可致严重中毒，顿服 2.5 g 可致死。中毒表现为激越性兴奋、意识模糊（谵妄或昏迷）、共济失调、腱反射亢进，可出现癫痫发作。伴心率加快、口干、瞳孔散大、尿潴留、肠麻痹等抗胆碱能反应，以及心脏毒性反应如各种类型的传导阻滞、各种心律失常、心力衰竭或心搏骤停，TCAs 对心脏及肝的毒性是其致死的主要原因。新一代抗抑郁药物如 SSISs 安全系数高，很少出现过量中毒威胁生命的表现。仅有文拉法辛在超剂量服用后导致死亡的报道。

（四）SSRIs 类药物中毒

SSRIs 类药物过量可能会出现 5-HT 综合征，表现为意识模糊、焦虑、易激惹。神经系统体征包括运动失调、震颤、肌阵挛、反射亢进和僵直等。躯体症状包括胃肠道反应，自主神经系统异常如血压变化（高血压或血压偏低）、心动过速、出汗、流涎、瞳孔散大、呼吸急促，体温升高。

（五）锂盐中毒

锂盐的治疗剂量与中毒剂量很接近，故锂盐急性中毒多于治疗中发生。轻度中毒者出现恶心、呕吐、腹泻、粗大震颤、乏力、迟钝、腱反射亢进。中毒加深患者表现为意识模糊、共济失调、癫痫发作、高热、肌张力增高，严重者出现昏迷。中毒患者可伴发心、肾功能障碍，血锂浓度一般>2 mmol/L。另外，锂盐与其他药物如利尿药、吲哚美辛等合用也容易发生锂盐中毒。

精神药物中毒的诊断依据：①具有顿服超量精神药物的病史。②目前临床表现上述中毒症状。③患者的胃内容物、血和尿中可检测出上述精神药物或其代谢产物。④给予毒扁豆碱 1～2 mg 静脉注射，若患者意识清醒片刻，则有助于 TCAs 中毒的诊断。

二、处理★★★△△△

（一）一般处理

①催吐，饮温开水 500～600 ml 后刺激咽后壁或舌根部引起呕吐，或服用硫酸锌 100 ml 催吐，有明显意识障碍者不宜催吐。②洗胃，极为重要，以服药后 6 h 内为佳，超过 6 h 的仍需洗胃，可用温开水或 1∶5000 高锰酸钾溶液洗胃。③吸附，洗胃后胃管注入 10～20 g 调成糊状的活性炭。④导泻，从洗胃管内注入 20～30 g 硫酸钠。⑤促进排泄，补液、利尿，补液量可达 4000 ml/d，并用利尿药如呋塞米 20～40 mg，肌内注射或静脉注射，必要时可重复应用。利用利尿药时，应当注意电解质紊乱和肺水肿。

（二）中枢兴奋药的使用

目的在于保持和恢复各种反射功能，防止机体衰竭。仅在深度昏迷而又呼吸抑制时使用，不常规使用，因为可由于机体耗氧量增加而加速中枢神经系统的衰竭，深度昏迷者慎用中枢兴奋药。苯二氮䓬类药物过量，可以在确保通气的情况下，30 s 内静脉注射氟马西尼 0.2 mg，30 s 后若无效果，可以再重复静脉注射 0.2～0.5 mg，一直重复这一过程直至患者有反应，氟马西尼总量不应超过 3 mg。呼吸抑制者可选用洛贝林 9～15 mg、尼可刹米 1.125～1.875 g（3～5 支）或哌甲酯 40～100 mg 加入补液中持续静脉滴注。

（三）抗胆碱酯酶药的应用

TCAs 中毒无特殊解毒药，其中毒反应主要是抗胆碱能作用所致，应使用抗胆碱酯酶药，使胆碱能神经末梢释放的乙酰胆碱不被灭活，并积聚于 M-胆碱受体起拟胆碱作用。临床上常用的药物有毒扁豆碱和新斯的明，前者的中枢作用较强，后者对骨骼肌作用较强，应用毒扁豆碱 1～2 mg 或新斯的明 1～2 mg 静脉注射，用于治疗心脏并发症如心动过速或传导阻滞，治疗无效者可于 10 min 后重复 1 次。如果仍然无效，可应用苯妥英钠 250 mg 缓慢静脉注射。毒扁豆碱 1～2 mg 静脉注射可促使患者意识恢复。

（四）透析治疗

是严重中毒者最有效的治疗措施，肾功能不全者应尽早应用透析治疗。血锂>3 mmol/L 时应透析治疗。

（五）对症和支持治疗

包括纠正休克、治疗脑水肿、气管切开和应用呼吸机辅助呼吸、抗心律失常或心力衰竭、抗感染、抗癫痫发作、应用升压药治疗低血压（氯丙嗪中毒者禁用肾上腺素）、解毒和保肝治疗等。

（于　欣　周东丰）

参 考 文 献

[1] 刘协和. 临床精神病理学. 北京：人民卫生出版社，2011.

[2] 沈渔邨. 精神病学. 5 版. 北京：人民卫生出版社，2010.

[3] 杨甫德. 精神科急症学. 北京：人民卫生出版社，2014.

[4] 肖水源，周亮，徐慧兰. 危机干预与自杀预防（二）——自杀行为的概念与分类. 临床精神医学杂志，2005，15（5）：298-299.

[5] 伯恩斯坦. 精神科值班医生手册. 北京：北京大学医学出版社，2009.

[6] Glick RL, Berlin JS, Fishkind AB, et al. Emergency psychiatry, principles and practice. Philadelphia: Lippincott Williams and Wilkins, 2008.

第 29 章　精神障碍的预防

预防、治疗和康复是疾病系统管理和全程服务的3个不可分割的组成部分。预防是减少疾病的发生，治疗是保障促进疾病恢复及防止疾病进展，康复是改善因病致残的功能，在疾病的全程服务中，预防和康复有时甚至比治疗更重要。

预防精神障碍的公共卫生定义，是指预防精神障碍的目标在于降低精神障碍的发病率、患病率、复发率，减少症状存在的时间，减少精神障碍的危险因素，阻止或延缓复发，减少疾病对患者本人、家庭和社会的影响。危险因素是指那些能使疾病的发病可能性增加、严重程度变重或病程延长的有关因素。保护因素是指能提高人类对抗疾病危险因素和增强对疾病抵抗力的条件和情况。精神障碍的预防是通过消除个体危险因素，加强保护因素，中断精神障碍的发展过程，预防精神症状和精神障碍所致的残疾。

疾病的特异性因素是指与特殊的疾病发展相关的因素，如负性思维特异性地与抑郁相关。预防干预中可改变的决定因素还包括某些疾病的非特异性因素。成功地对这些非特异性因素实施干预可以起到广谱的预防效果，如贫穷和对儿童的虐待均可以引起抑郁、焦虑和物质滥用。成功地解决贫困和对儿童的虐待，对预防上述2种障碍产生好的影响。

对危险因素和保护因素与疾病关系的研究已取得充足的证据，为政府在以循证为基础的计划和政策的形成、传播和实施方面的投资提供了理由。决策者和规划设计者需要考虑到，一种特定的精神障碍可以是由不同病因作用于不同高危人群的结果。因此，有效的公共卫生政策应该针对有关高危人群的多种病因，制定多种预防干预措施。

精神障碍多呈慢性或慢性发作性过程，需要全病程防治。1964年，Caplan首先倡导对预防精神障碍的重视，并提出“三级预防”模式。精神障碍的预防传统上使用公共卫生中的三级预防模式，即强调对精神障碍采取预防、治疗和康复“全程治疗”策略。

第 1 节　一 级 预 防

一级预防是病因预防，是在发病前采取预防措施，干预危险因素，旨在减少或消除病因或致病因素，以防止或减少精神障碍的发生，这是最积极、最主动的预防措施，也是预防工作中的重中之重。精神障碍的发生和发展是生物 - 心理 - 社会因素综合作用的结果，预防必须采取生物 - 心理 - 社会的综合措施。社会学、生物学和神经科学对精神障碍发生过程中的危险因素及保护因素已经有了实质性的认识。研究表明，生物、心理及社会的危险因素和保护因素，以及它们之间的相互作用，对整个生命周期都有影响。这些因素有许多都是可以改变的，这些可以改变的因素可以成为预防措施的潜在目标，对于病因已明确的精神障碍，要针对病因采取果断措施，最终消灭疾病的发生。

但迄今为止，大多数精神障碍的病因未明，这类疾病能否进行一级预防？答案是肯定的。冠心病的预防便是一个很好的例子。冠心病的病因迄今未明，其发病机制也是错综复杂。但自1980年以来，许多发达国家因采取改变吸烟、高脂饮食及高血压等特定危险因素的预防措施，冠心病的病死率已减少50%。上述实例至少说明2点：第一，病因未明的疾病也可以一级预防，针对危险因素的干预，可以减少疾病的发生；第二，针对未患病人群的一级预防，其作用远大于二级预防，故要着重针对如下疾病因素积极进行精神障碍的一级预防。

一、生物因素干预★★★△△△

（一）遗传

遗传因素在精神障碍中起重要作用。如精神分裂症一级亲属中患同病的危险率为 4%～14%，是一般人群的 10 倍，血缘关系越近，近亲结婚危险率越高。双相障碍遗传倾向较精神分裂症、重性抑郁障碍等更为突出。主要预防措施有以下几点。

1. 提倡预防性遗传保健，避免患者之间生育子女，积极防止高风险儿童的出生。

2. 开展遗传保健咨询工作，预防患病风险极高的子女出生。有关精神障碍的遗传保健咨询，目前尚不能进行产前诊断和基因诊断，主要依据多基因遗传假设，按遗传咨询表估计子女的同病再显率，从而对未来是否生育孩子提供有益的建议。一般判断标准为再显风险率＞5%，以不生育为好；＞10% 劝其不再生育；如果出生，加强精神卫生的指导以预防发病。

3. 对目前能够进行产前诊断和基因诊断的精神障碍进行产前检查。如妊娠第 12～16 周进行羊水穿刺，检查羊水细胞有无染色体畸变，决定是否需要终止妊娠。用于产前诊断唐氏综合征的技术是羊水穿刺技术，根据国家法律的具体情况，一旦认定胎儿患有染色体异常时可以使用选择性流产的方法来防止染色体异常儿童的出生。

4. 做好患者，尤其女性患者的计划生育工作。

5. 加强对分子遗传学和遗传生化等基础理论研究工作，探讨精神障碍的遗传方式及遗传因素对患者个体的生化影响等，则对精神障碍的预防将有重大指导意义。

6. 高龄孕妇所生婴儿与最常见的染色体异常唐氏综合征的发生率显著相关。通过减少高龄孕妇的人数可降低唐氏综合征的发病率。

（二）感染

影响母妊娠期间（尤其妊娠早期）的有害因素会影响胎儿发育，甚至造成神经系统发育障碍。最常见的有害因素为各种感染，如产前风疹、巨细胞病毒感染、先天性弓形虫感染等。早年中枢神经系统病毒或类病毒感染可能是精神分裂症产生的原因，精神分裂症患者出生季节相对集中于冬末春初，这是病毒感染的多发季节。主要预防措施如下。

1. 重视宣传和实施妊娠期卫生保健工作，母体在妊娠期间预防病毒、原虫等感染。

2. 发展体育运动，增强人民体质，加强机体对传染病的抵抗力，减少急、慢性中枢神经系统感染性精神障碍的发生。

3. 控制传染性疾病和寄生虫病，对环境治理和计划免疫。改善劳动卫生条件，加强劳动卫生保健措施，积极控制各种传染病、寄生虫病。通过接种疫苗进行免疫，如白喉、百日咳、麻疹和结核病，不仅能够减少这些疾病对大脑的直接损害，而且还可以减少高热惊厥的发生。

4. 加大宣传力度，预防梅毒，避免或减少因感染艾滋病病毒而引起的精神障碍。

（三）化学物质

影响母妊娠期间（尤其妊娠早期）的第二大有害因素为中毒，母妊娠期很多有害物质可损害胎儿脑发育，造成精神发育迟缓等精神障碍。母妊娠期接触某些物质，如铅、汞、甲醇、锰、一氧化碳和四氯化碳等会造成胎儿神经系统发育障碍。催眠药、麻醉药、抗癫痫药、放射性碘和成瘾药物、饮酒、吸烟、X 线照射等均可能引起神经发育异常，成为精神障碍的患病危险因素。研究显示，母妊娠期吸烟和饮酒可造成儿童大脑尾状核和额叶区的发育出现明显异常，与 ADHD 的高患病危险性相关。主要预防措施有以下几点。

1. 妊娠期保健非常重要，要重视宣传和实施妊娠期卫生保健工作，防止孕妇暴露于化学物质场所，避免接触有害化学物质，禁止摄入毒品，避免服用致畸药品，避免接触放射线，戒烟、戒酒。所有参与医疗保健的孕妇都应当筛查有无饮酒问题，并采取行之有效的措施预防胎儿酒精综合征。酒精是可以通过乳汁排泄的，应鼓励孕妇在整个哺乳期间完全戒酒。加强酒精对人体损害的宣传，尽早戒酒，防止酒精依赖的发生。

2. 注意劳动防护，以减免像汞、铅、锰、苯、一氧化碳、四氯化碳，以及某些农药、化肥引致的急、慢性中毒性精神障碍的发生。研究表明，儿童体内高血铅水平可能是 ADHD 的潜在病因，故防止儿童暴露于铅的环境是预防的重要措施。

3. 普及常用药物和一些新药（包括精神病药物）所致精神障碍的基本知识。如降血压药利舍平、糖皮质激素泼尼松、抗结核病药异烟肼在使用常规治疗量时部分患者可出现抑郁障碍或使抑郁加重。使用抗抑郁药治疗时（特别是双相障碍）有些患者可能诱发躁狂发作。宣传合理使用药物。

4. 加强杀虫药和药物的管理，控制这些物质的获取可以降低自杀率。研究发现，自杀率与容易获取镇静药等药物相关，提示在给那些有可能自杀的患者开药时，应当十分谨慎。应用安全性高的药物，尽量少用安全性较差的药物。

（四）脑器质性疾病及躯体疾病

精神障碍与器质性疾病也有相互关系。例如，心血管疾病可以导致抑郁。糖尿病孕妇所生婴儿，其先天性畸形的发生率较正常高2～6倍。甲状腺功能亢进的孕妇所生子代，小头畸形的发生率比正常者高13倍。非正常分娩（产程过长、过期产、早产）、低体重儿可能引起神经发育异常，甲状腺功能减退可出现情感低落等症状。主要预防措施有以下几点。

1．坚持产前常规检查，预防难产、急产（引起缺血缺氧性脑病），预防妊娠并发症，避免病理分娩。注意推广新法接生。控制儿童高热惊厥，预防高热所致痴呆。

2．进行新生儿苯丙酮酸尿症筛查，对确诊的患者立即采取必要措施，限制摄入含苯丙氨酸成分的食物，防止由于苯丙氨酸代谢不全形成的中间产物对中枢神经系统发育造成影响。

对患有苯丙酮尿症母亲的预防措施包括3个阶段：首先决定是否妊娠，第一步是宣传和支持避孕与计划生育；第二步是根据评估生育的危险性、治疗的效果，决定是否生育，不鼓励35岁以上的妇女生育；第三步是膳食调整。

3．早期防治单纯性甲状腺肿，预防地方性呆小症的发生。在流行地区，孕妇在妊娠的3～4个月每日坚持服用碘化钾20～30 mg。在碘缺乏地区，妊娠前给予碘剂就完全可以防止胎儿前3个月的发育异常。碘缺乏所致的呆小病在出生后再给予口服碘剂则毫无治疗效果。

4．非精神科医师普及躯体疾病伴发精神障碍的知识，如心脑综合征、内分泌疾病伴发的精神障碍等，使其提高警惕，及时转诊或妥善处理。

5．积极治疗脑器质性疾病和躯体疾病等原发疾病，及时进行医疗干预，消除病因，保护易感人群。

6．加强道路交通管理，防止交通事故，以减少颅脑外伤所致精神障碍的发生。在厂矿企业注意安全操作，避免颅脑损伤，减少颅脑外伤性精神障碍。

精神障碍的一级预防必须建立在循证医学的基础上，预防性干预必须有科学研究的证据。加强基础理论研究工作，开展精神障碍的病因学研究是当前精神病领域中的一个关键问题，只有在精神障碍各有关病因逐步明确的基础上，才能从根本上预防精神障碍的发生。此外，应用流行病学方法研究精神病学，分析各种因素对精神障碍的发生、发展和结局产生的影响，发现可供干预的危险因素，以便寻求这些疾病的发生原因，可以作为制定预防措施的依据。

二、心理因素干预

（一）心理素质★★△△

素质因素指某些大多发生在生命早期的因素，它们决定了患者对发病近因的易感性。精神障碍的发病不仅与诱发事件的强度、持续时间和机体功能状态相关，同时也与患者的病前心理素质紧密相关。部分精神分裂症患者在病前就存在一些特殊的个性特征，如孤僻、内向、害羞、敏感、好幻想等。个性中过分在乎别人感受和评价、过分追求完美、自我要求过高、道德感过强者的个体易发生抑郁障碍。具有情感旺盛性人格特征（外向性格、精力充沛、睡眠需要少）者易患双相障碍。

个体和家庭相关的危险因素和保护因素对心理素质的形成具有重要的影响，后天环境中的不良因素是不健康个性形成的重要因素，包括生物学的、认知的、情绪上的、行为上的、人与人之间的或与家庭背景相关的因素，其影响甚至可以波及后代。儿童期的不良经历往往是构成成年期发生精神障碍的重要危险因素，例如：①双亲丧失，缺乏父母关爱，如父母关系不融洽、父母分居两地、儿童长期寄养在祖父母处或全托幼儿园或寄读学校等，则孩子出现品行障碍、女性出现抑郁症的可能性增加。②受到虐待，特别是性虐待，在婴儿期及幼童早期遭受虐待和父母患精神障碍的个体，这些因素导致其在以后的生活中出现抑郁症和焦虑障碍风险明显增加。③其他不良经历，如不当教养方法、父母过分严厉、不和谐的家庭生活、长期生活在过分封闭的环境等，社交性焦虑障碍可能与童年时期父母的拒绝或过度保护有关。从这个意义上讲，从心理素质成因方面来预防精神障碍的发生可以起到相当重要的作用。

1．影响心理素质最常见的不良因素是童年时期的精神创伤。鉴于儿童早期的性格发展决定着其后来的个性特征，要给儿童创造一个良好的家庭和外部成长环境，尽可能减少精神创伤。要注意家庭教育，与学校配合，大力提倡优生优育优教，开设幼儿心理卫生课程，注意培养儿童健全的人格，尤其重视对独生子女进行良好、健康的个性培养，养成独立、坚强、克制和心情开朗的性格。

2．依恋行为是先天特性与社会环境相结合的结果。依恋理论认为，儿童期的依恋关系对日后的人格发展有很大关系，应注重培养安全型的亲子依恋关系。依恋关系分为3类：①回避型，母亲离开时并无紧张或焦虑，母亲回来，亦不予理会，表现为忽视及无所谓。②矛盾型，害怕母亲离开，母亲离开后更加不安，母亲回来后一方面想亲近，一方面又以尖叫踢打来拒绝。③安全型，一般比较快乐和自信。培养婴儿期安全型的亲子依恋关系，使其一方面在情感上与人能相互感染和共鸣，共同分享欢乐和痛苦。独自相处时情绪稳定，处于快乐之中，无明显分离焦虑，愿意接近陌生人。

3．重视童年期父母良好的教养方式，提倡规范化教养。教养方式大致可分为3类：①专断－拒绝教导型，因成人对孩子情感冷漠和态度严厉易使儿童产生愤怒、敌意、抑郁和缺乏自信。②放纵－纵容型，无限度地满足儿童的需求，代替他们克服困难，这样的儿童将缺乏自律能力、自我中心、独立能力差。③规范化教养型，按儿童的年龄向他们提出必须遵守的规则，同时在遵守规则范围内对孩子的自主性和创造性给予尊重和鼓励，这样的孩子自律能力强，充满自信、能平等友善地待人。

4．健康教育及心理咨询。加强各阶段的精神卫生指导，开展婚姻咨询、亲子关系咨询、职业咨询等，培养个体应变及适应能力。

（二）心理应激★△

心理应激是促发因素，但目前没有充分的证据证明精神分裂症患者比正常人遭遇更多的生活事件。重大的突发（亲人死亡或失恋等）或持续时间在2～3个月或以上的生活事件对个体抑郁障碍的发生构成重要影响。婚姻状况的不满意（如离异、分居或丧偶，男性更为突出）是发生抑郁的重要危险因素。许多双相障碍患者在遭遇精神创伤如考试失败、失恋、失业等之后发病，双相障碍离婚率比普通人群高3倍以上，良好的婚姻关系可能推迟双相障碍的发生。

1．减少灾难性事件的发生或减少暴露于灾难性事件中的时间，包括：①采取有效的交通措施和工地安全措施。②改善治安状况。③有效的学校干预方案，减少欺凌弱小、攻击性及违法行为，减少儿童受虐。④暴露于灾难性事件的时间长短也是决定是否发生精神病性反应的重要因素，因此当暴力和虐待事件发生时，应及时识别和给予干预，减少在灾难性事件情境中体验的时间。

2．心理应激的应对模式对预防精神障碍的发生效果明显。有益的心理应付方式包括求助，积极解决问题，适应和面对现实，发泄或倾诉负性情感，回避痛苦情景，接受或推卸责任等；无益或不良的心理应付方式如过度使用烟、酒、镇静药等成瘾物质，攻击行为，自伤或自杀等。这些有益的和无益的心理应付方法都可以缓解即刻的应激反应，但无益的应付方法对于持久的应激反应不但无效，而且损害健康。积极的心理应激应对模式的策略和步骤为：①指导患者认识当前存在的主要问题。②提供正确的认知和积极的行为应对模式。③练习和强化自我解决问题的能力。④学习和习惯寻求帮助的途径。⑤建立社会支持系统。

3．父母患抑郁症对其子女来说是较严重的心理应激事件，其子女是患抑郁症的高危人群，少年期为高发年龄段。有研究对抑郁症子女进行预防性干预，对45例13～18岁的抑郁症子女进行15次、每次1 h的集体认知重建干预，以减少或纠正负性思考为主，特别是对父母患病的负性认识。随访15个月，与49例对照组相比，父母抑郁症子女的抑郁症发病率大为减少，干预组为8.0%，对照组为24.7%，*OR*为5.64。

4．父母离异对于子女（特别是年幼的子女）是重大精神创伤，一项在美国亚利桑那州进行的离婚者子女精神障碍预防研究项目，对象为离婚家庭9～12岁儿童及其母亲，218个家庭分为3组：①母子（女）干预组，母亲及其子女均接受11次（每次1.75 h）集体认知行为干预，目标为减少负性思维、改进应对技巧和增进母子关系。②母亲干预组，干预次数与上述相同，目标为增进母子关系、增加与生父接触。③仅分发科普书籍的对照组。6年后随访，母子干预组的精神障碍患病率最低（11%），母亲干预组次之（18.4%），对照组最高（23.5%）。母子干预组与对照组的差异有统计学意义（$P=0.007$）；而且母子干预组使用酒精、大麻及其他药物的比例均较低，攻击行为和性滥交均较少发生（$P=0.005\sim0.02$）。即母子共同接受干预，既能预防精神障碍的发生，又能促进子女的心理健康。

5．对于移民的预防性干预可以帮助他们适应移民国的生活，语言课程、教育机会、就业都可以使他们更容易整合到新的环境之中，从而整体上改善移民的心理健康状况。

目前认为，患者对心理刺激因素的认识和评价产生的情绪对健康及大脑功能产生不利影响，可能存在如神经生理、精神生化和精神内分泌的中介机制，研究和阐明心理刺激因素如何导致或促发精神障碍的发生对于预防精神障碍可提供重要有益的线索。

三、社会文化因素干预

（一）社会压力★△

决定精神健康的主要因素是社会经济和环境，

它与贫穷、战争、不公平待遇等许多重大问题有关。

1. 社会环境 营养不良、贫穷、教育、交通和住房缺乏等社会环境影响精神障碍的发生。例如，穷人通常会缺乏充足的食物，没有好的居住、教育和卫生条件，发生精神健康问题、抑郁和主观健康感较低的危险性大大增加。低经济收入家庭中的主要成员易患抑郁症，但双相障碍与社会经济状况缺乏明显的关系。

在许多发展中国家，欠债是一种引起持续精神压力和烦恼的原因，可导致抑郁症等精神障碍和自杀的出现，减少经济上的不安全感可降低精神障碍产生的风险。如孟加拉国非政府组织针对贷款、性别平等、基本的卫生保健、营养、教育和人权等原因提供贷款，消除了应激的关键原因，即由非正规借贷者（高利贷者）所带来的威胁，从而降低患精神障碍的风险。

住房条件差已被作为贫穷的一个标志，改善居住条件已成为改善公共卫生和减少健康不平等的目标。2001年，Thomson等发表的一份有关改善住房对健康影响的系统综述表明，改善住房对躯体和精神健康有积极的影响，表现在自我陈述的躯体健康和精神卫生的改善，以及精神压力的减少。

缺乏教育严重限制了个人获得经济资本的能力，这个问题在女性中更为常见。提高成人的文化水平可以减少心理压力，改善工作前景，减少社会不公平，增强自尊感和自我价值感等，对精神健康起到保护作用，能减少某些精神障碍（如抑郁症）发生的风险。

2. 社会变迁 随着社会的变迁和发展，城市化、工业化和移民的迁徙都会对精神障碍的疾病谱产生重大影响。由于受到国际社会的影响，我国毒品依赖和获得性免疫缺陷综合征的患者急剧上升。通过减少成瘾物质的危害，可以预防精神活性物质所致精神障碍。

3. 重大社会问题 来自战争、种族歧视、暴力犯罪、经济动荡、政治迫害等社会压力，对心理健康可造成严重损害。精神病发病率的升高和战争相关创伤后应激障碍、抑郁、焦虑、酒精相关障碍等有关。而且，这些创伤可以使遭受创伤者和其后代对精神障碍的易感性增加。故而消除战争、社会安定、实现世界和平是预防精神障碍的理想化目标。

（二）社会支持★★△△

隔离和疏远、邻里不和、同伴排斥、社交缺陷是精神障碍产生的危险因素，需要注意的是，危险因素在许多情况下是共同发挥作用的。

1. 对于精神障碍患者，要做好家属和社会有关方面的工作，使患者能得到医疗监护和心理支持，消除引起复发的不利因素，避免不必要的精神刺激。

此外，要主动关心患者，给予患者更多的关怀与支持，鼓励和帮助患者积极地面对生活，给患者具体的帮助。作为患者本人需要加强自己的社会支持系统，遇事多与亲朋好友协商，主动寻求帮助是强者的行为。如果一时没有找到恰当的专业治疗人员，可以采取热线电话咨询和网上咨询的方法来面对自己的困惑，不要独自承受，家人也可以主动帮助咨询，包括治疗原则、服药方法和康复期的治疗问题，都可以通过这些简便易行的方法来解决。

2. 重视保护性心理干预。应激性生活事件往往对易感人群促发抑郁症或其他类别的精神障碍，社会支持在一定程度上有保护性，可以防止发病。①首先要准确判断生活事件对当事人会产生何种反应，再考虑是否干预。②选择如何进行干预。酗酒家庭中的互助小组，居丧者设立的同情之友，为盲人设立的互助机构等，由于成员间遭受相似又同病相怜，积累了许多可贵经验和可取办法，在情绪上可获得支持，行动上得到帮助，实际效果上起到能够应付困难处境的作用。

目前，对于危害人类精神健康最严重的内源性精神病，特别是精神分裂症、情感障碍及偏执性精神障碍等，要从病因学上提出有效的病因性预防措施尚难以实现，因此在精神障碍中积极而有效地开展二级预防、三级预防工作更有其现实意义。

第2节 二级预防

二级预防是指发病前驱期或发病初期，在致病因素作用下，大脑或功能发生了改变，出现了一些临床症状及体征，通过早期发现、早期诊断、早期治疗控制疾病的发展，是一种补充的预防手段。对于目前尚不能通过一级预防措施解决的精神障碍，应给予二级预防措施。早期发现、早期诊治对各种精神障碍的病程转归及预后都起到良好作用，是精神障碍预防工作中极其重要的一环，尤其是逐渐起病而症状隐匿、不易被人发现的患者，病期越短，疗效越好。如能早期诊断、早期治疗，对预防复发及慢性病率下降有重要意义。

预防性干预根据实施的对象可以分为：①针对一般居民的普遍性预防干预。②针对高危人群的选择性预防干预。③针对发病前期人群的指向性预防干预。

一、普遍性预防干预★★★△△△

普遍性预防干预的服务对象是一般公众群体，指针对一般的公众或不具有肯定的危险因素的整个人群的预防措施。

（一）广泛宣传、普及精神障碍的防治知识，提高全社会对精神障碍的知晓率和识别率

健康教育的方法和形式包括：①口头宣传，学术会议、专题讲座、报告会、系列知识教育课程等。②文字宣传，学术期刊、黑板报、宣传折页、标语横幅等。③电化教育，电台广播、幻灯演示、电视台谈话节目、互联网上的防治专页等。健康教育内容应强调精神障碍的早期表现，如何早期发现、防范自杀冲动行为等，让大众了解更多精神障碍的基本知识。

（二）加强普通人群的教育，减少因精神疾病羞耻感而不愿及时就医的情况

提供更多科学就医信息，取得社会各方面的支持，进一步消除社会及家庭对精神病患者的偏见和歧视，让精神病患者能主动和及时到精神卫生机构治疗，把疾病控制在萌芽或初发状态。完善医疗保障体系，保障精神障碍患者的基本医疗覆盖率，从而减少精神障碍的低治疗率。

（三）进行精神障碍流行病学调查

使用实用的筛查工具，对回收的问诊量表进行评估，可发现人群中精神障碍现症患者，了解和掌握精神障碍的患病情况及影响因素，并制定防治对策。预防性干预研究要有良好的设计。实验性流行病学研究在控制其他条件下，比较实施干预与不干预的时段发病率。一般精神障碍发病率不会太高，并且精神障碍的预防并非绝对意义的“病因”预防，干预组的发病率下降幅度不会太大。故样本的大小、实验期限的长短、预期的发病率变化比例等均需事先进行计算确定。否则，难以得到正确和满意的结论。

二、选择性预防干预★★★△△△

选择性预防干预的服务对象是具有易患精神障碍危险因素的亚人群，可对其开展重点人群心理行为问题干预。针对那些生物学、心理学和社会学有确切证据者，发生精神障碍的概率明显高于一般人群的个体和人群。

（一）对高危人群和高发家系进行医学监视

对高危精神状态进行个别随访，尽早发现患者，最大程度减少识别的延误。

1. 加强儿童、青少年学生心理健康教育和干预，减缓心理行为问题和精神障碍上升趋势。对社会化功能欠缺且出现早期行为障碍的儿童，应加强其应付技巧，改善其人际间的技能，提高其自行解决问题的能力及适应能力，由此减少冲动行为等行为障碍或消极退避行为。

2. 开展孕产期妇女心理保健，提高孕产期妇女心理健康水平。开展产后访视，早期识别、及时干预是预防产后精神障碍的关键。

3. 对心理素质虚弱的成人建立互助小组，相互启发克服消极被动，设计自信训练项目。普及老年期痴呆等老年期精神障碍知识，降低老年期精神障碍。对老年人生活中产生的应激反应和适应不良，进行教育和训练。

（二）危机干预

主要涉及家庭或生活中危机的干预。干预重点对象为暴露于应激事件的个体，包括丧失因素（失恋、离异、居丧、失业等）、适应问题（新生入学、战士退伍、退休、移民等）、矛盾冲突（趋避选择等）、人际紧张等，诸如此类的心理冲击都可能导致精神障碍的发生或复发。

危机干预常用的“六步法”：①明确核心问题，迅速地确定引发应激障碍的核心问题是什么？②保证患者安全，帮助患者尽快脱离灾难现场或创伤情景。③提供情感支持，对患者遭遇和经历（是天灾人祸还是自己的过失所致，也不管患者当前的感受可以理解还是不合常情）一律不予评价。倾听、复述，让患者表达和宣泄情感，给患者以同情、支持和鼓励，使患者明确感觉到“有人在关心我”。④开发患者的应对资源，即帮助患者认识到还有哪些变通的应对方式可

供选择，从而减轻应激反应的严重程度。⑤制订康复计划，根据患者的具体情况制订一个帮助患者康复的节目表和时间表，如调整认知偏差、改善应对技巧、指导松弛训练等。⑥得到患者承诺，如让患者亲口陈述“我保证按照××计划实施”。经专业人员的处理与干预，可使冲突减轻或消除，以达到减免意外事故或发展为精神障碍的可能。

限制自杀工具的获得性，对于某些易感人群的早期危机干预可以降低自杀率。Coliver Hetzel 首次提出了自杀的方法（服用镇静药是他们研究的主要自杀方法）与自杀率之间的关系，自杀率将会随着自杀方法的排除成比例地降低。而且也不难看出，易于获得枪支的情况下就易于发生自杀。故在高楼和大桥设置栏杆可以减少自杀的发生率，尽管目前还没有确凿证据。在那些经常被用于自杀的高危场所，任何防止人们入内的措施都是有益的。

公共媒体减少不必要的自杀报道和限制对自杀细节的描述有助于降低自杀率，尤其是减少模仿性自杀的情况。在维也纳，对地铁内自杀的新闻报道与随后发生的自杀有关。这一结果在加拿大、荷兰、英国、美国及其他国家的研究发现也得到了验证。

三、指征性预防干预★★★△△△

指征性预防干预的服务对象是具有精神障碍早期表现或具有精神障碍素质因素，但尚不符合诊断标准的个体。针对高危人群，即那些没有明显精神症状，但可检测到某些精神病的先兆症状和体征的，或具有某些易发生精神障碍的生物学标志，但在当时尚未达到精神障碍诊断标准的人群。

对精神障碍的早期干预是在前驱症状出现时采取有效措施，其能有效减少复发，对阻止生物学变化的固定、心理的崩溃后遗症均有非常重要的意义。某些原因不明的精神障碍，如精神分裂症和情感障碍，是精神病预防中亟待解决的重大课题，目前只能从这些疾病的早期发现、早期诊断和早期治疗中，争取良好的疗效，并减少和预防疾病带来的危害与精神缺陷。

1. 发生在儿童时期的神经精神功能失调，时常从个别症状开始，如口吃、遗尿、抽动、神经性呕吐和睡眠障碍等。儿童期的行为障碍往往表现为孤独、迟钝、冲动性行为或多动症等。这些情况如经早期发现，处理恰当，有相当多的病例是可以获得及时矫正和治愈的。

2. 对于起病隐匿、早期不易发现的患者，特别是单纯型精神分裂症，如能及早发现，及早治疗，就会减少残留症状。精神分裂症患者的前驱期（从初次明显的行为改变到第一次出现明显的精神病性症状）平均持续 2 年，Helgason（1990 年）的研究表明，精神分裂症患者出现精神症状到首次治疗平均为 2.5 年，精神障碍治疗的拖延主要原因表现在 2 个时期：①前驱期，即在明显精神病性症状发作之前的时期。②漏诊和未予治疗的精神病期。有效治疗的延误会减少患者完全康复的机会或使他们的康复变得缓慢，故要对各级医院医务人员进行培训，提高他们对精神障碍早期症状的认识。

综合性医院非精神专科医师对精神障碍的了解不够，识别率很低，延误了及时转诊和早期诊治。扩大对精神障碍防治工作的队伍，对各级医院医务人员普及精神障碍基本知识，提高综合性医院、基层医疗卫生服务机构对精神障碍的识别率，提高精神障碍患者接受治疗的比例。使分散在各科就诊的精神障碍患者得到早期诊断及正确处理。

促进和发展以各地精神卫生机构为中心的社区基层服务体系，组织专科医师、护士、心理咨询人员进入社区，提高社区精神卫生服务的早期识别力和诊断准确率。

3. 加强预防性心理干预，目的是加强儿童和成人的心理应付能力、减轻发生行为偏离的易感性，改变高危险度人群的若干病因形成条件，积极防止发病。如一项精神分裂症的预防性认知干预研究的对象为极高危个体（即有前驱症状或个别亚临床精神病性症状，但未达诊断标准阈值者），共 58 例，随机分为两组。干预组接受为期 6 个月的认知行为干预。1 年后干预组转化为符合诊断标准的精神分裂症、分裂样精神障碍或分裂情感性精神病者的比为 6%，而对照组为 26%。证明预防性干预有效。

第3节 三级预防

三级预防指疾病已处于充分发展期，临床症状进展明显，给予有效的积极治疗预防病情进一步恶化，以消除或减少因精神障碍带来的残疾，最大限度地促进患者社会功能的恢复，提高精神病患者的生活质量，是被动、消极的预防。发病后采取措施预防产生社会功能丧失，最理想的是让患者迅速回归学校或工作。按照病情由重到轻依次采取以下预防措施，由隔离到回归社会。

一、住院治疗

住院治疗是预防工作的开始，积极开展院内各种生活自理能力、人际交往能力、职业工作能力的训练，使患者能较顺利地从医院环境过渡到社区环境。长期住院与社会隔离，不利于社会功能的恢复及康复，应尽量缩短住院天数，让患者保持与家庭接触和与社会交往，尽早转入社区康复训练。

二、门诊治疗

首次治疗时应力争达到完全缓解，恢复正常的社交和工作能力。同时，积极进行巩固治疗，配合多种形式的心理治疗等综合性治疗措施，减少复发。长期反复发作，可导致患者人格改变和社会功能受损。

做好出院患者的定期随访工作，建立长期的随访制度。使患者能经常接受医疗指导，及时解决心理卫生方面的问题。发现病情变化，及时给予诊治，坚持维持治疗，减少疾病复发。精神分裂症的维持时间一般不少于2年，防止由于反复复发或未完全缓解引起的人格与社会功能下降。

三、家庭监护

社会和周围环境往往影响病情和症状的起伏波动，应进行家庭治疗。培训家庭成员如何正确对待患者，降低家属情感表达中的批评，转变对患者的态度，减少对患者的精神压力。重视和动员家庭成员支持精神障碍患者的康复活动，促进和帮助患者与周围的人交往，进行个别化生活技能训练。督促患者坚持服药，及时识别复发的早期症状，减少精神残疾。

四、社区管理★★△△

省、市各级政府成立包括国家卫生健康委员会、残疾人联合会、民政部门、公安部门等多部门精神障碍防治康复工作协调机制，逐步形成社会化的精神障碍防治康复工作体系，提供因人制宜的有效服务，如食宿供应、日间病房、职业康复（疗站）、看护小组，以减少复发和精神残疾，并促进心理社会康复和就业。

（一）社区训练

这些训练方法来源于社会学习理论、行为干预、人类资源开发训练和职业康复等。通过技能训练增强患者独立解决问题和在精神症状恶化期间如何保护自己免受精神症状影响的能力，减少功能残疾，预防社会功能衰退。

1. 社会技能训练 目标是处理精神障碍患者角色功能的特殊缺损，使患者在社会人际交往、自我照料及适应社会生活等方面，通过学习和训练，获得工具性技能和交往性技能。

一般有个体和集体2种训练形式：①工具性技能，保持个人整洁与卫生，可自行煮饭、购物、使用交通工具、合适地处理个体财务等。②社交性技能，包括非语言社交技巧、适应不同场合的人际交谈、友谊的建立和保持、约会或礼貌地拒绝、与人共享的休闲娱乐活动、职业的寻找和保持。

2. 职业训练 联合劳动部门和社会各界，为康复患者提供就业指导，并提供社会公益性岗位，帮助精神障碍患者成功找到工作及能适应工作状态，使之达到尽可能高的职业状态水平，加快患者回归社会。职业康复最好在社区进行，目前职业康复在国外发达国家开展得较为普遍，而我国正处于起步阶段。

职业训练可依照从易到难的循序渐进过程分为：①庇护性工作，工作环境好、任务简单、压力少，对尚未进入职业竞争的患者可提供短期的工作时间，可将其视为职业康复的初始阶段。②过渡性职业，可由地区福利部门、社区相关服务部门、住院治疗所在的医疗单位临时提供，如“日间康复站”“工疗站”等，成员在社区康复机构内部工作中挑选职业，如文书、勤杂、烹饪等，主要适用于重症患者治疗病情基本缓解，出院后一时难以进入社会竞争性就业者。③职业俱乐部，旨在帮助患者寻找全日工作或部分时间的工作。对寻找职业、如何填写应聘申请、如何通过面试提供培训，可采取针对性的职业训练、角色扮演及录像反馈。④职业支持，对患者的长期职业过程给予的职业支持。支持程序包括提供职前培训、职场社交指导及在岗工作的支持。同时接受精神科持续性治疗服务。

（二）社区网络

社区干预主要是着力在社区成员内部建立主人翁意识与社会责任感，以预防和减轻精神障碍患者残留的冲动和暴力等行为。施行这种干预的一个例子是“关心社区计划”，以激发社区建立对暴力和攻击的防御系统。该策略帮助社区运用关于危险因素和保护因素的局部资料来辨别危险并采取行动，并同时采用多种干预措施［社区（如动员、媒体宣传、政策改变）、学校（改变学校管理结构或教学示范）、家庭（如针对父母的训练策略）和个人（如社会能力培训策略）］。“关心社区计划”策略帮助社区选择和执行已有的、以循证为基础的、适合本社区的风险预测计划。

精神障碍的预防需要建立精神卫生协作机制，发展社区精神卫生网络，制定和发展相应的地方法规和政策，明确各部门的职责和分工。迄今为止，精神障碍的预防工作，大体上是协同心理、社会、教育等方面工作及在医学的现有水平上开展的。至于从根本上预防精神障碍的发生，则有待于精神病学和各相关科学的发展，以及对各精神障碍的病因与发病机制的充分阐明。由于精神障碍的多数病因未明或复杂，生物学因素或心理社会因素往往共同起作用，因此预防在精神医学领域更为任重道远，这是人类历史赋予医学科学的一项艰巨而崇高的使命。

（刘铁榜　周云飞　王传跃）

参 考 文 献

［1］中华医学会. 中国精神障碍防治指南丛书. 北京：北京大学医学出版社，2007.

［2］沈渔邨. 精神病学. 5版. 北京：人民卫生出版社，2009：982-1001.

［3］世界卫生组织. 精神、神经疾病和社会心理障碍的初级预防. 孟凡强，译. 北京：人民卫生出版社，2000.

［4］Hosman C，Jane-Llopis，Saxena S. 精神障碍的预防：有效干预措施与政策的选择报告概要. 刘铁桥，刘光亚，徐利敏，等，译. Oxford：Oxford University Press，2005.

［5］张明园. 精神障碍的一级预防. 中国循证医学杂志，2006，6（8）：550-551.

［6］Unal B, Critchley JA, Capewell S. Modelling the decline in coronary heart disease deaths in England and Wales, 1981-2000: comparing contributions from primary prevention and secondary prevention. BMJ, 2005, 331 (7517): 614.

［7］Clarke GN, Hornbrook M, Cynch F, et al. A randimized trial of a group cognitive intervention for preventing depression in adolescent offsping of depressed parents. Arch Gen Psychiat, 2001, 58 (12): 1127-1134.

［8］Wolchik SA, Sandier IN, Millsap RE, et al. Six-years follow-up of prevention for children of divorce: a randomized coutrolled trail. JAMA, 2002, 288 (15): 1874-1881.

［9］Morrison A, French P, Wolford L, et al. A randomized controlled trail of cognitive therapy for the prevention of psychosis in people at ultra high risk. Brit J Psychiatry, 2004, 185: 291.

［10］Forette F, Seux ML, Staessen JA, et al. The prevention of dementia with antihypertensive treatment: new evidence from the Systolic Hypertension in Europe (Syst-Eur)Study. Arch Inter Med, 2002, 162 (18): 2046-2052.

第30章　精神卫生与法律

第1节　概　　述

一、精神卫生与法律的关系★△

精神障碍常导致极为沉重的个人、家庭和社会负担；患者在生活、工作、学习、人际交往、医疗等方面均比其他内、外科疾病患者有更多的困难；部分患者还有难以预料的自伤或自杀，或伤人、毁物的危险倾向，对社会治安和社会稳定具有潜在的危害性；精神障碍患者的诊断、治疗和管理存在一定的特殊性，如知情同意、隐私保密、代理决策、非自愿医疗等，这些都是在精神卫生服务中常见的问题。因此，与医疗卫生的其他领域相比，精神卫生与法律的关系更加密切。

精神卫生法的目的既有助于保护患者本人的合法权益、防范对患者的歧视和侵害，同时也有效地保护其家庭成员及社会大众的利益。当今，全球精神卫生立法的趋势是，努力在患者个人自由和保护其他人不受患者病态行为影响之间取得适当的平衡、在患者的自尊与大众保持对精神健康的关注之间取得适当的平衡。近年来各国普遍希望通过立法能够解决下列问题：①缺乏精神卫生服务或服务的区域不平衡问题。②精神障碍的医疗保障问题。③精神卫生医疗机构服务质量低、硬件条件差，甚至侵害患者权益，如滥用限制人身自由和强制措施的问题。④社会对患者的偏见和歧视问题。⑤患者基本公民权益，如参与社会生活、就业、受教育等被忽视甚至被剥夺的问题。⑥因精神障碍影响而导致患者维护自身权益和需要的能力受损时，如何协助其维权的问题。⑦学校、工作单位等迫切需要精神卫生服务的场所缺乏有质量的服务资源的问题。

在刑事司法领域，精神障碍患者对其被指控的犯罪行为需要具有辨认和控制能力，或需要具备理解针对自己的指控和协助律师为自己辩护等方面的心理能力，才能正常地完成定罪量刑及接受刑事处罚。对于作案时无刑事责任能力的精神障碍患者，还存在强制医疗等处置问题。而在民事司法领域中，精神障碍患者行使民事权利和承担民事责任的能力，也常常因疾病症状而受到影响。精神障碍患者在接受医疗服务的过程中自杀、伤害他人、意外受伤、伴发躯体疾病漏诊、精神科药物的特殊不良反应等，也使精神科临床工作存在医患纠纷或侵权诉讼的较高风险。此外，在残疾人权利保护、劳动争议仲裁、治安处罚等诸多法律相关领域，也都因为精神障碍的特殊性而需要做作相应的条件或程序的特殊规定。从事精神卫生工作的专业人员，有必要熟悉精神卫生相关的法律法规，从而更好地依法执业，切实维护患者的权益。

基于精神卫生与法律之间如此密切的特殊联系，由此产生了一个跨专业的亚学科——司法精神病学，专门研究并处理精神卫生相关的各种法律和司法问题，尤其是开展对精神障碍患者各种法律（心理）能力的评估（鉴定）。

二、司法精神病学鉴定的性质、对象和任务★★△△

司法精神病学又称法庭精神病学，是精神医学的分支学科。主要研究与法律相关的精神医学和精神卫生问题，包括对各种法律问题的精神病学咨询（如精神障碍司法鉴定、法医学咨询等）和对罪犯、犯罪受害人等特殊人群的临床服务等。广义的司法精神病学又被称为法律精神病学，还涉及对精神卫生立法和伦理相关问题，暴力和自杀等与治安相关的行为问题，以及犯罪预防等研究。

司法精神病学鉴定（又称“精神障碍的司法鉴定”）是司法精神医学的主要任务之一。它是指精神医学专家应用精神医学知识、技术和经验对被鉴定人的精神状态做出科学评价，并对其在法律上行使某种权利或承担某种责任或义务的能力做出判断。与临床精神病学直接服务于患者不同，司法精神病学鉴定属于“第三方服务”，即面对的对象（被鉴定人）并不一定是其服务的对象，它只服务于法律；鉴定人与被鉴定人之间并非医患关系，做出的鉴定诊断和结论也不一定对被鉴定人有利。因此，与临床评估关注症状学不同，司法鉴定主要关心的是法律标准。表 30-1 显示了临床精神病学评估与司法精神病学鉴定之间的主要差异。

表 30-1 临床精神病学评估与司法精神病学鉴定之间的具体差异

	临床精神病学评估	司法精神病学鉴定
专家角色	医疗	证人
忠实对象	患者	法律
得益方	患者	公众或司法部门（有时也包括患者）
专业判断依据	医学标准	医学标准＋法学标准
收费的意义	服务患者	服务国家（维护正义）
选择自由	首诊负责	可以拒绝受理
回避要求	相对较低	较高（有程序规定）

我国目前司法鉴定的主要受托事项包括对刑事责任能力、受审能力、作证能力、服刑能力、民事行为能力、性自我防卫能力等法定能力的评定。有些司法鉴定机构也开展劳动能力、精神损伤及临床诊断等方面的医学鉴定。

三、鉴定人的资格★△

具备从事司法精神病学鉴定和法医学咨询资格的精神医学专家被称为“精神障碍司法鉴定人”（简称“鉴定人”），是指依照《中华人民共和国刑事诉讼法》及其他相关法律法规规定，经省级人民政府指定并在省级司法行政机关执业登记备案的、从事精神障碍司法鉴定工作的专业技术人员。

作为合格的鉴定人，除要求经过精神病学的系统学习和临床训练，以取得实践经验，并熟练掌握精神检查等临床技术外，还需要学习法学概论和法医学等知识，了解与精神障碍有关的各种法律法规，以及司法鉴定的特殊要求；同时还应参加大量检案工作，了解实际工作中遇到的各种复杂案例和面临的疑难问题，以及其处理对策。法医专业人员从事司法精神病学鉴定，则应接受精神医学理论知识和临床实践的系统训练并参加精神障碍的司法鉴定实践。按照我国有关的管理规定，司法鉴定人资格认定的基本条件主要包括：①遵纪守法，品行良好，身体健康。②具有相关的高级专业技术职称，或具有相关的行业执业资格或高等院校相关专业本科以上学历，从事相关工作 5 年以上。③申请从事经验鉴定型或技能鉴定型司法鉴定业务的，应当具备相关专业工作 10 年以上经历和较强的专业技能。

对于精神障碍司法鉴定人来说，实事求是、客观公正、坚持原则、秉公执法、不徇私情的工作作风是重要的专业操守条件。

四、鉴定的组织和实施★△

按照《中华人民共和国刑事诉讼法》第一百二十条规定，精神障碍的司法鉴定由省级人民政府指定的医院承担。全国人民代表大会在 2005 年通过的《全国人民代表大会常务委员会关于司法鉴定管理问题的决定》中进一步明确，司法鉴定的管理机构为省（市）级司法行政部门，鉴定机构需要获得登记和批准，取得《司法鉴定许可证》。

我国的精神障碍司法鉴定活动主要依据 1979 年出台的《精神障碍司法鉴定暂行规定》及 2007 年司法部颁布的《司法鉴定程序通则》来组织开展。为保证鉴定工作的质量和公正性，在组织实施鉴定工作时需要注意以下 4 个方面：①司法鉴定需要在合乎法定程序的条件下进行，只有严格依据法律法规，按照鉴定程序操作，才能保证鉴定的质量和有效性。②鉴定工作应当由合法与合格的鉴定机构承担，缺乏足够的合格鉴定人员，无法保证鉴定的质量。鉴定机构未经政府有关主管部门审核批准，其资质缺乏合法性，因而出具的鉴定结论也无效。③需要委托单位和受理委托的鉴定机构之间相互信任、共同努力，只有双方密切配合，才能真实、完整、充分地掌握被鉴定人的相关信息，从而提供科学的鉴定意见。④需要在不受外界干扰的条件下进行，如果鉴定人受到外界的压力或影响，则可能无论专业知识和技能、鉴定条件、检查器材等因素多么优越，仍无法保证鉴定的客观性、真实性和可靠性，从而将使鉴定结论失去应有的证明力。

在具体的组织实施方面，除鉴定机构和鉴定人的资质要求外，鉴定程序也是需要遵守的重要规范。当前我国司法精神病鉴定的程序主要有如下步骤。

1. 由委托单位（公安、检察、法院等）向鉴定机构提交真实、完整、充分的鉴定委托材料。委托材料主要内容包括：①鉴定委托书，除写明被鉴定人基本情况外，还应指明被委托机构名称、委托目的、要求等。②案情介绍及被鉴定人有关情况的介绍。③案件勘查资料及审讯记录。④调查材料，包括知情人提供的反映材料、有关的医疗记录等。⑤如果是重新鉴定，须提供以前的全部鉴定文书。⑥被鉴定人的书证材料。

2. 鉴定机构接到委托后，对于符合受理条件的，应当即时做出受理决定；不能即时受理的，应当在 7 个工作日（通过信函委托的应在 10 个工作日）内做出是否受理的决定。如果拒绝受理，应向委托单位讲明拒绝的原因。

3. 鉴定机构正式受理后，应与委托单位签订司法鉴定协议书，载明鉴定事项、要求、委托方材料目录和数量、双方的权利和义务、费用及收取方式等。

4. 鉴定机构在协议规定的时限（一般为 30 个工作日，必要时可再延长 30 个工作日）内，应组织鉴定人通过阅卷、调查、鉴定检查（包括必要的辅助检查）、讨论等过程，形成鉴定文书。

5. 鉴定文书在经过全体鉴定人审核、修改定稿并签名或盖章后，由鉴定机构加盖公章签发。

6. 必要时对鉴定报告接受司法部门咨询或出庭作证。出庭作证的任务主要为：①宣读正式出具的鉴定文书。②回答涉及鉴定意见的相关问题。

第 2 节　精神障碍相关的法律能力

一些严重精神障碍患者中，疾病症状可能使患者行使法律权利和承担法定义务的行为能力或资格能力（统称为法律能力）受损。如精神病性障碍往往由于幻觉、妄想等症状直接支配而出现暴力、凶杀等危害行为，但患者并不能理智地理解和判断该行为的性质及后果。为保障患者和公众的利益，需要针对这些问题进行相应的法律规范。《中华人民共和国刑法》《中华人民共和国民法通则》《中华人民共和国精神卫生法》等对精神障碍患者有关的法律能力均做了明确规定。在司法精神病学领域受到密切关注的主要法律能力包括以下 6 类。

一、刑事责任能力★★△△

刑事责任能力是指行为人构成犯罪和承担刑事责任须具备的刑法意义上的行为能力，即刑事案件涉案人辨认和控制自己行为的能力。

确定某种行为构成犯罪所必须具备的各种要件的总和叫作犯罪构成（或犯罪构成要件）。它是区别罪与非罪、此罪与彼罪的界限，也是应否追究刑事责任的依据。构成一切犯罪必须具备的共同要件有 4 个方面。

（一）犯罪主体

犯罪主体指实施了危害社会的行为、依据刑事法律应负刑事责任的人。通常是限于达到一定年龄（16 周岁）、精神正常、具有责任能力的自然人。

（二）犯罪客体

犯罪客体指刑事法律所保护的为犯罪行为侵害的利益。可以体现为物质上、政治上、道义上、文化上或其他方面的利益。

（三）犯罪的主观方面

犯罪的主观方面指行为人在实施犯罪时的心理状态。其组成因素包括：①行为人必须具有侵害的故意或过失。②行为的动机和行为的目的。

（四）犯罪的客观方面

犯罪的客观方面指刑事法律确定为危害社会应当受到刑罚惩罚的行为和以行为为中心的其他客观事实特征。包括结果、行为与结果的因果关系、方法、对象、时间、地点、环境等。

不具备或不完全具备以上要件，则需要减免刑事责任。刑事法律的基本出发点是人人都拥有自由意志，如果某人犯错，是他咎由自取，则应当受到指责和惩罚。许多精神障碍症状可以导致患者出现严重暴力攻击等违法行为，而对患者这些行为进行无刑事责任能力的辩护则是基于这样的认识——由于精神症状，导致患者对其行为缺乏自由意志，即患者在症状支配下，往往对其行为的对错、后果等缺乏实质性的判断认识能力，其犯罪要件不完整。因此，各国都从立法上对患者的违法行为予以免除刑事责任，代之以强制性的精神医学治疗。

早在1843年，英国的“McNaughton准则”就指出：“如果能清楚地证明被告在被指控行为的当时，存在理智的缺陷或患有精神障碍，使其不能理解该行为的性质和特性；或如果他能理解，但不知道该行为的对错，则被告可以被赦免。”该准则强调的是被鉴定人对行为性质或对错的理解，但问题是，它只涉及被鉴定人的认知能力，而没有将情感、意志等因素纳入考虑。与之相对应的“无法抗拒的冲动准则”则需要对作案当时是否缺乏控制行为的意志力做出鉴定，但该准则在实际操作中的难度在于，究竟如何区别冲动是属于无法抗拒的还是未做抗拒的。

1962年，美国法律研究所（American Law-Institute，ALI）在综合“McNaughton”和“无法抗拒的冲动”准则的基础上提出“ALI准则”，指出：“如果被告在行为时由于精神障碍或缺陷造成的结果，而缺乏辨认其行为的犯罪性质或使其行为遵守法律要求的实质性能力，则对其违法行为不负刑事责任。”ALI测试明确以“辨认”替代以前使用的“理解”，同时增加“控制行为”的意志标准，但在实际应用中还是存在一定困难，即鉴定人需要对“实质性”和“辨认”这2个概念做出清楚的界定和证明。

我国现行的《中华人民共和国刑法》第十八条基本类似于“ALI准则”，也对精神障碍患者的刑事责任能力进行了较为详细的规定：“精神病患者在不能辨认或不能控制自己行为的时候造成危害结果，经法定程序鉴定确认的，不负刑事责任，但是应当责令他的家属或监护人严加看管和医疗；在必要的时候，由政府强制医疗”“间歇性的精神病患者在精神正常的时候犯罪，应当负刑事责任”“尚未完全丧失辨认或控制自己行为能力的精神病患者犯罪的，应当负刑事责任，但是可以从轻或减轻处罚”“醉酒的人犯罪，应当负刑事责任。”

以上法律规定表明，在确定精神障碍诊断以后，辨认和控制能力就是评定刑事责任能力的两大关键。辨认能力是指行为人具备对自己的行为在刑法上的意义、性质、作用、后果的认识能力。具体而言就是行为人是否意识到其行为的动机、目的、为达目的所准备或采取的手段、该行为的法律意义、是否预见到行为的后果、是否理解其行为的犯罪性质等。辨认能力并非指对一般事物和现象的是非曲直的抽象判断力，而是指对其特定行为的实质辨认能力。精神障碍患者辨认能力受损常表现为：①病态的行为动机，如在妄想或幻觉的支配下实施危害行为，缺乏现实的动机和目的。②曲解其行为的违法性质，如认为长期遭受邻居“投毒迫害”而“自卫还击”，并认为自己是正当防卫。③不理解行为的后果，对其危害行为的后果抱着无所谓的态度，即使杀了人也能泰然处之，不采取任何自我保护措施，有违常理。

控制能力是指行为人具备按照自己的意志选择实施或不实施为刑法所禁止的行为的能力。控制能力是以辨认能力为前提的，不具备辨认能力的行为人就不具备法律意义上的控制能力，只有在辨认能力存在的情况下，才需要确认是否具备控制能力。在具体判断中需要充分考虑社会功能受损程度、既往行为方式、作案的诱因和先兆、自我保护、作案环境的选择、作案后果等。

在实际鉴定工作中，各鉴定机构之间、不同鉴定人之间在对辨认和控制能力理论上的理解及实际评定工作中存在比较大的学术分歧，常导致重新鉴定结论不一致，甚至截然相反。因此，可以借鉴心理学测验的方法，采用责任能力的量化评定工具作为评定中的参考。国际上较受关注的有“Slobogin作案时精神症状评定清单（S-MSE）”和“Rogers责任能力量表”等工具。我国近年来也先后编制了一些评定工具，对于客观评定辨认和控制能力具有一定的参考意义。

二、民事行为能力★★△△

民事行为能力指公民能够通过自己的行为，取得民事权利和承担民事义务，从而设立、变更或终止法律关系的资格，也就是公民以自己的意志行为独立进行民事活动和对其过失行为承担相应责任的能力。民事行为能力通常取决于年龄和精神状态因素。按照《中华人民共和国民法通则》规定：“完全民事行为能力人是指年满18岁周以上的成年人，或16周岁以上不满18周岁但以自己的劳动收入为主要生活来源者；限制民事行为能力人则指10周岁以上的未成年人或不能完全辨认其行为的精神病患者；无民事行为能力者为不满10周岁的未成年人及不能辨认其行为的精神病患者。”

《中华人民共和国民法通则》还规定：“无民事行为能力人、限制民事行为能力人的监护人是他的法定代理人。”具体来说，限制民事行为能力人可以进行与其年龄、智力或精神健康状况相适应的民事活动，其他民事活动由其法定代理人代理，或征得其法定代理人同意。无民事行为能力人则应由法定代理人代理民事活动。

对于民事行为能力的评估，也是根据医学要件（是否为精神障碍患者）和法学要件（对民事行为辨认能力状况）2个要素相结合的原则进行。即首先是要确定被鉴定人是否存在精神障碍，在此基础上分析精神状态对某种民事行为辨认或意思表示能力的影响。辨认能力是指民事活动当事人能否理解其民事行为的法律意义和行为后果，以及能否做出与真实意思相一致的表示。在辨认能力的具体评定中，可着重考虑以下5个方面：①能否理解民事案件的性质和后果。②能否理解各项法律程序的性质。③能否按照自己的意志独立行使民事权力和承担相应的民事义务。④是否具有维护自身合法权益的能力。⑤能否做出正确的、主客观一致的意思表示。

通常，只有不可逆的精神障碍（如精神发育迟缓、阿尔茨海默病等）或因重性精神病导致社会功能严重衰退的情况下，为保障患者合法权益而需要申请法院宣告其总体上无民事行为能力或限制民事行为能力。多数情况下，患者行为能力的评估往往涉及多种具体情形，包括单纯的医学决定、特殊的对涉及道路交通事故受害人的损伤影响评估，以及订立遗嘱、签订合同、民事诉讼等方面能力的评估，或是对劳动能力、精神残疾的评估等。在这类鉴定中，主要涉及的是确定行使某种功能的行为能力的有无，或是评估有精神残缺的人自主决策能力的有无。确定为无民事行为能力后，将会导致丧失民事权利，由此可能成为对特定个体进行合法的社会控制的一部分。因此，承担鉴定的医师有伦理责任确保其鉴定结论完全建立在现有的最佳的临床证据基础之上。

在法庭做出判决之前，任何18周岁以上的成年人都被推定为完全民事行为能力人，即具有做出意思表示的能力，进而根据鉴定检查和调查分析证明其能力有削弱或丧失。但司法鉴定结论只具有参考意义，只有法官才有权宣告某人在特定功能上或总体行为功能上无行为能力。有严重精神障碍或生理疾病本身并不一定导致总体或特定精神功能的缺失。即便被鉴定人行使某种行为的能力由于精神障碍的影响而受损，他可能仍然具有行使其他功能的能力。例如，嫉妒妄想可能导致偏执性精神障碍（妄想性障碍）患者有关其婚姻的诉讼行为能力受损，但他在工作岗位上签署经济合同或管理财务的能力仍可能保持完整。如果通过恰当的治疗，症状得到缓解，他也可能重新获得婚姻诉讼行为能力。此外，由于民事行为能力可能在不同时期有波动，而且在多数情况下并非全或无的概念，因此，医学要件和法学要件的判断均应当与所要完成的特定决策或功能密切联系；除不可逆的精神障碍以外，评定针对具体行为的“无行为能力”应当有时间限制，即应当在不同时期加以复核。

三、受审能力★△

受审能力是指刑事案件中的犯罪嫌疑人或被告人理解自己在刑事诉讼活动中的地位和权利，理解诉讼过程的含义及行使自己诉讼权利的能力。与责任能力反映被鉴定人作案当时的精神状态不同，受审能力涉及批捕以后、判决以前这段时期的精神状态，因而是实时观察和评估到的，在法庭辩护中可信度更高。在许多欧美国家，它实际上已经逐步替代刑事责任能力，成为精神障碍相关的刑事司法鉴定中最主要的内容。研究发现，受审能力主要由以下成分组成：①是否理解对其起诉的目的和性质。②是否理解自己的情况与这次诉讼的关系。③是否具有与律师合作、商量，协助辩护人为其辩护的能力。④是否理解与其他诉讼参与人的关系，能对其他诉讼参与人的提问做出应有的回答。

此外，能否承受审讯和等待等所带来的压力；在审讯中能否克制自己，避免出现不理智的失控行为；以及能否进行自我保护，利用法律有效地保护自己等，也都是评定受审能力时应当考虑的问题。

欧美的《普通法》传统上也曾允许死刑被告在“精神失常”的情况下得到延迟审理或延迟执行，而有关受审能力正式的法律标准则是由1960年美国的Dusky案确立起来的。其后，测量受审能力的研究在美国大量开展起来。早期多为一些简短的筛查工具，以便及时从大量需要进行评估的被告中筛查出受审能力可能受损的个体。这些工具包括Robey的受审能力评估清单、Lipsitt等编制的受审能力筛查测验（competency screening test，CST）、McGarry设计的受审能力评估表（competency assessment instrument，CAI）等，而多学科适用性访谈（interdisciplinary fitness interview，IFI）则包括受审能力的法律和精神病理等多个方面内容，设计为4个部分，即法律问题、精神病理问题、总体评价和一致性判断，用于评估受审能力具有更好的信度和效度。

刑事责任能力和受审能力可能是一致的，如具有完全责任能力的被鉴定人一般也具有受审能力，而脑器质性精神障碍患者、急性期精神分裂症患者等可能既不具有责任能力，也不具有受审能力。两者不一致的情况包括：①某些患者受所患精神障碍的影响实施作案，但在审理时精神障碍已缓解，其受审能力可能是存在的。②被鉴定人作案时精神活动正常，但案发后或审理过程中发作精神障碍，如严重拘禁性精神障碍，此时应评定为具有责任能力，但无受审能力。

对于因精神障碍而丧失受审能力的犯罪嫌疑人

或被告人，应暂时中止审理，将其移送指定的专科医疗机构进行治疗，待受审能力恢复后再继续审讯或审判。

四、性自我防卫能力★△

性自我防卫能力（简称“性自卫能力”）是指女性精神障碍患者在其性不可侵犯权遭到侵害时，对自身所受侵害或严重后果的实质性理解能力。按照我国刑法相关的司法解释，“明知妇女是精神病患者或痴呆者（程度严重的）而与其发生性行为的，不管犯罪分子采取什么手段，都应以强奸罪论处。”因此，女性精神障碍患者与他人发生性行为后，需要通过司法鉴定来明确其对性行为的辨认能力，并将被鉴定人的性自卫能力作为对被告定罪量刑的依据。

根据《精神障碍司法鉴定暂行规定》第二十二条第一款：“被鉴定人是女性，经鉴定患有精神障碍，在她的性不可侵犯权遭到侵害时，对自身所受的侵害或严重后果缺乏实质性理解能力的，为无性自我防卫能力。”对性自卫能力的评定应以鉴定对象为精神障碍患者和智力障碍者作为评定的基础，属于医学条件。精神或智力正常妇女与人发生性行为，不论其有无反抗表现，均不必做性自卫能力鉴定。对被鉴定人的性自卫能力进行鉴定时，也需要同时满足医学条件和法学条件。医学条件必须明确被鉴定人涉案期间是否存在精神障碍，以及涉案时的精神状态；法学条件则需要了解被鉴定人在性行为当时对两性行为的意义、性质和后果的辨认能力与控制能力。

被鉴定人对两性行为的实质性辨认能力是评定性自卫能力的关键，鉴定中应注意以下3点。

（一）对于被告性侵犯动机的辨识

对被告行为动机的是非、善恶、美丑的认识。

（二）法律道德意识

是否理解两性行为的正当与不正当、合法与违法；是否了解性行为是妇女的一种特有的人身权利，具有不可侵犯性；道德意识上反映妇女的人格与贞操，在法律上受到保护等。

（三）后果意识

是否理解两性行为的后果将对自己在生理、心理、人格、声誉等方面带来的影响，以及相应反映出来的种种自我保护性行为等。

五、劳动能力★△

劳动能力又称劳动行为能力，指劳动者能够以自己的行为依法行使劳动权利和履行劳动义务的能力。劳动者一旦被确认劳动能力丧失，也就意味着其劳动权利的被剥夺。精神障碍的高致残性导致一些患者“非因工丧失劳动能力”，而人力资源社会保障部门则需要依法依规取得专业机构出具的有关劳动能力的鉴定结论。

并非所有被确定有残疾的人都丧失了劳动能力，在我国现行的伤残评定标准中，对劳动能力丧失的认定有相应条件规定。其中对因精神障碍而完全丧失劳动能力的评定条件如下。

1．慢性器质性精神障碍，经系统治疗2年仍有下列症状之一，并严重影响职业功能者：①痴呆（中度智力减退）。②持续或经常出现的妄想和幻觉。③持续或经常出现的情绪不稳定及不能自控的冲动攻击行为。

2．精神分裂症，经系统治疗5年仍不能缓解；偏执性精神障碍，妄想牢固，持续5年仍不能缓解，严重影响职业功能者。

3、难治性的心境障碍，经系统治疗5年仍不能恢复正常，男性年龄50周岁以上（含50周岁），女性45周岁以上（含45周岁），严重影响职业功能者。

4．具有明显强迫型人格发病基础的难治性强迫障碍，经系统治疗5年无效，严重影响职业功能者。

六、知情同意能力★★★△△△

知情同意指在医疗过程中，同意或拒绝的决定应当建立在患方充分知情的基础之上，由具有决定能力的患者自愿做出。《中华人民共和国精神卫生法》对实施入院、出院等医疗相关行为，均具体规定了以患者是否具有做出决策的“能力”为前提。这种“能力”即给出有效同意的能力或“知情同意能力”，是指对某特定的评估或治疗具有理解其目的、性质、可能的作用及风险的能力，也包括在实施治疗过程中配合精神卫生专业人员的能力。精神障碍常会影响这种能力，但患有精神障碍并不意味着患者自动地就丧失做出决定的能力。

知情同意能力是实施知情同意的前提。因此，知情同意能力的评估是临床精神医学和司法精神医学工作的重要内容之一。评估该能力有许多维度，国内外目前广为接受的判定标准有以下4个方面。

（一）患者是否能明确表示其偏好

无能力或不愿表达其偏好的患者可被认为无选择能力。当然并不能以此类推而认为能表达偏好的患者是有决定能力的。

（二）患者能否真实理解自身状况

这些状况包括疾病的性质、可供选择的治疗、治疗和不治疗的后果、治疗的风险和益处等。

（三）患者能否正确评价相关事实的重要性

正确评价是一种范围更广的理解，因为它涉及相关事实的重要性及其对患者可能产生的长远影响。

（四）患者能否使用相关信息以合理的方式做出决定

也就是能否以合乎逻辑的方式权衡相关事实。该标准的要点在于导致决定的思维过程的合理性。

知情同意能力并非全或无的，不同的医疗决定对能力标准有不同程度的要求。因此，能力评定的严格程度应随“风险 / 收益比”而做调整。风险 / 收益比越高，对做出同意决定的能力要求就越低，而对做出拒绝决定的能力标准就越高。例如，有强烈自杀意念的患者同意接受住院治疗，那么对其知情同意能力的评定就不必过于严格；如果他拒绝任何治疗干预，则自杀危险越高，对其能力评定的标准就应越严格，甚至可能（因丧失知情同意能力）而需要由其监护人或近亲属代行决定。如果风险 / 收益比低，则情形正好相反，对拒绝能力的评定不必与同意能力的评定一样谨慎。该方法可以较准确地反映出医学专家的职责，即确保患者在理性权衡利弊关系的基础上做出真正的知情决定。

患者表达同意的能力可能受到许多生理因素、心理因素的影响，临床上应把对这种能力的评定作为一个连续性的过程。例如，刚入院的患者也许因严重精神症状且缺乏自知力而丧失知情同意能力，但经过一段时间的治疗之后，又会重新具有此能力。

第 3 节　患者权益的保护

一、概述★△

18 世纪末，法国医师 Phlipe Pinel（1745—1826 年）在巴黎的 Bicetre 医院倡导对患者实行人道主义，并得到欧美各国精神病学界的响应，使患者身上的铁链和枷锁被解除，住进了收容所或医院。Pinel 的改革在一定程度上改善了患者的待遇，但没有改变对患者的封闭管理模式。精神卫生服务管理模式的现代化改革始于 20 世纪初，美国的心理学家和精神医学家 Willian James（1842—1910 年）、Adolf Meyer（1866—1959 年）等发起了争取精神障碍患者合法权益、改善精神卫生机构条件的运动。此后，现代精神卫生的思想逐步深入人心，对患者的治疗与管理开始发生实质性的变化。20 世纪 60 年代后，变化的速度和广度达到很高的水平，新型的治疗和管理模式逐步建立。基于历史的教训，新的治疗与管理模式是以精神障碍患者的人权保护为基础。其基本理念是“患者应当最大范围地享有与他人一样的人权，对患者权利的任何限制必须依法进行，并应当减少到最少限度”。欧美各国普遍通过精神卫生立法，对精神障碍患者的基本权益加以保护。

二、精神卫生立法发展史★△

据《周礼·秋官》记载，我国周朝（公元前 1100 年）的法律规定，对“遗忘”者犯罪应减轻罪责，对“幼弱”“老旄”和“愚蠢”这类精神发育不完善或精神不健全的人犯罪应减轻罪责。这是我国历史上最早的有关精神卫生的立法。公元前 449 年，古罗马共和国的《十二铜表法》也有了关于精神病患者或痴呆者丧失某些行为能力和应进行监护的规定。其后相当长的历史时期，各国法律法规涉及的精神卫生问题主要是违法的精神障碍患者的刑事责任的判定，如我国《唐律》《宋律》中的个别条款、俄国的《新法令条款》（1669 年）、英国的《麦克诺顿条例》（1843 年）、美国的《汉姆斯非条例》（1870 年）等。

1890 年，英国公布的《精神病人法》强调保护精神病人的权利和财产，不得非法拘禁精神病患者。20 世纪初英国司法精神病学先驱 Henry Maudsley 在伦敦修建了一所新型精神病院——Maudsley 医院，要求每位住院患者都像住在普通医院一样是自愿的。1915 年，英国议会通过了一项法令，准许精神病患者自愿住入该院。1930 年，英国颁布了精神卫生立法史上具有里程碑意义的《精神病治疗法》，以 Maudsley 医院为榜样，规定凡能够自愿签名住院者可自愿住入精神病院，为期 1 年。

20 世纪 30 年代以后，多数欧美国家相继制定了精神卫生法律法规以保护精神障碍患者的权益。尤其自 1990 年以来，精神卫生立法在全球形成了高潮。WHO 在 20 世纪 50 年代中期和 20 世纪 70 年代中期，分别对各国精神卫生立法进行专门调查。1976—1977年的调查问卷送给了33个WHO成员国。其中18个国家的精神卫生法是1955年即第一次调查以前颁布的，另外15个国家的精神卫生法是在1955年以后，到1976年间颁布或修订的；其内容与1955年以前的精神卫生法有显著不同。至2001年，接受WHO调查的160个成员国中，已有3/4的国家和地区有了精神卫生法，其中近一半是在过去10年里制定和颁布的。已经立法的国家和地区在WHO全球各大区所有成员国中所占的比例是：非洲占59%、美洲占73%、中东占59%、欧洲占96%、东南亚占67%、西太平洋地区占72%（中国即属于该区）。在亚洲，日本早在20世纪50年代就有了《精神卫生法》，1992年在WHO指导下修订成了《精神保健法》，1995年7月修订实施《精神保健与福利法》，以后又进行过修订；我国香港地区于20世纪50年代制定了精神卫生法规，现行的《精神健康条例》也已经过多次修订；我国台湾地区于1990年颁布《精神卫生法》，2007年进行了修订；韩国也在WHO指导下于1992年颁布了《精神卫生法》。

1980年《中华人民共和国刑法》开始施行。其中第十五条对精神病患者危害行为的法律责任做出规定，使精神障碍司法鉴定有法可依，促进了我国司法精神医学鉴定工作的迅速发展。从1980年至今，我国出台了大量的法律法规，其中有些涉及精神障碍患者的相关条文，如在《中华人民共和国刑事诉讼法》《中华人民共和国民法通则》《中华人民共和国民事诉讼法》《中华人民共和国残疾人保障法》《中华人民共和国母婴保健法》《中华人民共和国婚姻法》，以及最高人民法院、最高人民检察院、卫生部、公安部、司法部联合颁发的《精神障碍司法鉴定暂行规定》等法律法规中都有保护患者权益的某些规定，对改善我国精神障碍患者的处境起到了积极作用。但这些条文大多仅涉及一部分特殊患者（精神残疾者或民事、刑事案件中患精神障碍的当事人等）或对患者某些权益的保护，已经不太适应我国经济社会发展和人民群众对精神健康的要求。

我国于1985年由卫生部组织起草《中华人民共和国精神卫生法》草案，自2001年12月28日上海市人民代表大会正式通过我国第一部精神卫生地方性法规《上海市精神卫生条例》以后，多个省、市颁布了地方精神卫生条例。2013年5月，国家精神卫生法正式实施，我国的精神障碍患者权益保护进入了真正的法制化时代。精神卫生立法看似某一狭窄专业的行业立法，实则体现着国家政治、经济、文化、医疗卫生和人权保障等多方面的现状。

三、非自愿医疗与监护★★★△△△

由于精神障碍常导致患者的决定能力受损，而这类患者中一些人又有伤害自身或他人的潜在危险，因此精神医学拥有违背患者意愿将其投入医院住院治疗的合法权利。但“最少限制的选择”这一国际通行的立法原则又要求给予患者在疾病治疗中应有的自主权。这就要求法律在保护患者自主权益、获得治疗的权益及保护公众安全这几个方面取得适当的平衡。例如，要求尽量把对精神障碍的治疗放在社区中开展，只有经科学验证的治疗才能放在医院中开展。对于专科治疗，法律鼓励患者自愿住院治疗。对采取非自愿措施必须规定前提条件（如患者有伤害自身或他人的危险、非自愿住院治疗有利于患者病情的好转等），以及规定特定期限（非自愿治疗只能在尽量短的时限内进行）。

严重精神障碍患者的非自愿住院通常需要遵循比较严格的标准。这类标准传统上分为英国模式和美国模式。英国模式以患者“（因病情严重而）需要得到治疗”为主要标准，强调治疗的恰当性、监护人和医师做出住院决定上的权力；美国模式则以患者“具有（针对自身或他人的）危险性”为主要标准，强调正当程序和警察在决定住院方面的权力。

我国目前涉及非自愿医疗的法律主要有《中华人民共和国精神卫生法》（非自愿住院治疗）和《中华人民共和国刑事诉讼法》（强制医疗）。此外，我国现有的地方立法中还设置有“紧急住院观察”这种非自愿住院的过渡形式，精神卫生法也有“留院观察”的规定。这在许多国家是唯一留给警察行使权力的一种方式，除此之外的非自愿住院均需要法庭或中立的审核机构的裁决。观察时间的限制在各国出入很大，我国倾向于72 h。表30-2显示了我国这几种方式之间的区别。

而对于已经触犯《中华人民共和国刑法》的行为而实施的“强制医疗”，则适用2013年1月1日实施的《中华人民共和国刑事诉讼法修正案》的相关规定。首先是要进入司法程序，由法院做出强制医疗决定；其次，法院的决定要建立在司法鉴定意见（无刑事责任能力）基础上；最后，需要在公安部门管理的“强制医疗所”执行。

表 30-2 我国现行法律规定的精神障碍患者住院方式

	自愿住院	非自愿住院		留院观察	强制住院
		伤害自身	危害他人安全		
精神状态	精神障碍	严重精神障碍	严重精神障碍	疑似精神障碍	暴力犯罪精神病患者
标准	需要住院	需要住院	危险性	危险性	危险性
申请	患者本人	监护人	监护人、单位、村民委员会或居民委员会	家属、单位、村民委员会或居民委员会	公安机关、检察院
做出决定	患者本人	监护人	医疗机构	医疗机构	法院
出院或解除	患者本人	监护人、医疗机构	医疗机构	医疗机构	法院

非自愿住院的决定者主要是患者的监护人。按照我国《民法通则》的规定，符合法定条件的监护人应按照一定先后顺序确定，即：①配偶。②父母。③成年子女。④其他近亲属。⑤关系密切的其他亲属、朋友愿意承担监护责任，经患者所在单位或住所地的居民委员会、村民委员会同意的。而对于担任监护人有争议的情况下，则由单位、居民（村民）委员会指定，不服指定时由法院裁决。由于按民法确定监护人的程序复杂，难以适应精神科临床工作需要，精神卫生法对此进行了补充完善，规定只要是按照民法通则有关规定，可以担任监护人的人，均自动符合精神卫生法对监护人的要求。

四、知情同意★★★△△△

自 20 世纪 60 年代以来，知情同意已经成为医学实践中的一个基本特征。现代观点认为，同意的基础是知情。单纯的同意，即患者给医师一个整体上的许可是不充分的，除非患者明确放弃知情同意权。告知通常以医学标准来衡量：绝大多数医师在某种特定的情况下应告知什么，或在某个特定问题上通常医师应告知什么。而在有些司法实践中，也可能会采用以患者为中心的标准，其核心是——为了做出合理的决定，一个处于患者地位的理性的人需要知道什么样的“具体”的内容。2 个标准中无论选择何者，实际工作中较为合理的告知内容通常需覆盖以下方面：①疾病诊断和病情。②所采取治疗的性质。③治疗风险的性质和发生的可能性。④预期治疗效果。⑤医师对结果的不可预知性。⑥如果的确属所诊断的疾病，则疗程具有不可逆转性。⑦放弃治疗的可能后果。⑧可选择治疗方案可能的结果、风险和疗效。

对知情同意的另一项要求是自愿同意。即医师不得以任何引诱、强迫、欺骗、欺诈的手段来影响患者的决定过程。在评估患者的同意是否为真正自愿时，通常会参考当时的各种相关情况，包括医师的态度、环境条件及患者的精神状态。说服和强迫之间的分界线既狭窄又模糊。一般来说，如果某一负面的可能性（包括对不良预后的夸张估计）同患者拒绝某种治疗而接受另一推荐的治疗存在联系，那就是强迫，由此导致的任何同意在技术上都是无效的。

知情同意的第 3 个要素就是患者具有知情同意能力。有关的内容参见本章第 2 节。

按照有关法律和伦理规定，在任何治疗开始前都应获得知情同意，但也存在例外，在特殊紧急情况下无须获得知情同意。

1．如果延误治疗会严重危及患者的健康，则医师有义务使用其最佳判断，忠实地为患者提供医疗服务，但在紧急措施完成之后，应立即完整记录整个事件及采取措施的理由等。

2．如实告知的信息会导致患者的躯体或精神健康恶化，即由医务人员行使“治疗特权”。

3．患者放弃知情的权利。

4．患者本人无能力做出同意决定。

在后 2 种情况下，通常也需要患者的监护人或近亲属代为行使知情同意。

《中华人民共和国精神卫生法》第四十三条规定，在对精神障碍患者实施“导致人体器官丧失功能的外科手术”及“与精神障碍治疗有关的实验性临床医疗”之前，还应当取得患者或其监护人的书面知情同意，并经医疗机构伦理委员会批准。

实际上，临床工作中大多数需要知情同意的事项都会采用《知情同意书》的方式来取得书面知情同意。《知情同意书》就患者而言有 2 个方面的作用：一方面，患者以后不可能宣称他未被充分告知，《知情同意书》写明了所告知的内容及表明了知情同意的发生，若使用《知情同意书》，则它应成为告知过程的一部分；另一方面，《知情同意书》意味着患者和医师之间达成了一致，且以后该合同中不能增加新的内容。签订《知情同意书》表明经过协商之后患者同意所提供的信息。

《知情同意书》对医师最大的不利是该合同中可能会漏掉治疗的可能危险或药物不良反应。另外，由于任何《知情同意书》都不可能尽善尽美，因此它只能为医师提供有限的法律保护。医师保护自身免于因缺乏知情同意而败诉的最好办法是在病历中记录知情同意过程，具体反映在以下4个方面：①告知给患者（监护人）的内容。②患者（监护人）有无理解所告知内容的精神能力（知情同意能力）。③表示患者（监护人）理解该内容的可靠证据。④患者（监护人）的同意是否为自愿的。

五、隐私保密和特许证明★△

隐私保密即通过立法来保护患者有关精神障碍的信息和记录等私密资料，防止在未经患者本人或（当患者缺乏相应的心理能力时）其法定代理人同意的情况下公开患者的精神障碍隐私。医患关系一旦建立，医师就自动地承担起保证患者的隐私不予泄露的义务，《中华人民共和国执业医师法》《中华人民共和国精神卫生法》中都有明确规定。但是这种义务并不是绝对的，在有下列情况之一时，公开隐私既是符合道德的，也是合法的。

1. 患者有可能实施危害他人安全或危害社会的行为时。

2. 患者有可能实施伤害自身的行为时。

3. 担任高度责任性工作的患者（如公交车驾驶员、民航领航员等），因精神症状的影响而表现出明显的对事物的判断和控制能力受损。

4. 司法部门取证时。

对于上述前3种情况，医师在开始评估或治疗时，就应该向患者或监护人解释清楚保守秘密的不利之处。

特许证明或特许交流则派生于隐私保密权，是一种关于证据的法律规定，指的是此特权持有者（如精神障碍患者）享有防止掌握隐私信息的人（如精神科医师）在法律程序中泄露隐私的权利。隐私保护是医方的义务，特许证明则是患方的权利。

各国精神卫生法律法规均规定，自行行使隐私权利的，需为具有完整心理能力的患者；而心理能力不完整的（如完全或部分丧失自知力和知情同意能力）精神障碍患者，则由其监护人代理行使隐私权利。

精神卫生工作中隐私保护的范围在不同国家各不相同。按照我国精神卫生法的要求及临床实践，主要应涉及以下4个方面：①患者的病情、诊断、治疗和预后判断。②患者向医疗机构提供的个人史、过去史、家族史材料。③患者或其监护人提供的书信和日记等资料。④有关精神障碍患者的肖像或视听资料。

未经患者或其监护人的许可，精神卫生专业人员不得将在精神检查和治疗患者时获得的上述信息披露给其他个人或团体。

因学术交流等需要在书籍、杂志等出版物或影视宣传资料中公开患者的病情资料时，应当隐去能够识别该精神障碍患者身份的标志性资料，如家庭住址、工作单位、具体工作或职务、与其有密切接触的亲属或同事或朋友的姓名和住址等。

如果患者的身份无法被充分的掩饰，则必须得到该患者的同意，当患者完全或部分丧失自知力或无知情同意能力时，应当得到其监护人的同意。如果没有患者的同意，一旦文章中的对象被识别，精神科医师就有可能面临法律的诉讼和道德的谴责。

如果是在为第三方做评估，如司法鉴定、就业或入学前的心理评估、残疾评定或劳动能力评定等，则医师与患者之间不存在治疗关系，也就不涉及保密的义务。从一开始就应告诉被鉴定人或被评估者，精神科医师从他那里获得的信息并不受到有关保密的道德或法律的约束。而且，医师不会将鉴定或评估报告直接交给被评估者本人，而是直接送给相关的第三方。如果被鉴定人或被评估者接受了鉴定或评估，这就意味着默认。

六、精神障碍的治疗★△

所有精神科执业医师的医疗行为应有一套诊疗标准来评定，该标准的“底线”是应当具有合理性。如果医师想选择某种药物治疗，但患者提出他接受的治疗是不正确的，则法院可能更重视是患者接受了何种治疗及该治疗被选择的理由（也就是该治疗的合理性），而并非医师的“好意”或“个人经验”等软指标。

（一）药物治疗

一般而言，当患者接受药物治疗时，合理的程序至少包括2个方面：第一，医师应对患者做全面的临床评估，包括精神检查、各种相应的实验室检查、既往及目前的用药纪录、其他疾病病史及治疗经过等；第二，医师有责任指导患者用药并提供充分的信息，这样才能真正做到知情同意。

考虑到精神科治疗有诸多不确定性，因此，法律法规通常只要求“积极、适当的”治疗，在有些国家又被称作“合理的治疗”。“合理”或“适当”的标准需要有关学术团体制定，一般来说，开始用药前和药物治疗过程中采取的一些措施应当考虑纳入这类标准中，除非发生紧急情况，一般的要求有以下 3 点：①开始用药前应做详尽的临床资料收集、提供足够的获得知情同意所需的信息；所有治疗方案均需仔细记录备案，特别是在药物更换、调整或重新应用时需要在记录中说明理由。②处方必须清晰易懂。给所有药物贴上标签，标出用法说明。国外有些医院甚至在标签上还注明了药名的读音，以方便患者或家属。③药物治疗过程中应当随访观察病情变化，监测用药反应。

（二）ECT

许多国家对临床使用 ECT 都有非强制性标准，包括适应证与禁忌证、会诊记录、病史回顾、治疗前和治疗中必需的医疗程序、治疗频率及特殊纪录保存等规定。一般来说，ECT 是一种特殊的精神科治疗，要求医院提供知情同意书。

有关 ECT 知情同意内容在世界各国差异很大，有些国家不允许使用 ECT，有些国家一般情况下不许通过暗示来获得知情同意，但在紧急的情况（如患者有严重的消极行为）时允许暗示来获取知情同意。还有的国家甚至立法允许对非自愿入院而又有适应证的患者在无须知情同意的情况下施行 ECT。《中华人民共和国精神卫生法》并未针对 ECT 设置特殊的规定。

结合我国临床工作的实际情况，在实施 ECT 的知情同意方面可以考虑以下重要内容：①推荐的治疗次数。②推荐 ECT 的理由。③告知疗效可能是暂时性的。④与意识丧失、肌肉松弛、抽搐发作有关的危险发生的可能性和严重程度。⑤告知可能的暂时性记忆减退。⑥同意做 ECT 就意味着同意在需要的情况下进行适当的紧急干预（如约束、隔离、肌内注射或静脉注射药物等）。⑦该同意是自愿的，而且随时可以放弃同意。⑧在 ECT 治疗之前、之中和之后，患者的行为要受一定限制。

（三）精神外科治疗

对精神外科治疗适应证和程序上的要求通常都比药物治疗和 ECT 更严格。《中华人民共和国精神卫生法》和一些地方精神卫生法规对此均有规定。《中华人民共和国精神卫生法》已明确禁止对因危害他人安全行为或危险性而实施非自愿住院治疗的患者进行精神外科治疗。换句话说，精神外科治疗基本上应属于患者本人或监护人自愿选择的范畴。因此，医疗机构提供的书面知情同意的内容也应当尽可能全面、完整，尤其要反映出该治疗对患者的适应性及患方是否自愿做出选择。

（谢　斌）

参 考 文 献

[1] 米歇尔·福柯. 疯癫与文明. 刘北成，杨远婴，译. 北京：生活·读书·新知三联书店，1999.

[2] 世界卫生组织. 精神卫生、人权与立法资源手册. 谢斌，等，译. 日内瓦：世界卫生组织，2005.

[3] 司法部司法鉴定管理局. 司法鉴定程序通则导读. 北京：法律出版社，2007.

[4] 郑瞻培，高北陵. 精神障碍司法鉴定及精神伤残鉴定争议案例评析. 北京：中国检察出版社，2008.

[5] 胡泽卿. 法医精神病学. 4 版. 北京：人民卫生出版社，2016.

[6] 中华人民共和国精神卫生法医务人员培训教材编写组. 中华人民共和国精神卫生法医务人员培训教材. 北京：中国法制出版社，2013.

[7] Simon RI. Clinical psychiatry and the law. 2nd edition. Arlington: American Psychiatric Publishing, Inc., 1992.

[8] Gunn J, Taylor PJ. Forensic psychiatry: clinical, legal andethical issues. Oxford: Butterworth-Heinemann Ltd., 1993.

学习培训及学分申请办法

一、《国家级继续医学教育项目教材》经国家卫生和计划生育委员会（现更名为国家卫生健康委员会）科教司、全国继续医学教育委员会批准，由全国继续医学教育委员会、中华医学会联合主办，中华医学电子音像出版社编辑出版，面向全国医学领域不同学科、不同专业的临床医生，专门用于继续医学教育培训。

二、学员学习教材后，在规定时间（自出版日期起1年）内可向本教材编委会申请继续医学教育Ⅱ类学分证书，具体办法如下：

方法一：PC 激活

1. 访问“中华医学教育在线”网站 cmeonline. cma-cmc. com. cn，注册、登录。
2. 点击首页右侧“图书答题”按钮，或个人中心“线下图书”按钮。
3. 刮开本书封底防伪标涂层，输入序号激活图书。
4. 在个人中心“我的课程”栏目下，找到本书，按步骤进行考核，成绩必须合格才能申请证书。
5. 在“我的课程”－“已经完成”，或“申请证书”栏目下，申请证书。

方法二：手机激活

1. 微信扫描二维码关注“中华医学教育在线”官方微信并注册。
2. 点开个人中心“图书激活”，刮开本书封底防伪标涂层，输入序号激活图书。
3. 在个人中心“我的课程”栏目下，找到本书，按步骤进行考核，成绩必须合格才能申请证书。
4. 登录 PC 端网站，在“我的课程”－“已经完成”，或“申请证书”栏目下，申请证书。

三、证书查询

在 PC 端首页右上方帮助中心“查询证书”中输入姓名和课程名称进行查询。

《国家级继续医学教育项目教材》编委会